Peter H. Tonner
Lutz Hein
(Hrsg.)

Pharmakotherapie in der Anästhesie und Intensivmedizin

Peter H. Tonner
Lutz Hein
(Hrsg.)

Pharmakotherapie in der Anästhesie und Intensivmedizin

Springer

Prof. Dr. Peter H. Tonner
Klinik für Anästhesie, operative und allg. Intensivmedizin, Notfallmedizin
Klinikum Links der Weser gGmbH
Senator-Weßling-Str. 1
28277 Bremen
und
Klinik für Anästhesie und Intensivmedizin
Klinikum Bremen Nord gGmbH
Hammersbecker Str. 228
28755 Bremen
E-Mail: peter.tonner@klinikum-bremen-ldw.de

Prof. Dr. Lutz Hein
Institut für Exp. u. Klin. Pharmakologie u. Toxikologie - Abt. II
Universität Freiburg
Albertstraße 25
79104 Freiburg
E-Mail: lutz.hein@pharmakol.uni-freiburg.de

ISBN-13 978-3-540-79155-3 Springer-Verlag Berlin Heidelberg New York

Bibliografische Information der Deutschen Nationalbibliothek
Die Deutsche Nationalbibliothek verzeichnet diese Publikation in der Deutschen Nationalbibliografie; detaillierte bibliografische Daten sind im Internet über http://dnb.d-nb.de abrufbar.

Springer Medizin
Springer-Verlag GmbH
ein Unternehmen von Springer Science+Business Media
springer.de

Planung: Ulrike Hartmann, Heidelberg
Projektmanagement: Claudia Kiefer und Gisela Schmitt, Heidelberg
Lektorat: Sirka Nitschmann, Werl-Westönnen
Illustrationen: Emil Wolfgang Hanns, Gundelfingen (Breisgau)
Layout und Umschlaggestaltung: deblik Berlin
Titelbild: © K-H Krauskopf, Wuppertal
Satz: Crest Premedia Solutions Private Limited, Pune, Maharashtra, India

SPIN: 1082 7608

Gedruckt auf säurefreiem Papier 2122/kie – 5 4 3 2 1 0

Vorwort

- Wussten Sie, dass auch mehr als 160 Jahre nach der ersten öffentlichen Anästhesie durch William Thomas Green Morton in Boston am 16. Oktober 1846 der genaue Wirkmechanismus von Anästhetika weiterhin ungeklärt ist?
- Wussten Sie, dass die Daten zur perioperativen Kortisonsubstitution bei mit Kortison dauerbehandelten Patienten im Wesentlichen aus zwei Fallberichten aus den 1950er Jahren stammen?
- Wussten Sie, dass bei einer Sectio caesarea nach einer unkomplizierten Schwangerschaft bereits mit 1,0 IE Oxytocin eine ausreichende Uteruskontraktion erreicht werden kann?
- Wussten Sie, wie viele Entwicklungsschritte ein Medikament, wie z. B. ein Muskelrelaxans durchlaufen hat, bis es in der Klinik verfügbar ist?

Anästhesie, Intensivmedizin und die angrenzenden Fächer sind faszinierende Felder im Bereich der Pharmakologie. Wie alle medizinischen Bereiche sind sie einem permanenten Wandel aufgrund neuer Forschungsergebnisse und evidenzbasierter Leitlinien unterworfen. Um so wichtiger ist es, auf dem Laufenden zu bleiben und den Anschluss zu halten. Das vorliegende Buch soll Sie anregen, es soll Lücken schließen, es soll vertiefen, es soll Ihnen aber auch die Faszination der Pharmakologie in der Akutmedizin vermitteln.

Dieses Buch richtet sich an Ärztinnen und Ärzte in Weiterbildung zur Erlangung des zur Facharztprüfung notwendigen Wissens sowie auch an Fachärztinnen und Fachärzte, die mit ihrem Wissen auf dem Laufenden bleiben wollen. Namhafte Expertinnen und Experten konnten als Autoren gewonnen werden, um auf ihren jeweiligen Spezialgebieten einen aktuellen Überblick über die Pharmakotherapie zu geben: Das Buch ist in drei Teile unterteilt.

- Im ersten Teil werden allgemeine pharmakologische Grundprinzipien besprochen, die die Grundlage für das Verständnis der Wirkung von in der Anästhesie und Intensivmedizin gebräuchlichen Medikamenten darstellen. So werden Grundzüge der Pharmakokinetik ebenso dargestellt wie die Effekte von Medikamenten auf Rezeptorebene und auch deren Beeinflussung durch genetische Faktoren, die die Grundlagen einer zukünftigen maßgeschneiderten Therapie für den individuellen Patienten darstellen. Nicht zuletzt wird auch über den »Geburtsweg« von Medikamenten berichtet, von der ersten Entdeckung eines Wirkprinzips bis zum Therapeutikum in der Spritze in der Hand eines Anästhesisten.
- Im zweiten Teil des Buchs werden die Medikamente, die in Anästhesie und Intensivmedizin angewendet werden, erläutert.
- Schließlich wird im dritten Teil die Anwendung der Medikamente bzw. Therapieprinzipien dargestellt. Auch die Pathophysiologie fließt in diesem Teil mit ein. Übergänge zu Darstellungen in Lehrbüchern der allgemeinen Anästhesie und Intensivmedizin sind fließend und auch gewollt, so eignet sich das vorliegende Buch auch als Ergänzung zu den großen Standardwerken.

Die Herausgeber bedanken sich allen voran bei allen Autorinnen und Autoren für deren Einsatz während des langen Entstehungsprozess des Buches; ebenso bedanken wir uns beim Springer Verlag und allen Mitarbeitern, die auch Hintergrund an dem Werk beteiligt waren, insbesondere bei Frau Hartmann, die sich unermüdlich um die Umsetzung des Projekts gekümmert hat und für die großartige Zusammenarbeit sowie bei Frau Nitschmann für das sorgfältige Lektorat der Beiträge. Am Ende eines langen Prozesses können wir und die Autoren hoffentlich einen gemeinsamen Beitrag zum besseren Verständnis für die Pharmakologie in der Anästhesie und Intensivmedizin beitragen und wünschen allen Lesern einen Wissenszuwachs bei der Lektüre des Buches.

P. H. Tonner, L. Hein
Bremen und Freiburg, im Februar 2011

Inhaltsverzeichnis

Autorenverzeichnis

Prof. Dr. Bernd Antkowiak
Sektion experimentelle Anästhesiologie
Universitätsklinikum Tübingen
Schaffhausenstr. 113
72072 Tübingen

Dr. Gerald Bandemer
Herzzentrum Bremen
Klinikum links der Weser
Senator-Weßling-Str. 1
28277 Bremen

Prof. Dr. Elmar Berendes
Klinik für Anästhesiologie operative Intensivmedizin und Schmerztherapie
HELIOS Klinikum Krefeld
Lutherplatz 40
47805 Krefeld

Prof. Dr. Dr. Ingolf Cascorbi
Institut für Pharmakologie
Campus Kiel
Universitätsklinikum Schleswig-Holstein
Hospitalstr. 4
24105 Kiel

Dr. Katja De With
Institut für Experimentelle und Klinische Pharmakologie und Toxikologie
Universitätsklinikum Freiburg
Albertstrasse 23
79104 Freiburg

PD Dr. Leopold Eberhart
Klinik für Anästhesie und Intensivtherapie
Philipps-Universität Marburg
Baldingerstraße
35033 Marburg

Prof. Dr. Götz Geldner
Klinik für Anästhesiologie, Intensivmedizin u. Schmerztherapie
Klinikum Ludwigsburg-Bietigheim gGmbH
Posilipostr. 4
71640 Ludwigsburg

PD Dr. Wiebke Gogarten
Klinik für Anästhesiologie, operative Intensivmedizin und Schmerztherapie
Klinikum Harlaching
Sanatoriumsplatz 2
81545 München

Prof. Dr. Bernhard M. Graf
Klinik für Anästhesiologie
Universitätsklinikum Regensburg
Franz-Josef-Strauss-Allee 11
93053 Regensburg

Prof. Dr. Lutz Hein
Institut für Experimentelle und Klinische Pharmakologie und Toxikologie
Albert-Ludwigs-Universität Freiburg
Albertstr. 25
79104 Freiburg im Breisgau

Dr. Christian Hönemann
Klinik für Anästhesie u. operative Intensivmedizin
St.-Marienhospital Vechta
Marienstr. 6-8
49377 Vechta

Prof. Dr. Franz Kehl
Klinik für Anaesthesiologie und Intensivmedizin
Städtisches Kinikum Karlsruhe
Moltkestraße 90
76131 Karlsruhe

Prof. Dr. Winfried Kern
Institut für Experimentelle und Klinische Pharmakologie und Toxikologie
Universitätsklinikum Freiburg
Albertstrasse 23
79104 Freiburg

Dr. Caroline Kratz
Klinik für Anästhesiologie, Intensivtherapie, Notfallmedizin und Schmerztherapie
Klinikum Ludwigsburg
Posilipostrasse 4
71640 Ludwigsburg

PD Dr. Jost Leemhuis
Institut für Experimentelle und Klinische Pharmakologie und Toxikologie
Universitätsklinikum Freiburg
Albertstrasse 23
79104 Freiburg

Prof. Dr. Gernot Marx
Klinik für Operative Intensivmedizin und Intermediate Care
Universitätsklinikum der RWTH
Pauwelsstr. 30
52074 Aachen

Prof. Dr. Thomas Möllhoff
Klinik für Anästhesiologie, Intensivmedizin und Schmerztherapie
Marienhospital Aachen
Zeise 4
52066 Aachen

Dr. Henning Ohnesorge
Klinik für Anaesthesiologie und operative Intensivmedizin
Universitätsklinikum Schleswig-Holstein
Schwanenweg 21
24105 Kiel

Prof. Dr. Michael Schäfer
Klinik für Anästhesiolgie und op. Intensivmedizin Charité - Universitätsmedizin Berlin
Campus Benjamin Franklin
Hindenburgdamm 30
12200 Berlin

Dr. Ralf-Patrick Schmenger
Klinik für Anästhesiologie
St. Rochus Krankenhaus
Kratzengasse 4
64807 Dieburg

Dr. Tim-Philip Simon
Klinik für Operative Intensivmedizin und Intermediate Care
Universitätsklinikum der RWTH
Pauwelsstr. 30
52074 Aachen

Dr. Christian Thorborg
Klinik für Anästhesiologie und operative Intensivmedizin
Asklepios Klinik Altona
Paul-Ehrlich-Str. 1
22763 Hamburg

Prof. Dr. Peter H. Tonner
Klinik für Anästhesie, operative und allgemeine Intensivmedizin, Notfallmedizin
Klinikum links der Weser GgmbH
Senator-Weßling-Str. 1
28277 Bremen

Dr. Rene Waurick
Klinik und Poliklinik für Anästhesiologie und operative Intensivmedizin
Klinikum Münster
Albert-Schweitzer-Str. 33
48149 Münster

Prof. Dr. Volker Wenzel
Universitätsklinik f. Anästhesiologie und allgemeine Intensivmedizin
Medizinische Universität Innsbruck
Anichstr. 35
A-6020 Innsbruck

Prof. Dr. Konrad Wink
Victor-Kretz-Straße 11
777234 Gengenbach

Prof. Dr. Wolfgang Zink
Klinik für Anästhesiologie
Universitätsklinikum Regensburg
Franz-Josef-Strauss-Allee 11
93053 Regensburg

Pharmakologische Grundbegriffe

Pharmakokinetik

Lutz Hein

Kenntnisse der Pharmakokinetik sind insbesondere in der Anästhesie und Intensivmedizin wichtig, um die Konzentration von Pharmaka an ihrem Wirkort möglichst gut zu steuern. So soll der Patient bei der Einleitung einer Narkose das Bewusstsein möglichst schnell verlieren. Während der Operation soll die Narkosetiefe der chirurgischen Stimulation möglichst gut angepasst sein. Schließlich soll die Narkose so beendet werden, dass der Patient schnell erwacht, spontan atmet und schmerzfrei ist.

Im Folgenden sollen zunächst die allgemeinen Vorgänge und Gesetze der Pharmakokinetik von der Aufnahme bis zur Ausscheidung eines Arzneistoffs vorgestellt werden. Anschließend werden spezielle pharmakokinetische Eigenschaften der intravenösen bzw. inhalativen Anästhetika in separaten Abschnitten erläutert.

1.1 Allgemeine Pharmakokinetik

Die Pharmakokinetik erfasst die Prozesse der Aufnahme, Verteilung, Metabolisierung sowie Elimination von Arzneistoffen im Körper (◘ Abb. 1.1). Im Gegensatz dazu widmet sich die Pharmakodynamik den erwünschten und unerwünschten Wirkungen von Arzneistoffen und ihren Mechanismen (▶ 2 »Pharmakodynamik«). Rudolf Buchheim (1820-1879), der Begründer der wissenschaftlichen Pharmakologie, hat diese Begriffe wie folgt definiert:

> **Definition**
>
> **Pharmakodynamik** umfasst alles, was ein Pharmakon mit dem Organismus macht.
> **Pharmakokinetik** umfasst alles, was der Organismus mit dem Pharmakon macht.

1.1.1 Freisetzung

Arzneistoffe können bereits in gelöster Form, z. B. zur intravenösen Infusion, oder auch in nicht gelöster Form, als Tabletten, Dragees, Suppositorien, transdermale Pflaster etc. appliziert werden. Während gelöste Arzneistoffe direkt für die Interaktion mit der Resorptionsfläche im Körper bereitstehen, muss bei den nicht gelösten Formen der Wirkstoff erst aus dem Arzneimittel freigesetzt werden. Dies kann unter Umständen die Geschwindigkeit der weiteren Schritte bis zur Wirkung bestimmen, wie die verzögerte Wirkstofffreisetzung aus retardierten Tabletten oder transdermalen Pflastern illustriert.

1.1.2 Aufnahme, Resorption

Für die Verabreichung von Pharmaka stehen prinzipiell vielfältige Applikationswege zur Verfügung. Für die Anästhesie und Intensivmedizin haben v. a. die parenterale, intravenöse sowie die inhalative Anwendung Bedeutung.

▪ Orale Applikation

Nach oraler Einnahme gelangen Arzneimittel zur enteralen Resorption und damit zur systemischen Wirkung. Die meisten Arzneistoffe werden im oberen Dünndarmabschnitt resorbiert, ein kleinerer Teil kann bereits im Magen aufgenommen werden. Kleine, ungeladene, lipophile Moleküle gelangen dabei am schnellsten in die Darmmukosa und nachfolgend in das Kapillarsystem. Gemeinsam mit dem Pfortaderblut erreichen die Arzneistoffe dann die Leber, wo sie in den Hepatozyten bereits umgewandelt werden können, sodass nur ein Teil der ursprünglich applizierten Dosis die Leber passiert und den systemischen Kreislauf erreicht. Die Elimination einer Substanz vor dem Erreichen des großen Kreislaufs wird als »First-pass«-Effekt bezeichnet, der nicht nur in der Leber, sondern auch bereits in der Darmwand stattfinden kann.

Die **orale Bioverfügbarkeit** beschreibt den Anteil einer oral applizierten Arzneistoffdosis, der die systemische Zirkulation erreicht. Sie kann bestimmt werden, indem die Fläche unter der Plasmaspiegelkurve über die Zeit nach oraler Applikation eines Arzneistoffs mit der korrespondierenden Fläche nach intravenöser Bolusapplikation verglichen wird. Entsprechend kann auch die Bioverfügbarkeit von Pharmaka nach lokaler Aufbringung auf die Haut, nach subkutaner oder intramuskulärer Injektion und anderen Applikationsverfahren bestimmt werden.

▪ Rektale Applikation

Nach rektaler Applikation können Arzneistoffe im unteren Abschnitt des Rektums resorbiert werden und unter Umgehung der Pfortader direkt in das Gefäßgebiet der unteren Hohlvene gelangen. So kann abhängig vom Arzneistoff ein hepatischer »First-pass«-Effekt vermieden werden. Methohexital oder Midazolam können bei Kindern u. U. rektal zur Narkoseeinleitung sowie zur Sedierung verwendet werden.

▪ Intravenöse Applikation

Bei der intravenösen Applikation werden Arzneistoffe direkt in das Gefäßsystem injiziert. Sie können aber u. U. auch vor Erreichen des großen Kreislaufs noch in der Lunge gebunden und damit vorübergehend aufgehalten werden. So kann bei der ersten Passage ein hoher Anteil von Fentanyl (bis zu 75%), Propranolol (70%), Sufentanil (60%), Diazepam (30%) oder Propofol (30%) im Lungen-

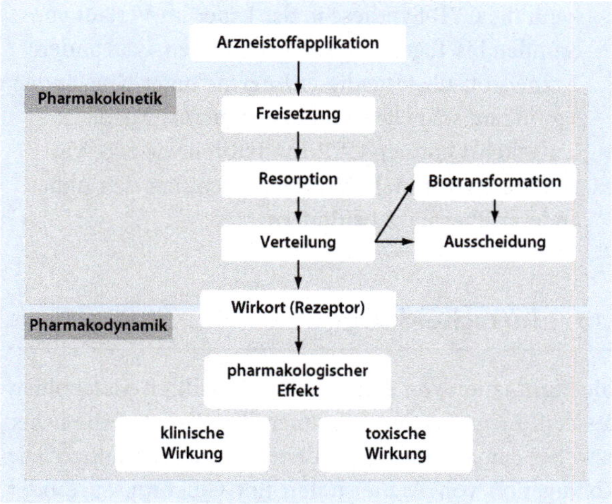

Abb. 1.1 Prozesse der Pharmakokinetik und Pharmakodynamik. Die Pharmakokinetik erfasst alle Vorgänge von der Arzneimittelapplikation bis zur Ausscheidung eines Pharmakons. Die Pharmakodynamik untersucht die Wechselwirkung von Arzneistoffen mit ihren Wirkorten, z. B. Rezeptoren und der Umsetzung in biologische Wirkungen

gewebe gebunden werden. Zur speziellen Pharmakokinetik intravenöser Pharmaka ▶ Kap. 1.2.

Intramuskuläre oder subkutane Applikation

Werden Arzneimittel intramuskulär oder subkutan injiziert, stellt die Passage durch das Kapillarendothel in Abhängigkeit vom Arzneistoff und dem Gewebe eine relevante Barriere dar. In Kapillarregionen mit besonders dichten Interzellularkontakten wie z. B. im Gehirn (Blut-Hirn-Schranke) können v. a. Stoffe nur schwer zwischen Blut und Gewebe ausgetauscht werden. Hingegen ermöglichen Spalten im Endothel anderer Organe eine fast ungehinderte Passage von Arzneistoffen, wie z. B. in den Glomeruli der Niere sowie in Leber, Darm oder Skelettmuskulatur.

Inhalative Applikation

Die pharmakokinetischen Besonderheiten der inhalativen Applikation von Pharmaka werden später ausführlich erläutert: ▶ Kap. 1.2.2.

Weitere Applikationsformen

Die Mundschleimhaut kann zur raschen Applikation (**sublingual**, bukkal) lipophiler Pharmaka wie z. B. Nifedipin oder Glyceroltrinitrat genutzt werden. Hingegen eignet sich die Haut v. a. zur protrahierten Wirkstoffapplikation, indem **transdermale** therapeutische Systeme (TTS) als Pflaster ihre Inhaltsstoffe im Verlauf von Stunden bis Wochen freisetzen und damit einen relativ gleichmäßigen Plasmaspiegelverlauf ergeben.

Tab. 1.1 Volumen und Blutfluss verschiedener Körperkompartimente

Kompartiment	Organgewicht (% des Körpergewichts)	Blutfluss (% des Herzzeitvolumens)
Lunge	<1	100
Niere	<1	21
Herz	<1	4
Gehirn	2	13
Leber	6	25
Muskel	43	11
Bindegewebe	26	5
Fettgewebe	15	4
peripherer Shunt	–	16

Besonderheiten der **epiduralen** bzw. **periduralen** Applikation werden in den Kapiteln ▶ 9 »Lokalanästhetika« und ▶ 18 »Regionalanästhesie und -analgesie« näher erläutert.

1.1.3 Verteilung

Nach der Aufnahme in das Gefäßsystem werden Pharmaka mit dem Blutkreislauf in die verschiedenen Organe und Gewebe des Körpers transportiert (Abb. 1.1). Hier können Arzneistoffe dann die Blutbahn wieder verlassen und ihre Wirkorte, z. B. das Gehirn oder andere Zellen und Gewebe erreichen. Insbesondere für inhalativ und intravenös applizierte Anästhetika spielt dabei das **Herzzeitvolumen** (HZV) eine besondere Rolle.

Der Anteil des HZV für ein Gewebe bestimmt zum einen die Menge des Anästhetikums, die in diesem Gewebe anflutet und zum anderen die Kinetik der Verteilung im Organismus (Tab. 1.1; [8]). Lipophile Pharmaka erreichen in sehr gut durchbluteten Geweben viel schneller eine hohe Gewebekonzentration, z. B. im Gehirn, als in schlecht perfundierten Geweben, z. B. im Fettgewebe. Diese initiale Verteilung und nachfolgende Umverteilung zwischen den Geweben sind wesentliche Determinanten des Eintretens und Abklingens der Wirkung von Anästhetika (▶ Kap. 1.2; ▶ Kap. 1.2.2).

Abhängig von ihren Eigenschaften können sich Pharmaka in unterschiedlichen Körperkompartimenten verteilen. Diese »Verteilungsräume« entsprechen meist nicht anatomischen Räumen. Das Blutplasma wird im Rahmen der Kompartimentmodelle meist als **»zentrales Kompartiment«** bezeichnet. Von hier aus können sich Pharmaka in periphere Kompartimente wie z. B. das Interstitium oder auch den Intrazellulärraum verteilen. Der Anteil der verschiedenen Kompartimente am Gesamtkörpervolumen beträgt:

- zentrales Kompartiment
  - Blutplasma: 4%
- periphere Kompartimente
  - Interstitium: 15%
  - Intrazellulärraum: 40%

Blutplasma, interstitieller Raum und transzelluläre Flüssigkeiten wie z. B. Liquor cerebrospinalis oder Kammerwasser umfassen gemeinsam den Extrazellulärraum des Körpers. Nur wenige Pharmaka verteilen sich ausschließlich im Blutplasma (z. B. Plasmaexpander) oder im Extrazellulärraum (z. B. Mannit, osmotische Diuretika).

1.1.4 Biotransformation, Metabolisierung

Parallel zur Verteilung in periphere Gewebe erreichen Pharmaka auch die Leber und können dort chemisch modifiziert werden. Dabei werden die Begriffe **Biotransformation**, **Arzneistoffabbau** und **Metabolismus** häufig synonym verwendet. Biotransformation ist der zu bevorzugende Terminus, da er die Veränderung eines Stoffes unabhängig von einer Änderung der Wirksamkeit beschreibt. Häufig ist diese Umwandlung mit einem Verlust der pharmakologischen Wirksamkeit und einer Zunahme der Hydrophilie verbunden, sodass die Ausscheidung des Arzneistoffs begünstigt wird.

In der Regel verläuft die Biotransformation von Arzneistoffen in 2 Phasen:

- während der **Phase I** erfolgt eine »Funktionalisierung« des Moleküls,
- um in der **Phase II** eine Kopplung an Glucuronsäure, Acetyl- oder Sulfatreste zu ermöglichen.

Zu den Phase-I-Reaktionen gehören unter anderem die Hydroxylierung, Reduktion, Desalkylierung oder Hydrolyse von Arzneistoffen.

Cytochrom-P_{450}

Viele dieser Reaktionen werden von den Enzymen des Cytochrom-P_{450}-Komplexes katalysiert. Bisher wurden beim Menschen annähernd 40 CYP-Gene identifiziert, von denen die Familien CYP1, CYP2 und CYP3 für die Biotransformation von Arzneistoffen die größte Bedeutung besitzen. Die CYP-Enzyme bieten auch Angriffsmöglichkeiten für zahlreiche Wechselwirkungen zwischen Arzneistoffen:

- Durch CYP-Induktoren, wie z. B. Rifampicin, Phenytoin, Carbamazepin, Johanniskraut oder Omeprazol kann die CYP-Synthese in der Leber im Verlauf von Stunden bis Tagen so gesteigert werden, dass andere Arzneistoffsubstrate dieser Enzyme unter Umständen signifikant schneller biotransformiert werden.
- Umgekehrt können CYP-Inhibitoren wie z. B. Verapamil, Fluoxetin, HIV-Proteasehemmer den Abbau anderer Pharmaka behindern.

1.1.5 Ausscheidung

Die Elimination von Arzneistoffen und ihren Metaboliten aus dem Körper erfolgt v. a. über die Niere und die Leber bzw. bei den volatilen Anästhetika durch die Lunge. Die Konjugation von Arzneistoffen mit Glucuronsäure oder Sulfat im Rahmen der Phase-II-Reaktionen fördert die Ausscheidung von Pharmaka, anderen Xenobiotika sowie endogenen Stoffen. Die hydrophilen Konjugate können als Substrate für Transportproteine direkt in die Gallekanälchen der Leber oder in die Tubuli der Niere sezerniert und damit aus dem Körper eliminiert werden (Abb. 1.1).

Mehrere gleichzeitig applizierte Arzneistoffe können miteinander um diese Säuretransporter in der Niere konkurrieren und damit gegenseitig ihre Ausscheidung beeinflussen. Beispiele für derartige Pharmaka sind Penicilline, Sulfonamide und Sulfonylharnstoffe, Thiaziddiuretika sowie Urikosurika.

Inhalative Anästhetika werden über die Lunge aus dem Körper ausgeschieden. Dies gilt auch für Xenon, wenn es in Form einer Lipidemulsion intravenös gegeben wird. Somit ist der Wunsch, das teure Edelgas Xenon durch intravenöse Applikation für die Anästhesie breiter verfügbar zu machen, unrealistisch – es würde auch nach intravenöser Gabe über die Lunge entweichen. In Spuren können auch andere intravenös verabreichte Anästhetika wie z. B. Propofol in der Exspirationsluft detektiert werden [4][11]. Quantitative Bedeutung für die Elimination von Propofol besitzen jedoch nur Leber (60% der Gesamtkörperclearance) und Niere (ca. 30% der Clearance; [5]).

1.1.6 Quantitative Pharmakokinetik

Die Pharmakokinetik analysiert die Vorgänge von der Resorption bis zur Elimination eines Arzneistoffs nicht nur qualitativ, sondern entwickelt auch Gesetzmäßigkeiten und Modelle, um diese Prozesse quantitativ zu erfassen. Hier seien zunächst die vier wichtigsten Kenngrößen der Pharmakokinetik vorgestellt:

- Bioverfügbarkeit,
- Verteilungsvolumen,
- Plasmaclearance,
- Plasmahalbwertszeit.

Bioverfügbarkeit

Die Bioverfügbarkeit eines Arzneistoffs beschreibt den Anteil einer verabreichten Dosis, der in den systemischen Kreislauf gelangt. Die orale Bioverfügbarkeit wird als Verhältnis der Flächen unter den Plasmaspiegelzeitverläufen (»area under the curve«, AUC) nach oraler *vs.* intravenöser Applikation bestimmt.

$$\text{Orale Bioverfügbarkeit} = \frac{AUC_{oral}}{AUC_{\text{intravenös}}}$$

Verteilungsvolumen

Das Verteilungsvolumen beschreibt einen virtuellen Raum, deshalb wird es auch meist als »apparentes Verteilungsvolumen« bezeichnet. Es umfasst dasjenige Volumen, das sich ergibt, wenn die applizierte Dosis eines Arzneistoffs (die den systemischen Kreislauf erreicht hat) auf die im Plasma gemessene Arzneistoffkonzentration bezogen wird (◘ Abb. 1.2).

$$\text{Verteilungsvolumen} = \frac{Dosis}{Plasmakonzentration}$$

Für Arzneistoffe, die sich aufgrund ihrer hydrophilen Eigenschaften im Wesentlichen im Blut und im Extrazellulärraum der Gewebe aufhalten, stimmt das Verteilungsvolumen mit der Größe des gesamten Extrazellulärraums in etwa überein, wie z. B. bei den Muskelrelaxanzien und den osmotischen Diuretika. Für lipophile Arzneistoffe, wie intravenöse oder inhalative Anästhetika oder Opioide ergibt sich ein Verteilungsvolumen, das das Körpervolumen zum Teil erheblich übertreffen kann.

Je stärker die Anreicherung eines Arzneistoffs im Gewebe, umso größer ist das Verteilungsvolumen.

Im Gleichgewicht wird das Verteilungsvolumen der meisten Anästhetika von ihrer Lipophilie bestimmt, die zur Akkumulation in peripheren Geweben, insbesondere im Fettgewebe führt. So liegt das Verteilungsvolumen von Benzodiazepinen, Barbituraten oder Propofol bei adipösen Patienten deutlich höher als bei normalgewichtigen Patienten (◘ Tab. 1.2). Im Gegensatz dazu ändert sich das Verteilungsvolumen der hydrophilen Muskelrelaxanzien nicht mit dem Körpergewicht (▶ 8 »Muskelrelaxanzien«; ▶ 17 »Anwendung der Muskelrelaxierung«).

Plasmaclearance

Die Clearance eines Arzneistoffs beschreibt jenes Plasmavolumen, welches pro Zeiteinheit durch Biotransformation bzw. Elimination von einer Substanz befreit wird. Die **Gesamtkörperclearance** ergibt sich aus der Arzneistoffdosis und der Fläche unter der Plasmaspiegelzeitkurve durch folgende Formel (◘ Abb. 1.2).

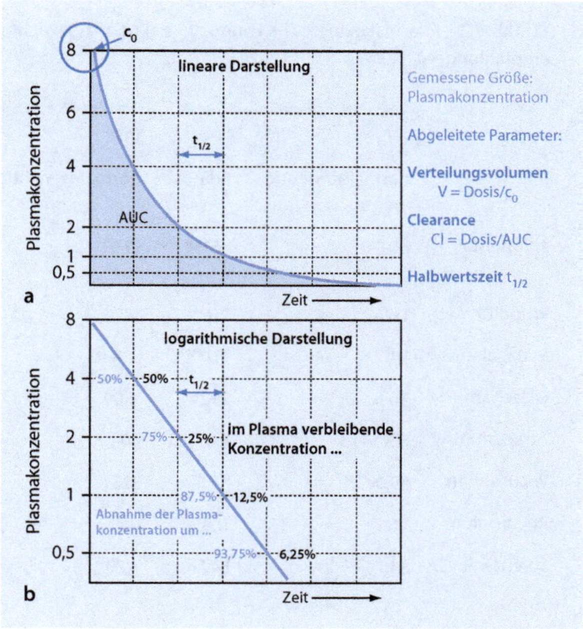

◘ **Abb. 1.2a, b Bestimmung pharmakokinetischer Kenndaten anhand des Zeitverlaufs der Pharmakonkonzentration im Blut. a** Lineare bzw. **b** logarithmische Darstellung der Plasmakonzentration eines Arzneistoffs nach intravenöser Applikation. *AUC* »area under the curve«; c_0 initiale Plasmakonzentration; *Cl* Clearance; *V* Verteilungsvolumen

$$\text{Clearance} = \frac{Dosis}{AUC}$$

Plasmahalbwertszeit

Die Plasmahalbwertszeit wird ebenfalls häufig als Maß für die Geschwindigkeit herangezogen, mit der ein Arzneistoff aus dem Körper eliminiert wird. Allerdings hängt die Halbwertszeit nicht nur von der Eliminationsgeschwindigkeit, sondern auch vom Verteilungsvolumen einer Substanz ab:

$$\text{Halbwertszeit} = \frac{\ln 2 \times Verteilungsvolumen}{Clearance}$$

oder

$$\text{Halbwertszeit} = \frac{0,693 \times Verteilungsvolumen}{Clearance}$$

Somit ist die Halbwertszeit dem Verteilungsvolumen direkt proportional und umgekehrt proportional zur Gesamtclearance eines Arzneistoffs.

Tab. 1.2 Pharmakokinetische Parameter bei normalgewichtigen und adipösen Patienten sowie daraus abgeleitete Dosierungsempfehlungen

	Verteilungsvolumen (Liter)		Gesamtkörperclearance (ml/min)		Terminale Eliminationshalbwertszeit		Anpassung der Dosierung	
	normalgewichtig	adipös	normalgewichtig	adipös	normalgewichtig	adipös	Ladedosis	Erhaltungsdosis
Thiopental	80,4	**651****	197,2	**416,3***	6,3 h	**27,8 h***	⇓	nicht empfohlen
Propofol	137	**211***	1856	**2807***	4,1 h	4,05 h	**TKG**	**TKG**
Midazolam	114	**311****	530	472	2,3 h	**5,9 h****	**TKG**	IKG
Diazepam	90	**292***	1600	2300	40 h	95 h	**TKG**	IKG
Atracurium	8,5	8,6	404	444	19,8 min	19,7 min	IKG	IKG
Vecuronium	59,0	44,7	325	260	133 min	119 min	IKG	IKG
Rocuronium	14,6	11,8	0,45	0,03	70 min	75 min	IKG	⇓
Sufentanil	346	**547***	1780	1990	135 min	**208 min***	**TKG**	⇓
Remifentanil	6,8	7,5	2700	3100	k.A.	k.A.	IKG	IKG

* p < 0,05, ** p < 0,01 vs. Kontrollgruppe. IKG, ideales Körpergewicht, TKG, totales Körpergewicht, k.A., keine Angaben verfügbar, ⇓ Reduktion der Dosis empfohlen; **fett**, signifikante Änderung bei Adipositas

Definition

Die Halbwertszeit eines Pharmakons ist jene Zeit, in der die Plasmakonzentration auf die Hälfte des Ausgangwerts absinkt.

Nicht immer folgt der Verlauf der Plasmakonzentration eines Pharmakons einem einfachen logarithmischen Prozess, sondern erfolgt in mehreren, voneinander trennbaren Phasen (▶ Kap. 1.1.6.5).

Für die **Eliminationshalbwertszeit** gilt, dass 4–5 Halbwertszeiten vergehen müssen, bis >93% einer Substanz aus dem Körper ausgeschieden sind (▣ Abb. 1.2). Diese Zeit ist auch abzuwarten, bis sich nach wiederholter Gabe eines Pharmakons, dessen Halbwertszeit länger als das Dosierungsintervall ist, ein Gleichgewicht des Plasmaspiegels ergibt.

Für die Berechung der **Initialdosis** bzw. der **Erhaltungsdosis** eines Pharmakons sind die Parameter Verteilungsvolumen und Plasmaclearance essenziell. Die initiale Dosierung (Sättigungsdosis) eines Arzneistoffs ergibt sich aus dem Produkt der erwünschten Plasmakonzentration und dem Verteilungsvolumen:

$$\text{Initialdosis} = \textit{Plasmakonzentration} \times \textit{Verteilungsvolumen}$$

Dabei sollte in Abhängigkeit vom Applikationsweg die Bioverfügbarkeit bedacht werden, d. h. bei peroraler Applikation ist die Dosis so zu erhöhen, dass der Anteil, der durch den »First-pass«-Effekt nicht systemisch wirksam ist, entsprechend berücksichtigt wird.

$$\text{Initialdosis} = \frac{\textit{Plasmavolumen} \times \textit{Verteilungsvolumen}}{\textit{Bioverfügbarkeit}}$$

Dem gegenüber ist die **Erhaltungsdosis** eines Arzneistoffs v. a. von dessen Clearance abhängig. Zur Aufrechterhaltung eines konstanten Plasmaspiegels ist dann diejenige Dosis zu applizieren, die im gleichen Zeitraum durch die Clearancevorgänge eliminiert wird.

$$\frac{\textit{Erhaltungsdosis}}{\textit{Zeit}} = \textit{Plasmakonzentration} \times \textit{Clearance}$$

Kompartimentmodelle

Verschiedene mathematische Modelle wurden beschrieben, um die Verteilungs- und Eliminationsprozesse von Pharmaka im Körper quantitativ zu charakterisieren. Im einfachsten Fall, dem 1-Kompartiment-Modell, wird angenommen, dass sich ein Arzneistoff in einem einheitlichen Körperkompartiment verteilt. Zur Veranschaulichung wird häufig ein hydraulisches Wassereimermodell herangezogen (▣ Abb. 1.3). Die Querschnittsfläche des Eimers symbolisiert das Verteilungsvolumen, die Höhe des Wasserstands die Konzentration. Die in den Eimer gegebene Wassermenge entspricht der Arzneistoffdosis. Ein Loch im Boden des Eimers stellt den Eliminationsvorgang (Clearance) dar, der in diesem Modell mit einer Kinetik 1. Ordnung erfolgt. Der Zusammenhang zwischen Dosis, Clearance und Verteilungsvolumen wird verständlich:

$$\text{Plasmakonzentration} = \frac{\textit{Dosis}}{\textit{Verteilungsvolumen}}$$

Mit zunehmender Wassermenge (Dosis) steigt der Wasserpegel (Konzentration). Wird ein kleinerer Eimer (Verteilungsvolumen) bei gleicher Wassermenge (Dosis) gewählt, steigt der Wasserstand (Konzentration) an (Abb. 1.3).

Da sich viele Anästhetika und in der Anästhesie verwendeten Pharmaka unterschiedlich stark in den Körpergeweben verteilen, können die pharmakokinetischen Eigenschaften mit einem 1-Kompartiment-Modell nur unzureichend beschrieben werden. Erweiterte Modelle, in denen 2 oder 3 Eimer (Kompartimente) über Rohre mit dem zentralen Eimer verbunden sind, eignen sich deutlich besser, um die Pharmakokinetik von Anästhetika zu beschreiben (Abb. 1.4; Abb. 1.6).

Die meisten Pharmakokinetikmodelle sind sog. »mammilläre Modelle« (engl. *mammillary models*), bei denen die Invasion und Elimination ausschließlich über das zentrale Kompartiment erfolgt.

Die Fortentwicklung dieser pharmakokinetischen Grundlagen hat u. a. zum Konzept der »target controlled infusion« geführt, einem automatisierten Infusionssystem, das basierend auf pharmakokinetischen Algorithmen eine voreingestellte Zielkonzentration einstellen kann; Details ▸ Kap. 16 »Intravenösen Anästhesie«.

1.2 Spezielle Pharmakokinetik

1.2.1 Intravenöse Anästhetika

Im Folgenden sei auf spezielle Aspekte der Pharmakokinetik intravenös applizierter Anästhetika eingegangen. Die Vorgänge der Umverteilung, Metabolisierung und Elimination beeinflussen die Wirkdauer intravenöser Anästhetika u. U. deutlich (Abb. 1.4). Nach intravenöser Bolusinjektion werden Anästhetika mit dem Blutstrom zunächst in die am besten durchbluteten Gewebe, wie z. B. das Gehirn verteilt (Abb. 1.5; [12]). Abhängig von den physikochemischen Eigenschaften folgt dann die Aufnahme der Substanzen in die geringer perfundierten Gewebe. Dieser Prozess wird **Umverteilung** genannt. Durch die große Kapazität dieser Gewebe zur Wirkstoffaufnahme kann die Anästhetikakonzentration im Gehirn so weit ab-

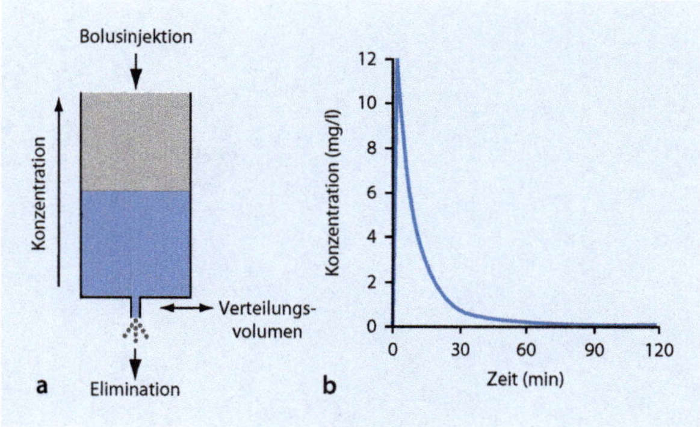

Abb. 1.3a, b Pharmakokinetisches 1-Kompartiment-Modell. Hydrodynamisches 1-Kompartiment-Modell. **a** Nach intravenöser Injektion verteilt sich das Pharmakon in einen einheitlichen Verteilungsraum und die Elimination erfolgt nach einer Kinetik 1. Ordnung. Die Breite des Gefäßes symbolisiert die Größe des Verteilungsvolumens, die Höhe des Wasserpegels entspricht der Substanzkonzentration. **b** Verlauf der Arzneistoffkonzentration über die Zeit in einem 1-Kompartiment-Modell

nehmen, dass die anästhetische Wirkung endet, ohne dass der Wirkstoff in relevanter Menge den Körper verlassen hat, er wurde nur umverteilt.

Die initiale Phase nach Bolusapplikation (α-Phase) beschreibt die Abnahme des Plasmaspiegels durch Umverteilung aus stark durchbluteten (V_1) in weniger durchblutete Gewebe erfolgen (V_2). Die Halbwertszeit $t_{1/2}\alpha$ charakterisiert dann im Wesentlichen die Kinetik dieses Umverteilungsprozesses. In den nachfolgenden β- bzw. γ-Phasen, charakterisiert durch $t_{1/2}\beta$ bzw. $t_{1/2}\gamma$ wird das Pharmakon in weitere Kompartimente (V_3) verteilt und schließlich aus dem Körper eliminiert.

Die Umverteilung und Einlagerung von Anästhetika in periphere Gewebe, insbesondere in das Fettgewebe führt zu einer starken Akkumulation von Anästhetika im Körper (Abb. 1.6). Da viele Anästhetika meist ausgeprägte lipophile Eigenschaften zeigen und das Fettgewebe nur gering durchblutet wird (Tab. 1.1), erfolgt der Austausch zwischen dem Blut und dem Fettkompartiment nur sehr langsam. Im Beispiel einer intravenösen kontinuierlichen Infusion von Propofol (Abb. 1.6) steigt die Konzentration im Fettgewebe mit einer Halbwertszeit von etwa 4 Stunden an, sodass dieses Kompartiment (V_3) selbst nach 8 Stunden Narkosedauer erst zu 75% gefüllt ist. Dieses Phänomen führt dazu, dass bei manchen Anästhetika die Plasmahalbwertszeit mit zunehmender Anwendungsdauer ansteigt (Abb. 1.7; [10]).

Da viele Anästhetika während einer Narkose unter Umständen mehrfach bzw. kontinuierlich appliziert werden, wurde das Konzept der **kontextsensitiven Halbwertszeit** entwickelt. Die kontextsensitive Halbwertszeit beschreibt die Zeit, in der der Plasmaspiegel eines An-

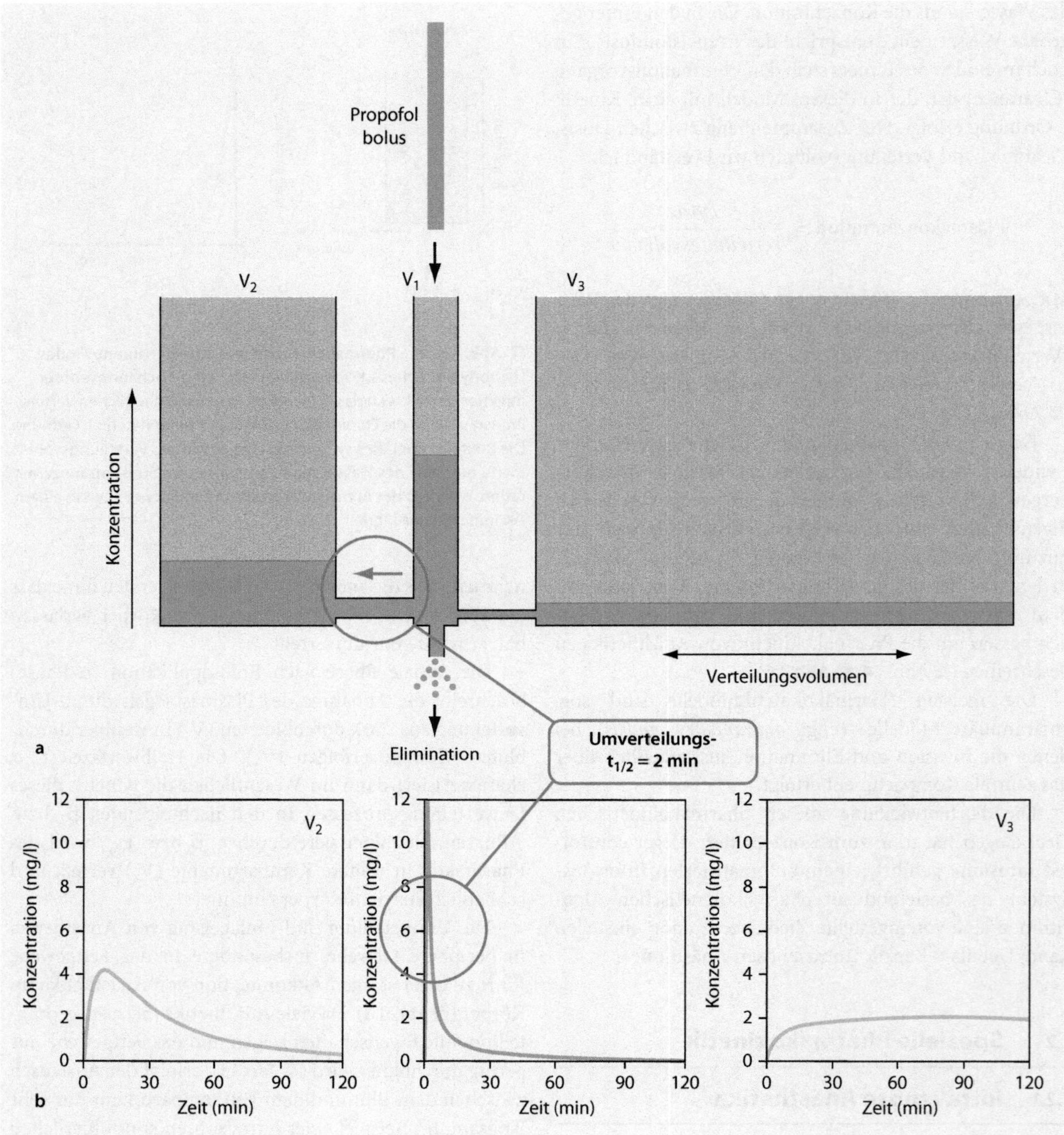

■ **Abb. 1.4a, b Pharmakokinetisches 3-Kompartiment-Modell nach intravenöser Bolusapplikation eines Anästhetikums.** (**a**) Im 3-Kompartiment-Modell wird ein Pharmakon in den zentralen Verteilungsraum injiziert (V_1), von dem aus es entweder eliminiert werden kann oder mit den peripheren Verteilungsräumen (V_2, V_3) im Austausch steht. Das Kompartiment V_3 umfasst ein großes Volumen, steht aber nur langsam mit dem zentralen Kompartiment im Austausch (durch eine dünne Verbindungsröhre symbolisiert). Im Falle der lipophilen Anästhetika repräsentiert dieses Kompartiment das Fettgewebe. V_2 wird z. B. durch die gut durchblutete Muskulatur repräsentiert. (**b**) Simulierter Zeitverlauf der Konzentrationen in den einzelnen Kompartimenten nach intravenöser Injektion eines 200 mg Bolus von Propofol bei einem 70 kg schweren Patienten. Der schnelle Abfall der Konzentration in V_1 (Plasmakonzentration) wird durch die rasche Umverteilung des Anästhetikums nach V_2 bedingt. (Simulation mittels Virtual Anesthesia Machine, http://vam.anest.ufl.edu)

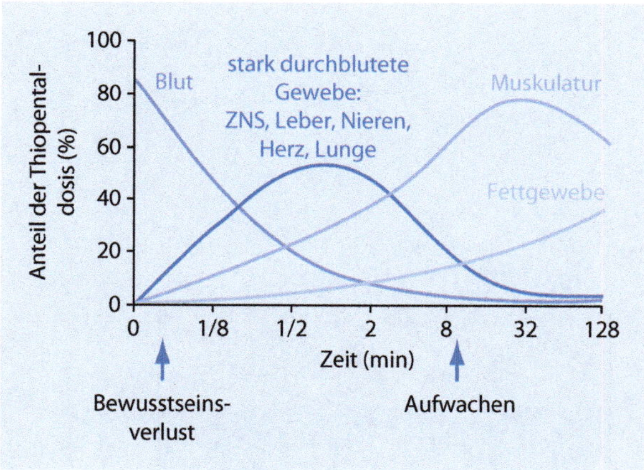

Abb. 1.5 Verteilung einer Thiopentaldosis in verschiedene Körpergewebe im Zeitverlauf. Der Anteil einer intravenösen Thiopentaldosis ist auf der Y-Achse dargestellt. Nach der initialen Verteilung im Blut erhalten die gut durchbluteten Gewebe, zu den auch das Gehirn gehört, den größten Dosisanteil und der Patient verliert rasch das Bewußtsein. Durch Umverteilung von Thiopental in die weniger stark perfundierte Muskulatur und später in das Fettgewebe nimmt der Gewebespiegel im ZNS wieder ab und der Patient erwacht

ästhetikums auf 50% des Ausgangswertes absinkt in Abhängigkeit (im »Kontext«) von der Anwendungsdauer (Abb. 1.7; [10]).

Die kontextsensitive Halbwertszeit kann insbesondere bei Barbituraten, Benzodiazepinen oder Opioiden im Verlauf einer länger dauernden Applikation deutlich ansteigen. So kann die Halbwertszeit von Fentanyl nach mehrstündiger Infusion auf bis zu 3 Stunden ansteigen.

In Verallgemeinerung dieses Konzeptes kann die **bedeutsame Konzentrationsabfallzeit** (*relevant decrement time*) herangezogen werden, um den Abfall einer Wirkstoffkonzentration auf einen bestimmten Prozentwert des Ausgangswertes zu beschreiben.

Dosierung von Anästhetika bei adipösen Patienten

Anpassung der Ladedosis

Bei Pharmaka, die hydrophilen oder nur gering lipophilen Charakter haben (z. B. Muskelrelaxanzien), sollte die initiale Bolusdosierung nach dem idealen Körpergewicht erfolgen [1][3]. Pharmaka mit ausgeprägter Neigung zur Einlagerung in das Fettgewebe (z. B. Midazolam, Propofol), sollten nach dem totalen Körpergewicht dosiert werden (▶ Kap. 1.1.6.2; Tab. 1.2).

Das ideale Körpergewicht eines Patienten kann nach folgender Formel abgeschätzt werden [7]:

$$\text{ideales Körpergewicht (in kg)} = 22 \times \textit{Körpergröße}^2 (m^2)$$

Anpassung einer kontinuierlichen Infusion

Die Erhaltungsdosis eines Pharmakons während einer Dauerinfusion richtet sich nach der Clearance. Ist die Clearance bei adipösen gegenüber normalgewichtigen Patienten nicht verändert, wird die Dosierung nach dem idealen Körpergewicht eingestellt. Wenn die Clearance bei Adipositas erhöht ist, wird das totale Körpergewicht herangezogen (Tab. 1.2).

Muskelrelaxanzien gehören zu den hydrophilen Pharmaka, deren Pharmakokinetik sich zwischen normalgewichtigen und adipösen Patienten nicht wesentlich unterscheidet. Da sie sich v. a. in fettfreien Geweben verteilen, sollten Muskelrelaxanzien nach dem idealen Körpergewicht dosiert werden [2][3]. Eine Ausnahme stellt Succinylcholin dar: dies sollte nach dem totalen Körpergewicht dosiert werden, da die Pseudocholinesterase bei Adipositas verstärkt exprimiert wird [1].

Auch die Pharmakokinetik von Inhalationsanästhetika kann bei Übergewichtigen signifikant verändert sein. Zum einen ist der Anästhetikabedarf für die Aufsättigungsphase größer, zum anderen führt das größere Volumen des Fettspeichers zu einer verzögerten Erholung am Ende der Anästhesie [9].

Praxistipp

Dennoch bieten Inhalationsanästhetika gegenüber den intravenösen Substanzen bei Übergewichtigen eine Reihe von Vorteilen.

Insbesondere Desfluran und Sevofluran akkumulieren nicht im Fettgewebe, werden nicht metabolisiert und sind aufgrund des geringen Blut-Gas-Verteilungskoeffizienten sehr gut steuerbar. In einer klinischen Studie bei adipösen Patienten konnte der Vorteil einer Inhalationsnarkose mit Desfluran gegenüber einer total-intravenösen Anästhesie mit Propofol bzw. einer Isofluran basierten Narkose belegt werden: Die mit Desfluran anästhesierten Patienten erholten sich signifikant schneller als die Patienten der anderen beiden Gruppen [6].

1.2.2 Inhalative Anästhetika

Die Pharmakokinetik inhalativer Anästhetika beschreibt die folgenden Vorgänge:

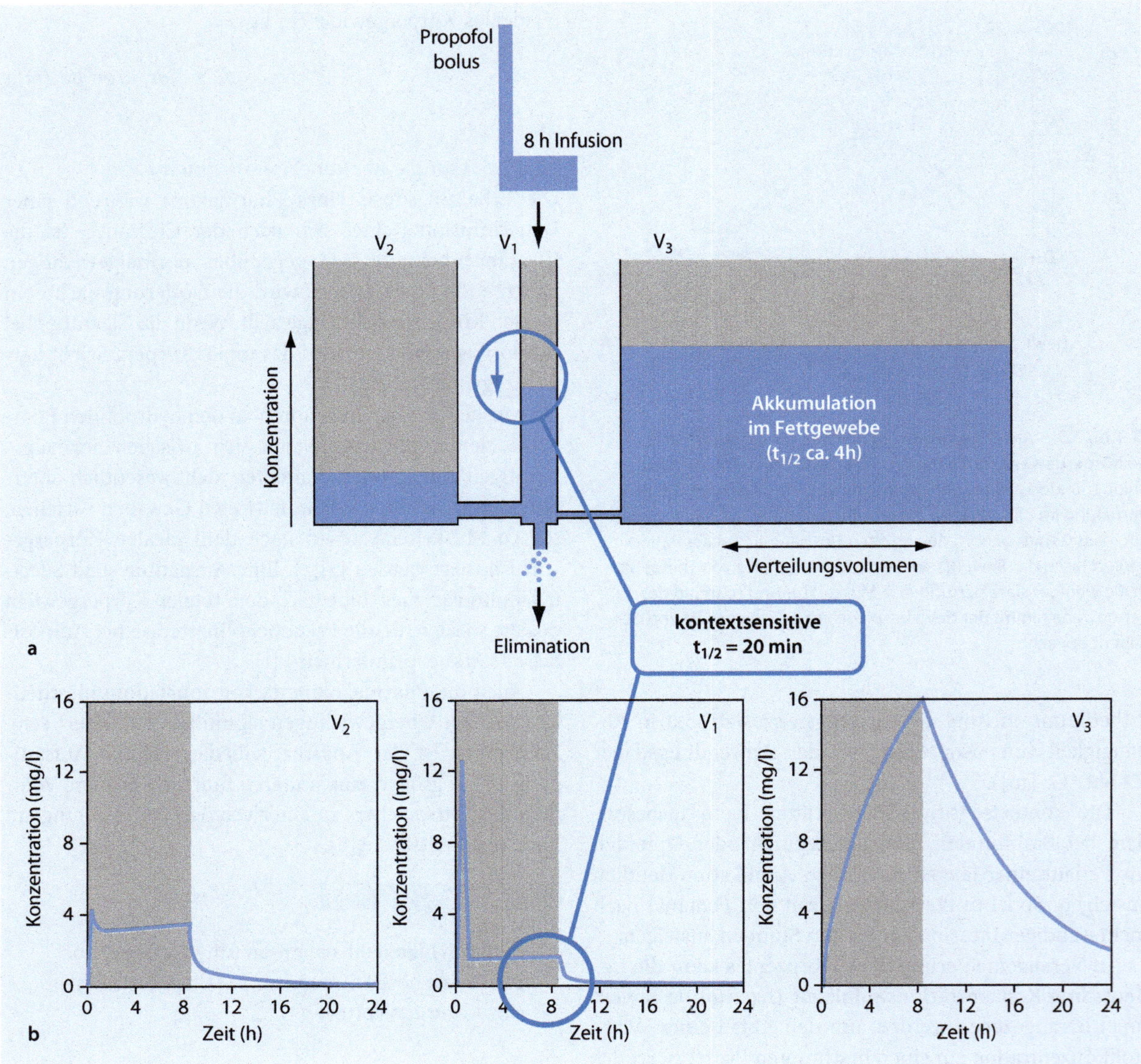

■ **Abb. 1.6 3-Kompartiment-Modell nach intravenöser Applikation eine Propofolbolus mit nachfolgender kontinuierlicher Infusion.** (**a**) In diesem 3-Kompartiment-Modell wird ein Propofolbolus gefolgt von einer 8-stündigen Infusion in den zentralen Verteilungsraum injiziert (V_1), von dem aus es entweder eliminiert werden kann oder mit den peripheren Verteilungsräumen (V_2, V_3) im Austausch steht. Das Kompartiment V_3 umfasst ein großes Volumen, steht aber nur langsam mit dem zentralen Kompartiment im Austausch. Je länger die Infusion anhält, umso weiter steigt die Propofolkonzentration in dem tiefen Kompartiment V_3 (Fettgewebe) an. (**b**) Simulierter Zeitverlauf der Konzentrationen in den einzelnen Kompartimenten nach intravenöser Injektion eines 200 mg Bolus von Propofol mit nachfolgender Infusion von 3,5 mg/min bei einem 70 kg schweren Patienten. Propofol akkumuliert im tiefen Kompartiment mit einer langsamen Halbwertszeit von ca. 4 h. Nach Beendigung der Infusion fällt der Plasmaspiegel (Konzentration in V_1) deutlich langsamer als nach der Bolusinjektion (kontextsensitive Halbwertszeit). (Simulation mittels Virtual Anesthesia Machine, http://vam.anest.ufl.edu)

- die Aufnahme der Anästhetika aus den Alveolen in die Lungenkapillaren,
- die Verteilung im Körper,
- die Biotransformation,
- die Elimination, insbesondere über die Lunge.

Weitergehende Informationen zu den einzelnen Inhalationsanästhetika ▶ 4 »Inhalationsanästhetika«.

Partialdruck

Die treibende Kraft für die Aufnahme von Inhalationsanästhetika in das ZNS ist eine Serie von Partialdruckgradienten zwischen Narkosegerät und dem ZNS bzw. anderen Körpergeweben. Der **Partialdruck** ist derjenige Druck, der in einem Gasgemisch, einem bestimmten Gas zugeordnet werden kann. Der Partialdruck entspricht dabei dem Gesamtdruck, den die Gaskomponente beim

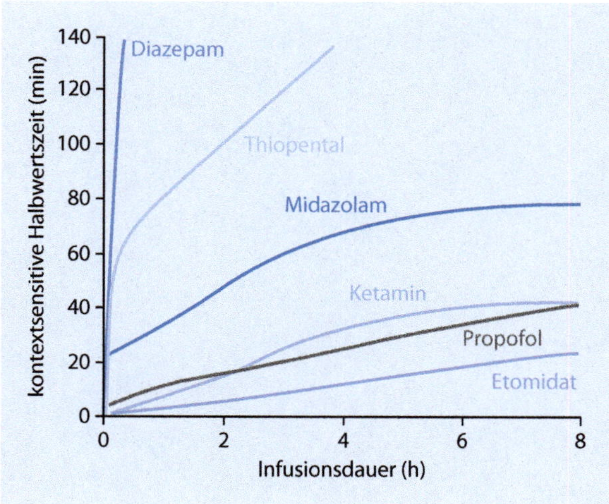

Abb. 1.7 Kontextsensitive Halbwertszeit verschiedener Anästhetika. Mit zunehmender Infusionsdauer steigt die Zeit, die für einen Abfall der Plasmakonzentration um 50% (»kontextsensitive Halbwertszeit«) bei vielen Anästhetika linear an

alleinigen Ausfüllen des gesamten Volumens ausüben würde.

Nach dem **Gesetz von Dalton** (1805 von John Dalton formuliert) entspricht der Druck eines Gasgemisches der Summe der Partialdrücke der Einzelkomponenten. Die Differenz der Partialdrücke eines Gases zwischen 2 Kompartimenten, z. B. den Alveolen und dem Blut, bestimmt die treibende Kraft für die Diffusion dieses Gases.

Das **Gesetz von Henry** besagt, dass die Konzentration eines Gases in einer Flüssigkeit direkt proportional zum Partialdruck des entsprechenden Gases über der Flüssigkeit ist. Zusammengenommen bedeutet dies, dass die in der Flüssigkeitsphase gelöste Gasmenge im Gleichgewicht proportional dem Partialdruck in der Gasphase ist.

Der Partialdruck eines Gases in der Inspirationsluft steht im Gleichgewicht mit den Partialdrucken in den Lungenalveolen, im arteriellen Blut sowie in den Körpergeweben, insbesondere am Wirkort, d. h. im ZNS. Somit ist der Partialdruck in den Alveolen ein indirekter Parameter für den Partialdruck im ZNS. Im Gleichgewicht herrscht in den Alveolen und im ZNS der gleiche Partialdruck – allerdings bedeutet dies nicht, dass auch die Anästhetikakonzentrationen in diesen Kompartimenten identisch sind.

Verteilungskoeffizient

Für die Aufnahme von Anästhetika aus den Alveolen in die Lungenkapillaren bzw. aus dem Blut in die Gewebe ist die Löslichkeit der Substanzen in Blut bzw. Geweben eine wichtige Determinante.

Ist ein Inhalationsanästhetikum gut im Blut löslich, kann pro Zeiteinheit mehr Gas im Blut gelöst werden

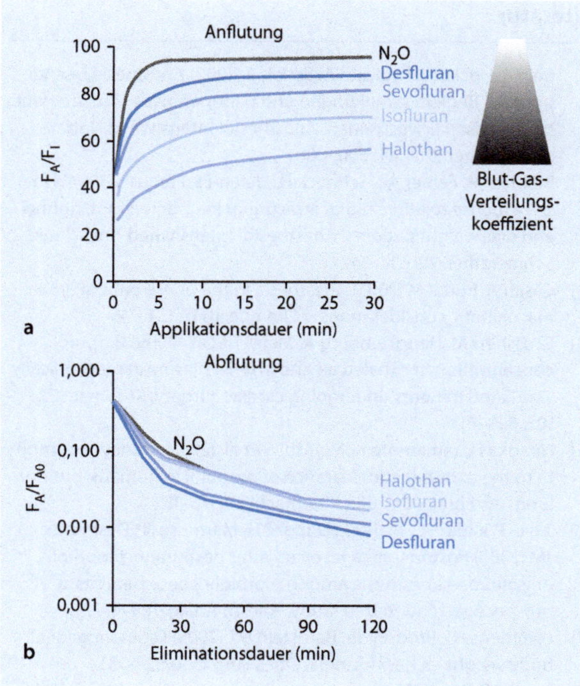

Abb. 1.8 Kinetik der Anflutung und Abflutung inhalativer Anästhetika. a In der oberen Grafik ist die Kinetik der Anflutung als Quotient der alveolären (F_A) und der inspiratorischen (F_I) Anästhetikakonzentration über die Zeit dargestellt. Je geringer die Blutlöslichkeit eines Anästhetikums ist, umso schneller erfolgt der Anstieg der alveolären Konzentration. **b** Die Elimination ist als Änderung der alveolären Konzentration (F_A) in Bezug auf die initiale aöveoläre Konzentration nach Beendigung der Anästhetikumzufuhr (F_{A0}) gezeigt. Auch hier gilt: Je geringer der Blut/Gas-Verteilungskoeffizient, umso schneller erfolgt die Elimination

und es dauert länger, bis sich ein Gleichgewicht der Konzentrationen zwischen Blut und den Alveolen einstellt (Abb. 1.8; [14]).

> **Je höher der Blut-Gas-Verteilungskoeffizient ist, umso langsamer erfolgt der Anstieg des Partialdrucks im Blut.**

Gleiche Gesetzmäßigkeiten gelten für den Übertritt eines Anästhetikums aus dem Blut in die Gewebe: Je höher die Löslichkeit eines Anästhetikums im Gewebe, je höher also der Gewebe-Blut-Verteilungskoeffizient, umso langsamer erfolgt der Anstieg der Anästhetikumkonzentration im Gewebe. Erfolgt der Ausgleich der Partialdrücke zwischen 2 Kompartimenten mit geringer Geschwindigkeit, ist das Anästhetikum schwerer »steuerbar«. Für Inhalationsanästhetika korrespondiert die Narkosetiefe mit dem Partialdruck des Anästhetikums im ZNS.

Gleiche Gesetzmäßigkeiten gelten auch für die Kinetik der Abflutung von Anästhetika am Ende einer Narkose: Je geringer der Blut-Gas-Verteilungskoeffizient, umso schneller erfolgt die Elimination (Abb. 1.8).

Literatur

[1] Bein B, Höcker J, Fudickar A, Scholz J (2009) Anästhesie bei Adipositas - Begleiterkrankungen und perioperatives Management bei adipösen Erwachsenen. Anästhesiol Intensivmed Notfallmed Schmerzther 44: 600–608

[2] Blobner M, Felber AR, Schneck HJ, Jelen-Esselborn S (1994) Dose-response relationship of atracurium in underweight, normal and overweight patients. Anasthesiol Intensivmed Notfallmed Schmerzther. 29: 338–342

[3] Casati A, Putzu M (2005) Anesthesia in the obese patient: pharmacokinetic considerations. J Clin Anesth 17: 134–145

[4] Grossherr M, Hengstenberg A, Meier T et al. (2009) Propofol concentration in exhaled air and arterial plasma in mechanically ventilated patients undergoing cardiac surgery. Br J Anaesth 102: 608–613

[5] Hiraoka H, Yamamoto K, Miyoshi S et al. (2005) Kidneys contribute to the extrahepatic clearance of propofol in humans, but not lungs and brain. Br J Clin Pharmacol 60: 176–182

[6] Juvin P, Vadam C, Malek L, Dupont H, Marmuse JP, Desmonts JM (2000) Postoperative recovery after desflurane, propofol, or isoflurane anesthesia among morbidly obese patients: a prospective, randomized study. Anesth Analg 91: 714–719

[7] Lemmens HJ, Brodsky JB, Bernstein DP (2005) Estimating ideal body weight - a new formula. Obes Surg 15: 1082–1083

[8] Lerou JG (2004) Nomogram to estimate age-related MAC. Br J Anaesth 93: 288–291

[9] Meißner A (2008) Anästhesie bei Patienten mit Adipositas - Besonderheiten des perioperativen Managements. Anasthesiol Intensivmed Notfallmed Schmerzther 4: 270–277

[10] Miller RD (2004) Miller's Anesthesia. New York: Churchill Livingstone

[11] Perl T, Carstens E, Hirn A et al. (2009) Determination of serum propofol concentrations by breath analysis using ion mobility spectrometry. Br J Anaesth 103:822–827

[12] Saidman LJ (1974) Uptake, distribution, and elimination of barbiturates. In: Eger E (ed.) Anesthetic uptake and action. Williams & Wilkins Baltimore

[13] Servin F, Farinotti R, Haberer JP, Desmonts JM (1993) Propofol infusion for maintenance of anesthesia in morbidly obese patients receiving nitrous oxide. Anesthesiol 78: 657–665

[14] Yasuda N, Lockhart SH, Eger EI et al. (1991) Comparison of kinetics of sevoflurane and isoflurane in humans. Anesth Analg 72: 316–324

Pharmakodynamik

Bernd Antkowiak und Ingolf Cascorbi

2.1 Mechanismen der Wirkungsweise von Anästhetika

Bernd Antkowiak

2.1.1 Chemische Struktur klinisch gebräuchlicher Allgemeinanästhetika

Zur Gruppe der Anästhetika gehören Substanzen mit sehr unterschiedlichen chemischen Strukturformeln (▣ Abb. 2.1). Hierzu zählen Hydrocarbone (Chloroform, Halothan), Derivate des Ether (Isofluran, Desfluran, Sevofluran), Phenole (Propofol), Imidazolderivate (Etomidat, Dexmedetomidin), Phencyclidine (Ketamin), Steroide (Alphaxalone), Barbiturate (Thiopental), Benzodiazepine (Midazolam) und Edelgase (Xenon).

Die heute klinisch verwendeten Allgemeinanästhetika bilden eine kleine Auswahl aus Hunderten von chemischen Verbindungen mit anästhetischen Eigenschaften. Nach der Form der Verabreichung wird zwischen volatilen und intravenösen Anästhetika unterschieden. Die Blutkonzentrationen, die Bewusstlosigkeit und Immobilität verursachen, liegen bei volatilen Anästhetika im millimolaren und bei intravenösen Anästhetika im mikromolaren Bereich. Die freie Plasmakonzentration intravenöser Anästhetika kann nur abgeschätzt werden, da diese sehr hydrophoben Pharmaka zu einem großen Anteil durch Proteine im Körper gebunden werden. So sind z. B. nur etwa 2 von 100 verabreichten Propofolmolekülen im Gehirn als Wirkstoff frei verfügbar.

2.1.2 Komponenten und Stadien der Allgemeinanästhesie

Anästhetika werden benutzt, um bestimmte Funktionen des Zentralnervensystems reversibel auszuschalten. Hierzu zählen das Gedächtnis, das Bewusstsein, Schmerzempfindungen sowie spontane und durch Schmerzreize induzierte Bewegungen. Die Ausprägung dieser Komponenten der Allgemeinanästhesie ist von der Konzentration des Anästhetikums abhängig.

So wirkt das klinisch häufig verwendete intravenöse Anästhetikum **Propofol** im Bereich niedriger Plasmakonzentrationen (1–2 µg/ml) sedierend und amnestisch. Erhöht man die Blutkonzentration auf ca. 3 µg/ml, tritt Bewusstlosigkeit (Hypnose) ein. Nach einer weiteren Erhöhung der Blutkonzentration auf über 10 µg/ml werden Bewegungen unterdrückt, die normalerweise durch den Hautschnitt des Chirurgen ausgelöst werden (Immobilität). Um durch Schmerzreize induzierte autonome Reaktionen, wie den Anstieg von Blutdruck und Herzfrequenz, weitgehend abzuschwächen, sind noch höhere Konzentrationen erforderlich.

▪▪ In welcher Reihenfolge werden verschiedene Teile des Nervensystems durch steigende Konzentrationen eines Anästhetikums inaktiviert?

Untersuchungen an Menschen mit funktionellen bildgebenden Verfahren haben demonstriert, dass im Bereich sedierender Propofolkonzentrationen die neuronale Aktivität selektiv im frontalen Kortex vermindert wird, während die Verarbeitung von Umweltreizen in den sensorischen Arealen der Großhirnrinde weitgehend unbeeinträchtigt bleibt. Da im frontalen Kortex ein großer Teil des Arbeitsgedächtnisses lokalisiert ist, bewirken diese niedrigen Propofolkonzentrationen bereits eine starke Einschränkung der kognitiven Leistungsfähigkeit. Erhöht man die Konzentration von Propofol bis Bewusstlosigkeit eintritt, dann wird die Aktivität in weiten Teilen der Großhirnrinde deutlich reduziert. Zusätzlich wird nun eine ausgeprägte Hemmung im Thalamus beobachtet. Der Thalamus ist eine zentrale Schaltstation, die den Fluss sensorischer Informationen in Richtung Großhirnrinde kontrolliert. Die Hemmung thalamischer Neurone bewirkt, dass die Großhirnrinde von Informationen, die aus der Umwelt und dem eigenen Körper kommen, weitgehend abgekoppelt wird.

Eine weitere Erhöhung der Propofolkonzentration führt schließlich zur Unterdrückung der Motorik. Hierfür ist letztlich die direkte oder indirekte Inaktivierung spinaler Motoneurone verantwortlich. Auf den ersten Blick scheint dieses Schema des sequenziellen Ausfalls verschiedener zentralnervöser Leistungen zu implizieren, dass phylogenetisch ältere Teile des Zentralnervensystems weniger empfindlich auf Anästhetika reagieren als solche, die sich im Verlauf der Evolution später entwickelt haben. Diese Aussage trifft jedoch nicht zu, denn auch sedierend wirkende Propofolkonzentrationen sind ausreichend, um die Erregbarkeit spinaler Neurone zu reduzieren.

▪▪ Was also determiniert die Empfindlichkeit einer bestimmten Leistung des Zentralnervensystems?

Mit großer Wahrscheinlichkeit spielt die Komplexität der ablaufenden Informationsverarbeitungsprozesse eine entscheidende Rolle. Höhere kognitive Funktionen, zu denen z. B. Leistungen des Arbeitsgedächtnisses zählen, basieren auf dem geordneten Zusammenspiel einer großen Anzahl neuronaler Netzwerke. Innerhalb solcher Netzwerke summieren sich Wirkungen von Pharmaka, die auf der Ebene einer Synapse oder eines einzelnen Neurons kaum nachweisbar sind. Eine völlig andere Situation liegt im Falle der immobilisierenden Wirkung von Anästhetika vor. Hier wirken massive Schmerzreize über wenige Synapsen auf Motoneurone ein, wobei letztere die Kontraktion der

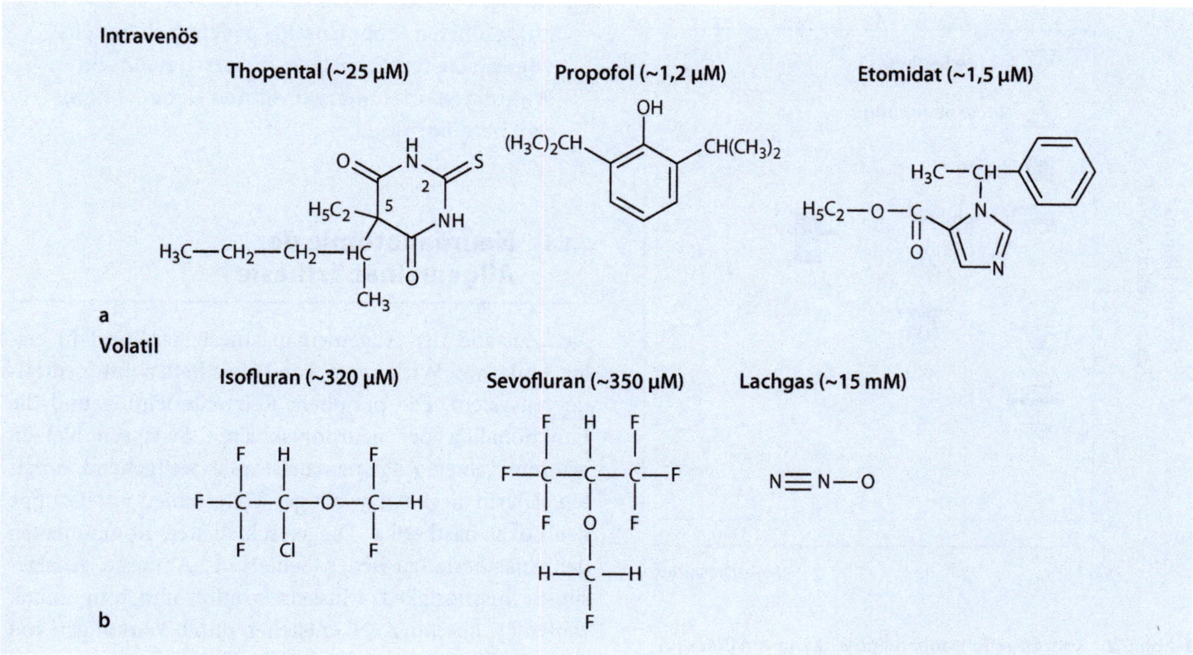

■ **Abb. 2.1 Chemische Strukturformeln und wirksame Konzentrationen klinisch gebräuchlicher Anästhetika.** Die Konzentrationsangaben beziehen sich auf die immobilisierende Wirkung der einzelnen Substanzen. **a** Intravenöse und **b** volatile Anästhetika

Muskulatur auslösen. Um dies zu verhindern, ist eine sehr starke Hemmung spinaler Neurone notwendig, was eine hohe Dosierung von Anästhetika erfordert.

Die in ■ Abb. 2.2 dargestellte Abfolge der konzentrationsabhängigen Beeinträchtigung verschiedener Funktionen des Zentralnervensystems kann nur mit mehr oder weniger großen Einschränkungen auf andere Anästhetika übertragen werden. Dies gilt ebenso für die vier Stadien der Etheranästhesie (Analgesie, Exzitation, Toleranz, medulläre Lähmung), die in vielen Lehrbüchern beispielhaft dargestellt sind. So besitzen Propofol, Etomidat, Isofluran, Sevofluran sowie die Benzodiazepine und Barbiturate keine analgetischen Eigenschaften [24]. Eine analgetische Wirkung kann jedoch mit Ketamin, Lachgas und Xenon erzielt werden.

Um die konzentrationsabhängigen Wirkungen verschiedener volatiler Anästhetika miteinander vergleichen zu können, wurde das so genannte MAC-Konzept eingeführt (▶ Kap. 4). Die Abkürzung MAC steht für die minimale (oder mediane) alveoläre Konzentration. Hierunter versteht man jene Konzentration, die bei der Hälfte der Patienten zum Ausfall des Bewusstseins ($\mathbf{MAC_{awake}}$), zum Ausfall von Bewegungen ($\mathbf{MAC_{immobility}}$) oder zur Blockade autonomer Reaktionen ($\mathbf{MAC_{bar}}$) führt.

> **Im Allgemeinen gilt: $MAC_{awake} < MAC_{immobility} < MAC_{bar}$**

2.1.3 Molekulare Zielstrukturen für Anästhetika

Die heute gebräuchlichen Allgemeinanästhetika unterscheiden sich in zahlreichen Aspekten ihrer klinisch gewünschten Wirkungen und unerwünschten Nebenwirkungen. Aus diesem Grund werden sie vom Anästhesisten sehr gezielt eingesetzt, um den spezifischen Anforderungen zu genügen, die weitgehend durch die Art des operativen Eingriffes und die Besonderheiten der Patienten bestimmt werden.

■ ■ Was aber verbindet die Substanzen, die zur Gruppe der Allgemeinanästhetika zählen?

Ein gemeinsames Merkmal besteht darin, dass sie die Aktivität und Erregbarkeit von Nervenzellen vermindern, indem sie die Funktionsweise von Ionenkanälen stören, die an der Kontrolle des neuronalen Erregungszustandes wesentlich beteiligt sind. Alle bisher untersuchten Allgemeinanästhetika modifizieren das Schaltverhalten von Ionenkanälen. Im klinisch relevanten Konzentrationsbereich können dies, je nach Substanz, einige wenige oder sehr viele unterschiedliche Kanäle sein.

> **Hinsichtlich ihrer molekularen Zielstrukturen zeigen volatile Anästhetika eine geringere Selektivität als intravenöse Anästhetika.**

Zur Gruppe der anästhetikasensitiven Ionenkanäle zählen u. a. **spannungsgesteuerte Ionenkanäle**, die für

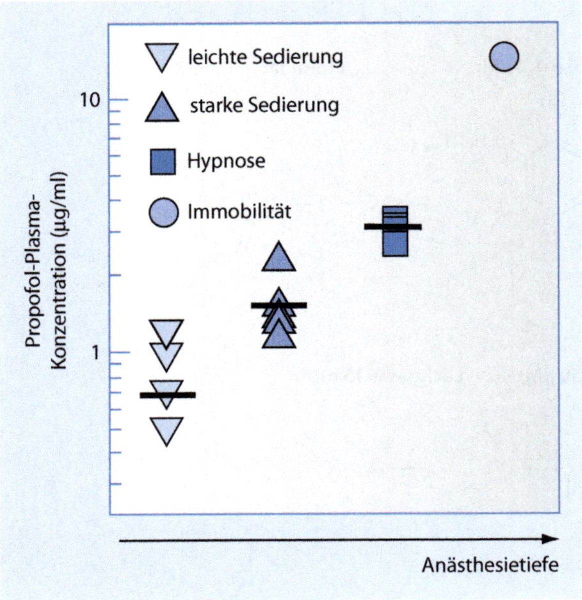

Abb. 2.2 **Konzentrationsabhängige Wirkung von Propofol**

Natrium-, Kalium- oder Kalziumionen durchlässig sind, **nichtspannungsgesteuerte Kaliumkanäle** sowie **ligandengesteuerte Ionenkanäle,** die durch die Neurotransmitter Glutamat, Acetylcholin, 5-HT_3, GABA oder Glycin aktiviert werden.

Ein zentrales Motiv der pharmakologischen Interaktionen von Anästhetika mit diesen Ionenkanälen liegt darin, dass in aller Regel die Erregbarkeit von Nervenzellen verringert wird. So vermindern Anästhetika z. B. die Aktivierbarkeit von spannungsabhängigen Natriumkanälen, wodurch die Auslösung von Aktionspotenzialen erschwert wird. Kaliumkanäle werden durch Allgemeinanästhetika meistens geöffnet, was eine Hyperpolarisierung des Membranruhepotenzials und ebenfalls eine Verminderung der neuronalen Erregbarkeit zur Folge hat. Allgemeinanästhetika blockieren Ionenkanäle, die durch die erregenden Neurotransmitter Glutamat und Acetylcholin aktiviert werden, während sie die Wirkung der inhibitorischen Neurotransmitter GABA und Glycin verstärken (Tab. 2.1). Es soll hervorgehoben werden, dass nicht alle der hier aufgeführten Ionenkanäle mit allen bekannten Anästhetika interagieren. Vielmehr interagiert ein bestimmtes Anästhetikum im Bereich klinisch relevanter Konzentrationen meist nur mit einigen der in Tab. 2.1 genannten Zielstrukturen. Die Spektren der Ionenkanäle, über die zwei verschiedene Anästhetika wirken, können starke Überlappungen zeigen oder weitgehend unterschiedlich sein.

> **Bei der überwiegenden Zahl der in Tab. 2.1 aufgeführten Ionenkanäle ist nicht bekannt, inwieweit sie tatsächlich an klinisch gewünschten Wirkungen oder unerwünschten Nebenwirkungen beteiligt sind.**

2.1.4 Neuroanatomie der Allgemeinanästhesie

Der Zustand der Allgemeinanästhesie resultiert in erster Linie aus Wirkungen von Anästhetika im Zentralnervensystem. Die periphere Reizweiterleitung und die Funktionalität der neuromuskulären Synapsen bleiben während einer Allgemeinanästhesie weitgehend erhalten. Hierin liegt ein wichtiger Unterschied zur Gruppe der Lokalanästhetika. Die verschiedenen Komponenten der Anästhesie, zu denen Sedierung, Amnesie, Analgesie, Bewusstlosigkeit, Muskelrelaxation und Immobilität zählen (▶ Abschn. 2.1.2), entstehen durch Wirkungen von Anästhetika in unterschiedlichen Teilen des Zentralnervensystems. Die Immobilität resultiert überwiegend aus Wirkungen von Anästhetika im Rückenmark, da motorische Reflexe im Rückenmark verschaltet sind. Auch die muskelrelaxierenden Eigenschaften von Anästhetika können durch eine direkte Hemmung spinaler Motoneurone erklärt werden.

Die Netzwerke, die für sedierende, amnestische und hypnotische Anästhetikawirkungen verantwortlich sind, konnten bisher nur unvollständig identifiziert werden. Dies liegt daran, dass die neuronalen Mechanismen, die dem Phänomen des Bewusstseins und den multiplen Formen des Lernens zugrunde liegen, noch sehr unvollkommen aufgeklärt sind.

Mit dem Begriff **Amnesie** ist im Kontext einer Allgemeinanästhesie zumeist gemeint, dass die Patienten nach dem Aufwachen aus der Anästhesie keine Erinnerungen an Einzelheiten des operativen Eingriffes besitzen bzw. besitzen sollten. Dieser retrograden Amnesie liegt eine durch Anästhetika bewirkte Unterdrückung des Erwerbs von Gedächtnisinhalten zugrunde. Die im Zentralnervensystem ablaufenden Lernprozesse sind äußerst vielschichtig. Hinsichtlich der Gedächtnisinhalte werden das deklarative (explizite) und das prozedurale (implizite) Gedächtnis unterschieden. Auf der Zeitachse wird zwischen Kurzzeit- und Langzeitgedächtnis differenziert. Der **Hippocampus** und der **präfrontale Kortex** sind für das **deklarative Gedächtnis** von zentraler Bedeutung. Der präfrontale Kortex wird im Allgemeinen als Sitz des Arbeitsgedächtnisses betrachtet. Der Hippocampus ist, neben anderen Aufgaben, am Transfer von Inhalten aus dem Kurz- in das Langzeitgedächtnis beteiligt. Diese kortikalen Netzwerke zeigen eine sehr hohe Empfindlichkeit für Allgemeinanästhetika.

Tab. 2.1 Molekulare Zielstrukturen für Anästhetika

Ionenkanal	Physiologische Funktionen
Natriumkanäle	Genese und Fortleitung von Aktionspotenzialen, dendrosomatische Weiterleitung synaptischer Potenziale
Spannungsabhängige Kalziumkanäle (T-,N-,L-,P-Typ)	Kalziumaktionspotenziale in Pacemakerzellen, Ausschüttung von Neurotransmitter
Intrazelluläre Kalziumkanäle (Ryanodine-, IP3-Rezeptoren)	Freisetzung von Kalzium aus intrazellulären Kompartimenten
Spannungsabhängige Kaliumkanäle	Abschalten des Aktionspotenzials, Kontrolle der Refraktärzeit und der maximalen Feuerrate von Nervenzellen
Nichtspannungsabhängige Kaliumkanäle (Hintergrundkanäle)	Kontrolle des Membranruhepotenzials
Neuronale nikotinische Acetylcholinrezeptoren	Depolarisierung des Membranpotenzials, präsysnaptische Kontrolle der Transmitterfreisetzung, Langzeitpotenzierung, Lernen und Gedächtnis
Muskuläre nikotinische Acetylcholinrezeptoren	Depolarisierung von Muskelzellen und Kontraktion der Skelettmuskulatur
Serotonin-Typ-3-Rezeptoren	Depolarisierung des Membranpotenzials, Kontrolle zentraler Mustergeneratoren, Nozizeption, Übelkeit und Erbrechen
ATP-aktivierte P2X-Rezeptoren	Kontrolle der Neurotransmitterfreisetzung, Nozizeption
Glutamat-aktivierte NMDA-Rezeptoren	Exzitatorische Neurotransmission, Langzeitpotenzierung, Lernen und Gedächtnis, Schmerzreizverarbeitung
Glutamat-aktivierte AMPA- und Kainatrezeptoren	Exzitatorische Neurotransmission in allen Teilen des Zentralnervensystems
$GABA_A$-Rezeptoren	Synaptische Inhibition von Neuronen in allen Teilen des Nervensystems
Glycinrezeptoren	Synaptische Inhibition in Rückenmark und Hirnstamm, Kontrolle spinaler Reflexe

Bei den aufgeführten Ionenkanälen handelt es sich um molekulare Zielstrukturen für Anästhetika, die im Bereich klinisch relevanter Konzentrationen durch einige bis viele Anästhetika in ihrer Funktion moduliert werden.

Hierbei stören Anästhetika nicht nur die neuronale **Repräsentation** von Information im Gehirn sondern auch den Prozess der **Konsolidierung** von Gedächtnisinhalten. Patienten, die im Verlauf einer Anästhesie aufwachen und mit dem Arzt verbal kommunizieren, haben keinerlei Erinnerungen an dieses Ereignis, wenn sie unmittelbar danach adäquat anästhesiert werden.

Ist die Anästhesietiefe über den gesamten Verlauf eines chirurgischen Eingriffes jedoch unzureichend, dann können Lernprozesse, die mit Angst- und Schmerzempfindungen assoziiert sind, zu Erinnerungen führen, die den Patienten lange Zeit nach der Operation psychisch belasten. An dieser Form des emotionalen Lernens sind insbesondere die **Amygdala** und der **cinguläre Kortex** beteiligt. Schließlich kann als Folge einer unzureichenden Analgesie die Schwelle der **Schmerzwahrnehmung** dauerhaft verändert werden. Eine mögliche Konsequenz besteht darin, dass Berührungsreize als schmerzhaft empfunden werden. Die zugrunde liegenden plastischen Veränderungen können sich bereits auf der Ebene des Rückenmarks einstellen.

Auch für die durch Anästhetika bewirkte Bewusstlosigkeit sind die relevanten neuronalen Substrate nur unvollständig bekannt. Der im Verlauf einer Anästhesie auftretende Verlust des Bewusstseins korreliert mit einer Dämpfung der neuronalen Aktivität im zerebralen Kortex und einer zunehmenden Synchronisation und Verlangsamung des Elektroenzephalogramms. Das spontane EEG von anästhesierten Patienten zeigt Ähnlichkeiten mit dem EEG im natürlichen Tiefschlaf, in dem langsame Delta-Wellen (1–4 Hertz) vorherrschen. Aufgrund dieser Analogie könnten die **Großhirnrinde**, der **Thalamus**, Kerngebiete im **Hypothalamus** (tuberomammillärer Nukleus) und in der **Formatio reticularis,** die an der Steuerung des Schlaf-Wach-Rhythmus mitwirken, zu denjenigen neuronalen Substraten zählen, die hypnotische Wirkungen von Allgemeinanästhetika vermitteln. Ebenso existieren Hinweise, dass Teile des **cholinergen Aktivierungssystems** (laterodorsaler tegmentaler Nukleus, pedunculopontiner tegmentaler Nukleus, basales Vorderhirn) durch Anästhetika beeinflusst werden.

Tab. 2.2 Unterschiede in der klinischen Wirkung von Anästhetika

Anästhetikum	Amnesie	Bewusstlosigkeit	Immobilität	Analgesie
Etomidat	++	++	+	0
Propofol	++	++	+	0
Midazolam	++	++	+	0
Thiopental	++	++	+	0
Ketamin	0	+	0	++
Lachgas	0	+	0	++
Isofluran	++	++	++	0
Sevofluran	++	++	++	0

++ starke Wirkung; + geringe Wirkung; 0 keine Wirkung

Bei allen erwähnten anästhesierelevanten Teilen des Zentralnervensystems handelt es sich um hochspezialisierte Netzwerke. Sie unterscheiden sich in zahlreichen Merkmalen. Hierzu zählt auch der Umfang der **Expression von anästhetikasensitiven Ionenkanälen** (Tab. 2.1).

Die Konsequenzen dieser netzwerkspezifischen Expression sollen an einem Beispiel erläutert werden: Glycinrezeptoren sind für Anionen durchlässige Ionenkanäle, die durch den hemmenden Neurotransmitter Glycin aktiviert werden. Sie befinden sich überwiegend im Rückenmark und Hirnstamm, kaum aber im Großhirn. Da diese Glycinrezeptoren zu den molekularen Zielstrukturen des volatilen Anästhetikums Isofluran zählen und im Rückenmark in hohen Dichten vorkommen, vermitteln sie zu einem erheblichen Anteil die durch Isofluran bewirkte Ausschaltung der Schmerzreflexe, die spinal verschaltetet sind. Isofluran unterdrückt aber auch die Aktivität von Netzwerken, die für Lern- und Gedächtnisprozesse wichtig sind. Hierzu zählen der Kortex und der Hippocampus. Da in diesen Teilen des Gehirns Glycinrezeptoren nicht vorkommen, können sie auch nicht für die amnestischen Eigenschaften von Isofluran verantwortlich sein. Hieraus folgt, dass sich die molekularen Zielstrukturen unterscheiden, die für die immobilisierenden und amnestischen Eigenschaften von Isofluran verantwortlich sind.

2.1.5 Unterschiede zwischen klinisch gebräuchlichen Allgemeinanästhetika

Im letzten Abschnitt wurden die verschiedenen Komponenten der Allgemeinanästhesie erläutert. Je nach Art und Dauer des operativen Eingriffes kann die eine oder die andere Komponente im Vordergrund stehen. Dies führt zur Frage, zu welchem Zweck die klinisch gebräuchlichen Allgemeinanästhetika eingesetzt werden (Tab. 2.2).

Die intravenösen Anästhetika Etomidat, Propofol, Midazolam und Thiopental sowie die volatilen Anästhetika Isofluran und Sevofluran sind potente Hypnotika. Sie werden verabreicht, damit die Patienten bewusstlos sind und ihnen Erinnerungen an den operativen Eingriff fehlen.

Das intravenöse Anästhetikum Ketamin dagegen wird fast nie benutzt, um Bewusstlosigkeit und Amnesie zu induzieren. Es bewirkt eine sog. »dissoziative Anästhesie«: Die Patienten reagieren zwar nicht mehr auf Umweltreize, verfallen aber auch nicht in einen dem natürlichen Schlaf ähnlichen Zustand. Aufgrund seiner unbefriedigenden amnestischen Potenz wird Ketamin in aller Regel mit einem Benzodiazepin kombiniert. Im Gegensatz zum Ketamin zeigen Etomidat, Propofol, Midazolam, Thiopental, Isofluran und Sevofluran keine analgetischen Wirkungen.

Lange Zeit wurde das Lachgas zur Analgesie eingesetzt. Im Laufe der letzten Jahre wurde diese Substanz jedoch weitgehend von Opioiden verdrängt.

Die volatilen Anästhetika Isofluran und Sevofluran sind von Vorteil, wenn die Immobilität des Patienten von herausragender Bedeutung ist. Klinische Studien belegen, dass diese Substanzen den Bedarf an Muskelrelaxanzien konzentrationsabhängig reduzieren. Während diese volatilen Anästhetika über gute immobilisierende Eigenschaften verfügen, ist die immobilisierende Wirkung von Ketamin unbefriedigend. Gelegentlich werden bei hoher Dosierung sogar spontane Bewegungen ausgelöst.

Unterschiede im alltäglichen Gebrauch der verschiedenen Anästhetika reflektieren unterschiedliche therapeutische Eigenschaften dieser Medikamente. Diese Unterschiede verweisen auf verschiedenartige Wirkmechanismen. Hierbei sollte das Ähnlichkeitsprinzip gelten: Substanzen mit ähnlichem Wirkmechanismus sollten auch keine großen Unterschiede im klinischen Gebrauch zeigen, sofern diese nicht durch Nebenwirkungen verursacht werden. Tab. 2.3 enthält Angaben zum Wirkmechanismus verschiedener Anästhetika, wobei lediglich eine Auswahl potenziell relevanter Zielstrukturen miteinander verglichen wird.

Anhand der Tab. 2.2 und Tab. 2.3 lassen sich ohne Schwierigkeiten 3 Gruppen von Anästhetika unterscheiden.

Zur **ersten Gruppe** zählen **Etomidat, Propofol, Midazolam** und **Thiopental**. Diese Pharmaka greifen an $GABA_A$-Rezeptoren an und werden klinisch aufgrund ihrer amnestischen und hypnotischen Wirkung verwendet. Sie besitzen keine analgetischen Eigenschaften. Weiterhin ist die immobilisierende Wirkung dieser Pharmaka begrenzt.

Komponenten der Allgemeinanästhesie

Amnesie
Hierunter versteht man den partiellen oder vollständigen Verlust an Erinnerungen für den Zeitraum der Allgemeinanästhesie. Die Patienten sollten nach einer Anästhesie keinerlei Erinnerung an intraoperative Ereignisse haben. Explizite Erinnerungen beziehen sich auf Sachverhalte, über die Patienten postoperativ berichten können. Implizite Erinnerungen sind den Patienten nicht bewusst, können aber das Verhalten beeinflussen. So ist es z. B. möglich, dass ein Patient den Vornamen der Anästhesistin (Roberta) aufgrund einer unzureichenden Anästhesietiefe unbewusst wahrgenommen hat. Dies ist möglich, da unser Gehirn eine Vielzahl sensorischer Informationen verarbeitet, ohne dass uns dies bewusst werden muss. Die Wahrnehmung des Namens tritt zeitgleich mit operativ bedingten Schmerzempfindungen auf. Als Folge einer Assoziation kann eine Abneigung des Patienten gegen Personen entstehen, die den Namen »Roberta« tragen. Der Patient ist sich der Ursache dieser Antipathie nicht bewusst.

Sedierung und Bewusstlosigkeit (Hypnose)
Mit Sedierung wird ein reduziertes Niveau der Wachheit bezeichnet, das durch lange Reaktionszeiten und eine unsaubere Aussprache gekennzeichnet ist. Als bewusstlos wird ein Patient bezeichnet, wenn er nicht mehr auf laute verbale Ansprache reagiert.

Immobilität
Hiermit ist das Fehlen spontaner oder durch Schmerzreize induzierter Bewegungen gemeint.

Muskelrelaxation
Der Begriff bezeichnet die durch Anästhetika oder Muskelrelaxanzien bewirkte Reduktion des Muskeltonus. Die Muskelrelaxation ist eine wichtige Komponente der klinischen Anästhesie. Sie ist z. B. bei bestimmten operativen Eingriffen im Bauchraum unabdingbar, damit der Chirurg das Operationsgebiet erreichen kann. Man unterscheidet eine zentrale und eine periphere Muskelrelaxation.

Eine **zentrale Muskelrelaxation** wird durch zentral wirksame Medikamente wie Benzodiazepine oder volatile Anästhetika herbeigeführt, indem die Aktivität der spinalen Motoneurone reduziert wird.

Muskelrelaxanzien verursachen eine **periphere Muskelrelaxation**, indem sie die Übertragung an der neuromuskulären Synapse unterbrechen. Muskelrelaxanzien werden oft eingesetzt, um eine Immobilisierung der Patienten zu gewährleisten.

Anxiolyse
Mit Anxiolyse ist die Angstfreiheit des Patienten im Vorfeld einer Allgemeinanästhesie gemeint. Bei Umfragen geben bis zu einem Drittel der Patienten an, dass sie damit rechnen, aus der Anästhesie nicht mehr aufzuwachen. Fast ebenso viele Patienten befürchten, während einer Anästhesie aufzuwachen und dabei Schmerzen zu empfinden. Diese Ergebnisse unterstreichen die Bedeutung einer angemessenen präoperativen Anxiolyse. Hierbei ist die Aufklärung des Patienten durch den Anästhesisten ebenso wichtig wie die Verabreichung von angstlösenden Medikamenten (i. A. Benzodiazepinen). Bei ängstlichen Patienten kann der Bedarf an Anästhetika erheblich höher sein als bei angstfreien Patienten.

Analgesie
Analgesie bedeutet Schmerzfreiheit. Dieser Aspekt wird an anderer Stelle in diesem Buch behandelt (▶ Kap. 19).

So vermindert eine Erhöhung der Dosierung von Propofol nicht den Bedarf an Muskelrelaxanzien.

Die **zweite Gruppe** wird von **Ketamin** und **Lachgas** gebildet. NMDA-Rezeptoren sind ein primäres molekulares Target von Ketamin im Nervensystem. Eine Blockade von NMDA-Rezeptoren durch Ketamin wird bereits bei Konzentrationen im submikromolaren Bereich beobachtet. Schwache Wirkungen von Ketamin an $GABA_A$-Rezeptoren treten jedoch erst bei tausendfach höheren Konzentrationen auf. Ebenso wie Ketamin zeigen Lachgas und das seit 2005 in Deutschland zugelassene **Xenon** eine analgetische Wirkung. Beide Substanzen blockieren im Bereich klinisch relevanter Konzentrationen, ebenso wie Ketamin, NMDA-Rezeptoren ohne dabei modulatorische Wirkungen an $GABA_A$-Rezeptoren zu zeigen.

Eine **dritte Gruppe** wird von den volatilen Anästhetika **Isofluran** und **Sevofluran** gebildet, die klinisch sehr häufig eingesetzt werden, um beim Patienten Bewusstlosigkeit und Amnesie zu erzielen. Hierin liegt eine Gemeinsamkeit mit den Anästhetika der ersten Gruppe. Isofluran und Sevofluran werden aber auch oft aufgrund ihrer guten immobilisierenden Wirkungen verwendet, was sie wiederum von den Substanzen der ersten Gruppe unterscheidet. Dieser Unterschied kann dadurch erklärt werden, dass Isofluran und Sevofluran im Gegensatz zu allen anderen aufgeführten Anästhetika eine stark potenzierende Wirkung an Glycinrezeptoren zeigen. Tierexperimentelle Studien belegen, dass diese Rezeptoren im Rückenmark verschaltete motorische Reflexe kontrollieren.

2.1.6 Meyer-Overton-Korrelation

Bereits um ca. 1900 haben Meyer und Overton einen systematischen Zusammenhang zwischen der Wirksamkeit verschiedener volatiler Anästhetika und deren Lipidlöslichkeit entdeckt, die Meyer-Overton-Korrelation (◘ Abb. 2.3; [1]). Als Maß für die Lipidlöslichkeit ist der Öl-Gas-Verteilungskoeffizient einiger Anästhetika aufgetragen. Die Wirksamkeit der verschiedenen Anästhetika verhält sich umgekehrt proportional zur Konzentration, bei der Schmerzreflexe bei der Hälfte der untersuchten

2

Tab. 2.3 Molekulare Zielstrukturen klinisch gebräuchlicher Anästhetika

Anästhetikum	$GABA_A$-Rezeptor	Glycinrezeptor	NMDA-Rezeptor	Kaliumkanäle
Etomidat	++	+	0	0
Propofol	++	+	0	0
Midazolam	++	0	0	0
Thiopental	++	+	0	0
Ketamin	0	0	--	0
Lachgas	0	0	--	++
Isofluran	++	++	-	++
Sevofluran	++	++	-	++

++ starke positive Modulation; + schwache positive Modulation; 0 keine Wirkung; -- starke Hemmung; - schwache Hemmung

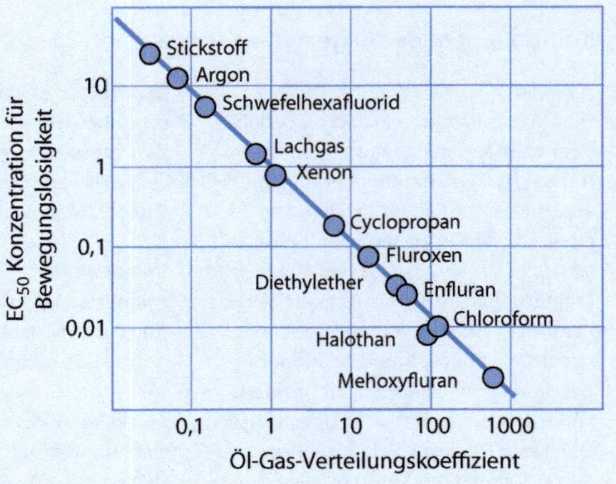

Abb. 2.3 Meyer-Overton-Korrelation. Im Diagramm aufgetragen ist der für verschiedene volatile Anästhetika ermittelte Öl-Gas-Verteilungskoeffizient gegen die Konzentration, die bei der Hälfte der untersuchten Population einen Ausfall der motorischen Schmerzreflexe bewirkt. Bei doppeltlogarithmischer Auftragung ergibt sich eine Gerade mit der Steigung -1. Die Korrelation gilt für einen Bereich von 4 Größenordnungen

Individuen unterdrückt werden. Die Abbildung zeigt, dass Substanzen mit einer hohen Lipidlöslichkeit (d. h. einem großen Öl-Gas-Verteilungskoeffizienten) schon bei relativ niedrigen Konzentrationen eine anästhetische Wirkung entfalten. Die Steigung der Regressionsgerade in der doppeltlogarithmischen Auftragung beträgt -1.

Die Meyer-Overton-Korrelation wurde lange Zeit als Beleg gewertet, dass Allgemeinanästhetika Wirkstoffe ohne Rezeptoren sind, die Anästhesie verursachen, indem sie in **unspezifischer Weise die physikochemischen Eigenschaften von Zellmembranen modifizieren**. Die Grundannahme dieser sog. **Lipidtheorie** ist, dass Anästhetika eine bestimmte, kritische Konzentration in der Lipiddoppelschicht der Zellmembran von Nervenzellen erreichen müssen, damit es zur Anästhesie kommt. Hierbei ist, gemäß dieser Theorie, die chemische Grundstruktur der Substanzen nicht von Bedeutung. Je hydrophober eine Substanz ist, umso stärker reichert sie sich in der Zellmembran an. Als kritische Parameter der Änderung der Membraneigenschaften wurden u. a. eine durch Anästhetika induzierte Verdickung der Membran, Veränderungen der Fluidität der Phospholipide oder Leitfähigkeitsänderungen diskutiert. Es wurde unterstellt, dass diese Effekte das Schaltverhalten von Ionenkanälen beeinflussen.

Die Eleganz der Lipidtheorie besteht darin, die Strukturvielfalt der Anästhetika, den phänomenologischen Befund der Meyer-Overton-Korrelation sowie die Vermutung, dass Ionenkanäle wichtige Zielstrukturen von Allgemeinanästhetika sind, zu Bestandteilen einer logisch widerspruchsfreien Theorie der Allgemeinanästhesie zu formen. So ist es auch heute noch sehr verständlich, dass Forscher – einschließlich des Autors dieses Buchkapitels – lange damit beschäftigt waren, Belege zu sammeln, um diese Theorie zu stützen. Im Rahmen dieser Studien wurden aber immer mehr Ergebnisse zu Tage gefördert, die mit der Lipidtheorie einer unspezifischen und indirekten Wirkung von Anästhetika nicht vereinbar waren.

So stellte man fest, dass moderate Veränderungen der Temperatur die physikochemischen Eigenschaften von Zellmembranen erheblich verändern, ohne dabei eine Anästhesie zu bewirken. Untersuchungen mit verschiedenen Alkoholen ergaben, dass die anästhetische Wirkung dieser Substanzen verschwindet, sobald die Moleküle eine bestimmte Größe überschreiten (Cut-off-Effekt). Dies spricht eher für eine Bindungsstelle von begrenzter Größe als für eine unspezifische Wirkung in der Plasmamembran.

Weiterhin wurde die Stereoselektivität einiger Verbindungen mit anästhetischen Eigenschaften benutzt, um die Vorhersagen der Lipidtheorie kritisch zu testen. So existieren von dem intravenösen Anästhetikum Etomidat zwei spiegelbildliche Enantiomere, ein R(+)-Enantiomer, das klinisch verwendet wird, sowie das weniger potente S(-)-Enantiomer. Bereits die Tatsache, dass diese Enantiomere unterschiedliche anästhetische Wirksamkeiten besitzen ohne sich in ihrer Lipidlöslichkeit zu unterscheiden, widerspricht der Vorhersage der Meyer-Overton-Korrelation. Zudem entsprachen die anästhetischen Wirksamkeiten dieser Enantiomere ihren modulatorischen Wirkungen an $GABA_A$-Rezeptoren. Diese Ergebnisse sind ein bedeutender Hinweis, dass die anästhetischen Eigenschaften von Etomidat aus Interaktionen mit $GABA_A$-Rezeptoren resultieren.

Verschiedene Wissenschaftler beschäftigen sich mit Substanzen, die keine oder nur sehr eingeschränkte anästhetische Eigenschaften aufweisen, diese aber aufgrund ihrer Hydrophobizität eigentlich besitzen müssten. Von besonderem Interesse sind hierbei die so genannten Non-Immobilizer, die nicht immobilisierend wirken, aber z. B. eine Amnesie verursachen. Auch die Existenz solcher Substanzen ist schwer mit einem unspezifischen Wirkmechanismus zu erklären.

Aufgrund all dieser Befunde gilt die Theorie einer unspezifischen und indirekten Wirkung von Anästhetika heute als widerlegt.

Allgemeinanästhetika interagieren direkt mit Ionenkanälen. Die Meyer-Overton-Korrelation spiegelt sehr wahrscheinlich hydrophobe Eigenschaften von kleinen Hohlräumen wieder, die bei der räumlichen Faltung von Proteinen entstehen und in denen sich Anästhetika bevorzugt aufhalten. Diese sog. »hydrophoben Taschen« werden von Aminosäuren gebildet, die hydrophobe Seitenketten besitzen. Weiterhin erscheint es möglich, dass Anästhetika auch im Bereich der Übergangsstellen zwischen Membranprotein und Plasmamembran angreifen. Die Lipidhüllen, von denen Ionenkanäle umgeben werden, bilden einen besonderen Reaktionsraum, der sich durch das Vorhandensein ganz bestimmter Phospholipide auszeichnet. Allerdings sind neben der Hydrophobizität auch andere Eigenschaften der Allgemeinanästhetika, wie die deren Größe und das Vorhandensein polarer Molekülanteile, von Bedeutung. Diese Eigenschaften erklären die erwähnten Abweichungen von der Meyer-Overton-Korrelation, die insbesondere in der Gruppe der intravenösen Anästhetika gehäuft auftreten.

Die Meyer-Overton-Korrelation ist auch heute noch ein wichtiger Aspekt, um die Frage zu beantworten, ob Interaktionen von Anästhetika mit bestimmten Ionenkanälen für die Anästhesie von Bedeutung sind oder nicht. Treffen ihre Vorhersagen nicht zu, dann ist es unwahrscheinlich, dass der entsprechende Ionenkanal eine für viele Anästhetika bedeutsame molekulare Zielstruktur darstellt, die klinisch gewünschte Effekte wie Amnesie, Bewusstlosigkeit oder Immobilität vermittelt.

Der umgekehrte Befund ist schwieriger zu interpretieren. So zeigt z. B. eine chemische Reaktion, die durch das wasserlösliche Enzym Firefly-Luciferase katalysiert wird, eine hohe Empfindlichkeit für Allgemeinanästhetika. Diese Reaktion, bei der das Pigment Luciferin oxidiert wird und Licht entsteht, läuft in der Gegenwart von verschiedenen Anästhetika langsamer ab, wobei die Vorhersagen der Meyer-Overton-Korrelation erfüllt werden. Obwohl die Meyer-Overton-Korrelation gilt, kann ausgeschlossen werden, dass die Firefly-Luciferase am Mechanismus der Allgemeinanästhesie beteiligt ist, denn das Protein ist für die Funktion unseres Nervensystems bedeutungslos.

2.1.7 Molekulare Interaktionen zwischen Anästhetika und Ionenkanälen

Eine Möglichkeit zur Charakterisierung der Interaktionen zwischen einem Anästhetikum und einem Ionenkanal besteht darin, einzelne Aminosäuren des Ionenkanals auszutauschen um anschließend die Effekte des Pharmakons auf das mutierte Kanalprotein zu analysieren. Werden durch die Mutation die Wirkungen des Anästhetikums auf das Schaltverhalten des Kanals modifiziert, dann ist die ausgetauschte Aminosäure direkt oder indirekt am Wirkmechanismus beteiligt. Auf diese Weise konnten spezifische Stellen auf verschiedenen Ionenkanälen markiert werden, an denen Allgemeinanästhetika angreifen. Besonders eingehend sind die Interaktionen einiger Anästhetika mit dem $GABA_A$-Rezeptor und dem nikotinischen Acetylcholinrezeptor untersucht (Tab. 2.3).

$GABA_A$-Rezeptoren, Glycinrezeptoren, nikotinische Acetylcholinrezeptoren sowie 5-HT_3-Rezeptoren gehören aufgrund des sehr ähnlichen molekularen Aufbaus zur gleichen Familie ligandengesteuerter Ionenkanäle. $GABA_A$- und Glycinrezeptoren werden durch volatile Anästhetika positiv moduliert; nikotinische Acetylcholinrezeptoren dagegen blockiert. Der Aufbau eines $GABA_A$-Rezeptors ist schematisch in Abb. 2.4 dargestellt. Diese Rezeptoren sind **Heteropentamere**, d. h. sie setzen sich in der Regel aus fünf z. T. unterschiedlichen Proteinuntereinheiten zusammen. Die Proteinuntereinheiten weisen jeweils eine Länge von 400–450 Aminosäuren auf.

Die einzelnen Untereinheiten lagern sich in der Membran aneinander und bilden in der Mitte eine Pore, die im geöffneten Zustand des Kanals für Chloridionen durchlässig ist. Wie in Abb. 2.5 im Querschnitt zu sehen ist, wird diese Pore durch die Transmembransegmente TM2 ausgekleidet. Jede einzelne Proteinuntereinheit besteht aus einer langen extrazellulären Kette, insgesamt 4 Transmembransegmenten, bei denen es sich um α-Helices handelt, sowie einer intrazellulären Aminosäureschleife zwischen den Transmembransegmenten 3 und 4. Diese intrazelluläre Schleife enthält Phosphorylierungsstellen über die die Aktivität des Kanals durch intrazelluläre Botenstoffe reguliert wird. Aufgrund von Ähnlichkeiten in der Aminosäuresequenz unterscheidet man sechs α-, drei β-, drei γ-, eine δ-, eine ε- eine θ-, eine π- und drei ρ-Untereinheiten. Die bei weitem überwiegende Zahl der $GABA_A$-Rezeptoren im Zentralnervensystem bestehen aus zwei α-, zwei β- und einer γ-Untereinheit. Der häufigste Subtyp besteht aus zwei α_1-, zwei β_2- und einer γ_2-Unter-

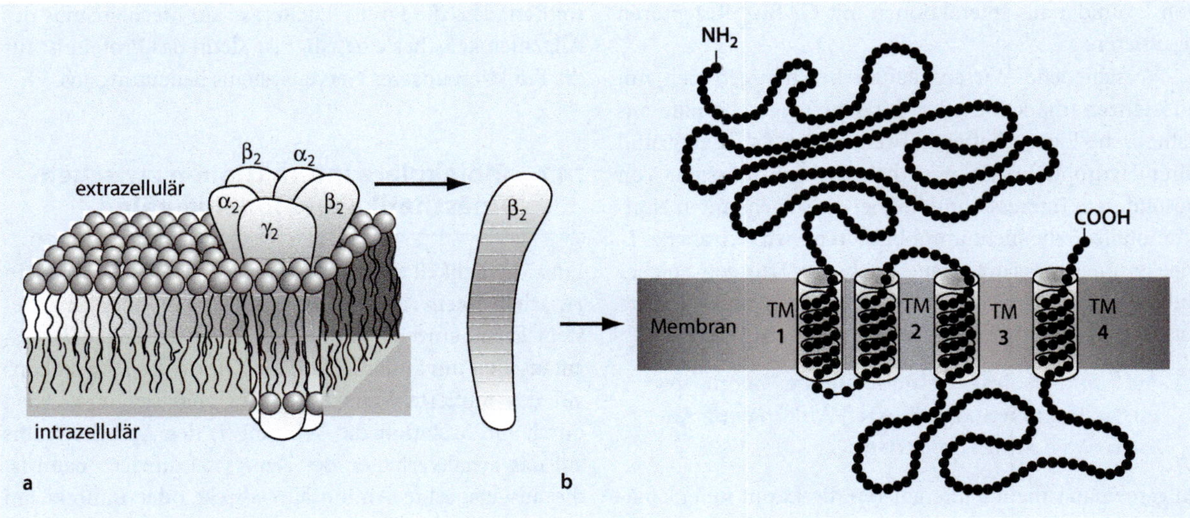

Abb. 2.4 Aufbau von GABA$_A$-Rezeptoren. **a** Räumliche Anordnung der Rezeptoren in der Plasmamembran. **b** Aufbau einer Protein-Untereinheit mit ihren vier transmembranen Segmenten. (Aus: [5])

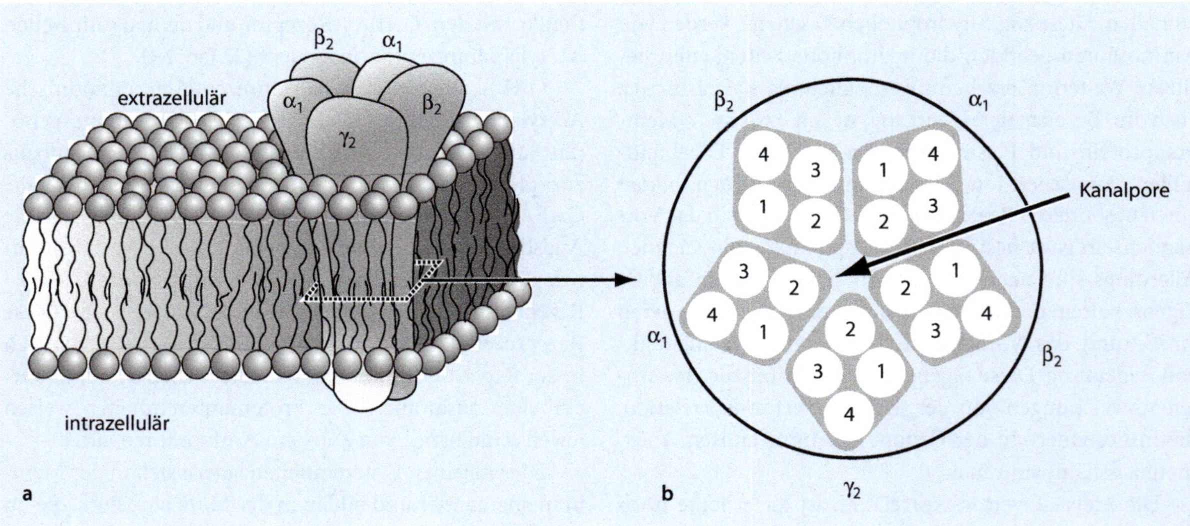

Abb. 2.5 GABA$_A$-Rezeptor. **a** GABA$_A$-Rezeptor. **b** Querschnitt durch den Rezeptor im Membranbereich. Zu sehen ist die Anordnung der Transmembransegmente und die Kanalpore. (Aus: [5])

einheit (Abb. 2.4; Querschnitte durch einen GABA$_A$-Rezeptor Abb. 2.6). Im extrazellulären Teil des Ionenkanals befinden sich zwischen den α- und β-Untereinheiten zwei Bindungsstellen für den natürlichen Agonisten γ-Aminobuttersäure (GABA).

Die Bindungsstelle für Benzodiazepine befindet sich zwischen einer α- und einer γ-Untereinheit. Benzodiazepine interagieren nur mit GABA$_A$-Rezeptoren, die eine α_1-, α_2-, α_3- oder α_5-Untereinheit besitzen. Benzodiazepininsensitive Rezeptoren mit α_4- oder α_6-Untereinheiten kommen zumeist außerhalb von Synapsen vor und vermitteln zum großen Teil die Wirkungen von Alkohol.

Die **Bindungsstellen für die intravenösen Anästhetika Propofol und Etomidat** sind ausschließlich in den β-Untereinheiten und hier in der Nähe der Transmembransegmente 2 und 3 lokalisiert. Etomidat zeigt eine Präferenz für Rezeptoren mit β_2- oder β_3-Untereinheiten, während Propofol zwischen den drei bekannten β-Untereinheiten des GABA$_A$-Rezeptors nicht unterscheidet.

Auch die **Bindungsstellen für volatile Anästhetika** befinden sich sehr wahrscheinlich im Bereich der Transmembransegmente. Allerdings interagieren diese Anästhetika sowohl mit α- wie auch mit β-Untereinheiten.

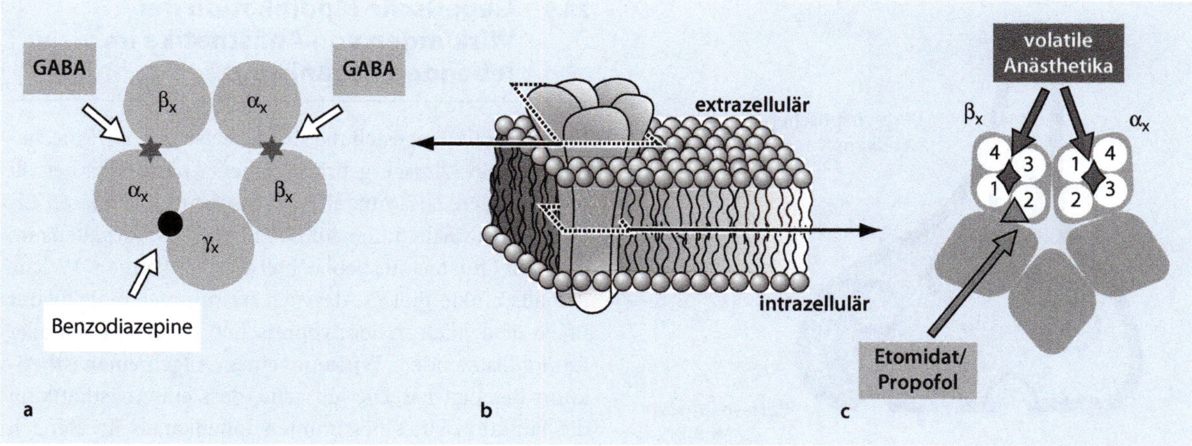

Abb. 2.6 Querschnitte durch den GABA$_A$-Rezeptor. Sowohl im Membranbereich als auch im Bereich der extrazellulären Domäne. Eingezeichnet sind die Bindungsstellen für den Agonisten GABA, die Benzodiazepinbindungsstelle sowie die vermuteten Bindungsstellen für intravenöse und volatile Anästhetika. (Aus: [5])

Wo befinden sich die Angriffsstellen für Anästhetika am nikotinischen Acetylcholinrezeptor?

Auch hier wird eine Bindungsstelle im Bereich der Transmembransegmente vermutet. Die hemmende Wirkung von Anästhetika kommt wahrscheinlich dadurch zustande, dass die Bindungsstelle in der Nähe der Kanalpore liegt und Anästhetika, die sich hier aufhalten, eine Blockade des Kationenflusses durch den offenen Kanal verursachen.

Auf welche Weise modulieren Anästhetika die Funktionsweise von GABA$_A$-Rezeptoren?

Der Wirkmechanismus ist dem der Benzodiazepine sehr ähnlich. Werden die Rezeptoren durch die Bindung des natürlichen Agonisten GABA aktiviert, so öffnen sich die Ionenkanäle vorübergehend und lassen Chloridionen passieren, was zu einer Hemmung des Neurons führt. Benzodiazepine und Anästhetika öffnen diese Ionenkanäle nicht direkt. Besetzen diese Pharmaka jedoch ihre Bindungsstellen auf dem GABA$_A$-Rezeptor, dann wird die durch den Agonisten bewirkte Öffnung des Kanals deutlich verlängert. Benzodiazepine und Anästhetika wirken somit als positive Modulatoren und verstärken die hemmende Wirkung des Neurotransmitters GABA. Nur im Bereich sehr hoher Konzentrationen ist eine direkte Aktivierung von GABA$_A$-Rezeptoren durch Anästhetika nachweisbar.

2.1.8 Synapsen: Wirkorte für Anästhetika

Chemische Synapsen sind zentrale Orte der Wirkung von Anästhetika. Wie verändern die in Tab. 2.3 aufgeführten Modulatoren des GABA$_A$-Rezeptors die Übertragung an GABA-ergen Synapsen? Um diese Frage zu beantworten sollen zunächst die physiologischen Prozesse dargestellt werden, die an diesen Kontaktstellen ablaufen (Abb. 2.7). Erzeugt ein Neuron, das den Botenstoff GABA synthetisiert und ausschüttet, ein Aktionspotenzial, dann wird dieses über das Axon zum präsynaptischen Endknöpfchen fortgeleitet. Die Depolarisierung des Membranpotenzials öffnet spannungsabhängige Kalziumkanäle, wodurch die Konzentration von Kalziumionen rasch ansteigt. Hierdurch werden synaptische Vesikel mobilisiert, die zur Membran wandern und mit dieser fusionieren. Da diese Vesikel den Neurotransmitter enthalten, wird GABA in den synaptischen Spalt ausgeschüttet. Hier steigt die GABA-Konzentration sehr rasch an.

Ungefähr 20 postsynaptische GABA$_A$-Rezeptoren werden nahezu gleichzeitig aktiviert, was zu einem Einstrom von Chloridionen in die postsynaptische Zelle führt. Es resultiert ein exponentiell abklingender synaptischer Strom, der die Zellmembran hyperpolarisiert und die Aktivität und Erregbarkeit der postsynaptischen Zelle herabsetzt. Im synaptischen Spalt fällt die GABA-Konzentration innerhalb von einer Millisekunde wieder auf den Ruhewert ab. Die GABA-Moleküle, die an den Bindungsstellen des Rezeptors angedockt haben, verharren hier aber deutlich länger. Die Halbwertszeiten für die Agonist-Rezeptor-Komplexe können je nach GABA$_A$-Rezeptor-Subtyp 10–100 ms betragen. Aus diesem Grund klingt der synaptische Strom vergleichsweise langsam ab. Der Zeitverlauf des synaptischen Stroms wird somit weitgehend von den kinetischen Eigenschaften der GABA$_A$-Rezeptoren bestimmt, weniger durch die GABA-Moleküle im synaptischen Spalt.

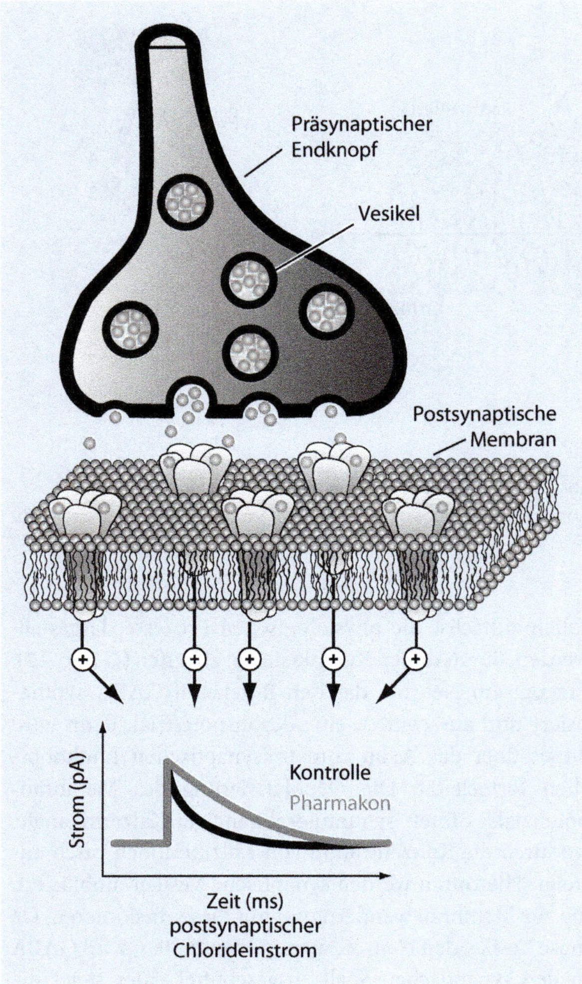

Abb. 2.7 Synaptische Übertragung. Die Modifikation der synaptischen Übertragung durch GABAerge Anästhetika und Benzodiazepine. (Aus: [5])

Wie greifen nun Benzodiazepine und Anästhetika in diesen Mechanismus ein?

Sehr wahrscheinlich wirken sie als Koagonisten und erhöhen die Öffnungswahrscheinlichkeit des Rezeptors, wenn der Agonist GABA gebunden ist. Dieser Effekt verlangsamt das exponentielle Abklingen des Rezeptorstromes und verlängert die Hemmung des postsynaptischen Neurons. Die Mechanismen, die zu diesem experimentell messbaren Effekt führen, sind jedoch im Einzelnen noch unklar. So wird u. a. diskutiert, dass einige Anästhetika die Affinität von GABA zum $GABA_A$-Rezeptor erhöhen, während andere die Desensibilisierung, d. h. die spontane Inaktivierung des Ionenkanals, obwohl der Agonist noch gebunden ist, der Rezeptoren verlangsamen.

2.1.9 Genetische Modifikation der Wirkungen von Anästhetika im lebenden Organismus

Eine zentrale Fragestellung der Analyse der Wirkmechanismen von klinisch gebräuchlichen Anästhetika betrifft den kausalen Zusammenhang zwischen molekularen Effekten und solchen, die auf der Ebene des Verhaltens im intakten Organismus beobachtet werden können. Welche Anhaltspunkte gibt es, dass ein bestimmter molekularer Effekt ursächlich an der hypnotischen, amnestischen oder immobilisierenden Wirkung eines Allgemeinanästhetikums beteiligt ist? Die Tatsache, dass ein Anästhetikum die Funktion eines bestimmten Ionenkanals im Bereich klinisch relevanter Konzentrationen beeinflusst, bedeutet noch lange nicht, dass dieser Effekt für die Anästhesie von Relevanz ist. Dies gilt selbst dann, wenn dieser Effekt den Vorhersagen der Meyer-Overton-Regel entspricht. Vielmehr muss dieser Ionenkanal innerhalb eines anästhesierelevanten Areals des Nervensystems an der Kontrolle der neuronalen Aktivität beteiligt sein.

Eine Möglichkeit, molekulare und systemische Wirkungen von Anästhetika kausal aufeinander zu beziehen, besteht darin, genetisch modifizierte Tiere zu generieren, die bestimmte Rezeptoren nicht mehr besitzen. Wirkt das Anästhetika in diesen Tieren unverändert, so ist der fehlende Rezeptor nicht von Bedeutung. Ist das Anästhetikum weniger wirksam, dann kann geschlossen werden, dass der Rezeptor am Wirkmechanismus beteiligt ist. Gemäß dieser Idee wurden verschiedene Mäuse generiert, die bestimmte Proteinuntereinheiten des $GABA_A$-Rezeptors nicht mehr exprimieren. Dieses Verfahren wird als **»knock out«** bezeichnet. Hierbei standen die β_2- und die β_3-Untereinheit im Mittelpunkt des Interesses. Der Anteil der $GABA_A$-Rezeptoren, die mindestens eine dieser Untereinheiten besitzen, wird auf mehr als 80% geschätzt. Zudem weisen diese Untereinheiten Bindungsstellen für die intravenösen Anästhetika Propofol und Etomidat auf. Die Ergebnisse der Studien mit Knock-out-Tieren waren jedoch eher ernüchternd. So zeigte sich, dass Mäuse, die β_3-Untereinheit nicht exprimieren, eine sehr hohe Letalität aufweisen. Des Weiteren stellen sich bei Knock-out-Tieren massive kompensatorische Effekte ein. So werden fehlende $GABA_A$-Rezeptor-Untereinheiten durch eine vermehrte Expression anderer Untereinheiten oder fehlende $GABA_A$-Rezeptoren von Kaliumkanälen ersetzt. Diese Kompensationen schränken die Schlussfolgerungen stark ein, die aus Untersuchungen mit Knock-out-Tieren gezogen werden können.

Erfreulicherweise erwies sich der sog. **»Knock-in«-Ansatz** als erfolgreicher. Das Prinzip dieses Verfahrens besteht darin, im Bereich der vermuteten Bindungsstelle des Anästhetikums eine Aminosäure auszutauschen.

Diese Veränderung bewirkt, dass die Affinität des Anästhetikums stark vermindert wird. Allerdings führt der Austausch der Aminosäure nicht dazu, dass $GABA_A$-Rezeptoren, die eine derart modifizierte Untereinheit aufweisen, nicht mehr funktionieren. So zeigte sich, dass eine N265M-Punktmutation im zweiten Transmembransegment der β_3-Untereinheit (◘ Abb. 2.4) dazu führte, dass $GABA_A$-Rezeptoren, die diese modifizierte Untereinheit enthalten, nicht mehr durch die intravenösen Anästhetika Propofol und Etomidat und die volatilen Anästhetika Halothan, Enfluran und Isofluran moduliert werden. Dennoch funktionieren diese punktmutierten Rezeptoren, denn sie werden durch den Agonisten GABA aktiviert. Der Unterschied zwischen den mutierten und nichtmutierten Rezeptoren ist also nur in Gegenwart eines Anästhetikums erkennbar.

Was geschieht, wenn mutierte β3-Untereinheiten des $GABA_A$-Rezeptors gegen Untereinheiten des Wildtyps in einer lebenden Maus ausgetauscht werden? Sollte der mutierte Rezeptor innerhalb der Gruppe der für Anästhetika sensitiven Zielstrukturen von herausragender Bedeutung sein, dann sollten Mäuse, die diese genetisch veränderten Rezeptoren tragen, eine partielle oder vollständige Resistenz für Anästhetika entwickeln. Dies ist tatsächlich der Fall. So zeigte sich, dass Mäuse mit einer N265M-Mutation in der β_3-Untereinheit des $GABA_A$-Rezeptors nicht mehr durch die intravenösen Anästhetika Etomidat und Propofol immobilisiert werden können. Die hypnotische Wirkung dieser Anästhetika ist in diesen Mausmutanten ebenfalls stark reduziert. Aber auch die immobilisierenden Effekte volatiler Anästhetika werden durch die Mutation modifiziert. Allerdings waren die Auswirkungen deutlich schwächer ausgeprägt, als im Falle von Etomidat und Propofol. Zusammenfassend kann herausgestellt werden, dass $GABA_A$-Rezeptoren mit β_3-Untereinheiten die wichtigsten molekularen Zielstrukturen für die intravenösen Anästhetika Etomidat und Propofol bilden. Erstaunlich ist, dass nur etwa 20% aller $GABA_A$-Rezeptoren β_3-Untereinheiten besitzen. Die volatilen Anästhetika Sevofluran und Isofluran dagegen wirken über eine Vielzahl von molekularen Zielstrukturen, zu denen auch $GABA_A$-Rezeptoren gehören.

2.1.10 Nebenwirkungen

Faktoren, zu denen die Art und die Dauer des operativen Eingriffes, das Alter, das Geschlecht und die körperliche Verfassung der Patienten zählen, beeinflussen die Entscheidung des Anästhesisten, welches Anästhetika zur Durchführung einer Allgemeinanästhesie verwendet wird. Von großer Bedeutung sind hierbei die möglichen Nebenwirkungen. Alle gebräuchlichen Anästhetika zeigen verschiedene unerwünschte Nebenwirkungen.

Ungefähr 30% aller Patienten, die sich einer Allgemeinanästhesie unterziehen müssen, leiden an postoperativer **Übelkeit und Erbrechen**. Stimuli die aus dem Pharynx, dem Gastrointestinaltrakt und höheren subkortikalen und kortikalen Arealen des Gehirns kommen, werden im Brechzentrum verrechnet, das sich in der lateralen Formatio reticularis befindet. Eine Vielzahl von Neurotransmittern, zu denen Dopamin, $5\text{-}HT_3$, bestimmte Opioide, Histamin und Acetylcholin gehören, sind beteiligt. Die Frage, über welche molekularen Zielstrukturen Anästhetika Übelkeit und Erbrechen auslösen, ist weitgehend unbeantwortet. Möglicherweise spielen hierbei $5\text{-}HT_3$-Rezeptoren eine Rolle, denn Antagonisten dieser Rezeptoren zeigen eine antiemetische Wirkung. Klinisch gebräuchliche volatile Anästhetika interagieren mit $5\text{-}HT_3$-Rezeptoren auf qualitativ unterschiedliche Weise. So aktiviert Isofluran diese Rezeptoren, während Sevofluran eine hemmende Wirkung zeigt. Es ist fraglich, ob diese Effekte von Bedeutung sind, denn sowohl Isofluran wie Sevofluran lösen mit gleich hoher Inzidenz Übelkeit und Erbrechen aus. Der Befund, dass diese Nebenwirkungen seltener nach Propofolanästhesien auftreten, kann als Hinweis gewertet werden, dass im Falle der volatilen Anästhetika auch molekulare Zielstrukturen beteiligt sind, bei denen es sich nicht um $GABA_A$-Rezeptoren handelt.

Hypothermie und **postoperatives Zittern** treten in ca. 50–60% der Patienten nach einer Anästhesie mit volatilen Anästhetika auf, aber nur bei ca. 13% der Patienten nach einer Anästhesie mit Propofol. Die Reduktion der Körpertemperatur kann zu Herzrhythmusstörungen, zu vermehrtem Bluten und einer verminderten Wundheilung führen. Zentren, die im Nervensystem an der Kontrolle der Körpertemperatur beteiligt sind, befinden sich im präoptischen Areal sowie im anterioren Hypothalamus. Untersuchungen mit Knock-in-Mäusen, die eine Punktmutation in der β2-Untereinheit des $GABA_A$-Rezeptors aufweisen, haben ergeben, dass diese Rezeptoren zum großen Teil die hypotherme Wirkung von Etomidat vermitteln. Bis zu 50% aller $GABA_A$-Rezeptoren im Zentralnervensystem besitzen diese Untereinheit. Das Anästhetikum Ketamin, das hauptsächlich über NMDA-Rezeptoren wirkt, wird klinisch verwendet um postoperatives Zittern zu vermeiden.

Eine weitere, sehr häufige Nebenwirkung von Anästhetika ist die **Unterdrückung der Atmung**. Ausgeprägte atemdepressive Wirkungen zeigen z. B. Isofluran, Sevofluran, Thiopental und Propofol. Ketamin bildet wiederum die Ausnahme. Tierexperimentelle Studien haben ergeben, dass an der Unterdrückung der Atmung Wirkungen von Anästhetika im Atemzentrum beteiligt sind. So wird z. B. die Spontanaktivität inspiratorischer prämotorischer

2

Neurone innerhalb der kaudalen ventralen respiratorischen Gruppe durch Anästhetika gehemmt. Bestimmte Subtypen des $GABA_A$-Rezeptors sind beteiligt. So konnten Studien mit Knock-in-Mäusen zeigen, dass die atemdepressiven Wirkungen von Propofol überwiegend durch $GABA_A$-Rezeptoren mit β_3-Untereinheiten vermittelt werden, die auch für die immobilisierenden und hypnotischen Eigenschaften verschiedener Allgemeinanästhetika von zentraler Bedeutung sind. Im Falle der volatilen Anästhetika wird eine atemdepressive Wirkung nicht nur über $GABA_A$-Rezeptoren sondern auch durch eine Hemmung der glutamatergen Transmission vermittelt.

Auch außerhalb des Zentralnervensystems verursachen klinisch gebräuchliche Anästhetika zahlreiche Effekte. Letztere tragen wahrscheinlich entscheidend zu Nebenwirkungen verschiedener Allgemeinanästhetika auf das Herz-Kreislauf-System bei. So verändern viele Anästhetika die Kontraktionskraft und die Schlagfrequenz des Herzens und induzieren eine Erweiterung der Blutgefäße. Ähnlich wie bei den zentralnervösen Wirkungen gilt, dass große Unterschiede zwischen verschiedenen Pharmaka bestehen.

2.2 Grundlagen der Pharmakogenetik und -genomik

Ingolf Cascorbi

Bei der Pharmakotherapie unterliegen Effektivität und Ausmaß unerwünschter Wirkungen des verordneten Arzneimittels oftmals einer hohen interindividuellen Variabilität. Die Ursachen hierfür sind vielfältig; abgesehen von möglichen Verordnungs- oder Applikationsfehlern von Seiten des Arztes aber auch mangelnder Compliance von Seiten des Patienten können Patienten sehr unterschiedlich auf ein Arzneimittel ansprechen. Auswahl und Dosierung eines Arzneimittels bedürfen der korrekten Indikationsstellung unter Berücksichtigung der Komorbidität, insbesondere der Funktion der Ausscheidungsorgane Leber und Niere, sowie der Berücksichtigung von Arzneimittelinteraktionen. In den letzten Jahrzehnten ist darüber hinaus besser verstanden worden, dass genetisch bedingte Eigenschaften einen Teil der interindividuellen Variabilität der Arzneimittelwirkung erklären können. Zunehmend besteht daher ein Spannungsfeld zwischen leitliniengerechter und **»individualisierter Therapie«**. Hier wird in letzter Zeit auch der Begriff **»Personalisierte Medizin«** synonym verwendet.

Basierend auf frühen Beobachtungen der unterschiedlich Ausscheidungsgeschwindigkeit der Metaboliten von Arzneistoffen im Rahmen klinischer Studien, wurde zunächst ein besonderes Augenmerk auf interindividuelle Unterschiede in der Pharmakokinetik gelegt, die durch Varianten in den Genen der Phase-I-Enzyme, wie z. B. den Enzymen des Cytochrom-P_{450}-Systems wie auch der Phase-II-, wie z. B. der Arylamin-N-Acetyltransferase-2 bedingt waren. In jüngster Zeit wurden darüber hinaus erbliche Varianten in Genen von membranalen Arzneimitteltransportern entdeckt.

Der Begriff der **Pharmakogenetik** wurde 1959 durch den deutschen Humangenetiker Friedrich Vogel geprägt, der Begriff **Pharmakogenomik** entstand erst vor einigen Jahren und bezieht sich auf die komplexe Zusammenwirken des gesamten Genoms in Bezug auf Arzneimitteleffektivität und unerwünschte Wirkungen. Besonders in der Onkologie hat die Pharmakogenomik als Instrument der individualisierten Therapie Einzug gehalten. Aber auch für anästhesiologische Fragestellungen hat die Pharmakogenetik einen gewissen Stellenwert. So ist z. B. schon lange bekannt, dass die Wirkung von Suxamethonium bei Trägern einer defizienten Butyrylcholinesterase erheblich verlängert sein ist. Die Grundlagen der Pharmakogenetik sollen im Rahmen dieses Buchkapitels mit beleuchtet werden.

> **Pharmakogenetik befasst sich mit genetisch bedingten Unterschieden in der Reaktion auf Arzneimittel.**

Parallel zur Entzifferung des menschlichen Genoms im Human Genome Project, wurden bislang bis April 2008 nahezu 20 Millionen SNPs (»single nucleotide polymorphisms«) an die NCBI SNP-Database übermittel, davon sind etwa 3 Millionen validiert worden. Deren funktionelle Bedeutung ist jedoch großen Teils unklar. Die Identifizierung der Varianten, die Bestimmung von deren Funktion und ihrer Assoziation zu Krankheiten oder Arzneimittelwirkungen stellt daher eine technische, bioinformatische wie auch logistische Herausforderung dar. Generell muss dabei unterschieden werden, ob es sich um genetische Varianten im Genom des Patienten oder z. B. um Neumutationen in Tumorgewebe handelt.

Erst durch die Entwicklung von »Hight-through-put«-Verfahren mittels »Whole-genome-chip«-Technologien konnten große Kohorten von häufigen Erkrankungen wie z. B. koronare Herzkrankheit, Diabetes mellitus oder entzündliche Darmerkrankungen wie Morbus Crohn genomweit untersucht und neue Risikogene identifiziert werden. Jetzt können mittels dieser Verfahren möglicherweise komplexere genetische Ursachen unerwünschter Arzneimittelwirkungen gefunden werden.

Ziele der Pharmakogenomik
- Erklärung der interindividuellen Variabilität der Wirksamkeit und Toxizität
- Vorhersage von Wirksamkeit und Toxizität
- Einbindung der molekularen Erkenntnisse in klinische Leitlinien

2.2.1 Bedeutung der Pharmakogenetik für die Pharmakokinetik

Die ersten Beobachtungen zur Pharmakogenetik beruhten auf interindividuellen Unterschieden der Bioverfügbarkeit von Arzneistoffen. Folgt man der Hypothese, dass die Plasmakonzentration wesentlich mit der Wirksamkeit von Arzneistoffen und der Schwere der Nebenwirkungen korreliert, könnte die Aktivität metabolisierender Enzyme in der Leber somit wesentlich den Therapieerfolg beeinflussen. Im Folgenden sind wichtige Phase-I- und Phase-II-Enzyme der Leber beschrieben, deren polymorpher Charakter die Pharmakokinetik wesentlich beeinflusst.

Esterasen

Muskelrelaxanzien wie das depolarisierende Suxamethonium (syn. Succinylcholin) und das nichtdepolarisierende kurzwirksame Mivacurium werden über die Butyrylcholinesterase (BCHE) – auch Pseudocholinesterase (CHE1) genannt – abgebaut. Mutationen im BCHE-Gen können zu einer erniedrigten Enzymaktivität und damit zu einem verzögerten Metabolismus führen. Diese Erkenntnis geht bereits auf Arbeiten aus den 1950er Jahren zurück, in denen der amerikanische Humangenetiker Arnold Motulsky, der kanadische Pharmakologe Werner Kalow und der deutsche Humangenetiker Friedrich Vogel an dem Phänomen der verlängerten Apnoe unter Suxamethonium arbeiteten. Von über 50 beschrieben Allelen führt ein Austausch des Codons 70 von GAT zu GGT zu einem Asp-Gly-Aminosäureaustausch, der mit einer um 70% verminderten Enzymaktivität einhergeht. Homozygote Träger die A-Variante weisen eine Häufigkeit von 1:3.000 in der weißen Bevölkerung auf. Die K-Variante (539A>T), benannt nach Werner Kalow, ist dagegen nur mit einer moderaten Reduktion der Enzymaktivität um 30% assoziiert. Die Homozygotenfrequenz beträgt 1:100 [13]. Haplotypen beider Varianten weisen eine besonders niedrige BHCE-Aktivität auf. Weitere Substrate der BCHE sind die Lokalanästhetika Dibucain, Procain und Tetracain sowie Kokain. Auch die Deacetylierung von Heroin wird durch BHCE katalysiert. Dibucain dient auch heute noch zur Phänotypisierung der BCHE.

Homozygote Träger der Butyrylcholinesterasedefizienz weisen eine verlängerte Wirksamkeit von Suxamethonium auf.

Cytochrom-P_{450}-Enzyme

Die Familie der Cytochrom P_{450} ist ohne Zweifel das mit am ausführlichsten untersuchte Enzymsystem des Arzneimittelstoffwechsels. Der wichtigste Vertreter ist das CYP3A4, nahezu die Hälfte aller hepatisch metabolisierten Arzneistoffe werden hierüber metabolisiert. Es ist induzierbar und hemmbar, weist allerdings keine Polymorphismen auf, die vorhersagbar die Aktivität beeinflussen. Manche Substrate die über CYP3A4 verstoffwechselt werden, werden auch durch das chromosomal benachbarte CYP3A5 metabolisiert. Interessanterweise ist dieses Enzym in nur 20% der europäischen Bevölkerung aktiv. Für anästhesiologisch relevante Arzneimittel scheint es allerdings nur eine geringe Rolle zu spielen. Zwar wurde vermutet, dass die Kinetik des Benzodiazepins Midazolam hierdurch moduliert würde, gründliche Studien konnten dies allerdings nicht bestätigen.

Im Folgenden werden die wichtigsten Vertreter der polymorphen Cytochrom-P_{450}-Enzyme abgehandelt, die eine Bedeutung für die Pharmakotherapie haben.

Cytochrom-P_{450}-2D6

Ein Fünftel aller von der Leber metabolisierten Arzneimittel werden durch CYP2D6 oxidiert. Bereits vor mehr als 20 Jahren wurde der polymorphe Charakter dieses Enzyms als sog. Spartein-Debrisoquin-Polymorphismus entdeckt. Die wichtigsten genetischen Varianten sind »Splice-site«-Varianten, vorzeitige Stopp-Codons, »Frame-shift«-Mutationen oder große Deletionen, die in einem kompletten Defekt des Enzyms resultieren. Sie führen zum Phänomen der »poor metabolizer« (PM), »intermediate metabolizer« (IM), »extensive metabolize«r (EM) und »ultrarapid metabolizer« (UM; ◻ Abb. 2.8). Ungefähr 8% der deutschen Bevölkerung sind PM, die Antiarrhythmika, Antidepressiva, Neuroleptika, einige β-Blocker oder Opiate nur langsam abbauen (◻ Tab. 2.4). Bei Antidepressiva und Neuroleptika machen sich die individuellen Unterschieden oftmals klinisch in Form von Nebenwirkungen bemerkbar. Das Ausbleiben der erwünschten Arzneiwirkung kann ebenfalls mit genetischen Ursachen erklärt werden.

CYP2D6 weist auf dem Chromosom 22 in 1–3% der deutschen Bevölkerung eine Genduplikation auf. Die Folge ist eine verstärkte Expression des CYP-2D6-Proteins mit hoher Enzymaktivität, die mit dem Phänotyp des ultrarapid metabolizer (UM) einhergeht. Das Vorkommen dieser Duplikation weist ein starkes Süd-Nord-Gefälle in Europa auf. In Nordostafrika ist die Häufigkeit mit 29% am höchsten [6].

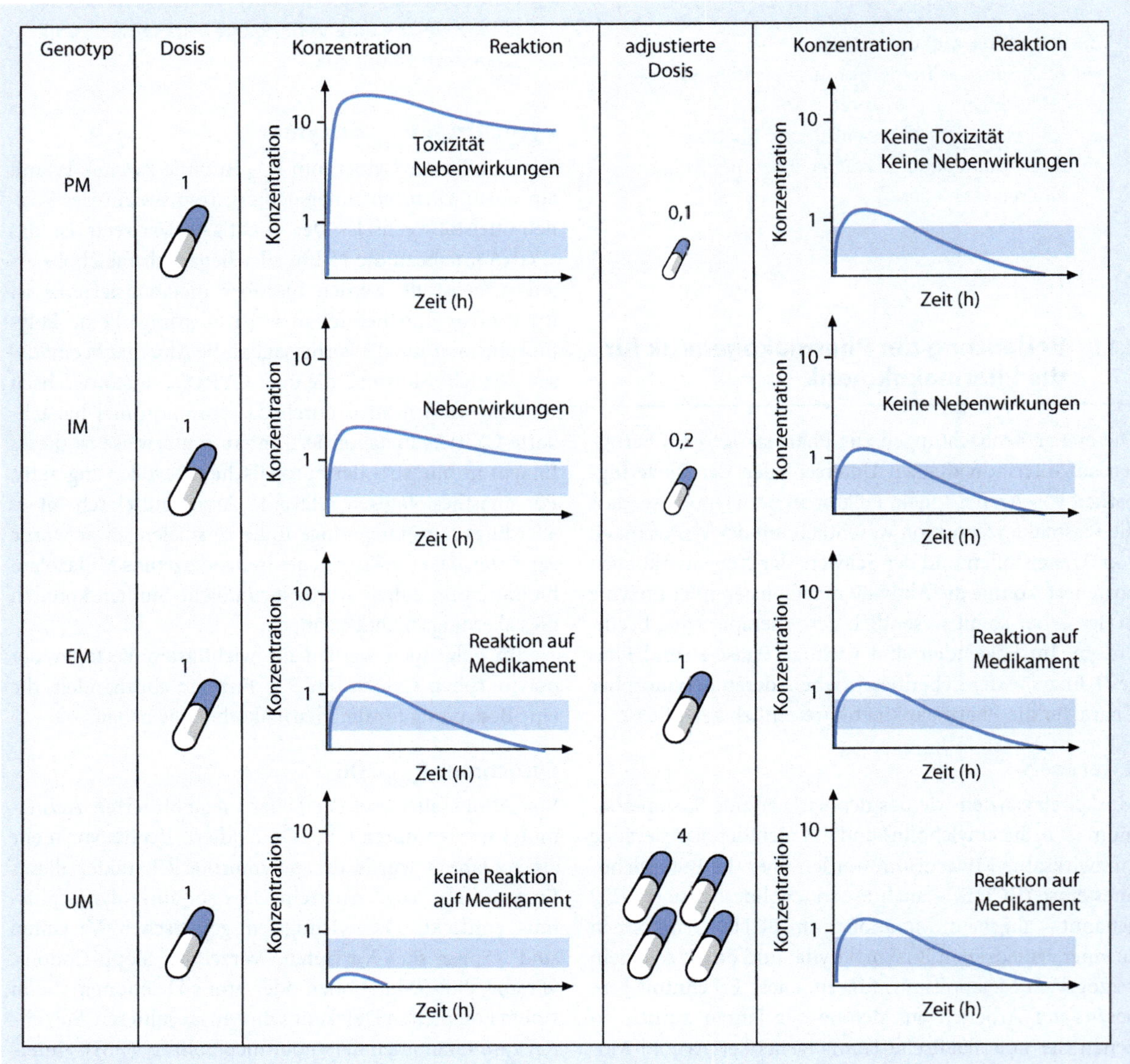

Abb. 2.8 **Cytochrom-P_{450}-2D6.** Konsequenzen nicht angepasster Dosierung von »poor metabolizer« (PM, kein aktives CYP2D6-Allel), »intermediate metabolizer« (IM, 1 aktives Allel), »extensive metabolizer« (EM, 2 aktive Allele) und »ultrarapid metabolizer« (UM, ^{3}3 aktive Alle). Die Dosisanpassung soll zu vergleichbaren Konzentrations-Zeit-Kurven und gleicher Effektivität führen

CYP2D6 und Analgetika

Das Analgetikum **Codein** ist selbst nicht oder kaum analgetisch wirksam, da es nicht als Agonist am μ-Opioidrezeptor wirkt. Erst in der Leber werden ca. 10% in den aktiven Metaboliten Morphin umgewandelt. Diese Demethylierungsreaktion wird durch das polymorphe CYP2D6 katalysiert (Abb. 2.9); dies bewirkt, dass CYP2D6-PM nicht und heterozygote intermediate metabolizer (IM) potenziell schwächer von einer Codeinanalgesie profitieren können. Ca. 7–10% der Bevölkerung können somit keine Schmerzlinderung durch Codein verspüren. Auf der anderen Seite bildet sich bei den UM mehr Morphin, als erwünscht, es besteht die Gefahr einer Atemdepression; über einzelne fatale Verläufe ist berichtet worden [18].

Auch **Tramadol** wird erst in der Leber durch CYP2D6 in einen aktiven Metaboliten überführt (Abb. 2.10). Der Metabolit O-Desmethyltramadol hat eine 200-mal stärkere Wirkung am μ-Opioidrezeptor OPRM1 als die Muttersubstanz. Die beiden Enantiomere (+)- und (-)-Tramadol inhibieren dagegen die Wiederaufnahme der Neurotransmitter Noradrenalin und Serotonin. Tatsächlich weist Tramadol bei CYP2D6-PM eine signifikant geringere analgetische Potenz auf. Diese Patienten benötigen häufig eine »Rescue«-Medikation bei Nichtansprechen auf die Tramadoltherapie. Auf der anderen Seite sollten fatale Neben-

Tab. 2.4 Substrate polymorpher Cytochrom-P_{450}-Enzyme, bedeutsame Allele und Frequenzen[1]

	Substrat	Allel (Variante)	Funktionelle Konsequenz	Allelfrequenz
CYP2A6	**Diverse**: Cumarin, Nikotin	*2 (L160H)	Inaktives Enzym	1–3%
		*4 (Gen-Deletion)	Kein Enzym	1%
		*9 (-48T>G)	Geringere Expression	5%
CYP2B6	**Zytostatika**: Cyclophosphamid, Ifosfamid **Benzodiazepine**: Diazepam, Tenazepam, Midazolam **Diverse**: Clopidogrel, Nicotin, Tamoxifen	*5 (R487C)	Geringere Aktivität	14%
CYP2C8	**Diverse**: Paclitaxel, Rosiglitazon	*2 (I269F)	Geringere Aktivität	0%
		*3 (R139 K, K399R)	Geringere Aktivität	13%
CYP2C9	**NSAID**: Diclofenac, Ibuprofen, S-Naproxen, Meloxicam, Piroxicam, Tenoxicam **Orale Antidiabetika**: Glibenclamid, Glipizid, Tolbutamid **AT_1-Antagonisten**: Irbesartan, Losartan, Valsartan **Diverse**: Amitriptyline, Fluoxetin, Phenytoin, Sulfamethoxazol, Tamoxifen, Torasemid, S-Warfarin	*2 (R144C)	Geringere Aktivität	8–13%
		*3 (I359L)	Geringere Aktivität	7–9%
CYP2C19	**Protonenpumpenhemmer**: Lansoprazol, Omeprazol, Pantoprazol **Antiepileptika**: Diazepam, Phenytoin, S-Mephenytoin **Antidepressiva**: Citalopram, Clomipramin, Imipramine **Diverse**: Clopidogrel, Moclobemid, Proguanil, Propranolol	*2 (681G>A, Splice-site-Mutation)	Inaktives Enzym	13%
		*3 (Stopp)	Inaktives Enzym	0%
CYP2D6	**b-Blocker**: Alprenolol, Carvedilol, Metoprolol, Nebivolol, Propranolol **Antiarrhythmika**: Propafenon, Flecainid, Mexiletin **Neuroleptika**: Haloperidol, Perhexilin, Perphenazin, Risperidon, Thioridazin **Antidepressiva**: Amitriptylin, Clomipramin, Desipramin, Imipramin, Maprotilin, Nortriptylin, Venlafaxin **Diverse**: Codein, Dextromethorphan, Tramadol, Amphetamin, Methoxyamphetamin, Ondansetron, Phenacetin	*2xN (Duplikation)	Erhöhte Aktivität	1–5%
		*4 (1846G>A, Splice-site-Mutation)	Inaktives Enzym	12–21%
		*5 (Gendeletion)	Kein Enzym	4–6%
		*6 (1707T>del frameshift)	Kein Enzym	1%
		*10 (P34S)	Geringere Aktivität	1–2%
		*17 (T107I, R296C)	Geringere Aktivität	>10% (Asiaten)
		*41 (2988G>A)	Geringere Aktivität	n.d.
CYP2E1	**Anästhetika**: Enfluran, Halothan, Isofluran, Methoxyfluran, Sevofluran **Diverse**: Paracetamol, Chlorzoxazone, Ethanol	*3 (V381I)	Geringere Aktivität	<0,1%
		*4 (V179I)	keine	<1%
		*2 (R76H)	keine	<1%

[1]Neben den Cytochrom-P_{450}-Enzymen spielen auch konjugierende Enzyme der Phase-II eine wichtige Rolle in der individualisierten Therapie, besonders in der Onkologie

wirkungen bei ultrarapid metabolizern nicht eintreten, da die agonistische Wirkung von O-Desmethyltramadol am μ-Opioirrezeptor schwächer als die des Morphins ist. Jedoch ist auch bei Tramadol eine schwere Atemdepression bei einem Patienten beobachtet worden, der eine Genduplikation von CYP2D6 und gleichzeitig eine Niereninsuffizienz aufwies. In einer Studie an freiwilligen Probanden hatten CYP2D6 UM eine höhere Schmerzschwelle, litten aber auch zu 50% unter Übelkeit.

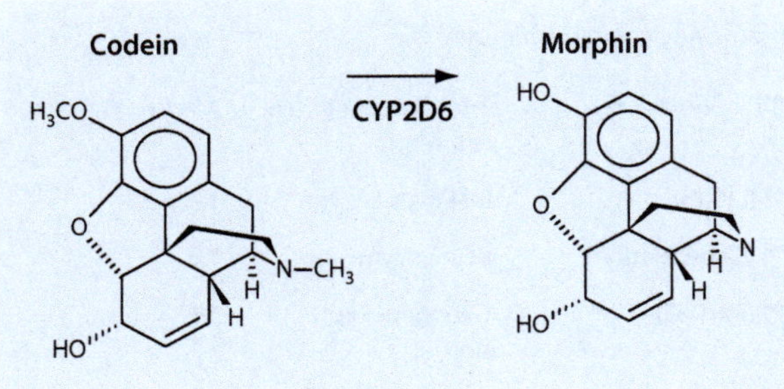

Abb. 2.9 **Demethylierung des nicht analgetisch wirksamen Codeins zum Morphin durch CYP2D6.** 10% der Kaukasier profitieren nicht von Codein als Analgetikum

Praxistipp

Codein und Tramadol werden durch CYP2D6 aktiviert. Daher profitieren CYP2D6-»poor metabolizer« nicht von einer Schmerztherapie mit Codein und weniger als »normal metabolisierende« Vergleichspatienten von Tramadol.

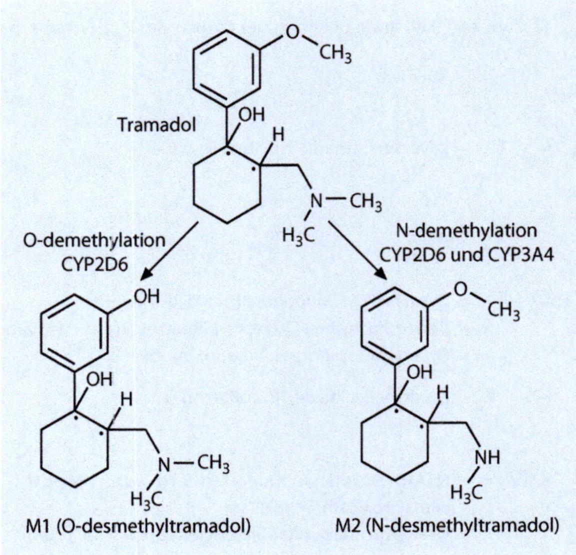

Abb. 2.10 **Metabolismus von Tramadol.** O-Desmethyltramadol ist 200-mal aktiver als Tramadol, während N-Desmethyltramadol inaktiv ist. Die Demethylierung zu O-Desmethyltramadol wird durch CYP2D6 katalysiert

Auch **Oxycodon** und **Hydrocodon** werden teilweise durch CYP2D6 metabolisiert. Es bilden sich die (aktiven) Metaboliten Oxymorphon und Hydromorphon. Die Unterschiede zwischen CYP2D6-EM und -PM sind ausgeprägt, Daten zur Pharmakodynamik sind bislang aber rar. Die Anteile, die von Methadon über CYP2D6 metabolisiert werden, sind ebenfalls eher klein. Wie bei Oxycodon und Hydrocodon, ist der Hauptmetaboliserungsweg der über CYP3A4, dem wichtigsten Cytochrom-P_{450}-Enzym, das zwar eine Regulation unterliegt, nicht aber durch funktionell bedeutsame Polymorphismen auffällt.

CYP2D6 und Antidepressiva

Schon vor Jahrzehnten zeigten Untersuchungen der Plasmakonzentrationen von trizyklischen Antidepressiva interindividuelle Unterschiede.

Amitriptylin wird über das gleichfalls polymorphe CYP2C19 in den aktiven Metaboliten **Nortriptylin** überführt, erst dieser Metabolit wird durch CYP2D6 inaktiviert (Abb. 2.11). Da für die Wirkung letztlich die Summe aus Amitriptylin und Nortriptylin verantwortlich ist, besteht das größte Risiko für unerwünschte Wirkungen für Träger des aktiven CYP2C19 (ca. 95%) und des defizienten CYP2D6 (7–10%; [28]). Pharmakokinetisch kommen PM mit 50% der Erhaltungsdosis im Vergleich zu EM aus. In der Praxis ist dagegen der Nachweis der Bedeutung bislang nur unzureichend gelungen. Zwar gibt es Hinweise, dass CYP2D6-PM häufiger bei Patienten zu finden sind, die über Nebenwirkungen von Antidepressiva klagen, umgekehrt finden sich mehr UM unter den nicht-respondierenden Patienten. Prospektive Studien bezüglich Genotyp und Therapieerfolg sind bislang aber kaum verfügbar. Dies hängt auch damit zusammen, dass die am häufigsten eingesetzten Antidepressiva vom Typ der **selektiven Serotonin-reuptake-Hemmer** (SSRI) nur teilweise durch CYP2D6 metabolisiert werden und/oder diese Metaboliten teilweise aktiv sind, sodass der CYP2D6-Genotyp geringere Bedeutung erlangt. Auf pharmakodynamischer Seite existiert eine große Zahl von Studien, die polymorphe Serotoninrezeptoren und den polymorphen 5-HT-Transporter zum Ziel hatten. Die Ergebnisse sind nicht immer konsistent und eignen sich bislang nicht als Prädiktoren des klinischen Erfolgs [4].

Praxistipp

CYP2D6-PM leiden häufiger unter unerwünschten Wirkungen von trizyklischen Antidepressiva, CYP2D6-UM haben eine geringere Response.

CYP2D6 und Haloperidol

CYP2D6 spielt bei der Metabolisierung von Antipsychotika wie Haloperidol eine wichtige Rolle. Hier konnte in retrospektiven Studien gezeigt werden, dass das Risiko von extrapyramidalen Symptomen in der Gruppe der CYP2D6-PM unter Haloperidol deutlich erhöht war. Wie bei den Antidepressiva fehlen prospektive, randomisierte Studien zum Therapieerfolg unter Berücksichtigung der Pharmakogenetik.

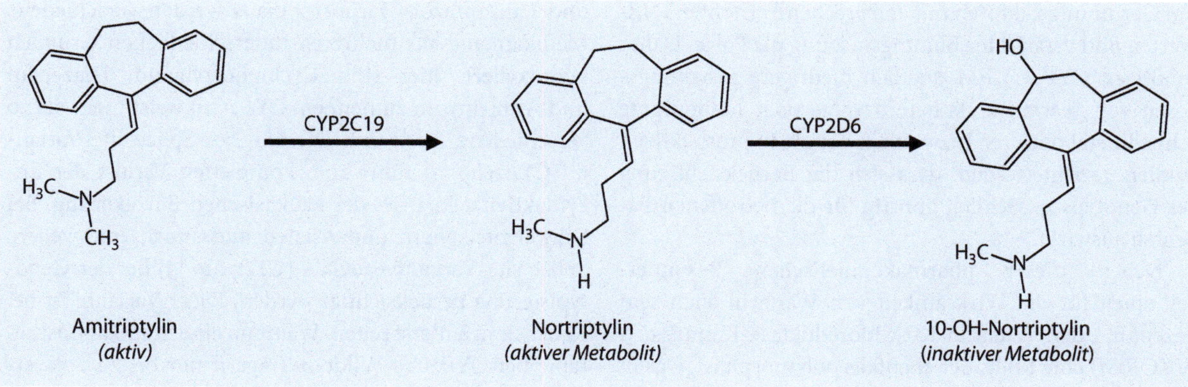

Abb. 2.11 Metabolisierung von Amitriptylin durch CYP2C19 und CYP2D6

CYP2D6 und β-Blocker

Von der Vielzahl der in der klinischen Anwendung befindlichen und häufig verschriebenen β-Blocker sind Carvedilol, Metoprolol, Nebivolol und Timolol, neben dem auch als Klasse-IC-Antiarrhythmikum wirksamen Propafenon, Substrate des polymorphen CYP2D6 (Tab. 2.4). Während die Kinetik von Bisoprolol nicht durch den CYP2D6-Genotyp beeinflusst wird, weisen CYP2D6-»poor metabolizer« 6-fach erhöhte metabolische Quotienten als extensive metabolizer auf. Es konnte darüber hinaus in einer kleineren Kohorte gezeigt werden, dass die Zahl der Nebenwirkungen von Metoprolol während einer Langzeitbehandlung CYP2D6-genotypabhängig ist. So war – ähnlich wie bei den Antidepressiva – die Zahl der CYP2D6-defizienten Patienten in der Gruppe, die über unerwünschte Wirkungen berichteten, größer als in der Vergleichsgruppe. Kürzlich wurde berichtet, dass auch die Pharmakodynamik (Herzfrequenz in Ruhe und diastolischer und mittlerer arterieller Blutdruck) signifikant beeinflusst wird [22]. Auch die Fläche unter der Konzentrations-Zeit-Kurve (AUC) von Carvedilol steigt bei CYP2D6 PM um den Faktor 2 an. Da Carvedilol neben der β-Blockade zusätzliche α-blockierende Eigenschaften aufweist, könnte bei PM bei nicht angepasster Dosierung eine ausgeprägte orthostatische Dysregulation infolge der Vasodilation auftreten, in der Praxis wird dies jedoch kaum beobachtet. Es liegen auch kaum Kenntnisse vor, nach denen die Wirksamkeit dieses β-Blockers wesentlich durch den CYP2D6-Genotyp beeinflusst würde.

> **Die klinische Rolle von CYP2D6 bei der Anwendung von β-Blockern bleibt abzuwarten.**

CYP2D6 und Antiemetika

Der zur Prophylaxe von strahlen- und zytostatikainduzierter Übelkeit und Erbrechen eingesetzte 5-HT_3-Rezeptorantagonist Tropisetron hängt stark vom Metabolisierstatus von CYP2D6 ab. Während CYP2D6-PM hohe Plasmakonzentrationen aufweisen und sehr gut respondieren, profitieren UM kaum von der antiemetischen Therapie, da Tropisetron beschleunigt metabolisert wird. Der Metabolismus von Granisetron und Ondansetron ist deutlich weniger polymorph, eine Adjustierung der Dosis entsprechend des Genotyps ist nicht erforderlich [11].

Hier sei anzumerken, dass 5-HT_3-Antagonisten die analgetische Wirkung von Paracetamol aufheben können. Von einer Erhöhung der Paracetamoldosis ist in diesem Fall dringend abzuraten, Dosen von >6 g/24 h sind lebertoxisch. Paracetamol zählt zu den Ursachen des toxischen Leberversagens.

Cytochrom-P_{450}-2C9

CYP2C9 liegt zusammen mit CYP2C8 und CYP2C19 in einem 500-kb umfassenden Gencluster auf Chromosom 10q24. Der geringaktive Phänotyp wird im Wesentlichen durch zwei Missensevarianten bedingt, die zu dem Austausch der Aminosäuren Arg144Cys (CYP2C9*2) und Ile359Leu (CYP2C9*3) führen. Die Allelfrequenzen in der deutschen Bevölkerung liegen bei 11% bzw. 7%. Homozygote Träger, die den Phänotyp des Langsammetabolisierers ausmachen, kommen mit ca. 3% vor (Tab. 2.4).

CYP2C9 und Vitamin-K-Antagonisten

Anfang 1999 wurde eine Studie publiziert, die zeigte dass Patienten, die zur Thromboseprophylaxe eine niedrige Dosis des Cumarinderivats Warfarin erhielten, signifikant häufiger Blutungsepisoden aufwiesen, als eine Vergleichgruppe mit im Mittel höherer Dosierung. Dieser Widerspruch – niedrige Dosis – höheres Blutungsrisiko beruhte auf einer zufälligen Verteilung des an der Metabolisierung beteiligten Cytochrom-P_{450}-Enzyms CYP2C9.

Da bei CYP2C9*3-Trägern das S-Enantiomer von Warfarin eine deutlich verminderte Clearance aufweist, ist eine stärkere Synthesehemmung der Vitamin-K-abhängigen Gerinnungsfaktoren mit entsprechend erhöhten INR-Werten und verstärkter Blutungsneigung die Folge. Daher benötigen CYP2C9-PM deutlich niedrigere Erhaltungsdosen von Warfarin, als heterozygote oder homozygote Schnellmetabolisierer. Inzwischen konnte in prospektiven Studien gezeigt werden, dass sich die Berücksichtigung des Genotyps tatsächlich günstig für die betroffenen Patienten auswirkt.

Neben dieser pharmakokinetischen Besonderheit spielt für die Wirksamkeit von Warfarin auch sein Rezeptor, der Vitamin-K-Oxidoreduktase-Komplex 1 (VKORC1) eine Rolle, der ebenfalls polymorph ist. Das in Deutschland häufiger verordnete Phenprocoumon ist vom CYP2C9-Polymorphismus weniger betroffen. Es wird neben CYP2C9 vorwiegend von CYP3A4 metabolisiert. Möglicherweise spielt aber auch hier der VKORC1-Polymorphismus eine bedeutende Rolle für die Wirksamkeit [3].

Die amerikanische Zulassungsbehörde FDA hat im September 2007 eine ausdrückliche Empfehlung zur Genotypisierung von CYP2C9 und VKORC1 in die Fachinformation von Warfarin aufgenommen.

CYP2C9 und AT_1-Antagonisten

Neben β-Blockern, unterliegen Angiotensin-II-Typ_1 (AT_1)-Rezeptorantagonisten wie Losartan oder Irbesartan einem polymorphen Metabolismus (Tab. 2.5). Die Prodrug **Losartan** wird in der Leber durch CYP2C9 zum aktiven Metaboliten EXP 3174 aktiviert. Bei gesunden Japanern wiesen entsprechend CYP2C9 EM nach Gabe von Losartan einen geringeren systolischen Blutdruck als PM auf [32]. Dagegen wird **Irbesartan** durch CYP2C9 inaktiviert, entsprechend wurden in PM stärkere Effekte auf den diastolischen und weniger ausgeprägt auf den systolischen Blutdruck beobachtet. Die Relevanz von AT_1-Varianten auf den klinischen Verlauf der Hypertonie oder Herzinsuffizienz unter AT_1-Rezeptorblockertherapie ist derzeit aber noch unklar, da hierzu große klinische Studien fehlen.

Weitere CYP2C9-Substrate sind nichtsteroidale Antiphlogistika wie z. B. Diclofenac, Ibuprofen und Meloxicam, orale Antidiabetika wie Tolbutamid, Glibenclamid und Glipizid sowie einige andere Medikamente wie z. B. Phenytoin. Die Konsequenzen sind nicht immer klar. Im klinischen Alltag spielt die Berücksichtigung des CYP2C9-Genotyps für Sulfonylharnstoffe keine Rolle, da die Insulinausschüttung nur unwesentlich beeinflusst wird.

Cytochrom-P_{450}-2C19

Das auch als Mephenytoinhydroxylase bekannte CYP2C19 metabolisert die Protonenpumpenhemmer Omeprazol und Lansoprazol. Darüber hinaus werden verschiedene Medikamente aus mehreren unterschiedlichen Gruppen hydroxyliert, hier sind Cyclophosphamid, Diazepam und Amitripytlin zu nennen. CYP2C19 weist mehr als 20 verschiedene Allele auf. Die 681G>A Splice-site-Variante (*CYP2C19* *2) führt zum kompletten Verlust der Enzymaktivität in 3–5% der kaukasischen Bevölkerung. Bei Schwarzafrikanern und Asiaten muss noch eine weitere Splice site-Variante 636G>A (*CYP2C19* *3) bei der Genotypisierung berücksichtigt werden. Diese Variante ist bei Kaukasiern äußerst selten. Während eine Eradikationstherapie bei CYP2C19-Wildtyp-Trägern nur bis zu 80% erfolgreich verlief, fanden sich bei poor metabolizern 100% erfolgreich therapierte. In diesem Fall profitieren also PM von einer Pharmakotherapie und erleiden keine Nachteile [12].

Praxistipp

CYP2C19 poor metabolizer profitieren besser von einer Eradikationstherapie mit Protonenhemmern als von Omeprazol oder Lansoprazol.

Kürzlich wurde berichtet, dass in heterozygoten Trägern der CYP2C19-Defizienz (*CYP2C19* *1/*2) die Gabe von 75 mg Clopidogrel in Gegenwart von 10 μM Adenosin keinen Einfluss auf die Thrombozytenaggregation bewirkte. Clopidogrel selbst ist eine Prodrug, die u. a. durch CYP2C19 zum aktiven Wirkstoff demethyliert wird. Jetzt wurde in einer klinischen Studie gezeigt, dass CYP2C19 PM tatsächlich eine schlechtere kardiale Prognose als CYP2C19 EM aufweisen [25]. Der genetische Polymorphismus spielt also klinisch eine wichtige Rolle. Dies stimmt auch mit Beobachtungen überein, die zeigen dass der Protonenpumpenhemmer Omeprazol, ein Hemmstoff von CYP2C19, die Wirksamkeit von Clopidogrel schwächt.

Praxistipp

CYP2C19-»poor metabolizer« profitieren weniger von Clopidogrel.

Cytochrom-P_{450}-2E1

CYP2E1 metabolisiert v. a. aliphatische Verbindungen. Zu diesen zählen auch die Inhalationsnarkotika Halothan und Enfluran. Die bei Patienten mit halothaninduzierter Hepatitis beobachteten Trifluoracetylproteinaddukte sind wahrscheinlich auf die Katalyse durch CYP2E1 zurückzuführen. Diese Addukte, aber wohl auch CYP2E1 können dann als Haptene einer Immunantwort dienen. Die Rolle der (seltenen) genetischen Polymorphismen von CYP 2E1 für das Risiko einer halothaninduzierten Hepatitis ist unklar. Die Inzidenz beträgt etwa 1:10.000.

Tab. 2.5 Bedeutung polymorpher arzneistoffmetabolisierender Enzyme in der Krebstherapie

Enzym	Medikament	PM-Frequenz	Relevanz
TPMT	Azathioprin, 6-MP	0,6%	hoch
UGT1A1	Irinotecan	10–15%	hoch
CYP2D6	Tamoxifen	7–10%	hoch
DPD	5-Fluoruracil	<1%	eher schwach
CYP2C19	Cyclophosphamid	3–5%	unklar

TPMT: Thiopurin-S-Methyltransferase, *UGT1A1*: UDP-Glukuronosyltransferase 1A1, *DPD*: Dihydropyrimidindehydrogenase

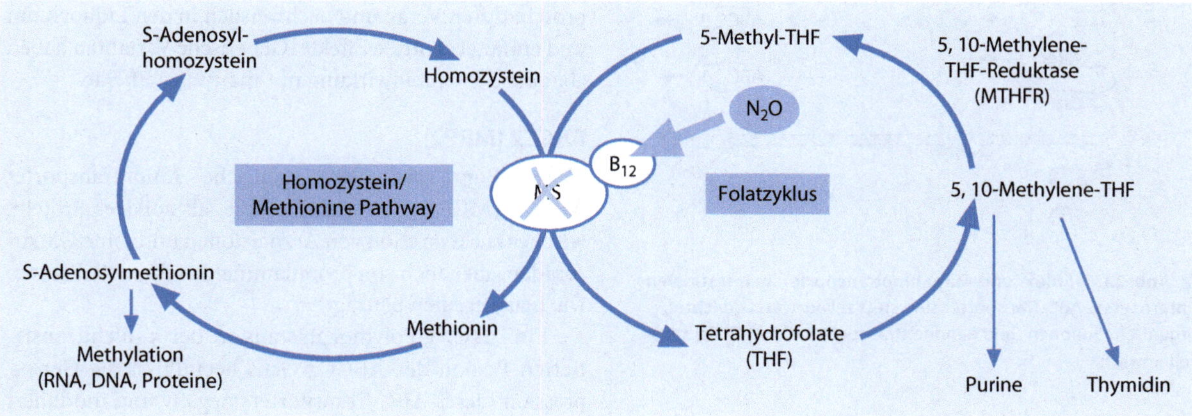

Abb. 2.12 **Inhibition der Methioninsynthase durch Lachgas.** N_2O oxydiert zunächst das zentrale Cobaltatom des Vitamin B_{12}, Cobalamin steht somit nicht mehr als Kofaktor für die Methioninsynthase zur Verfügung. Hierdurch akkumuliert 5-Methylfolat auf der einen Seite und Homocystein auf der anderen Seite. Varianten der MTHFR modulieren diesen Effekt

MTHFR

Das Inhalationsanästhetikum N_2o kann einen leichten Anstieg von Homocystein im Plasma bewirken. Interessanterweise wird dieser Effekt bei Patienten mit Varianten im Gen der Methylentetrahydrofolsäurereduktase (MTHFR) deutlich verstärkt. So weisen homozygote Träger der MTHFR 677T-Variante postoperativ 3-fach höhere Werte als präoperativ auf, während die Werte bei Wildtypen nur um 22% anstiegen. Die hohen Homocysteinkonzentrationen werden mit dem tödlichen Verlauf einiger N_2O-Anästhesien in Verbindung gebracht (Abb. 2.12; [20]).

Arzneistofftransporter

Aufnahme- und Effluxtransporter sind – neben den metabolisierenden Enzymen – wesentliche Derterminanten der Bioverfügbarkeit und Distribution von Medikamenten. Am bekanntesten ist das P-Glykoprotein, ein Effluxtransporter der ATP-binding-cassette (ABC)-Membrantransporterfamilie, dessen ursprünglicher Name MDR1 (multi-drug-resistance gene 1), auf der Entdeckung der Pharmakotherapieresistenz von malignen Tumoren beruht. Daneben wird zunehmend besser verstanden, dass Arzneistoffe weniger durch Diffusion, als vielmehr durch erleichterten Transport von Zellen aufgenommen werden. Die hierfür verantwortlichen Transporter gehören zur Familie der organischen Anionen- (OATs) bzw. Kationentransporter (OCTs; Abb. 2.13).

ABCB1 (P-Glykoprotein)

ABCB1 (MDR1, P-Glykoprotein) ist eine potente ATP-abhängige Effluxpumpe für eine große Anzahl lipophiler Verbindungen in den apikalen Membranen der Leber, Niere, dem Intestinum sowie der Blut-Hirnschranke und der Plazenta [14]. Substrate sind u. a. das Herzglykosid Digoxin, Zytostatika, Statine, Proteaseinhibitoren sowie Immunsuppressiva wie Cyclosporin A.

Einige Studien weisen darauf hin, dass ein häufig auftretender 3435C>T SNP im Exon 26 des ABCB1-Gens einen Einfluss auf die Expression von ABCB1 im Duodenum habe, wodurch die Bioverfügbarkeit z. B. des Substrats Digoxin beeinflusst würde. Die Studienlage bezüglich der Expression im Duodenum oder anderen Geweben ist uneinheitlich. Allgemein wird angenommen,

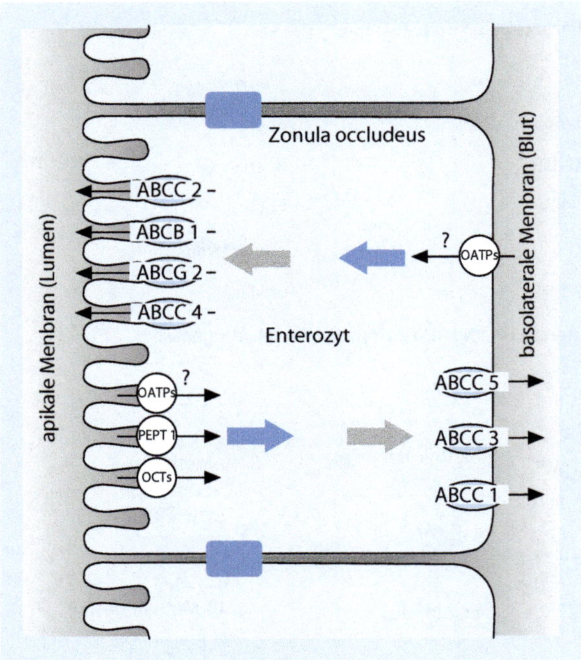

Abb. 2.13 Efflux- und Aufnahmetransporter im intestinalen Enterozyten. ABC-Transporter sind stets zellauswärts gerichtet, organische Anionen- und Kationentransporter (OATP, OCTs) stets zelleinwärts

dass der Einfluss auf die Bioverfügbarkeit nicht mehr als 20% beträgt, ein Wert der kleiner als die interindividuelle Variabilität der intestinalen Expression ist (Abb. 2.14; [1]). Es gibt zwar aus In-vitro-Studien Hinweise, dass der 3435C>T SNP funktionelle Bedeutung erlangt, so scheint die mRNA-Stabilität der C-Variante geringer, diese Befunde sind aber ebenfalls nicht konsistent. Interessant ist eine eher theoretische Überlegung, nach der die 3435T-Variante zwar keinen Aminosäureaustausch bedingt, dafür aber für eine seltenere tRNA codiert. Insofern könnte die Translation verzögert ablaufen und somit weniger Protein, bzw. räumlich anders gefaltetes Protein entstehen, was für einige Befunde sprechen würde, die klinisch immer wieder beobachtet wurden. Darüber hinaus steht 3435C>T mit einer Missensevariante 2677G>T/A in Exon 21 in einem Kopplungsungleichgewicht. Diese Variante weist in In-vitro-Expressionssystemen eine unterschiedliche Transportkinetik auf.

Antikonvulsiva

ABCB1-Varianten scheinen auch eine klinische Bedeutung bei der Behandlung der Epilepsie zu haben. Bei diesem Krankheitsbild zeigte sich in manchen Studien eine Häufung der 3435C-Allel-Träger unter den Patienten mit Pharmakotherapieresistenz. Dies würde für eine höhere Aktivität des ABCB1-Proteins sprechen, da bei diesen Patienten mit einer niedrigeren Liquorkonzentration von Antikonvulsiva gerechnet werden müsste, da viele Antikonvulsiva ABCB1-Substrate sind. Allerdings konnte bislang keine unterschiedliche ABCB1-Expression in Hirngewebe in Abhängigkeit von ABCB1-Varianten nachgewiesen werden und es gibt große Studien, die diese Assoziationen nicht bestätigen konnten [16].

Opioide

Auch Opioide werden durch P-Glykoprotein transportiert, so penetriert z. B. der Wirkstoff Loperamid, der normalerweise nicht das ZNS erreicht, bei Hemmung von P-Glykoprotein durch Verapamil nachweislich in den Liquorraum und entfaltet zentrale Effekte. Genetische Varianten haben aber auf die Opioidwirkung nur marginale Effekte.

ABCC2 (MRP2)

Neben P-gp spielt der organische Aniontransporter ABCC2 (MRP2) eine wichtige Rolle als apikales Protein, welches zur Exkretion von Arzneistoffen und seine Glukuroniden, aber auch von proinflammatorischen Mediatoren wie Leukotrienen beiträgt.

Ein -24C>T-Polymorphismus in der 5'-nichttranslatierten Region des ABCC2-Gens beeinflusst die Genexpression dieses ABC-Transporters negativ und moduliert die Bioverfügbarkeit wichtiger Arzneimittel. So wurde bei nierentransplantierten Patienten, die mit **Mycophenolsäure** (MMF) behandelt wurden, über eine verminderte Transplantatabstoßung bei gleichzeitigem Anstieg der Häufigkeit milder Leberdysfunktionen berichtet. Auch haben Träger der -24T-Variante ein erhöhtes Risiko eine diclofenacinduzierte Hepatoxizität zu entwickeln.

Auch der Antimetabolit **Methotrexat**, der z. B. im Rahmen akuter lymphoblastischer Leukämie hoch dosiert eingesetzt wird, führt bei ABCC2-24T-Trägern zu einem 9-fach erhöhten Risiko einer notwendigen Folinsäurerescue, um schwere Knochenmarksdepressionen des Methotrexats zu verhindern.

Darüber hinaus scheinen Kolonkarzinompatienten mit diesem Merkmal häufiger unter einer **Irinotecantherapie** an Diarrhö zu leiden (Tab. 2.6 [UGT1A1]).

Über klinische Konsequenzen eines weiteren SNPs, der in diesem Fall zu einem Valin-Isoleucin-Aminosäureaustausch an Position 417 in Höhe der Substratbindungsstelle in der ersten transmembranären Domäne führt, wird berichtet.

Der SNP bedingt offenbar eine »gain-of-function«, d. h. er geht mit einer verminderten Bioverfügbarkeit oral applizierter Substrate einher, da diese schneller wieder in das Intestinum zurückgepumpt werden. So traten bei Schwarzafrikanern, die wegen einer rheumatoiden Arthri-

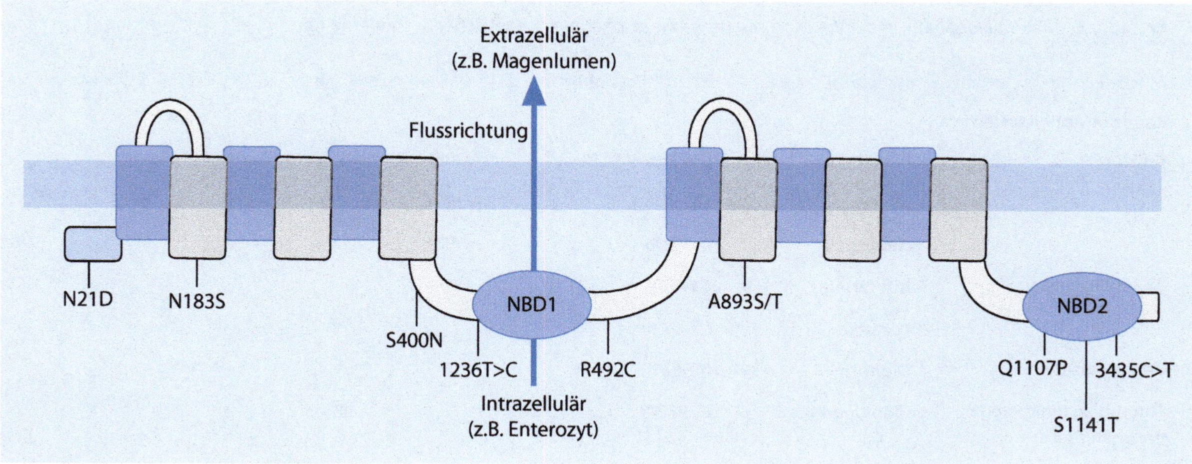

Abb. 2.14 Struktur von ABCB1 (P-Glykoprotein) mit transmembranären Domänen und zwei ATP-Bindungsstellen (NBD, nucleotide-binding domain). 3435C>T ist in einigen Studien mit einer niedrigeren Aktivität assoziiert [2].

tis mit Methotrexat behandelt wurden, bei 1249A-Trägern häufiger gastrointestinale Nebenwirkungen auf.

Es gibt Assoziationen von UAW zu genetischen Varianten in ABC-Transportern. Diese eignen sich aber nicht zur Vorhersage der Bioverfügbarkeit oder Toxizität.

Aufnahmetransporter (OATP1B1)

Der derzeit am besten charakterisierte polymorphe Aufnahmetransporter **OATP1B1** vermittelt die Aufnahme der meisten **Statine** in Hepatozyten (Abb. 2.15). Niedrig aktive Varianten führen zum Anstieg der Plasmakonzentration, da die Statine langsamer in den Hepatozyten verstoffwechselt werden können. Gleichzeitig ist die Wahrscheinlichkeit erhöht, dass mehr Statin in Muskelzellen eindringt und eine Rhabdomyopathie bedingen könnte. Tatsächlich führte eine genomweite Analyse von Patienten, die unter Statinen eine Rhabdomyolyse erlitten hatten, zur eindeutigen Identifikation eines Markers, der mit dem OATP1B1 521T>C SNP gelinkt ist. Daraus folgt, dass ein SNP in OATP1B1 als Marker dienen könnte, das Risiko einer statinassoziierten Rhabdomyopathie oder -lyse vorherzusagen (Abb. 2.16; [15]).

2.2.2 Bedeutung der Pharmakogenetik für die Pharmakodynamik

Neben der Pharmakokinetik, beeinflussen auch genetische Polymorphismen in Rezeptoren die Effektivität und das Ausmaß unerwünschter Wirkungen. Die Datenlage hierzu ist weit weniger gut als im Bereich der Pharmakokinetik, da die Bestimmung des Phänotyps oftmals wesentlich aufwändiger, als die Bestimmung einer Konzentration eines Medikamentes im Plasma ist.

Opioidrezeptoren

Für die Schmerztherapie spielen insbesondere Polymorphismen in den Genen von Opioidrezeptoren eine Rolle. Die analgetische Wirkung von Opioiden wird moderat beeinflusst. Eine häufige Variante in der Substratbindungsdomäne (Asn40Asp) vermindert die Affinität des Substrats; der Dosisbedarf fällt entsprechend höher aus. In der Praxis eignet sich diese Variante aber nicht zur Vorhersage der Dosis, da diese inter- wie auch intraindividuell aufgrund der Toleranzbildung stark variiert. In Bezug auf das Abhängigkeitspotenzial von Opiaten aber auch Alkohol wurden mehrere größere Studien unternommen. Erste Befunde an µ-Opioidrezeptoren, die eine deutliche Assoziation von Varianten zur Alkoholabhängigkeit an kleineren Stichproben zeigten (Abb. 2.17; [17]), konnten aber durch andere umfangreichere Studien nicht bestätigt werden.

Ryanodinrezeptor

Das gefürchtete Phänomen der malignen Hyperthermie, die unter Suxamethoniumtherapie aber auch bei inhalativen Anästhetika wie Halothan auftritt, geht zu 50% auf Varianten im Gen des Ryanodinrezeptors RYR1 zurück. Der Ryanodinrezeptor reguliert die Freisetzung intrazellulärer Ca^{2+}-Speicher vornehmlich in der quergestreiften Muskulatur. Bei zu starker Aktivierung kommt es zu einem sehr starken ATP-Verbrauch durch Aktivierung der Ca^{2+}-ATPasen mit Hyperthermie und nachfolgendem Energiemangel und Rhabdomyolyse.

Die Disposition liegt zwischen 1:3000 bis 1:10.000, die Angaben zur Zahl der Fälle pro Narkose schwanken von 1:5.000 bis 1:100.000. Die maligne Hyperthermie tritt

Tab. 2.6 Pharmakogenetik in der Praxis: Klinische Relevanz pharmakogenetischer Besonderheiten

Medikamentengruppe	Wirkstoff	Pharmakokinetik	Pharmakodynamik	Klinische Relevanz
Kardiaka/Antihypertensiva				
β-Blocker	Carvedilol	CYP2D6 (ABCB1)	ADRB1	(+)
	Metoprolol	CYP2D6	ADRB1	(+)
	Nebivolol	CYP2D6	ADRB1	(+)
AT_1-Antagonisten	Irbesartan	CYP2C9		–
	Losartan	CYP2C9		–
Herzglykoside	Digitoxin	(ABCB1)		–
Thrombozytenaggregationshemmer	Clopidogrel	CYP2C19		+
Antikoagulazien	Warfarin	CYP2C9	VKORC1	++
	Acenocoumarol	CYP2C9	VKORC1	++
	Phenprocoumon		VKORC1	(+)
Lipidsenker				
Statine	Atorvastatin	OATP1B1		+
	Fluvastatin	OATP1B1, CYP2C9		(+)
	Pravastatin	OATP1B1		+
Analgetika				
Opioide	Codein	CYP2D6	OPRM1	++
	Tramadol	CYP2D6	OPRM1	+
	Morphin	UGT2B7	OPRM1	(+)
Antidepressiva				
Trizyklika	Amitriptylin	CYP2C19/CYP2D6		+
	Imipramin	CYP2D6		+
	Nortriptylin	CYP2D6		+
SSRI	Fluoxetin			–
	Fluvoxamin			–
SNSRI	Venlafaxin			(+)
Antipsychotika				
Clozapin		CYP1A2	HLA-Cw*7, DQB*0502 DRB1 * 0101,DRB3 * 0202	(+)
Haloperidol		CYP2D6		+
Antikonvulsiva				
Phenytoin		CYP2C9		+
Carbamacepin			HLA-B*5801	++
Virustatika	Abacavir		HLA-B*5701	++
Zytostatika				
Antimetabolite	Methotrexat	ABCC2		
Nukleotidanaloga	Azathioprin	TPMT		++
	Mercaptopurin	TPMT		++
	5-Fluouracil	DPYD		(+)

■ **Tab. 2.6** Fortsetzung

Medikamentengruppe	Wirkstoff	Pharmakokinetik	Pharmakodynamik	Klinische Relevanz
Topoisomerasehemmstoffe	Irinotecan	UGT1A1		++
Estrogenantagonisten	Tamoxifen	CYP2D6	ER	++
Tyrosinkinaseinhibitoren	Gefitinib, Erlotinib		EGFR, K-Ras	(+)
	Cetuximab		K-Ras	++
	Trastuzumab		Her2/neu	++

CYP: Cytochrom P450; *ABCB1*: P-Glykoprotein (MDR1); *ABCC2*: multidrug resistance-associated protein 2 (MRP2); *KCNQ1*: Spannungsabhängiger Kaliumkanal (Kv7.1); *VKORC1*: Vitamin K-Oxidoreductasekomplex 1; *UGT1A1*: UDP-Glucuronosyltransferase 1A1; *DPD*: Dihydropyrimidinsynthetase; *TPMT*: Thiopurin-S-Methyltransferase; *ER*: Estrogenrezeptor; *EGFR*: epidermal growth factor receptor
++ hohe Relevanz, (+) inkonsistente Assoziation in Studien, - keine Relevanz

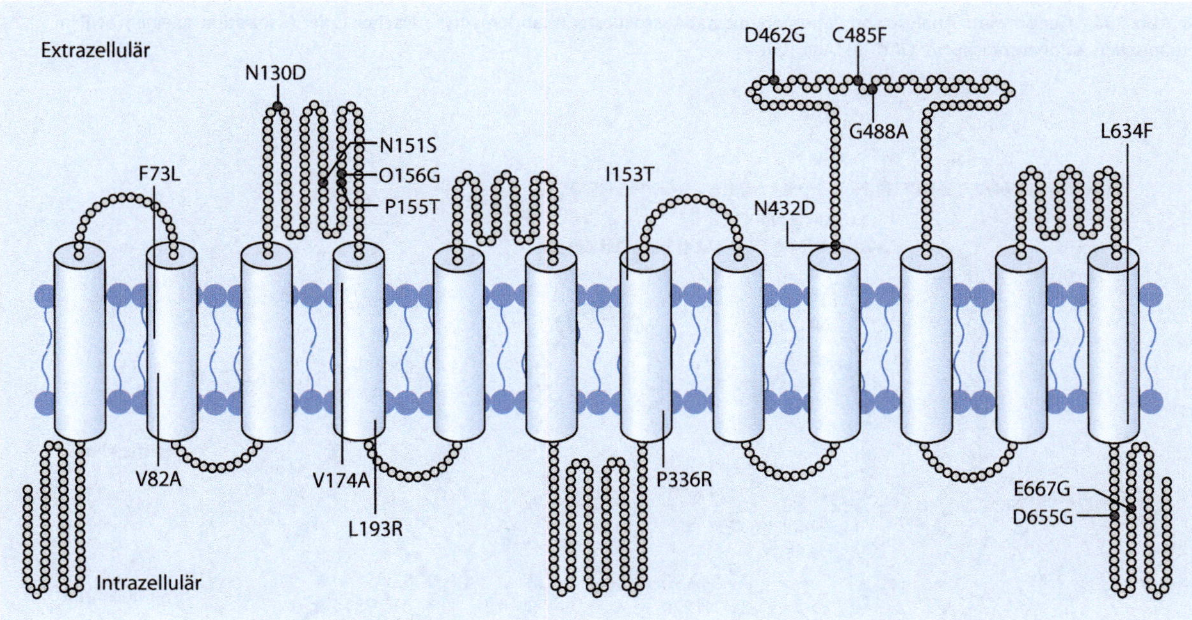

■ **Abb. 2.15 Struktur des organischen Anionentransporters OATP1B1.** Insbesondere ein Aminosäureaustausch in der Substratbindungsstelle N130D führt zur verminderten Aufnahme von Substraten, wie z. B. Statine, in die Leberzelle

häufiger bei jungen männlichen Patienten auf, das Durchschnittsalter liegt bei 18 Jahren, Aufgrund des abnehmenden Einsatzes der Triggersubstanzen (insbesondere Halothan und Suxamethonium) ist die Häufigkeit rückläufig.

Der Ryanodinrezeptor weist zahlreiche Varianten auf, von denen nur wenige eine Prävalenz >1% aufweisen. Die Prävalenz unterliegt großen ethnischen Differenzen. Wie oben erwähnt, tritt die maligne Hyperthermie aber auch bei Individuen auf, die über keine nachweisbaren Polymorphismen oder Mutationen im Ryanodinrezeptor verfügen [23]. Ein In-vitro-Kontraktur-Test (IVKT, IVCT) ist hier ein empfindliches und spezifisches Verfahren mit einer Sensitivität von 94% und einer Spezifität von von 99%. Für den IVKT wird eine Muskelbiopsie aus dem Oberschenkel entnommen und mit 2% Halothan bzw. 2 mmol/l Koffein inkubiert.

Adrenorezeptoren

Im β_1-Adrenorezeptoren sind mindestens 20 SNPs beschrieben, von denen sieben zu Aminosäureaustauschen in der kodierenden Region führen (■ Abb. 2.18; [26]). Zwei erwiesen sich als funktionell bedeutsam: ein Ser49Gly am extrazellulären Aminoterminus und ein Gly389Arg-Austausch am intrazellulären Carboxyterminus in der Nähe der siebten transmembranären Region.

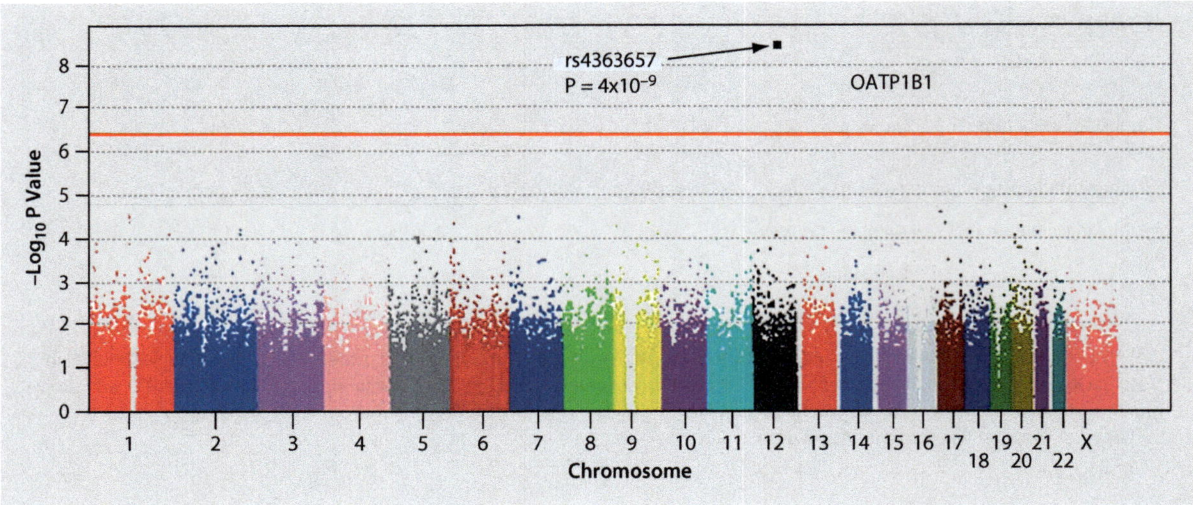

Abb. 2.16 Genomweite Analyse von Patienten mit statinassoziierter Rhabdomyolyse. Nachweis der Assoziation zu einem SNP im organischen Anionentransporter OATP1B1 (Aus: [15])

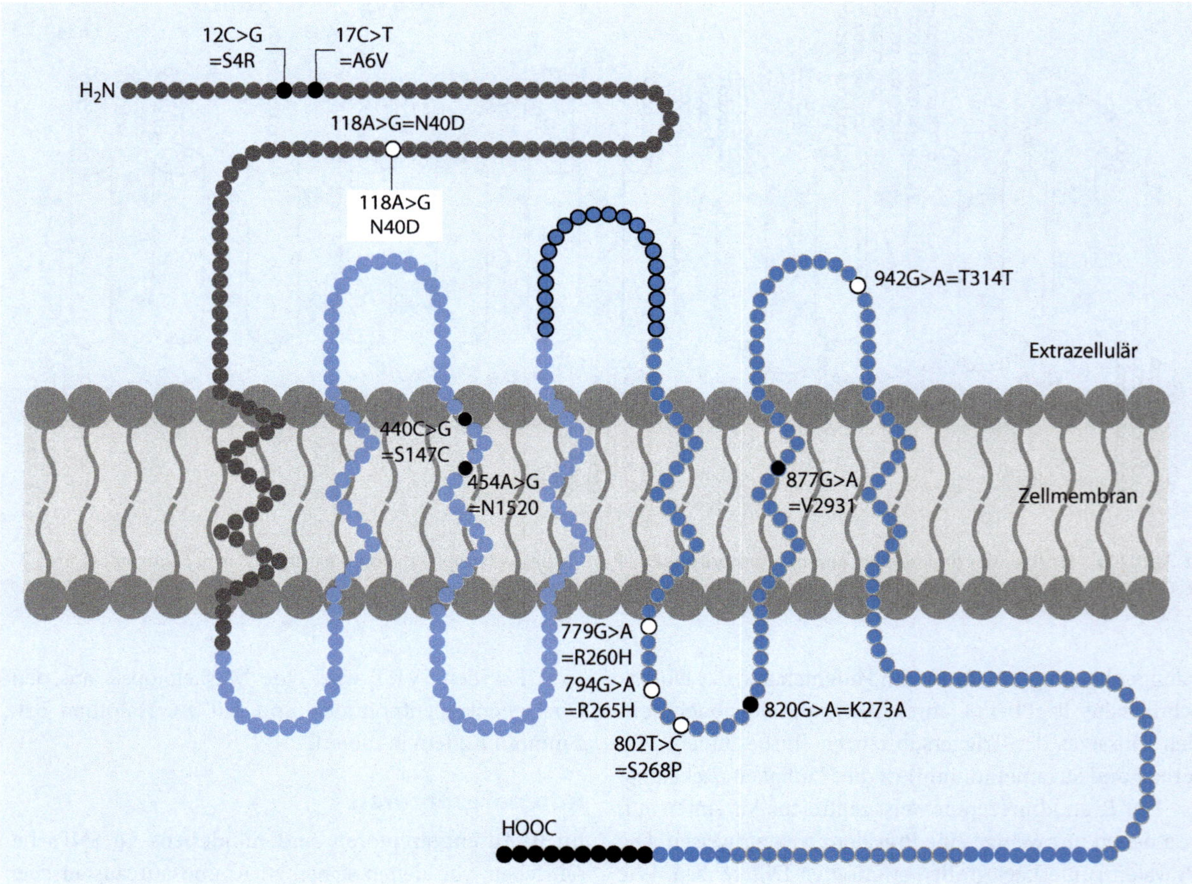

Abb. 2.17 Wichtige genetische Varianten des OPRM1-Rezeptors. Der extrazellulär gelegene N40D-Aminosäureaustausch bewirkt eine geringere Affinität des Rezeptors zum Liganden wie z. B. zu Morphin

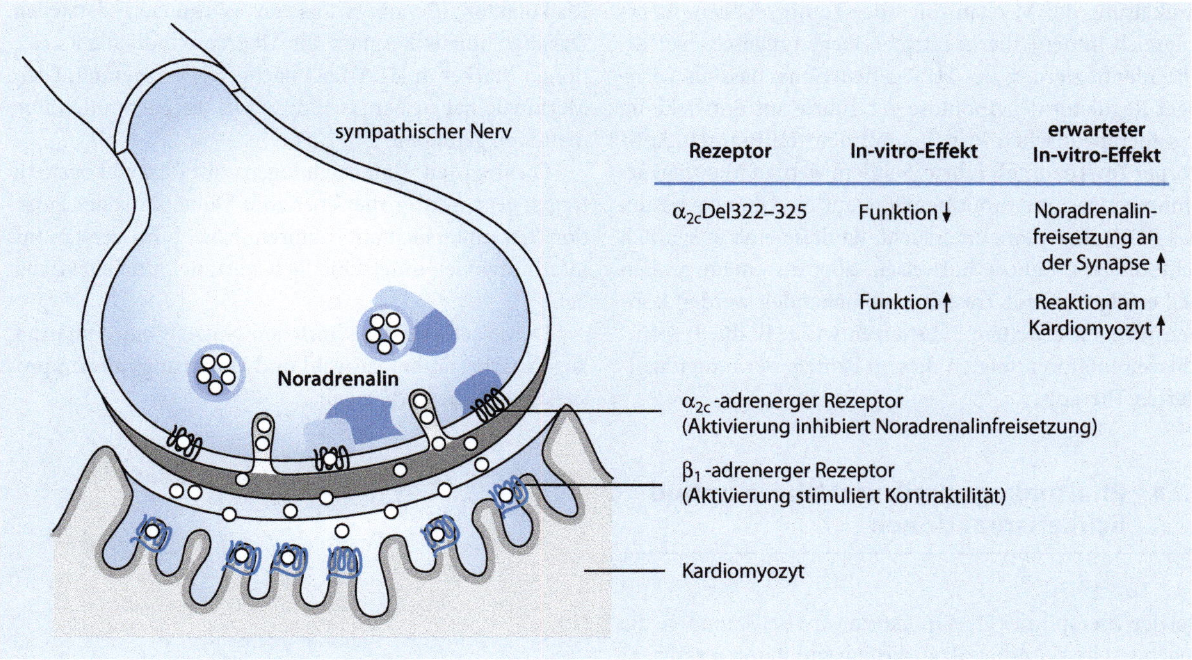

Abb. 2.18 Relevante genetische Varianten im α_{2c}- und β_1-Adrenorezeptor

In-vitro-Versuche zeigten, dass die Arginin-389-Variante des β_1-Rezeptors mit einer nur leicht erhöhten basalen Aktivität einhergeht, aber wesentlich stärker mit Isoproterenol stimulierbar ist als die Glycin-Variante, die nur wenig stimulierbar ist. Funktionell konnte nachgewiesen werden, dass die Bindungseigenschaften der G_s-Protein-Untereinheit beeinflusst wurde und somit 2- bis 3-fach höhere intrazelluläre cAMP-Konzentrationen bei der Argininvariante als bei der Glycinvariante resultierten, es sich dabei also um einen »Gain-of-function«-Polymorphismus handelt [14].

Die Frage, ob der Erfolg einer Therapie mit β-Blockern durch diesen Polymorphismus beeinflusst wird, lässt sich noch nicht abschließend beantworten. Zwar gibt es Hinweise, dass die Effekte von Metoprolol bei Trägern der Arg-Variante ausgeprägter seien, klinisch konnten aber in einer Substudie von 600 Patienten der MERIT-HF-Studie kein Nachweis einer Änderung des ereignisfreien Intervalls in Abhängigkeit von Gly389Arg erbracht werden. Auch besteht offenbar kein genotypabhängiger Einfluss bei der Langzeitbehandlung der Hypertonie mit Metoprolol.

Auch im β_2-Rezeptor finden sich funktionelle Polymorphismen. Die Varianten Arg16Gly and Gln27Gln beeinflussen das Rezeptortrafficking und die »Downregulation« mit möglichen Konsequenzen für die funktionelle Belastungskapazität. Die Assoziation dieser genetischen Varianten zum Risiko der Herzinsuffizienz und Modulation der Pharmakotherapie erscheint hoch interessant, der Beweis der klinischen Relevanz muss jedoch in klinischen Studien noch erbracht werden.

Varianten im α_{2C}-Adrenorezeptor scheinen eine gewisse Rolle als Suszeptibilitätsfaktoren der Herzinsuffizienz aufzuweisen, deren Rolle für die Pharmakotherapie ist aber ebenso noch unklar.

Long-QT-Syndrom

Erregungsleitungsstörungen am Herzen sind eine gefürchtete unerwünschte Wirkung von Medikamenten. Insbesondere das Long-QT-Syndrome ist eine der Hauptursachen für die Rücknahme oder Nichtweiterentwicklung von Arzneistoffen wie Cisaprid oder Perhexillin. Es konnte aber auch an Patienten, die an einem cotrimoxazolinduzierten Long-QT-Syndrom litten, mehrere SNPs im Gen des KCNE2-Kaliumkanals nachgewiesen werden. Erbliche Mutationen in diesem Gen sind für das angeborene Long-QT-Syndrom verantwortlich, das mit dem Risiko der Bildung von ventrikulären Fibrillationen in Form von »Torsade de points« und dem Risiko des plötzlichen Herztods verbunden ist.

2.2.3 Pharmakogenomik von Tumoren

Auch der Nachweis der interindividuell unterschiedlichen Expression von Proteinen ist ein Phänomen der Pharmakogenomik. Dies trifft für viele maligne Erkrankungen wie Leukämien aber auch für solide Tumoren zu, wo die

Aufklärung der Mechanismen der Tumorsentstehung erfolgreich in neue therapeutische Wege umgesetzt wurde. Die Identifizierung des HER-2/neu-Gens, dass als wichtiger Regulator der Apoptose gilt, führte zur Entwicklung des therapeutischen Prinzips mit dem HER-2/neu-Antikörper **Trastuzumab** führte. Seitdem werden Mammakarzinompatientinnen routinemäßig auf die Überexpression des EGF2-Rezeptors untersucht, da diese eine wesentlich schlechtere Prognose aufweisen, aber zu einem großen Teil erfolgreich mit Trastuzumab behandelt werden können [19]. Viele weitere Substanzen wie z. B. die Tyrosinkinaseinhibitoren folgten diesem Prinzip der individualisierten Therapie.

2.2.4 Pharmakogenetik von Überempfindlichkeitsreaktionen

Abacavir

Bei der Therapie der HIV-Infektion wird bei Stämmen, die gegen nukleosidreverse Transkriptaseinhibitoren resistent sind, das Medikament Abacavir eingesetzt. Es verursacht in 5% aller Fälle eine schwere Hypersensitivitätsreaktion, die zu 48–61% mit dem HLA B*5701-Locus assoziiert ist, während die Überempfindlichkeitsreaktion in nur 0–4% der HLA B*5701-negativen Fälle auftritt [10]. Daher enthalten die Fachinformationen den folgenden Hinweis:

Praxistipp

Vor Therapie mit Abacavir sollte eine HLA-Diagnostik zum Ausschluss von HLA B*5701 erfolgen.

Carbamazepin

Das bei fokaler Epilepsie, neuropatischem Schmerz und manischer Depression indizierte Carbamazepin führt in selten Fällen zu schweren Überempfindlichkeitsreaktion, die sich an der Haut manifestieren. Es besteht eine Assoziation zu HLA B*1502. Da dieses Allel hauptsächlich in Südostasien vorkommt, wird Patienten mit Herkunft aus dieser Region eine Bestimmung dieses HLA-Locus empfohlen.

2.2.5 Zusammenfassung

Die Kenntnisse auf dem Gebiet der Pharmakogenetik und -genomik nehmen rasch zu. Es sind genetische Varianten in nahezu sämtlichen Enyzmen des Arzneimittelstoffwechsels, in Transportern und Rezeptoren bekannt.

Einige Medikamente konnten bislang identifiziert werden, bei denen pharmakogenetische Besonderheiten, insbesondere der Pharmakokinetik, einen wesentlichen Risikofaktor für unerwünschte Wirkungen darstellen. Darüber hinaus konnten für Überempfindlichkeitsreaktionen Marker in HLA-Loci nachgewiesen werden. Diese Merkmale haben bereits Eingang in die Fachmittelinformationen gefunden.

Die meisten Untersuchungen zur Pharmakogenetik tragen gegenwärtig aber eher zum Verständnis der Funktion der untersuchten Faktoren bzw. zum Verständnis interindividuell unterschiedlicher Arzneimitteleffektivität bei.

Den Nachweis des klinischen Nutzens einer pharmakogenetikbasierten Auswahl und Dosierung müssen prospektive Studien erbringen.

Wann ist eine pharmakogenetische Untersuchung sinnvoll?

- Eindeutig polymorpher Metabolismus und/oder Transport
- Distinkte polymorphe Pharmakodynamik
- Langfristiges Therapieregime
- Enge therapeutische Breite
- Hohes Maß an Therapieversagern
- Hohe Toxizität

Literatur

[1] Antkowiak, B (2001) How do gerneral anaesthetis work? Neurowissenschaften 88: 201–213

[2] Cascorbi I (2006) Role of pharmacogenetics of ATP-binding cassette transporters in the pharmacokinetics of drugs. Pharmacol Ther 112: 457–473

[3] Daly AK (2009) Pharmacogenomics of anticoagulants: steps toward personal dosage. Genome Med 1: 10

[4] Drago A, De Ronchi D, Serretti A (2009) Pharmacogenetics of antidepressant response: an update. Hum Genomics 3: 257–274

[5] Drexler B, Grasshoff C, Rudolph U, Unertl K, Antkowiak B (2006) The GABA(A) receptor family : Possibilities for the development of better anesthetics. Anaesthesist 55: 287–295

[6] Eichelbaum M, Ingelman-Sundberg M, Evans WE (2006) Pharmacogenomics and individualized drug therapy. Annu Rev Med 57: 119–137

[7] Franks NP (2006) Molecular targets underlying general anaesthesia. Brit J Pharmacol 147: S72–S81

[8] Grasshoff C, Rudolph U, Antkowiak B (2005) Molecular and systemic mechanisms of general anaesthesia: the ‚multi-site and multiple mechanisms' concept. Curr Opin Anaesth 18: 386–391

[9] Hemmings HC, Akabas MH, Goldstein PA et al. (2005) Emerging molecular mechanisms of general anesthetic action. Trends Pharmacol Sci 26: 503–510

[10] Hughes AR, Spreen WR, Mosteller M et al. (2008) Pharmacogenetics of hypersensitivity to abacavir: from PGx hypothesis to confirmation to clinical utility. Pharmacogenomics J 8: 365–374

[11] Kaiser R, Sezer O, Papies A et al. (2002) Patient-tailored antiemetic treatment with 5-hydroxytryptamine type 3 receptor

antagonists according to cytochrome P-450 2D6 genotypes. J Clin Oncol 20: 2805–2811
[12] Klotz U (2006) Clinical impact of CYP2C19 polymorphism on the action of proton pump inhibitors: a review of a special problem. Int J Clin Pharmacol Ther 44: 297–302
[13] La Du BN, Bartels CF, Nogueira CP, Arpagaus M, Lockridge O (1991) Proposed nomenclature for human butyrylcholinesterase genetic variants identified by DNA sequencing. Cell Mol Neurobiol 11: 79–89
[14] Liggett SB, Mialet-Perez J, Thaneemit-Chen S et al. (2006) A polymorphism within a conserved beta(1)-adrenergic receptor motif alters cardiac function and beta-blocker response in human heart failure. Proc Natl Acad Sci USA 103: 11288–11293
[15] Link E, Parish S, Armitage J et al. (2008) SLCO1B1 variants and statin-induced myopathy–a genomewide study. N Engl J Med 359: 789–799
[16] Loscher W, Delanty N (2009) MDR1/ABCB1 polymorphisms and multidrug resistance in epilepsy: in and out of fashion. Pharmacogenomics 10: 711–713
[17] Lotsch J, Geisslinger G (2005) Are mu-opioid receptor polymorphisms important for clinical opioid therapy? Trends Mol Med 11: 82–89
[18] Lotsch J, Geisslinger G (2006) Current evidence for a genetic modulation of the response to analgesics. Pain 121: 1–5
[19] Mariani G, Fasolo A, De Benedictis E, Gianni L (2009) Trastuzumab as adjuvant systemic therapy for HER2-positive breast cancer. Nat Clin Pract Oncol 6: 93–104
[20] Nagele P, Zeugswetter B, Wiener C et al. (2008) Influence of methylenetetrahydrofolate reductase gene polymorphisms on homocysteine concentrations after nitrous oxide anesthesia. Anesthesiology 109: 36–43
[21] Niemi M (2007) Role of OATP transporters in the disposition of drugs. Pharmacogenomics 8: 787–802
[22] Rau T, Wuttke H, Michels LM et al. (2009) Impact of the CYP2D6 genotype on the clinical effects of metoprolol: a prospective longitudinal study. Clin Pharmacol Ther 85: 269–272
[23] Robinson RL, Anetseder MJ, Brancadoro V et al. (2003) Recent advances in the diagnosis of malignant hyperthermia susceptibility: how confident can we be of genetic testing? Eur J Hum Genet 11: 342–348
[24] Rudolph U, Antkowiak B (2004) Molecular and neuronal substrates for general anaesthetics. Nature Rev Neuroscience 5: 709–720
[25] Simon T, Verstuyft C, Mary-Krause M et al. (2009) Genetic determinants of response to clopidogrel and cardiovascular events. N Engl J Med 360: 363–375
[26] Small KM, Wagoner LE, Levin AM, Kardia SL, Liggett SB (2002) Synergistic polymorphisms of beta1- and alpha2C-adrenergic receptors and the risk of congestive heart failure. N Engl J Med 347: 1135–1142
[27] Sonner JM, Antognini JF, Dutton RC et al. (2003) Inhaled anesthetics and immobility: mechanisms, mysteries, and minimum alveolar anesthetic concentration. Anesth Anal 97: 718–740
[28] Steimer W, Zopf K, von Amelunxen S et al. (2005) Amitriptyline or not, that is the question: pharmacogenetic testing of CYP2D6 and CYP2C19 identifies patients with low or high risk for side effects in amitriptyline therapy. Clin Chem 51: 376–385
[29] Urban BW (2002) Current assessment of targets and theories of anaesthesia. Br J Anaesth 89: 165–183
[30] Urban BW, Bleckwenn M (2002) Concepts and correlations relevant to general anaesthesia. Br J Anaesth 89: 3–16
[31] Urban BW, Bleckwenn M, Barann M (2006) Interactions of anesthetics with their targets: Non-specific, specific or both? Pharmacology therapeutics 111: 729–770
[32] Yin T, Maekawa K, Kamide K et al. (2008) Genetic variations of CYP2C9 in 724 Japanese individuals and their impact on the antihypertensive effects of losartan. Hypertens Res 31: 1549–1557

Neuentwicklung von Pharmaka – Klinische Studien

Konrad Wink und Lutz Hein

Die Entwicklung von neuen Arzneimitteln ist ein komplexer, zeitaufwändiger und teurer Prozess. Im Mittel dauert die Entwicklung eines neuen Medikaments bis zur Markteinführung 8–12 Jahre (■ Abb. 3.1). Kostenschätzungen für die Entwicklung eines neuen Pharmakons liegen im Bereich von mehreren Hundert Millionen bis zu 1 Milliarde Euro. Ein neues Medikament unterliegt insgesamt 20 Jahre nach der Anmeldung dem Patentschutz, was in der Praxis meist bedeutet, dass das Präparat noch ca. 10 Jahre nach der Markteinführung von dem Erstthersteller allein vertrieben werden darf. Sobald diese Zeit abgelaufen ist, darf der Wirkstoff auch von anderen pharmazeutischen Herstellern als »**Generikum**« vermarktet werden. Da die Nachfolgehersteller keine Forschungs- und Entwicklungskosten für diese Wirkstoffe investieren müssen, können sie Generika meist zu einem deutlich günstigeren Preis anbieten als die Originalpräparate.

Pro Jahr kommen in Deutschland zwischen 10 und 40 neue Arzneistoffe auf den Markt (■ Abb. 3.2; [4]). Nur wenige dieser Arzneistoffe sind unmittelbar dem Gebiet der Anästhesie und Intensivmedizin zuzuordnen. Die meisten der hier verwendeten Pharmaka sind seit mehr als 20 Jahren in der Klinik fest etabliert. Die aktuellste Entwicklung ist das Sugammadex, ein Cyclodextrin-Derivat zur Inaktivierung von Rocuronium (▶ Kap. 8, 17).

Die Neuentwicklung von Pharmaka in der Anästhesie hat zu berücksichtigen, dass Anästhetika einen raschen Wirkeintritteintritt, aber auch ein schnelles Abklingen der Wirkung zeigen und keine Folgen nach der Narkose zurückbleiben. In der Anästhesie geht es aber auch um Pharmaka, die länger anhaltend angewendet werden können wie z. B. während einer Beatmung auf der Intensivstation. Durch die längere Anwendung können unerwünschte Wirkungen entstehen, die bei kurzer Anwendung nicht auftreten. Ein Beispiel dafür ist das Propofol-Infusions-Syndrom, das zuerst bei längerer Anwendung beobachtet wurde und zu schwerer metabolischer Azidose, Rhabdomyolyse, Nieren- und Herzversagen und damit zu Todesfällen führen kann. Dies gilt insbesondere dann, wenn ein schweres Krankheitsbild, häufig auch Kopfverletzungen vorliegen, wobei Katecholamine und Kortikosteroide als Trigger wirken können. Entsprechend einer Empfehlung der Arzneimittelkommission der Bundesärztekammer sollte daher Propofol nicht in Dosen von mehr als 4 mg/kgKG/h über einen Zeitraum von länger als 7 Tage angewendet werden.

3.1 Phasen der Entwicklung eines Arzneimittels

Der Prozess der Entwicklung von Arzneistoffen lässt sich prinzipiell in zwei große Blöcke einteilen, die präklinische Entwicklung sowie die klinische Testung, die schließlich in die Zulassung eines Arzneimittels mündet, aber auch noch über diesen Zeitpunkt hinaus weitergeht (■ Abb. 3.1).

3.1.1 Präklinische Entwicklung

Targetidentifizierung

Am Beginn der präklinischen Entwicklungsphase steht in der Regel die **Targetidentifizierung**. Bisher war dies ein biologischer Prozess, der in einem Organismus, einem Organpräparat, in kultivierten Zellen oder auch an Gewebehomogenaten untersucht werden konnte. Diese Systeme bieten zum einen den Vorteil, dass sie relativ dicht an einem pathophysiologisch relevanten Prozess stehen, wenn z. B. isolierte Aortenringe aus Versuchstieren verwendet werden, um nach antihypertensiven Substanzen zu suchen. Allerdings bergen sie den Nachteil, dass diese Versuchsansätze nicht für beliebig große Anzahlen von Versuchssubstanzen einsetzbar sind.

Vor diesem Hintergrund sind in den letzten Jahren immer mehr molekularbiologische Ansätze in den Vordergrund gerückt, die zunächst auf die Identifizierung von einzelnen Molekülen abzielen, die in einem pathophysiologischen Geschehen eine Schlüsselrolle einnehmen. Diese Zielstrukturen werden deshalb auch als **Schlüsselproteine** oder **Targetproteine** bezeichnet. Man erhofft sich durch eine ausführliche Überprüfung eines Schlüsselproteins (**Targetvalidierung**) eine möglichst hohe Wahrscheinlichkeit zu erzielen, dass die spätere therapeutische Beeinflussung dieses Targets durch ein neues Medikament auch den Krankheitsprozess in der gewünschten Weise beeinflusst.

Sobald ein geeignetes Target identifiziert ist, folgt die Phase der **Testentwicklung**, in der ein geeigneter Labortest entwickelt wird, der sich in der Regel für einen Hochdurchsatzlabortest (»high throughput screening«, HTS) eignet. Ziel ist es, mehrere Millionen verschiedene chemische Substanzen, die aus komplexen chemischen Banken (»chemical libraries«) stammen, innerhalb kürzester Zeit auf eine Interaktion mit dem Schlüsselprotein zu testen. Um dies zu erreichen, können z. B. Ionenkanäle oder Rezeptoren als Schlüsselproteine in »Reporterzellen« eingeschleust werden. Dazu wird die kodierende Sequenz dieser Schlüsselproteine zusammen mit regulatorischen Sequenzen durch »Genfähren« (Bakterienplasmide, Viren) in die Zielzellen eingeführt, ein Vorgang, der auch als **Transfektion** bezeichnet wird. Außerdem wurden die Zellen vorher molekularbiologisch so modifiziert, dass sie die Aktivierung oder Hemmung eines Signalwegs durch ein fluoreszierendes Lichtsignal anzeigen können. Diese Vorgehensweise ermöglicht es, anhand von wenigen Zellen (u. U. sogar an einzelnen Zellen) die neuen chemischen

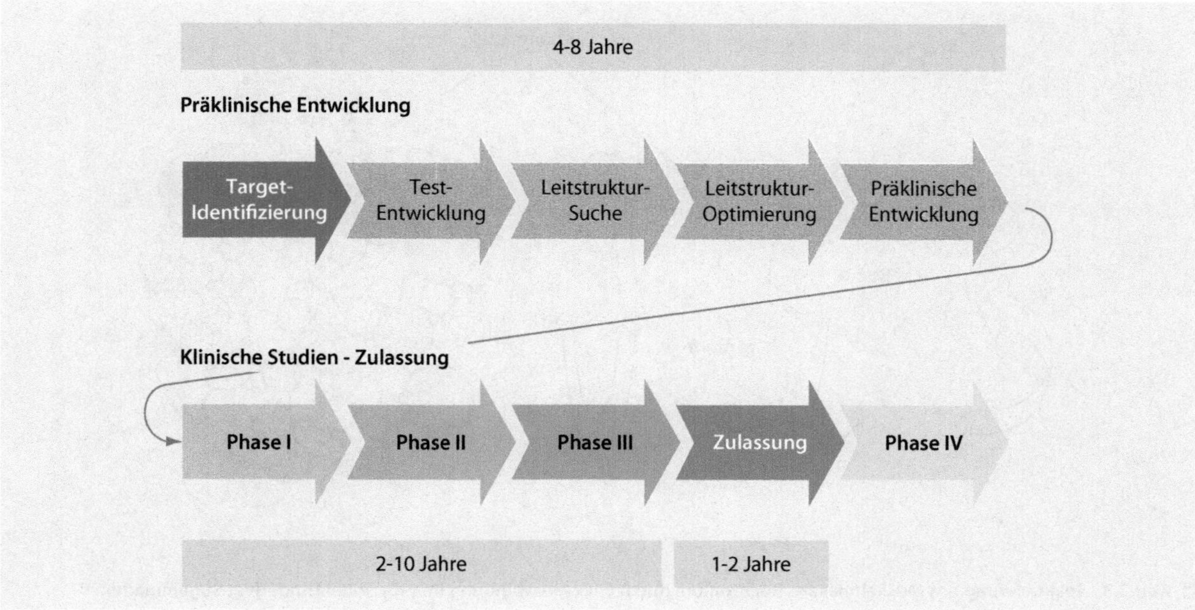

Abb. 3.1 Phasen der präklinischen und klinischen Entwicklung neuer Pharmaka. Die Dauer der einzelnen Entwicklungsphasen schwankt in einem großen Bereich

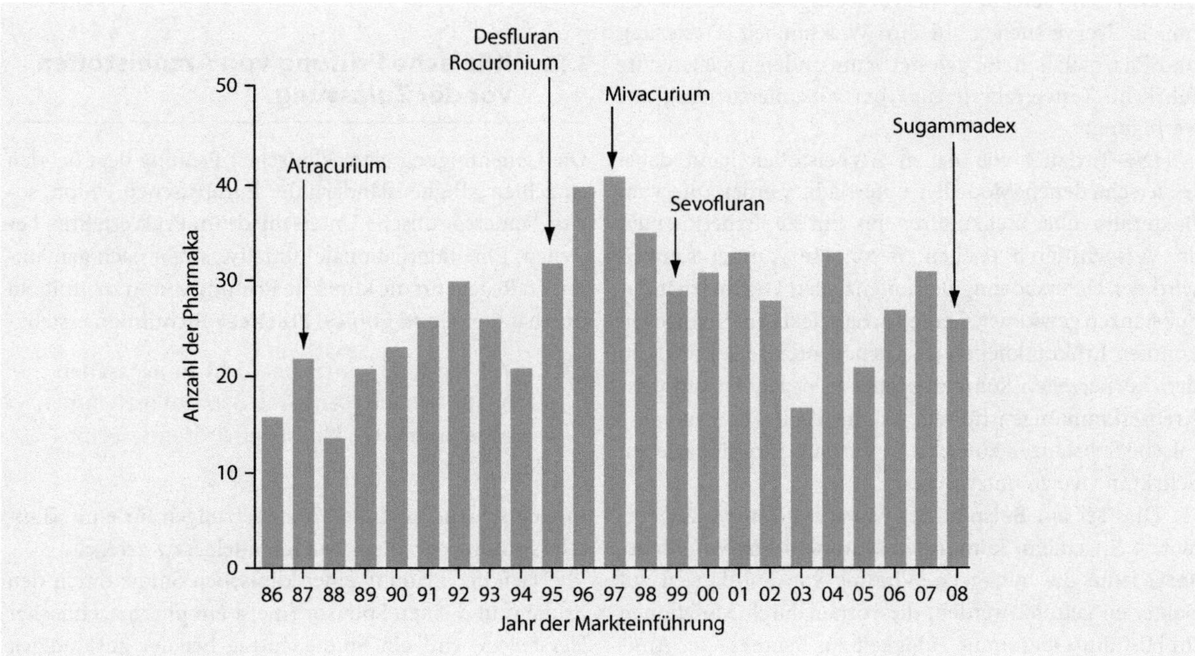

Abb. 3.2 Anzahl der pro Jahr in Deutschland neu eingeführten Arzneistoffe. Beispiele neuer Pharmaka in den Bereichen Anästhesie und Intensivmedizin sind genannt. (Aus: [4]).

Substanzen mit einem Laborroboter zu testen (**Leitstrukturidentifikation**). Substanzen, die z. B. einen Na^+-Kanal im Hochdurchsatzscreening inhibieren können, werden dann im nächsten Schritt durch Modifikation kleinere chemische Modifikationen so variiert, dass verschiedene Substanzeigenschaften – z. B. die Affinität zum Schlüsselprotein – optimiert werden können (**Leitstrukturoptimierung**).

Toxizitätsuntersuchungen

Sobald eine Reihe von chemischen Substanzen gefunden wurde, die das Zielmolekül in der gewünschten Weise

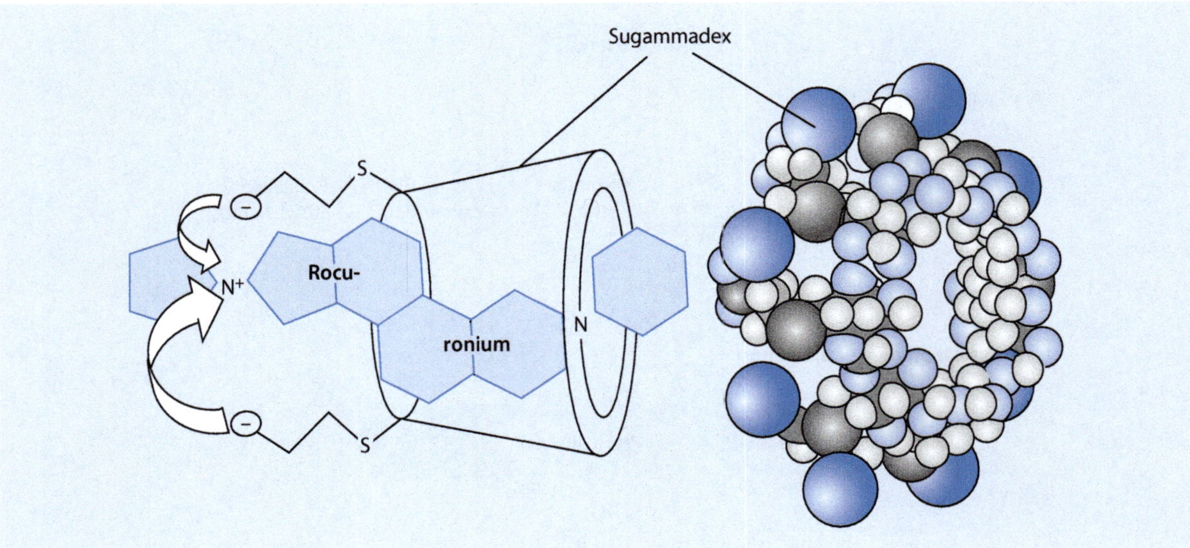

Abb. 3.3 **Inaktivierung des Muskelrelaxans Rocuronium durch Einschlussbindung im γ-Cyclodextrinderivat Sugammadex**

beeinflussen, beginnen die weiteren Schritte der präklinischen Entwicklung. Zum einen werden die aus dem molekularen Screening hervorgegangenen Substanzen nun in Tierversuchen auf ihre Wirksamkeit, Dosierung und Pharmakokinetik getestet. Zum anderen stehen ausführliche Testverfahren zur Toxizitätsuntersuchung zur Verfügung.

Die Toxizität von neuen Arzneistoffen kann dabei in verschiedenen Modellen untersucht werden, die vom Bakterium über Zellkulturen bis hin zu Experimenten an Versuchstieren reichen. Besondere Aufmerksamkeit wird der Untersuchung der potenziellen Gentoxizität der Substanzen gewidmet. Gentoxische Effekte auf Keimzellen könnten Erbkrankheiten auslösen, gentoxische Effekte in den Körperzellen könnten später zu degenerativen oder Krebserkrankungen führen. Es gilt die Regel, neue chemische Substanzen zunächst in vitro und erst im zweiten Schritt in vivo zu untersuchen.

Dies sei am **Beispiel** der Mutagenitätstests kurz erläutert. In einem **Salmonella-Mutagenitätstest (Ames-Test)** kann die mutagene Wirkung von Substanzen auf Bakterien getestet werden, die vorher durch Mutationen im Histidin-Operon die Fähigkeit zur Synthese der Aminosäure Histidin verloren haben. Wirkt eine Testsubstanz mutagen, so kann sie die Histidinsynthesemutation aufheben und die Bakterien können wieder ohne Histidin im Medium wachsen. Immerhin bis zu 80% aller Substanzen, die sich im Tierversuch als kanzerogen erwiesen haben, sind auch im Ames-Test positiv. Weitere Mutagenitätstests können in verschiedenen Säugerzellen in Kultur durchgeführt werden, indem z. B. im Mikrokerntest nach Chromosomenaberrationen und -brüchen gefahndet wird. Schließlich müssen kanzerogene und teratogene Effekte neuer Substanzen auch im Tierversuch, die zum Teil bis zu 2 Jahre dauern, sicher ausgeschlossen werden.

3.1.2 Klinische Prüfung von Arzneistoffen vor der Zulassung

Die Genehmigung einer klinischen Prüfung liegt bei den einzelnen Mitgliedsländern der Europäischen Union, sodass länderspezifische Unterschiede im Prüfverfahren bestehen. Eine internationale Initiative strebt nach gemeinsamen Regeln für die klinische Prüfung von Arzneimitteln und hat die **»Good Clinical Practice«-Richtlinien** erstellt.

> **Die Anwendung von bisher nicht zugelassenen Arzneimitteln am Menschen darf nur im Rahmen einer genehmigten klinischen Prüfung stattfinden.**

In Deutschland sind die Voraussetzungen für eine Klinische Prüfung durch das Arzneimittelgesetz geregelt.

Nach der Planung einer klinischen Studie durch den Prüfarzt und einen Sponsor (meist ein pharmazeutischer Hersteller) wird ein Studienantrag bei der zuständigen Ethikkommission gestellt. Die Ethikkommissionen in Deutschland beraten und prüfen den Studienantrag unter rechtlichen und ethischen Aspekten. Die Ethikkommissionen werden nach dem jeweiligen Landesrecht gebildet, sie sind zum Patientenschutz gesetzlich vorgeschrieben und behördlich registriert. In einer Ethikkommission prüfen Mitglieder verschiedener Berufsgruppen, z. B. Ärzte, Naturwissenschaftler, Theologen, Juristen, die Studienanträge und erarbeiten ein Votum (zustimmende Bewertung) über die Anträge. Bei einer positiven Bewertung wird der

Erfolgreiche Arzneistoffentwicklung - Sugammadex

Nicht immer erfolgt die Entdeckung und Entwicklung neuer Wirkprinzipien in so geordneten Bahnen. Manchmal verhelfen sorgfältige Beobachtung und der Zufall zu einer neuen Idee - so geschehen mit dem Sugammadex [6]. Auf der Suche nach neuen Lösungsvermittlern für das Muskelrelaxans Rocuronium wurden verschiedene Cyclodextrinderivate getestet. Auffallend war, dass ein modifiziertes γ-Cyclodextrin Rocuronium und in geringerem Ausmaß auch Vecuronium mit sehr hoher Affinität einschließen konnte (Abb. 3.3, [6]). Es stellte sich heraus, dass dieses γ-Cyclodextrin nicht nur die Löslichkeit von Rocuronium in wässrigem Medium verbesserte, sondern durch die Einschlussbindung auch dessen biologische Aktivität stark reduzierte. Mit enormer Geschwindigkeit wurden präklinische und klinische Testphasen absolviert und 2008 wurde Sugammadex zur raschen Beendigung einer Muskelrelaxation durch Rocuronium oder Vecuronium in der EU zugelassen. Die bisherigen klinischen Studien belegen, dass Sugammadex die Muskelrelaxation deutlich schneller und mit weniger Nebenwirkungen aufzuheben vermag, als die bisherige Kombination aus Acetylcholinesteraseinhibitor und Muskarinrezeptorantagonist (▶ Kap. 18).

Studienantrag an die zuständige Behörde eingereicht und die Studie kann nach behördlicher Genehmigung beginnen.

Die klinische Prüfung neuer Arzneimittel wird allgemein in 4 Phasen eingeteilt, die nacheinander ablaufen. Nach der präklinischen Untersuchung folgt die Phase I an gesunden Normalpersonen, die Phase II an wenigen ausgesuchten Patienten unter strengsten Beobachtungsbedingungen und die Phase III an vielen Patienten zum Nachweis der Wirksamkeit und zur Nutzen-Risiko-Abwägung. In einer Phase IV können noch erweiterte Indikationen, Spezialindikationen und die langfristige Sicherheit eines neuen Medikaments untersucht werden.

Phase I der klinischen Prüfung

Die erste Anwendung eines neuen Medikaments am Menschen erfolgt im Rahmen einer Phase-I-Studie. Dabei werden zunächst an **gesunden, männlichen Probanden** die **allgemeine Verträglichkeit**, der **Dosisbereich**, die **Pharmakokinetik** sowie die Wirkung auf den menschlichen Körper (Pharmakodynamik) des neuen Medikaments getestet. Die therapeutische Wirksamkeit steht dabei nicht im Vordergrund, sodass die Testung bei gesunden Probanden erfolgt. Arzneistoffe mit potenziell hoher Toxizität bei Gesunden, wie z. B. Zytostatika, werden in der Regel an Patienten überprüft, für die keine therapeutischen Alternativen zur Verfügung stehen. Für die Anästhesiologie bedeutet dies, dass sich schon bei den präklinischen Untersuchungen eindeutige Hinweise für die Wirksamkeit und keine schädlichen Auswirkungen gezeigt haben.

Das **Ziel der Phase-I-Prüfung** ist die Aufklärung über den Wirkungsmechanismus des Stoffes (**Pharmakodynamik**), die Suche nach dosisabhängigen Wirkungen und die Verträglichkeit unterschiedlicher Dosierungen. Bei der Pharmakodynamik kann nur in begrenztem Ausmaß bei Probanden die anästhesierende Wirkung geprüft werden, da sie wohl meist nicht getestet werden kann. Man muss hier doch auf die Patienten zurückgreifen, bei denen dann auch weitere pharmakodynamische Parameter wie die Erfassung der Herz-Kreislauf-Funktion, Lungenfunktion, Stoffwechselveränderungen und Einfluss auf die Blutgerinnung sowie Diurese erfasst werden.

Die Phase I sollte aber auch Aufschlüsse über die **Pharmakokinetik** wie z. B. Absorption, Verteilungsvolumen, Halbwertszeit, Elimination und Bioverfügbarkeit vermitteln. Für die Anästhetika von besonderer Bedeutung ist die Ermittlung einer raschen Absorption und Elimination, wenn es sich um kurz wirkende handelt, deren Wirksamkeit rasch erfolgen sollte (z. B. Koloskopie). Wichtig – besonders für Kinder – ist aber auch, ob außer einer intravenösen Applikation auch die Inhalation möglich ist und für eine ausreichende Wirksamkeit kinetische Parameter liefert.

Bei Patienten besteht die Hoffnung, dass sich durch die Teilnahme an einer klinischen Studie Vorteile ergeben, sodass Eigennützigkeit angenommen werden kann. Da beim Probanden Fremd- und keine Eigennützigkeit vorliegt, sollte er angemessen finanziell honoriert werden.

Phase II der klinischen Prüfung

Sobald die ersten Erfahrungen über die Dosierung und Pharmakokinetik am Menschen gesammelt wurden, kann in einer Phase-II-Studie die therapeutische Wirksamkeit eines neuen Medikaments überprüft werden. An wenigen, **sorgfältig ausgewählten Patienten** wird für das avisierte Indikationsgebiet der Nachweis der therapeutischen Wirksamkeit (z. B. Verteilungskoeffizienten, Blutkonzentrationen) und Sicherheit zu führen versucht. Auch sollte dabei eine Dosisfindung ermittelt und eine Nutzen-Risiko-Abwägung versucht werden. Für die Neuentwicklung von Anästhetika bedeutet dies, dass unter strengsten Kontrollen und nach vollständiger Aufklärung auch über die Alternativen nach den Vorschriften des Arzneimittelgesetzes (AMG) und der guten klinischen Praxis (GCP) bei einzelnen Patienten erste Anwendungen zur Anästhesie durchgeführt werden. Voraussetzung für die Untersu-

Arzneimittelgesetz: Voraussetzungen für eine Klinische Prüfung

Nach dem Arzneimittelgesetz (AMG) in der letzten Novellierung (14. Änderung vom 29.08.2005) kann nach **§ 40(1)** die klinische Prüfung eines Arzneimittels bei Menschen nur durchgeführt werden, »wenn

- ein Sponsor … vorhanden ist, der seinen Sitz in einem Mitgliedstaat der Europäischen Union … hat,
  die vorhersehbaren Risiken und Nachteile gegenüber dem Nutzen für die Person, bei der sie durchgeführt werden soll … ärztlich vertretbar sind,
  die betroffene Person
  a. volljährig und in der Lage ist, Wesen, Bedeutung und Tragweite der klinischen Prüfung zu erkennen und ihren Willen hiernach auszurichten,
  b. … aufgeklärt worden ist und schriftlich eingewilligt hat, …

die betroffene Person nicht auf gerichtliche oder behördliche Anordnung in einer Anstalt untergebracht ist,
sie in einer geeigneten Einrichtung von einem angemessen qualifizierten Prüfer verantwortlich durchgeführt wird und die Leitung von einem Prüfer, Hauptprüfer oder Leiter der klinischen Prüfung wahrgenommen wird, der eine mindestens zweijährige Erfahrung in der klinischen Prüfung von Arzneimitteln nachweisen kann,
eine … pharmakologisch-toxikologische Prüfung des Arzneimittels durchgeführt worden ist,
für den Fall, dass bei der Durchführung der klinischen Prüfung ein Mensch getötet oder der Körper oder die Gesundheit eines Menschen verletzt wird, eine Versicherung … besteht …«

§ 40(2) »Eine … erklärte Einwilligung in die Teilnahme an einer klinischen Prüfung kann jederzeit gegenüber dem Prüfer schriftlich oder mündlich widerrufen werden, ohne dass der betroffenen Person dadurch Nachteile entstehen dürfen.«

chung in der Phase II ist, dass ausreichend Ergebnisse der Phase I vorliegen, die eine Phase II-Prüfung zulassen, d. h. die Pharmakodynamik muss hinreichend und die Kinetik vollständig bekannt sein, außerdem sollten schon konkrete Vorstellungen über die Dosis und Dosierungsintervalle vorliegen. Bei der klinischen Prüfung bei einem Patienten müssen die Voraussetzungen des §41 AMG erfüllt sein.

Mit dem zwölften Gesetz zur Änderung des Arzneimittelgesetzes ist nach §41 Absatz 2 Nr. 2 ist die klinische Prüfung auch bei Minderjährigen möglich, wenn sie für die Gruppe der Patienten, die an der gleichen Krankheit leidet wie die betroffene Person, mit einem direkten Nutzen (Gruppennutzen) verbunden ist. Die Forschung darf für die betroffene Person nur mit einem minimalen Risiko und einer minimalen Belastung verbunden sein.

Solche Untersuchungen waren vor der 12. Novellierung des AMG nicht möglich und sind auch jetzt nur zulässig, wenn Unannehmlichkeiten für die betroffene Person allenfalls vorübergehend auftreten und sehr geringfügig sein werden.

Phase III der klinischen Prüfung

Im Anschluss an die Phase II wird der therapeutische Nutzen des neuen Arzneistoffs in einer größeren klinischen Studie untersucht. Dabei werden **einige hundert bis tausend Patienten** in diese Studie aufgenommen. Das neue Medikament wird **mit einer Kontrollgruppe verglichen**, die entweder die bisherige Standardtherapie oder ein Placebo erhält. Voraussetzung für die Durchführung einer klinischen Prüfung der Phase III am Menschen ist, dass Pharmakodynamik, Pharmakokinetik (besonders Biotransformation) auch bei Risikopatienten und Dosierungsschema bekannt sind. Die in Phase II an einer begrenzten Zahl von Patienten ermittelte wirksame und als verträglich anzusehende Dosis wird in Phase III an einer größeren Zahl von Patienten überprüft, wobei die Bedingungen der üblichen Behandlung eines Patienten ähnlich sind. D. h. die Ein- und Ausschlusskriterien sollten so gewählt sein, dass sie dem zu behandelnden Kollektiv entsprechen, die Endpunkte (z. B. Anästhesietiefe, MAC-Wert) sind so zu wählen, dass sie klinisch relevant sind, eine Randomisierung und Verblindung sollte durchgeführt werden, damit systematische Verzerrungen durch Störfaktoren weitgehend vermieden werden. Die Auswertung muss schon bei der Studienplanung festliegen, und es sollte zumindest eine konfirmatorische Studie durchgeführt werden, bei der ein durch exploratorische Studien ermittelter Therapieeffekt bei einer dafür nötigen Patientenzahl mit einem α-Fehler von mindestens 5% und einer Power von mindestens 80% bewiesen wird.

Bei der Neuentwicklung von Anästhetika muss bei den Endpunkten differenziert werden, ob es sich beim Anwendungsgebiet um ein rasch wirkendes und abklingendes Anästhetikum oder ein länger wirkendes Sedativum handelt. Für beide Indikationsbereiche ist eine Nutzen-Risiko-Ermittlung notwendig, die Arzneimittelsicherheit wird bei den länger wirkenden Anästhetika von größerer Bedeutung sein.

Für die Untersuchungen der Phase I bis III bis zur Zulassung wird ein neuer Arzneistoff meist bei 5000–15.000 Patienten getestet. Durch diese Untersuchungen ist zwar die Wirksamkeit des neu entwickelten Arzneimittels mit großer Wahrscheinlichkeit gesichert. Man muss aber davon ausgehen, dass seltene und evtl. schwerwiegende Nebenwirkungen nicht ermittelt werden konnten, da hierfür eine größere Patientenzahl notwendig wäre. Es muss

Aufdeckung von unerwünschten Wirkungen nach der Zulassung: z. B. Rapacuronium

Seit langem wird sehr aktiv nach einem nichtdepolarisierenden Muskelrelaxanz gesucht, das eine so schnelle Anschlagszeit wie das Succinylcholin aber weniger Nebenwirkungen verzeichnet. Das Steroidmuskelrelaxans Rapacuronium bewies in den klinischen Zulassungsstudien Äquivalenz in der Geschwindigkeit des Wirkeintritts zur Intubation mit Succinylcholin (▫ Abb. 3.4; [1][5]). Aufgrund der positiven pharmakokinetischen Eigenschaften wurde die Substanz mit großen Erwartungen verknüpft. In den USA wurde sie im Jahr 2000 zugelassen, in Deutschland stand sie kurz vor der Zulassung. In der breiten klinischen Anwendung traten schwerste bronchospastische Reaktionen bei der Anwendung von Rapacuronium auf, sodass der Arzneistoff schon wenige Monate nach der Zulassung in den USA wieder vom Markt genommen werden musste [1][2][3][5].

daher ein neu entwickeltes Pharmakon besonders aufmerksam auf Nebenwirkungen hin beobachtet werden. Besonders bei länger wirkenden Sedativa kann dies von besonderer Bedeutung werden, wenn bei schwer erkrankten Patienten noch zusätzliche Erkrankungen bestehen und mehrere Medikamente angewandt werden müssen.

Zulassung von Arzneimitteln

Die Zulassung von Arzneimitteln in Deutschland und in der Europäischen Union wird durch genaue gesetzliche Vorschriften geregelt. In Deutschland gilt seit 1978 das Arzneimittelgesetz (AMG), in dem die Überprüfung und Zulassung von Arzneimitteln zwei Bundesbehörden übertragen wird. Für Seren, Testallergene und Impfstoffe ist das Paul-Ehrlich-Institut (PEI) in Langen bei Frankfurt zuständig. Alle anderen Arzneimittel werden vom Bundesinstitut für Arzneimittel und Medizinprodukte (BfArM) in Bonn kontrolliert, das seit 1995 die Nachfolge des früheren Bundesgesundheitsamtes (BGA) übernommen hat. Ebenfalls 1995 wurde eine zentrale europäische Arzneimittelbehörde gegründet, die European Medicines Agency (EMEA) mit Sitz in London.

In Europa können die Arzneimittelhersteller die Zulassung neuer Arzneimittel entweder in dezentralen Verfahren bei den jeweiligen nationalen Zulassungsbehörden, z. B. beim BfArM oder PEI, für einzelne Länder oder in einem zentralen Verfahren für alle Mitgliedsstaaten der EU bei der EMEA beantragen. Die Zulassung neuer Arzneimittel z. B. von monoklonalen Antikörpern, die auf der Basis von rekombinanter DNA-Biotechnologie hergestellt werden, kann nur über ein zentrales Verfahren bei der EMEA erfolgen. Neue Arzneistoffe, die auf herkömmlichem Weg durch chemische Synthese hergestellt werden, können auch durch die jeweiligen nationalen Behörden zugelassen werden. Allerdings soll das zentrale Verfahren im Rahmen der europäischen Harmonisierung in Zukunft auch bindend für andere Zulassungsverfahren gelten.

Auf europäischer Ebene ist die Dauer der Bearbeitung eines Zulassungsantrags reglementiert. Im Standardverfahren ist eine Entscheidung nach 210 Tagen, im beschleunigten Verfahren schon nach 150 Tagen zu erwarten. Im Jahr 2006 hat die EMEA durchschnittlich 171 Tage für die Bewertung einer Substanz benötigt und nur bei 4 Substanzen das beschleunigte Verfahren verwendet.

Phase IV der klinischen Prüfung

Da die Arzneimittelsicherheit nach der Zulassung noch nicht restlos gewährleistet ist, sind weitere Untersuchungen und Beobachtungen der Arzneimittelwirkungen notwendig wie Phase-IV-Studien und Spontanerfassungssysteme.

- **Phase-IV-Studien**: Sie erfolgen nach der Zulassung und können als randomisierte, kontrollierte Studien, aber auch als Beobachtungsstudien (Fall-Kontroll-, pro- und retrospektive Kohortenstudien) erfolgen, wobei Zielvariable mögliche Nebenwirkungen sind. Solche Studien sind notwendig und dürfen nicht als Marketinginstrumente missbraucht werden.
- **Spontanerfassungssysteme**: Hilfreich sind aber auch einzelne Spontanmeldungen an die Arzneimittelkommission der Ärzteschaft (AkdÄ) oder an das Bundesinstitut für Arzneimittel und Medizinprodukte (BfArM), die über eine gemeinsame Datenbank verfügen. Auch nach erfolgter Zulassung für ein Arzneimittel muss alle 5 Jahre die Verlängerung der Zulassung bei der zuständigen Bundesoberbehörde (BfArM) beantragt werden. Dies erfordert also eine kontinuierliche Überwachung der Sicherheit von bereits zugelassenen Arzneimitteln. Der Prozess der Arzneimittelüberwachung auch nach der Zulassung wird mit dem Begriff **Pharmakovigilanz** bezeichnet.

Es gibt eine Vielzahl von Gründen, weshalb die Sicherheitsüberwachung auch nach erfolgter Zulassung besonders sorgfältig durchgeführt werden sollte. Wichtige Gründe sind:

- Sehr seltene (<1:1000) unerwünschte Arzneimittelwirkungen können unter Umständen erst durch ausreichend große Patientenzahlen nach der Zulassung erkannt werden.
- In den Studien der Phasen I-III vor der Zulassung werden Arzneimittel immer an einem sehr homo-

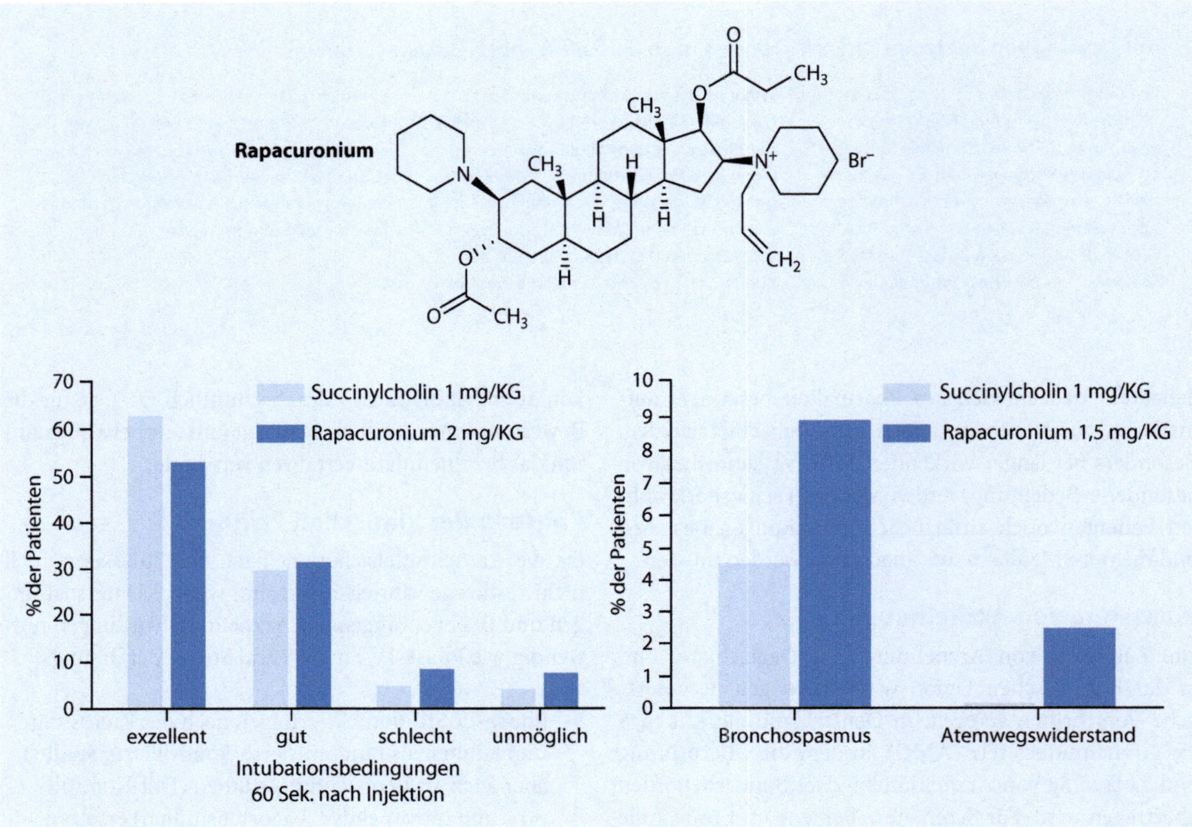

Abb. 3.4 Rapacuronium oder Succinylcholin. Qualität der Intubationsbedingungen und Frequenz unerwünschter pulmonaler Wirkungen von Rapacuronium und Succinylcholin im Vergleich [1, 5]

genen Kollektiv von Probanden oder Patienten geprüft. Nach der Zulassung werden dann Patienten therapiert, die sich in vielen Merkmalen voneinander unterscheiden: Alter, Geschlecht, Begleiterkrankungen, weitere Medikamente.

Meldungen über unerwünschte Arzneimittelwirkungen sollen an das BfArM, das Paul-Ehrlich-Institut oder an die Arzneimittelkommission der Deutschen Ärzteschaft geschickt werden. Diese registrieren und bewerten die eingegangenen Meldungen und leiten Berichte über schwere UAWs an die EMEA und die WHO weiter.

Als »schwer« wird eine unerwünschte Arzneimittelwirkung dann klassifiziert, wenn sie tödlich oder lebensbedrohlich verläuft, zu einer Behinderung führt oder eine Minderung der Erwerbsfähigkeit oder einen längeren Krankenhausaufenthalt nach sich zieht.

Die Bundesoberbehörde prüft zusammen mit der Arzneimittelkommission der deutschen Ärzteschaft die Kausalität und prüft Maßnahmen zur Erhöhung der Arzneimittelsicherheit. Sie führen zu Stufenplänen I und II (Kausalitätsprüfungen, Anhörung der Herstellerfirmen, Erfassung der unerwünschten Ereignisse, Änderung der Produktinformation, Durchführung von klinischen Studien bis zum Widerruf, zur Rücknahme und zum Ruhen der Genehmigung nach §42a AMG).

Erst durch den Nachweis der Wirksamkeit und die ausreichende Erfassung der Nebenwirkungen lässt sich eine weitergehende aber nicht endgültige Nutzen-Risiko-Relation eines Arzneimittels abschätzen.

3.2 Glossar: Klinische Studien

- **Absolutes Risiko (AR)**

ist die Wahrscheinlichkeit, mit der ein Ereignis, z. B. postoperatives Erbrechen nach einer Narkose, bei einem einzelnen Patienten in einer bestimmten Zeit auftritt. Das AR wird mit einer Zahl im Bereich zwischen 0 (das Ereignis tritt nicht auf) und 1 (das Ereignis wird auf jeden Fall eintreten) angegeben. Ein AR von 0,2 bedeutet, dass das absolute Risiko für das Auftreten des Ereignisses bei 20% liegt. ▶ Relatives Risiko (RR).

▪ Absolute Risikoreduktion (ARR)

bezeichnet den Unterschied zwischen dem absoluten Risiko in der Kontrollgruppe und der Behandlungsgruppe, falls die Therapie einen positiven Effekt hat. Beispiel: In einer Studie ist das AR für postoperatives Erbrechen 0,2 in der Kontrollgruppe und 0,05 in der mit Antihistaminika behandelten Gruppe. Die absolute Risikoreduktion ergibt 0,15 oder 15%. Der Kehrwert der ARR ergibt die »Number needed to treat« (1/ARR = NNT). ▶ Relative Risikoreduktion (RRR), ▶ Number needed to treat (NNT).

▪ Bias (systematischer Fehler)

bezeichnet die Tendenz der Ergebnisse einer Studie, systematisch von den »wahren« Ergebnissen abzuweichen. Ein Bias kann z. B. durch systematische Unterschiede bei der Auswahl der Teilnehmer an der Studie (Selektionsbias), bei der Erhebung der Endpunkte (Messungsbias) oder dem vorzeitigen Ausscheiden von Studienteilnehmern entstehen. Je geringer der Bias einer klinischen Studie ist, umso valider sind ihre Ergebnisse.

▪ Blinde Studienbedingungen

sind gegeben, wenn die Studienteilnehmer nicht wissen, welche Therapie sie erhalten (einfach blindes Design). Haben weder Patienten noch Untersucher Kenntnis, wer welche Therapie erhält liegt ein doppelblindes Design vor. Bei dreifacher Verblindung erfolgt auch die Auswertung der Studienergebnisse ohne Kenntnis der Gruppenzuteilung.

▪ Cochrane Collaboration

eine internationale Organisation mit dem Ziel systematische Übersichtsarbeiten nach der Methode der evidenzbasierten Medizin zu verfassen, um eine solide Wissensbasis für medizinische Entscheidungen zu schaffen. Die Deutsche Cochrane Collaboration Zentrale befindet sich in Freiburg ([9]).

▪ Effectiveness

kennzeichnet die Wirksamkeit einer therapeutischen Maßnahme unter klinischen Alltagsbedingungen.

▪ Efficacy

beschreibt die Wirksamkeit einer Intervention unter den Idealbedingungen einer klinischen Studie, ermöglicht aber keine Voraussage, inwieweit eine Maßnahme auch im klinischen Routinebetrieb anwendbar ist.

▪ Eigennützigkeit

besteht, wenn der Patient davon ausgeht, dass er durch die Teilnahme an der Studie Vorteile gewinnt, wie Linderung seiner Beschwerden, Heilung der Krankheit und Abwendung von Todesgefahr.

▪ Evidenz-basierte Medizin (Evidence-based Medicine, EbM)

bezeichnet »eine Vorgehensweise des medizinischen Handelns, individuelle Patienten auf der Basis der besten zur Verfügung stehenden Daten zu versorgen. Diese Technik umfasst die systematische Suche nach der relevanten Evidenz in der medizinischen Literatur für ein konkretes klinisches Problem, die kritischen Beurteilung der Validität der Evidenz nach klinisch-epidemiologischen Gesichtspunkten; die Bewertung der Größe des beobachteten Effekts sowie die Anwendung dieser Evidenz auf den konkreten Patienten mit Hilfe der klinischen Erfahrung und der Vorstellungen der Patienten.« ([9])

▪ Fremdnützigkeit

besteht z. B. bei einem Probanden, der durch die Teilnahme an der Studie nicht profitiert, aber Patienten nützt.

▪ Gruppennützigkeit

liegt vor, wenn Patienten durch die Teilnahme an einer Studie keine Vorteile erhalten, die aber anderen Patienten nützen.

▪ Intention-to-treat-Analyse

Bei dieser Art der Auswertung werden die Patienten für die Auswertung der Studienergebnisse in der Gruppe belassen, zu der sie ursprünglich zugeordnet wurden, unabhängig davon, welche Therapie sie später tatsächlich bekommen haben. Vergleicht man also z. B. die Ergebnisse einer Operation in Allgemeinnarkose mit denen unter einer Lokalanästhesie, so werden die Patienten der Lokalanästhesiegruppe für die Auswertung in dieser Gruppe belassen, auch wenn sie später in Allgemeinanästhesie operiert wurden. Die »Intention-to-treat«-Analyse beschreibt den Effekt unter Praxisbedingungen. ▶ Per-protocol-Analyse.

▪ Kontrollgruppe, kontrollierte Studie

In einer kontrollierten Studie werden die Patienten in der Regel in zufälliger Weise (randomisiert) einer Kontrollgruppe oder einer Interventionsgruppe zugeordnet. Patienten der Kontrollgruppe erhalten entweder keine Therapie, Placebo oder die bisherige Standardtherapie.

▪ Metaanalyse

bezeichnet ein Verfahren, das die Ergebnisse mehrerer klinischer Studien zusammenfasst und so eine Gesamtaussage über einen Therapieeffekt anstrebt. Die Aussagekraft einer Metaanalyse hängt wesentlich von der Qualität der

3

»Number needed to treat«

Beispiel
Im Rahmen einer klinischen Studie tritt bei 8 von 40 Patienten der Placebo-Gruppe postoperatives Erbrechen nach einer chirurgischen Appendektomie auf. In der Gruppe der mit einem neuen Antiemetikum behandelten Patienten sind nur 2 von 40 Patienten vom postoperativen Erbrechen betroffen.

Daraus ergeben sich folgende Zahlen.

Absolutes Risiko

Placebo

Absolutes Risiko ($AR_{Placebo}$)=8/40 =0,2=20%.

Antiemetikum

Absolutes Risiko (AR_{Verum})=2/40 =0,05=5%.

Absolute Risikoreduktion & »number needed to treat«

Hieraus lassen sich errechnen:
Absolute Risikoreduktion (**ARR**)=0,2--0,05=0,15=15% und die »number needed to treat« (**NNT**)=1/ARR=1/0,15=6,7.

Mehr als 6 Patienten (NNT=6,7) müssen das Antiemetikum erhalten, um postoperatives Erbrechen bei einem Patienten zu verhindern.

Relatives Risiko & relative Risikoreduktion

Relatives Risiko (**RR**) = $AR_{Placebo}$/ AR_{Verum} =0,05/0,2=0,25=25%.

Das relative Risiko für einen Patienten, der mit dem Antiemetikum behandelt wird, beträgt 25% eines Patienten in der Kontrollgruppe.

Relative Risikoreduktion (**RRR**) = ($AR_{Placebo}$-AR_{Verum})/$AR_{Placebo}$ = (0,2-0,05)/0,2=0,75=75%.

Das relative Risiko eines mit dem Antiemetikum behandelten Patienten ist gegenüber einem Kontrollpatienten um 75% reduziert.

Einzelstudien ab, die in die Gesamtanalyse eingeschlossen werden.

▪ Number needed to treat (NNT)
gibt die Anzahl an Patienten an, die behandelt werden müssen, um 1 zusätzliches ungünstiges Ereignis zu verhindern. Die NNT errechnet sich aus dem Kehrwert der absoluten Risikoreduktion (NNT=1/ARR). ▶ Infobox: »Number needed to treat« ▶ Absolute Risikoreduktion.

▪ Number needed to harm (NNH)
gilt in Analogie zur »Number needed to treat« für die Anzahl an Patienten, bei denen mit einem zusätzlichen unerwünschten Ereignis zu rechnen ist. ▶ »Number needed to treat«.

▪ Per-protocol-Analyse
wertet nur diejenigen Ergebnisse aus, bei denen die Patienten in der Gruppe behandelt wurden, der sie nach dem initialen Prüfplan bzw. der Randomisierung zugeordnet wurden. Patienten, die nach der Randomisierung die Behandlungsgruppe wechseln, werden nicht in der Auswertung berücksichtigt. ▶ »Intention to treat«-Analyse.

▪ Placebo
bezeichnet eine biologisch unwirksame Substanz, die meist die Patienten der Kontrollgruppe erhalten. ▶ Verum.

▪ Post-hoc-Analyse
ist eine nachträgliche Auswertung einer klinischen Studie, die zum Studienbeginn nicht geplant war. Je mehr Post-hoc-Analysen mit den Ergebnissen einer Studie durchgeführt werden, umso größer ist die Wahrscheinlichkeit, dass eine dieser Analysen zufällig ein signifikantes, d. h. statistisch nachweisbares deutliches, positives Ergebnis erzielt.

▪ Relatives Risiko (RR)
ist die relative Wahrscheinlichkeit mit der ein Ereignis in der Verumgruppe im Verhältnis zur Placebogruppe auftritt. ▶ »Number needed to treat«.

▪ Relative Risiko-Reduktion (RRR)
bezeichnet die relative Abnahme des absoluten Risikos in der Verumgruppe gegenüber der Placebogruppe bezogen auf das absolute Risiko in der Placebo- bzw. (Kontroll) gruppe. ▶ »Number needed to treat«.

▪ Surrogatparameter
sind Messgrößen, die mit dem Risiko für ein klinisches Ereignis assoziiert sind. So ist z. B. der Blutdruck ein Surrogatparameter für den Endpunkt der kardiovaskulären Mortalität bei der klinischen Testung von Antihypertensiva. Surrogatparameter werden in Studien benutzt, um die Laufzeit und die Größe der Studie zu reduzieren.

▪ Verum
ist eine biologisch wirksame Substanz, die die Teilnehmer der Interventionsgruppe erhalten. ▶ Placebo.

Literatur

[1] Blobner M, Mirakhur RK, Wierda JMKH et al. (2000) Rapacuronium 2.0 or 2.5 mg/kg for rapid sequence induction: comparison with succinylcholine 1.0 mg/kg. Br J Anaesth 85: 724–731
[2] Mark J, Wierda KH, van den Broek L et al. (1993) Time course of action and endotracheal intubating conditions of Org 9487, a

new short-acting steroidal muscle relaxant; a comparison with succinylcholine. Anesth Analg 77: 579–584

[3] Onrust SV, Foster RH (1999) Rapacuronium bromide. A review of its use in anaesthetic practise. Drugs 58: 887–918

[4] Schwabe, Paffrath (2008) Arzneimittelverordnungs-Report 2008. Springer, Berlin Heidelberg

[5] Sparr HJ, Mellinghoff H, Blobner M et al. (1999) Comparison of intubating conditions after rapacuronium (Org 9487) and succinylcholine following rapid sequence induction in adult patients. Br J Anaesth 82: 537–541

[6] Welliver M, McDonough J, Kalynych N, Redfern R (2008) Discovery, development, and clinical application of sugammadex sodium, a selective relaxant binding agent. Drug Design, Development and Therapy 2: 49–59

Websites

[7] Arzneimittelkommission der deutschen Ärzteschaft: www.akdae.de

[8] Bundesinstitut für Arzneimittel und Medizinprodukte, BfArM: www.bfarm.de

[9] Deutsche Cochrane Collaboration Zentrale: www.cochrane.de

[10] European Medicines Agency, EMEA: www.emea.org

[11] Paul-Ehrlich-Institut, PEI: www.pei.de

Pharmaka

Inhalationsanästhetika

Franz Kehl

Die Substanzgruppe der Inhalationsanästhetika besteht physikochemisch aus Gasen oder Dämpfen, die über die Lungenatmung in den Körper aufgenommen werden. Man unterscheidet streng genommen die eigentlichen Gase wie das Lachgas (Distickstoffoxid, N_2O) und das Edelgas Xenon sowie die sog. volatilen Anästhetika Isofluran, Desfluran und Sevofluran, die bei Raumtemperatur als Flüssigkeiten vorliegen und erst in den gasförmigen Zustand durch Verdunstung oder Verdampfung überführt werden.

4.1 Charakteristika der Inhalationsanästhetika

Die Inhalationsanästhetika sind nicht ionisierte, sehr lipophile Substanzen mit einem niedrigen Molekulargewicht. Durch diese Eigenschaften können sie im Körpergewebe schnell verteilt werden, wobei sie passiv entlang des Partialdruckgradienten leicht in das Gewebe diffundieren. Die Inhalationsanästhetika werden nicht aktiv über Zellmembranen hinweg transportiert oder an Plasmaproteine gebunden. Die Pharmakokinetik der Inhalationsanästhetika zeichnet sich gegenüber der Pharmakokinetik intravenös verabreichter Substanzen in folgenden Punkten besonders aus:

- alveoläre Aufnahme und Elimination,
- keine Plasmaeiweißbindung,
- Transport mit dem Blutstrom durch physikalische Lösung,
- Partialdruck im Hirngewebe bestimmt die anästhetische Wirkung des Narkosegases,
- quantitativ nicht nennenswerte, minimale Metabolisierung.

4.1.1 Anforderungen an ein ideales Inhalationsanästhetikum

Anforderungen an ein ideales Inhalationsanästhetikum

- keine Explosions- und Brandgefahr
- Stabilität bei Lagerung
- geringer Blut-Gas-Verteilungskoeffizient
- angenehmer Geruch
- keine Schleimhautreizung
- schnelle Reversibilität
- große therapeutische Breite
- keine unerwünschten kardiovaskulären Wirkungen
- Stabilität gegenüber Atemkalk und Lagerung
- organprotektive Wirkungen
- keine Auslösung einer malignen Hyperthermie
- keine Toxizität bei chronischer oder repetitiver Anwendung
- keine mutagene oder teratogene Wirkung
- keine Umweltschädigung

Die Anforderungen an ein ideales Inhalationsanästhetikum (▸ Übersicht) werden von den klinisch verwendeten Inhalationsanästhetika N_2O, Isofluran, Desfluran und Sevofluran nicht voll erfüllt.

Obwohl die therapeutische Breite der volatilen Anästhetika sehr gering ist (letale Dosis nur 3-fach höher als die therapeutische Dosis), können sie dennoch durch die hervorragende Gerätetechnik präzise angewendet werden. Durch die endtidale Messung der Narkosegaskonzentration wird die Dosierung kontinuierlich in der »Biophase« überwacht und damit können volatile Anästhetika gefahrlos bei sorgfältiger Handhabung angewendet werden. Lachgas und Xenon erfüllen am Besten den Anforderungskatalog an ein ideales Inhalationsanästhetikum, können aber nicht immer so hoch dosiert werden, dass eine ausreichende Narkosetiefe erreicht wird, weil sonst hypoxische Atemgasmischungen resultieren.

4.1.2 Physikochemische Eigenschaften

Lachgas (N_2O)

Lachgas (Distickstoffmonoxid, N_2O) wird pharmazeutisch durch Erhitzen von Ammoniumnitrat hergestellt. Es müssen dabei Verunreinigungen wie Stickstoffmonoxid oder Stickstoffdioxid (NO und NO_2) eliminiert werden, da es ansonsten durch NO_x zur Methämoglobinbildung (Nitratvergiftung) und Lungenödem (salpetrige Säure) kommen kann.

Lachgas ist farb- und geruchlos, und reizt nicht die Atemwege (◘ Abb. 4.1, ◘ Tab. 4.1). Die Molekülmasse beträgt 40 und der Siedepunkt -89°C. Lachgas lässt sich leicht zu einer Flüssigkeit komprimieren. Daher liegt es flüssig in gefüllten Stahlzylindern vor; der Füllungszustand der Stahlzylinder kann daher nicht am Manometer abgelesen, sondern muss abgewogen werden. Lachgas wird meist über eine zentrale Gasversorgung an die genormten Wandanschlüsse der Operationssäle verteilt.

Distickstoffmonoxid ist strukturell linear aufgebaut (NNO) und kommt im medizinischen Gebrauch nicht zyklisch vor. Distickstoffmonoxid liegt als Zwischenzustand zwischen den beiden Mesomeriegrenzformeln, also als Zwischenzustand zwischen dreibindigem und zweibindigem Stickstoff vor (◘ Abb. 4.1). N_2O ist nicht entflammbar, unterhält aber wie Sauerstoff eine Verbrennung.

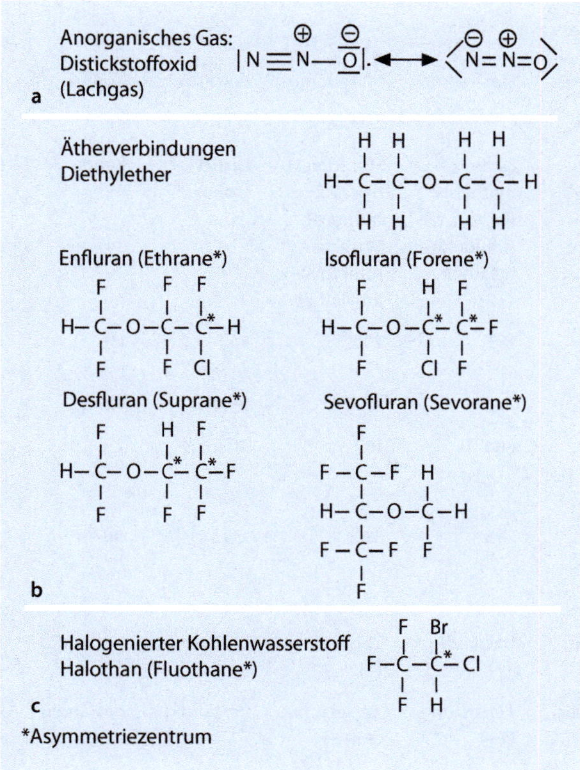

Abb. 4.1 Strukturformeln der Inhalationsanästhetika. a Anorganische Gase, **b** Ätherverbindungen, **c** halogenierte Kohlenwasserstoffe

Xenon (Xe)

Xenon ist ein Edelgas (inert, farb- und geruchlos, nicht entflammbar) und hat einen Volumenanteil von <0,01 ppm in der Erdatmosphäre. Es wird in industriellem Maßstab durch fraktionierte Destillation verflüssigter Luft gewonnen. Der Siedepunkt beträgt -108°C und die relative Molekülmasse 131. Durch die enormen Kosten der industriellen Gewinnung hat Xenon bisher keine routinemäßige Anwendung in der Anästhesiologie gefunden. Die Dichte von Xenon beträgt 5,9 kg/m^3, seine Viskosität ist mit 22,5 µPas×sec höher als die Viskosität von Stickstoff. Durch diese Eigenschaften können erhöhte Beatmungsdrücke und ein intrinsicher PEEP resultieren.

Volatile Anästhetika

Bei den volatilen Anästhetika handelt es sich (Abb. 4.1, Tab. 4.1) um Ätherverbindungen mit Ausnahme des in Deutschland inzwischen obsoleten Halothan, das ein Alkan ist.

Isofluran und **Enfluran** sind mit Chlor und Fluor halogenierte Methylethyläther.

Desfluran unterscheidet sich von Isofluran durch den Austausch von Cl mit F am α-Ethylkohlenstoffatom und ist damit ausschließlich mit F substituiert. Dieser Substituentenaustausch hat weit reichende Änderungen der physikochemischen Eigenschaften zur Folge: Halbierung der Temperatur des Siedepunktes und Verdreifachung des Dampfdrucks bei Desfluran im Vergleich mit Isofluran.

Sevofluran ist ein ebenso ausschließlich mit Fluoratomen halogenierter Methylpropyläther. Mnemotechnisch kann man sich aufgrund der Namensgebung gut merken, dass insgesamt sieben Fluoratome als Substituenten vorkommen.

Alle volatilen Anästhetika mit Ausnahme von Sevofluran liegen als Razemate von links- oder rechtsdrehenden Isomeren vor. Die relative Molekülmasse der volatilen Anästhetika liegt zwischen 168 und 200.

Siedepunkt, Dampfdruck und Sättigungskonzentration

Unter Standardumgebungsbedingungen (STBP) bestimmt der jeweilige spezifische **Siedepunkt** der Inhalationsanästhetika ob sie als Gas, d. h. Siedepunkt unter Raumtemperatur (Lachgas und Xenon), als Flüssigkeit, d. h. Siedepunkt oberhalb Raumtemperatur (Halothan, Enfluran, Isofluran, Sevofluran) oder als Dampf, d. h. Siedepunkt entspricht Raumtemperatur (Desfluran), vorliegen.

Aufgrund des hohen spezifischen Dampfdrucks der volatilen Anästhetika verdunstet ein großer Teil der Substanzen und es entsteht in einem abgeschlossenen Behälter eine charakteristische Sättigungskonzentration, bei der ein Gleichgewicht zwischen verdunstenden und kondensierenden Molekülen besteht. Dies bezeichnet man als »gesättigten Dampf« mit einem für das volatile Anästhetikum charakteristischem **Dampfdruck** und einer charakteristischen Sättigungskonzentration. Diese ist temperaturabhängig. Die **Sättigungskonzentration** aller volatilen Anästhetika ist dabei so hoch, dass sie weit im letalen Bereich liegen, z. B. für Isofluran 31 Vol.-%.

Die **»Vaporen«** (Verdampfer) verdünnen dabei im Prinzip diese hohe substanzspezifische Sättigungskonzentration auf klinisch verträgliche Konzentrationen. Die Vaporen haben aufgrund der physikochemischen Eigenschaften der Narkosegase eine Temperatur-, Umgebungsdruck- und Frischgasflusskompensation und sind für die einzelnen volatilen Anästhetika substanzspezifisch kalibriert.

Die verschiedenen volatilen Anästhetika dürfen nur in den jeweils substanzspezifisch kalibrierten Vapor, der zum Ausschluss einer Verwechslung eine spezielle farbliche und geometrische Kodierung der Einfüllstutzen aufweist, befüllt und betrieben werden.

Tab. 4.1 Physikochemische Eigenschaften von Inhalationsanästhetika

	Äther	Halothan	Enfluran	Isofluran	Desfluran	Sevofluran	Lachgas	Xenon
Formel	$C_4H_{10}O$	$C_2HClBrF_3$	C_2HClF_5	$C_3H_2OClF_5$	$C_3H_2OF_6$	$C_4H_3OF_7$	N_2O	Xe
Bezeichnung	Diethyläther	2-bromo-2-chloro-1,1,1-trifluoroethan	1,1,2-trifluoro-2-chloräthyldifluoromethyläther	Difluoromethoxy-1-chloro-2,2,2,-trifluoroethan	Difluoromethyl-1-fluoro-2,2,2-trifluoroäthyläther	Fluoromethyl-2,2,2-trifluoro-1-(trifluoromethyl)-äthyläther	Distickstoffoxid	Xenon
Molekulargewicht	74	197,4	184,5	184,5	168	200	44	131
Einführung	1846	1956	1972	1981	1992	1993	1844	1951
Dampfdruck bei 20°C [mmHg]	450	244	172	240	664	160	51 (bar)	-
Siedepunkt [°C]	34,6	50	57	48,5	23,5	58,5	-89	-107
Stabilität								
- feuchter Absorberkalk	–	Zersetzung (+)	beständig	beständig	beständig	Zersetzung (+)	beständig	beständig
- trockener Absorberkalk	–	Zersetzung (+++)	Zersetzung (++)	Zersetzung (++)	Zersetzung (++)	Zersetzung (++++)	beständig	beständig
- UV-Licht	–	zerfällt	beständig	beständig	beständig	beständig	beständig	beständig
Konservierungsmittel	–	100 ppm Thymol	–	–	–	300 ppm H_2O	–	–
Geruch	ätherartig	aromatisch	ätherartig	ätherartig	ätherartig	aromatisch	geruchslos	geruchslos
Schleimhautreizung	stark	keine	gering	gering	deutlich	keine	keine	keine

Stabilität der Inhalationsanästhetika

Spontaner Zerfall

Alle Inhalationsanästhetika sind weder brennbar noch explosiv und haben eine ausreichend lange Lagerungsfähigkeit und Stabilität. **Sevofluran** kann bei Lagerung in Glasflaschen oder bei Metallkontakt zur Bildung von Flusssäure führen. Die Bildung von Flusssäure tritt dabei nur in trockenem Milieu auf. Daher wird Sevofluran als Stabilisator z. B. 300 ppm H_2O zugesetzt und darf nicht in Glasflaschen abgefüllt werden. Allerdings befindet sich aktuell eine Sevofluranformulierung auf dem Markt, die nicht mit H_2O versetzt wird, die aber in lichtundurchlässigen Aluminiumbehältern angeboten wird. Bislang ist nicht bekannt geworden, dass diese Formulierung mehr oder andere Nebenwirkungen hervorruft als Sevofluran mit H_2O.

Stabilität in feuchtem Atemkalk

Halothan zerfällt bei Kontakt mit trockenem Atemkalk unter Bildung von BCDFE (2-Bromo-2-chloro-1,1-difluoroethylen). Im Tierversuch bei Ratten hat sich die Metabolisierung von BCDFE als nephrotoxisch erwiesen, zudem ist sie abhängig von der renalen β-Lyase. Da beim Menschen die renale β-Lyase nur 10% der Aktivität bei Ratten beträgt [36], ist theoretisch nur von einem geringen nephrotoxischen Potenzial auszugehen.

Sevofluran bildet bei Kontakt mit trockenem Atemkalk Compound A und weitere Zerfallsprodukte, die als Compound B, C, D und E bezeichnet werden. Bis auf Compound A sind für Compound B bis E keine toxischen Wirkungen bekannt geworden. Durch die renale β-Lyase können nephrotoxische Metaboliten des Compound A entstehen. Je höher die Sevoflurankonzentrationen, die Temperatur und Trockenheit des Atemkalks und je geringer der Frischgasfluss gewählt ist, desto mehr Compound A entsteht. Die während der Narkose gemessenen inspiratorischen Compound-A-Konzentrationen sind allerdings gering und betragen bei einem Frischgasfluss von ≥3 l/min unter 10 ppm [8] und bei einem Frischgasfluss ≤1,0 l/min 20–30 ppm [20][45]. Auch bei Minimal-flow-Anästhesien wurden keine nachweisbaren Störungen der Nierenfunktion festgestellt. Es gibt in Deutschland keine minimale Grenze des Frischgasflusses; jedoch ist in den USA ein Frischgasfluss laut Herstellerangaben auf eine Flow >2 l/min vorgeschrieben.

Stabilität in trockenem Atemkalk

Die große chemische Stabilität der volatilen Anästhetika im Atemkalk geht verloren, wenn sie trockenem oder ausgetrocknetem Atemkalk ausgesetzt werden. Sinkt der Wassergehalt des Atemkalks von normalerweise 15% auf Werte <5%, werden alle volatilen Anästhetika unter großer Wärmebildung zersetzt. Dabei ist die stärkste Zersetzung bei Sevofluran, gefolgt von Halothan, Isofluran, Enfluran und Desfluran zu finden. Beim **Sevofluran** steht die Bildung von Compound A, Methanol, und Ameisensäure im Vordergrund [27]. Die Reaktion von Sevofluran mit trockenem Atemkalk ist stärker ausgeprägt, wenn der Atemkalk Na(OH) oder K(OH) enthält. Natrium- und kaliumfreier Atemkalk, der v. a. Kalziumhydroxid enthält, hat zwar eine geringere CO_2-Absorptionskapazität, zeigt aber auch unter extremen Bedingungen praktisch keine Bildung von Compound A oder Kohlenmonoxid.

Isofluran, **Enfluran** und **Desfluran** (CHF_2-Gruppe) bilden bei trockenem Atemkalk in relevanten Mengen Kohlenmonoxid. Die Bildung von CO-Hämoglobin kann toxische Ausmaße erreichen und ist klinisch nur durch CO-Oximetrie zu diagnostizieren (▶ Box »Montagmorgenrätsel«).

4.1.3 Pharmakokinetik

Physikalische Gasgesetze

Inhalationsanästhetika werden als Narkosegase immer als Gasgemisch in Sauerstoff, Stickstoff oder Lachgas, selten Xenon verabreicht und folgen dabei den allgemeinen physikalischen Gesetzen für Gase.

Die **allgemeine Gasgleichung** beschreibt die Abhängigkeit von Druck, Temperatur und Volumen eines Gases:

$$P \times V = n \times R \times T.$$

Für ein Gasgemisch, wie im Falle der Anwendung der Narkosegase, gilt das **Gesetz nach Dalton**, das besagt, dass der Druck eines Gasgemisches gleich der Summe der Partialdrücke der einzelnen Gase ist. Der Partialdruck ist wiederum proportional seinem jeweiligen Anteil im Gasgemisch. Eine Beispielrechnung bei einem Umgebungsdruck von 760 mmHg veranschaulicht dies: Sauerstoff hat mit einem Anteil von 21 Vol.-% einen Partialdruck von 159,6 mmHg, Isofluran bei 1,0 Vol.-% einen Partialdruck von 7,6 mmHg usw.

Für den Transport zum Gehirn und zu den verschiedenen Geweben müssen die Narkosegase im Blut physikalisch gelöst werden. Nach dem **Gesetz von Henry** ist die in einer Flüssigkeit physikalisch gelöste Menge eines Gases proportional dem Partialdruck des Gases in der Flüssigkeit. Dabei kommt es im Gleichgewichtszustand zu einer Angleichung der Partialdrücke in der Gas- und der Flüssigkeitsphase, aber nicht zu einer Angleichung der Konzentrationen (Volumenmenge des Gases).

> **Die Diffusion erfolgt entlang des Partialdruckgradienten und nicht entlang eines Konzentrationsgradienten.**

Daraus folgt, dass in einem Zwei-Phasen-System (Gas/Flüssigkeit) der Partialdruck in der Gasphase proportional der in der Flüssigkeit gelösten Gasmenge ist. Je löslicher ein Gas in der Flüssigkeit ist, desto mehr Moleküle müssen hinein diffundieren und desto länger dauert es, bis es zu einem Ausgleich der Partialdrücke kommt.

> **Je geringer der Gas-Blut-Verteilungskoeffizient eines Inhalationsanästhetikums ist, desto schneller wird der Gleichgewichtszustand erreicht (**Tab. 4.2**).**

Die Aufnahme und Verteilung erfolgt entlang des Partialdruckgradienten bis in die entsprechenden Effektororgane (Gehirn, Rückenmark). Den Abfall der Partialdruckgradienten vom Blut bis in die Effektororgane im Nichtgleichgewichtszustand, damit in der Phase der Anflutung der Narkosegase, wird als sog. **Gaskaskade** bezeichnet und mit dem Bild eines Kaskadenspringbrunnens veranschaulicht.

Mit Zufuhr des Narkosegases im Vapor und einem gewählten Frischgasfluss wird im Kreisteil das Anästhetikum verdünnt, bevor es über die Ventilation der Lungen in die Alveole transportiert wird. Von dort wird es über die alveolokapilläre Membran im Blut gelöst und mit dem Blutkreislauf in alle Gewebe je nach spezifischer Organdurchblutung und Gewebslöslichkeit verteilt. Im Gleichgewichtszustand stimmt der Partialdruck (p) des Narkosegases im Gehirn mit dem Partialdruck im Blut und im Alveolargas überein:

$$p_{Alveole} = p_{Blut} = p_{ZNS}.$$

Die Narkosetiefe wird durch p_{ZNS} bestimmt. Allerdings wird im »normalen« klinischen Alltag dieser Gleichgewichtszustand nie erreicht, wobei der Konzentrationsunterschied unter klinischen Bedingungen zu vernachlässigen ist.

4

Montagmorgenrätsel

In der Literatur wurde vor 1994 vereinzelt über Fälle von CO-Vergiftungen während einer Allgemeinanästhesie berichtet. Erstmals wurden diese Fälle jedoch im Jahr 1994 von R.E. Moon zusammengestellt und auf ihre Charakteristika hin untersucht. Dabei stellte sich heraus, dass erhöhte CO-Werte insbesondere bei Patienten auftraten, die an einem Montagmorgen eine Allgemeinanästhesie mit einem volatilen Anästhetikum erhielten. Bei Patienten, die ein Routinemonitoring während einer Allgemeinanästhesie erhalten, fallen erhöhte CO-Werte häufig nicht auf, da viele Pulsoximeter nur den Anteil an desoxygeniertem Hämoglobin messen und nicht direkt den Anteil an oxygeniertem Hämoglobin.

Aufgrund der hohen Affinität von CO am Hämoglobin wird O_2 aus der Bindung verdrängt. Durch eine Verschiebung der O_2-Bindungskurve nach links kommt es zur Behinderung der O_2-Freisetzung in peripheren Geweben und damit zu einer weiteren Steigerung der Toxizität. Darüber hinaus bindet sich O_2 an eine Reihe anderer Hämproteine.

Erst Ende 1994 wurde erstmals ein Mechanismus einer gesteigerten CO-Produktion in Anästhesiesystemen postuliert und belegt. Dabei stellte sich heraus, dass Anästhetika mit einer CHF_2-Seitengruppe (Desfluran, Enfluran, Isofluran) besonders stark zum Zerfall unter Bildung von CO neigen und dass der Wassergehalt des Atemkalks eine große Rolle spielt. Je trockener der Atemkalk, desto leichter reagiert er mit dem Absorber. Damit konnte auch das Montagmorgenrätsel gelöst werden. Bei Anästhesiegeräten, bei denen über Wochenende der Frischgasfluss nicht abgeschaltet wurde, wurde durch das trockene Gas der Absorber ausgetrocknet. Bei der ersten Allgemeinanästhesie an einem Montag kam es dann unter der Einwirkung von einem volatilen Anästhetikum zur Reaktion mit dem Kalk und zur CO-Bildung. Dabei traten die höchsten CO-Werte bei der Kombination von Desfluran und dem in Deutschland nicht erhältlichen Baralymeatemkalk auf [60][83].

Aufnahme in den Alveolarraum und das Blut

Alveolärer Partialdruck

Der alveoläre Partialdruck bestimmt die Aufnahme des Inhalationsanästhetikums in den Körper und ist im Wesentlichen abhängig von

- der Konzentration des Narkosegases im Inspirationsgemisch,
- der Lungenfunktion und
- der Aufnahme des Inhalationsanästhetikums in das Blut.

Konzentration des Narkosegases im Inspirationsgemisch

Die inspiratorische Konzentration hängt von der Einstellung des Vapors, dem Narkosesystem, dem Frischgasfluss und von den Narkosegasverlusten ab. Bei einem **offenen System** ist die inspiratorische Narkosegaskonzentration identisch mit der am Vapor eingestellten Konzentration, während im **halbgeschlossenen Kreissystem** die vom Vapor gelieferte Narkosegaskonzentration zunächst durch rückgeatmetes Atemgas mit geringerer Konzentration verdünnt wird. Dieser Verdünnungseffekt macht sich umso stärker bemerkbar, je geringer der Frischgasfluss ist.

Ein Verlust an Narkosegasen entsteht durch Leckagen und Lösung in Gummi-, Polyäthylen- und PVC-Material der Narkoseschläuche. Diese Lösung in den Schläuchen und im Narkosesystem wurde lange Zeit beachtet und gipfelte in der Empfehlung, wenn im Rahmen einer Narkose eine maligne Hyperthermie auftritt, das Narkosegerät zu wechseln. Aber entsprechend der Verteilungskoeffizienten Gas/Gummi, bzw. Gas/PVC löst sich sehr viel weniger – in abnehmender Reihenfolge – Isofluran, Sevofluran oder Desfluran als Halothan in den Narkoseschläuchen (◘ Tab. 4.2).

Lungenfunktion

Alveoläre Ventilation Die alveoläre Ventilation ist ein wesentlicher Faktor für den Anstieg des alveolären Partialdrucks eines Narkosegases. Eine Hypoventilation, z. B. durch unzureichende Maskenbeatmung oder bei Spontanatmung, führt zu einem verzögerten Anstieg des alveolären Partialdrucks des Anästhetikums. Bei der Vertiefung der Narkose, z. B. der Erhöhung der inspiratorischen Konzentration von 0,5 auf 1,0 MAC sinkt die alveoläre Ventilation um ca. 15–30%, so dass der alveoläre Partialdruck nicht proportional, sondern langsamer ansteigt.

Die alveoläre Ventilation wird durch die Wirkung der volatilen Anästhetika selbst dosisabhängig reduziert. Dieser Effekt ist allerdings nur bei Spontanatmung zu beobachten und beruht auf einer Reduktion von Atemzugvolumen und -frequenz. Es gilt die Beziehung gemäß der Gaskaskade: je größer die alveoläre Ventilation, desto schneller steigt der alveoläre Partialdruck des Inhalationsanästhetikums. Eine Hyperventilation beschleunigt die Aufnahme des Inhalationsanästhetikums in die Lunge, während eine Hypoventilation diese verzögert. Für die Phase der Ausleitung der Narkose, bzw. Abflutung der Inhalationsanästhetika, gilt das Gleiche: Bei Hyperventilation fällt der alveoläre Partialdruck schneller ab als bei Hypoventilation.

Tab. 4.2 Verteilungskoeffizienten von Inhalationsanästhetika in biologischem Material bei 37°C und in Komponenten des Kreissystems bei 20–25°C

	Äther	Halothan	Enfluran	Isofluran	Desfluran	Sevofluran	Lachgas	Xenon
Blut/Gas	12,1	2,4	1,8	1,4	0,4	0,7	0,5	0,14
Öl/Gas	65	220	97	91	19	55	1,4	1,9
Gehirn/Gas	-	4,8	2,9	2,1	0,5	1,2	0,5	–
Fett/Gas	68,0	136	69	64	12	34	1,2	–
Muskel/Gas	9,2	9,5	4,6	4,4	0,9	2,4	0,5	–
Leber/Gas	-	5,1	2,8	2,3	0,6	1,3	0,4	–
Gehirn/Blut	2,0	1,9	1,4	1,6	1,3	1,7	1,1	0,18
Fett/Blut	5,0	51	36	45	27	48	2,3	20
Muskel/Blut	1,3	3,4	1,7	2,9	2,0	3,1	1,2	0,1
Leber/Blut	1,9	2,1	2,1	1,8	1,3	1,9	0,8	–
Gummi/Gas	–	190	74	49	19	29	1,2	–
Polyäthylen/Gas	–	128	–	58	16	31	–	–
PVC/Gas	–	233	120	114	35	69	–	–

Zweitgaseffekt Der Anstieg des alveolären Partialdrucks eines Narkosegases ist auch vom verwendeten inspiratorischen Gasgemisch abhängig. N_2O wird aus der Alveole so rasch in das Blut aufgenommen, dass es zu einer Größenabnahme der Alveole kommt. Damit wird die Konzentration (und der Partialdruck) von N_2O in dem verbleibenden kleineren Alveolarvolumen erhöht. Je höher der N_2O-Anteil im Inspirationsgemisch, desto ausgeprägter ist dieser sog. »Konzentrationseffekt«. Wird nun ein volatiles Anästhetikum zusammen mit Lachgas als Gasgemisch verabreicht, kommt es zum sog. »Zweitgaseffekt« (second gas effect) und der alveoläre Partialdruck des volatilen Anästhetikums steigt schneller an.

Die Vorgänge sind analog dem Konzentrationseffekt: aufgrund des hohen Massenflusses bei der Aufnahme von Lachgas in das Blut wird das verbleibende Gasvolumen in der Alveole so verkleinert, dass die Konzentration des volatilen Anästhetikums ansteigt und somit der Partialdruck erhöht wird.

Funktionelle Residualkapazität Der alveoläre Partialdruck wird von der funktionellen Residualkapazität (FRC) beeinflusst. Denn je größer die FRC ist, umso größer ist die Verdünnung des Anästhetikums im Atemgas. Daraus folgt, dass sich die Partialdrücke im Inspirationsgemisch und im Alveolargas langsamer annähern, je größer die FRC ist.

Patienten mit einer erhöhten FRC (z. B. beim Lungenemphysem) haben eine längere Einleitungszeit bei Inhalationseinleitung. Diesen Effekt kann man sich zu Nutze machen, indem man den Patienten auffordert zuerst maximal auszuatmen, dies führt zu einer Verkleinerung der FRC, dann erst wird die Maske dicht aufgesetzt und der Patient aufgefordert maximal einzuatmen.

Aufnahme des Inhalationsanästhetikums in das Blut

Der alveoläre Partialdruck hängt auch von der Aufnahme des Inhalationsanästhetikums in das Blut ab. Diese wird hauptsächlich von den zwei Faktoren Herzzeitvolumen und Löslichkeit im Blut (Blut-Gas-Verteilungsquotient) des Inhalationsanästhetikums bestimmt.

Eine Zunahme des Herz-Zeit-Volumens (HZV) und damit der Lungendurchblutung verzögert den Partialdruckausgleich zwischen Alveolargas und inspiratorischem Gasgemisch. Durch einen schnelleren Abstrom des Narkosegases im Blut (größeres HZV) muss mehr Anästhetikum in das Blut übertreten, bevor der Partialdruck ansteigen kann. In Abhängigkeit von der Höhe des HZV ändert sich also die Zeit der Einleitung einer Inhalationsanästhesie: bei Patienten mit einem hohen HZV (z. B. ängstliche Patienten) verlängert sich die Einleitungszeit, bei Patienten mit niedrigem HZV (z.B. Herzinsuffizienz, Hypovolämie) ist diese verkürzt. Inhalationsanästhetika müssen bei Patienten im Schock vorsichtig dosiert werden, denn je niedriger das HZV, desto schneller steigt der alveoläre Partialdruck des Inhalationsanästhetikums (Abb. 4.2).

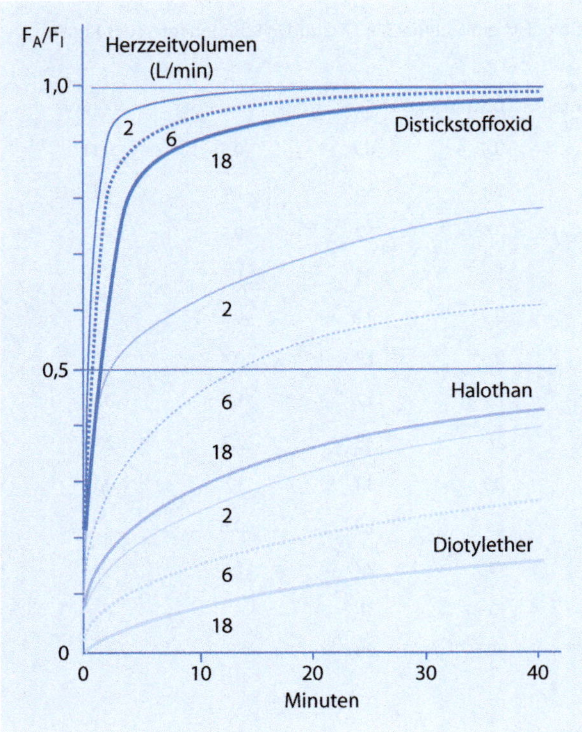

Abb. 4.2 Abhängigkeit der F_A/F_I (Quotient aus alveolärem und inspiratorischem Partialdruck) des Inhalationsanästhetikums vom Herzzeitvolumen. Je höher das Herzzeitvolumen ist, desto länger ist die Zeit bis zum Erreichen eines Gleichgewichts von alveolärem und inspiratorischem Partialdrucks. Je größer die Löslichkeit des Inhalationsanästhetikums im Blut ist, bzw. je größer der Blut-Gas-Verteilungsquotient ist, desto größer ist der Unterschied zwischen den einzelnen Inhalationsanästhetika

Blut-Gas-Verteilungskoeffizient

Der Blut-Gas-Verteilungskoeffizient ist ein Maß für die Blutlöslichkeit eines Inhalationsanästhetikums (Tab. 4.2). Es gelten die folgenden Beziehungen: Je niedriger der Blut-Gas-Verteilungskoeffizient eines Inhalationsanästhetikums ist, desto rascher steigt sein alveolärer Partialdruck an (Abb. 4.3; [68]).

Verteilung und Aufnahme in die Gewebe

Die Aufnahme der Narkosegase aus dem Blut in das Gewebe verläuft prinzipiell analog der Aufnahme von der Lunge in das Blut und ist von den Faktoren Partialdruckdifferenz zwischen Blut und Gewebe, der Organdurchblutung und der Löslichkeit im Gewebe abhängig. Je höher die Partialdruckdifferenz zwischen Blut und Gewebe ist, desto mehr Narkosegas wird vom Gewebe aufgenommen und diese hängt maßgeblich von der Organdurchblutung ab. Nach dem gängigen pharmakokinetischen Drei-Kompartimente-Modell werden drei Gewebekompartimente mit abnehmender Durchblutung unterschieden:

1. Gewebe mit starker Durchblutung (ca. 75% des HZV) wie Herz, Hirn, Niere, Leber, Gastrointestinaltrakt und Drüsengewebe,
2. Muskelgewebe (ca. 20% des HZV) und
3. Fettgewebe (5% des HZV).

Am schnellsten erfolgt daher die Aufnahme der Narkosegase in Gehirn und Myokard, gefolgt von Muskel- und schließlich Fettgewebe. Die Löslichkeit des Narkosegases im Gewebe ist bestimmend dafür, in welchem Umfang das Gewebe mit Narkosegasen gesättigt wird. Hierbei können sog. Gewebe-Blut-Verteilungskoeffizienten ermittelt werden. Sie liegen zumeist bei niedrigen Werten zwischen 1 und 6. Eine Ausnahme bildet das Fettgewebe mit einem Verteilungskoeffizienten von 27 für Desfluran und 45 für Isofluran und Sevofluran. Dieser Unterschied kann bei langen Narkosen oder bei sehr adipösen Patienten hinsichtlich der Aufwachzeiten eine Bedeutung erlangen.

Die während einer Narkose insgesamt aufgenommene Menge an volatilen Anästhetika (»uptake«) wird von der verwendeten MAC, der Expositionszeit, dem Blut-Gas-Verteilungskoeffizienten und dem Blut-Gewebe-Verteilungskoeffizienten bestimmt. Durch die hohe Aufnahmekapazität der Kompartimente 2 und 3 wird während einer Narkose mit volatilen Anästhetika kein Gleichgewichtszustand erreicht. Während einer Narkose kommt es zu Umverteilungsvorgängen der Narkosegase in weniger gut durchblutete Gewebe (Muskulatur und Fettgewebe), die eine ständige Zufuhr des Inhalationsanästhetikums notwendig machen, um einen gewünschten alveolären Partialdruck, bzw. MAC-Wert des Narkosegases aufrecht zu erhalten.

Elimination und Metabolismus

Pulmonale Elimination

Die Elimination von Inhalationsanästhetika erfolgt pulmonal über die alveoläre Ventilation und unterliegt den gleichen Gesetzmäßigkeiten, die für die Anflutung beschrieben wurden. Die Zeit der Ausleitung einer Inhalationsanästhesie hängt damit von der Geschwindigkeit der pulmonalen Elimination ab und ist unabhängig von der Leber- oder Nierenfunktion.

> **Diese von Leber- und Nierenfunktion unabhängige Elimination ist ein ganz wesentlicher Vorteil der Inhalationsanästhetika gegenüber intravenösen Substanzen – insbesondere bei bestehender Leber- oder Niereninsuffizienz.**

Die minimalen Diffusionsverluste über Haut und Schleimhäute spielen für die Elimination keine Rolle.

Die Elimination der Inhalationsanästhetika erfolgt umso schneller, je niedriger der Blut-Gas-Verteilungskoeffizient ist. Diese rasche α-Eliminationsphase wird durch

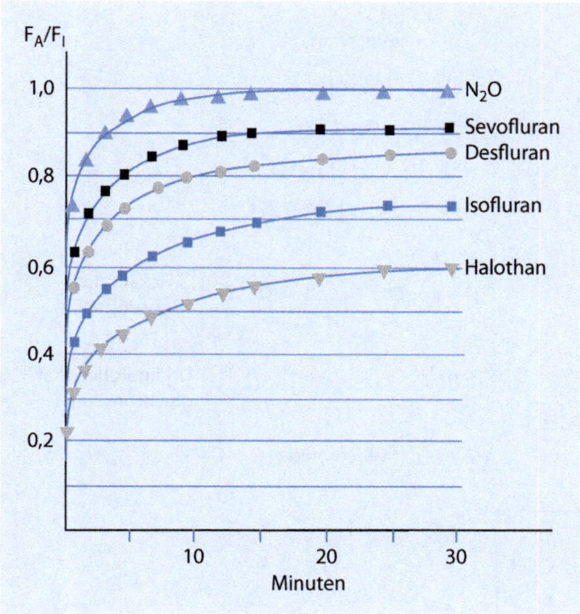

Abb. 4.3 Kinetik des Anflutprozesses verschiedener Inhalationsanästhetika. Zunehmende Blutlöslichkeit (z. B. Halothan) verlangsamt die Angleichung der alveolären Konzentration (F_a) an die inspiratorische Konzentration (F_i). (Aus: [68])

die Ventilation und den Blut-Gas-Verteilungskoeffizienten des Inhalationsanästhetikums bestimmt [72]. Daher sind die Aufwachzeiten unter standardisierten Ausgangsbedingungen bei Desfluran und Sevofluran kürzer als bei Isofluran. Eine Hypoventilation (z. B. Opioide unter Spontanatmung) verlängert die α-Elimination und damit die Aufwachzeit.

Die langsame β-Eliminationsphase entspricht der Elimination aus den »Gewebespeichern«, sie wird durch die Expositionszeit und die Gewebe-Blut-Verteilungskoeffizienten festgelegt [72]. Sie dauert umso länger, je größer die Gesamtaufnahme im Körper ist. Es ist letztlich nicht geklärt, ob die durch langsame β-Elimination produzierten subanästhetischen Konzentrationen der volatilen Anästhetika einen Einfluss auf die psychomotorische Leistungsfähigkeit ausüben.

Praxistipp

Für die vollständige Wiederherstellung der kognitiven Funktionen und Verkehrs- und Vertragsfähigkeit gilt eine Zeitdauer von 24 h nach Narkoseende. Diese Zeitspanne kann je nach Ausgangszustand des Patienten und Zustand nach Beendigung einer Intervention bzw. Operation erheblich differieren und gilt nur für sonst gesunde Patienten ohne relevante Komorbiditäten.

Tab. 4.3 Metabolismus der Inhalationsanästhetika

Inhalationsanästhetikum	Biotransformation (%)
Methoxyfluran	50–70
Halothan	25
Enfluran	2,5
Isofluran	<1
Sevofluran	5
Desfluran	<0,1
N_2O	0004
Xenon	0

Metabolismus

Das Ausmaß des Metabolismus (Tab. 4.3) hängt von folgenden Faktoren ab.

- Blut-Gas-Verteilungskoeffizienten:
  je niedriger dieser ist, desto geringer sind die Gesamtaufnahme und der Anteil, der in den Geweben vorübergehend gespeichert und metabolisiert wird.
- Fett-Blut-Verteilungskoeffizienten:
  je niedriger dieser ist, desto weniger wird in fettreichen Geweben aufgenommen und gespeichert. Dieser ist für Desfluran am niedrigsten und für Isofluran, Sevofluran und Halothan vergleichbar hoch (Tab. 4.2).
- Ausmaß der Metabolisierung durch Cytochrom-P_{450}-2E1:
  am geringsten für Desfluran, gefolgt in zunehmender Reihenfolge von Isofluran, Enfluran, Sevofluran und Halothan.
- Induktion des Cytochrom-P_{450}-Systems:
  2- bis 3-fach gesteigerte Aktivität bei adipösen Patienten [47][67]. Alkohol und Phenytoin induzieren die Cytochrom-P_{450}-Isoenzyme, ebenso wie die volatilen Anästhetika selbst.

Die minimale Metabolisierung volatiler Anästhetika findet mit Ausnahme von Methoxyfluran im Wesentlichen hepatisch statt. Isofluran, Sevofluran und Desfluran werden durch mischfunktionelle Cytochrom-P_{450}-abhängige Monooxygenasen oxidiert, wobei es sich im Wesentlichen um eine Dehalogenierung bzw. O-Dealkylierung handelt. Bei der Dehalogenierung wird der endständige halogenierte Kohlenstoff oxidiert. Bei der O-Dealkylierung wird die Alkylgruppe in Nachbarschaft des O_2-Atoms der Ätherbindung hydroxyliert (Ätherspaltung, Abb. 4.4; [68]) und es entsteht als Metabolit Trifluoressigsäure (TFA). Anorganisches Fluorid wird ungefähr je zur Hälfte in das Knochengewebe eingebaut bzw. renal eliminiert, während

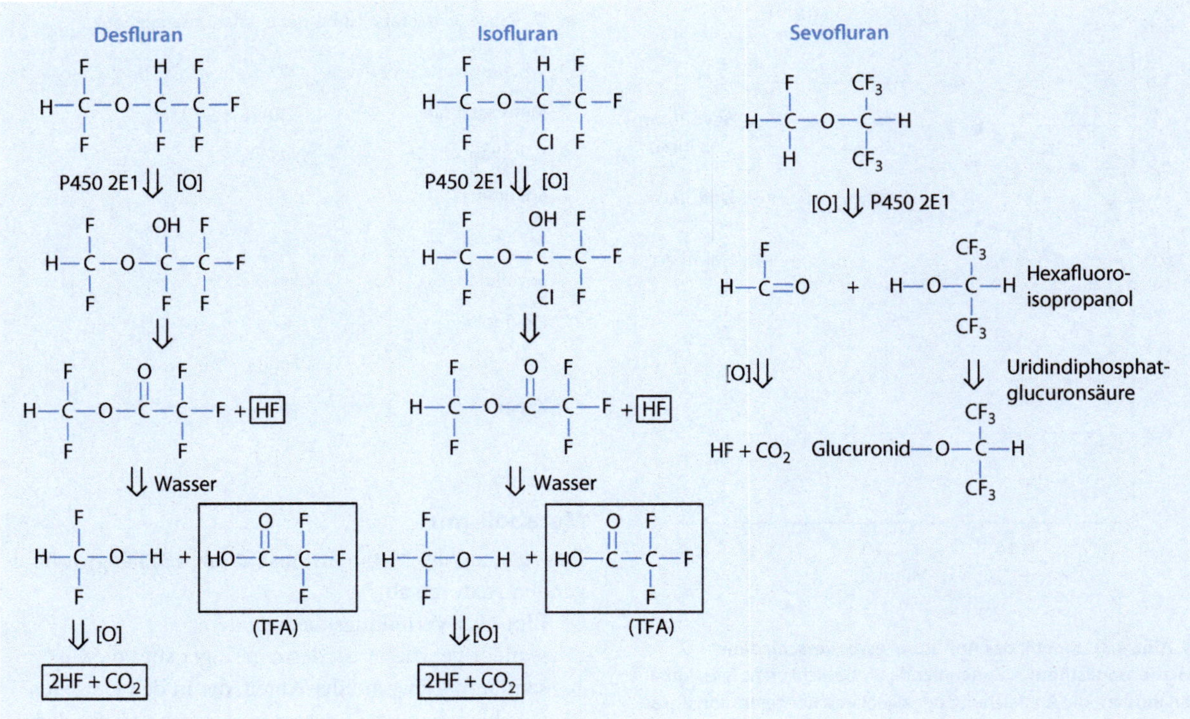

Abb. 4.4 Metabolisierung von Desfluran, Isofluran und Sevofluran. Die Metabolisierung erfolgt oxidativ über die Cytochrom-P_{450}-2E1-Enzyme. Die oxidativen Abbauwege von Desfluran und Isofluran verlaufen parallel und führen zur Bildung von Trifluoressigsäure (TFA), anorganischem Fluorid und Kohlendioxid. Beim oxidativen Abbau von Sevofluran entsteht Hexafluoroisopropanol, anorganisches Fluorid und Kohlendioxid aber kein TFA. (Aus: [68])

die organischen Oxidationsprodukte größtenteils renal eliminiert werden.

N_2O und Xenon Nicht in der Leber metabolisiert, aber in geringen Mengen von der Bakterienflora des Darms zu Stickstoff reduziert, wird N_2O. Das Edelgas Xenon wird nicht metabolisiert.

Halothan Aufgrund der höchsten Metabolisierungsrate sticht Halothan unter den volatilen Anästhetika besonders hervor. Der Anteil der Metabolisierung beträgt ca. 25% [13]. Für Halothan existiert neben dem oxidativen (>09%) auch ein anaerober, reduktiver Abbauweg (<1%). Das organische Hauptabbauprodukt des oxidativen Metabolismus von Halothan ist Trifluoressigsäure (TFA), das aus Trifluoracetylchlorid durch Chloridabspaltung entsteht. TFA ist der Auslöser für die sog. **Halothanhepatitis**; hierbei können durch TFA als Hapten autoimmunologische Prozesse bei Wiederholungsnarkosen in Gang gesetzt werden. Die anorganischen Abbauprodukte des oxidativen Weges sind Chlorid und Bromid. Die Serumkonzentration von Bromid können mehrere Tage bis Wochen erhöht bleiben und sedierend wirken. Bei Konzentrationen >6 mval/l können ZNS-toxische Effekte auftreten.

Als organische Produkte des reduktiven Stoffwechselweges sind 2 Verbindungen nachweisbar: 2-Chlor-1,1,1-trifluorethan (CTE) und 2-Chlor-1,1-difluorethylen (CDE). Als anorganische Abbauprodukte des reduktiven Stoffwechselwegs werden bei der Entstehung von CTE ein Bromidion und bei der Entstehung von CDE ein Bromid- und ein Fluoridion freigesetzt.

Enfluran Enfluran weist eine Metabolisierungsrate von ca. 2,5% auf. Die Substanz wird oxidativ durch Dehalogenierung biotransformiert, wobei beim Menschen Difluoromethoxydifluoroessigsäure als organisches Abbauprodukt sowie Fluorid und Chlorid als anorganische Abbauprodukte nachzuweisen sind. In Deutschland wird Enfluran nicht mehr klinisch eingesetzt.

Isofluran Die Metabolisierung von Isofluran beträgt ca. 1%. Als organisches Abbauprodukt entsteht TFA. Intermediärprodukte bei der Metabolisierung sind Trifluoracetaldehyd oder Trifluoracetylchlorid (Abb. 4.4). Anorganische Abbauprodukte sind Fluorid und Chlorid.

Die Fluoridkonzentration im Serum ist niedriger als nach Enflurangabe.

Desfluran Desfluran wird nur zu <0,1% metabolisiert. Organisches Abbauprodukt ist TFA und anorganisches Abbauprodukt ist Fluorid (◘ Abb. 4.4). Auch nach langen Narkosen mit Desfluran steigen die Fluoridkonzentrationen im Serum nicht an.

Sevofluran Die Metabolisierungsrate von Sevofluran beträgt ca. 5%. Die Biotransformation erfolgt hepatisch (Cytochrom-P_{450}-2E1). Metabolite sind anorganisches Fluorid, Hexafluoroisopropanol (HFIP) und CO_2. Das in der Leber gebildete Hexafluoroisopropanol (HFIP) wird rasch glukuronidiert und im Urin ausgeschieden (◘ Abb. 4.4). Für die Fluoridkonzentration im Serum wurden Spitzenkonzentrationen von 20–35 µmol/l Fluorid bestimmt [28] [78].

Methoxyfluran Hohe Fluoridkonzentrationen wurden immer wieder mit einer Nephrotoxizität in Zusammenhang gebracht, insbesondere im Zusammenhang mit dem obsoleten Methoxyfluran. Methoxyfluran, das erheblich metabolisiert wird (50–75%; [13]), führt zu einem Serumfluoridspiegel von 50–80 µmol/l. Aus diesen Erfahrungen galt als »nephrotoxische Schwelle« ein Serumfluorid >ca. 50 µmol/l. Diese Schwellenkonzentration ist allerdings nur für Methoxyfluran gültig, da sie auf einer intrarenalen Freisetzung von Fluorid in den Tubuluszellen beruht [46]. Die intrarenale Fluoridgenerierung ist der wesentliche Unterschied zu den anderen volatilen Anästhetika, bei deren Metabolisierung Fluorid intrahepatisch entsteht.

Im Rahmen eines Unglücks, bei dem Fluorid zur Trinkwasserfluoridierung in hoher Konzentration in das Trinkwasser gelang wurden insgesamt 296 Personen vergiftet, eine Person verstarb. Obwohl es zu teilweise sehr hohen Fluoridkonzentrationen im Blut mit zahlreichen insbesondere zentralnervösen Symptomen kam, wurde bei keinem der Patienten eine Schädigung der Nieren beobachtet, so dass die These einer Nephrotoxizität durch Fluorid in Frage gestellt wird.

Derzeit gelten Fluoridkonzentrationen bei Verwendung von Enfluran, Isofluran und Sevofluran im Serum <50 µmol/l als unbedenklich [24][57].

Praxistipp

Alle gebräuchlichen volatilen Anästhetika können trotz Entstehung anorganischen Fluorids auch bei vorbestehender Niereninsuffizienz ohne Gefahr der Nierenschädigung eingesetzt werden.

4.1.4 Pharmakodynamik

Für die Dosierung volatiler Anästhetika wurde das MAC-Konzept eingeführt. MAC steht für minimale alveoläre Konzentration.

Die MAC_{50} ist definiert als diejenige alveoläre Konzentration eines Inhalationsanästhetikums in Vol.-% in O_2 bei der 50% der Patienten keine Bewegung der Extremitäten nach einem Hautschnitt zeigen. Die MAC_{50} ist von vielen Faktoren abhängig und letztlich eine am Patienten individuell zu titrierende Größe.

Praxistipp

Narkosedauer, Größe und Gewicht des Patienten haben keinen Einfluss auf den MAC-Wert. Faktoren, die den MAC-Wert verringern, sind: zunehmendes Alter, gleichzeitige Gabe von Analgetika und Sedativa, Absinken der Körpertemperatur, akute Alkoholintoxikation und Schwangerschaft.

Der Dosisbedarf (MAC_{50}) der Inhalationsanästhetika ist altersabhängig. Die höchsten Werte findet man im 1. Lebensjahr, die niedrigsten bei Frühgeborenen und in sehr fortgeschrittenem Alter. So beträgt bei einem 80jährigen Patienten die MAC_{50} nur etwa die Hälfte von dem Wert bei einem Kind im 1. Lebensjahr. Die Gründe für die altersabhängigen Veränderungen der MAC-Werte sind unbekannt. Die für Menschen mittleren Alters gefundenen MAC_{50}-Werte der Inhalationsanästhetika sind in ◘ Tab. 4.4 aufgeführt.

Praxistipp

Bei guter Analgesie werden zur Ausschaltung des Bewusstseins endtidale Konzentrationen des volatilen Anästhetikums von ca. 0,4 MAC_{50} benötigt.

Der Vorteil und Nutzen des MAC-Konzepts liegt hauptsächlich in der Möglichkeit, einen Vergleich der verschiedenen volatilen Anästhetika hinsichtlich ihrer Wirkstärke auch über Speziesgrenzen hinweg vorzunehmen.

Um die klinische Anwendung des MAC-Begriffs zu verbessern, wurden weiterte MAC-Definitionen eingeführt.

Die $\mathbf{MAC_{95}}$ unterdrückt bei 95% der Patienten reflektorische Bewegungen auf einen Hautschnitt und beträgt ca. das 1,1-fache der MAC_{50}.

Zur Unterdrückung der sympathoadrenergen Reaktion auf den Hautschnitt $\mathbf{MAC_{BAR50}}$ bzw. $\mathbf{MAC_{BAR95}}$ (BAR = »block of adrenergic response«) sind 1,3-fache MAC_{50}-Werte erforderlich.

Tab. 4.4 Minimale alveoläre Konzentration (MAC_{50} und MAC_{95}) von Inhalationsanästhetika bei Patienten mittleren Alters. Aufgeführt sind außerdem die MAC_{50}-Werte bei Supplementierung mit 60–70% N_2O

Inhalationsanästhetikum	MAC_{50} (Vol.-%) in O_2	MAC_{95} (Vol.-%) in O_2	MAC_{50} (Vol.-%) mit 60–70% N_2O	MAC_{awake} (Vol.-%) in O_2	MAC_{awake}/MAC_{50} (%)
Äther	3–4	–	–	–	–
Halothan	0,8	0,9	0,3	0,5	63
Enfluran	1,6	1,9	0,6	0,4	25
Isofluran	1,2	1,6	0,6	0,3	25
Desfluran	6,6	–	2,4	2,6	39
Sevofluran	1,8	2,1	0,7	0,6	33
N_2O	105	–	–	63	60
Xenon	71	–	–	33	47

Die $\mathbf{MAC_{EI50}}$ bzw. $\mathbf{MAC_{EI95}}$-Werte (EI = »endotracheal intubation«) ermöglichen bei 50%, bzw. 95% der Patienten die Laryngoskopie und endotracheale Intubation ohne relevanten Hustenreiz. Diese Werte sind sehr hoch und entsprechen etwa dem 1,5- bzw. 2-fachen der MAC_{50}.

Größere klinische Relevanz als die MAC_{EI}- und die MAC_{BAR}-Werte hat der MAC_{awake}-Wert.

Die $\mathbf{MAC_{awake}}$ bezeichnet die endtidale Konzentration, bei der Patienten auf Ansprache die Augen öffnen. Sie gilt auch als Grenze zur Ausschaltung des Bewusstseins und Vermeidung von »intraoperativen Wachheitszuständen«. Sie beträgt etwa 30% der altersadaptierten MAC_{50} von Isofluran und Sevofluran [38], bzw. 40% der MAC_{50} von Desfluran und wird nicht von mittleren Plasmakonzentrationen von Opioiden am Ende einer »balancierten Anästhesie« verändert [39].

Die $MAC_{awake50}$ hat nicht zuletzt deshalb große Bedeutung, da sie als eine Grenze verstanden wird, unterhalb derer das Auftreten von Awareness sehr wahrscheinlich ist.

4.2 Inhalationsanästhetika im Einzelnen

4.2.1 Lachgas (Distickstoffoxid, N_2O)

Wirkungen auf das zentrale Nervensystem

N_2O ist ein starkes Analgetikum, aber ein nur schwaches Hypnotikum und ist daher nicht als Monoanästhetikum verwendbar, abgesehen von kleinen Eingriffen wie Zahnextraktionen oder kleinen Wundversorgungen. Seinen breiten Einsatz verdankt N_2O der Reduktion der MAC und der guten Analgesie. N_2O führt zur Steigerung der zerebralen Durchblutung mit Beeinträchtigung der zerebralen Autoregulation [75] und kann daher zum Anstieg des intrakraniellen Drucks führen. Bei Patienten mit großen Hirntumoren oder Schädel-Hirn-Trauma ist der Einsatz von N_2O daher kontraindiziert.

Wirkungen auf das kardiovaskuläre System

N_2O wirkt negativ inotrop durch eine Funktionsbeeinträchtigung des sarkoplasmatischen Retikulums der Herzmuskelzellen [14]. Klinisch wird die negativ inotrope Wirkung durch eine indirekte Symphathikusstimulation [19] kaschiert. Diese Kompensation kann bei hochdosierter Opioidgabe wegfallen und dadurch das HZV durch N_2O vermindert werden. N_2O führt zudem zu einem Anstieg des pulmonalen Gefäßwiderstandes und sollte aus diesem Grund nicht bei kardiovaskulären Risikopatienten – insbesondere bei pulmonalem Hypertonus – gegeben werden.

Störungen des erythropoetischen Systems

N_2O inaktiviert Vitamin B_{12} durch irreversible Oxidation des zentralen Kobaltions. Es kommt zur Verminderung von Methionin und Folsäure, die für die Proteinsynthese, bzw. DNA-Synthese essenziell sind [60]. Eine Störung der Erythropoese durch N_2O ist daher möglich, insbesondere bei Patienten mit latentem Vitamin-B_{12}-Mangel (Vegetarier, chronischer Alkoholabusus, Gastrektomie, Morbus Crohn, Ileumresektion, atrophische Gastritis). Es gibt Kasuistiken, die das Auftreten einer funikulären Myelose beschrieben haben [60][66]. Als Behandlung kommen die orale Zufuhr von Methionin oder Folsäure und eine Vitamin-B_{12}-Substitution nach der Anästhesie in Frage. Aufgrund der hohen Speicherkapazität der Leber für Vitamin B_{12} ist ein Mangelsyndrom nach einer einzigen Anästhesie mit N_2O unwahrscheinlich. Liegt allerdings ein latenter oder ein manifester Mangel an Vitamin B_{12} vor (z. B. bei Veganern) sollte im Zweifel auf N_2O verzichtet werden. Zur Frage ob die Anwendung von N_2O generell verzichtbar ist, ► Kap. 15.

Arzneimittelprofil

Lachgas

- **Wirkung:** stark analgetisch, schwach hypnotisch, reduziert MAC anderer Inhalationsanästhetika, Metabolisierungsrate: 0004%
- **Phk:** Blut-Gas-Verteilungskoeffizient: 0,47; Mac_{50} in O_2: 115,0
- **NW:** negativ inotrop, geringe Steigerung von peripherem Widerstand und mittlerem arteriellen Druck, Reduktion der Aktivität von Vitamin B_{12}-abhängigen Enzymen
- **KI:** Patienten mit Schädel-Hirn-Trauma oder großen Hirntumoren, pulmonaler Hypertonie
- **Ind:** Analgesie

4.2.2 Xenon

Als einziges Element aus der Gruppe der Edelgase hat Xenon unter normobaren Bedingungen anästhetische Eigenschaften. Aufgrund des sehr niedrigen Blut-Gas-Verteilungskoeffizienten von 0,14 (◘ Tab. 4.2) flutet Xenon rascher an und ab, als alle anderen Inhalationsanästhetika und hat ein ideales pharmakokinetisches Profil.

Xenon wurde im Jahre 1898 von Ramsay u. Travers entdeckt. Unter den Edelgasen ist es das schwerste stabile Element mit einem Molekulargewicht von 131,3. Sein Anteil in der Atmosphäre beträgt 00000087%.

Die erste Publikation zum anästhetischen Effekt von Xenon wurde 1946 veröffentlicht. Im Jahr 1951 wurde die erste Anwendung von Xenon als Anästhetikum beim Menschen beschrieben. Die MAC_{50} von Xenon beträgt 71% (◘ Tab. 4.4) und ist damit mit N_2O vergleichbar. Xenon inhibiert NMDA-Rezeptoren und hat keinen Einfluss auf GABA-Rezeptoren. Initial wurden deutliche Steigerungen des intrakraniellen Blutflusses unter Xenon beobachtet. Jüngere Untersuchungen liefern jedoch keinen klaren Effekt, sowohl Zunahmen als auch Abnahmen wurden beobachtet.

Die kardiovaskuläre Funktion bleibt unter Xenonanästhesie bemerkenswert stabil; es kommt zu einer milden Bradykardie ohne Abfall des Blutdrucks und ohne Einschränkung der ventrikulären systolischen Funktion [74]. Aufgrund seiner im Vergleich zu Sauerstoff hohen Viskosität werden für Xenonanästhesien spezielle Anästhesierespiratoren benötigt. Bei Patienten mit Lungenerkrankungen und bei Neugeborenen und Säuglingen können aufgrund der Viskosität Beatmungsprobleme entstehen.

Xenon ist in Deutschland seit Oktober 2005 (ASA I–III) und europaweit seit März 2007 (ASA I–II) zugelassen. Die Zulassung gilt aber nicht für eine mögliche Kombination von Xenon mit anderen volatilen Anästhetika. Aufgrund der derzeit noch sehr hohen Kosten ist der Einsatz aber noch sehr begrenzt.

Arzneimittelprofil

Xenon

- **Wirkung:** hypnotisch, inhibiert NMDA-Rezeptoren, kein Einfluss auf GABA-Rezeptoren
- **Phk:** ideale Pharmakokinetik; Blut-Gas-Verteilungskoeffizient: 0,14; Mac_{50} in O_2: 71,0, Metabolisierungsrate: 0%
- **NW:** Aufgrund hoher Viskosität evt. Beatmungsprobleme (Spezialvapor!), milde Bradykardie
- **Ind:** Anästhesie

4.2.3 Volatile Anästhetika

Wirkungen auf das zentrale Nervensystem

Ausschaltung des Bewusstseins

Die volatilen Anästhetika führen bei alveolären Konzentrationen von 0,3–0,4 MAC zur Ausschaltung des Bewusstseins (MAC_{awake}). Volatile Anästhetika führen dosisabhängig zur Verlangsamung der EEG-Frequenz und Zunahme der Amplituden.

> **Die Veränderungen des EEG durch volatile Anästhetika sind dosisabhängig.**

Durch computergestützte Prozessierung der Roh-EEG-Signale können verschiedene Parameter bestimmt werden (Narkotrend, BIS, etc.), die ein zerebrales Monitoring der Wirkung volatiler Anästhetika ermöglichen. »Burst-suppression«-Muster oder isoelektrische EEG-Linien treten erst bei sehr hohen Dosierungen von ca. 2 MAC auf [70].

Evozierte Potenziale

Volatile Anästhetika beeinflussen auch somatosensorische, akustisch und visuell evozierte Potenziale.

4

Praxistipp

Wenn bei bestimmten Operationen evozierte Potenziale zur Aktivitätsmessung neuraler Strukturen während der Narkose abgeleitet werden, sollte auf volatile Anästhetika verzichtet werden, bzw. deren Wirkung auf diese Potenziale beachtet werden.

Es kommt zu einer dosisabhängigen Zunahme der Latenzen und einer Verminderung der Amplitude akustisch evozierter Potenziale (AEP). Die primären Reizleitungswege sind weitgehend unverändert, so dass die Potenziale auf Hirnstamm und Mittelhirnebene unverändert bleiben. Im akustischen Kortex werden die Potenziale dagegen dosisabhängig unterdrückt, bis keine Informationsverarbeitung mehr stattfindet. Diese Tatsache kann man umgekehrt auch als Parameter zur Messung der Narkosetiefe nutzen. Die Unterdrückung der akustisch evozierten Potenziale mittlerer Latenz ist ein Parameter des Bewusstseinsverlusts während Narkose. In Übereinstimmung mit der MAC_{awake} sind hierzu ca. 0,4 MAC notwendig [17].

Sympathisches Nervensystem

Isofluran und Desfluran beeinflussen die Regulation des Kreislaufs durch das autonome Nervensystem am wenigsten. Dadurch ist die Barorezeptorreflex vermittelte Tachykardie bei fallendem Blutdruck erklärbar. Zudem kommt es zu einer Tachykardie bei sprunghafter Konzentrationsänderung des volatilen Anästhetikums.

Praxistipp

Die tachykarde Reaktion ist besonders bei einer Desfluranmononarkose ausgeprägt, tritt aber auch bei Isofluran auf, weniger bei Sevofluran und gar nicht bei Halothan.

Diese tachykarde Reaktion, die auch auf eine sympathoadrenerge Stimulation und die Aktivierung tracheopulmonaler und systemischer Rezeptoren zurückgeführt wird [77], kann für koronare Risikopatienten nachteilig sein. Die tachykarde Reaktion kann durch die Gabe eines β_1-selektiven β-Blockers, eines Opioids oder eines α_2-Rezeptoragonisten vollständig unterdrückt werden [76].

Zerebrale Perfusion

Die zerebrale Autoregulation wird durch niedrige und mittlere Konzentrationen volatiler Anästhetika nicht beeinträchtigt. Bis 1,0 MAC bleibt die Hirndurchblutung eng an den metabolischen Bedarf des Gehirns gekoppelt und es kommt gegenüber dem Wachzustand entsprechend einer Dämpfung der neuronalen Aktivität zu einer deutlichen Abnahme des zerebralen O_2-Verbrauchs von bis zu 50% mit erhaltener CO_2-Reagibilität der zerebralen arteriellen Gefäße [58]. Dadurch kann mit volatilen Anästhetika zusammen mit einer milden Hyperventilation ein erhöhter ICP gesenkt werden. Bei höheren Konzentrationen von über 1,5 MAC wird die zerebrale Autoregulation gestört und es kommt zu einer zerebralen Vasodilatation mit zunehmender Hirndurchblutung und Anstieg des ICP.

Praxistipp

Daher sollte im Rahmen neurochirurgischer Eingriffe ein MAC-Wert von 1,0 nicht wesentlich überschritten werden.

Der Mechanismus der zerebralen Vasodilatation der volatilen Anästhetika besteht nach tierexperimentellen Befunden zu ca. 70% in einer direkt relaxierenden Wirkung auf die Gefäßmuskulatur und zu ca. 30% in einer durch endotheliale Mediatoren (NO, Prostazyklin und Epoxyeicosatriensäuren) indirekt vermittelten Gefäßrelaxierung [41]. Verschiedene Befunde sprechen darüber hinaus für eine zerebroprotektive Wirkung volatiler Anästhetika bei fokaler und globaler Hirnischämie auch im Sinne einer anästhetikainduzierten Präkonditionierung [23][43][65]. Volatile Anästhetika sind daher möglicherweise bei Operationen, bei denen es zu passageren Ischämie des Gehirns kommen kann, wie z. B. in der Karotis- oder Neurochirurgie, vorteilhaft. Allerdings gibt es derzeit noch keine klinischen Belege, dass die Verabreichung von volatilen Anästhetika das Ausmaß von hypoxischen neurologischen Schädigungen reduzieren kann.

Wirkungen auf das kardiovaskuläre System

Herzfrequenz und Herzrhythmus

Die Herzfrequenz wird während Anästhesie vielfach herabgesetzt, allerdings kann bei einer »reinen« Inhalationsanästhesie die Herzfrequenz, v. a. im Kindes- und Jugendalter, erhöht werden. Dies gilt insbesondere für Isofluran und Desfluran, weniger für Sevofluran.

Der Herzrhythmus wird durch volatile Anästhetika – außer durch die geschilderte Wirkung auf die Chronotropie – nicht wesentlich verändert, d. h. es treten in klinischer Dosierung keine supra- oder ventrikulären Extrasystolen auf.

Systole und Diastole

Volatile Anästhetika beeinträchtigen dosisabhängig die kardiale Pumpfunktion. Ihre negativ inotrope Wirkung ist im Wesentlichen durch eine Einschränkung der systolischen Funktion gekennzeichnet und manifestiert sich in einer dosisabhängigen Verminderung des Schlagvolumens. Zugleich steigen die kardialen Füllungsdrücke. Die negativ inotrope Wirkung der volatilen Anästhetika wird durch eine Senkung der Nachlast kompensiert, so dass das HZV erhalten bleibt. Der Mechanismus der negativ inotropen Wirkung volatiler Anästhetika beruht auf einer kalziumantagonistischen Wirkung durch eine Konzentrationsabnahme von ionisiertem Kalzium im Zytosol der Kardiomyozyten. Dazu kommt es durch die Hemmung von L-Typ Kalziumkanälen und einer verminderten Freisetzung von Kalzium aus dem sarkoplasmatischen Retikulum. Die negativ inotropen Effekte von Isofluran, Sevofluran und Desfluran sind weniger ausgeprägt als die von Halothan und Enfluran [32].

Interessanterweise verstärken volatile Anästhetika trotz ihrer negativ inotropen Wirkung die positiv inotropen Effekte von α- und β_1-Rezeptor-Agonisten wie Phenylephrin und Isoprenalin. Es ist daher von einer Aktivierung des β-adrenergen Signaltransduktionswegs auszugehen [31][50]. Auch die diastolische Funktion des Herzens beeinflusst entscheidend das Schlagvolumen, da die Füllung der Ventrikel durch eine Tachykardie oder fehlende Relaxierung des kontraktilen Apparates vermindert wird. Die diastolische Muskelerschlaffung beruht auf einem aktiven energieabhängigen Prozess und β-Sympathomimetika wirken positiv lusitrop. Halothan hat einen vergleichsweise stärkeren negativ lusitropen Effekt als Isofluran, Desfluran und Sevofluran [29][82]. In ischämischem Myokard können Isofluran, Desfluran und Sevofluran positiv lusitrope Effekte bewirken [62] und auch antiischämisch, bzw. kardioprotektiv wirken [40]. Bei koronarer Herzkrankheit und ischämischem Myokard ist die negativ inotrope Wirkung der volatilen Anästhetika mit reduziertem O_2-Bedarf ebenso von Vorteil wie die Verbesserung der diastolischen Funktion aufgrund einer positiven Lusitropie. Darüber hinaus wirken volatile Anästhetika kardioprotektiv durch Phänomene wie Prä- und Postkonditionierung.

Arterieller Blutdruck, peripherer Widerstand und HZV

Isofluran, Desfluran und Sevofluran vermindern den arteriellen Blutdruck hauptsächlich durch eine Verminderung des peripheren Widerstands und nur zu einem geringen Teil durch eine Verminderung der myokardialen Kontraktilität [12][53], wodurch das Herzzeitvolumen nicht wesentlich absinkt. Isofluran und Desfluran erhalten die Regulation des Kreislaufs durch die Funktion des autonomen Nervensystems. Durch das autonome Nervensystem wird die barorezeptorreflexinduzierte Tachykardie bei fallendem Blutdruck und bei schneller Konzentrationsänderung des volatilen Anästhetikums erklärbar, die mit dazu beiträgt, das Herzzeitvolumen bei geringerem Schlagvolumen aufrecht zu erhalten.

Myokardiale Perfusion

Volatile Anästhetika führen zu einer Koronardilatation unter Erhalt der koronaren Autoregulation. Ein früher insbesondere bei Isofluran diskutiertes sog. »Coronary-steal-Phänomen« hat sich als Epiphänomen des bei Isofluran deutlichen Blutdruckabfalls herausgestellt. Wird der Blutdruck weitgehend konstant gehalten, kommt es zu keiner negativen intramyokardialen Blutumverteilung. Im Gegenteil kann bei Sevofluran eine Zunahme des kollateralen Blutflusses festgestellt werden [40]. Darüber hinaus bestehen aufgrund der sog. anästhetikainduzierten Präkonditionierung kardioprotektive und antiischämische Wirkungen, die das Ausmaß einer koronaren Ischämie abschwächen.

Praxistipp

Daher sind die volatilen Anästhetika zur Narkoseführung aufgrund ihres pharmakodynamischen Profils bei kardiovaskulären Risikopatienten besonders geeignet, ebenso auch zur Aufrechterhaltung der Narkose bei herzinsuffizienten Patienten.

Im Vergleich zu einer TIVA konnten bei der Narkoseführung mit volatilen Anästhetika bei kardialen Risikopatienten zur Koronarchirurgie günstige Effekte im Sinne einer »Organprotektion« beobachtet werden: die kardiale Funktion in der Postbypassphase war besser, der Verbrauch an Katecholaminen geringer und die Serumspiegel von Troponin I im postoperativen Verlauf niedriger [18]. Diese günstigen Effekte werden auf das Phänomen der anästhetikainduzierten Präkonditionierung zurückgeführt [40][44].

Volatile Anästhetika vermindern die Größe eines Herzinfarktes, den Reperfusionsschaden, ST-Segmentveränderungen und Extrasystolien, den Kalziumeinstrom und die Kalziumfreisetzung im Myozyten, die Bildung von Sauerstoffradikalen und erhalten die intrazelluläre Konzentration von ATP. Daneben gibt es vielfältige Hinweise für nephro- und zerebroprotektive Eigenschaften der volatilen Anästhetika (◘ Abb. 4.5; [37][43][65]).

Wirkungen auf das respiratorische System

Atemwegverträglichkeit und Bronchialtonus

Bei der Einleitung per inhalationem ist die Atemwegsreizung auch wegen Stimulation des olfaktorischen Systems mit Auslösung von Atemwegsreflexen von Bedeutung. Eine größere Rolle spielt die direkte Schleimhautreizung im oberen Respirationstrakt. Sevofluran hat einen aromatischen Geruch, während der von Isofluran und Desfluran als unangenehm stechend beurteilt wird.

Tierexperimentell wurde gezeigt, dass ein pharmakologisch induzierter Bronchospasmus durch volatile An-

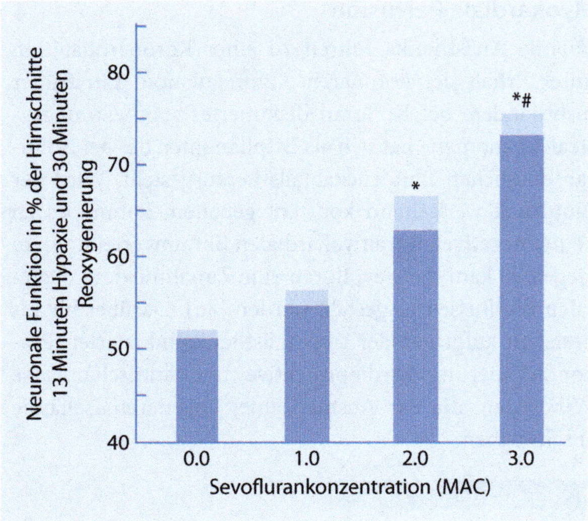

Abb. 4.5 Zerebroprotektion durch sevofluraninduzierte Präkonditionierung. Es zeigt sich eine dosisabhängige Zunahme des Prozentsatzes von Hirngewebsschnitten mit neurophysiologisch gemessener erhaltener Funktion in der CA-1-Region des Hippocampus nach einer Schädigung durch 13 min Hypoxie und 30 min Reoxigenierung. Das Gehirngewebe wurde 15 min vor Schädigung mit 0 MAC Sevofluran (Kontrolle) oder mit 1–3 MAC Sevofluran für 30 min präkonditioniert. Abgebildet sind Mittelwerte ± Standardfehler

ästhetika erheblich abgeschwächt wird [30]. Nach In-vitro-Studien ist die relaxierende Wirkung in den distalen Bronchioli stärker ausgeprägt als in den proximalen. Die Effekte werden auf eine Hemmung der Acetylcholinfreisetzung, die Bildung von Prostaglandinen und NO durch das Epithel [64] und direkte glattmuskuläre Relaxierung zurückgeführt [82].

Atemantrieb

Bei Spontanatmung führen alle volatilen Anästhetika dosisabhängig zu einer Hypoventilation. Es kommt zur Abnahme des Tidalvolumens, bei gleichzeitiger Zunahme der Atemfrequenz und insgesamt zu einer Verminderung des Atemminutenvolumens. Der CO_2-Partialdruck nimmt zu und es kann zu einer Hypoxämie kommen. Eine Ursache ist eine Verminderung der Empfindlichkeit der Chemorezeptoren im Glomus caroticum. Durch chirurgische Stimulation wird die Hypoventilation vermindert, aber nicht aufgehoben.

Inhalationsanästhetika vermindern die über die Chemorezeptoren des Glomus caroticum vermittelte hypoxische und hyperkapnische Atemstimulation. Noch subanästhetische Konzentrationen von z. B. 0,1 MAC können daher zur Hypoventilation führen [7][56][63].

Praxistipp

Der atemdepressive Effekt von Sevofluran und Desfluran klingt rascher ab als der von Isofluran und Halothan.

Nach Extubation wurden bei Neugeborenen und Säuglingen von 2,5–8 Wochen nur nach Isofluran, nicht aber nach Desfluran, Apnoephasen beschrieben [79].

Hypoxische pulmonale Vasokonstriktion und Ein-Lunge-Ventilation

Befunde an der isoliert perfundierten Lunge zeigen, dass alle volatilen Anästhetika die hypoxische pulmonale Vasokonstriktion (HPV) dosisabhängig abschwächen [35]. Daraus wurde abgeleitet, dass Störungen des Ventilations-Perfusions-Verhältnisses mit erhöhtem intrapulmonalen Shunt mit Abnahme des arteriellen O_2-Partialdrucks (p_aO_2) resultieren. In in-vivo Experimenten wird die HPV durch das HZV, den Sympathikotonus und die Beatmungsparameter modifiziert [51] und die HPV wird nicht durch Sevofluran und Desfluran, aber durch eine Erniedrigung des pulmonalen Blutflusses (HZV) abgeschwächt. Ein weiterer Beleg, dass die HPV nicht durch Anästhetika, sondern durch die o. g. Faktoren abgeschwächt wird, zeigen Befunde einer Untersuchung, die eine Verbesserung des Oxigenierungsindex im Verlaufe einer Ein-Lunge-Ventilation – unabhängig davon ob eine total intravenöse oder eine Inhalationsanästhesie durchgeführt wurde [52].

Praxistipp

Volatile Anästhetika können zur Ein-Lunge-Ventilation verwendet werden ohne Gefahr einer verstärkten Abschwächung der HPV. In einer kürzlich erschienenen Metaanalyse konnte kein Vor- oder Nachteil gegenüber einer intravenösen Anästhesie gefunden werden [6].

Muskelrelaxierende Wirkung

Für die Intubation nach Beginn einer inhalativen Einleitung sind die Anschlagszeiten von nichtdepolarisierenden Muskelrelaxanzien nicht kürzer als bei Anwendung intravenöser Anästhetika. Es bestehen keine Unterschiede in der Wirkungsverstärkung der nichtdepolarisierenden Muskelrelaxanzien zwischen den verschiedenen volatilen Anästhetika [9][80].

Der muskelrelaxierende Effekt volatiler Anästhetika resultiert aus einer Dämpfung der Motoneurone im Rückenmark und dosisabhängigen Effekten an der motorischen Endplatte. Volatile Anästhetika reduzieren bei 1,0 MAC den Bedarf an nichtdepolarisierenden Relaxantien um 30–60%.

Wirkungen auf die Leber

Der O_2-Verbrauch der Leber wird durch Inhalationsanästhetika nicht verändert, d. h. die hepatische O_2-Bilanz wird von der Leberdurchblutung, beeinflusst.

Praxistipp

Isofluran, Sevofluran und Desfluran führen zu keiner Verminderung der Leberdurchblutung und können daher auch bei Leberinsuffizienz gefahrlos eingesetzt werden.

Bei einer bestehenden Leberinsuffizienz werden volatile Anästhetika gegenüber intravenösen Anästhetika favorisiert, weil ihre Elimination – im Gegensatz zu intravenösen Anästhetika – von der Leberfunktion unabhängig ist.

Postoperative Leberschäden können durch das Vorliegen von präoperativen Leberschäden, Anwendung leberschädigenden Substanzen, Behinderung des Blutflusses durch operative Manipulationen, Hypovolämie, Hypoxie und Sepsis bedingt sein. Nach Ausschluss dieser Faktoren als Ursache werden selten nach dem Einsatz von volatilen Anästhetika milde Leberschädigungen (Anstieg der Leberenzyme) gesehen. Bisher gibt es nur vereinzelt Fallberichte über eine schwere Leberschädigung bei der ein Zusammenhang mit Isofluran, Sevofluran oder Desfluran wahrscheinlich ist [54]. Für den sehr seltenen Fall einer durch volatile anästhetikainduzierten Hepatopathie soll eine intravenöse Anästhesie durchgeführt werden.

Eine **Halothanhepatitis** war durch ein Stunden bis Tage nach der Anästhesie auftretendes hohes Fieber mit schwerem Krankheitsgefühl, Ikterus, stark erhöhten Transaminasen im Serum gekennzeichnet und wird nur extrem selten durch Isofluran, Desfluran oder Sevofluran ausgelöst. Betroffen waren v. a. Erwachsene – insbesondere Frauen und Adipöse – bei denen bereits mehrfach Halothannarkosen durchgeführt wurden. Bei Kindern trat das Krankheitsbild nur sehr selten auf. Auch bei jahrelangem Abstand zwischen zwei Halothanexpositionen sind schwere Lebernekrosen beschrieben. Aufgrund der Gefahr der Auslösung einer Halothanhepatitis wird Halothan in vielen Ländern Europas und in den USA nicht mehr für Narkosezwecke eingesetzt. Es steht aber nach wie vor als einziges volatiles Anästhetikum auf der Liste essenzieller Medikamente der WHO 2007. Es existieren unterschiedliche Angaben zur Inzidenz der Halothanhepatitis. In der zwischen 1959–1962 durchgeführten retrospektiven National Halothane Study mit 865.515 Fällen wurde eine Häufigkeit schwerer tödlicher Hepatitisfälle von ca. 1:10.000 Narkosen geschätzt.

Arzneimittelprofil

Sevofluran

- **Wirkung/Ind:** Sevofluran ist ein volatiles Anästhetikum. Es hat eine narkotische Wirkung. Sevofluran ist aufgrund seiner Atemwegsverträglichkeit für eine inhalative Narkosegaseinleitung besonders geeignet und hat dadurch eine herausragende Stellung für diesen Zweck. Es wirkt bronchodilatierend und peripher und kranial vasodilatierend. Konzentrationsabhängig kommt es zu einer Atemdepression. Am Gehirn und Herzgewebe wirkt Sevofluran organprotektiv im Sinne einer Prä- und Postkonditionierung.
- **Phk:** Blut-Gas-Verteilungskoeffizient: 0,7; dies ermöglicht eine gute Steuerung der Narkosetiefe. Mac_{50} in O_2: 2,0; Metabolisierungsrate: 5%. Bei einem Wassergehalt von <5% im Atemkalk kommt es zu einer vermehrten Bildung von Compound A, einem Abbauprodukt von Sevofluran.
- **NW:** Sevofluran führt zu einer geringen Dilatation koronarer Widerstandsgefäße. Diese Vasodilatation zerebraler und koronarer Gefäße kann zu erwünschten und unerwünschten Veränderungen bei entsprechender Disposition führen. Dabei wurde für Sevofluran eine Zunahme des myokardialen kollateralen Blutflusses festgestellt.
- Eine bestehende Nieren- und Leberinsuffizienz sind keine Kontraindikationen für die Anwendung von Sevofluran.
- **KI:** Sevofluran ist eine Triggersubstanz der malignen Hyperthermie und ist bei entsprechender Disposition oder einem Verdacht kontraindiziert.

Desfluran

- **Wirkung:** Desfluran ist ein volatiles Anästhetikum und wird zur Aufrechterhaltung der Narkose eingesetzt. Der Geruch von Desfluran wird als stechend und als unangenehm empfunden, weshalb es für die inhalative Narkosegaseinleitung nicht geeignet ist. Für die Narkoseführung ist es jedoch universell verwendbar. Wie die anderen volatilen Anästhetika besitzt Desfluran auch eine bronchodilatierende Wirkung.
- Desfluran besitzt eine organprotektive Wirkung im Sinne einer Prä- und Postkonditionierung.
- **Phk:** Blut-Gas-Verteilungskoeffizient liegt bei 0,4. Desfluran weist von allen volatilen Anästhetika den niedrigsten Blut-Gas- und Gewebe-Blut-Verteilungskoeffizienten auf. Daraus resultieren rasche

Konzentrationsänderungen in den Alveolen, Blut und Gehirn. Dies bedingt auch die gute Steuerbarkeit der Narkosetiefe insbesondere bei »minimal flow«. Mac_{50} in O_2: 6,0; Metabolisierungsrate: <0,1%.
- **NW:** Desfluran reduziert den Gefäßwiderstand, senkt den mittleren arteriellen Druck und den zerebralen O_2-Verbrauch. Desfluran wird zu weniger als 0,1% metabolisiert. Bei ausgetrocknetem Atemkalk (<5%) können relevante Mengen an Kohlenmonoxid auftreten.
- **KI:** Desfluran ist bei Verdacht auf eine maligne Hyperthermie kontraindiziert.

Isofluran Wirkung/Ind

- Isofluran dient als volatiles Anästhetikum der Aufrechterhaltung der Narkose.
- **Phk:** Isofluran hat mit 1,4 den höchsten Blut-Gas-Verteilungskoeffizient der drei gebräuchlichen volatilen Anästhetika. Mac_{50} in O_2: 1,2; Metabolisierungsrate: <1%
- **NW:** Isofluran bewirkt eine Steigerung der Herzfrequenz und Reduktion des Gefäßwiderstands. Der zerebrale Sauerstoffverbrauch wird gesenkt. Durch seine atemwegsirritierende Wirkung ist es für eine inhalative Einleitung nicht geeignet. Leber- und Niereninsuffizenz stellen keine Kontraindikation für die Verwendung von Isofluran dar.
- **KI:** Isofluran gehört auch zu den Triggersubstanzen der malignen Hyperthermie.

Fazit

Desfluran, Isofluran und Sevofluran sind volatile Anästhetika, die bedenkenlos bei Niereninsuffizienz, Leberinsuffizienz und Herzinsuffizienz eingesetzt werden können. Sie weisen keine organbezogene Toxizität auf. Es sind zugleich die in Europa und den USA am häufigsten verwendeten volatilen Anästhetika.

Im Sinne einer Prä- und Postkonditionierung wirken alle volatilen Anästhetika organprotektiv.

4.3 Spezielle Aspekte beim Einsatz von Inhalationsanästhetika

4.3.1 Schwangerschaft und Geburtshilfe

Anästhesie während Schwangerschaft

Der Einsatz von Inhalationsanästhetika in der Schwangerschaft muss wie bei allen anderen Medikamenten unter dem Aspekt teratogener Wirkungen betrachtet werden (▶ Kap. 25). Wenn möglich sollte eine Operation in Narkose bis zum Abschluss der Organogenese (1. Trimenon) hinausgezögert werden.

Tierexperimentell wurden teratogene Effekte bei der Anwendung von N_2O nachgewiesen, wenn die Substanz während der Organogenese mehrfach über 24 h appliziert wurde. Auch für Halothan, Enfluran und Isofluran sind teratogene Effekte bei Nagetieren beschrieben, wobei auch hier anästhetische Konzentrationen über mehrere Stunden an verschiedenen Tagen appliziert wurden [4]. Falls diese tierexperimentellen teratogenen Daten auf den Menschen übertragbar sind, haben sie in erster Linie für das Personal Bedeutung und weniger für die Patienten, da diese nicht chronischen Konzentrationen von Inhalationsanästhetika ausgesetzt sind. Eine Operation in Allgemeinanästhesie erhöht evtl. die Abortrate. Es ist allerdings fraglich, ob dies auf den Eingriff (z. B. Cerclage, Appendizitis, Ovarialzystektomie), Angst und Stress oder die verwendeten Anästhetika zurückzuführen ist [4]. Bisher konnte keine Assoziation mit einem bestimmten Typ von Operation oder einem Anästhesieverfahren gefunden werden.

Auch die Frage, ob weibliches Anästhesie- oder operatives Personal, das geringen Konzentrationen von Anästhetika in der Umgebungsluft ausgesetzt ist, ein erhöhtes Risiko für Aborte oder fetalen Anomalien aufweist, ist nicht abschließend geklärt. Die meisten Untersuchungen zu diesem Thema stammen aus den 1970er und 1980er Jahren und sind mit dem heute verbreiteten Standard nicht mehr vergleichbar. In einer Metaanalyse aus dem Jahr 1985 wurde ein relatives Risiko für Aborte bei medizinischem Personal von 1,3 und für fetale Anomalien von 1,2 gefunden [11]. Die Dauer und Art der Exposition wurden jedoch nicht erfasst, so dass ein Bias nicht ausgeschlossen werden konnte.

Uterusrelaxierung

Entgegen häufigen Befürchtungen kommt es bei der Sectio caesarea nicht zu höheren Blutverlusten, wenn volatile Anästhetika in Konzentrationen <1 MAC verwendet werden [59]. Dies ist wahrscheinlich darauf zurückzuführen, dass die Wirkung von Uterotonika (z. B. Oxytocin) durch volatile Anästhetika in Konzentrationen bis etwa 1 MAC nicht eingeschränkt werden [55]. Volatile Anästhetika >1,0 MAC reduzieren allerdings dosisabhängig den Uterustonus.

4.3.2 Akut intermittierende Porphyrie

Volatile Anästhetika sind bei Porphyrie als unproblematisch einzustufen. Im Gegensatz zu intravenös applizierten Anästhetika, die fast vollständig hepatisch metabolisiert werden, liegt die Metabolisierungsrate bei volatilen Anästhetika deutlich unter 10%.

4.3.3 Immunologische Effekte der Inhalationsanästhetika

In vitro wurde gezeigt, dass N_2O und Halothan hemmend auf die Migration und die oxidative Antwort neutrophiler Granulozyten und damit möglicherweise ungünstig auf die unspezifische Immunantwort wirken, während Desfluran, Isofluran und Sevofluran keinen spezifischen Effekt auslösen [25][26]. Ob dies eine Relevanz für die klinische Anwendung hat, ist bislang unbekannt.

4.3.4 Berufliche Exposition

Mutagenität, Kanzerogenität, Teratogenität

Mutagene Effekte der Inhalationsanästhetika wurden mittels In-vitro-Testsystemen, z. B. dem Ames-Test ausgeschlossen. Ebenfalls negativ waren In-vitro-Tests, in denen in Hamsterovarzellen nach Chromosomenaberrationen gesucht wurde [5]. In-vivo-Tests beim Menschen zeigten widersprüchliche Ergebnisse. Einige Studien haben in Lymphozyten von Personal, das über längere Zeit gegenüber Inhalationsanästhetika exponiert war, eine erhöhte Rate von Schwesterchromatidaustausch gefunden [15], andere nicht [34][48].

In einer Studie [69] wurde bei hoher N_2O-Exposition eine erhöhte Abortrate gefunden, die aber in einer anderen Untersuchung [3] nicht bestätigt wurde. Es konnte dagegen gezeigt werden, dass die erhöhte Rate an Spontanaborten auf Wechselschichtarbeit sowie überdurchschnittliche Arbeitsbelastung zurückgeht. Nach der Einstufung der »Senatskommission zur Prüfung gesundheitsschädlicher Arbeitsstoffe« der deutschen Forschungsgemeinschaft (DFG) dürfen Schwangere in Bereichen eingesetzt werden, in denen N_2O angewendet wird. In den vom Ausschuss für Schadstoffe (AGS) festgelegten Technischen Regeln für Gefahrstoffe (TRG) wird Halothan, nicht aber die anderen volatilen Anästhetika für den Menschen als teratogen eingestuft [1]. Es kann davon ausgegangen werden, dass für beruflich exponierte Personen kein erhöhtes kanzerogenes oder teratogenes Risiko besteht [71].

Maximale Arbeitsplatzkonzentration (MAK)

Die maximale Arbeitsplatzkonzentration (MAK) ist die höchstzulässige Konzentration eines Arbeitsstoffes in der Luft am Arbeitsplatz, die auch bei wiederholter und langfristiger Exposition die Gesundheit der Beschäftigten nicht beeinträchtigt.

Die MAK darf während eines Arbeitstages nicht überschritten werden und gilt für eine durchschnittliche Exposition während eines 8 h-Tages und einer 40 h-Woche. Für die Kurzzeitbelastung darf in keinem 15-Minuten-Zeitraum die 4-fache MAK überschritten werden. Die Dauer einer erhöhten Exposition soll in einer Schicht insgesamt 1 h nicht überschreiten.

Seit 01.01.2005 besteht mit dem Inkrafttreten der neuen Gefahrstoffverordnung ein neues Grenzwertkonzept – der Arbeitsplatzgrenzwert (AGW). Die alte Bezeichnungen MAK-Werte soll bis zur vollständigen Umsetzung der Verordnung als Richt- und Orientierungsgrößen weiter verwendet werden. Die MAK-Werte liegen für N_2O bei 100 ppm, für Halothan bei 5 ppm, für Enfluran bei 20 ppm, Isofluran 10 ppm [2]. Für Sevofluran und Desfluran wurden bislang keine MAK-Werte festgelegt. Insgesamt ist die Raumluftbelastung durch volatile Anästhetika in den Operationssälen und im Aufwachraum sehr gering [33].

4.3.5 Umweltverträglichkeit

Ozonschicht

Die Ozonschicht der Erde wird durch vollständig halogenierte Fluorchlorkohlenwasserstoffe (FCKW) geschädigt. In der Stratosphäre werden FCKW-UVC-Strahlen photolytisch zerstört und es werden Chlor- und Bromatome freigesetzt. Diese reagieren mit Ozon (O_3) unter Bildung von Sauerstoff wobei 1 Bromatom 3,5–8 mio, 1 Chloratom 100.000 und 1 Fluoratom nur 100 O_3-Moleküle zerstören. Damit schädigen FCKW umso stärker, je mehr Brom- und Chloratome sie enthalten, und nur minimal, wenn sie Fluoratome enthalten. Volatile Anästhetika haben als teilhalogenierte Fluorchlorkohlenwasserstoffen ein geringes ozonzerstörendes Potenzial.

In der EU sollen bis zum Jahr 2015 auch teilhalogenierte FCKW vollständig verboten sein [10]. Sevofluran und Desfluran, die ausschließlich mit Fluor halogeniert sind, haben eine gering schädigende Wirkung, während Isofluran bzw. Enfluran auch ein Chloratom und Halothan sogar ein Bromatom enthält – mit deutlich stärkerer ozonschädigender Wirkung.

N_2O ist extrem stabil und weist eine atmosphärische Lebensdauer von 100–150 Jahren auf. Durch die UV-Strahlung entstehen Stickoxide (NO_X), die Ozon zerstören. N_2O kommt überwiegend als natürliches Gas vor, wobei der durch Anästhesie freigesetzte Anteil nur ca. 1% beträgt.

Im Kyoto-Protokoll, das 1997 abgeschlossen wurde und völkerrechtlich verbindliche Zielwerte für den Ausstoß von Treibhausgasen in den Industrieländern festlegt, wird die Reduktion des Einsatzes von FCKW und N_2O bis 2015 beschlossen. Darüber hinaus ist im Kopenhagen-Protokoll von 1992 die komplette Abschaffung von halogenierten Kohlenwasserstoffen bis 2030 festgelegt – auch wenn die medizinische Anwendung der Gase nur einen minimalen Beitrag zur Schädigung der Atmosphäre leistet.

Treibhauseffekt

Zum Treibhauseffekt tragen N_2O zu 6% und FCKW zu 13% bei. Der Anteil der volatilen Anästhetika wird mit 0,03% veranschlagt [49]. Dagegen verursachen CO_2 zu 60% und Methan zu 20% die Belastung der Atmosphäre [16]. Die Umweltbelastung durch Inhalationsanästhetika spielt damit eine völlig untergeordnete Rolle.

Literatur

[1] Ausschuss für Gefahrstoffe (2005) Technische Regeln für Gefahrstoffe - TRGS 905. Bundesarbeitsblatt

[2] Ausschuss für Gefahrstoffe (2006) Technische Regeln für Gefahrstoffe - TRGS 900. Bundesarbeitsblatt

[3] Axelsson G, Ahlborg G, Bodin L (1996) Shift work, nitrous oxide exposure, and spontaneous abortion among Swedish midwives. Occup Environ Med 53: 374–378

[4] Baden JM, Rice SA (1994) Metabolism and Toxicity. In: Miller RD (ed), Anesthesia. Churchill Livingstone, New York, pp 157–183

[5] Basler A, Rohrborn G (1981) Lack of mutagenic effects of halothane in mammals in vivo. Anesthesiology 55: 143–147

[6] Bassi A et al. (2008) Cochrane Database Syst Rev. CD 006313

[7] Bedford RF, Ives HE (2000) The renal safety of sevoflurane. Anesth Analg 90: 505–508

[8] Bito H, Ikeuchi Y, Ikeda K (1997) Effects of low-flow sevoflurane anesthesia on renal function: comparison with high-flow sevoflurane anesthesia and low-flow isoflurane anesthesia. Anesthesiology 86: 1231–1237

[9] Bock M, Klippel K, Nitsche B et al. (2000) Rocuronium potency and recovery characteristics during steady-state desflurane, sevoflurane, isoflurane or propofol anaesthesia. Br J Anaesth 84: 43–47

[10] Bundesministerium für Umwelt, Naturschutz und Reaktorsicherheit (1997) Vierter Bericht der Bundesregierung an den Deutschen Bundestag über Maßnahmen zum Schutz der Ozonschicht. 13/8273: 1–63

[11] Buring JE, Hennekens CH, Mayrent SL et al. (1985) Health experiences of operating room personnel. Anesthesiology 62: 325–330

[12] Cahalan MK, Weiskopf RB, Eger EI et al. (1991) Hemodynamic effects of desflurane/nitrous oxide anesthesia in volunteers. Anesth Analg 73: 157–164

[13] Carpenter RL, Eger EI, Johnson BH, Unadkat JD, Sheiner LB (1986) The extent of metabolism of inhaled anesthetics in humans. Anesthesiology 65: 201–205

[14] Carton EG, Housmans PR (1992) Role of transsarcolemmal Ca2+ entry in the negative inotropic effect of nitrous oxide in isolated ferret myocardium. Anesth Analg 74: 575–579

[15] Chang WP, Lee S, Tu J, Hseu S (1996) Increased micronucleus formation in nurses with occupational nitrous oxide exposure in operating theaters. Environ Mol Mutagen 27: 93–97

[16] Dale O, Husum B (1994) Nitrous oxide: at threat to personnel and global environment? Acta Anaesthesiol Scand 38: 777–779

[17] Daunderer M, Schwender D (2001) [Depth of anesthesia, awareness and EEG] Anaesthesist 50: 231–241

[18] De Hert SG, Cromheecke S, ten Broecke PW et al. (2003) Effects of propofol, desflurane, and sevoflurane on recovery of myocardial function after coronary surgery in elderly high-risk patients. Anesthesiology 99: 314–323

[19] Ebert TJ, Kampine JP (1989) Nitrous oxide augments sympathetic outflow: direct evidence from human peroneal nerve recordings. Anesth Analg 69: 444–449

[20] Ebert TJ, Messana LD, Uhrich TD, Staacke TS (1998) Absence of renal and hepatic toxicity after four hours of 1.25 minimum alveolar anesthetic concentration sevoflurane anesthesia in volunteers. Anesth Analg 86: 662–667

[21] Eger EI (1974) Anesthetic Uptake and Action. Williams & Wilkins, Baltimore

[22] Eger EI, Eisenkraft JB, Weiskopf RB (2003) Pharmakokinetik, Die Pharmakologie der Inhalationsanästhesie. Baxter, Deutschland, S. 41–67

[23] Engelhard K, Werner C, Reeker W et al. (1999) Desflurane and isoflurane improve neurological outcome after incomplete cerebral ischaemia in rats. Br J Anaesth 83: 415–421

[24] Frink EJ, Malan TP, Isner RJ et al. (1994) Renal concentrating function with prolonged sevoflurane or enflurane anesthesia in volunteers. Anesthesiology 80: 1019–1025

[25] Frohlich D, Rothe G, Schwall B et al. (1997) Effects of volatile anaesthetics on human neutrophil oxidative response to the bacterial peptide FMLP 1. Br J Anaesth 78: 718–723

[26] Frohlich D, Rothe G, Wittmann S et al. (1998) Nitrous oxide impairs the neutrophil oxidative response. Anesthesiology 88: 1281–1290

[27] Funk W, Gruber M, Wild K, Hobbhahn J (1999) Dry soda lime markedly degrades sevoflurane during simulated inhalation induction. Br J Anaesth 82: 193–198

[28] Funk W, Moldaschl J, Fujita Y, Taeger K, Hobbhahn J (1996) [Sevoflurane or halothane in inhalational anesthesia induction in childhood. Anesthesia quality and fluoride level]. Anaesthesist 45: 22–30

[29] Gueugniaud PY, Hanouz JL, Martino JM et al. (1990) Interaction of halogenated anesthetics with dobutamine in rat myocardium. Anesthesiology 90: 1663–1670

[30] Habre W, Wildhaber JH, Sly PD (1997) Prevention of methacholine-induced changes in respiratory mechanics in piglets: a comparison of sevoflurane and halothane. Anesthesiology 87: 585–590

[31] Hanouz JL, Vivien B, Gueugniaud PY et al. (1998) Interaction of isoflurane and sevoflurane with alpha- and beta-adrenoceptor stimulations in rat myocardium. Anesthesiology 88: 1249–1258

[32] Hettrick DA, Pagel PS, Warltier DC (1996) Desflurane, sevoflurane, and isoflurane impair canine left ventricular-arterial coupling and mechanical efficiency. Anesthesiology 85: 403–413

[33] Hoerauf K, Koller C, Frohlich D, Taeger K, Hobbhahn J (1995) [Nitrous oxide exposure to personnel in a recovery room with modern climate control]. Anaesthesist 44: 590–594

[34] Husum B, Wulf HC, Mathiassen F, Niebuhr E (1986) Sister chromatid exchanges in lymphocytes of dentists and chairside assistants: no indication of a mutagenic effect of exposure to waste nitrous oxide. Community Dent Oral Epidemiol 14: 148–151

[35] Ishibe Y, Gui X, Uno H et al. (1993) Effect of sevoflurane on hypoxic pulmonary vasoconstriction in the perfused rabbit lung. Anesthesiology 79: 1348–1353

[36] Jin L, Baillie TA, Davis MR, Kharasch ED (1995) Nephrotoxicity of sevoflurane compound A [fluoromethyl-2,2-difluoro-1-(trifluoromethyl)vinyl ether] in rats: evidence for glutathione and cystei-

ne conjugate formation and the role of renal cysteine conjugate beta-lyase. Biochem Biophys Res Commun 210: 498–506
[37] Julier K, da Silva R, Garcia C et al. (2003) Preconditioning by sevoflurane decreases biochemical markers for myocardial and renal dysfunction in coronary artery bypass graft surgery: a double-blinded, placebo-controlled, multicenter study. Anesthesiology 98: 1315–1327
[38] Katoh T, Suguro Y, Ikeda T, Kazama T, Ikeda K (1993) Influence of age on awakening concentrations of sevoflurane and isoflurane. Anesth Analg 76: 348–352
[39] Katoh T, Uchiyama T, Ikeda K (1994) Effect of fentanyl on awakening concentration of sevoflurane. Br J Anaesth 73: 322–325
[40] Kehl F, Krolikowski JG, Tessmer JP et al. (2002) Increases in coronary collateral blood flow produced by sevoflurane are mediated by calcium-activated potassium (BKCa) channels in vivo. Anesthesiology 97: 725–731
[41] Kehl F, Shen H, Moreno C et al. (2002) Isoflurane-induced cerebral hyperemia is partially mediated by nitric oxide and epoxyeicosatrienoic acids in mice in vivo. Anesthesiology 97: 1528–1533
[42] Kehl F, Krolikowski JG, Mraovic B et al. (2002) Is isoflurane-induced preconditioning dose related? Anesthesiology 96: 675–680
[43] Kehl F, Payne RS, Roewer N, Schurr A (2004) Sevoflurane-induced preconditioning of rat brain in vitro and the role of KATP channels. Brain Res 1021: 76–81
[44] Kersten JR, Schmeling TJ, Hettrick DA et al. (1996) Mechanism of myocardial protection by isoflurane. Role of adenosine triphosphate-regulated potassium (KATP) channels. Anesthesiology 85: 794–807
[45] Kharasch ED, Frink EJ,Zager R et al. (1997) Assessment of low-flow sevoflurane and isoflurane effects on renal function using sensitive markers of tubular toxicity. Anesthesiology 86: 1238–1253
[46] Kharasch ED, Hankins DC, Thummel KE (1995) Human kidney methoxyflurane and sevoflurane metabolism. Intrarenal fluoride production as a possible mechanism of methoxyflurane nephrotoxicity. Anesthesiology 82: 689–699
[47] Kharasch ED, Thummel KE (1993) Identification of cytochrome P450 2E1 as the predominant enzyme catalyzing human liver microsomal defluorination of sevoflurane, isoflurane, and methoxyflurane. Anesthesiology 79: 795–807
[48] Lamberti L, Bigatti P, Ardito G, Armellino F (1989) Chromosome analysis in operating room personnel. Mutagenesis 4: 95–97
[49] Langbein T, Sonntag H, Trapp D (1999) Volatile anaesthetics and the atmosphere: atmospheric lifetimes and atmospheric effects of halothane, enflurane, isoflurane, desflurane and sevoflurane. Br J Anaesth 82: 66–73
[50] Lange M, Smul TM, Redel A (2008) Differential role of calcium/calmodulin-dependent protein kinase II in desflurane-induced preconditioning and cardioprotection by metoprolol: metoprolol blocks desflurane-induced preconditioning. Anesthesiology 109: 72–80
[51] Lesitsky MA, Davis S, Murray PA (1998) Preservation of hypoxic pulmonary vasoconstriction during sevoflurane and desflurane anesthesia compared to the conscious state in chronically instrumented dogs. Anesthesiology 89: 1501–1508
[52] Lischke V, Westphal K, Behne M et al. (1998) Thoracoscopic microsurgical technique for vertebral surgery--anesthetic considerations Acta Anaesthesiol Scand 42: 1199–1204
[53] Lowe D, Hettrick DA, Pagel PS, Warltier DC (1996) Influence of volatile anesthetics on left ventricular afterload in vivo. Differences between desflurane and sevoflurane. Anesthesiology 85: 112–120
[54] Martin JL, Plevak DJ, Flannery KD (1995) Hepatotoxicity after desflurane anesthesia. Anesthesiology 83: 1125–1129
[55] Marx GF, Kim YI, Lin CC, Halevy S, Schulman H (1978) Postpartum uterine pressures under halothane or enflurance anesthesia. Obstet Gynecol 51: 695–698
[56] Mazze RI, Callan CM, Galvez ST, Delgado-Herrera L, Mayer DB (2000) The effects of sevoflurane on serum creatinine and blood urea nitrogen concentrations: a retrospective, twenty-two-center, comparative evaluation of renal function in adult surgical patients. Anesth Analg 90: 683–688
[57] Mazze RI, Woodruff RE, Heerdt ME (1982) Isoniazid-induced enflurane defluorination in humans. Anesthesiology 57: 5–8
[58] Mielck F, Stephan H, Weyland A, Sonntag H (1999) Effects of one minimum alveolar anesthetic concentration sevoflurane on cerebral metabolism, blood flow, and CO_2 reactivity in cardiac patients. Anesth Analg 89: 364–369
[59] Moir DD (1970) Anaesthesia for Caesarean section. An evaluation of a method using low concentrations of halothane and 50 per cent of oxygen. Br J Anaesth 42: 136–142
[60] Moon RE (1994) Cause of poisoning, relation to halogenated anesthetics still not clear. APSF Newsletter 9
[61] Nunn JF (1987) Clinical aspects of the interaction between nitrous oxide and vitamin B_{12}. Br J Anaesth; 59: 3–13
[62] Pagel PS, Hettrick DA, Lowe D, Tessmer JP, Warltier DC (1995) Desflurane and isoflurane exert modest beneficial actions on left ventricular diastolic function during myocardial ischemia in dogs. Anesthesiology 83: 1021–1035
[63] Pandit JJ, Manning-Fox J, Dorrington KL, Robbins PA (1999) Effects of subanaesthetic sevoflurane on ventilation. 2: Response to acute and sustained hypoxia in humans. Br J Anaesth 83: 210–216
[64] Park KW, Dai HB, Lowenstein E, Sellke FW (1998) Epithelial dependence of the bronchodilatory effect of sevoflurane and desflurane in rat distal bronchi. Anesth Analg 86: 646–651
[65] Payne RS, Akca O, Roewer N, Schurr A, Kehl F (2005) Sevoflurane-induced preconditioning protects against cerebral ischemic neuronal damage in rats. Brain Res 1034: 147–152
[66] Peduto VA, Peli S, Amicucci G et al. (1998) Maintenance of and recovery from anaesthesia in elderly patients. A clinical comparison between sevoflurane and isoflurane. Minerva Anestesiol 64: 18–25
[67] Raucy JL, Lasker JM, Kraner JC et al. (1991) Induction of cytochrome P450IIE1 in the obese overfed rat. Mol Pharmacol 39: 275–280
[68] Roissant R, Werner C, Zwissler B (2008) Die Anästhesiologie, 2.Aufl. Springer, Heidelberg Berlin
[69] Rowland AS, Baird DD, Shore DL et al. (1995) Nitrous oxide and spontaneous abortion in female dental assistants. Am J Epidemiol 141: 531–538
[70] Scheller MS, Nakakimura K, Fleischer JE, Zornow MH (1990) Cerebral effects of sevoflurane in the dog: comparison with isoflurane and enflurane. Br J Anaesth 65: 388–392
[71] Spence AA (1987) Environmental pollution by inhalation anaesthetics 1. Br J Anaesth 59: 96–103
[72] Stern RC, Towler SC, White PF, Evers AS (1990) Elimination kinetics of sevoflurane and halothane from blood, brain, and adipose tissue in the rat. Anesth Analg 71: 658–664
[73] Taeger,K, G Rodig, U Finsterer (1994) Grundlagen der Anästhesiologie und Intensivmedizin für Fachpflegepersonal. Abbott
[74] Wappler F, Rossaint R, Baumert J et al. (2007) Multicenter randomized comparison of xenon and isoflurane on left ventricular function in patients undergoing elective surgery. Anesthesiology 106: 463–471

[75] Watts AD, Luney SR, Lee D, Gelb AW (1998) Effect of nitrous oxide on cerebral blood flow velocity after induction of hypocapnia. J Neurosurg Anesthesiol 10: 142–145
[76] Weiskopf RB, Eger EI, Noorani M, Daniel M (1994) Fentanyl, esmolol, and clonidine blunt the transient cardiovascular stimulation induced by desflurane in humans. Anesthesiology 81: 1350–1355
[77] Weiskopf RB, Eger EI, Daniel M, Noorani M (1995) Cardiovascular stimulation induced by rapid increases in desflurane concentration in humans results from activation of tracheopulmonary and systemic receptors. Anesthesiology 83: 1173–1178
[78] Wiesner G, Wild K, Schwurzer S, Merz M, Hobbhahn J (1996) [Serum fluoride concentrations and exocrine kidney function with sevoflurane and enflurane. An open, randomized, comparative phase III study of patients with healthy kidneys]. Anaesthesist 45: 31–36
[79] Wolf AR, Lawson RA, Dryden CM, Davies FW (1996) Recovery after desflurane anaesthesia in the infant: comparison with isoflurane. Br J Anaesth 76: 362–364
[80] Wulf H, Ledowski T, Linstedt U, Proppe D, Sitzlack D (1998) Neuromuscular blocking effects of rocuronium during desflurane, isoflurane, and sevoflurane anaesthesia. Can J Anaesth 45: 526–532
[81] Yamada T, Takeda J, Koyama K et al. (1994) Effects of sevoflurane, isoflurane, enflurane, and halothane on left ventricular diastolic performance in dogs. J Cardiothorac Vasc Anesth 8: 618–624
[82] Yamakage M, Hirshman CA, Croxton TL (1995) Volatile anesthetics inhibit voltage-dependent Ca2+ channels in porcine tracheal smooth muscle cells. Am J Physiol 268: L187–L191
[83] Zang, FX, Eger, EI (1994) UCSF Research Shows CO Comes from CO_2-Absorbent. APSF Newsletter 9

Intravenöse Anästhetika

Patrick Schmenger

Intravenöse Anästhetika werden aufgrund ihres im Vergleich zu den volatilen Anästhetika schnelleren Wirkungseintritts häufig zur Induktion einer Allgemeinanästhesie verwendet. Das Einschlafen wird von den Patienten als angenehmer empfunden. Mit Ausnahme von Ketamin besitzen die derzeit in Deutschland verfügbaren i.v.-Anästhetika keine analgetische Wirkung. Sie müssen daher mit einem Opioid kombiniert werden.

Allerdings entziehen sie sich nach Injektion einer weiteren Beeinflussung ihrer Pharmakokinetik. Das »jüngste« i.v.-Anästhetikum, Propofol, zeichnet sich trotzdem durch eine gute Steuerbarkeit aus. Es ist wie Midazolam und Ketamin zur kontinuierlichen Aufrechterhaltung einer Allgemeinanästhesie geeignet.

5.1 Historischer Überblick

5.1.1 Barbiturate

1863 synthetisierte der Chemiker Adolf von Baeyer erstmals Barbitursäure durch die Kondensation von Harnstoff mit Malonsäure. Barbitursäure selbst besitzt keine sedativ-hypnotische Wirkung. Erst 40 Jahre später gelang es Fischer u. Mering mit Diethylbarbitursäure ein Barbiturat mit hypnotischer Wirkung herzustellen. In der Folge wurden zahlreiche Barbitursäurederivate mit sedativ-hypnotischen Eigenschaften synthetisiert. Die meisten dieser Derivate wiesen eine lange Anschlagszeit und Wirkdauer auf. 1932 synthetisierten Weese u. Schnapf Hexobarbital. Dieses methylierte Oxybarbiturat besitzt eine kurze Wirkdauer in Kombination mit einem schnellen Wirkungseintritt. Die breite klinische Anwendung von Hexobarbital wurde durch seine ausgeprägten Exzitationssymptome verhindert.

Durch Substitution des Sauerstoffatoms an Position C-2 entstanden die Thiobarbiturate, mit den Oxybarbituraten vergleichbar günstiger Pharmakokinetik. Die exzitatorischen Nebenwirkungen sind gering. Das Thiobarbiturat Thiopental wurde 1934 erstmals von Waters u. Lundy am Menschen angewendet. Leider brachte der Substanz eine unkritische, unkontrollierte und daher häufig tödliche Anwendung bei Opfern des Bombenangriffs auf Pearl Habor den Ruf eines idealen Medikamentes zur Euthanasie ein.

Methohexital, ein an N-1 methyliertes Oxybarbiturat, besitzt ebenfalls eine kurze Anschlagzeit und Wirkdauer. Die kontextsensitive Halbwertszeit ist im Vergleich mit Thiopental kürzer. Für kurz dauernde Eingriffe stellt Methohexital eine Alternative zu Propofol da. Die Anwendung am Menschen wurde erstmals 1957 von Stoelting beschrieben. Im Vergleich mit Hexobarbital ist die Inzidenz von exzitatorischen Symptomen deutlich geringer.

5.1.2 Benzodiazepine

1955 synthetisierte der Chemiker und Pharmazeut Leo Sternbach erstmals Chlordiazepoxid. Zunächst stufte er dieses erste Benzodiazepin als wirkungslos ein und es geriet in Vergessenheit. Erst 2 Jahre später stieß er mehr zufällig bei Aufräumarbeiten in seinem Labor bei Hoffmann-La Roche erneut auf Chlordiazepoxid und entdeckte dessen sedierende und hypnotische Eigenschaften. Im Jahr 1959 synthetisierte Sternbach Diazepam, dessen erste Anwendungen als i.v.-Anästhetikum 1965 erfolgten. 1961 war bereits Oxazepam, ein aktiver Metabolit von Diazepam, von Bell hergestellt worden. Durch Substitution von Chlor an Postion-2 des Benzolrings von Oxazepam gelang 1971 die Synthese von Lorazepam. 1976 stellten Fryer u. Walser Midazolam vor, das erste wasserlösliche Benzodiazepin. Midazolam ist seit 1984 in Deutschland zugelassen.

5.1.3 Ketamin

1962 synthetisierte Stevens das Phencylidin-Derivat Ketamin. Ketamin ist ein Razemat aus S-Ketamin und R-Ketamin. Die Erstanwendung am Menschen erfolgte 1964 durch Corssen u. Domino. Ketamin ist in Deutschland seit 1969 zugelassen. Seit den 1990er Jahren ist das isolierte Stereoisomer S-Ketamin klinisch verfügbar.

5.1.4 Etomidat

1964 folgte die Synthese des carboxilierten Imidazol-Derivats Etomidat durch Janssen. Nach seiner Einführung in die klinische Praxis 1972 fand es aufgrund seiner schnellen Anschlagzeit, kurzen Wirkdauer und der geringen Rate an Nebenwirkungen schnell weite Verbreitung.

5.1.5 Propofol

1977 fand durch Kay u. Rolly die erste klinische Anwendung des in den frühen 1970er Jahren erstmals synthetisierten Propofols statt. Propofol wurde in den Deutschland erst 1989 zur Anästhesie und 1993 zur Sedierung in der Intensivmedizin zugelassen.

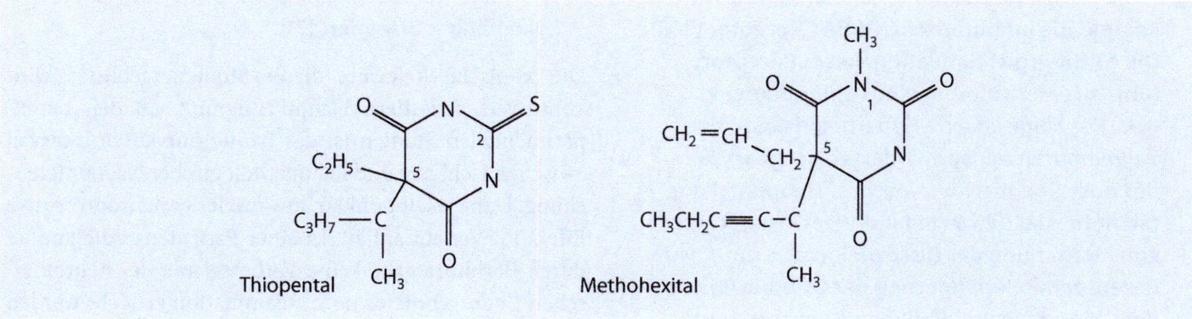

Abb. 5.1 **Strukturformeln von Thiopental und Methohexital**

5.2 Profil einzelner intravenöser Anästhetika

5.2.1 Barbiturate

Von den über 2500 Barbitursäurederivaten spielen in der klinischen Anästhesie nur noch Thiopental und Methohexital eine Rolle. Im Folgenden sind daher lediglich Pharmakodynamik und -kinetik dieser beiden Substanzen dargestellt (Abb. 5.1).

Handelsnamen

Thiopental

Thiopental Inresa 0,5 g und 1,0 g Trockensubstanz pro Durchstechflasche; Thiopental Rotexmedica 0,5 g und 1,0 g Trockensubstanz pro Durchstechflasche; Trapanal 0,5 g und 2,5 g Trockensubstanz pro Durchstechflasche

Methohexital

Brevimytal 0,5 g Trockensubstanz pro Durchstechflasche

Pharmakodynamik

ZNS

Thiopental und Methohexital führen dosisabhängig zur Sedierung bzw. Hypnose. Sie besitzen keine analgetische Wirkung. Im Gegensatz zu Etomidat, Propofol oder Benzodiazepinen führen Barbiturate zu einer Hyperalgesie.

Die im Vergleich zu anderen Barbituraten höhere Lipophilie verleiht Thiopental und Methohexital einen schnelleren Wirkungseintritt. Bei physiologischem pH-Wert liegen etwa 50% des Thiopentals und 75% des Methohexitals in nicht ionisierter Form vor. Eine Azidose führt zu einem höheren Anteil von nicht ionisiertem Barbiturat. Nur die nicht ionisierte Form kann die Blut-Hirn-Schranke permeieren. Der hypnotische Effekt tritt daher bei Thiopental etwas langsamer ein. Nach Gabe der Induktionsdosis (Thiopental 3–5 mg/kgKG; Methohexital 1–2 mg/kgKG) setzt innerhalb von 30 s eine tiefe Hypnose ein. Das Wirkmaximum tritt ca. 1 min nach Injektion ein. Durch höhere Dosierung und Injektionsgeschwindigkeit lässt sich der Wirkungseintritt beschleunigen, allerdings verbunden mit dem Risiko eines ausgeprägten Abfalls des arteriellen Blutdrucks, häufig mit konsekutiver Reflextachykardie.

Der hypnotische Effekt wird durch Rückverteilung aus dem Effektorkompartiment in weniger gut durchblutete Kompartimente wie z. B. der Muskulatur beendet. Die **Wirkdauer** von Thiopental nach Bolusgabe ist mit 6–8 min etwas länger als die von Methohexital mit 5–7 min.

Barbiturate zeigen eine **biphasische EEG-Veränderung.** In subhypnotischer Dosierung kommt es zunächst zu einer neuronalen Aktivitätssteigerung. Insbesondere bei Methohexital treten häufig Exzitationssymptome auf. Psychomotorische Anfälle sind beschrieben. Ursächlich dafür ist die zusätzliche Methylierung an Position N-1. Mit höherer Dosierung überwiegen langsame δ- und ϑ-Wellen mit zunächst zunehmender Amplitude. Eine weitere Konzentrationssteigerung führt zur Abflachung des EEGs bis hin zu einem Burst-Supression-Muster.

Die **antikonvulsive Wirkung** der Barbiturate ist von der an C-5 substituierten Gruppe abhängig. Mit einem Phenolrest substituierte Barbiturate besitzen die größte antikonvulsive Potenz. Phenobarbital ist daher besser zur Therapie epileptiformer Anfälle geeignet als Thiopental oder Methohexital. Der antikonvulsive Effekt ist unabhängig vom Sedierungsgrad. Phenobarbital wirkt bereits in subsedativer Dosierung antikonvulsiv. Thiopental ist ebenfalls geeignet, einen Status epilepticus zu durchbrechen. Aufgrund der dafür notwendigen hohen Dosierung sollte die Anwendung nur in Intubationsbereitschaft erfolgen. Methohexital ist aufgrund seiner exzitatorischen Effekte für die antikonvulsive Therapie nicht geeignet.

Auditiv evozierte Potenziale (AEP) werden durch die beiden Substanzen dosisabhängig im mittleren Latenzbereich beeinträchtigt und in klinisch üblicher Dosierung völlig unterdrückt.

5

Primärer Wirkort ist der im ZNS ubiquitär vorkommende inhibitorische $GABA_A$-Rezeptor [36]. Die GABA-erge Stimulation dieses Rezeptors führt zu einer Öffnung eines Chloridionenkanals. Die Folge ist eine Hyperpolarisation der Zellmembran mit verminderter Erregbarkeit des postsynaptischen Neurons. Thiopental und Methohexital führen in niedriger Dosierung zu einer Hemmung der Dissoziation von GABA vom Rezeptor mit Verlängerung der Öffnungsphase des Chloridkanals. In höherer Konzentration wirken beide Substanzen selbst als Agonisten mit direkter Öffnung des Chloridionenkanals. Weiterhin blockieren Barbiturate die synaptische Transmission exzitatorischer Neurotransmitter wie Acetylcholin und NMDA ([11]; ► Kap. 2**).**

Dosisabhängig reduzieren Barbiturate den zerebralen Metabolismus. Bei Burst-Supression im EEG ist die zerebrale metabolische Rate für Sauerstoff ($CMRO_2$) auf die Hälfte, der basalen metabolischen Funktion entsprechend, reduziert. Eine weitere Reduktion des O_2-Verbrauchs kann nur durch Hypothermie erreicht werden [5].

Die Abnahme der $CMRO_2$ geht mit einem proportionalen Abfall des zerebralen Blutflusses (CBF) und des intrakraniellen Drucks (ICP) einher. Der zerebrale Gefäßwiderstand nimmt bei erhaltener CO_2-Reagibilität zu. Der im Verhältnis zum arteriellen Mitteldruck (MAP) stärker abfallende ICP führt zu einer Erhöhung des zerebralen Perfusionsdrucks (CPP). Zur Aufrechterhaltung eines adäquaten MAP ist häufig trotzdem eine medikamentöse Kreislaufunterstützung notwendig.

In zahlreichen tierexperimentellen Studien konnte ein **neuroprotektiver Effekt** der Barbiturate nachgewiesen werden. Die Gabe von Barbituraten vor oder nach einer experimentellen globalen Ischämie führt zu einer Reduktion des neuronalen Schadens [3]. Der neuroprotektive Effekt ist unabhängig von der Reduktion des zerebralen Metabolismus. Für Pentobarbital gelang der Nachweis, dass ein Drittel der zu Burst-Suppression notwendigen Dosis die gleiche Reduktion des Infarktvolumens bewirkt, wie die volle Dosis [33]. Elektrophysiologisch vergleichbare Dosen von verschiedenen Barbituraten führen zu einer unterschiedlich ausgeprägten Neuroprotektion. Im Gegensatz zu Pentobarbital konnte für Thiopental eine reduzierte stickoxidinduzierte Schädigung sowohl bei neuronalen Zellkulturen aus dem Hippocampus, als auch Kortex nachgewiesen werden.

Als protektive Mechanismen werden eine Rückverteilung des CBF in geschädigte Areale, eine Blockade exzitatorischer Neurotransmitter und Na^+-Kanäle, eine Inhibition des intrazellulären Ca^{2+}-Einstroms und eine direkte Wirkung als Radikalfänger diskutiert [21].

Die klinische Relevanz dieser Studienergebnisse wird kontrovers diskutiert. Hauptkritikpunkt an den tierexperimentellen Studien ist das häufig nur kurze Intervall zwischen Ischämie und histopathologischer Nachuntersuchung. Daher bleibt unklar, inwieweit der neuroprotektive Effekt im Verlauf anhält. In einer Patientenstudie konnte durch Barbituratgabe keine Verbesserung des neurologischen Endergebnisses nach Reanimation erreicht werden [32].

Kardiovaskuläres System

Thiopental und Methohexital führen dosisabhängig zu einem **Abfall des arteriellen Mitteldruckes**. Die Vorlast nimmt aufgrund der direkten vasodilatierenden Wirkung der Barbiturate ab. Kompensatorisch bewirkt der erhaltene Barorezeptorenreflex einen reflektorischen Anstieg der Herzfrequenz um 10–36%. Der systemische Gefäßwiderstand bleibt konstant bzw. steigt leicht an. Die direkt negativ inotrope Wirkung und die verminderte Vorlast führen zu einer Reduktion des Herzindex um 10–25%. Bei Patienten mit Volumendepletion sind Abfälle des Herzindex von 67% beschrieben. Als ursächlich für die negative Inotropie wird eine Inhibition des intrazellulären Ca^{2+}-Einstroms angesehen.

Die durch den Barorezeptorenreflex ausgelöste **Tachykardie** wird durch einen zentral vagolytischen Effekt der Barbiturate verstärkt [31]. Methohexital führt zu einer stärkeren Steigerung der Herzfrequenz als Thiopental. Patienten mit eingeschränkter Koronarreserve sind daher aufgrund des erhöhten kardialen O_2-Verbrauchs gefährdet, myokardiale Ischämien zu entwickeln. Thiopental und Methohexital führen nur bei Hyperkapnie bzw. Hypoxie zu einer verstärkten Arrhythmieneigung. Eine Sensibilisierung des Myokards gegenüber Katecholaminen ist nicht beschrieben.

Respiratorisches System

Barbiturate führen dosisabhängig zu einer **zentralen** Atemdepression. Nach Induktion der Hypnose tritt häufig eine wenige Minuten dauernde Apnoe auf. Inzidenz und Dauer sind abhängig von Dosis, Injektionsgeschwindigkeit und Begleitmedikation. Opioide und Benzodiazepine verstärken die atemdepressive Wirkung. Das Wirkmaximum ist nach etwa 1–1,5 min erreicht. Nach Injektion kann eine Verminderung von Atemfrequenz und Tidalvolumen für wenige Minuten beobachtet werden. Die nach rechts verschobenen O_2- und CO_2-Antwortkurven normalisieren sich nach etwa 15 min wieder.

Laryngeale und bronchiale Reflexe sind geringer abgeschwächt als unter Propofolanästhesie.

Daher können insbesondere bei Manipulation an den oberen Atemwegen in oberflächlicher Anästhesie Laryngo- und Bronchospasmen auftreten. Durch Kombination mit Opioiden ist diese Komplikation reduzierbar.

Barbiturate führen zu einer Histaminliberation aus Mastzellen. Die mukoziliäre Clearance wird gehemmt.

Praxistipp

Bei Patienten mit obstruktiven Atemwegserkrankungen wird wegen der Histaminliberation auf die Anwendung von Thiopental und Methohexital verzichtet.

Sonstige Wirkungen

- **Psychomimetische Wirkungen**

Während Hypnoseinduktion nehmen bis zu 40% der Patienten einen Knoblauch- bzw. Zwiebelgeschmack war. Über Traumerlebnisse, teils unangenehmer Art, berichten bis zu 40% der Patienten. In 10–20% der Fälle tritt nach Erwachen eine euphorische Stimmungslage auf. Insbesondere bei älteren Patienten kann es zu einem prolongierten Aufwachverhalten mit Somnolenz und Verwirrtheit kommen.

- **Wirkungen am Auge**

Der intraokulare Druck (IOP) nimmt nach Hypnoseinduktion mit Thiopental oder Methohexital um 40% ab. Bei sofortiger Gabe von Succinylcholin kehrt der IOP auf den Ausgangswert zurück. Die verzögerte Injektion von Succinylcholin bewirkt eine Steigerung des IOP.

- **Singultus/Husten**

Gelegentlich treten bei Narkoseeinleitung Husten und Schnupfen bzw. Singultus auf.

- **PONV**

Bei etwa 15–20% der Patienten kommt es zu postoperativer Übelkeit und Erbrechen. Die Inzidenz beträgt 50% von der Inzidenz bei Etomidat.

- **Gastrointestinaltrakt**

In der Aufwachphase nach Barbituratnarkosen kann eine Hypermotilität von Dünndarm und Kolon auftreten.

- **Urogenitaltrakt**

Hypnotische Dosen von Barbituraten führen zur Uterusrelaxation. Barbiturate passieren die Plazenta und wirken beim Neugeborenen atemdepressiv.

- **Histaminliberation/Anaphylaxie**

Urtikaria und Flush sind nach Barbituratgabe häufig zu beobachten. Schwerwiegende anaphylaktoide Reaktionen, teilweise mit immunologischer hämolytischer Anämie und akutem Nierenversagen, sind selten.

- **Thrombophlebitis/Injektionsschmerz**

Thrombophlebitiden werden durch Methohexital (8%) deutlich häufiger ausgelöst als durch Thiopental (1%). Auch bezüglich des Injektionsschmerzes ist die Inzidenz für Methohexital mit 12% höher als für Thiopental (9%).

- **Gewebeschädigung**

Nach rektaler Applikation bei Kindern ist das Auftreten einer Proktitis möglich. Die Symptome reichen von Schleimhautreizungen mit Durchfall bis hin zu Blutungen.

Die paravasale Injektion führt bei Thiopental und Methohexital zu einer ausgedehnten Gewebereizung. Diese kann von lokalem Druckschmerz über einen Venospasmus bis zu einer ausgedehnten Nekrose reichen. Nach paravasaler Injektion kann die lokale Reizwirkung durch Infiltration mit Lidocain 1% gemildert werden. Durch lokale Wärmeanwendung wird die örtliche Durchblutung gefördert und das Infiltrat rascher beseitigt.

Cave

Die intraarterielle Injektion kann zu einem arteriellen Spasmus, Endothelschädigung und Thrombose des Gefäßes führen. Schwere Gewebsschädigungen mit Nekrosen, bis hin zum Verlust des Injektionsarms, sind die Folge. Beklagt sich ein Patient über starke Injektionsschmerzen, muss die Injektion sofort unterbrochen werden.

Die zu treffenden **Maßnahmen** hängen vom Schweregrad der Symptome ab:

- Kanüle in situ belassen,
- Verdünnung des Barbiturats durch intraarterielle Infusion isotoner NaCl-Lösung,
- intraarterielle Injektion von Lidocain 1% zur Prophylaxe und Therapie des Vasospasmus; Heparingabe zur Verhinderung einer arteriellen Thrombose,
- periphere Regionalanästhesie (interskalenäre, infra-/supraklavikuläre Plexusblockade) der betroffenen Extremität zur Analgesie und arteriellen Vasodilatation.

Physikochemische Eigenschaften

Thiopental und Methohexital sind Derivate der Barbitursäure. Die Substitution von Alkan-/Alkenresten an C-5 verleiht den beiden Substanzen ihre hypnotische Eigenschaft. Der Austausch des Sauerstoffatoms an C-2 durch ein Schwefelatom bewirkt die schnelle Anschlagzeit von Thiopental. Der gleiche Effekt wird durch die Methylierung von N-1 bei Methohexital erreicht. Thiopental und Methohexital sind Stereoisomere. Das S-Isomer besitzt im Vergleich zum R-Isomer nahezu die doppelte Potenz. Beide Substanzen stehen allerdings nur als Razemat zur Verfügung. Das Molekulargewicht von Thiopental beträgt 242 g/mol, das von Methohexital 284 g/mol.

Im alkalischen Milieu sind Barbiturate wasserlöslich. Dieses wird durch den Zusatz von Natriumbikarbonat erreicht. Der pH-Wert der fertigen Injektionslösung liegt bei 11. Da die Löslichkeit nur bei einem relativ hohem pH-Wert gewährleistet ist, sollten die Substanzen nicht mit anderen Medikamenten vermischt werden. Als Lösungsmittel sind Aqua dest., isotone NaCl-Lösung und 5%-ige Glukoselösung geeignet.

Die Lagerungstemperatur der Trockensubstanz sollte zwischen 15°C und 25°C liegen. Barbiturate sind lichtgeschützt aufzubewahren. Die rekonstituierte Injektionslösung muss im Kühlschrank gelagert und innerhalb von 24 h verbraucht werden.

Pharmakokinetik

Thiopental wird etwa zu 80–90%, Methohexital zu 73% an Plasmaproteine gebunden. Hypoproteinämien, z. B. im Rahmen einer Leberinsuffizienz, führen zum Anstieg des ungebundenen Barbiturats. Bei Urämie kommt es zu einer Verdrängung von Thiopental bzw. Methohexital aus der Proteinbindung. Eine Abnahme der Proteinbindung um 5% führt zu einer Erhöhung des freien Anteils um 20%. Hohe Injektionsgeschwindigkeit bzw. ein erniedrigtes HZV führen ebenfalls zu höheren ungebundenen Medikamentenspiegeln. Eine entsprechende Dosisreduktion ist erforderlich.

Die Pharmakokinetik von Thiopental und Methohexital entspricht einem **3-Kompartimenten-Modell** (► Kap. 1): Die initiale Halbwertszeit beträgt 60–90 s, das zentrale Verteilungsvolumen jeweils 0,4 l/kgKG. Hauptmechanismus für die rasche Abnahme der Plasmakonzentration und Wirkungsbeendigung nach Einmaldosis ist die Rückverteilung in tiefere Kompartimente. Die Halbwertzeit dieses Prozesses ist mit 8,5 min für Thiopental etwas länger als für Methohexital (5,6 min). Beide Barbiturate besitzen ein Steady-State-Verteilungsvolumen von 2,5 l/kgKG. Deutliche Unterschiede weisen beide Substanzen in Bezug auf die Eliminationshalbwertszeit auf. Sie beträgt für Thiopental 11–12 h, für Methohexital dagegen nur 4 h. Aufgrund der hohen Lipophilie besitzen Frauen, insbesondere Schwangere und adipöse Patienten, ein höheres Verteilungsvolumen. Die Eliminationshalbwertszeit ist bei ihnen verlängert.

Die hepatische Metabolisierung entspricht bei Einmalgabe der Induktionsdosis einer Pharmakokinetik 1. Ordnung. Bei repetitiven Bolusgaben bzw. kontinuierlicher Infusion tritt rasch eine Sättigung des Enzymsystems mit einer Eliminationskinetik 0. Ordnung auf. Die hepatische Extraktionsrate von Thiopental ist mit 0,15 deutlich niedriger als die von Methohexital mit 0,5. Dies erklärt die stärkere Kumulation von Thiopental nach repetitiver Gabe bzw. kontinuierlicher Infusion.

Hauptmechanismus der Elimination sind die Cytochrom-P_{450}-abhängige Oxidation des Alkylrestes und N-Dealkylierung. Durch Ringdesulfurierung entsteht aus Thiopental zunächst der aktive Metabolit Pentobarbital. Die Exkretion der biologisch inaktiven Metaboliten erfolgt renal und biliär.

Barbiturate induzieren Cytochrom-P_{450}-abhängige Enzyme. Der Abbau von Medikamenten, deren Metabolismus Cytochrom-P_{450}-abhängig ist, erfolgt beschleunigt.

Die Induktion der Aminolaevulinsäuresynthetase kann einen akuten Porphyrieschub auslösen (► Kap. 25). Dieser äußert sich in kolikartigen abdominellen Beschwerden in Kombination mit Tachykardie, Hypertension, neurologische Störungen und Fieber. Barbiturate sind bei akuter intermittierender Porphyrie und Porphyria variegata absolut kontraindiziert.

Kontraindikationen

Thiopental und Methohexital sind kontraindiziert bei Patienten mit:

- mit bekannter Überempfindlichkeit gegen Barbiturate,
- maligner Hypertonie,
- ausgeprägte Hypovolämie,
- Status asthmaticus,
- akuter Intoxikation mit Alkohol, Sedativa, Analgetika und Psychopharmaka,
- latenter oder akuter intermittierende Porphyrie, Porphyria variegata.

Beide Substanzen passieren die Plazenta. Deshalb sollte eine Allgemeinanästhesie bei Schwangeren nur nach strenger Indikationsstellung vorgenommen werden.

Bei Kindern stillender Mütter können aufgrund der unreifen Stoffwechselleistung höhere Konzentrationen erreicht werden als bei der Mutter. Ein Nachweis von Thiopental in der Muttermilch ist bis zu 36 h nach Injektion nachweisbar. In dieser Zeit sollte auf das Stillen verzichtet werden.

Wechselwirkungen

Die Kombination mit anderen zentral dämpfenden Arzneimitteln (z. B. Benzodiazepine, Psychopharmaka,

Opioiden etc.) verstärkt die hypnotische und atemdepressive Wirkung der Barbiturate.

Substanzen, die mit den beiden Präparaten um die Plasmaproteinbindung konkurrieren, z. B. Sulfonamide, können die Wirkung von Thiopental und Methohexital verstärken. Eine Dosisreduktion ist erforderlich.

Barbiturate führen bei wiederholter Applikation zu einer hepatischen Enzyminduktion. Der Abbau von Cumarinderivaten, Kortikoiden, oralen Kontrazeptiva etc. ist beschleunigt und deren Wirkung vermindert.

Die Kombination mit Methotrexat erhöht dessen Toxizität.

Indikation

Thiopental und Methohexital sind geeignet zur

- Induktion einer Kurznarkose (ggf. in Kombination mit einem Analgetikum bei schmerzhaften Eingriffen),
- Einleitung einer Allgemeinanästhesie mit nachfolgendem Wechsel auf ein anderes Anästhetikum,
- Durchbrechung eines Status epilepticus (nur Thiopental),
- Hirndrucktherapie bei nicht anders beherrschbarer intrakranieller Hypertension.

Dosierung

Thiopental

Dosierung

- Induktionsdosis
  - 3–5 mg/kgKG i.v.; 100–200 mg Thiopental langsam über einen Zeitraum von 20 s injizieren. Die weitere Dosierung richtet sich nach der spezifischen Empfindlichkeit des Patienten und der gewünschten Narkosetiefe.
  - Säuglinge benötigen i. A. eine Dosis von 7–8 mg/kgKG, ältere Kinder eine von 5–6 mg/kgKG.

Ältere, mit einem Benzodiazepin prämedizierte Patienten, benötigen nur 60–70% der errechneten Dosis.

Patienten mit chronischem Alkoholabusus benötigen in aller Regel eine höhere Dosierung. Bei akuter Alkoholintoxikation reichen häufig deutlich niedrigere Dosierungen aus.

Bei Patienten mit eingeschränkter Leber- oder Nierenfunktion ist die Dosis entsprechend dem Ausprägungsgrad zu reduzieren.

Methohexital

Dosierung

- Induktionsdosis
  - 1–2 mg/kgKG i.v.; zur Anwendung sollte eine 1%ige Methohexitallösung kommen. Die Injektionsgeschwindigkeit beträgt 1 ml/5 s.
- Intramuskuläre Gabe
  - 5 mg/kgKG i.m.; Die Verwendung einer 5%igen Lösung (50 mg/ml) wird empfohlen. Eine intramuskuläre Anwendung sollte nur bei Kindern erfolgen, die mindestens 12 Monate alt sind und deren Körpergewicht maximal 25 kg beträgt.
- Rektale Gabe
  - 20–30 mg/kgKG rektal, entsprechen 0,2–0,3 ml/kgKG einer 10%igen Lösung; die rektale Anwendung sollte nur bei Kindern erfolgen, die älter als 18 Monate sind und deren Körpergewicht maximal 25 kg beträgt.

Arzneimittelprofil

Thiopental und Methohexital

- **Wirkung:** Dosisabhängige Modulation bzw. Stimulation zentraler $GABA_A$-Rezeptoren führt durch Hemmung neuronaler Aktivität zu Sedierung und Hypnose. Weiterer Wirkmechanismus ist die Inhibition exzitatorischer NMDA- und Acetylcholinrezeptoren. Barbiturate besitzen keinen analgetischen Effekt.
- **Phk:** Tiefe Hypnose nach i.v.-Injektion innerhalb von 30 s. Wirkdauer Thiopental 6–8 min, Methohexital 5–7 min. Starke Kumulation bei repetitiver Gabe oder kontinuierlicher Infusion.
- **NW:** Hypotone Kreislaufreaktion, Reflextachykardie → kardiale Ischämie, Atemdepression, Apnoe, Laryngospasmus, Bronchospasmus, Singultus, Husten, exzitatorische Symptome (insbesondere Methohexital), epileptiforme Anfälle, Traumerlebnisse (zum Teil unangenehmer Natur), delirante Zustände, PONV, Histaminliberation → Erythem, Pruritus, Urtikaria, selten schwere Anaphylaxie, Auslösung eines Porphyrieschubs, Thrombophlebitis/Injektionsschmerz, schwere Gewebsschäden nach paravasaler oder intraarterieller Injektion.
- **WW:** Additive Wirkungsverstärkung durch Kombination mit anderen zentral dämpfenden Pharmaka und Alkohol. Um die Plasmaproteinbindung konkurrierende Substanzen erhöhen den Anteil

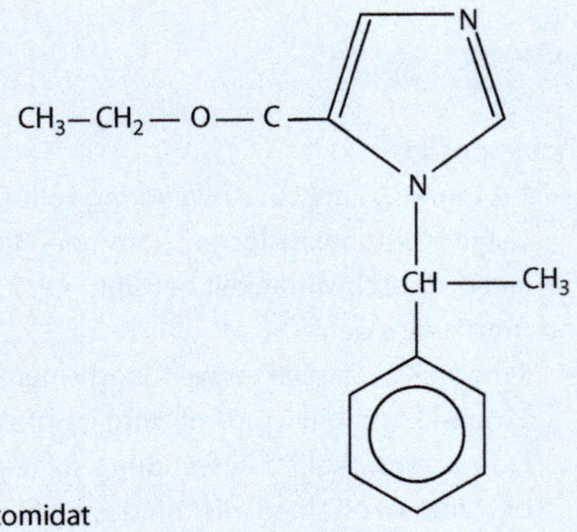

Abb. 5.2 Strukturformel von Etomidat

des ungebunden Barbiturats → Dosisreduktion. Bei wiederholter Applikation ist mit einem beschleunigten Abbau von hepatisch metabolisierten Medikamenten durch Enzyminduktion zu rechnen. Die Kombination mit Methotrexat erhöht dessen Toxizität.

- **Ind:** Einleitung einer Allgemeinanästhesie. Narkose für kurz dauernde Eingriffe, ggf. in Kombination mit einem Analgetikum. Hirndrucktherapie bei nicht anders beherrschbarer intrakranieller Hypertension. Durchbrechung eines Status epilepticus (nur Thiopental).

5.2.2 Etomidat

Handelsnamen

Etomidat-Lipuro, Emulsion zur i.v.-Injektion, 20 mg Etomidat/Amp. à 10 ml; Hypnomidate Injektionslösung, 20 mg Etomidat/Amp. à 20 mg

Pharmakodynamik

ZNS

Etomidat (Abb. 5.2) wird aufgrund seiner minimalen kardiovaskulären und respiratorischen Nebenwirkung häufig zur Narkoseeinleitung von Risikopatienten benutzt. Es besitzt keine analgetische Potenz.

Nach Gabe der Induktionsdosis von Etomidat (0,3 mg/kgKG) tritt innerhalb von 30 s für 3–4 min eine tiefe Hypnose auf. Der CBF verringert sich um 34%. Bei gleich bleibendem arteriellem Mitteldruck kommt es zu einer Reduktion der $CMRO_2$ auf 55%. Der konstante oder sogar steigende CPP führt zu einer Verbesserung des Verhältnisses von O_2-Angebot und O_2-Verbrauch.

Bei Dosierung von mehr als 0,6 mg/kgKG Etomidat tritt ein Burst-Supression-Muster auf. Der ICP fällt auf 50% des Ausgangswertes ab. Dieser Effekt hält allerdings nur wenige Minuten an. Eine Aufrechterhaltung der Hirndrucksenkung macht die kontinuierliche Applikation hoher Etomidatdosen notwendig. Dieses Vorgehen wird aufgrund der resultierenden Hemmung der Steroidsynthese der Nebennierenrinde nicht mehr empfohlen. Ähnlich Thiopental und Propofol besitzt auch Etomidat im Tierexperiment neuroprotektive Eigenschaften. Eine protektive Potenz auf Hirnstammneurone ist umstritten.

Die hypnotische Wirkung von Etomidat wird vornehmlich durch die β_2- und β_3-Untereinheiten inhibitorischer $GABA_A$-Rezeptoren vermittelt. Die α_1-und β_1-Untereinheit spielen nur eine untergeordnete Rolle [18].

Bei nicht prämedizierten Patienten kommt es nach Injektion von Etomidat zunächst zu einer verstärkten EEG-Aktivität. Erst im weiteren Verlauf treten zunächst gemischte δ-ϑ-Wellen, gefolgt von δ-Wellen auf. Bei höherer Dosierung kommt es zu einem Burst-Suppression-Muster. Die zu langsame Injektion kann bei prädisponierten Patienten einen Grand-mal-Anfall provozieren. Die bei Einleitung häufig auftretenden Myoklonien entsprechen nicht den oben beschriebenen EEG-Veränderungen. Sie resultieren vielmehr aus der Enthemmung physiologischer dienzephaler Erregungsabläufe.

Die Gabe von Etomidat führt bei AEP und SEP zur Leitungsverzögerung und Abflachung der Amplituden. Dies ist geringer ausgeprägt als bei Propofol und Thiopental. BEP zeigen nach Etomidatapplikation keine Veränderungen.

Etomidat führt nachweislich zu einer erhöhten neuronalen Aktivität epileptogener Foki. Diese Eigenschaft kann zum EEG-Mapping während chirurgischer Ablation genutzt werden.

Kardiovaskuläres System

Im Gegensatz zu den anderen i.v.-Anästhetika zeichnet sich Etomidat durch seine **hämodynamische Stabilität** aus. Nach Narkoseinduktion kommt es beim Gesunden nicht zu einer Veränderung von SVI, MAP, HF, CI, SVRI und PVRI. Die hämodynamische Stabilität von Etomidat wird der fehlenden Wirkung auf Sympathikus und Barorezeptorenreflex zugeschrieben.

Etomidat hat keinen oder nur einen geringen Einfluss auf die kardiale Erregungsbildung und -leitung. Auch bei Patienten mit KHK zeigen sich nur geringe Änderungen der Hämodynamik. In Kombination mit Klappenvitien kann es allerdings zu Abfällen des MAP um 20% kommen. Verantwortlich wird hierfür die geringe negativ inotrope

Wirkung von Etomidat gemacht. Diese ist durch geringe Dosen β_1-Symphatomimetika reversibel.

Nach Narkoseinduktion fällt der koronare Blutfluss, aber auch der kardiale O_2-Verbrauch auf die Hälfte ab. Daraus resultiert ein Anstieg der venösen O_2-Sättigung im Sinus coronarius um 20-30%.

Durch Inhibition der ADP- und kollagenvermittelten Thrombozytenaggregation sind bei Etomidat verstärkte Blutverluste beschrieben worden.

Respiratorisches System

Im Vergleich mit Thiopental und Propofol hat Etomidat nur einen geringen Einfluss auf die Ventilation. Die Depression der CO_2-Reagibilität des Atemzentrums ist deutlich diskreter ausgeprägt. Nach Hypnoseinduktion kommt es initial zu Hyperventilation, gefolgt von einer kurzen Apnoephase. Durch Kombination mit einem Opioid kann sich diese Apnoephase allerdings deutlich verlängern.

Im Vergleich mit Barbituraten ist das Risiko einer Histaminliberation sowohl bei Gesunden, als auch bei Patienten mit Atemwegserkrankungen klinisch relevant geringer. Die relaxierende Wirkung auf das Bronchialsystem ist mit Propofol vergleichbar. Eine durch muskarinerge Substanzen ausgelöste Bronchokonstriktion ist allerdings weniger gut antagonisierbar.

Etomidat hemmt, ähnlich wie Ketamin, die pulmonale Vasorelaxation. In experimentellen Studien war für beide Substanzen sowohl eine direkte Inhibition ATP-sensitiver K^+-Kanäle, als auch eine indirekte Hemmung der NO-vermittelten Vasodilatation nachweisbar.

Sonstige Wirkungen

▪ Myoklonien

Nach einmaliger Etomidatgabe treten bei bis zu 70% der nicht prämedizierten Patienten Myoklonien auf. Sie beruhen auf der Enthemmung physiologischer dienzephaler Erregungsabläufe. Die Prämedikation mit Benzodiazepinen oder Opioiden verhindert die Mehrzahl der Myoklonien.

▪ Krampfanfälle

Bei Patienten mit erhöhter Krampfneigung kann insbesondere die langsame Injektion von Etomidat zu einem Grand-mal-Anfall führen. Bei zügiger Injektion, d. h. in wenigen Sekunden, verhindert die gute biologische Verfügbarkeit und die rasche zerebrale Verteilung eine Aktivierung der Anfälle.

▪ Anaphylaxie

Von allergischen bzw. anaphylaktischen Reaktionen wurde vereinzelt berichtet.

▪ Singultus/Husten/Schüttelfrost

Gelegentlich treten bei Narkoseeinleitung, Husten, Singultus oder Schüttelfrost auf.

▪ PONV

Die Inzidenz von postoperativer Übelkeit und Erbrechen beträgt zwischen 30 und 40%. Sie ist damit doppelt so hoch wie bei Thiopental.

▪ Porphyrie

In vitro hemmt Etomidat die Synthese von Aminolävulinsäure. Die Auslösung eines akuten Schubes ist allerdings noch nicht berichtet worden.

▪ Nebennierenrindensuppression

Eine deutlich höhere Mortalität bei Patienten, die mehr als 5 Tage mit Etomidat sediert worden waren, verglichen mit Patienten, die in den Jahren zuvor mit Benzodiazepinen und Opioiden sediert worden waren, konnte gezeigt werden [23]. Ursächlich ist die durch Etomidat verursachte Hemmung der Steroidsynthese in der Nebennierenrinde. Dieser auch als pharmakologische Adrenalektomie bezeichnete Effekt beruht auf einer Hemmung des Enzyms 11-β-Hydroxylase [38]. Dieses Enzym konvertiert 11-Deoxycortisol zu Kortisol. Die kontinuierliche Applikation von Etomidat kann daher nicht mehr empfohlen werden.

In jüngster Zeit mehren sich die Hinweise, dass auch die Einmalgabe von Etomidat zu einer klinisch relevanten Nebennierenrindensuppression führen kann [19]. Dieser Effekt ist bei elektiven Anästhesien gesunder Patienten vernachlässigbar. Bei kritisch kranken Patienten führt diese Suppression der Steroidsynthese zu einem deutlich erhöhtem Katecholaminbedarf und einer ansteigenden Mortalität. Eine prospektive Studie, die die ansteigende Mortalität nach Etomidat zeigt, ist derzeit nicht verfügbar. Die prophylaktische Gabe von Kortikoiden bzw. die Gabe nach negativem Corticotropintest wird daher z. Z. diskutiert [26].

▪ Thrombophlebitis/Injektionsschmerz

Die Inzidenz der 48–72 h nach Injektion auftretenden oberflächlichen Thrombophlebitiden sind in erster Linie auf die hyperosmolare Lösung (4900 mosmol/kg) des in 35%igem Propylenglykol gelösten Etomidat zurückzuführen. Mit Einführung der Lipidemulsion als Lösungsvermittler konnte die Rate an Thrombophlebitiden deutlich gesenkt werden.

Die Inzidenz von Schmerzen bei der Injektion von Etomidat beträgt 50%. Sie ist mit der von Propofol vergleichbar. Die Kombination mit 20–40 mg Lidocain kann in der Mehrzahl der Fälle Injektionsschmerz verhindern oder aber abschwächen. Die Verwendung des in Lipidemulsion gelösten Etomidats verringert die Rate an Injektionsschmerzen auf einige wenige Prozent.

Physikochemische Eigenschaften

Etomidat ist ein carboxiliertes Imidazolderivat. Von den 2 Stereoisomeren ist nur das (+)-Isomer hypnotisch aktiv. Als Lösungsvermittler für das wasserunlösliche Etomidat dient in Hypnomidate Propylenglykol, dessen Hyperosmolarität für die hohe Rate an Injektionsschmerz und Thrombophlebitiden verantwortlich gemacht wird. Bei Etomidat-Lipuro ist das fettlösliche Etomidat in einer Emulsion aus Sojabohnenöl, mittelkettigen Triglyzeriden und Eilecithin gelöst.

Bisher sind keine Präzipitationen bei Mischung mit Opioiden, Muskelrelaxanzien, Benzodiazepinen und anderen häufig in der Anästhesie verwendeten Medikamenten beschrieben worden. Trotz allem darf Etomidat nicht ohne vorausgehende Kompatibilitätsprüfung mit anderen Injektionslösungen gemischt werden.

Pharmakokinetik

Die Plasmaproteinbindung beträgt 75%. Etomidat wird vornehmlich an Albumin gebunden. Hypoalbuminämien führen zu deutlich höheren Plasmaspiegeln. Die Dosis muss entsprechend angepasst werden.

Bei Etomidat-Lipuro trennen sich die Ölpartikel nach Injektion rasch von Etomidat. Die Plasmaspiegel und Halbwertszeiten sind mit denen von Etomidat in wässriger Lösung vergleichbar.

Die Lipophilie von Etomidat führt zu einer schnellen Permeation der Blut-Hirn-Schranke. Die Liquorspiegel entsprechen der freien nichtproteingebundenen Etomidatkonzentration im Plasma.

Die Pharmakokinetik lässt sich mit einem offenen 3-Kompartimenten-Modell beschreiben. Die initiale Halbwertszeit beträgt 2,7 min (1,3–4,5 min). Durch Rückverteilung aus dem Effektorkompartiment in periphere Kompartimente wird die Wirkung von Etomidat rasch beendet. Die hepatische Clearance ist mit 20 ml/kgKG/min hoch. Aufgrund des hohen Steady-State-Verteilungsvolumens von 2,5–4,5 l/kgKG ist die terminale Eliminationshalbwertszeit mit 2,4–5 h relativ lang. Eine Veränderung des hepatischen Blutflusses führt zu einer deutlichen Verlangsamung der Elimination. Die Wirkdauer von Etomidat wird dadurch nicht verlängert.

Bei älteren Patienten nehmen initiales Verteilungsvolumen und hepatische Clearance ab. Die Dosis sollte entsprechend adaptiert werden.

Primärer Schritt der Biotransformation ist die Esterhydrolyse zur korrespondierenden Carboxylsäure. Die N-Dealkylierung spielt eine untergeordnete Rolle. Die entstehenden Metabolite sind pharmakologisch inaktiv. Nur 2% Etomidat werden unverändert ausgeschieden. Die Exkretion der Metaboliten erfolgt zu 85% renal und zu 15% biliär.

Kontraindikationen

Etomidat ist kontraindiziert bei Patienten mit:

- bekannter Überempfindlichkeit gegen Etomidat oder andere Inhaltsstoffe der Injektionslösungen,
- genetisch gestörter Häm-Biosynthese, da die Auslösung eines akuten Porphyrieschubs nicht ausgeschlossen werden kann.

Aufgrund mangelnder Erfahrung sind Schwangere, Neugeborene und Säuglinge bis zum 6. Lebensmonat ohne zwingende Indikation ebenfalls von der Behandlung mit Etomidat ausgeschlossen. Da Etomidat in die Muttermilch übertritt, sollte das Stillen für 24 h unterbrochen und die Muttermilch solange verworfen werden.

Wechselwirkungen

Die hypnotische Wirkung wird durch die Kombination mit Opioiden, Neuroleptika, Benzodiazepinen und anderen Sedativa, einschließlich Alkohol, verstärkt.

Indikation

Etomidat ist indiziert zur

- Induktion einer Allgemeinanästhesie in Kombination mit einem potenten Analgetikum.

Dosierung

Etomidat

- Induktionsdosis
  - 0,15–0,3 mg/kgKG Etomidat i.v.; die Injektion erfolgt langsam über einen Zeitraum von ca. 30 s nach Wirkung.

Bei Patienten mit manifestem Anfallsleiden oder erhöhter Krampfbereitschaft ist Etomidat rasch, d. h. in wenigen Sekunden, zu injizieren, um eine langsame Permeation ins Gehirn zu vermeiden.

Die **rektale Applikation** zur Narkoseinduktion bei Kindern ist möglich (6–7 mg/kgKG Etomidat), sollte aber Ausnahmesituationen vorbehalten bleiben.

Die kontinuierliche Applikation von Etomidat kann aufgrund der prolongierten Suppression der Steroidsynthese der Nebennierenrinde nicht mehr empfohlen werden.

Arzneimittelprofil

Etomidat

- **Wirkung:** Hypnotische Wirkung vornehmlich durch Stimulation der $β_2$ und $β_3$-Untereinheiten postsynaptischer $GABA_A$-Rezeptoren → Hemmung zerebraler neuronaler Aktivität
- **Phk:** i.v.-Gabe: Hypnose innerhalb 30 s, Wirkdauer 3–5 min
- **NW:** Aktivierung epileptogener Foki, Myoklonien, Nebennierenrindensuppression, Injektionsschmerz, oberflächliche Thrombophlebitis, Gewebsschäden nach paravasaler oder intraarterieller Injektion, PONV, Singultus, Schüttelfrost
- **KI:** Neugeborene und Säuglinge bis zum Alter von 6 Monaten, Patienten mit gestörter Häm-Biosynthese (Porphyrie), Schwangerschaft, Stillperiode
- **WW:** Verstärkte Wirkung: Opioide, Neuroleptika, Antidepressiva, Benzodiazepine, sonstige Sedativa, Alkohol
- **Ind:** Einleitung einer Allgemeinanästhesie

5.2.3 Propofol

Handelsnamen

Disoprivan; Propofol Fresenius; Propofol-Lipuro; Propofol-ratiopharm; 1%-ige oder 2%-ige Emulsion zur Injektion und Infusion; diverse Ampullen- bzw. Durchstechflaschengrößen

Pharmakodynamik

ZNS

Propofol (Abb. 5.3) wird aufgrund seiner hervorragenden Steuerbarkeit nicht nur zur Narkoseinduktion, sondern auch zur Aufrechterhaltung der Anästhesie und zur Sedierung verwendet. Neben $GABA_A$- und NMDA-Rezeptoren sind zahlreiche andere Rezeptoren und Ionenkanäle als Wirkort von Propofol beschrieben worden. Propofol besitzt wie Etomidat, die Benzodiazepine und Barbiturate keine analgetische Komponente.

Nach Gabe der Induktionsdosis (2,5 mg/kgKG) tritt innerhalb von 30 s eine tiefe Hypnose ein. Im EEG lässt sich der Peak-Effekt nach 90–100 s registrieren. Exzitationssymptome während der Narkoseeinleitung sind seltener als bei Etomidat. Nach Einmalgabe kommt es innerhalb von 5–10 min zur Wiedererlangung des Bewusstseins.

Die kontinuierliche Zufuhr von 2 mg/kgKG führte bei Freiwilligen, die keinen externen Stimuli ausgesetzt

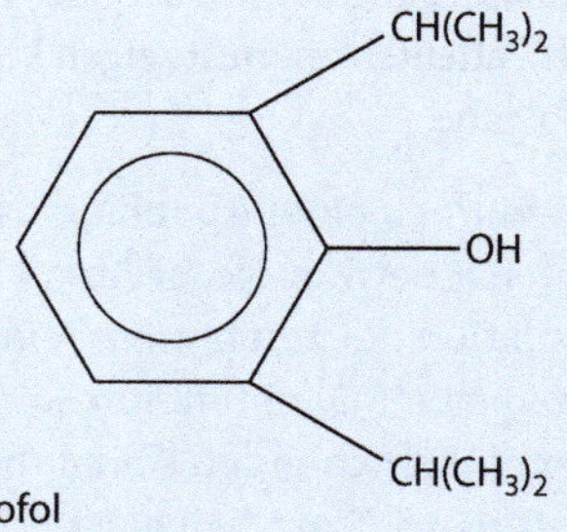

Abb. 5.3 Strukturformel von Propofol

waren, zu einer kompletten Amnesie. Wurde Propofol allerdings als Monoanästhetikum bei operativen Eingriffen verwendet, sind auch bei wesentlich höherer Dosierung Fälle von Awareness beobachtet worden.

Im EEG kommt es zunächst zu einem Anstieg der α-Wellen, gefolgt von einem Überwiegen von γ- und ϑ-Wellen. Mit zunehmender Dosierung ist zunächst eine Abnahme der Amplitude zu beobachten. Zwischen einer Plasmakonzentration von 3 µg/ml und 8 µg/ml bildet sich ein Plateau aus. Bei höheren Propofolkonzentrationen kommt es zu einer zunehmenden Abflachung der Amplitude bis hin zu einem Burst-Suppression-Muster.

Die Wirkung von Propofol wird u. a. über eineVerstärkung der neuronal inhibitorischen $GABA_A$-Rezeptoren vermittelt. Wirkorte sind vornehmlich die $β_1$-, $β_2$-, und $β_3$-Untereinheit. Aber auch über α- und γ-Untereinheit wird ein modulierender Effekt ausgeübt [22]. Propofol inhibiert so u. a. die exzitatorisch wirkende Acetylcholinfreisetzung im Hippocampus und im präfrontalen Kortex. Daneben inhibiert Propofol auch die exzitatorische Wirkung von NMDA-Rezeptoren und den natriumkanalabhängigen zellulären Natriumeinstrom. Eine direkte Hemmung spinaler Rezeptoren über eine Interaktion mit Glycin- und $GABA_A$-Rezeptoren ist ebenfalls beschrieben worden [10].

In einer Dosierung von 2–4 mg/kgKG kann Propofol auch als Antikonvulsivum eingesetzt werden. Trotzdem wird Propofol mit der Auslösung von Grand-Mal-Anfällen in Verbindung gebracht. Patienten mit bekanntem Krampfleiden sollten daher vor der Anwendung von Propofol ihre antikonvulsive Medikation erhalten haben. Selten (1:50.000 Anwendungen) werden Tage nach Propofolgabe epileptische Anfälle beobachtet. Nicht bei allen Patienten war zuvor ein Anfallsleiden bekannt [38].

Dosisabhängig führt Propofol zu einer Amplitudenabnahme und Leitungsverzögerung der SEP und AEP. Im Gegensatz zum bispektralen Index zeigt der AEP-Index eine abrupte Änderung beim Übergang vom wachen zum bewusstlosen Patienten an. BEP zeigen keine Veränderung nach Propofolgabe.

> **Propofol führt zu einer Abnahme des ICP. Bei erhöhtem ICP beträgt dieser Abfall 30–50%. Die Autoregulation der zerebralen Gefäße bleibt erhalten. Die $CMRO_2$ nimmt um 36% ab, begleitet von einer entsprechenden Abnahme des zerebralen Blutflusses. Trotzdem macht der mitunter erhebliche Abfall des arteriellen Mitteldrucks häufig den Einsatz von Vasopressoren zur Aufrechterhaltung eines adäquaten zerebralen Perfusionsdrucks unumgänglich.**

Tierexperimentell konnte für Propofol ein **neuroprotektives Potenzial** nachgewiesen werden. Bisher konnten mehrere Faktoren nachgewiesen werden. Eine wichtige Rolle spielt die über $GABA_A$-Rezeptoren vermittelte Inhibition neuronaler Aktivität und die Inhibition neuronaler Glutamatfreisetzung. Daneben besitzt Propofol antioxidative Eigenschaften. Eine Wirkung von Propofol als direkter Radikalfänger wird diskutiert. Propofol vermindert im Vergleich zu einer Fentanyl-Lachgas-Anästhesie die peroxydvermittelte Inhibition der neuronalen Glutamataufnahme. Daneben kommt es zu einer Hemmung der der Lipidperoxidation [21]. Tierexperimentell konnte durch Propofol 28 Tage nach zerebraler Ischämie eine Reduktion des neuronalen Schadens nachgewiesen werden [13].

Nach Propofolanästhesie stellt sich bei den Patienten eine angenehme Stimmung ein. Halluzinationen, sexuelle Phantasien und Enthemmung sind häufig. Als ursächlich wird eine Erhöhung der Dopaminkonzentration im Nucleus accumbens angesehen.

Kardiovaskuläres System

Propofol führt dosisabhängig zu einem **Abfall des arteriellen Blutdrucks.** Sowohl systolischer und diastolischer Blutdruck, als auch arterieller Mitteldruck nehmen um 25–40% ab. Es kommt zu einer Reduktion des Herzindex um 15%. Schlagvolumenindex und systemvaskulärer Widerstand fallen um 15–25%. Bei kontinuierlicher Infusion bleibt der MAP 20–30% unter dem Ausgangsniveau. Häufig tritt eine Bradykardie auf. Komplette Schenkelblöcke und Asystolie sind selten.

> **Als Risikofaktoren für einen ausgeprägten Blutdruckabfall gelten hohes Alter, weibliches Geschlecht, reduzierter Allgemeinzustand, Hypovolämie, kardiovaskulärer Begleiterkrankungen und präoperative β-Blockade.**

Als ursächlich wird eine zentrale Hemmung des Sympathikus, bei nur geringer Inhibition des Parasympathikus diskutiert. Die Wirkung von Atropin ist vermindert. Ebenfalls spielt die Inhibition des Barorezeptorenreflexes durch Propofol eine wichtige Rolle. Der direkte Effekt auf Sinus- und AV-Knoten ist gering. Die Literatur ist bezüglich einer direkten negativ inotropen Wirkung auf Myokardzellen widersprüchlich. Propofol führt zu einer ausgeprägten Vasodilatation. Diese wird durch eine direkte Inhibition des Kalziumeinstroms in die glatten Gefäßmuskelzellen und eine verminderte Prostazyklinsynthese in den Endothelzellen vermittelt.

Propofol löst eine signifikante Abnahme des myokardialen O_2-Verbrauchs und der myokardialen Durchblutung aus.

Respiratorisches System

Propofol führt zu deutlichen Veränderungen der Ventilation. Diese Effekte sind abhängig von Dosis, Injektionsgeschwindigkeit, Alter des Patienten und Begleitmedikation. Während der Hypnoseinduktion mit Propofol tritt zunächst Tachypnoe, gefolgt von Bradypnoe auf. Gelegentlich treten Husten oder Singultus auf. Bei etwa einem Drittel der Patienten kommt es zur Apnoe. Für 4–5 min ist das Tidalvolumen deutlich vermindert, während sich die Atemfrequenz nach kurzer Zeit wieder normalisiert.

Die kontinuierliche Infusion von 6 mg/kgKG führt ebenfalls zu einer **Abnahme des Tidalvolumens**, die Atemfrequenz kann erhöht sein. Das Atemminutenvolumen ist nicht vorhersehbar. Die CO_2-Antwortkurve ist nach rechts verschoben. Eine Verdoppelung der Infusionsrate führt nur zu einer moderaten weiteren Abnahme der CO_2-Empfindlichkeit. Bei den in der Intensivmedizin üblichen Dosierungen von 2–4 mg/kgKG/h tritt keine klinisch relevante Atemdepression auf.

> **Propofol führt bei reaktiver Atemwegserkrankung zu einer deutlichen Bronchodilatation. Dieser Effekt ist, wie bei Etomidat, durch eine Inhibition der intrazellulären Ca^{2+}-Mobilisation in glatten Muskelzellen vermittelt. Im Gegensatz zu Etomidat führt Propofol auch zu einer Hemmung der über muskarinerge Acetylcholinrezeptoren vermittelten Bronchokonstriktion.**

Die Abschwächung pharyngealer und laryngealer Reflexe machen Propofol zum idealen Anästhetikum für Larynxmaskenanästhesien.

Ähnlich wie Ketamin und Etomidat kann Propofol über eine Hemmung der NO-vermittelten Vasodilatation zu einem Anstieg des pulmonalvaskulären Widerstandes führen.

Sonstige Wirkungen

■ **Propofolinfusionssyndrom**

Das Propofolinfusionssyndrom ist insbesondere bei der Langzeitsedierung (>48 h) von Kindern beschrieben worden [37]. Aber auch bei Erwachsenen und kürzerer Anwendungsdauer (5 h) kam es zum Auftreten dieser nicht selten letal verlaufenden Nebenwirkung. In den veröffentlichten Kasuistiken wurde die Höchstdosis von Propofol zur Sedierung (5 mg/kgKG/h) häufig überschritten. Die Arzneimittelkommission der deutschen Ärzteschaft empfiehlt, bei der Anwendung von Propofol zur Sedierung Erwachsener die Dosierung von 4 mg/kgKG/h und eine Anwendungsdauer von 7 Tagen nicht zu überschreiten [2].

Propofol dient in Kombination mit erhöhten Katecholamin- und Kortisolspiegeln bei schwer erkrankten Patienten als Triggersubstanz dieses bisher nur unvollständig verstanden Krankheitsbildes. Propofol führt zu einer Hemmung der Fettsäureoxidation und Störung der oxidativen Phosphorylierung in den Mitochondrien. Als ursächlich wird eine Entkopplung der Atmungskette angesehen. Es kommt zu einem intrazellulären Energiedefizit. Der Laktatanstieg führt zu einer metabolischen Azidose. Eine einsetzende Rhabdomyolyse verursacht eine ausgeprägte Hyperkaliämie. Im weiteren Verlauf kommt es zu einem Abfall des arteriellen Blutdrucks. Die Patienten sind durch maligne Herzrhythmusstörungen vital gefährdet. Bei Kindern treten häufiger Bradyarrhythmien, bei Erwachsenen Tachyarrhythmien auf. Diese sprechen nur schlecht auf Reanimationsmedikamente an. Im Verlauf tritt häufig ein akutes Nierenversagen auf. Der Urin kann braun oder grünlich verfärbt sein.

Die Therapie besteht im sofortigem Absetzten von Propofol. Von einigen Autoren wird der frühzeitige Einsatz von Nierenersatzverfahren zur Elimination dialysierbarer Propofolmetaboliten empfohlen. Die weitere Therapie ist symptomatisch auf eine Stabilisierung der Hämodynamik und Ausgleich von metabolischer Azidose und Hyperkaliämie ausgerichtet.

Bei ungeklärter Laktazidose, in Kombination mit einem massiven Anstieg der Serumlipide, muss bei mit Propofol sedierten Patienten an ein Propofolinfusionssyndrom gedacht werden [14].

■ **PONV**

Im Gegensatz zu Thiopental oder Etomidat verursacht Propofol in der Aufwachphase nur sehr selten Übelkeit und Erbrechen. In subhypnotischer Dosierung besitzt Propofol sogar einen antiemetischen Effekt. Bei durch andere Narkosemedikamente verursachtem PONV kann durch die Gabe 10 mg Boli Propofol eine deutliche Besserung erreicht werden. Da Propofol nach kontinuierlicher Applikation nur prolongiert aus dem tiefen Kompartiment freigesetzt wird, hält die antiemetische Wirkung noch lange nach dem Erwachen aus der Narkose an.

Bei Patientinnen mit mammachirurgischen Eingriffen war die antiemetische Wirkung von Propofol der von 4 mg Ondansetron überlegen [15]. Bei chemotherapieinduziertem Erbrechen ist die kontinuierliche Infusion von 1 mg/kgKG/h ebenfalls antiemetisch wirksam.

■ **Pruritus**

Die Gabe subhypnotischer Propofoldosen kann den bei Ikterus oder nach rückenmarknaher Opioidapplikation auftretenden Juckreiz lindern.

■ **Immunsuppression**

Propofol inhibiert die Chemotaxis von Leukozyten. Die in einer älteren Studie beobachtete Hemmung der Phagozytose von Staphylococcus aureus konnte in einer neueren Studie nicht mehr nachgewiesen werden [30].

■ **Injektionsschmerz**

Während der initialen Injektion von Propofol kann es zu lokalen Schmerzempfindungen kommen [29]. Diese können durch die Kombination mit Lidocain 1% (20–40 mg) oder Verdünnung der Induktionsdosis mit Glukose 5%- oder NaCl 0,9%-Lösung gemildert werden.

■ **Hyperlipidämie**

Bei Langzeitsedierung kann es zu einem Anstieg der Serumtriglyzeride kommen. Diese sollte daher regelmäßig bestimmt und die in der Propofolemulsion vorkommenden Lipide in die Ernährungsbilanz mit einbezogen werden.

■ **Anaphylaxie**

Selten löst Propofol eine schwere anaphylaktische Reaktion mit Quincke-Ödem, Bronchospasmus, Erythem oder Blutdruckabfall aus.

Physikochemische Eigenschaften

Propofol (2,6-Diisopropylphenol) ist ein einfach aufgebautes Alkylphenol. Bei Raumtemperatur liegt es als Öl vor. Das Molekulargewicht ist mit 178 g/mol niedrig. Aufgrund seiner ausgeprägten Lipophilie ist es in Wasser unlöslich. Als Lösungsvermittler dient ein Gemisch aus Sojabohnenöl, Glyzerol, mittelkettige Triglyzeride, Eilecithin und Ölsäure. Die Emulsion verleiht Propofol sein milchig-weißes Aussehen. Der pH-Wert liegt je nach Präparat zwischen 6 und 8,5.

Propofol darf nicht über 25°C Raumtemperatur gelagert werden. Die Emulsion stellt einen Nährboden für Bakterien dar. Angebrochene unverdünnte Propofollösungen sind innerhalb von 12 h, verdünnte Propofollösungen innerhalb von 6 h zu verbrauchen. Disoprivan enthält zusätzlich EDTA. EDTA verlangsamt signifikant das Keimwachstum nach versehentlicher bakterieller Kontamination, kann dieses aber nicht vollständig verhindern [17].

Propofol darf nur mit 5%iger Glukose- oder 0,9%iger NaCl-Lösung sowie 1%iger Lidocaininjektionslösung gemischt werden. Die Propofolkonzentration darf nicht unter 2 mg/ml liegen.

Pharmakokinetik

Propofol wird zu 96–98% an Plasmaproteine gebunden. Hypoproteinämien können zu veränderten Plasmaspiegeln führen. Die Dosis muss entsprechend adaptiert werden. Bei einigen Untersuchungen konnte eine Erhöhung der Propofolplasmaspiegel durch eine Kombination mit Alfentanil oder Fentanyl nachgewiesen werden, andere Studien konnten diesen Effekt nicht zeigen.

Die Pharmakokinetik lässt sich mit einem offenen 3-Kompartimenten-Modell beschreiben. Durch die hohe Lipophile werden nach Bolusgabe zerebrale Spitzenkonzentrationen innerhalb von 90–100 s erreicht. Die initiale Halbwertszeit beträgt zwischen 2–4 min. Das zentrale Verteilungsvolumen hat eine Größe von 0,2–0,8 l/kgKG, das Verteilungsvolumen im Steady-State von 1,8–5,3 l/kgKG. Die Verteilungshalbwertszeit von Propofol beträgt 30–60 min.

Die kontextsensitive Halbwertszeit nach kontinuierlicher Infusion liegt nach einer Infusionsdauer von 6 hbei ca. 25 min. Eine Abnahme der Konzentration von Propofol am Effektororgan um weniger als 50% führt beim sedierten Patienten zum Erwachen. Daher ist auch bei langzeitsedierten Patienten mit einer schnellen Wiederkehr des Bewusstseins zu rechnen.

Die Clearance ist mit 2 l/min hoch. Aus dem tertiären Kompartiment wird Propofol nur prolongiert freigesetzt. Daher liegt die Eliminationshalbwertszeit zwischen 4 und 25 Stunden. Propofol wird hauptsächlich in der Leber zu Glukuroniden und Sulfatkonjugaten des entsprechenden Chinols metabolisiert. Die Clearance von Propofol übersteigt allerdings den hepatischen Blutfluss. 14% der Metabolisierung finden in der Lunge statt [9]. Die Metabolite sind biologisch inaktiv. Während im Urin 88% der applizierten Dosis als Metabolite ausgeschieden werden, finden sich ca. 0,3% unverändert im Urin wieder. Weniger als 2% werden mit den Fäzes ausgeschieden.

> **Die Pharmakokinetik variiert in Abhängigkeit von Alter, Geschlecht, vorbestehenden Erkrankungen und Begleitmedikation. Kinder unter 3 Jahren haben gewichtsbezogen ein größeres zentrales Kompartiment und eine größere Clearance. Eine höhere Dosierung ist erforderlich. Ältere Kinder haben auf das Gewicht bezogen eine vergleichbare Pharmakokinetik wie Erwachsene. Im Alter nehmen zentrales Kompartiment und Clearance ab. Die Dosis muss reduziert werden. Frauen haben im Vergleich zu Männern ein größeres Verteilungsvolumen und eine größere Clearance. Die Eliminationshalbwertszeit ist identisch.**

Ein Abfall des Herzzeitvolumens nach Propofolgabe führt, als Resultat einer verzögerten Verteilung in die verschiedenen Kompartimente, zu ansteigenden Propofolplasmaspiegeln. Durch einen Abfall des hepatischen Blutflusses während Propofolanästhesie hemmt das Medikament seinen eigenen Metabolismus. Lebererkrankungen führen zu einer Zunahme von zentralem und Steady-State-Volumen. Die Eliminationshalbwertszeit ist nur gering verlängert. Nierenerkrankungen beeinflussen die Pharmakokinetik von Propofol nicht.

Propofol hemmt den Cytochrom-P_{450}-abhängigen enzymatischen Abbau von Medikamenten. Die Wirkdauer u. a. von Alfentanil, Fentanyl und Sufentanil wird dadurch verlängert.

Kontraindikationen

Propofol ist kontraindiziert bei:

- Patienten mit bekannter Überempfindlichkeit gegen Propofol oder andere Inhaltsstoffe der Injektionslösung. Dies beinhaltet insbesondere Patienten mit einer Allergie gegen Erdnüsse oder Soja,
- Neugeborenen (Kinder unter 1 Monat),
- Kindern zur Aufrechterhaltung der Narkose über mehr als 60 min (Ausnahme: zwingende Indikation: z. B. bei Prädisposition zur malignen Hyperthermie),
- Patienten im Alter von 16 Jahren oder jünger zur Sedierung im Rahmen der Intensivbehandlung.

Aufgrund mangelnder Erfahrung sind Schwangere ohne zwingende Indikation von der Behandlung mit Propofol ausgeschlossen. Propofol passiert die Plazenta und kann beim Neugeboren eine Depression der Vitalparameter hervorrufen.

Propofol tritt in die Muttermilch über. Daher sollten Mütter für 24 h das Stillen unterbrechen und die Muttermilch verwerfen.

Wechselwirkungen

Die Kombination mit Opioiden, Neuroleptika, Benzodiazepinen und anderen Sedativa, einschließlich Alkohol, verstärkt die hypnotische und atemdepressive Wirkung von Propofol.

β-Blocker oder andere Antihypertonika können zu einer Verstärkung der kardiovaskulären Nebenwirkung führen.

Bei Kombination mit Suxamethonium und Neostigmin sind schwere Bradykardien bis hin zur Asystolie berichtet worden.

Nach der Verabreichung von Lipidemulsionen wie Propofol wurden bei Patienten, die gleichzeitig mit Cyclosporin behandelt wurden, Leukenzephalopathien beobachtet.

Indikationen

Propofol wird als kurzwirksames intravenöses Allgemeinanästhetikum eingesetzt zur:

- Einleitung und Aufrechterhaltung einer Allgemeinanästhesie in Kombination mit einem Analgetikum,
- Sedierung von beatmeten Patienten im Rahmen einer Intensivbehandlung,
- Sedierung bei diagnostischen und chirurgischen Interventionen, als Monoanästhetikum oder in Kombination mit einer Lokal- oder Regionalanästhesie.

Dosierung

Propofol

- Induktionsdosis
  - 1,5–2,5 mg/kgKG i.v.; Propofol titrieren mit einer Geschwindigkeit von 20–40 mg alle 10 sec bis Wirkungseintritt.
  - Kinder unter 8 Jahren benötigen häufig eine höhere Dosis von bis zu 3 mg/kgKG. Niedrigere Dosierungen werden für Kinder der Risikogruppe III und IV empfohlen.
- Narkoseaufrechterhaltung
  - 4–12 mg/kgKG/h i.v.; die Dosis variiert in Abhängigkeit von Eingriff und Analgetikum.
  - Kinder unter 8 Jahren benötigen in der Regel Dosierungen zwischen 9 und 15 mg/kgKG/h. Die Anwendungsdauer von maximal 60 min sollte nur bei zwingender Indikation überschritten werden.
- Sedierung
  - 1,5–4 mg/kgKG/h i.v.; die Dosis richtet sich nach dem gewünschten Grad der Sedierung; zu Beginn werden 0,5–1,0 mg/kgKG über einen Zeitraum von 5 min verabreicht.

Propofol ist nicht zur Sedierung von Patienten im Alter von 16 Jahren und jünger im Rahmen einer Intensivbehandlung zugelassen.

Bei älteren Patienten und bei Patienten der Risikogruppe ASA III und IV insbesondere bei kardiovaskulären Vorerkrankungen ist häufig eine Dosisreduktion notwendig.

Arzneimittelprofil

Propofol

- **Wirkung:** Hypnotische Wirkung durch Stimulation inhibitorischer $GABA_A$-Rezeptoren und Inhibition exzitatorischer NMDA-Rezeptoren. Weitere Wirkorte auf zerebraler und spinaler Ebene sind beschrieben (→ Hemmung neuronaler Aktivität).
- **Phk:** Hypnose innerhalb von 30 s, Wirkdauer nach Einmalgabe 5–10 min. Kontextsensitive Halbwertszeit bei kontinuierlicher Infusion 40 min.
- **NW:** Blutdruckabfall, Bradykardie → Asystolie, Apnoe, Lungenödem (selten), Spontanbewegungen, Muskelzuckungen, Husten, epileptiforme Anfälle einschl. Opisthotonus, Anaphylaxie, postoperatives Fieber, Injektionsschmerz, Thrombosen und Thrombophlebitiden des Injektionsarms, schwere Gewebsreaktion nach paravasaler Applikation. In der Aufwachphase: Herabsetzung der sexuellen Hemmschwelle, Euphorie, Übelkeit, Erbrechen, Kopfschmerzen.
- **WW:** Additive zentrale Wirkung in Kombination mit anderen Sedativa, Analgetika und Narkotika. Verstärkung der Wirkung einer antihypertensiven Begleitmedikation. Bradykardie- und Asystolieneigung durch zusätzliche Gabe von Suxamethonium und Neostigmin. Hemmung des Abbaus von diversen Medikamenten durch Inhibition von Cytochrom P_{450}. Erhöhung des Propofolplasmaspiegels durch gleichzeitige Anwendung von Fentanyl. Auslösung einer Leukenzephalopathie bei Patienten mit Cyclosporintherapie.
- **Ind:** Einleitung und Aufrechterhaltung einer Allgemeinanästhesie. Sedierung im Rahmen einer Intensivtherapie oder im Rahmen von diagnostischen und chirurgischen Interventionen.

5.2.4 Ketamin

Handelsnamen

Ketamin DeltaSelect Injektionslösung, Ketamin-ratiopharm Injektionslösung: 50 mg Ketamin/Amp. à 5 ml; 100 mg Ketamin/Amp. à 2 ml, 500 mg Ketamin/Amp. à 10 ml; Ketanest-S Injektionslösung: Konzentration 5 mg/ml bzw. 25 mg/ml diverse Ampullengrößen

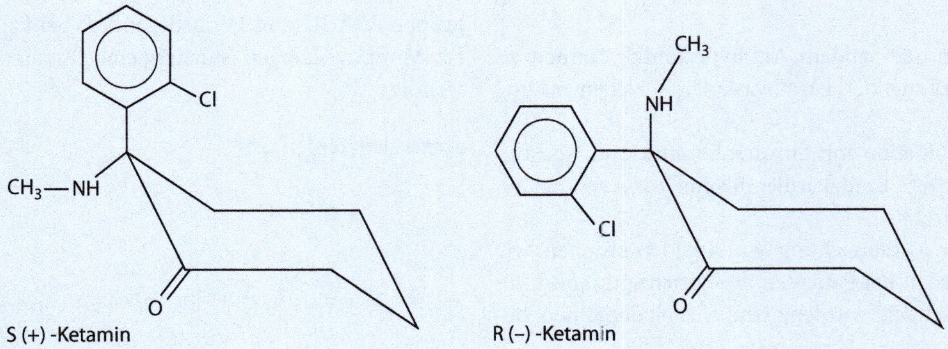

Abb. 5.4 Strukturformeln von S (+)-Ketamin und R(-)-Ketamin

Pharmakodynamik

ZNS

> **Als einziges der z. Z. klinisch eingesetzten i.v.-Anästhetika besitzt Ketamin (Abb. 5.4) neben hypnotischen Eigenschaften eine ausgeprägte analgetische Komponente. Wirkmechanismus ist neben dem Antagonismus an NMDA-Rezeptoren auch die Inhibition bzw. Stimulation zahlreicher anderer Rezeptoren auf supraspinaler und spinaler Ebene.**

Nach Gabe der Induktionsdosis von Ketamin tritt innerhalb von 30 s eine sog. dissoziative Anästhesie mit ausgeprägter Amnesie und Analgesie auf. Ursächlich hierfür ist eine Dissoziation zwischen limbischen und thalamoneokortikalen Projektionsbahnen. Diese hält nach Einzelgabe etwa 10–15 min an. Bereits 15–30 min nach Narkoseinduktion sind die meisten Patienten wieder vollständig orientiert auf. S-Ketamin verursacht in der postoperativen Aufwachphase deutlich weniger Störungen des Kurzzeitgedächtnisses und der Konzentrationsfähigkeit als das Razemat Ketamin [16].

Im EEG ist eine Dämpfung der bioelektrischen Großhirnrindenaktivität, insbesondere der Assoziationszentren, bei gleichzeitiger Aktivierung subkortikaler Zentren des limbischen Systems nachweisbar. Zusätzlich inhibiert Ketamin die neuronale Transmission efferenter spinaler Bahnen im Bereich der Formatio reticularis. Eine Senkung der Krampfschwelle tritt durch Ketamin nicht auf.

Bedingt durch die exzitatorischen Ketamineffekte kommt es zu einem regional spezifischen Anstieg von CBF und $CMRO_2$. Bei Spontanatmung führt der gesteigerte CBF zu einer Erhöhung des ICP. Durch kontrollierte Ventilation und Kombination mit einem Benzodiazepin bzw. Thiopental können diese Effekte unterdrückt werden.

> **Eine zentrale Rolle spielen ionotrope und metabotrope NMDA-Rezeptoren. Über die Phencyclidin-Rezeptor-Bindungsstelle führt Ketamin zu einer nicht kompetitiven Hemmung von NMDA-Rezeptoren. Die Wirkung von Ketamin wird zusätzlich noch auf zahlreichen anderen Wegen vermittelt: So wirkt Ketamin auch an GABA-, Nicht-NMDA-, Opioid-, nikotinergen Acetylcholin-, und monoaminergen Rezeptoren. Daneben ist eine Beeinflussung von cGMP-Systemen und spannungsabhängigen Ionenkanälen nachweisbar. Die Wirkung von S-Ketamin am μ-Opioid-Rezeptor ist durch Naloxon antagonisierbar. Ein Antagonist für alle Ketamineffekte existiert bisher nicht.**

Bedingt durch die Hemmung auditiver und visueller Zentren kommt es zu einer **Missinterpretation von auditiven und visuellen Eindrücken**. Diese werden für die häufig von Patienten berichteten Albträume und beunruhigenden Veränderungen des Körperschemas verantwortlich gemacht. Gelegentlich treten auch euphorische Stimmungslagen auf. Die Inzidenz dieser psychischen Störungen hängt vom Alter und dem Geschlecht der Patienten ab. Pädiatrische Patienten sind deutlich seltener betroffen. Vorbestehende psychiatrische Erkrankungen und lebhafte Träume in der Anamnese erhöhen die Rate an diesen sog. **Bad-Trips** deutlich. Die Inzidenz beträgt bis zu 30% und wird durch schnelle Injektion und hohe Dosis erhöht. Durch Kombination mit einem Benzodiazepin lässt sich dieser Ketamineffekt weitestgehend unterdrücken.

> **Die Schutzreflexe bleiben nach Ketamingabe in klinischer Dosierung teilweise erhalten. Ein Schutz vor Mikroaspiration besteht allerdings nicht. Teilweise ist mit gesteigerten Reflexen zu rechnen. Laryngospasmen nach Manipulation am Kehlkopf sind beschrieben worden. Ebenfalls kommt es zu einer generalisierten Erhöhung des**

Muskeltonus. Gelegentlich treten unwillkürliche Bewegungen von Kopf, Rumpf und Extremitäten auf.

Im Tiermodell zeigt Ketamin neuroprotektive Eigenschaften. So konnte eine direkte Beeinflussung der Expression von Apoptose regulierenden Proteinen nach zerebraler Ischämie mit nachfolgender Reperfusion nachgewiesen werden [12].

Kardiovaskuläres System

Im Gegensatz zu den anderen i.v.-Anästhetika führt Ketamin zu einer **Steigerung von Herzindex, arteriellem Mitteldruck und Herzfrequenz** um etwa 20%. Dieser Effekt ist unabhängig von der applizierten Dosis. Als ursächlich werden eine zentrale Sympathikusaktivierung und eine Hemmung der Wiederaufnahme endogener Katecholamine, insbesondere von Noradrenalin, angesehen. Zusätzlich kommt es zu einer zentralen Inhibition des Barorezeptorenreflexes durch Antagonismus an NMDA-Rezeptoren im Bereich des Nukleus tractus solitarius [28]. Die repetitive Gabe führt zu einer Abschwächung dieser Kreislaufwirkung.

Bei Patienten mit vorbestehender KHK kann es aufgrund des gesteigerten myokardialen O_2-Bedarfs zu einer Ausschöpfung der Koronarreserve mit nachfolgender Ischämie kommen. Durch Kombination mit Benzodiazepinen oder Propofol oder die Gabe von Clonidin bzw. α- und β-Blockern kann dieser Effekt supprimiert werden.

Durch die Inhibition spannungsabhängiger Ca^{2+}-Kanäle wirkt Ketamin direkt negativ inotrop. Diese Wirkung wird durch die gesteigerte Symphatikusaktivität normalerweise maskiert. Bei prolongiertem Schock mit Depletion der endogenen Katecholaminspeicher kann es daher auch nach Ketamingabe zum Blutdruckabfall kommen. Die negative Inotropie ist geringer ausgeprägt als bei den anderen i.v.-Anästhetika.

Respiratorisches System

Ketamin beeinflusst in der klinisch üblichen Dosierung den zentralen Atemantrieb nur gering. Die CO_2-Antwortkurve ist unter Ketaminmononarkose unverändert. Allerdings kann nach Narkoseinduktion eine kurzdauernde Atemdepression eintreten. Bei Kombination mit anderen Sedativa ist eine Hemmung des Atemantriebs möglich.

Aufgrund seiner bronchodilatatorischen Wirkung ist Ketamin besonders zur Narkoseeinleitung von Patienten mit reaktiven Atemwegserkrankungen geeignet. Dieser Effekt kann auch zur Durchbrechung eines therapierefraktären Status asthmaticus genutzt werden. Die übliche Dosierung hierfür beträgt 1–5 mg/kgKG.

Die durch Ketamin hervorgerufene Hypersalivation kann insbesondere bei Kindern zur Atemwegsobstruktion führen. Die Kombination mit Glykopyrrolat kann diese Nebenwirkung unterdrücken.

Durch die unter Ketaminanästhesie bestehende Hyperreflexie kann es, speziell bei Kindern, zu Laryngospasmen bei Manipulationen am Kehlkopf kommen. Trotz erhaltener Schutzreflexe besteht während Ketaminanästhesien kein Schutz vor stillen Aspirationen.

Sonstige Effekte

- **Wirkungen am Auge**

Bei einem Teil der Patienten treten nach Ketaminanästhesie passager Sehstörungen auf. Nach Gabe von Ketamin kommt es zu einer vorübergehenden Erhöhung des intraokularen Drucks.

- **Anaphylaxie**

Über anaphylaktoide Reaktionen wurde vereinzelt berichtet.

- **PONV**

Die Inzidenz von postoperativer Übelkeit und Erbrechen ist gering.

Physikochemische Eigenschaften

Das Cyclohexanonderivat Ketamin besteht jeweils zur Hälfte aus dem rechtsdrehendem R-Ketamin und dem linksdrehendem S-Ketamin. Der pH-Wert von Ketamin liegt zwischen 3 und 4,5. Das kristalline weiße Pulver ist sowohl in Wasser, als auch in Methanol oder Ethanol löslich. Ketamin ist etwa 5- bis 10-mal lipophiler als Thiopental. Bei den größeren Ampullengrößen dient Benzethoniumchlorid als Konservierungsmittel.

Mischinjektionen mit Ketamin sollten vermieden werden. So bildet Ketamin mit Barbituraten ein Präzipitat.

Pharmakokinetik

Ketamin wird nur zu 47% an Plasmaproteine gebunden. Hypoproteinämien führen nur zu geringen Veränderungen des Ketaminplasmaspiegels.

Die Pharmakokinetik folgt einem 2-Kompartimenten-Modell. Die ausgeprägte Lipophilie von Ketamin führt zu einer schnellen Permeation der Blut-Hirn-Schranke. Nur 1 min nach i.v.-Injektion ist die zerebrale Spitzenkonzentration erreicht. Das Verteilungsvolumen ist, bedingt durch die Lipophilie, mit 3 l/kgKG groß. Die Verteilungshalbwertzeit ist mit 5,5–18 min nach Einmalgabe kurz. Die schnelle Rückverteilung ist für die nur kurze hypnotische Wirkung von Ketamin verantwortlich. Die terminale Halbwertzeit von Ketamin beträgt nach Einmalgabe 79 min und nach kontinuierlicher Infusion 186 min.

Die hepatische Clearance entspricht mit 1,4 l/min der hepatischen Perfusion. Die Metabolisierung erfolgt durch hepatische mikrosomale Enzyme. In einem ersten Schritt wird Ketamin zu Norketamin demethyliert und anschließend hydroxiliert. Nach Glukuronidierung werden 91–97% über die Nieren ausgeschieden. Die hypnotische Potenz der Metaboliten liegt zwischen 1 und 30%.

S-Ketamin besitzt im Vergleich mit R-Ketamin sowohl ein größeres Verteilungsvolumen, als auch eine größere Clearance.

Kontraindikationen

Aufgrund seiner Hirndruck steigernden Wirkung bei Patienten mit erhöhtem ICP sollte Ketamin nur unter adäquater Beatmung angewandt werden.

Ketamin ist kontraindiziert bei Patienten mit:
- schlecht eingestellter oder nicht behandelter Hypertonie (systolischer/diastolischer Blutdruck >180/100 mmHg),
- KHK oder höher gradiger Aortenklappenstenose (strenge Indikationsstellung),
- einer nicht oder nur unzureichend therapierten Hyperthyreose,
- Eingriffen an den oberen Atemwegen (strenge Indikationsstellung),
- perforierenden Augenverletzungen oder Glaukom,
- Präeklampsie oder Eklampsie,
- drohender Uterusruptur oder Nabelschnurvorfall (Ketamin führt zu Uteruskontraktionen).

Aufgrund mangelnder Erfahrung sollte Ketamin in den ersten 3 Monaten der Schwangerschaft und in der Stillzeit nicht verwendet werden. Ketamin passiert die Plazenta. Bei Dosen von mehr als 2 mg/kgKG muss mit einer Atemdepression des Neugeborenen gerechnet werden.

Wechselwirkungen

Die hypnotische Wirkung wird durch die Kombination mit Opioiden, Neuroleptika, Benzodiazepinen und anderen Sedativa, einschließlich Alkohol, verstärkt. Allerdings führt die gleichzeitige Gabe von Benzodiazepinen zu einer Abschwächung der psychomimetischen Nebenwirkungen.

Die Wirkung nichtdepolarisierender Muskelrelaxanzien kann verlängert sein.

Die Kombination mit Theophyllin bei Patienten mit Status asthmaticus kann zu einer Absenkung der Krampfschwelle führen.

Die Einnahme von Schilddrüsenhormonen und die Applikation von Symphatomimetika können in Zusammenhang mit Ketamin zu einer arteriellen Hypertonie und Tachykardie führen.

Indikationen

Ketamin ist indiziert zur
- Analgesie und Anästhesie in der präklinischen Notfallmedizin,
- Narkoseeinleitung von Schockpatienten,
- Narkoseeinleitung von Patienten mit Asthma bronchiale,
- Anästhesie bei kurz dauernden Eingriffen in Spontanatmung,
- Supplementierung von Regionalanästhesien,
- Analgesie und Anästhesie bei Patienten mit Brandverletzungen,
- Langzeitsedierung von Intensivpatienten,
- intramuskulären Sedierung oder Narkoseeinleitung bei nicht kooperativen Patienten.

Dosierung

Ketamin

- Induktionsdosis
  - 1,0–2,0 mg/kgKG i.v.; 4,0–8,0 mg/kgKG i.m.; zur Aufrechterhaltung der Anästhesie wird die halbe Initialdosis alle 10–15 min nachinjiziert.
- Sedierung
  - 1–6 mg/kgKG/h i.v.
- Analgesie und Supplementierung von Regionalanästhesien
  - 0,25–0,5 mg/kgKG
- Therapie des Status asthmaticus
  - 1–2 mg/kgKG, ggf. bis 5 mg/kgKG

Für S-Ketamin sind die angegebenen Dosierungen zu halbieren.

Arzneimittelprofil

Ketamin

- **Wirkung:** Dosisabhängig Analgesie und dissoziative Anästhesie bei erhaltener Spontanatmung durch Antagonismus an NMDA-Rezeptoren und Beeinflussung zahlreicher anderer Rezeptoren. Große therapeutische Breite.
- **Phk:** 30 s nach Gabe der Induktionsdosis tritt eine dissoziative Anästhesie mit ausgeprägter Amnesie und Analgesie auf. Die Wirkung wird durch Rückverteilung innerhalb von 10–15 min beendet. Ketamin ist zur kontinuierlichen Infusion geeignet.
- **NW:** Hypertension, Tachykardie, Steigerung des pulmonalarteriellen Drucks, bei höherer Dosierung Atemdepression, Zunahme des intraokularen Drucks, Sehstörungen, Schwindel und mo-

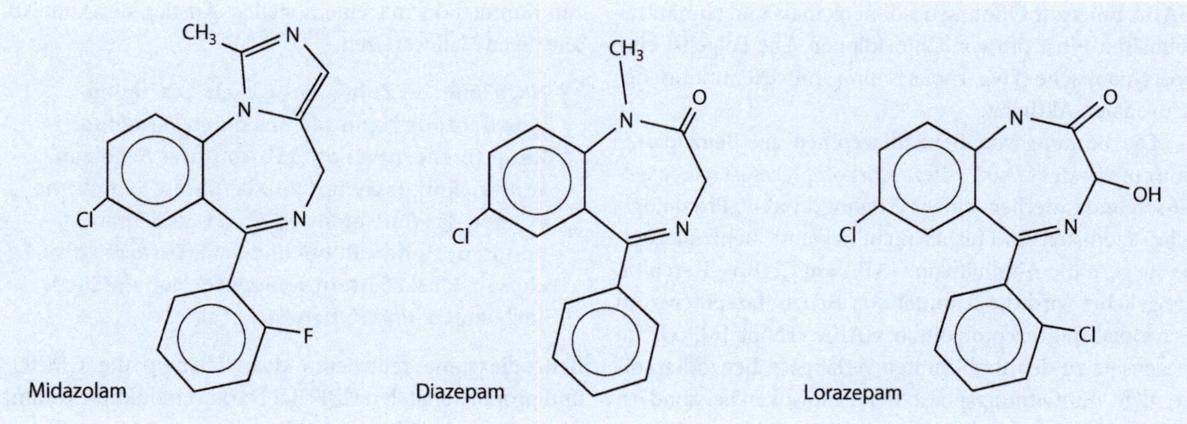

Abb. 5.5 Strukturformeln Midazolam, Diazepam und Lorazepam

torische Unruhe, erhöhter Muskeltonus, Träume – teilweise unangenehmer Natur –, Hypersalivation, Hyperreflexie und Neigung zu Laryngospasmus, gelegentlich PONV, selten anaphylaktische Reaktionen.

- **WW:** Wirkungsverstärkung durch Kombination mit anderen zentral dämpfenden Substanzen. Verstärkung der Wirkung von Muskelrelaxanzien. Absenkung der Krampfschwelle in Kombination mit Theophyllin. Die gleichzeitige Gabe von Symphatomimetika und Schilddrüsenhormonen kann zu Hypertonie und Tachykardie führen.
- **Ind:** Einleitung und Durchführung einer Allgemeinanästhesie, Supplementierung von Regionalanästhesien, Analgesie und Anästhesie in der Notfallmedizin, Sedierung von Intensivpatienten.

5.2.5 Benzodiazepine

Handelsnamen

Midazolam

Dormicum, Midazolam DeltaSelect, Midazolam HEXAL, Midazolam-ratiopharm: 1 mg/ml-, 2 mg/ml-, 5 mg/ml-Injektionslösung, diverse Ampullengrößen

Diazepam

Diazep-CT, Diazepam AbZ, Diazepam Rotexmedica, Diazepam-ratiopharm, Faustan: 10 mg/2 ml-Injektionslösung; Diazepam-Lipuro, Stesolid: 10 mg/2 ml-Emulsion zur Injektion

Lorazepam

Tavor pro injectione, Lösung zur i.v.- und i.m.-Injektion: 2 mg Lorazepam/Amp. à 1 ml

Pharmakodynamik

ZNS

Benzodiazepine (Abb. 5.5) werden zu Sedierung und Anästhesie bei diagnostischen und chirurgischen Interventionen sowie zur Sedierung von Intensivpatienten eingesetzt. Aufgrund einer fehlenden analgetischen Komponente müssen sie bei schmerzhaften Eingriffen immer mit einem potenten Analgetikum kombiniert werden. Die drei in der Anästhesie wichtigsten Vertreter der Benzodiazepine Midazolam, Diazepam und Lorazepam werden im Folgenden näher beschrieben.

Benzodiazepine wirken dosisabhängig anxiolytisch, antikonvulsiv, sedierend und hypnotisch. Sie besitzen zusätzlich eine zentrale muskelrelaxierende Wirkung. Bereits in geringer Dosierung führen sie zu einer anterograden Amnesie. Sie werden nach ihrer klinischen Wirkdauer in kurz- (z. B. Midazolam), mittel- (z. B. Lorazepam) und langwirksame Präparate (z. B. Diazepam) unterteilt.

Hauptwirkort ist der Benzodiazepinrezeptor des ubiquitär im ZNS vorkommenden $GABA_A$-Rezeptorkomplexes. Der $GABA_A$-Rezeptor ist ein aus 5 Untereinheiten aufgebautes Glykoprotein. Bisher sind 18 verschiede Untereinheiten bekannt. Diese werden in 7 Untereinheitenfamilien, α_{1-6}, β_{1-3}, γ_{1-3}, δ, ε, θ und ρ_{1-3}, zusammengefasst. Die meisten $GABA_A$-Rezeptoren bestehen aus α-, β- und γ-Untereinheiten. Die Mitte des Pentamers bildet einen Ionenkanal. Die Aktivierung des $GABA_A$-Rezeptors durch

GABA führt zur Öffnung des Ionenkanals und zum intrazellulären Einstrom von Chloridionen. Die Folge ist eine postsynaptische Hyperpolarisation mit Hemmung der neuronalen Aktivität.

Die Bindung von Benzodiazepinen am Benzodiazepinrezeptor des $GABA_A$-Rezeptorkomplexes ist stereospezifisch und unterliegt einer Sättigungskinetik. Physiologische Agonisten sind bisher nicht bekannt. Benzodiazepine steigern die Affinität von GABA am $GABA_A$-Rezeptor. Umgekehrt wird die Affinität von Benzodiazepinen zum Benzodiazepinrezeptor durch GABA erhöht [6][34]. Im Gegensatz zu den Barbituraten verlängern Benzodiazepine nicht die Öffnungsphase der Chloridkanäle, sondern steigern deren Öffnungsfrequenz. Die agonistische Potenz von Lorazepam ist gegenüber Diazepam ca. 5- bis 10-mal größer, die von Midazolam ca. 3- bis 6-mal [27].

Zur Anxiolyse müssen etwa 20%, zur Sedierung 30–50% und zur Hypnose mehr als 60% der Benzodiazepinrezeptoren besetzt sein [4]. Die Bindungsstelle der Benzodiazepine befindet sich im Bereich der α- und γ-Untereinheit. Die verschiedenen Rezeptorsubtypen weisen verschiedene Effekte auf. 60% der $GABA_A$-Rezeptoren bestehen aus den Untereinheiten α_1, β_2 und γ_2. Dieser nahezu ubiquitär im ZNS vorkommende Rezeptor vermittelt v. a. **Amnesie**, **Sedierung** und **Antikonvulsion** [7]. Vornehmlich kortikal und im Bereich des Hippocampus, aber auch spinal ist ein aus α_2-, β_3- und γ_2-Untereinheiten aufgebauter Rezeptor nachweisbar. Er macht einen Anteil von 15–20% der $GABA_A$-Rezeptoren aus. Stimulation dieses Rezeptors führt zur Anxiolyse [24] und zur zentralen Muskelrelaxation [8]. Ebenfalls 15–20% der $GABA_A$-Rezeptoren bestehen aus den Untereinheiten α_3, β_n und γ_2. Diese kommen vornehmlich im Bereich des basalen Großhirns vor. Im Bereich des ARAS (aszendierendes retikuläres aktivierendes System) inhibieren sie exzitatorische cholinerge Neurone. Aus α_4- und α_6-Untereinheiten aufgebaute Rezeptoren besitzen gegenüber den klassischen Benzodiazepinen keine Sensibilität.

Nach i.v.-Injektion der Induktionsdosis von Midazolam (0,05–0,02 mg/kgKG) oder Diazepam (0,3–0,5 mg/kgKG) stellt sich innerhalb von 60 s eine Hypnose ein. Die Anschlagszeit ist im Vergleich zu den anderen i.v.-Anästhetika damit deutlich länger. Das Wirkmaximum wird bei beiden Präparaten nach 3 min erreicht. Die Wirkung hält bei Einmalgabe ca. 15 min an. Hauptmechanismus der Wirkungsbeendigung ist die Rückverteilung aus dem Effektorkompartiment in tiefere Kompartimente. Lorazepam ist aufgrund seines langsamen Wirkungseintritts (60–120 s) nicht zur Narkoseinduktion geeignet.

Aufgrund der günstigeren Pharmakokinetik sind Midazolam und Lorazepam zur **Langzeitsedierung** von Intensivpatienten geeignet. Die repetitive Gabe oder kontinuierliche Infusion von Diazepam führt dagegen rasch zur Kumulation mit einem steilen Anstieg der kontextsensitiven Halbwertszeit.

> **Nach längerer Zufuhr entwickelt sich häufig eine Benzodiazepintoleranz durch verminderte Rezeptorenexpression [25]. Abruptes Absetzen kann zu Entzugssymptomatik führen. Symptome können das Auftreten von Angst- und Spannungszuständen, Ruhe- und Schlaflosigkeit, Psychosen, Muskelzittern, epileptiformen Anfällen, Tachykardie und Hypertension sein.**

Benzodiazepine reduzieren dosisabhängig die $CMRO_2$ und proportional den CBF. Bei Narkoseinduktion kommt es zu einem Abfall um 34%. Die neuroprotektiven Eigenschaften sind denen der Barbiturate unterlegen.

Die antikonvulsiven Eigenschaften der Benzodiazepine werden bei der Therapie epileptiformer Anfälle ausgenutzt. Lorazepam (0,05–0,1 mg/kgKG) erscheint zur intravenösen Anwendung aufgrund der im Verhältnis geringer ausgeprägten Atemdepression am besten geeignet. Diazepam steht in verschiedenen rektal applizierbaren Präparaten zur Verfügung. Daneben können Midazolam, Diazepam und Lorazepam auch intramuskulär verabreicht werden. Die intranasale Gabe von Midazolam ist ebenfalls möglich, wird aber von den meisten Patienten als sehr unangenehm empfunden. Benzodiazepine können bei Patienten mit Lennox-Gastaut-Syndrom tonisch-klonische Krampfanfälle auslösen.

Kardiovaskuläres System

Benzodiazepine besitzen im Vergleich mit den Barbituraten oder Propofol **nur geringe hämodynamische Nebenwirkungen**. Durch eine direkte Vasodilatation kommt es zu einer Reduktion des SVR und venösem Blutpooling. Dieser Effekt ist bei Midazolam stärker ausgeprägt als bei den beiden anderen Präparaten. Der resultierende Blutdruckabfall ist dosisabhängig und beträgt zwischen 5 und 10% des Ausgangwertes. Die Kombination mit Opioiden führt zu einer supraadditiven Abnahme des MAP. Der Peak-Effekt wird innerhalb von 10 min erreicht.

Als ursächlich für den nur geringen Blutdruckabfall wird der erhaltene Barorezeptorenreflex angesehen. Erst bei höherer Dosierung kommt es zu einer Abschwächung dieses Kompensationsmechanismus. Zusätzlich besitzen die Benzodiazepine eine zentral vagolytische Komponente [1]. Diese führt ebenfalls zu einer Steigerung der Herzfrequenz. In vitro ist eine negativ chronotrope und inotrope Wirkung zu beobachten. Sie ist auf eine Hemmung des intrazellulären Kalziumeinstroms aus dem sarkoplasmatischen Retikulum zurückzuführen [20].

Benzodiazepine blocken nicht die kardiovaskulären Veränderungen nach endotrachealer Intubation. Dies macht die Kombination mit einem potenten Analgetikum notwendig.

Respiratorisches System

Benzodiazepine führen abhängig von Dosis, Injektionsgeschwindigkeit, Alter und Begleitmedikation zu einer **zentralen Atemdepression**. Patienten mit vorbestehender COPD weisen eine besondere Empfindlichkeit auf. Auch hier führt die Kombination mit Opioiden zu supraadditiven Effekten. Das Wirkmaximum wird nach etwa 3 min erreicht. Bei ca. 20% der Patienten, vergleichbar mit Thiopental, kommt es zu einer kurz dauernden Apnoe. Dieser Effekt ist bei Midazolam am stärksten, bei Lorazepam am schwächsten ausgeprägt. Je nach Präparat ist für 60–120 min eine signifikante Abnahme der Atemtätigkeit nachweisbar. Die Dauer der Atemdepression ist bei Lorazepam ebenfalls am kürzesten. Im Gegensatz zu den Barbituraten kommt es nicht zu einer Rechtsverschiebung, sondern zu einer Abflachung der CO_2-Antwortkurve.

Sonstige Wirkungen

▪ Psychomimetische Wirkungen

Unruhe, Verwirrtheit, Halluzinationen, Benommenheit, Kopfschmerzen und Sehstörungen können, insbesondere bei älteren Patienten, vorkommen. Auch das Auftreten einer paradoxen Reaktion auf Benzodiazepine mit Agitation, Unruhe, Suizidgedanken und Schlafstörungen ist bei dieser Altersgruppe gehäuft.

▪ PONV

Das emetogene Potenzial der Benzodiazepine ist gering. In aller Regel lassen sich postoperative Übelkeit und Erbrechen auf andere, gleichzeitig verabreichte Medikamente zurückführen.

▪ Injektionsschmerz/Thrombophlebitis

Die Lösungsmittel der Injektionslösungen von Diazepam und Lorazepam führen zu einer Reizung der Venenwand. Die Inzidenz ist bei den entsprechenden Lipidemulsionen vermindert.

▪ Anaphylaxie

Das Auftreten schwerer anaphylaktischer Reaktionen ist selten.

Physikochemische Eigenschaften

Midazolam ist ein Derivat der Imidazolbenzodiazepine. Die freie Base besitzt eine ausgeprägte Lipophilie. Bei einem pH-Wert unter 4 öffnet sich der Imidazolring und es entsteht ein gut wasserlösliches primäres Amin. Durch Zusatz von HCl ist der pH-Wert der stabilen und gut verträglichen Injektionslösung auf 3,5 eingestellt. Nach Injektion führt der physiologische pH-Wert zum Ringschluss. Die jetzt wieder vorliegende hohe Lipophilie ist ursächlich für den schnellen Wirkungseintritt von Midazolam. Die stärkere hypnotische Potenz ist durch die Substitution eines Fluoratoms am Benzolring bedingt.

Diazepam ist ein N-methyliertes Benzodiazepinderivat. Aufgrund seiner hohen Lipophilie ist es wasserunlöslich. Als Lösungsmittel werden Propylenglykol und Ethanol verwendet. Der pH-Wert ist mit Benzoesäure auf 6,2–6,9 eingestellt. Bei Injektion wird häufig ein starker Injektionsschmerz angegeben. Bei den Präparaten Diazepam-Lipuro und Stesolid dienen Sojabohnenöl und diverse Lipide als Lösungsvermittler. Die Rate an Injektionsschmerzen ist geringer.

Lorazepam besitzt ebenfalls eine hohe Lipophilie. Als Lösungsmittel sind der Injektionslösung Polyethylenglykol, Propylenglykol und Benzylalkohol zugesetzt. Zur Reduktion der Venenwand reizenden Eigenschaften von Tavor pro injectione empfiehlt sich eine 1:1-Verdünnung mit NaCl 0,9%, Glukose 5%-Lösung oder Aqua dest.

Midazolam und Diazepam müssen lichtgeschützt bei Temperaturen unter 25°C aufbewahrt werden. Lorazepam und verdünnte Gebrauchslösungen der anderen Präparate sind im Kühlschrank bei Temperaturen zwischen 4 und 8°C zu lagern. Verdünnte Lösungen sind innerhalb von 24 h zu verbrauchen. Auf Lichtschutz muss geachtet werden.

Pharmakokinetik

Midazolam und Diazepam sind zu 95–99% an Plasmaproteine gebunden. Die Plasmaproteinbindung ist mit 80–93% für Lorazepam ebenfalls hoch.

Die Pharmakokinetik lässt sich mit einem 3-Kompartimenten-Modell beschreiben. Die drei Substanzen unterscheiden sich hinsichtlich ihrer initialen Pharmakokinetik nicht wesentlich. Aufgrund der hohen Lipophilie kommt es zu einer raschen Permeation der Blut-Hirn-Schranke. Zerebrale Spitzenkonzentrationen werden etwa 3 min nach i.v.-Injektion erreicht. 15–20 min nach Injektion fällt die Plasmakonzentration durch Verteilungsprozesse in tiefere Kompartimente auf 10–20% des Ausgangswertes ab. Das Steady-State-Verteilungsvolumen beträgt 0,7–1,5 l/kgKG. Bei adipösen Patienten ist es erhöht.

Deutliche Unterschiede weisen Midazolam, Diazepam und Lorazepam hinsichtlich ihrer **Eliminationshalbwertszeit** auf. Sie beträgt für **Midazolam** im Mittel 1,5–2,5 h. Kinder zwischen 3 und 10 Jahren weisen eine auf 50% reduzierte Halbwertszeit auf, während sie bei Neugeboren aufgrund ihrer unreifen Leberenzyme bis zu 12 h betragen kann. Auch bei Patienten über 60 Jahren, schwerkranken Patienten sowie Patienten mit mittel- und höhergradiger Herzinsuffizienz ist die terminale Halbwertszeit teilweise deutlich erhöht.

Diazepam weist mit 20–40 h eine deutlich höhere Eliminationshalbwertszeit auf. Sie ist bei älteren Patienten sowie bei Neugeborenen deutlich erhöht. Eingeschränkte Leber- und Nierenfunktion führen ebenfalls zu einer längeren Halbwertszeit. Die Halbwertszeit der aktiven Metaboliten von Diazepam beträgt teilweise bis zu 100 h.

Die terminale Halbwertszeit von **Lorazepam** liegt mit 12–18 h im Mittelfeld. Bei Neugeborenen ist sie um einen Faktor 4 erhöht; davon abgesehen besteht keine Altersabhängigkeit.

Die Metabolisierung erfolgt zum überwiegenden Teil hepatisch. Hauptmechanismus stellen Cytochrom-P_{450}-abhängige mikrosomale Oxidation und Glukuronidierung dar. Die Cytochrom-P_{450}-abhängigen Prozesse sind abhängig von Geschlecht, Alter, Leberfunktion und Begleit- bzw. Vormedikation. Chronischer Alkoholkonsum steigert, die Kombination mit Cytochrom-P_{450}-inhibierenden Medikamenten (z. B. Cimetidin) hemmt die Clearance von Midazolam und Diazepam.

Der Imidazolring von Midazolam wird schnell hydroxiliert. Dieser Prozess ist ursächlich für die mit 6–11 ml/kgKG hohe **Clearance** von **Midazolam**. Die entstehenden Metaboliten besitzen teilweise 20–30% der biologischen Aktivität von Midazolam. Nach rascher Konjugation mit Glukuronsäure werden sie renal eliminiert. Bei Niereninsuffizienz kann es zu Akkumulation dieser aktiven Metaboliten kommen.

Die Oxidation der Methylgruppe der anderen Benzodiazepine dauert länger. Die Clearance von **Diazepam** beträgt nur 0,2–0,5 ml/kgKG. Die Metabolisierung führt zur Bildung aktiver Metaboliten, unter anderem Oxazepam, Temazepam und Desmethyldiazepam. Diese besitzen teilweise eine Eliminationshalbwertszeit von 100 h. 6–8 h nach Injektion kann es zu einem erneuten Anstieg der Diazepamplasmakonzentration, verbunden mit erneuter Zunahme der Sedierung, kommen. Als ursächlich wird ein enterohepatischer Kreislauf angenommen. Chronischer Nikotinabusus stimuliert die Clearance von Diazepam. Der Einfluss auf Midazolam und Lorazepam ist gering.

Lorazepam wird nicht mikrosomal oxidiert. Die Metabolisierung erfolgt durch Konjugation mit Glukuronsäure. Die Clearance beträgt 0,8–1,8 ml/kgKG. Die entstehenden Metaboliten sind kaum biologisch aktiv und werden mit dem Urin ausgeschieden. Bei Niereninsuffizienz kommt es zur Kumulation, die in aller Regel nicht zu einer Verlängerung der Sedation führt. Vorbestehende Lebererkrankungen verändern die Clearance von Lorazepam nicht signifikant. Lediglich bei schweren Leberfunktionsstörungen muss mit einer Verlängerung der terminalen Halbwertszeit gerechnet werden.

Bei kontinuierlicher Zufuhr weist Midazolam die günstigste kontextsensitive Halbwertszeit auf. Die kontinuierliche Gabe von Diazepam führt zur Kumulation und einem steilen Anstieg der kontextsensitiven Halbwertszeit. Lorazepam ist ebenfalls zur Langzeitsedierung von Intensivpatienten geeignet [35]. Dosisreduktionen sind im Verlauf notwendig.

Kontraindikationen

Absolute Kontraindikationen

- Bekannte Überempfindlichkeit gegen Benzodiazepine oder andere Inhaltsstoffe der Injektionslösung,
- Myasthenia gravis.

Relative Kontraindikationen

- Akute Intoxikation mit Alkohol oder anderen zentral dämpfenden Substanzen,
- zerebelläre und spinalen Ataxien,
- Engwinkelglaukom,
- schwere Leberschäden,
- Schlaf-Apnoe-Syndrom,
- schwere respiratorische Insuffizienz.

Bei Neugeborenen und Säuglingen unter 6 Monaten sollten Benzodiazepine nur bei zwingender Indikation verabreicht werden. Das Risiko eines Auftretens lebensbedrohlicher Nebenwirkungen ist deutlich erhöht.

Schwangeren sollten Benzodiazepine nur nach strenger Indikationsstellung appliziert werden. Benzodiazepine passieren die Plazenta. Eine Anwendung zum Geburtstermin kann zu einer Depression der Vitalfunktionen des Neugeboren und zum „floppy infant syndrome« führen. Dabei kann eine Beatmung des Neugeborenen notwendig werden.

Benzodiazepine gehen in die Muttermilch über. Stillende Mütter sollten für 24 h nach Medikamentengabe die Muttermilch verwerfen.

Wechselwirkungen

Die Kombination mit anderen zentral dämpfenden Arzneistoffen und Substanzen verstärkt die hypnotische und atemdepressive Wirkung der Benzodiazepine. Die Wirkung von Muskelrelaxanzien ist ebenfalls erhöht.

Hemmstoffe des Isoenzyms CYP3A4 des Cytochrom P_{450} führen zu einer deutlich verlängerten Eliminationshalbwertszeit von Midazolam und Diazepam.

Induktoren Cytochrom-P_{450}-abhängiger Enzyme, wie z.B. Phenobarbital oder Phenytoin, führen zu einem beschleunigten Abbau und verkürzten Wirkdauer der beiden Substanzen.

Lorazepam unterliegt keinem Cytochrom-P_{450}-abhängigen Metabolismus.

Indikation

Midazolam, Diazepam und Lorazepam sind geeignet zur:
- Narkoseinduktion in Kombination mit einem potenten Analgetikum (Midazolam oder Diazepam),
- Aufrechterhaltung einer Anästhesie in Kombination mit Ketamin oder einem Opioid (Midazolam),
- Prämedikation bzw. Sedierung vor oder während diagnostischer Eingriffe; bei schmerzhaften Interventionen immer in Kombination mit einem potenten Analgetikum bzw. einer suffizienten Lokal- oder Regionalanästhesie (Midazolam und Lorazepam),
- Langzeitsedierung von Intensivpatienten (nur Midazolam oder Lorazepam),
- Durchbrechung eines Status epilepticus,
- Anxiolyse.

Dosierung

Midazolam

- Induktionsdosis
  - 0,15–0,2 mg/kgKG i.v., die Injektion hat langsam nach Wirkung zu erfolgen.
- Sedierung
  - Initial 2–2,5 mg i.v., Titrationsdosis 1 mg bzw. 0,03–0,1 mg/kgKG kontinuierlich. Rektal bei Kindern mit einem Lebensalter von über 6 Monaten 0,3–0,5 mg/kgKG.
- Prämedikation
  - 0,3–0,5 mg/kgKG rektal, nur bei Kindern >6 Monate, 15–30 min vor der geplanten Narkoseeinleitung.

Bei fehlender Prämedikation ist zur Narkoseinduktion häufig die doppelte Dosis notwendig. Patienten über 60 Jahre oder mit reduziertem Allgemeinzustand benötigen häufig nur die Hälfte der angegebenen Dosierungen.

Diazepam

- Induktionsdosis
  - 0,2–0,35 mg/kgKG i.v., die Injektion hat langsam nach Wirkung zu erfolgen.
- Prämedikation
  - 5–10 mg i.v., 10 min vor Narkosebeginn. Bei Kindern >6 Monate 0,1–0,2 mg/kgKG i.m.
- Durchbrechung Status epilepticus
  - Initial 5–10 mg i.v. ggf. 10 mg i.m., bei Bedarf wiederholen, max. 30 mg; Kinder bis 3 Jahre: 2–5 mg i.v. oder 5–10 mg i.v.; Kinder ab 3 Jahre: 5–10 mg i.v. oder ggf. i.m.; Rektiolen: 5 mg rektal bei Körpergewicht <10 kg, 10 mg rektal bei Körpergewicht >10 kg.

Bei fehlender Prämedikation ist zur Narkoseinduktion häufig die doppelte Dosis notwendig. Patienten über 60 Jahre oder mit reduziertem Allgemeinzustand benötigen häufig nur die Hälfte der angegebenen Dosierungen.

Lorazepam

- Sedierung
  - 0025–0,05 mg/kgKG i.v., die Injektion hat langsam nach Wirkung zu erfolgen. Bei Bedarf durch Titration in 0,5–1 mg Schritten Sedierung aufrechterhalten.
- Durchbrechung Status epilepticus
  - Initial 4 mg i.v., langsam (2 mg/min) injizieren. Bei Bedarf ist diese Dosis einmal zu Wiederholen (max. 8 mg/12 h). Kinder und Jugendliche sollten eine initiale Dosis von 0,05 mg/kgKg erhalten. Auch diese Dosis ist bei Bedarf nur einmal zu wiederholen.
- Anxiolyse
  - 0,05 mg/kgKG i.v., langsam (2 mg/min) injizieren.

Kinder und Jugendliche sollten, außer zur Behandlung eines Status epilepticus, nicht mit Lorazepam behandelt werden.

Arzneimittelprofil

Benzodiazepine

- **Wirkung:** Dosisabhängig Modulation von $GABA_A$-Rezeptoren führt zu Anxiolyse, Antikonvulsion, zentraler Muskelrelaxierung, Sedierung und Hypnose. Benzodiazepine besitzen keine analgetische Wirkung.
- **Phk:** Hypnose tritt ca. 60 s nach Injektion von Midazolam und Diazepam auf (60–120 s nach Lorazepam). Die Wirkung wird durch Rückverteilung nach 15–20 min beendet. Midazolam und Lorazepam sind zur kontinuierlichen Sedierung geeignet. Die repetitive Gabe oder kontinuierliche Infusion von Diazepam führt rasch zur Kumulation der Substanz.
- **NW:** Die kardiopulmonalen Nebenwirkungen der Benzodiazepine sind geringer als die der anderen i.v.-Anästhetika. Abhängig u. a. von Dosis und Begleitmedikation treten aber klinisch relevante Atemdepressionen auf. Psychomimetische Nebenwirkungen wie Halluzinationen, Verwirrtheitszustände, Ruhe- und Schlaflosigkeit sowie paradoxe Reaktionen kommen insbesondere bei älteren Patienten vor. Selten kommt es zu Krampf-

anfällen. Lösungsmittel in den diazepam- bzw. lorazepamhaltigen Präparaten führen zu einer Reizung der Venenwand → Injektionsschmerz bzw. Thrombophlebitis. Schwere anaphylaktische Reaktionen sind selten. Nach längerer Anwendung tritt eine Toleranz auf. Das abrupte Absetzen von Benzodiazepinen kann zu Entzugssymptomen führen.

- **WW:** Additive Wirkungsverstärkung durch Kombination mit anderen zentral dämpfenden Pharmaka oder Alkohol. Die Kombination mit Inhibitoren bzw. Induktoren des Cytochroms P_{450} hemmen bzw. beschleunigen den Abbau von Midazolam und Diazepam. Lorazepam ist hiervon nicht betroffen.
- **Ind:** Prämedikation, Narkoseinduktion, Aufrechterhaltung einer Kombinationsanästhesie, Sedierung, Prämedikation vor einer Anästhesie, Durchbrechung eines Status epilepticus und Anxiolyse.

5.3 Profil von Benzodiazepinantagonisten

5.3.1 Flumazenil (▫ Abb. 5.6)

▪ **Handelsnamen**

Anexate, Flumazenil DeltaSelect, Flumazenil HEXAL: 0,5 mg Flumazenil/Amp. à 5 ml; 1,0 mg Flumazenil/Amp. à 10 ml

Pharmakodynamik

ZNS

Flumazenil antagonisiert dosisabhängig die hypnotische, sedierende, antikonvulsive und anxiolytische Wirkung von Benzodiazepinen und anderen Agonisten des Benzodiazepinrezeptors. Auch paradoxe Reaktionen auf Benzodiazepine lassen sich antagonisieren.

> **Flumazenil ist ein kompetitiver Antagonist am Benzodiazepinrezeptor Die Substanz besitzt nur eine geringe intrinsische Aktivität. Die Affinität und Spezifität zum Benzodiazepinrezeptor des $GABA_A$-Rezeptorkomplexes ist hoch. Agonisten des $GABA_A$-Rezeptors mit einem anderen Wirkort, z. B. Barbiturate oder Propofol, werden nicht antagonisiert. Die Wirkung von Flumazenil ist unabhängig vom Zeitpunkt der Applikation.**

Die Wirkung tritt innerhalb von 1 min ein. Der Peak-Effekt ist nach 1–3 min erreicht. Die Wirkdauer von Flumazenil ist kurz. Sie ist sowohl abhängig von der applizierten Flumazenildosis, als auch von der Dosis und Rezeptoraf-

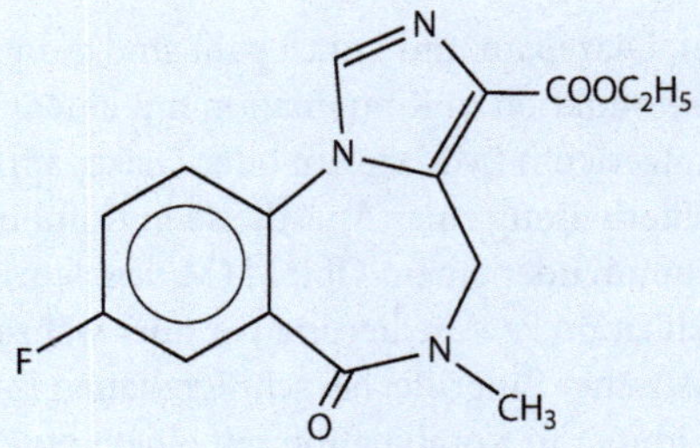

▫ **Abb. 5.6 Strukturformel von Flumazenil**

finität des Antagonisten. Das Risiko einer Resedierung kann durch repetitive Gaben oder kontinuierliche Infusion minimiert werden.

> **Die Überwachung der Patienten muss intensivmedizinischen Kriterien entsprechen.**

Bei Patienten mit länger dauernder Benzodiazepintherapie kann Flumazenil Entzugssymptome auslösen. Obwohl Flumazenil selbst eine geringe antikonvulsive Wirkung besitzt, kann die Anwendung bei Epileptikern Krampfanfälle provozieren. Die Gabe bei Patienten mit schwerer Hirnschädigung und/oder erhöhten Hirndrücken, kann zu einem weiteren Anstieg des ICP führen. Bei entsprechend prädisponierten Patienten kann Flumazenil Panikattacken verursachen.

Kardiovaskuläres System

Flumazenil führt zu keiner Beeinflussung der Hämodynamik. Im Gegensatz zu Naloxon kommt es nicht zu einem Anstieg des Plasmaspiegels von Katecholaminen.

Respiratorisches System

Flumazenil antagonisiert dosisabhängig die atemdepressive Wirkung von Benzodiazepinen. Weitere Wirkung auf Atmung oder Atemwege sind nicht bekannt.

Physikochemische Eigenschaften

Flumazenil gehört wie Midazolam zur Gruppe der Imidazolbenzodiazepine. Die schwache Base besitzt eine hohe Lipophilie. Trotzdem ist Flumazenil im Gegensatz zu Diazepam und Lorazepam bei Vorliegen eines physiologischen pH-Werts schwach wasserlöslich. Das Molekulargewicht beträgt 303 g/mol.

Flumazenil darf nur mit 0,45- bzw. 0,9%iger NaCl-Lösung oder 2,5- bzw. 5%iger Glukoselösung verdünnt werden. Die Kompatibilität mit anderen Injektionslösungen ist nicht untersucht. Die Lagerung hat bei Temperaturen unterhalb von 25°C zu erfolgen. Angebrochene oder verdünnte Flumazenillösungen sind bei Temperaturen zwischen 2°C und 8°C im Kühlschrank aufzubewahren und innerhalb von 24 h zu verbrauchen.

Pharmakokinetik

Flumazenil ist zu etwa 50% an Plasmaproteine gebunden, $^2/_3$ davon an Albumin. Die Pharmakokinetik lässt sich mit einem 3-Kompartimenten-Modell beschreiben. Während der Verteilungsphase nimmt die Plasmakonzentration mit einer Halbwertszeit von 4–15 min ab. Die Wirkung wird durch Rückverteilung aus dem Effektorkompartiment beendet. Die Halbwertszeit der Rückverteilung beträgt 20–30 min. Das Steady-State-Verteilungsvolumen hat eine Größe von 0,9–1,1 l/kgKG. Die terminale Halbwertszeit liegt unter der von Midazolam und ist mit 40–80 min deutlich kürzer als die von Diazepam und Lorazepam.

Die Metabolisierung von Flumazenil erfolgt Cytochrom-P_{450}-unabhängig in der Leber. Die hepatische Clearance beträgt 0,8–1,0 l/kgKG/min. Die Elimination folgt bis zu einer Dosis von 100 mg einer Kinetik 1. Ordnung. Der Nachweis einer biologischen Aktivität der Metaboliten N-Desmethylflumazenil, N-Desmethylflumazenilsäure und Flumazenilsäure ist bisher nicht erfolgt. Die Ausscheidung der Metaboliten erfolgt nach Konjugation mit Glukuronsäure zu 90–95% innerhalb von 72 h mit dem Urin. Etwa 5–10% werden mit dem Fäzes ausgeschieden.

Die Pharmakokinetik ist bei älteren Patienten nicht eingeschränkt. Kinder besitzen eine etwas kürzere Eliminationshalbwertszeit. Bei Patienten mit mäßig bis schwer eingeschränkter Leberfunktion ist Halbwertszeit von Flumazenil teilweise auf das Doppelte verlängert. Die Pharmakokinetik von Flumazenil bei Patienten mit Niereninsuffizienz unterscheidet sich nicht von der gesunder Probanden.

Kontraindikationen

Flumazenil ist kontraindiziert bei Patienten
- mit bekannter Überempfindlichkeit gegen Flumazenil oder andere Inhaltsstoffe der Injektionslösung,
- mit Epilepsie, die Benzodiazepine als Zusatzmedikation erhielten,
- mit Angstzuständen, die mit Benzodiazepinen therapiert werden,
- die nur eine niedrige Dosis eines kurz wirkenden Benzodiazepins erhielten,
- mit schwerer Hirnschädigung und/oder erhöhten Hirndrücken,
- in der postoperativen Phase bei anhaltendem, atemdepressiven Effekt der Opioide und bereits bestehender Bewusstseinsklarheit,
- mit Mischintoxikation durch Benzodiazepinen und zyklischen Antidepressiva.

Wechselwirkungen

Flumazenil hebt die zentralen Wirkungen von Benzodiazepinen und anderen Agonisten des Benzodiazepinrezeptors (Zopiclon, Triazolopyridazine etc.) auf. Die zentral dämpfenden Eigenschaften von Barbituraten, Propofol, Opioiden oder anderen Sedativa werden nicht beeinflusst.

Bei Mischintoxikation mit Benzodiazepinen und zyklischen Antidepressiva können durch Aufhebung der Benzodiazepinwirkung durch Flumazenil die toxischen Effekte der Antidepressiva, z. B. Krampfanfälle und Herzrhythmusstörungen, verstärkt in Erscheinung treten.

Indikationen

Flumazenil ist indiziert zur
- Antagonisierung der hypnotisch-sedierenden Wirkung bei durch Benzodiazepine eingeleiteter oder aufrechterhaltener Narkose bzw. Sedierung bei stationären Patienten,
- spezifischen Aufhebung einer benzodiazepininduzierten der Atemdepression,
- Antagonisierung der Benzodiazepinwirkung zur Erzeugung eines »diagnostischen Fensters« bei Intensivpatienten,
- Diagnose und Therapie einer Benzodiazepinmonointoxikation.

Dosierung

Flumazenil

- Initialdosis
  - 0,2 mg i.v.; Dosis über einen Zeitraum von 15 s applizieren; bei nicht ausreichender Wirkung 0,1 mg alle 60 s titrieren, die erforderliche Dosis beträgt im Allgemeinen 0,3–0,6 mg → max. 2,0–3,0 mg.
  - Bei Kindern und Jugendlichen unter 18 Jahren beträgt die Initialdosis 0,01 mg/kgKG i.v. über 15 s. Die Dosis kann ggf. im Abstand von jeweils 60 s 4-mal wiederholt werden → Gesamtdosis 0,05 mg/kgKG.
- Kontinuierliche Infusion
  - 0,1–0,4 mg/h i.v.; beim Auftreten einer Resedierung nach Gabe der Initialdosis.

Für die Anwendung bei Kindern unter 1 Jahr liegen keine hinreichenden Daten vor. Die Anwendung darf nur nach strenger Nutzen-Risiko-Abwägung erfolgen.

Bei Patienten mit eingeschränkter Leberfunktion ist die Dosis zu reduzieren.

Arzneimittelprofil

Flumazenil

- **Wirkung:** Dosisabhängige Antagonisierung der zentralen Wirkungen von Benzodiazepinen. Wirk-

mechanismus: Kompetitiver Antagonismus am Benzodiazepinrezeptor.
- **Phk:** Wirkungseintritt nach 60 s. Wirkdauer abhängig von applizierter Flumazenildosis und Dosis bzw. Rezeptoraffinität des Agonisten. Terminale Halbwertszeit 40–80 min.
- **NW:** Entzugssymptome bei Patienten mit längerer Benzodiazepintherapie, Auslösung von Krampfanfällen bei Epileptikern, ICP-Erhöhung bei mit Benzodiazepinen vorbehandelten Patienten mit erhöhtem Hirndruck und/oder schwerer Hirnschädigung, Panikattacken bei prädisponierten Patienten.
- **WW:** Flumazenil hebt dosisabhängig die zentralen Wirkungen von Agonisten des Benzodiazepinrezeptors auf. Die Wirkung zentral dämpfenden Substanzen mit anderem Wirkmechanismus sind nicht betroffen. Die toxischen Wirkungen von zyklischen Antidepressiva bei Mischintoxikationen mit Benzodiazepinen können nach Flumazenilgabe demaskiert werden.
- **Ind:** Antagonisierung der hypnotisch-sedierenden und atemdepressiven Wirkung von Benzodiazepinen. Diagnose und Therapie eine Benzodiazepinmonointoxikation.

Literatur

[1] Agelink MW, Majewski TB, Andrich J et al. (2002) Short term effects of intravenous benzodiazepines on autonomic neurocardiac regulation in humans: A comparison between midazolam, diazepam and lorazepam. Crit Care Med 30: 997–1006

[2] AkdÄ (2004) Mitteilungen der Bundesärztekammer. Schwere unerwünschte Arzneimittelwirkunge nach Propofol-Infusionen zur Sedierung. Dtsch Arztebl 101: A 3447

[3] Amakawa K, Adachi N, Liu K et al. (1996) Effects of pre- and postischemic administration of thiopental on transmitter amino acid release and histologic outcome in gerbils. Anesthesiology 85: 1422–1430

[4] Amrein R, Hetzel W, Hartmann D, Lorscheid T (1988) Clinical pharmacology of Flumazenil. Eur J Anaesthesiol Suppl 2: 65–80

[5] Baughman VL (2002) Brain protection during neurosurgery. Anaesthesiol Clin North Am 20: 315–327

[6] Bristow DR, Moratalla R, Martin IL (1990) Flunitrazepam increases the affinity of the $GABA_A$ Receptor in cryostatcut rat brain sections. Eur J Pharmacol 184: 339–340

[7] Crestani F, Martin JR, Möhler H et al. (2000) Mechanism of action of the hypnotic zolpidem in vivo. Br J Pharmacol 131: 1251–1256

[8] Crestani F, Löw K, Keist R et al. (2001) Molecular targets of the myorelaxant action of diazepam. Mol Pharmacol 59: 442–445

[9] Dawidowicz AL, Fornal E, Mardarowicz M et al. (2000) The role of human lungs in the biotransformation of propofol. Anesthesioloy 93: 992–997

[10] Dong XP, XU TL (2002) The actions of Propofol on gamma-aminobutyric acid and glycine receptors in acutely dissociated spinal dorsal horn neurons of the rat. Anesth Analg 95: 907–914

[11] Downie DL, Franks NP, Lieb WR (2000) Effects of thiopental and its optical isomers on nicotinic acetylcholine receptors. Anesthesiology 93: 774–783

[12] Engelhard K, Werner C, Eberspacher E et al. (2003) The effect of the alpha 2-agonist dexmetomidine and the N-methyl-D-aspartate antagonist S(+)-ketamine on the expression of apoptosis-regulating proteins after incomplete cerbral ischemia and reperfusion in rats. Anesth Analg 96: 524–531

[13] Engelhard K, Werner C, Eberspacher E et al. (2004) Influence of propofol on neuronal damage and apoptotic factors after incomplete ischemia and reperfusion in rats: A long-term observation. Anesthesiology 101: 912–917

[14] Fudickar A, Bein B, Tonner PH (2006) Propofol infusion syndrome in anaesthesia and intensive care medicine. Curr Opin Anaesthesiol 19: 404–410

[15] Gan TJ, Ginsberg B, Grant AP et al. (1996) Double-blind, randomized comparison of ondansetron and intraoperative Propofol to prevent postoperative nausea and vomiting. Anesthesiology 85: 1036–1042

[16] Hempelmann G., Kuhn DFM (1997) Klinischer Stellenwert des S-(+)-Ketamin. Anaesthesist 46 (Suppl 1): S3–S7

[17] Herr DL, Kelly K, Hall JB et al. (2000) Safety and efficacy of Propofol with EDTA when used for sedation of surgical intensive care unit patients. Intensive Care Med 26: 452–462

[18] Hill-Venning C, Belelli D, Peters JA et al. (1997) Untereinheit-dependent interaction of the general anaesthetic etomidate with the $GABA_A$ receptor. Br J Pharmacol 120: 749–756

[19] Jackson WL (2005) Should we use etomidate as an induction agent for endotracheal intubation in patients with septic shock? A critical appraisal. Chest 127: 1031–1038

[20] Kanaya N, Murray PA, Damron DS (2002) The differential effects of midazolam and diazepam on intracellular Ca^{2+} transients and contraction in adult rat ventricular myocytes. Anesth Analg 95: 1637–1644

[21] Kwaguchi M, Furuya H, Patel PM (2005) Neuroprotective effects of anesthetic agents. J Anaesth 19: 150–156

[22] Lam DW, Reynolds JN (1998) Modulatory and direct effects of propofol on recombinant $GABA_A$ receptors expressed in Xenopus oocytes: Influence of alpha- and $gamma_2$-Untereinheiten. Brain Res 784: 179–187

[23] Ledingham IM, Watt I (1983) Influence of sedation on mortality in critically ill multiple trauma patients. Lancet 1: 1270

[24] Löw K, Crestani F, Keist R et al. (2000) Molecular and neuronal substrate for the selective attenuation of anxiety. Science 290: 131–134

[25] Miller LG (1991) Chronic benzodiazepine administration: From the patient to the gene. J Clin Pharamacol 31: 492–495

[26] Morris C (2005) Etomidate for emergency anaesthesia; mad, bad and dangerous to know? Anaesthesia 60: 737–740

[27] Mould DR, DeFeo TM, Reele S et al. (1995) Simultaneous modeling of the pharmacokinetics and pharmacdynamics of Midazolam and diazepam. Clin Pharmacol Ther 58: 35–43

[28] Ogawa A, Uemura M, Kataoka Y et al. (1993) Effects of ketamine on cardiovascular responses mediated by N-methyl-D-aspartate receptor in the rat nucleus tractus solitarius. Anesthesiology 78: 163–167

[29] Picard P, Tramer MR (2000) Prevention of pain on injection with propofol: a quantitative systematic review. Anesth Anal 90: 963–969

[30] Ploppa A, Kiefer RT, Nohe B et al. (2006) Dose-dependent influence of barbiturates but not of Propofol on human leukocyte phagocytosis of viable Staphylococcus aureus. Crit Care Med 34: 478–483

[31] Riznyk L, Fijalkowska M, Przesmycki K (2005), Effects of thiopental and propofol on heart rate variability during fentanyl-based induction of general anaesthesia. Pharmacol Rep 57: 128–134
[32] Safar P (1986) Zerebral resuscitation after cardiac arrest: a review. Circulation 74: IV 138–153
[33] Schmid-Elsaesser R, Schröder M, Zausinger S et al. (1999) EEG burst suppression is not necessary for maximum barbiturate protection in transient focal zerebral ischemia in the rat. J Neurol Sci 162: 14–19
[34] Skerritt JH, Willow M, Johnston GAR (1982) Diazepam enhancement of low affinity GABA binding to rat brain membranes. Neurosci Lett 29: 63–66
[35] Swart EL, van Schijndel RJ, van Loenen AC, Thijs LG (1999) Continious infusion of lorazepam versus midazolam in patients in the intensive care unit: sedation with lorazepam is easier to manage and is more cost-effective. Crit Care Med 27: 1461–1465
[36] Tomlin SL, Jenkins A, Lieb WR, Franks NP (1999) Preparation of barbiturate optical isomers and their effects on $GABA_A$ receptors. Anaesthesiology 90: 1714–1722
[37] Vasile B, Rasulo F, Candiani A, Latronico N (2003) The pathophysiology of propofol infusion syndrome: a simple name for a complex syndrome. Intensive Care Med 29: 1417–1425
[38] Wagner RL, White PF, Kan PB et al. (1984) Inhibition of adrenal steroidogenesis by the anesthetic etomidate. N Engl J Med 310: 1536–1542
[39] Walder B, Tramer MR, Seeck M (2002) Seizure-like phenomena and Propofol: a systematic review. Neurology 58: 1327–1332

Opioide

Michael Schäfer

Die Opioide umfassen die Opiate, d. h. die natürlich vorkommenden **Opiumalkaloide** (u. a. Codein, Morphin, Thebain, Papaverin) aus dem eingetrockneten Milchsaft der Früchte des Schlafmohns Papaver somniferum, die synthetisch bzw. semisynthetisch hergestellten **Opioidsubstanzen** (u. a. Fentanyl, Alfentanil, Sufentanil) und die körpereigenen **Opioidpeptide** (u. a. Endorphin, Enkephalin, Dynorphin; [7]).

Entsprechend ihrer Wirkung am Opioidrezeptor werden die Opioide in Agonisten, gemischte Agonisten-Antagonisten und Antagonisten unterteilt (Tab. 6.1). Agonisten führen zu einer Aktivierung, Antagonisten hingegen zu einer Blockade des Rezeptors. Gemischte Agonisten-Antagonisten aktivieren und hemmen gleichzeitig verschiedene Rezeptoren. Die Agonisten werden unterteilt in schwache und starke Opioide entsprechend ihrer intrinsischen Wirkstärke am Rezeptor [4].

Schwache Opioide zeigen einen **Ceiling-Effekt** auf, d. h. nach Erreichen einer bestimmten Wirkstärke führt eine weitere Dosissteigerung zu keiner weiteren Zunahme der Wirkung. Starke Opioide weisen keinen Ceiling-Effekt auf, d. h. die analgetische Wirksamkeit nimmt linear mit steigender Dosis zu.

Tab. 6.1 Klassifikation der Opioide

Agonisten		Agonisten-Antagonisten	Antagonisten
schwach wirksame	stark wirksame		
Codein	Alfentanil	Buprenorphin	Naloxon
Pethidin	Fentanyl	Nalbuphin	Naltrexon
Tramadol	Hydromorphon	Pentazocin	
Tilidin	Methadon		
	Morphin		
	Piritramid		
	Oxycodon		
	Remifentanil		
	Sufentanil		

6.1 Klassifikation

6.1.1 Opioidrezeptoren

Entsprechend früher pharmakologischer und neuerer molekularbiologischer Untersuchungen werden heute im Wesentlichen 3 verschiedene Opioidrezeptoren unterschieden [3]:

- der μ-Rezeptor, an den die meisten klinisch gebräuchlichen Opioide binden.
- der κ-Rezeptor, an den gemischte Agonisten-Antagonisten binden (z. B. Pentazocin, Buprenorphin).
- der δ-Rezeptor, an den z. T. körpereigene Opioidpeptide, jedoch bisher keine klinisch gebräuchlichen Substanzen binden.

Im menschlichen Genom befinden sich die Gene für die Opioidrezeptoren auf verschiedenen Chromosomen: μ-Rezeptor auf Chromosom 6, κ-Rezeptor auf Chromosom 8 und δ-Rezeptor auf Chromosom 1.

Subtypen der Opioidrezeptoren (z. B. μ_1, μ_2, μ_3) können keine spezifischen Funktionen zugeordnet werden und sind bisher von ungeklärter Bedeutung. Alle 3 Opioidrezeptoren befinden sich entlang schmerzverarbeitender Nervenbahnen, die Anteil an der sensorischen und affektiv-emotionalen Schmerzverarbeitung haben. **Zentrale Opioidrezeptoren** befinden sich im Gehirn (z. B. Kortex, Thalamus, limbisches System, Hirnstamm) und im Hinterhorn des Rückenmarks. **Periphere Opioidrezeptoren** sind auf den Spinalganglien und an den Nervenendigungen peripher sensorischer Neurone lokalisiert. Opioidrezeptoren gehören zur Gruppe der G-Protein-gekoppelten Rezeptoren (GPCR), die nach Bindung eines Liganden intrazelluläre Botenstoffe aktivieren und einen hemmenden Einfluss auf die Erregbarkeit und Impulsweiterleitung schmerzverarbeitender Nervenbahnen ausübt ([4]; Abb. 6.1).

Opioidpeptide

Körpereigene Liganden der Opioidrezeptoren sind endogene Opioidpeptide. Sie werden von unterschiedlichen Genen kodiert und aus Vorläuferpeptiden abgespalten [3]:

- aus Proopioimelanocortin (POMC) entsteht Endorphin, welches bevorzugt an μ-Rezeptoren bindet.
- Aus Proenkephalin (PENK) entstehen Enkephaline, welche an μ- und δ-Rezeptoren binden.
- Aus Prodynorphin (PDYN) entsteht u. a. Dynorphin, welches bevorzugt an κ-Rezeptoren bindet.

Endomorphine bilden eine weitere Gruppe; es ist jedoch bisher keine Vorstufe bekannt und ihre Herkunft und physiologische Bedeutung sind ungeklärt. Opioidpeptide finden sich im gesamten Nervensystem, in der Hypophyse, der Nebenniere, im Gastrointestinaltrakt und in Zellen des Immunsystems. Zahlreiche Versuche einer Korrelation zwischen der Plasmakonzentration von Opioidpeptiden und der subjektiv empfundenen Schmerzintensität sind fehlgeschlagen. Körpereigene Opioidpeptide werden

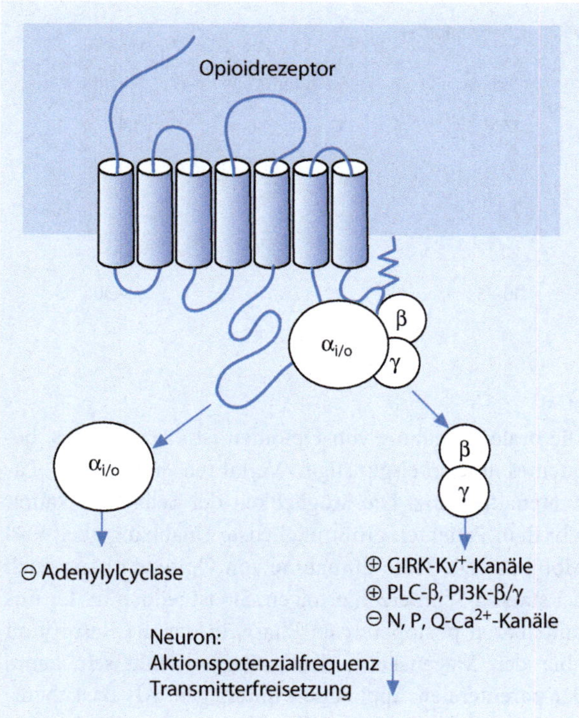

Abb. 6.1 Opioidrezeptor dargestellt als transmembranärer Rezeptor. Der Opioidrezeptor koppelt an intrazelluläre G-Proteine, um auf nach geschaltete Effektoren, wie z. B. Kalzium- oder Kaliumionenkanäle, einzuwirken. **a** Rezeptorbindung eines Opioidliganden führt zur Aktivierung der α- bzw. β/γ-Unterheit eines intrazellulären G-Proteins, **b** dies bewirkt eine Inhibition der intrazellulären cAMP Bildung, wodurch nach geschaltete Zellvorgänge beeinflusst werden **c** und/oder die direkte Beeinflussung membranständiger Ionenkanäle, die die Erregbarkeit schmerzleitender Neurone reduziert

jedoch bei schmerz- und stresshaften Ereignissen im zentralen Nervensystem freigesetzt.

6.2 Pharmakokinetik

Die analgetische Wirksamkeit von Opioiden in Patienten unterliegt einer 3- bis 5-fachen interindividuellen Variabilität. Dies liegt u. a. an den pharmakokinetischen Eigenschaften der Substanzen [7].

Opioide sind schwache Basen, die bei physiologischem Blut-pH meist in ionisierter, eiweißgebundener Form vorliegen. Die freie, d. h. ungebundene Fraktion bestimmt die **Lipidlöslichkeit** und Wirkung der Substanz. Hoch lipophile Opioide wie Fentanyl und Sufentanil zeigen eine große Wirkstärke und eine schnelle ubiquitäre Verteilung. Sie führen bei repetitiver Gabe sehr leicht zu einer Kumulation mit deutlich verlängerter Wirkdauer.

> Hohe Clearance (also Abbaurate) und geringes Verteilungsvolumen resultieren in einer kurzen Wirkdauer (z. B. Remifentanil). Geringere Clearance und größeres Verteilungsvolumen führen zu einer länger anhaltenden Wirkdauer (z. B. Fentanyl).

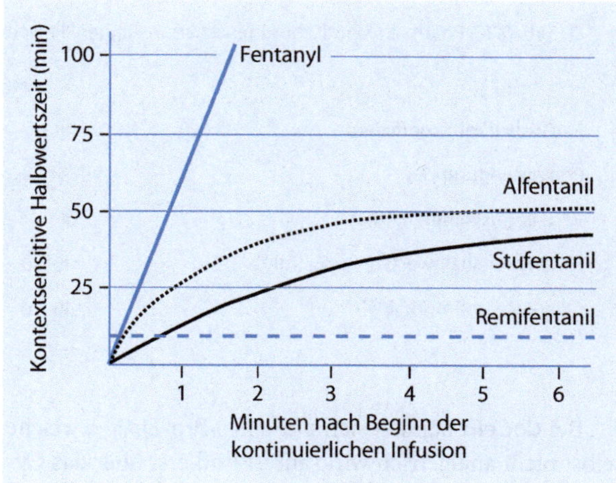

Abb. 6.2 Kontextsensitive Halbwertszeit für verschiedene Opioide. Sie beschreibt die Wirkdauer eines Medikaments in Abhängigkeit von der Anwendungsdauer. Während es bei zunehmender Dauer der Anwendung von Fentanyl zur Akkumulation und damit zu lang andauernder Wirkung kommt, ist bei Anwendung von Remifentanil die Wirkdauer nicht von der Anwendungsdauer beeinflusst

Die **kontextsensitive Halbwertszeit** bezeichnet die Zeitdauer nach Ende einer kontinuierlichen, intravenösen Infusion bei konstantem Plasmaspiegel, die notwendig ist, um die Plasmakonzentration eines intravenösen Wirkstoffes auf die Hälfte zu reduzieren (Abb. 6.2).

Im Falle sehr kurzzeitiger intravenöser Gaben von Fentanyl, Sufentanil, Alfentanil unterscheiden sich die kontextsensitiven Halbwertszeiten nur unwesentlich. Mit zunehmender Dauer kommt es jedoch zu deutlich längeren Halbwertszeiten (Fentanyl > Sufentanil > Alfentanil > Remifentanil).

Die kürzeste kontextsensitive Halbwertszeit von Remifentanil ist unabhängig von der vorherigen Dauer der Infusion und beträgt ca. 3 min.

Opioide unterliegen einem ausgeprägten »First-pass«-Effekt, d. h. sie werden schon bei der ersten Leberpassage zu einem hohen Anteil durch Glukuronidierung mittels des Leberenzyms Cytochrom P_{450} metabolisiert und nachträglich über die Urinausscheidung in der Niere eliminiert [2]. Die meisten Metabolite haben keine oder nur geringe analgetische Wirkungen.

Hingegen ist einer der Hauptmetabolite des **Morphins**, das Morphin-6-Glukuronid, auch analgetisch wirksam. Andere Metabolite (z. B. Morphin-3-Glukuronid oder Norpethidin) können unerwünschte Nebenwirkungen wie Krampfanfälle auslösen.

Tab. 6.2 Pharmakokinetische Eigenschaften einiger klinisch gebräuchlichen Opioide

	Fentanyl	Sufentanil	Remifentanil	Morphin
Fettlöslichkeitskoeffizient	**813**	**1778**	**17,9**	**1,4**
Proteinbindung [%]	84	93	70	40
Verteilungsvolumen [l/kgKG]	4	2,9	0,3	3,2
Eliminationshalbwertszeit $t_1/2_ß$ [min]	10–30	20	5	20
Clearance [ml/mg/kgKG]	10–20	10–15	30–40	15–30

Bei **Codein** handelt sich um eine »Pro-Drug«, welche selbst nicht analgetisch wirksam ist und erst über das Cytochrom-P_{450}-Isoenzym CYP2D6 in seinen aktiven Metaboliten Morphin umgewandelt wird [5]. Die mangelnde Analgesie durch Codein bei sog. »poor metabolizer« wurde in mehreren Untersuchungen nachgewiesen und beruht auf einer bestimmten Allelvariante dieses Cytochroms.

In ähnlicher Weise wird **Tramadol** durch CYP2D6 in seinen am μ-Opioidrezeptor pharmakologisch aktiven M_1-Metaboliten O-Desmethyltramadol umgewandelt. »Poor metabolizer« haben eine reduzierte Analgesie; die analgetische Wirkung, die jedoch für die Noradrenalin/Norepinephrin und 5-HT-Reuptakehemmung des Tramadols verantwortlich ist, bleibt davon unberührt [5].

Die meisten Metabolite von Opioiden sind wirkungslos. Einige können aber Analgesie oder unerwünschte Nebenwirkungen wie Krampfanfälle auslösen. Genetische Varianten des Leberenzyms Cytochrom P_{450} können Einfluss auf die klinische Wirksamkeit von Opioiden (z. B. Clonidin, Tramadol) nehmen.

6.2.1 Applikationswege

Intravenös

Die intravenöse Injektion ist die zuverlässigste und am schnellsten wirksame Form der Opioidverabreichung. Innerhalb einer Kreislaufzeit wird die maximale Plasmakonzentration erreicht. In gut perfundierten Organen wie dem Gehirn werden so schnell hohe Gewebskonzentrationen erreicht. Die Wirkung wird durch Umverteilung in weniger gut perfundierte Gewebe und durch Elimination beendet. Es besteht jedoch die Gefahr einer akuten Überdosierung mit Sedation, Atemdepression, Hypotension und Herzstillstand.

Oral

Die orale Einnahme von Opioiden ist ein einfaches, bequemes und preisgünstiges Verfahren mit großer Patientenakzeptanz. Die Möglichkeit der Selbstmedikation gibt dem Patienten größtmöglichste Unabhängigkeit und Mobilität. Die orale Einnahme von Opioiden kann auch bei starken Schmerzen erfolgen. Sie ist jedoch in der unmittelbaren postoperativen Phase, in der die Resorption über den Magen-Darm-Trakt eingeschränkt sein kann, der parenteralen Applikation unterlegen. Als Basistherapie sollten v. a. retardierte Opioide eingesetzt werden. Bei Durchbruchschmerzen sollten hingegen gut steuerbare und schnell wirksame Opioide zusätzlich verabreicht werden.

Peridural

Als Zusatz zu den gebräuchlichen Lokalanästhetika ermöglichen peridural applizierte Opioide eine Reduktion der Konzentration des Lokalanästhetikums. Daraus resultiert eine verbesserte Analgesie bei geringerer Häufigkeit einer Hypotension und/oder motorischen Blockade. Für die peridurale Gabe zugelassene Substanzen sind Morphin und Sufentanil.

Für die postoperative Schmerztherapie ist die peridurale Gabe einer Kombination aus Lokalanästhetikum und Opioid der intravenösen patientenkontrollierten Analgesie (PCA) mit Opioiden überlegen.

Die Kombination aus Opioiden und Lokalanästhetika zeigt in experimentellen Studien synergistische Effekt, d. h. die Kombination ist effektiver als die Summe der beiden Einzelkomponenten. Klinisch lassen sich jedoch nur additive Wirkungen nachweisen [7]. Übliche Konzentrationen für die Kombination sind z. B. Bupivacain 0,0625–0,125% oder Ropivacain 0,1–0,2% mit Fentanyl 2–5 μg/ml, Sufentanil 0,5–1 μg/ml oder Morphin 2–4 mg als einmaliger Bolus, da die Wirkung bis zu 12–24 h anhält.

Mit zunehmender Lipophilie der Opioidsubstanz nimmt die Häufigkeit unerwünschter Neben-

wirkungen wie Atemdepression, Übelkeit, Erbrechen, Pruritus und Harnretention ab.

Intrathekal

Intrathekale Opioide werden unmittelbar perioperativ im Rahmen einer Spinalanästhesie überwiegend als Einzelbolusgabe (»single shot«) verabreicht [7]. Übliche Dosierungen sind zum Beispiel 0,1–0,3 mg Morphin oder 2–10 µg Sufentanil.

Folgende Faktoren sollten bei der Auswahl bedacht werden: Ein lipophiles Opioid (z. B. Sufentanil) hat einen schnellen Wirkbeginn, eine moderate Wirkdauer (<4 h) und ein geringes Risiko für eine Atemdepression, da es vom Rückenmark, den Gefäßen und dem epiduralen Fettgewebe leichter in den systemischen Kreislauf aufgenommen wird.

Hydrophile Opioide wie z. B. Morphin führen bei intrathekaler Gabe zu einer lang anhaltenden Analgesie, erfordern aber auch eine längere, intensive Überwachung des Patienten. Bis zu 24 h nach intrathekaler Gabe von Morphin kann es durch rostralen Transport möglicherweise zu einer Atemdepression kommen.

Bei der kontinuierlichen intrathekalen Morphingabe über einen Spinalkatheter zur Therapie chronischer Schmerzpatienten ist das Verhältnis der spinalen zur oralen Tagesdosis von 1:100 zu beachten; allerdings besteht eine hohe interindividuelle Variabilität (Tagesdosis 0,5–10 mg).

Transmukosal

Eine transmukosale Absorption von Opioiden direkt in den systemischen Kreislauf erfolgt bei der intranasalen Medikamentenapplikation über die gut perfundierte Nasenschleimhaut. Vorteil ist die Umgehung des Magen-Darm-Trakts und des First-pass-Metabolismus der Leber und dadurch eine höhere Plasmakonzentration als nach oraler Gabe.

Die postoperative, intranasale Gabe von Fentanyl in einer Dosierung von 0,027 mg oder Sufentanil in einer Dosierung von 10–15 µg bietet eine vergleichbar gute Analgesie wie die intravenöse Applikation.

Auch eine orale transmukosale Applikation von Fentanylcitrat (OTFC) wird in Form einer Lutschtablette oder eines sog. Fentanyl-Stick in Dosierungen zwischen 200–1600 µg kommerziell angeboten. Die anfängliche Dosistitration sollte mit der kleinsten Wirkstärke begonnen werden. Danach wird schrittweise gesteigert bis eine ausreichende Analgesie erreicht wird. Die systemische Bioverfügbarkeit beträgt 50%. OTFC ist bisher nur zur Behandlung von Durchbruchschmerzen bei Tumorpatienten zugelassen.

Plasmaspitzenkonzentrationen von transmukosalem Fentanylcitrat (OTFC; 2,0±0,5 ng/ml) werden schon nach 15–30 min erreicht. Die Eliminationshalbwertszeit beträgt ca. 7,7 h und ist mit der nach einer intravenösen Applikation vergleichbar.

Cave

Typische opioidinduzierte Nebenwirkungen treten auch bei OTFC auf!

Transdermal

Hoch lipophile Opioide wie Fentanyl und Buprenorphin eignen sich idealerweise zur transdermalen Applikation. Über ein Wirkstoffreservoir bzw. -matrix, welches sich in einem Hautpflaster befindet, gelangt die jeweilige Substanz über Diffusion durch die Haut in den systemischen Kreislauf. Eine spezielle Trägermatrix gewährleistet die Abgabe einer definierten Menge. Die Plasmakonzentrationen des jeweiligen Opioids steigen innerhalb von 8–16 h auf einen maximalen Plateauwert an (Fentanyl 1,0–2,0 ng/ml, Buprenorphin 100–600 pg/ml). Die Eliminationshalbwertszeit ist sehr hoch und beträgt ca. 17±2,3 h.

Durch den verzögerten Wirkungsbeginn und die lange Eliminationshalbwertszeit eignet sich die transdermale Applikationsform nicht für akute Schmerzen, instabile Schmerzzustände und Durchbruchschmerzen. In Einzelfällen treten bei unsachgemäßer Anwendung schwere Atemdepressionen auf.

Ein neuartiges, transdermales, fentanylbasiertes, iontophoretisches System erlaubt im Gegensatz zum bisher eingesetzten trandermalen Pflaster eine gezielte Applikation definierter Boli (z. B. 20 oder 40 µg/Bolus) im Sinne einer Fentanyl-PCA (Sperrzeit: 10 min, max. 80 Boli in 24 Stunden; [1]). Im Vergleich zu einer intravenösen PCA mit Morphin lieferten beide Verfahren eine vergleichbare Analgesiequalität und Patientenzufriedenheit bei gleicher Häufigkeit an Nebenwirkungen. Den offensichtlichen Vorteilen wie Bewegungsfreiheit und Bedienungskomfort für den Patienten stehen die derzeit erheblichen Kosten entgegen.

6

6.3 Stark wirksame Opioide

6.3.1 Fentanyl

▪ **Handelsnamen**

Fentanyl, Durogesic, Actiq, Ionsys, u. a. 0,1 mg Fentanyl/Amp. à 2 ml und 0,5 mg Fentanyl/Amp. à 10 ml

Pharmakodynamik

Fentanyl ist ein hoch potenter μ-Agonist mit einer 70- bis 100-fach stärkeren analgetischen Wirksamkeit als Morphin. Fentanyl kann parenteral (meistens i.v.), intranasal, transmukosal (oral) und transdermal verabreicht werden [6]. Die epidurale Gabe von Fentanyl wird im klinischen Alltag praktiziert, ist jedoch offiziell nicht zugelassen.

Pharmakokinetik

Nach i.v.-Applikation sind 80% der Fentanyl an Plasmaproteine gebunden. Eine Plasmakonzentration zwischen 1–3 ng/ml induziert eine analgetische und atemdepressorische Wirkung, eine Plasmakonzentration von über 20 ng/ml einen Verlust des Bewusstseins. Fentanyl wird in der Leber primär metabolisiert durch N-Dealkylierung und Hydroxylierung. Norfentanyl ist als hauptsächlicher Metabolit nach i.v.-Gabe bis zu 48 h im Urin nachweisbar.

Nebenwirkungen

Übliche opioidassoziierte Nebenwirkungen wie Atemdepression, Sedierung, Übelkeit, Erbrechen, Obstipation, Pruritus, physische Abhängigkeit, potenzielle Suchtgefahr. Nach repetitiver bzw. kontinuierlicher Fentanylgabe besteht die Gefahr der Akkumulation mit deutlicher Zunahme der kontextsensitiven Halbwertszeit. Bei hohen Dosierungen kommt es zu ausgeprägter Bradykardie und Muskelrigidität. Fentanyl führt zu keiner relevanten Histaminfreisetzung.

Kontraindikationen

Fentanyl sollte primär nicht gegeben werden bei:
- obstruktiven und entzündlichen Darmerkrankungen,
- Ileus,
- akutem Harnverhalt und
- globaler Ateminsuffizienz.

In der perioperativen Situation kann dies jedoch nach Abwägen von Nutzen und Risiko durchaus notwendig sein. Obwohl es keine aktiven Metabolite gibt, ist bei eingeschränkter Leber- und Nierenfunktion möglicherweise mit einer länger anhaltenden Wirkung zu rechnen.

Wechselwirkungen

Prinzipiell ist bei gleichzeitiger Gabe von Anästhetika, Sedativa oder Anxiolytika von einer deutlichen Verstärkung der sedierenden und atemdepressorischen Wirkung auszugehen. Bei Plasmakonzentrationen von 1–3 ng/ml wird die mittlere alveoläre Konzentration (MAC) volatiler Anästhetika (z. B. Isofluran) um ca. 50–60% reduziert.

Indikationen

Fentanyl ist in Abhängigkeit vom Applikationsweg für unterschiedliche Patientengruppen indiziert:
- i.v. überwiegend intraoperativ im Rahmen einer balancierten Anästhesie,
- transdermal mittels Matrixpflaster zur Schmerztherapie v. a. von chronischen Schmerzpatienten,
- transmukosal als Fentanylcitrat (OTFC) zur Behandlung von Durchbruchschmerzen,
- zudem erlaubt ein neuartiges, transdermales, fentanylbasiertes, iontophoretisches System die gezielte Applikation definierter Boli (z. B. 20 oder 40 μg/Bolus) im Sinne einer Fentanyl-PCA (Sperrzeit: 10 min, max. 80 Boli über 24 h).

Dosierung

Fentanyl

Intravenös: Zur Narkoseeinleitung 2–6 μg/kgKG i.v., zur Narkoseaufrechterhaltung 0,5–2 μg/kgKG Boli oder kontinuierlich 0,5–5 μg/kgKG/h.

Transmukosal: Lutschtablette oder Fentanyl-Stick in Dosierungen zwischen 200–1600 μg bei Durchbruchschmerz zu dosieren entsprechend $^1/_6$–$^1/_{10}$ der Morphintagesdosis.

Transdermal: Transdermale Pflaster in Dosierungen zwischen 25–100 μg/h zu dosieren entsprechend einer Morphintagesdosis zwischen <90 mg–270 mg.

Iontophoretisch: Mögliche Dosierungen: 20 oder 40 μg/Bolus, Sperrzeit: 10 min, max. 80 Boli in 24 Stunden.

Arzneimittelprofil

Fentanyl

- Wirkung: Hoch potenter μ-Agonist mit einer 70- bis 100-fach stärkeren analgetischen Wirksamkeit als Morphin
- **Phk:** i.v.: Wirkeintritt in wenigen Sekunden, Wirkdauer je nach Dosierung ca. 30 min bis 4 h
- **NW:** Atemdepression, Sedierung, Übelkeit, Erbrechen, Obstipation, Pruritus, physische Abhängigkeit, potenzielle Suchtgefahr, Bradykardie, Muskelrigidität

- **KI:** Ileus, akuter Harnverhalt, globale Ateminsuffizienz
- **WW:** Verstärkende Wirkung: Anästhetika, Sedative, Anxiolytika
- **Ind:** i.v. primär perioperativ, transmukosal und transdermal primär bei chronischem Schmerz, iontophoretisch primär bei akutem Schmerz

6.3.2 Alfentanil

Handelsnamen

Rapifen 1,0 mg Alfentanil/Amp. à 2 ml

Pharmakodynamik

Alfentanil ist ein hoch potenter μ-Agonist mit einer 40- bis 50-fach stärkeren analgetischen Wirksamkeit als Morphin [6]. Alfentanil gibt es nur zur i.v.-Injektion.

Pharmakokinetik

Nach i.v.-Applikation sind 90% des Alfentanils an Plasmaproteine gebunden. Die freie Fraktion ist aufgrund seines niedrigen pKa-Wertes von 6,5 zu über 90% nicht ionisiert. Das erklärt die sehr schnelle Passage der Blut-Hirn-Schranke und den dadurch sehr schnellen Wirkungseintritt. Eine Plasmakonzentration zwischen 50–300 ng/ml induziert eine analgetische und atemdepressorische Wirkung, eine Plasmakonzentration von >400 ng/ml einen Verlust des Bewusstseins. Alfentanil wird in der Leber durch das Enzym Cytochrom P_{450} 3A3/4 primär metabolisiert. Die Metabolite von Alfentanil haben keine nennenswerte Opioidwirkung.

Nebenwirkungen

Übliche opioidassoziierte Nebenwirkungen wie Atemdepression, Sedierung, Übelkeit, Erbrechen, Obstipation, Pruritus, physische Abhängigkeit, potenzielle Suchtgefahr. Nach repetitiver bzw. kontinuierlicher Alfentanilgabe ist die kontextsensitive Halbwertszeit kürzer als die von Fentanyl und etwas länger als die von Sufentanil. Sie ist jedoch nach 2–3 h linear stabil. Bei hohen Dosierungen kommt es zu ausgeprägter Bradykardie und Muskelrigidität.

Kontraindikationen

Primär nicht gegeben werden, sollte Alfentanil bei:
- obstruktiven und entzündlichen Darmerkrankungen,
- Ileus,
- akutem Harnverhalt,
- globaler Ateminsuffizienz.

In der perioperativen Situation kann dies jedoch nach Abwägen von Nutzen und Risiko durchaus notwendig sein. Obwohl es keine aktiven Metabolite gibt, ist bei eingeschränkter Leber- und Nierenfunktion möglicherweise mit einer länger anhaltenden Wirkung zu rechnen.

Wechselwirkungen

Prinzipiell ist bei gleichzeitiger Gabe von Anästhetika, Sedativa oder Anxiolytika von einer deutlichen Verstärkung der sedierenden und atemdepressorischen Wirkung auszugehen. Schon bei recht niedrigen Plasmakonzentrationen von 30 ng/ml wird die mittlere alveoläre Konzentration (MAC) volatiler Anästhetika (z. B. Isofluran) um ca. 50% reduziert.

Indikationen

Die überwiegende Indikation ist:
- intraoperativ im Rahmen einer balancierten Anästhesie i.v.

Im Vergleich zu Fentanyl und Sufentanil hat Alfentanil einen rascheren Wirkungseintritt, ein kleineres Verteilungsvolumen, eine höhere metabolische Abbaurate und daher eine bessere Steuerbarkeit. Daher eignet sich es gut für ambulante oder kurze operative Eingriffe.

Dosierung

Alfentanil

Anästhesie: Einleitung 25–100 μg/kgKG i.v., zur Narkoseaufrechterhaltung 5–10 μg/kgKG Boli oder kontinuierlich 30–120 μg/kgKG/h
Analgosedierung: 10–30 μg/kgKG

Arzneimittelprofil

Alfentanil

- **Wirkung:** Hoch potenter μ-Agonist mit einer 25- bis 50-fach stärkeren analgetischen Wirksamkeit als Morphin
- **Phk:** i.v.: Wirkeintritt in wenigen Sekunden, Wirkdauer je nach Dosierung ca. 30 min bis 2 h
- **NW:** Atemdepression, Sedierung, Übelkeit, Erbrechen, Obstipation, Pruritus, physische Abhängigkeit, potenzielle Suchtgefahr, Bradykardie, Muskelrigidität
- **KI:** Ileus, akuter Harnverhalt, globale Ateminsuffizienz
- **WW:** Verstärkende Wirkung: Anästhetika, Sedative, Anxiolytika
- **Ind:** i.v. primär perioperativ

6.3.3 Sufentantil

▪ **Handelsnamen**

Sufentanil, Sufenta, 0,25 mg Sufentanil/Amp. à 5 ml zur i.v.-Injektion und 0,01 mg Sufentanil/Amp. à 2 ml zur periduralen Injektion, u. a.

Pharmakodynamik

Sufentanil ist ein hoch potenter μ-Agonist mit einer 700- bis 1000-fach stärkeren analgetischen Wirksamkeit als Morphin [6]. Sufentanil gibt es zur i.v.- und periduralen Injektion.

Pharmakokinetik

Nach i.v.-Applikation sind über 90% des Sufentanils an Plasmaproteine gebunden. Wegen hoher Plasmaeiweißbindung, geringer Gewebesequestrierung und gleichzeitig hoher hepatischer Extraktionsrate ist die kontextsensitive Halbwertszeit von Sufentanil bei kontinuierlicher Gabe gegenüber Fentanyl kürzer. Eine Plasmakonzentration zwischen 0,5–2,5 ng/ml induziert eine analgetische und atemdepressorische Wirkung, eine Plasmakonzentration von über 5–10 ng/ml einen Verlust des Bewusstseins. Sufentanil wird in der Leber primär metabolisiert durch N-Dealkylierung und Hydroxylierung. Des-Methyl-Sufentanil und N-Phenylpropanamid sind die wesentlichen Metabolite mit geringfügiger bis keiner nennenswerten Opioidwirkung.

Nebenwirkungen

Übliche opioidassoziierte Nebenwirkungen wie Atemdepression, Sedierung, Übelkeit, Erbrechen, Obstipation, Pruritus, physische Abhängigkeit, potenzielle Suchtgefahr.

Kontraindikationen

Primär nicht gegeben werden, sollte Sufentanil bei:
- obstruktiven und entzündlichen Darmerkrankungen,
- Ileus,
- akutem Harnverhalt,
- globaler Ateminsuffizienz.

In der perioperativen Situation kann dies jedoch nach Abwägen von Nutzen und Risiko durchaus notwendig sein. Obwohl es keine aktiven Metabolite gibt, ist bei eingeschränkter Leber- und Nierenfunktion möglicherweise mit einer länger anhaltenden Wirkung zu rechnen.

Wechselwirkungen

Prinzipiell ist bei gleichzeitiger Gabe von Anästhetika, Sedativa oder Anxiolytika von einer deutlichen Verstärkung der sedierenden und atemdepressorischen Wirkung auszugehen. Bei Plasmakonzentrationen von 0,2–1,25 ng/ml wird die mittlere alveoläre Konzentration (MAC) volatiler Anästhetika (z. B. Isofluran) um mehr als 60% reduziert.

Indikationen

Typische Indikationen in Abhängigkeit vom Applikationsweg für Sufentanil sind:
- i.v im Rahmen einer balancierten Anästhesie intraoperativ,
- peridural zur Supplementierung der Periduralanästhesie und -analgesie.

Bei der i.v.-Gabe weist es eine ausgeprägte hämodynamische Stabilität über einen großen Dosisbereich (0,2–20 μg/kgKG) aus.

Dosierung

Sufentanil

Intravenös: Zur Einleitung 0,25–2,0 μg/kgKG i.v., zur Narkoseaufrechterhaltung 2,5–10 μg/kgKG Boli oder kontinuierlich 0,5–1,5 μg/kgKG/h

Peridural: Initiale Dosis 5–10 μg Sufentanil zusätzlich zum Lokalanästhetikum (10–20 ml), danach 0,5–(0,75)–1,0 μg/ml zusätzlich zum Lokalanästhetikum als kontinuierliche Infusion

Arzneimittelprofil

Sufentanil

- **Wirkung:** Hoch potenter μ-Agonist mit einer 700- bis 1000-fach stärkeren analgetischen Wirksamkeit als Morphin
- **Phk:** i.v.: Wirkeintritt in wenigen Sekunden, Wirkdauer je nach Dosierung ca. 30 min bis 3 h
- **NW:** Atemdepression, Sedierung, Übelkeit, Erbrechen, Obstipation, Pruritus, physische Abhängigkeit, potenzielle Suchtgefahr
- **KI:** Ileus, akuter Harnverhalt, globale Ateminsuffizienz
- **WW:** Verstärkende Wirkung: Anästhetika, Sedativa, Anxiolytika
- **Ind:** i.v. primär perioperativ, peridural zur Supplementierung einer Periduralanalgesie

6.3.4 Remifentanil

- **Handelsnamen**

Ultiva, 1 mg, 2 mg oder 5 mg Remifentanil/Durchstechflasche (lyophilisiertes, kristallines Pulver, enthält Glycin als Stabilisator)

Pharmakodynamik

Remifentanil ist ein ultrakurz wirksamer, hoch potenter μ-Agonist mit einer 100-fach stärkeren analgetischen Wirksamkeit als Morphin [6]. Remifentanil gibt es nur zur i.v.-Injektion.

Pharmakokinetik

Das Besondere an Remifentanil ist seine Esterbindung, die durch unspezifische Plasma- und Gewebsesterasen – jedoch nicht durch die Pseudoscholinesterase – auf gespalten wird. Dadurch ist seine Plasmaclearance wesentlich schneller als der normale hepatische Blutfluss, und die rasche Metabolisierung führt zu einem sehr schnellen Wirkungsverlust. Nach i.v.-Applikation sind 70–80% des Remifentanils an Plasmaproteine gebunden. Der pKa-Wert von Remifentanil liegt bei 7,07, so dass der freie Anteil hoch lipidlöslich ist und eine schnelle Penetration der Blut-Hirn-Schranke gewährleistet. Eine Plasmakonzentration zwischen 0,3–3 ng/ml induziert eine analgetische und atemdepressorische Wirkung, eine Plasmakonzentration von >4 ng/ml einen Verlust des Bewusstseins. Durch eine Aufspaltung der Esterbindung entsteht u. a. der Hauptmetabolit GI90291, der 0,001- bis 0,003-fach geringer wirksam ist als Remifentanil und über die Niere ausgeschieden wird. Dadurch ist die Wirksamkeit von Remifentanil sowohl von der Leber- als auch von der Nierenfunktion unabhängig.

Nebenwirkungen Übliche opioidassoziierte Nebenwirkungen wie Atemdepression, Sedierung, Übelkeit, Erbrechen, Obstipation, Pruritus, physische Abhängigkeit, potenzielle Suchtgefahr.

Im Gegensatz zu den anderen Opioiden ist Remifentanils kontextsensitive Halbwertszeit sehr viel kürzer und ist unabhängig von der Dauer der kontinuierlichen Applikation. Bei Remifentanil kommt es sehr leicht zu ausgeprägter Bradykardie, Hypotonie und Muskelrigidität. Durch das sehr schnelle Abklingen der analgetischen Wirkung nach Beendigung der Infusion (üblicherweise 10–15 min) kann in Abhängigkeit von der vorher gegebenen Dosis eine Überempfindlichkeit gegenüber schmerzhaften Reizen (Hyperalgesie) entstehen; dies geschieht in ähnlicher Weise als ob die Wirkung anderer Opioide mittels Injektion des Opioidantagonisten Naloxon abrupt gestoppt würde. Ob dies postoperative Schmerzen wesentlich beeinflusst wird derzeit noch kontrovers diskutiert.

Kontraindikationen

Cave

Streng kontraindiziert ist Remifentanil durch die potenziell toxischen Wirkungen des Stabilisatorzusatzes Glycin für die epidurale und intrathekale Gabe.

Primär nicht gegeben werden sollte Remifentanil bei:
- obstruktiven und entzündlichen Darmerkrankungen,
- Ileus,
- akutem Harnverhalt,
- globaler Ateminsuffizienz.

In der perioperativen Situation kann dies jedoch nach Abwägen von Nutzen und Risiko durchaus notwendig sein. Keine Anwendungsbeschränkung bei eingeschränkter Leber- und Nierenfunktion. Für Kinder unter 2 Jahren gibt es noch keine Zulassung.

Wechselwirkungen

Prinzipiell ist bei gleichzeitiger Gabe von Anästhetika, Sedativa oder Anxiolytika von einer deutlichen Verstärkung der sedierenden und atemdepressorischen Wirkung auszugehen. Die ausgeprägte Bradykardie und Hypotonie kann durch andere Pharmaka (z. B. β-Blocker, Kalziumantagonisten) verstärkt werden. Schon bei recht niedrigen Plasmakonzentrationen von 0,2 ng/ml wird die mittlere alveoläre Konzentration (MAC) volatiler Anästhetika (z. B. Isofluran) um ca. 50% reduziert.

Indikationen

Typische Indikation ist:
- i.v. intraoperativ im Rahmen einer balancierten Anästhesie für ambulante oder kurze Eingriffe.

Im Vergleich zu Fentanyl und Sufentanil hat es einen rascheren Wirkungseintritt, ein sehr viel kleineres Verteilungsvolumen, eine raschere metabolische Abbaurate und daher eine sehr viel bessere Steuerbarkeit.

Bei zu erwartenden, ausgeprägten, postoperativen Schmerzen sollte rechtzeitig (30–45 min vor Operationsende) ein alternatives Analgetikum verabreicht werden.

Dosierung

Remifentanil

Anästhesie: Zur Einleitung 1–2 μg/kgKG i.v., zur Narkoseaufrechterhaltung 0,1–1,0 μg/kgKG Boli oder kontinuierlich 0,1–1,0 μg/kgKG/min

Analgosedierung: 0,05–0,1 μg/kgKG/min

Kontinuierliche, postoperative Schmerztherapie: 0,05–0,1 μg/kgKG/min

Arzneimittelprofil

Remifentanil

- **Wirkung:** Ultrakurz wirksamer, hoch potenter μ-Agonist mit einer 100-fach stärkeren analgetischen Wirksamkeit als Morphin
- **Phk:** i.v.: Wirkeintritt in wenigen Sekunden, Wirkdauer nach Infusionsende ca. 10–15 min
- **NW:** Atemdepression, Sedierung, Übelkeit, Erbrechen, Obstipation, Pruritus, physische Abhängigkeit, potenzielle Suchtgefahr, ausgeprägte Bradykardie, Hypotonie, Muskelrigidität
- **KI:** Ileus, akuter Harnverhalt, globale Ateminsuffizienz, Kinder unter 2 Jahre, keine peridurale oder intrathekale Gabe wegen toxischer Effekte des Stabilisators Glycin
- **WW:** Verstärkende sedierende Wirkung: Anästhetika, Sedative, Anxiolytika; verstärkende bradykarde, hypotone Wirkung: z. B. β-Blocker, Kalziumantagonisten
- **Ind:** i.v. zur Narkose, Analgosedierung, evtl. postoperative Schmerztherapie

6.3.5 Morphin

Handelsnamen: Morphin, Morphinhydrochlorid, Morphinsulfat, MST, M-dolor u. a., unterschiedlichste mannigfaltige Darreichungsformen, u. a. 10 mg/Amp. à 1 ml zur i.v.-Injektion

Pharmakodynamik

Morphin ist ein wirksamer μ-Agonist, dessen analgetische Wirksamkeit als Referenz für alle anderen Opioide gilt (also gleich 1 ist; [6]). Morphin gibt es zur i.v., s.c., i.m., intrathekalen (konservierungsfrei), und periduralen Injektion (konservierungsfrei) sowie zur oralen und rektalen Einnahme.

Pharmakokinetik

Morphin ist nur zu 20–40% an Plasmaproteine gebunden. Morphin zeigt sich durch eine hohe Wasser- und niedrige Lipidlöslichkeit aus, was unter anderem an seinem pKa-Wert von 8 liegt, so dass ein Großteil der ungebundenen Plasmafraktion in ionisierter Form vorliegt (ca. 80%). Dadurch kommt es zu einer relativ langsamen Penetration der Blut-Hirn-Schranke und einem entsprechenden Wirkungseintritt. Eine Plasmakonzentration zwischen 12–24 ng/ml induziert eine analgetische und atemdepressorische Wirkung.

Morphin wird in der Leber hauptsächlich zu Morphin-3-Glukuronid umgewandelt, welches keine nennenswerte analgetische Wirksamkeit hat. Morphin-6-Glukuronid fällt nur zu etwa 10% an, zeigt jedoch vergleichbare oder sogar etwas bessere analgetische Eigenschaften als Morphin. Morphin-3 Glukuronid und Morphin-6-Glukuronid können bei Patienten mit Niereninsuffizienz akkumulieren und gefährliche atemdepressorische (M-6-G) oder neurotoxische Nebenwirkungen (M-3-G) auslösen (Myoklonien und Krampfanfälle). Aufgrund der hohen hepatischen Umwandlungsrate beträgt die Bioverfügbarkeit nach oraler Einnahme ca. 40%, wodurch sehr viel mehr Metabolite als nach i.v., s.c. oder i.m. Injektion anfallen.

Nebenwirkungen

Übliche opioidassoziierte Nebenwirkungen wie Atemdepression, Sedierung, Übelkeit, Erbrechen, Obstipation, Pruritus, physische Abhängigkeit, potenzielle Suchtgefahr. Nach repetitiver Morphin Gabe kann es zur Akkumulation kommen, v. a. wenn Retardpräparate eingesetzt werden. Morphin führt zu einer Histaminfreisetzung aus gewebeständigen Mastzellen, die sich hauptsächlich nach lokaler (s.c.) weniger nach systemischer Injektion bemerkbar macht.

Kontraindikationen

Primär nicht gegeben werden, sollte Morphin bei:

- obstruktiven und entzündlichen Darmerkrankungen,
- Ileus,
- akutem Harnverhalt,
- globaler Ateminsuffizienz.

In der perioperativen Situation kann dies jedoch nach Abwägen von Nutzen und Risiko durchaus notwendig sein. Aufgrund der aktiven Metabolite M-3-G (**Cave**: Neurotoxizität) und M-6-G (**Cave**: Atemdepression) ist bei eingeschränkter Leber- und Nierenfunktion unbedingt eine Dosisanpassung notwendig.

Wechselwirkungen

Prinzipiell ist bei gleichzeitiger Gabe von Anästhetika, Sedativa oder Anxiolytika von einer deutlichen Verstärkung der sedierenden und atemdepressorischen Wirkung auszugehen.

Substanzen, die über die gleichen Leberenzyme (Glukuronosyltransferasen) metabolisiert werden (z. B. Diazepam, Clonazepam, Ibuprofen, Indomethacin), induzieren eine beschleunigte Abbaurate von Morphin (Enzyminduktion).

Indikationen

Typische Indikationen für Morphin sind:
- akute perioperative sowie chronische Schmerzen.

Morphin wird heutzutage eher seltener intraoperativ eingesetzt. Postoperativ intravenös angewandt hat es jedoch vergleichbare Eigenschaften wie das in Deutschland verbreitete Piritramid mit annähernd vergleichbarer analgetischer Wirksamkeit und gleicher Häufigkeit von postoperativer Übelkeit und Erbrechen. Alternativ erzielt man mit der intrathekalen oder periduralen Gabe von Morphin eine gute Analgesie jedoch mit einem erhöhtem Risiko einer verzögert einsetzenden Atemdepression. Die orale Morphinmedikation meist mit einer Basismedikation eines retardierten Präparates und einer zusätzlichen Bedarfsmedikation eines nichtretardierten Medikamentes kommt eher bei chronischen Schmerzpatienten zum Einsatz.

Dosierung

Morphin

Intravenös: zur postoperativen Schmerztherapie 0,1–0,2 mg/kgKG; i. A. jedoch immer Dosistitration mit fraktionierten Boli von 2–5 mg; Wirkdauer 2–4 h; nach Aufsättigung PCA-Bolus 1– 2 mg /ml, Sperrzeit 5–15 min; max. 20 mg/4 h

Intrathekal: postoperativ übliche Dosis etwa 0,1–0,3 mg Morphin; Wirkdauer 12–24 h; **Cave**: verzögerte Atemdepression; bei chronischen Schmerzpatienten kontinuierlich intrathekale Gabe mit üblichen Tagesdosen zwischen 0,5–10 mg

Peridural: postoperativ 2–4 mg einmaliger Bolus, analgetische Wirkung hält bis zu 12–24 h an; **Cave:** verzögerte Atemdepression; mehr als 4 mg Morphin erzielt keine stärkere, sondern nur eine länger anhaltende Analgesie; kontinuierliche Applikation 0,2–0,4 mg/h Morphin plus Lokalanästhetikum

Oral: Einzeldosis je nach Vormedikation; evtl.10–20 mg nichtretardiertes Morphin alle 4 h bzw. auch retardiertes Morphin alle 8–12 h

Arzneimittelprofil

Morphin

- **Wirkung:** Ist ein wirksamer μ-Agonist, dessen analgetische Wirksamkeit als Referenz für alle anderen Opioide gilt (also gleich 1 ist)
- **Phk:** Je nach Applikation und Dosierung Wirkeintritt zwischen wenigen Sekunden bis 30 min, Wirkdauer zwischen 2–24 h
- **NW:** Atemdepression, Sedierung, Übelkeit, Erbrechen, Obstipation, Pruritus, physische Abhängigkeit, potenzielle Suchtgefahr, Histaminfreisetzung
- **KI:** Ileus, akuter Harnverhalt, globale Ateminsuffizienz
- **WW:** Verstärkende Wirkung: Anästhetika, Sedative, Anxiolytika
- **Ind:** i.v., intrathekal, peridural, oral zur akuten perioperativen sowie chronischen Schmerztherapie

6.3.6 Hydromorphon

Handelsnamen

Dilaudid, 2 mg/Amp. à 1 ml zur i.v.-, s.c.-Injektion; Palladon, à 4, 8, 16, 24 mg Retardkapseln

Pharmakodynamik

Hydromorphon-HCl ist ein wirksamer μ-Agonist, mit einer 7- bis 10-fachen analgetischen Wirksamkeit im Vergleich zu Morphin. Hydromorphon gibt es zur i.v.- und s.c.-Injektion sowie zur oralen Einnahme [6].

Pharmakokinetik

Der pKa-Wert von Hydromorphon liegt zwischen 8–9,5, was auf eine hohe Wasser- und niedrige Lipidlöslichkeit schließen lässt, jedoch gibt es keine genauen Angaben zu Ionisierungsgrad und prozentualer Plasmaeiweißbindung (sehr niedrig). Die Bioverfügbarkeit liegt nach oraler Einnahme bei ca. 20–50%, nach i.v.- oder s.c.-Injektion bei 80%. Eine Plasmakonzentration von ca. 4 ng/ml induziert eine analgetische und atemdepressorische Wirkung. Hydromorphon wird in der Leber primär metabolisiert (d. h. glukuronidiert) und es entstehen u. a. die Metabolite Hydromorphon-3-Glukuronidid (wahrscheinlich neurotoxisch), Dihydromorphin, Hydromorhonkonjugat. Über die Wirkungen der verschiedenen Metabolite ist nichts bekannt.

Nebenwirkungen

Übliche opioidassoziierte Nebenwirkungen wie Atemdepression, Sedierung, Übelkeit, Erbrechen, Obstipation, Pruritus, physische Abhängigkeit, potenzielle Suchtgefahr. Nach repetitiver i.v.-Applikation kann es zur Akkumulation kommen. Nach s.c.-Injektion gelegentlich Hautirritationen.

Kontraindikationen

Primär nicht gegeben werden, sollte Hydromorphon bei:
- obstruktiven und entzündlichen Darmerkrankungen,
- Ileus,

- akutem Harnverhalt,
- globaler Ateminsuffizienz.

Gleichzeitige Gabe von MAO-Hemmern und Phenothiazinen sollte vermieden werden. Bei eingeschränkter Leber- und Nierenfunktion sollte die Dosis reduziert oder auf ein anderes Opioid ausgewichen werden.

Wechselwirkungen

Prinzipiell ist bei gleichzeitiger Gabe von Anästhetika, Sedativa oder Anxiolytika von einer deutlichen Verstärkung der sedierenden und atemdepressorischen Wirkung auszugehen. Cimetidin hemmt die Metabolisierung in der Leber und verstärkt die Wirkung von Hydromorphon. MAO-Hemmer und Phenothiazine erhöhen die inzidenz zentralnervöser Störungen.

Indikationen

Hydromorphon kann zur Therapie
- starker perioperativer Schmerzen,
- v. a. jedoch zur Behandlung chronischer Schmerzen (besonders Tumorschmerzen)

eingesetzt werden.

Dosierung

Hydromorphon

Intravenös: Dosistitration mittels Bolusinjektionen von 0,5–(1)–2 mg; in Abhängigkeit von der Dosis Wirkdauer 2–4 h

Oral: 4–24 mg Retardkapseln entsprechend der Morphintagesdosis; Wirkdauer 12 h

Arzneimittelprofil

Hydromorphon

- **Wirkung:** Ist ein wirksamer μ-Agonist mit einer 7- bis 10-fachen analgetischen Wirksamkeit im Vergleich zu Morphin. Hydromorphon gibt es zur i.v.- und s.c.-Injektion sowie zur oralen Einnahme
- **Phk:** Die Bioverfügbarkeit liegt nach oraler Einnahme bei ca. 20–50%, nach i.v.- oder s.c.-Injektion bei 80%. Eine Plasmakonzentration von ca. 4 ng/ml induziert eine analgetische und atemdepressorische Wirkung. Hydromorphon wird in der Leber primär glukuronidiert
- **NW:** Atemdepression, Sedierung, Übelkeit, Erbrechen, Obstipation, Pruritus, physische Abhängigkeit, potenzielle Suchtgefahr; nach s.c.-Injektion gelegentlich Hautirritationen
- **KI:** Ileus, akuter Harnverhalt, globale Ateminsuffizienz, MAO-Hemmer, Phenothiazine
- **WW:** Verstärkende Wirkung: Anästhetika, Sedative, Anxiolytika, Cimetidin; **Cave:** MAO-Hemmer, Phenothiazine
- **Ind:** i.v.-, s.c.-Injektion zur Therapie akuter starker Schmerzen, orale Retradkapseln zur Therapie starker chronischer Schmerzen

6.3.7 Piritramid

Handelsnamen

Dipidolor, 15 mg/Amp. à 2 ml zur i.v.-Injektion

Pharmakodynamik

Piritramid ist ein wirksamer μ-Agonist, mit einer 0,7-fachen analgetischen Wirksamkeit im Vergleich zu Morphin [6]. Piritramid gibt es zur i.v.-, s.c.- und i.m.-Injektion.

Pharmakokinetik

Piritramid ist eine ältere Substanz, die 1961 eingeführt wurde, so dass es kaum pharmakokinetische Angaben zu pKa, Eiweißbindung, Bioverfügbarkeit, Metabolite u. a. gibt. Die mittlere effektive Plasmakonzentration liegt zwischen 3–30 ng/ml. Die kontextsensitive Halbwertszeit ist schon nach Exposition von unter 2 h deutlich länger als bei Fentanyl und Sufentanil.

Nebenwirkungen

Übliche opioidassoziierte Nebenwirkungen wie Atemdepression, Sedierung, Übelkeit, Erbrechen, Obstipation, Pruritus, physische Abhängigkeit, potenzielle Suchtgefahr. Nach repetitiver i.v.-Applikation kann es leicht zur Akkumulation kommen.

Kontraindikationen

Primär nicht gegeben werden, sollte Piritramid bei:
- obstruktiven und entzündlichen Darmerkrankungen,
- Ileus,
- akutem Harnverhalt,
- globaler Ateminsuffizienz.

In der perioperativen Situation kann dies jedoch nach Abwägen von Nutzen und Risiko durchaus notwendig sein. Bei eingeschränkter Leber- und Nierenfunktion sollte man wegen fehlender pharmakokinetischer Informationen eher auf ein anders Opioid ausweichen.

Wechselwirkungen

Prinzipiell ist bei gleichzeitiger Gabe von Anästhetika, Sedativa oder Anxiolytika von einer deutlichen Verstärkung der sedierenden und atemdepressorischen Wirkung auszugehen.

Indikationen

Hauptindikation für Piritramid i.v.:
- perioperative Schmerztherapie.

Es hat vergleichbare Eigenschaften wie Morphin mit annähernd vergleichbarer analgetischer Wirksamkeit und gleicher Häufigkeit von postoperativer Übelkeit und Erbrechen.

Dosierung

Piritramid

Intravenös: zur postoperativen Schmerztherapie Dosistitration mit fraktionierten Boli von 3,75–7,5 mg Piritramid; nach Aufsättigung PCA-Bolus 1–2 mg/ml, Sperrzeit 5–15 min; max. 30 mg/4 h

Subkutan: 7,5 mg alle 2–3 h, 15 mg alle 4–6 h

Arzneimittelprofil

Piritramid

- **Wirkung:** Ist ein wirksamer µ-Agonist mit einer 0,7-fachen analgetischen Wirksamkeit im Vergleich zu Morphin
- **Phk:** Nicht bekannt
- **NW:** Atemdepression, Sedierung, Übelkeit, Erbrechen, Obstipation, Pruritus, physische Abhängigkeit, potenzielle Suchtgefahr
- **KI:** Ileus, akuter Harnverhalt, globale Ateminsuffizienz
- **WW:** Verstärkende Wirkung: Anästhetika, Sedative, Anxiolytika
- **Ind:** i.v., s.c., i.m. zur akuten perioperativen Schmerztherapie

6.3.8 Oxycodon

- **Handelsnamen**

Oxycontin, Oxygesic, 10, 20, 40, 80 mg Retardtabletten; Targin: 20 mg Oxycodon + 10 mg Naloxon bzw. 10 mg Oxycodon + 5 mg Naloxon

Pharmakodynamik

Oxycodon ist ein wirksamer µ-Agonist, mit einer 1,5- bis 1,8-fachen analgetischen Wirksamkeit im Vergleich zu Morphin [6]. Oxycodon gibt es zur oralen Einnahme.

Pharmakokinetik

Es gibt keine vollständigen Daten zur Pharmakokinetik. Oxycodon wird über N-Demethylierung zu Noroxycodon, über O-Demethylierung zu Oxymorphon, über 6-Ketoreduktion zu 6-Oxycodol biotransformiert und anschließend mit Glukuronsäure konjugiert.

Oxymorphon hat eine 12- bis 15-fache Wirksamkeit wie Morphin, der Metabolitanteil ist jedoch klinisch unbedeutend. Die Metabolisierung erfolgt über das Cytochrom-P_{450}-Isoenzym CYP2D6. Die mangelnde Analgesie durch Oxycodon bei sog. »poor metabolizer« wurde in mehreren Untersuchungen nachgewiesen und beruht auf einer bestimmten Allelvariante dieses Cytochroms. Die orale Bioverfügbarkeit von Oxycodon ist hoch und beträgt 60–80%.

Nebenwirkungen

Übliche Opioid assoziierte Nebenwirkungen wie Atemdepression, Sedierung, Übelkeit, Erbrechen, Obstipation, Pruritus, physische Abhängigkeit, potenzielle Suchtgefahr. Bei Vorliegen eines »poor metabolizer« (CYP2D6) fehlende bis reduzierte Analgesie.

Kontraindikationen

Primär nicht gegeben werden, sollte Oxycodon bei:
- obstruktiven und entzündlichen Darmerkrankungen,
- Ileus,
- akutem Harnverhalt,
- globaler Ateminsuffizienz.

Bei eingeschränkter Leber- und Nierenfunktion sollte die Dosis reduziert oder auf ein anderes Opioid ausgewiechen werden.

Wechselwirkungen

Prinzipiell ist bei gleichzeitiger Gabe von Anästhetika, Sedativa oder Anxiolytika von einer deutlichen Verstärkung der sedierenden und atemdepressorischen Wirkung auszugehen.

Indikationen

Hauptindikationen für Oxycodon sind die Behandlung:
- chronischer Schmerzen, aber auch
- starker perioperativer Schmerzen.

Dosierung

Oxycodon
Oral: 10–80 mg Retardtabletten entsprechend der Morphintagesdosis; Wirkdauer 8–12 h

Arzneimittelprofil

Oxycodon

- **Wirkung:** Ist ein wirksamer μ-Agonist mit einer 1,5- bis 1,8-fachen analgetischen Wirksamkeit im Vergleich zu Morphin. Oxycodon gibt es als Retardtabletten zur oralen Einnahme
- **Phk:** Die Bioverfügbarkeit liegt nach oraler Einnahme bei ca. 60–80%; Hydromorphon wird in der Leber primär glukuronidiert. Es entsteht u. a. der aktive Metabolit Oxymorphon jedoch in sehr geringer, klinisch unbedeutender Konzentration. »Poor metabolizer« (CYP2D6) haben eine reduzierte analgetische Wirksamkeit
- **NW:** Atemdepression, Sedierung, Übelkeit, Erbrechen, Obstipation, Pruritus, physische Abhängigkeit, potenzielle Suchtgefahr; bei eingeschränkter Leber- oder Niereninsuffizienz Dosisreduktion
- **KI:** Ileus, akuter Harnverhalt, globale Ateminsuffizienz
- **WW:** Verstärkende Wirkung: Anästhetika, Sedative, Anxiolytika
- **Ind:** Oxycodon kann zur Therapie starker perioperativer und chronischer Schmerzen eingesetzt werden

6.4 Schwach wirksame Opioide

6.4.1 Pethidin

Handelsnamen

Dolantin, 50 mg/Amp. à 1 ml zur i.v.- oder s.c.-Injektion, 100 mg à 1 Supp., 50 mg à 1 ml (= 21 Tropfen); im angloamerikanischen Sprachgebrauch auch Meperidin

Pharmakodynamik

Pethidin ist ein wirksamer μ-Agonist, mit einer 0,1-fachen analgetischen Wirksamkeit im Vergleich zu Morphin [6]. Pethidin gibt es zur i.v.-Injektion und als Tropfen und Zäpfchen.

Pharmakokinetik

Nach i.v.-Applikation sind 70% des Pethidins an Plasmaproteine gebunden. Plasmakonzentrationen zwischen 0,2–0,4 μg/ml induzieren eine analgetische und atemdepressorische Wirkung, Plasmakonzentrationen von über 0,4 μg/ml einen Verlust des Bewusstseins. In gleicher Weise wie Morphin unterliegt Pethidin nach oraler Einnahme einer hohen hepatischen Metabolisierungsrate in Abhängigkeit vom hepatischen Blutfluss. Die orale Bioverfügbarkeit beträgt nur ca. 20–40%. Der Hauptmetbolit Norpethidin hat eine mit Pethidin vergleichbare analgetische Wirksamkeit, jedoch ein 2-fach höheres Risiko für Krampfanfälle. Die Eleminationshalbwertszeit von Norpethidin ist deutlich länger als die von Pethidin und kann nach wiederholten Gaben zur Akkumulation bei eingeschränkter Nierenfunktion führen.

Nebenwirkungen

Übliche opioidassoziierte Nebenwirkungen wie Atemdepression, Sedierung, Übelkeit, Erbrechen, Obstipation, Pruritus, physische Abhängigkeit, potenzielle Suchtgefahr. Pethidin ist ein starker lokaler, jedoch seltener systemischer Histaminliberator. Durch seine Atropin ähnliche chemische Struktur kann es möglicherweise zu Tachykardien kommen. Nach repetitiver i.v.-Applikation und bei eingeschränkter Nierenfunktion kommt es zur Akkumulation. Der Metabolit Norpethidin verursacht neurotoxische Symptome wie Schwindel, Verwirrtheit, Halluzinationen, Krampfanfälle.

Kontraindikationen

Primär nicht gegeben werden, sollte Pethidin bei:
- obstruktiven und entzündlichen Darmerkrankungen,
- Ileus,
- akutem Harnverhalt,
- globaler Ateminsuffizienz,
- Begleitmedikation: MAO-Hemmer, Phenothiazine

In der perioperativen Situation kann dies jedoch nach Abwägen von Nutzen und Risiko durchaus notwendig sein. Bei eingeschränkter Nierenfunktion sollte man wegen möglicher Akkumulation des neurotoxischen Metaboliten Norpethidin eher auf ein anders Opioid ausweichen. Pethidin sollte nicht zusammen mit MAO-Hemmern oder Phenothiazinen gegeben werden, weil eine zentrale Symptomatik mit Hyperpyrexie, Muskelrigidität und Konvulsionen schon nach einmaliger Pethidingabe auftreten kann.

Wechselwirkungen

Prinzipiell ist bei gleichzeitiger Gabe von Anästhetika, Sedativa oder Anxiolytika von einer deutlichen Verstärkung der sedierenden und atemdepressorischen Wirkung auszugehen. Substanzen, die über die gleichen Leberenzyme metabolisiert werden (Loperamid, Phenobarbital, Phenytoin), induzieren eine beschleunigte Metabolisierung mit vermehrtem Anfall des neurotoxischen Norpethidins. Bei gleichzeitiger Gabe mit MAO-Hemmern oder Phenothiazinen Auslösung einer zentralen, neurotoxischen Symptomatik.

Indikationen

Häufige Indikation des Pethidin:
- Postoperatives Shivering.

Intravenöses Pethidin sollte aufgrund der potenziell lebensbedrohlichen Nebenwirkungen nicht mehr routinemäßig zur postoperativen Schmerztherapie eingesetzt werden, da wiederholte Gaben zur Akkumulation des neurotoxischen Metaboliten Norpethidin führen.

Dosierung

Pethidin
Parenteral: bei postoperativem Shivering 12,5–(25)–50 mg i.v., 50(–100) mg s.c.; Wirkdauer 4–5 h

Arzneimittelprofil

Pethidin

- **Wirkung:** Ist ein wirksamer μ-Agonist mit einer 0,1-fachen analgetischen Wirksamkeit im Vergleich zu Morphin
- **Phk:** i.v.: Wirkeintritt in wenigen Sekunden, Wirkdauer je nach Dosierung 4–5 h; Anfall des toxischen Metaboliten Norpethidin
- **NW:** Atemdepression, Sedierung, Übelkeit, Erbrechen, Obstipation, Pruritus, physische Abhängigkeit, potenzielle Suchtgefahr; lokale Histaminliberation; Tachykardien; bei Begleitmedikation mit MAO-Hemmern und Phenothiazinen zentral neurotoxische Symptome
- **KI:** Ileus, akuter Harnverhalt, globale Ateminsuffizienz, MAO-Hemmer, Phenothiazine
- **WW:** Verstärkende Wirkung: Anästhetika, Sedative, Anxiolytika; Substanzen, die über die gleichen Leberenzyme metabolisiert werden (Loperamid, Phenobarbital, Phenytoin), vermehrter Anfall des neurotoxischen Norpethidins; **Cave:** MAO-Hemmer und Phenothiazine
- **Ind:** i.v., s.c. bei postoperativem Shivering, zur akuten perioperativen Schmerztherapie sind andere Opioide vorzuziehen

6.4.2 Tramadol

- **Handelsnamen**

Tramal, Tramadol, Tramadolor, 50 mg oder 100 mg/Amp. à 2 ml zur i.v.- oder s.c.-Injektion; 50, 100, 150, 200 mg Tabletten oder Retardtabletten; 100 mg Suppositorien

Pharmakodynamik

Tramadol besteht aus 2 Enantiomeren: (+)-Tramadol und (-)-Tramadol. (+)-Tramadol und sein Metabolit (+)-O-Desmethyl-Tramadol (M_1) aktivieren als schwache μ-Agonisten mit einer 0,05- bis 0,07-fachen analgetischen Wirksamkeit im Vergleich zu Morphin den μ-Rezeptor. Zusätzlich hemmt (+)-Tramadol die Serotonin-, (-)-Tramadol die Noradrenalinwiederaufnahme. Die komplementären und teilweise synergistischen Effekte der 2 Enantiomere verbessern die analgetische Wirksamkeit des Razemats [6]. Tramadol untersteht nicht der BtmVV.

Pharmakokinetik

Nur ein geringer Anteil (10%) von Tramadol und seiner Metabolite liegt im Plasma in ionisierter Form vor. Die Plasmaproteinbindung ist mit 10–20% recht niedrig. Dies spricht für eine gute Penetration der Blut-Hirn-Schranke. Nach oraler Einnahme beträgt die Bioverfügbarkeit bereits 60–75%, nach i.v.- oder s.c.-Gabe über 80%. Tramadol wird in der Leber rasch zur aktiven Substanz O-Desmethyltramadol (M_1) metabolisiert. Genetische Untersuchungen haben gezeigt, dass man aufgrund eines genetischen Polymorphismus des CYP2D6 Isoenzyms des Cytochrom P_{450} »poor metabolizer« von »extensive metabolizer« unterscheiden kann, welche eine reduzierte bzw. erhöhte analgetische Wirksamkeit aufzeigen.

Nebenwirkungen

Übliche opioidassoziierte Nebenwirkungen wie Atemdepression, Sedierung, Übelkeit, Erbrechen, Obstipation, Pruritus, physische Abhängigkeit, potenzielle Suchtgefahr. Schwitzen ist relativ häufig (20%).

Kontraindikationen

Primär nicht gegeben werden, sollte Tramadol bei:
- obstruktiven und entzündlichen Darmerkrankungen,
- Ileus,
- akutem Harnverhalt,
- globaler Ateminsuffizienz.

In der perioperativen Situation kann dies jedoch nach Abwägen von Nutzen und Risiko durchaus notwendig sein. Bei eingeschränkter Leber- und Nierenfunktion ist die Metabolisierung eingeschränkt, so dass es zu einer Akkumulation kommen kann und die Wirkung deutlich verlängert ist.

Wechselwirkungen

Prinzipiell ist bei gleichzeitiger Gabe von Anästhetika, Sedativa oder Anxiolytika von einer deutlichen Verstärkung der sedierenden und atemdepressorischen Wirkung auszugehen. Bei gleichzeitiger Einnahme von trizyklischen Antidepressiva oder Serotoninreuptakeinhibitoren ist die zentrale Serotoninwirkung gesteigert. Zusätzlich verabreichte MAO-Hemmer können zu zentralnervöser Dysfunktion führen.

Indikationen

Indikation für Tramadol:
- zahlreiche verschiedene Formen von Schmerz – von akuten postoperativen bis hin zu chronischen Schmerzen.

6

Dosierung

Tramadol

Intravenös: 50–100 mg Boli zur Dosistitration; verbreitet auch der »Würzburg-Schmerztropf«: 200 mg Tramadol + 2,5 g Metamizol in 500 ml 0,9%-NaCl-Lösung als kontinuierliche Infusion über 12 h

Subkutan: 50–100 mg, 3- bis 4-stündlich

Oral: 75–100 mg, 3- bis 4-stündlich bzw. in Retardform 8- bis 12-stündlich

Rektal: 100 mg, 6-stündlich

Arzneimittelprofil

Tramadol

- **Wirkung:** Razemat aus (+)-Tramadol und (-)-Tramadol. (+)-Tramadol und sein Metabolit (+)-O-Desmethyl-Tramadol (M_1) aktivieren als schwache µ-Agonisten mit einer 0,05- bis 0,07-fachen analgetischen Wirksamkeit im Vergleich zu Morphin den µ-Rezeptor. Zusätzlich hemmt (+)-Tramadol die Serotonin-, (-)-Tramadol die Noradrenalinwiederaufnahme
- **Phk:** Hoher Anteil der nicht ionisierten Form und geringe Plasmaproteinbindung sprechen für eine gute Blut-Hirn-Schrankenpenetration. Nach oraler oder auch rektaler Einnahme beträgt die Bioverfügbarkeit bereits 60–75%, nach i.v.- oder s.c.-Gabe über 80%. Tramadol wird in der Leber rasch zur aktiven Substanz O-Desmethyltramadol (M_1) metabolisiert. »Poor metabolizer« (CYP2D6 Isoenzym) haben eine reduzierte analgetische Wirksamkeit
- **NW:** Atemdepression, Sedierung, Übelkeit, Erbrechen, Obstipation, Schwitzen, Pruritus, physische Abhängigkeit, potenzielle Suchtgefahr; bei Begleitmedikation mit trizyklischen Antidepressiva und Serotoninreuptakelnhibitoren gesteigerte Serotoninwirkung; bei MAO-Hemmern zentralnervöse Dysfunktion
- **KI:** Ileus, akuter Harnverhalt, globale Ateminsuffizienz
- **WW:** Verstärkende Wirkung: Anästhetika, Sedative, Anxiolytika; **Cave:** MAO-Hemmer, trizyklische Antidepressiva, Serotoninreuptakeinhibitoren
- **Ind:** In Deutschland weit verbreitetes Analgetikum zur Therapie akuter postoperativer sowie chronischer Schmerzen

6.4.3 Tilidin

- **Handelsnamen**

Valoron, Tilidin, Tilicomp (u. a.); 50, 100, 150, 200 mg Retardtabletten; 50 mg à 1 ml (= 21 Tropfen) Lösung; 75 mg Suppositorien

Pharmakodynamik

Tilidin ist ein Prodrug. Der aktive Metabolit Nortilidin entsteht durch Demethylierung in der Leber. Es ist ein schwacher µ-Agonist mit einer 0,05- bis 0,07-fachen analgetischen Wirksamkeit im Vergleich zu Morphin [6]. In der fixen Kombination mit Naloxon untersteht Tilidin nicht der BtmVV.

Pharmakokinetik

Der pKa-Wert von Tilidin beträgt 7,8, der von Nortilidin 8,7. Die Plasmaproteinbindung ist mit 25–30% eher niedrig. Die orale Bioverfügbarkeit von Tilidin beträgt nur 6%, da es bereits bei der ersten Leberpassage in hohem Maße zu Nortilidin metabolisiert wird. Gleichzeitig appliziertes Naloxon beeinflusst die Metabolisierung von Tilidin zu Nortilidin nicht. Nach oraler Gabe von Tilidin wird weniger als 0,1% der Dosis unverändert renal eliminiert. Die Eliminationshalbwertszeit des aktiven Metaboliten Nortilidin, das seinerseits zu Bisnortilidin metabolisiert wird, beträgt nach oraler Applikation 3,3–3,6 h. Naloxon besitzt einen hohen First-pass-Effekt und wird nach oraler Applikation deshalb nicht wirksam, sodass die analgetische Wirkung von Nortilidin nicht beeinträchtigt wird. Wird allerdings die Tilidin-Naloxon-Kombination missbräuchlich i.v. appliziert, so kommt es zu typischen Entzugserscheinungen.

Nebenwirkungen

Übliche opioidassoziierte Nebenwirkungen wie Atemdepression, Sedierung, Übelkeit, Erbrechen, Obstipation, Pruritus, physische Abhängigkeit, potenzielle Suchtgefahr.

Kontraindikationen

Primär nicht gegeben werden, sollte Tilidin bei:
- obstruktiven und entzündlichen Darmerkrankungen,
- Ileus,
- akutem Harnverhalt,
- globaler Ateminsuffizienz.

Bei eingeschränkter Leberfunktion könnte die analgetische Wirksamkeit von Nortilidin vermindert sein, weil zum einen weniger wirksames Nortilidin aus Tilidin gebildet wird, zum anderen wirksame Naloxonplasmaspiegel erzielt werden, die die analgetischen Effekte antagonisieren. Bei eingeschränkter Nierenfunktion ist die Tilidinclearance leicht vermindert, jedoch ist eine Dosisanpassung nicht erforderlich.

Wechselwirkungen

Prinzipiell ist bei gleichzeitiger Gabe von Anästhetika, Sedativa oder Anxiolytika von einer deutlichen Verstärkung der sedierenden und atemdepressorischen Wirkung auszugehen.

Indikationen

Indikation für Tilidin:
- Tilidin wird v. a. als Vertreter der WHO-Stufe II bei chronischen Schmerzen eingesetzt.

Dosierung

Tilidin
Oral: 50–100 mg 4- bis 6-stündlich; in retardierter Form 100–200 mg 8- bis 12-stündlich

Arzneimittelprofil

Tilidin

- **Wirkung:** Tilidin ist ein Prodrug. Der aktive Metabolit Nortilidin entsteht durch Demethylierung in der Leber. Es ist ein schwacher μ-Agonist mit einer 0,05- bis 0,07-fachen analgetischen Wirksamkeit im Vergleich zu Morphin
- **Phk:** Die Plasmaproteinbindung ist mit 25–30% eher niedrig. Die orale Bioverfügbarkeit von Tilidin beträgt nur 6%, da bereits bei der ersten Leberpassage in hohem Maße der aktive Metabolit Nortilidin entsteht. Bei Leberinsuffizienz kann daher die analgetische Wirksamkeit vermindert sein
- **NW:** Atemdepression, Sedierung, Übelkeit, Erbrechen, Obstipation, Schwitzen, Pruritus, physische Abhängigkeit, potenzielle Suchtgefahr
- **KI:** Ileus, akuter Harnverhalt, globale Ateminsuffizienz
- **WW:** Verstärkende Wirkung: Anästhetika, Sedative, Anxiolytika
- **Ind:** Verbreitetes Analgetikum der WHO-Stufe II zur Therapie chronischer Schmerzen

6.5 Gemischte Agonisten-Antagonisten

6.5.1 Buprenorphin

- **Handelsnamen**

Temgesic, Transtec; 0,3 mg à 1 ml/ Amp. i.v. oder i.m.; 0,4, 2, 8 mg Sublingualtabletten; 17,5, 35, 52,5, 70 μg/h transdermales Matrixpflaster

Pharmakodynamik

Buprenorphin ist in seiner analgetischen Wirkung 10- bis 50-fach stärker wirksam als Morphin. Buprenorphin ist ein gemischter Agonist-Antagonist und bindet an μ- und κ-Opioidrezeptoren [6]. Die biologische Wirkung von Buprenorphin ist in Bezug auf den κ-Opioidrezeptor antagonistisch und auf den μ-Opioidrezeptor partiell agonistisch. Charakteristisch für Buprenorphin ist seine langsame Bindung und Dissoziation vom μ-Opioidrezeptor. Dies erklärt möglicherweise den verzögerten Wirkungseintritt und die verlängerte Wirkdauer. Buprenorphin kann parenteral (meistens i.v.), sublingual, oder transdermal verabreicht werden.

Pharmakokinetik

Nach i.v.-Applikation von Buprenorphin sind 96% an Plasmaproteine gebunden. Buprenorphin wird in der Leber zu weniger wirksamen Metaboliten umgewandelt, wie z. B. Norbuprenorphen, Buprenorphin-3-Glukuronid, die zum Großteil über biliäre Exkretion eleminiert werden. Die orale Bioverfügbarkeit beträgt 20–30%, die sublinguale 30–60%, die i.v.-Bioverfügbarkeit über 90%. Die minimale Plasmakonzentration, bei der eine analgetische Wirkung auftritt, ist 0,1 ng/ml. Buprenorphin hat eine träge Kinetik mit einem verzögerten Wirkungseintritt (max. Wirkung nach 3 h) und einer verlängerten Wirkdauer (bis zu 10 h).

Nebenwirkungen

Übliche opioidassoziierte Nebenwirkungen, wie Atemdepression, Sedierung, Übelkeit, Erbrechen, Obstipation, Pruritus und physische Abhängigkeit, treten auf. Aufgrund seiner trägen Kinetik ist die potenzielle Suchtgefahr deutlich niedriger als bei anderen Opioiden, weshalb Buprenorphin bei der Substitutionstherapie von Drogenabhängigen vielfach eingesetzt wird. Dies hat jedoch den Nachteil der erschwerten Antagonisierung, die wiederholt und in höheren Naloxondosierungen als üblich erfolgen muss.

Kontraindikationen

Primär nicht gegeben werden, sollte Buprenorphin bei:
- obstruktiven und entzündlichen Darmerkrankungen,
- Ileus,
- akutem Harnverhalt und
- globaler Ateminsuffizienz.

In der perioperativen Situation kann dies jedoch nach Abwägen von Nutzen und Risiko durchaus notwendig sein. Bei eingeschränkter Leber- und Nierenfunktion ist mit einer länger anhaltenden Wirkung zu rechnen.

Wechselwirkungen

Prinzipiell ist bei gleichzeitiger Gabe von Anästhetika, Sedativa oder Anxiolytika von einer deutlichen Verstärkung der sedierenden und atemdepressorischen Wirkung auszugehen. Bei Plasmakonzentrationen von 1–3 ng/ml wird die mittlere alveoläre Konzentration (MAC) volatiler Anästhetika (z. B.Isofluran) um ca. 50–60% reduziert.

Indikationen

- Postoperativen Schmerztherapie hauptsächlich mittels s.l.-Applikation in einer Dosierung von 0,2–0,4 mg alle 6–8 h.
- Bei chronischen Schmerzpatienten als transdermales Matrixpflaster in unterschiedlichen Dosierungen.

Dosierung

Buprenorphin

Intravenös: 0,15 mg Boli zur Dosistitration
Subkutan: 0,15 mg 3- bis 4-stündlich oder 0,3 mg 6- bis 8-stündlich
Sublingual: 0,2–0,4 mg 6- bis 8-stündlich
Transdermal: Transdermale Matrixpflaster in Dosierungen zwischen 17,5 und 70 µg/h (entsprechend einer Morphintagesdosis zwischen 30 und 120 mg)

Arzneimittelprofil

Buprenorphin

- **Wirkung:** Buprenorphin ist in seiner analgetischen Wirkung 10- bis 50-fach stärker wirksam als Morphin. Buprenorphin ist ein gemischter Agonist-Antagonist und bindet an µ- und κ-Opioidrezeptoren. Charakteristisch für Buprenorphin ist seine langsame Bindung und Dissoziation vom µ-Opioidrezeptor, Was den verzögerten Wirkungseintritt und die verlängerte Wirkdauer erklärt
- **Phk:** Buprenorphins Metabolite wie z. B. Norbuprenorphen, Buprenorphin-3-Glukuronid werden zum Großteil über biliäre Exkretion eleminiert. Die orale Bioverfügbarkeit beträgt 20–30%, die sublinguale 30–60%, die i.v.-Bioverfügbarkeit über 90%. Die minimale Plasmakonzentration, bei der eine analgetische Wirkung auftritt, ist 0,1 ng/ml. Buprenorphin hat eine träge Kinetik mit einem verzögerten Wirkungseintritt (max. Wirkung nach 3 h) und einer verlängerten Wirkdauer (bis zu 10 h)
- **NW:** Atemdepression, Sedierung, Übelkeit, Erbrechen, Obstipation, Pruritus, physische Abhängigkeit; aufgrund seiner trägen Kinetik niedrigere potenzielle Suchtgefahr (Substitutionstherapie von Drogenabhängigen); Nachteil der erschwerten Antagonisierung, die wiederholt und in höheren Naloxondosierungen erfolgen muss
- **KI:** Ileus, akuter Harnverhalt, globale Ateminsuffizienz
- **WW:** Verstärkende Wirkung: Anästhetika, Sedative, Anxiolytika
- **Ind:** i.v. oder s.l. bei akuten postoperativen Schmerzen, transdermal bei chronischen Schmerzen

6.5.2 Pentazocin

- **Handelsnamen**

Fortral, 30 mg à 1 ml/Amp. i.v.; 50 mg Kapsel, 50 mg Supp.

Pharmakodynamik

Das als (+/-)-Razemat eingesetzte Wirkstoff Pentazocin wirkt als partieller Agonist am κ- und als partieller Antagonist am µ-Opioidrezeptor. Pentazocin hat eine etwa 0,3-fache analgetische Wirksamkeit im Vergleich zu Morphin [6]. Es hat neben der analgetischen eine psychomimetische, d. h. dysphorisierende, Wirkung und erhöht, im Gegensatz zu allen anderen Opioiden, den Blutdruck und die Herzfrequenz über einen Anstieg der Plasmakatecholaminkonzentration.

Pharmakokinetik

Pentazocin hat eine orale/rektale Bioverfügbarkeit von nur 20%. Pentazocin wird in der Leber oxydiert und glukuronidiert, wodurch zahlreiche inaktive Metabolite entstehen. Die Halbwertszeit beträgt etwa 2–3 h. Es ist in seiner galenischen Zubereitung stark gewebereizend, sodass eine s.c.- und i.m.-Injektion obsolet sind.

Nebenwirkungen

Übliche opioidassoziierte Nebenwirkungen wie Atemdepression, Sedierung, Übelkeit, Erbrechen, Obstipation, Pruritus und physische Abhängigkeit treten auf Der rasch einsetzende Ceiling-Effekt schon nach 50 mg kann zu einer relativen Antagonisierung potenterer μ-Agonisten führen.

Cave

Iatrogener Opioidentzug.

Erhöhter Hirndruck, psychotomimetische Effekte, arterielle und pulmonale Hypertonie, Herzinfarkt, Tachykardie, lokale Gewebeulzerationen oder Agranulozytose können auftreten.

Kontraindikationen

Primär nicht gegeben werden, sollte Pentazocin bei:
- obstruktiven und entzündlichen Darmerkrankungen,
- Ileus,
- akutem Harnverhalt und
- globaler Ateminsuffizienz.

Weitere Kontraindikationen sind:
- Schädel-Hirn-Verletzungen,
- Therapie mit MAO-Hemmern,
- Porphyrie,
- pulmonale Hypertonie,
- koronare Herzkrankheit und Myokardinfarkt.

Bei eingeschränkter Leber- oder Niereninsuffizienz muss die Dosis reduziert werden.

Wechselwirkungen

Prinzipiell ist bei gleichzeitiger Gabe von Anästhetika, Sedativa oder Anxiolytika von einer deutlichen Verstärkung der sedierenden und atemdepressorischen Wirkung auszugehen. Pentazocin bei gleichzeitiger Gabe hoch potenter Opioide führt zum akuten Entzug. Keine gleichzeitige Gabe von MAO-Hemmern.

Indikationen

Pentazocin wurde zur Therapie mäßig starker Schmerzen in der Vergangenheit eingesetzt. Wegen seiner mannigfaltigen Wirkungen und Nebenwirkungen und potenzieller Antagonisierung anderer Opioide wird es nicht mehr routinemäßig eingesetzt.

Dosierung

Pentazocin

Intravenös: 10–(30)–50 mg Bolus, Wirkdauer 2–4 h
Parenteral: 50 mg Tablette oder Supp.; maximale Tagesdosis 150 mg

Arzneimittelprofil

Pentazocin

- **Wirkung:** Pentazocin wirkt als partieller Agonist am κ- und als partieller Antagonist am μ-Opioidrezeptor und hat eine etwa 0,3-fache analgetische Wirksamkeit im Vergleich zu Morphin. Es hat neben der analgetischen eine psychomimetische, d. h. dysphorisierende, Wirkung und erhöht, im Gegensatz zu allen anderen Opioiden, den Blutdruck und die Herzfrequenz über einen Anstieg der Plasmakatecholaminkonzentration
- **Phk:** Pentazocin hat eine orale/rektale Bioverfügbarkeit von nur 20%. Pentazocin wird in der Leber oxydiert und glukuronidiert, wodurch zahlreiche inaktive Metabolite entstehen. Die Halbwertszeit beträgt etwa 2–3 h. Es ist in seiner galenischen Zubereitung stark gewebereizend, so dass eine s.c.- und i.m.-Injektion obsolet sind
- **NW:** Übliche opioidassoziierte Nebenwirkungen wie Atemdepression, Sedierung, Übelkeit, Erbrechen, Obstipation, Pruritus, physische Abhängigkeit. Der rasch einsetzende Ceiling-Effekt schon nach 50 mg kann zu einer relativen Antagonisierung potenterer μ-Agonisten führen. **Cave**: iatrogener Opioidentzug. Erhöhter Hirndruck, psychotomimetische Effekte, arterielle und pulmonale Hypertonie, Herzinfarkt, Tachykardie, lokale Gewebsulzerationen, Agranulozytose u. a.
- **KI:** Myokardinfarkt, pulmonale Hypertonie, erhöhter Hirndruck, Porphyrie, vorher gehende hochdosierte Opioideinnahme, Ileus, akuter Harnverhalt, MAO-Hemmer
- **WW:** Verstärkende Wirkung: Anästhetika, Sedative, Anxiolytika; **Cave**: MAO-Hemmer
- **Ind:** i.v., oraler oder rektaler Einsatz bei mäßigen Schmerzen; Ausweichen auf andere Opioide wegen der vielfachen Nebenwirkungen empfohlen

6.5.3 Nalbuphin

▪ **Handelsnamen**

Nubain, 10 mg à 1 ml/ Amp. oder 20 mg à 2 ml/ Amp. i.v., s.c., i.m.; Injektionslösung enthält Konservierungsmittel Parahydroxybenzoesäureester und Sulfite

Pharmakodynamik

Nalbuphin wirkt als Agonist an κ- und als partieller Antagonist an μ-Opioidrezeptoren [6]. Es hat eine etwa 0,5- bis 0,8-fache analgetische Wirksamkeit im Vergleich zu Morphin.

Pharmakokinetik

Nalbuphin wird zu 25–40% an Plasmaproteine gebunden. Nalbuphin hat einen schnellen Wirkungsbeginn und eine lange Wirkungsdauer (Halbwertszeit 3–6 h). Die orale Bioverfügbarkeit ist mit 16% sehr niedrig, weshalb es ausschließlich als parenterale Applikationsform existiert. Nalbuphin wird hauptsächlich in der Leber metabolisiert und über die Niere eliminiert. Aktive Metaboliten sind nicht bekannt, inaktive Metaboliten sind u. a. Noroxymorphin, Nalbuphin-N-Oxid, 6-Ketonalbuphin.

Nebenwirkungen

Übliche opioidassoziierte Nebenwirkungen wie Atemdepression, Sedierung, Übelkeit, Erbrechen, Obstipation, Pruritus, physische Abhängigkeit. Kann potenziell psychotomimetische Störungen auslösen (κ-Rezeptor). Konservierungsmittel zeigen potenzielle Gefahr der Kreuzallergie zu sulfonamidhaltigen Substanzen.

Kontraindikationen

Primär nicht gegeben werden, sollte Nalbuphin bei:
- obstruktiven und entzündlichen Darmerkrankungen,
- Ileus,
- akutem Harnverhalt und
- globaler Ateminsuffizienz.

Bei eingeschränkter Leber- und Nierenfunktion ist mit einer länger anhaltenden Wirkung zu rechnen.

Wechselwirkungen

Prinzipiell ist bei gleichzeitiger Gabe von Anästhetika, Sedativa oder Anxiolytika von einer deutlichen Verstärkung der sedierenden und atemdepressorischen Wirkung auszugehen. Vorherige Einnahme anderer Opioide kann zu deren Antagonisierung führen und möglicherweise einen akuten Entzug auslösen.

Indikationen

Nalbuphin wird am ehesten noch bei chronischen Schmerzen terminal Kranker eingesetzt. Jedoch ist seine Anwendung wegen möglicher antagonistischer Wirkung gegenüber anderen Opioiden und möglicher psychotomimetische Störungen nicht sehr verbreitet.

Dosierung

Nalbuphin

Intravenös: 0,15–0,30 mg/kgKG zur Dosistitration, maximale Tagesdosis 2,4 mg/kgKG, Wirkdauer 3–6 h
Subkutan, intramuskulär: 10–2 mg 6-stündlich

Arzneimittelprofil

Nalbuphin

- **Wirkung:** Nalbuphin wirkt als Agonist an κ- und als partieller Antagonist an μ-Opioidrezeptoren. Es hat eine etwa 0,5- bis 0,8-fache analgetische Wirksamkeit im Vergleich zu Morphin
- **Phk:** Nalbuphin wird zu 25–40% an Plasmaproteine gebunden. Es hat einen schnellen Wirkungsbeginn und eine lange Wirkungsdauer (Halbwertszeit 3–6 h). Nalbuphin wird hauptsächlich in der Leber metabolisiert und über die Niere eliminiert. Aktive Metabolite sind nicht bekannt
- **NW:** Atemdepression, Sedierung, Übelkeit, Erbrechen, Obstipation, Pruritus, physische Abhängigkeit; kann potenziell psychotomimetische Störungen auslösen (κ-Rezeptor). Konservierungsmittel zeigen potenzielle Gefahr der Kreuzallergie zu sulfonamidhaltigen Substanzen
- **KI:** Ileus, akuter Harnverhalt, globale Ateminsuffizienz
- **WW:** Verstärkende Wirkung: Anästhetika, Sedative, Anxiolytika, Entzug bei vorheriger Opioideinnahme
- **Ind:** i.v., s.c. oder i.m. bei chronischen Schmerzen; Ausweichen auf andere Opioide wegen der vielfachen Nebenwirkungen empfohlen

6.6 Antagonisten

6.6.1 Naloxon

▪ **Handelsnamen**

Naloxon, Narcanti, 4 mg à 1 ml/Amp. i.v., s.c., i.m.

Pharmakodynamik

Naloxon bindet mit abnehmender Präferenz an μ-, δ- und κ-Opioidrezeptoren, wo es den Bindungsort für andere

Liganden kompetitiv blockiert und keine Wirkung entfaltet [6].

Pharmakokinetik

Naloxon wird zu 30–45% an Plasmaproteine gebunden. Die orale Bioverfügbarkeit ist mit 2% sehr niedrig, weshalb es ausschließlich als parenterale Applikationsform existiert. Naloxon passiert leichter als Morphin die Blut-Hirn-Schranke. Naloxon wird hauptsächlich in der Leber metabolisiert und über die Niere eliminiert. Hauptmetabolit ist Naloxonglukuronid. Die Halbwertszeit und Wirkungsdauer sind aufgrund einer niedrigen Proteinbindung und eines relativ kleinen Verteilungsvolumens (2,1 l/kgKG) kurz (30–60 min).

Nebenwirkungen

Die Überdosierung kann eine Entzugssymptomatik auslösen. Die Entzugssymptomatik mit psychomotorischer Agitiertheit, Hypertension, Schweißausbrüchen, Tachykardie, Kammerflimmern und Herz-Kreislauf-Störungen (»Adrenalinsturm«) kann koronarkranke und neurochirurgische Patienten ernsthaft gefährden.

Kontraindikationen

Primär nicht gegeben werden, sollte Naloxon bei:
- Opioidabhängigen wegen des Entzuges.

Wechselwirkungen

Bei Nichtberücksichtigung der relativ kurzen Halbwertszeit von Naloxon im Vergleich zur Halbwertszeit anderer Opioide, können nach anfänglicher Antagonisierung die Opioidwirkungen (v. a. Atemdepression) erneut wiedereinsetzen.

Indikationen

- Aufhebung einer opioidinduzierten Atemdepression eingesetzt.

Die Überdosierung kann eine Entzugssymptomatik auslösen.

Dosierung

Naloxon

Intravenös: 1–4 µg/kgKG zur Dosistitration, Wirkdauer 30–60 min

Arzneimittelprofil

Naloxon

- **Wirkung:** Naloxon bindet mit abnehmender Preferenz an µ-, δ- und κ-Opioidrezeptoren, wo es den Bindungsort für andere Liganden kompetitiv blockiert und keine Wirkung entfaltet
- **Phk:** Naloxon wird zu 30–45% an Plasmaproteine gebunden. Naloxon wird hauptsächlich in der Leber metabolisiert und über die Niere eliminiert. Die Halbwertszeit und Wirkungsdauer sind aufgrund einer niedrigen Proteinbindung und eines relativ kleinen Verteilungsvolumens (2,1 l/kgKG) kurz (30–60 min)
- **NW:** Die Überdosierung kann eine Entzugssymptomatik auslösen. Die Entzugssymptomatik mit psychomotorischer Agitiertheit, Hypertension, Schweißausbrüchen, Tachykardie, Kammerflimmern und Herz-Kreislauf-Störungen (»Adrenalinsturm«) kann koronarkranke und neurochirurgische Patienten ernsthaft gefährden
- **KI:** Vorsicht bei Opioidabhängigen wegen des Entzugs
- **WW:** Bei Nichtberücksichtigung der relativ kurzen Halbwertszeit von Naloxon im Vergleich zur Halbwertszeit anderer Opioide, können nach anfänglicher Antagonisierung die Opioidwirkungen (v. a. Atemdepression) erneut wiedereinsetzen
- **Ind:** Naloxon wird hauptsächlich zur Aufhebung einer opioidinduzierten Atemdepression eingesetzt. Die Überdosierung kann eine Entzugssymptomatik auslösen

6.6.2 Naltrexon

■ Handelsnamen

Nemexin, 50 mg Naltrexon-HCl à 1 Filmtablette

Pharmakodynamik

Naltrexone ist ein oral wirksamer Opioidrezeptorantagonist. Naltrexon bindet mit abnehmender Preferenz an µ-, δ- und κ-Opioidrezeptoren, wo es den Bindungsort für andere Liganden kompetitiv blockiert und keine Wirkung entfaltet [6].

Pharmakokinetik

Bei oraler Gabe wird Naltrexon schnell aus dem Magen-Darm-Trakt resorbiert und über die Leber metabolisiert (glukuronidiert). Unter anderem ist 6-ß-Naltrexol ein Metabolit, dessen Wirkung jedoch nicht bekannt ist. Naltrexons klinische Wirkung entfaltet sich innerhalb 60 min.

Nebenwirkungen

Die Überdosierung kann eine Entzugssymptomatik auslösen. Die Entzugssymptomatik mit psychomotorischer Agitiertheit, Hypertension, Schweißausbrüchen, Tachykardie, Kammerflimmern und Herz-Kreislauf-Störungen (»Adrenalinsturm«) kann koronarkranke und neurochirurgische Patienten ernsthaft gefährden. Selten wird von hepatozellulären Schäden und Thrombozytopenie berichtet.

Kontraindikationen

Primär nicht gegeben werden, sollte Naltrexon bei:
- Opioidabhängigen wegen des Entzuges.

Wechselwirkungen

Nach länger dauernder Behandlung kann die Ansprechbarkeit auf Opioide extrem zugenommen haben, weshalb eine erneute Exposition mit potenten Opioiden übersteigerte Opioidwirkungen auslösen kann.

6

Indikationen

- Entzugsbehandlung Alkohol- und anderer Drogenabhängiger.

Dosierung

Naltrexon
Oral: Vorsichtige Titration: initial ½ Filmtablette à 25 mg, später 1 Filmtablette à 50 mg, Wirkdauer 12–24 h

Arzneimittelprofil

Naltrexon

- **Wirkung:** Naltrexone ist ein oral wirksamer Opioidrezeptor Antagonist. Naltrexon bindet mit abnehmender Preferenz an μ-, δ- und κ-Opioidrezeptoren, wo es den Bindungsort für andere Liganden kompetitiv blockiert und keine Wirkung entfaltet
- **Phk:** Bei oraler Gabe wird Naltrexon schnell aus dem Magen-Darm-Trakt resorbiert und über die Leber metabolisiert (glukuronidiert). Unter anderem ist 6-ß-Naltrexol ein Metabolit, dessen Wirkung jedoch nicht bekannt ist. Naltrexons klinische Wirkung entfaltet sich innerhalb 60 min
- **NW:** Die Überdosierung kann eine Entzugssymptomatik auslösen. Die Entzugssymptomatik mit psychomotorischer Agitiertheit, Hypertension, Schweißausbrüchen, Tachykardie, Kammerflimmern und Herz-Kreislauf-Störungen (»Adrenalinsturm«) kann koronarkranke und neurochirurgische Patienten ernsthaft gefährden. Selten wird von hepatozellulären Schäden und Thrombozytopenie berichtet
- **KI:** Vorsicht bei Opioidabhängigen wegen eines Entzuges
- **WW:** Nach länger dauernder Behandlung kann die Ansprechbarkeit auf Opioide extrem zugenommen haben, weshalb eine erneute Exposition mit potenten Opioiden übersteigerte Opioidwirkungen auslösen kann
- **Ind:** Naltrexon wird hauptsächlich in der Entzugsbehandlung Alkohol- und anderer Drogenabhängiger eingesetzt

Literatur

[1] Grond S, Jage G, Van Aken H (2008) Postoperative pain management: application of an iontophoretic patient-activated transdermal system. Der Anaesthesist 57: 704–710

[2] Höhne C, Donaubauer B, Kaisers U (2004) Opioids during anesthesia in liver and renal failure. Der Anaesthesist 53: 291–303

[3] Kieffer BL, Gavériaux-Ruff C (2002) Exploring the opioid system by gene knockout. Prog Neurobiol 66: 285–292

[4] Schäfer M (2009) Mechanisms of opioid actions. In: Anesthetic Pharmacology: Physiologic Principles and Clinical Practice, 2nd edition. Churchill Livingstone

[5] Stamer UM, Stüber F (2007) The pharmacokinetics of analgesia. Expert Opin Pharmacother 8: 2235–2245

[6] Waldvogel HH (2001) Analgetika, Antinozizeptive, Adjuvanzien. 2. Aufl. Springer, Berlin, Heidelberg, New York

[7] Zöllner C, Schäfer M (2008) Opioids in anesthesia. Der Anaesthesist 57: 729–740

Nicht-Opioid-Analgetika

Henning Ohnesorge

7.1 Pharmakologische Grundlagen

7.1.1 Historischer Überblick

Der Einsatz von Weidenrinde, der bereits im Corpus Hippocraticum Erwähnung findet, wurde in der Neuzeit erstmals von Reverend Stone aus Oxfordshire vor mehr als 250 Jahren dokumentiert und stellt den Beginn der Verwendung von Nicht-Opioid-Analgetika dar. Im folgenden Jahrhundert wurde das Salicin als wirksames Agens der Weidenrinde identifiziert und durch die Synthese von Salicylsäure auch ein gezielter klinischer Einsatz möglich. Ein Meilenstein war die Synthese von Acetylsalicylsäure, die weitgehend unbeachtet erstmals wohl schon 1853 durch Gerhardt erfolgte, 1896 allerdings dem Bayer-Chemiker Felix Hoffman zugeschrieben wurde. Kurz danach wurde Acetylsalicylsäure von Heinrich Dresser auch als antipyretisches Analgetikum unter dem Handelsnamen Aspirin in die Klinik eingeführt. Danach verstrich nahezu ein ¾ Jahrhundert, bis der Wirkungsmechanismus von Acetylsalicylsäure und seiner zahlreichen Nachfolgeprodukte – die Hemmung der Prostaglandinsynthese – in einer Bahn brechenden Arbeit von Sir John Vane aus dem Jahr 1971 identifiziert wurde.

7.1.2 Prostaglandine und Nozizeption

Ausgangssubstanz für die Prostaglandinsynthese ist die Arachidonsäure, die über die Phospholipase A2 aus Phospholipiden der Zellmembran gebildet wird. Unter dem Einfluss von Cyclooxygenasen, den zentralen Schrittmacherenzymen der Prostaglandinsynthese, bildet sich ein reaktives Endoperoxid, aus dem neben den Prostaglandinen auch Prostacyclin und Thromboxan gebildet wird. Arachidonsäure ist auch die Ausgangssubstanz für die Bildung der Leukotriene, deren gesteigerter Anfall bei Hemmung der Cyclooxygenasen z. B. für das analgetikainduzierte Asthma verantwortlich gemacht wird (▣ Abb. 7.1).

Eine aktuelle Hypothese über einen wesentlichen molekularen Mechanismus von der schmerzvermittelnden Wirkung von Prostaglandinen wurde 2001 zusammengefasst [8]. Als molekulares Target wird der TTX-resistente Natriumkanal des Nozizeptors vermutet, der relevant zu der Frequenz und Dauer der Aktionspotenziale kleiner Nervenfasern beiträgt. Bisher konnte nicht eindeutig geklärt werden, welcher der beiden Natriumkanalsubtypen (NAv 1.8 oder NAv 1.9) der Effektor des Prostaglandineffekts ist. Über den G-Protein-gekoppelten EP-Rezeptor erfolgen eine Stimulation der Adenylatcyclase und schließlich eine cAMP-abhängige Protein-C-Kinase-vermittelte Phosphorylierung der Natriumkanäle. Dies führt zu einer Verschiebung der spannungsabhängigen Öffnungswahrscheinlichkeit des Kanals in Richtung Hyperpolarisation. Somit wird das Ausmaß der zu einer Kanalöffnung notwendigen Depolarisation der Membran reduziert.

Elektrophysiologisch führt diese Empfindlichkeitssteigerung der TTX-resistenten Natriumkanäle zu einer Steigerung der Empfindlichkeit von Neuronen, an der vermutlich auch eine Hemmung des langsamen Kaliumausstromes beteiligt ist. Am isolierten Neuron führt unter physiologischen Bedingungen ein konstanter, überschwelliger Reiz zu der Auslösung eines einzelnen fortgeleiteten Aktionspotenzials mit einer anschließenden Refraktärperiode. Unter dem Einfluss von Prostaglandinen bewirkt der gleiche Reiz jedoch eine hohe Entladungsfrequenz des Neurons. Somit lösen Prostaglandine am peripheren Nozizeptor zwar selbst keine Erregung aus, sie steigern jedoch die Erregbarkeit und die Entladungsfrequenz und haben somit einen hyperalgetischen Effekt. Dies bedeutet klinisch, dass ein physiologisch schmerzhafter Reiz unter dem Einfluss der Prostaglandinen stärker wahrgenommen wird.

Durch die dargestellten salvenartigen Entladungsmuster der Nozizeptoren werden in den »wide dynamic range« (WDR-)Neuronen des Hinterhorns Potenzierungsprozesse ausgelöst, an denen u. a. ionotrope und metabotrope Glutamatrezeptoren entscheidend beteiligt sind. Letztlich werden durch einen starken Ca^{2+}-Einstrom Phosphorylierungsprozesse, z. B. an AMPA- und NMDA-Rezeptoren, ausgelöst, die eine Weiterleitung nozizeptiver Impulse aus der Peripherie erleichtern. Darüber hinaus konnten antihyperalgetische Effekte durch Cyclooxygenasehemmstoffe nachgewiesen werden, die auf spinaler und supraspinaler Ebene durch Glutamat- und Substanz-P-Rezeptoren vermittelt werden [10]. Die direkte spinale Applikation von PGE_2 und PGF_2 zeigt sich in einer ausgeprägten mechanischen Hyperalgesie, die auf eine Sensibilisierung spezifisch nozizeptiver Hinterhornneurone zurückgeführt wurde [15]. Gleichzeitig entwickelten die Versuchstiere eine leichte thermische Hyperalgesie, die möglicherweise durch Veränderungen der WDR-Neurone bedingt ist.

> **Prostaglandine weisen sowohl peripher als auch zentral hyperalgetische Effekte auf.**

Streng genommen muss daher der analgetische Effekt von Prostaglandinsynthesehemmstoffen als antihyperalgischer Effekt bezeichnet werden.

7.1.3 Cyclooxygenaseisoenzyme

Die Grundlage für die Identifikation von Isoenzymen der Cyclooxygenase wurde 1990 gelegt [11]. Die Gene für die nachgewiesenen Isoenzyme sind zwar auf verschiedenen Chromosomen lokalisiert (COX-1 Chromosom 9; COX-2

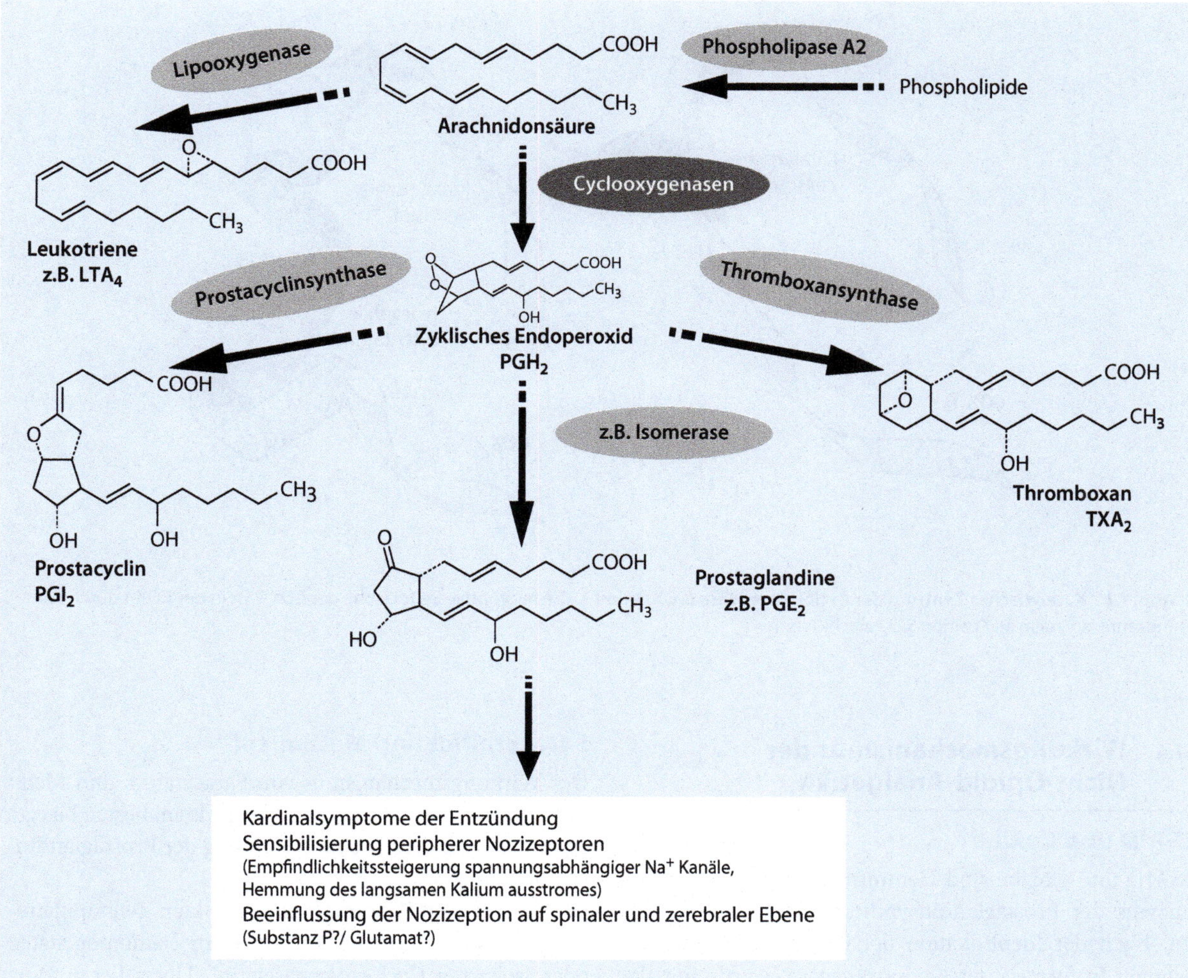

Abb. 7.1 Prostaglandinsynthese

Chromosom 1) es besteht jedoch eine große Homologie beider Enzyme (ca. 60%). Das katalytische Zentrum der COX-2 weist ein geringfügig größeres Volumen auf, bedingt durch eine hydrophile Seitentasche. Diese Seitentasche ist in der COX-1 zwar prinzipiell auch vorhanden, der Eingang zu dieser Seitentasche wird jedoch durch eine vergleichsweise große Aminosäure – Isoleucin – verschlossen (Abb. 7.2). Das wesentliche Unterscheidungsmerkmal ist die unterschiedliche Expression dieser Isoenzyme. Während die COX-1 konstitutiv als sog. »house keeping enzyme« mit einer nur geringen adaptiven Expressionsregulation exprimiert wird, erfolgt die Synthese der COX-2 vorwiegend nach Induktion im Rahmen von Entzündungsprozessen. Das ursprüngliche Konzept, das die COX-2 ausschließlich während Entzündungsreaktionen exprimiert wird, lässt sich nicht mehr aufrechterhalten, zumindest im ZNS, den Nieren und dem Gefäßendothel wird auch die COX-2 konstitutiv exprimiert. Untersuchungen an Knock-out-Modellen weisen sogar darauf hin, dass die COX-2 eine bedeutendere Rolle in der Aufrechthaltung der Gewebehomöostase spielt als die COX-1.

> Die COX-2 spielt eine bedeutende Rolle in der Aufrechterhaltung der Gewebehomöostase

Als potenzielles weiteres Isoenzym wird eine Splice-Variante der COX-1 gehandelt, die zunächst im Hundehirn nachgewiesen werden konnte [4]. Diese Splice-Variante unterscheidet sich von der COX-1 ausschließlich durch die Transkription eines Introns des COX-1-Genes, zeichnet sich jedoch durch deutlich andere pharmakologische Eigenschaften aus. Dieses auch als COX-3 bezeichnete Enzym weist eine wesentlich höhere Hemmbarkeit durch Paracetamol und Metamizol auf als die COX-1 und COX-2 und wurde als möglicher Angriffspunkt dieser Substanzen betrachtet. Da die Konzentration dieser Splice-Variante im menschlichen ZNS zu gering ist, um die analgetischen Effekte von Metamizol und Paracetamol zu erklären, ist die klinische Relevanz dieser Befunde mehr als fraglich.

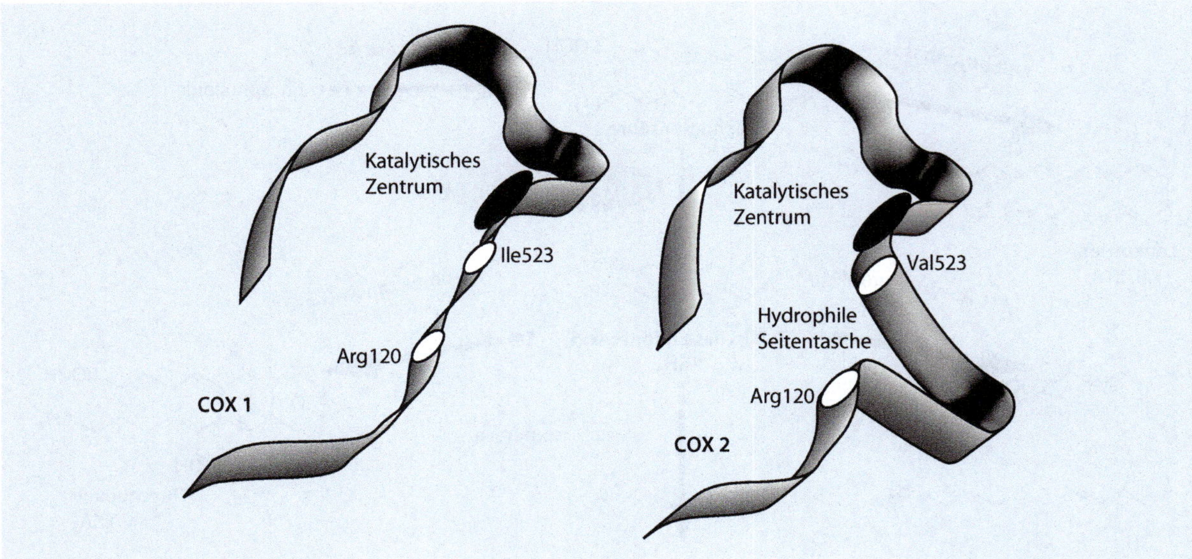

Abb. 7.2 Katalytisches Zentrum der Cyclooxygensase (COX) 1 und 2. Die hydrophile Seitetasche der COX-2 ist in der COX-1 durch die Aminosäure Isoleucin an Position 523 verschlossen

7.1.4 Wirkungsmechanismus der Nicht-Opioid-Analgetika

NSAID und Coxibe

NSAID und Coxibe sind Hemmstoffe des Schrittmacherenzyms der Prostaglandinsynthese, der Cyclooxygenasen. Nach der Identifikation der (bisher) 2 klinisch relevanten Isoformen der Cyclooxygenase, wurde mit der Stoffgruppe der Coxibe gezielt Substanzen synthetisiert, die aufgrund ihrer sterischen Eigenschaften eine hohe Selektivität für das katalytische Zentrum der COX-2 aufweisen. Retrospektiv ließ sich allerdings auch für bereits langjährig eingeführte Substanzen eine zumindest gewisse Prävalenz für die COX-2 nachweisen (Tab. 7.1; [13]), die möglicherweise Grundlage für die vergleichsweise gute gastrointestinale Verträglichkeit von z. B. Diclofenac ist.

Aufgrund ihrer physikochemischen Eigenschaften unterscheidet sich jedoch das Verteilungsverhalten von Coxiben und klassischen NSAID. Während NSAID sich aufgrund ihres sauren Charakters (pKa-Wert <5) in entzündlichem Gewebe, der Magenschleimhaut und dem Nierenparenchym anreichern, weisen Coxibe ein chemisch eher neutralen Charakter auf (pKa-Wert >5) auf und zeigen eine gleichmäßige Verteilung im Körper mit vergleichsweise hohen Konzentrationen im ZNS.

Acetylsalicylsäure bindet im Gegensatz zu anderen NSAID kovalent an das katalytische Zentrum der COX-Isoenzyme und weist daher unter pharmakologischen Aspekten einige Besonderheiten auf (s. unten).

Paracetamol und Metamizol

Der Wirkungsmechanismus von Paracetamol und Metamizol ist nicht abschließend geklärt. Als am besten belegte Hypothese gilt derzeit eine Hemmung der Prostaglandinsynthese im ZNS.

Hierbei zeigt **Paracetamol** an intakten Zellpopulationen eine höhere Wirksamkeit auf als in Zellhomogenaten oder isolierten Cyclooxygenasen [5]. Über diesen Wirkungsmechanismus lassen sich auch Befunde über einen Einfluss von Paracetamol auf Substanz P und NMDA-Rezeptor-vermittelte Schmerzreize erklären. Als weitere potenzielle Wirkmechanismen von Paracetamol sind Effekte auf das serotininerge System und eine Aktivierung des opioidergen Systems zu nennen, die einen komplexeren Wirkungsmechanismus von Paracetamol vermuten lassen.

Die Datenlage zum Wirkungsmechanismus von **Metamizol** lässt eine abschließende Beurteilung bisher nicht zu. Als gesichert gilt, dass die Wirkung von Metamizol vorwiegend durch seinen Metaboliten 4-Monomethyl-Aminoantipyrin (MAA) vermittelt wird. Neben dem direkt analgetischen Effekt, der vermutlich auch durch eine vorwiegend zentrale Beeinflussung der Prostaglandinsynthese vermittelt wird, weist Metamizol und seine aktiven Metaboliten direkt relaxierende Effekte an glatter Muskulatur auf. Die führt zu einem zusätzlichen analgetischem Effekt bei kolikartigen Schmerzen, ist aber auch Ursache für eine Vasodilatation mit zum Teil dramatischem Blutdruckabfall v. a. nach schneller i.v.-Applikation.

Tab. 7.1 Selektivität verschiedener Cyclooxygenasehemmstoffe

Substanz	COX-2-Selektivität (IC_{80} COX-2/IC_{80} COX-1)
Etoricoxib	106
Rofecoxib	35
Celecoxib	7,6
Diclofenac	3,0
Indometacin	0,4
Ibuprofen	0,2
Piroxicam	0,08

Tab. 7.2 Einteilung der Nicht-Opioid-Analgetika

Klassifikation	Physikochemische Eigenschaften
Nichtsaure Nicht-Opioid-Analgetika	pKA >5; gleichmäßige Verteilung
– Aniline (z. B. Paracetamol)	
– Pyrazinolone (z. B. Metamizol)	
– Coxibe	
Saure Nicht-Opioid-Analgetika	pKa <5; Anreicherung in Geweben mit niedrigem pH-Wert (z. B. Entzündung, Magen, Niere)
– Nichtsteroidale Antiphlogistika (NSAID)	
– Acetylsalicylsäure (ASS)	

7.1.5 Einteilung der Nicht-Opioid-Analgetika

Nicht-Opioid-Analgetika werden entsprechend ihrer physikochemischen Eigenschaften in saure und nichtsaure Substanzen eingeteilt werden (Tab. 7.2).

Saure Nicht-Opioid-Analgetika reichern sich aufgrund ihres Säurecharakters und ihrer i. A. hohen Eiweißbindung v. a. in entzündlichem Gewebe, in der Schleimhaut des Magen-Darm-Trakts und in der Nierenrinde an. Hierdurch lassen sich ihre guten antiphlogistischen Eigenschaften, die auch zu der Bezeichnung dieser Substanzgruppe als nichtsteroidale Antiphlogistika (»non-steroidal antiinflammatory drugs«; NSAID) geführt haben, erklären.

Nichtsaure Nicht-Opioid-Analgetika reichern sich dagegen nicht in diesen Kompartimenten an, erreichen dagegen im ZNS relativ hohe Konzentrationen. Dies erklärt die schlechten antiphlogistischen Eigenschaften der Aniline und Pyrazinolone, dagegen stehen ihre guten antipyretischen Effekte.

7.1.6 Nichtanalgetische Effekte von Cyclooxygenasehemmstoffen

Prostaglandine sind Mediatoren in einer Vielzahl physiologischer Prozesse (Abb. 7.3; [17]). Diese lassen sich therapeutisch nutzen, wie z. B. der antiinflammatorische Effekt, der unabhängig von der antihyperalgetischen Wirkung einen wesentlichen Anteil an dem therapeutischen Effekt bei rheumatischen Erkrankungen hat. Ein weiterer interessanter Aspekt zum Einsatz von COX-Hemmstoffen sind Hinweise, dass die Hemmung der Prostaglandinsynthese die Zellapoptose in Tumorgewebe aktiviert und die Tumorangiogenese reduziert und somit das Tumorwachstum und Auftreten von Metastasen verringern kann. Auf der anderen Seite steht eine Vielzahl von Prostaglandinwirkungen, die zur Aufrechterhaltung der Homöostase beitragen und deren Beeinträchtigung zu unerwünschten Wirkungen der COX-Hemmstoffe führen kann. Aufgrund der vorwiegend zentralen Wirkung von Metamizol und Paracetamol ist die Inzidenz und klinische Relevanz der prostaglandinvermittelten nicht analgetischen Effekte erheblich geringer als bei NSAID oder Coxiben.

Gastrointestinaltrakt

Prostaglandine, insbesondere PGE_2 und PGI_2, weisen im Gastrointestinaltrakt zytoprotektive Effekte auf. Einerseits hemmen sie die gastrale Säuresekretion, andererseits fördern sie gastrale und intestinale Schutzmechanismen, wie die Schleimproduktion und die Schleimhautdurchblutung. Unter physiologischen Bedingungen erfolgt die Synthese der Prostaglandine im GI-Trakt COX-1-vermittelt. Im Rahmen einer vorbestehenden Schleimhautschädigung bei Gastritiden oder Ulzera ist jedoch auch die COX-2-vermittelte Prostaglandinsynthese an Abheilungsprozessen entscheidend beteiligt.

> **Somit weisen COX-2-spezifische Hemmstoffe zwar eine geringere Inzidenz gastrointestinaler Nebenwirkungen auf, sind jedoch bei vorbestehenden Schleimhautschäden als ebenso kritisch anzusehen, wie unspezifische NSAID.**

Die Inzidenz klinisch relevanter gastrointestinaler Komplikationen ist v. a. abhängig von dem eingesetzten Nicht-Opioid-Analgetikum, der Therapiedauer und dem Lebensalter des Patienten. In klinisch relevanten Dosierungen weisen verschiedenen NSAID eine unterschiedliche Neigung auf, gastrointestinale Komplikationen auszulösen (Tab. 7.3; [7]). Als kritische Behandlungsdauer gilt eine Therapie über 5 Tage; ebenso ist ein Alter von >75 Jahren mit einer erhöhten Inzidenz gastrointestinaler Komplikationen assoziiert [14]. Auch für Metamizol ist zumindest gastroskopisch eine geringfügig gesteigerte Inzidenz von gastrointestinalen Ulzera nachweisbar, Paracetamol zeigt keine gastrointestinalen Effekte.

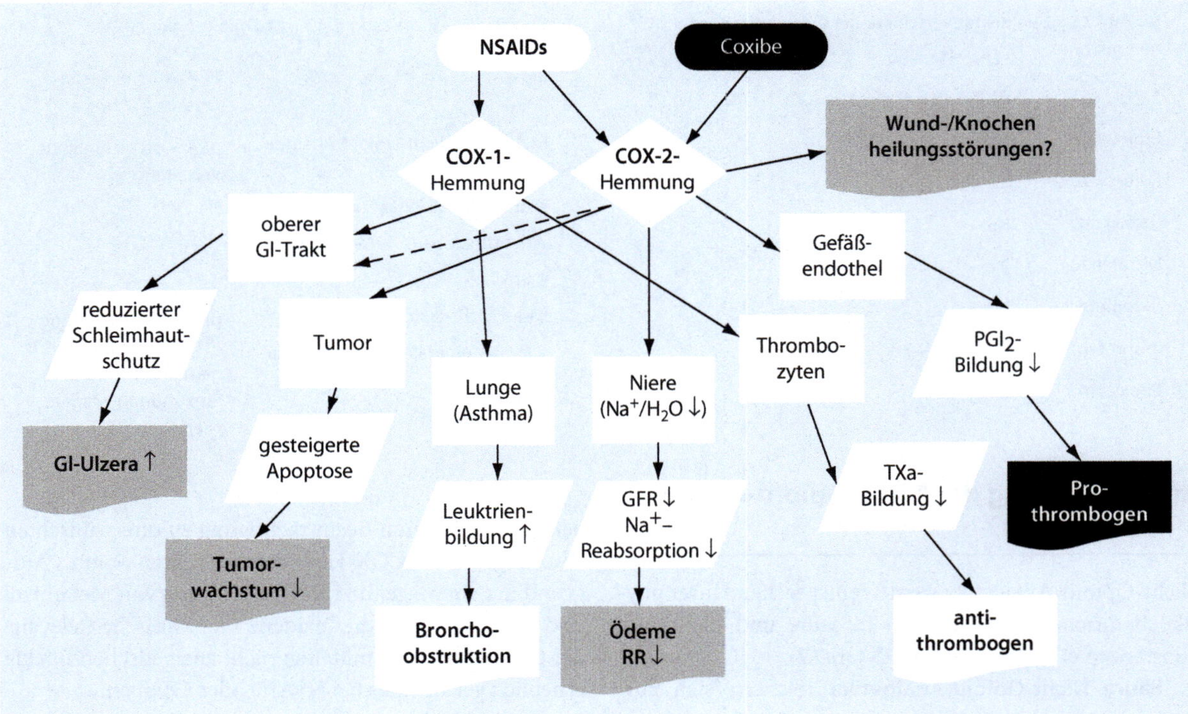

Abb. 7.3 Nichtanalgetische Effekte von COX-Inhibitoren

Tab. 7.3 Dosierung und relative Häufigkeit gastrointestinaler Blutungen verschiedener NSAID

Substanz	Einzeldosis	Dosierungsintervall	Gefahr von GI-Blutungen
Ibuprofen	800 mg	12 h (retardiert)	1,0
Diclofenac	50–150 mg	12 h (retardiert)	2,3
Aspirin	0,5–1,0 g	4-6 h	4,8
Naproxen	500 mg	12 h	7,0
Indometacin	75 mg	12 h (retardiert)	8,0
Piroxicam	20–40 mg	24 h	9,0

Niere sowie Elektrolyt- und Wasserhaushalt

In der Regulation des Elektrolyt- und Wasserhaushalts spielen Prostaglandine eine wesentliche Rolle. Prostaglandine sind insbesondere unter pathologischen Bedingungen an der Regulation der Nierenperfusion und damit der glomerulären Filtration beteiligt. Hier sind neben einer vorbestehenden Nierenfunktionseinschränkung auch ein arterieller Hypertonus, v. a. bei Therapie mit ACE-Hemmstoffen, eine Leberzirrhose (hepatorenales Syndrom) und insbesondere auch die relative Hypovolämie als kritische Bedingengen zu beachten. Weiterhin hemmen Prostaglandine die Natrium- und konsekutive Wasserresorption im Sammelrohr und fördern über diesen Mechanismus die Diurese. Da die renale Prostaglandinsynthese im Wesentlichen COX-2 abhängig erfolgt, unterscheiden sich die Effekt von Coxiben und nichtselektiven COX-Hemmstoffen auf den Wasser- und Elektrolythaushalt nicht wesentlich. Beachtet werden muss insbesondere, dass auch der Wirkung von Diuretika und anderen Antihypertensiva unter einer Therapie mit COX-Hemmstoffen abgeschwächt wird. Die verminderte glomeruläre Filtrationsrate in Kombination mit der gesteigerten Kochsalz- und Wasserretention ist vermutlich Ursache für die gesteigerte kardiovaskuläre Morbidität unter einer Therapie auch unspezifischer COX-Hemmstoffe, die insbesondere bei kardiovaskulär vorgeschädigten Patienten zu beobachten ist.

Cave

Erhöhte kardiovaskuläre Morbidität auch unter unspezifischen COX-Hemmstoffen, v. a. bei vorerkrankten Patienten.

In therapeutischer Dosierung zeigt Paracetamol keinen nephrotoxischen Effekt. Nach der Gabe von Metamizol wurde in Einzelfälle ein akutes Nierenversagen beobachtet, das auf eine interstitielle Nephritis zurückgeführt wurde.

Thrombozytenfunktion

Arachidonsäurederivate sind entscheidend an der Regulation der Thrombozytenfunktion beteiligt. Hierbei weist endothelial COX-2-abhängig gebildetes Prostacyclin thrombozytenaggregationshemmende und vasodilatierende Effekte auf. Dagegen zeigt thrombozytär COX-1-abhängig gebildetes Thromboxan thrombozytenaggregationsfördernde und vasokonstringierende Eigenschaften. Eine isolierte Hemmung der endothelialen COX-2 führt somit über eine verminderte Prostacyclinsynthese ohne Einfluss auf die Thromboxansynthese zu einer gesteigerten Thrombozytenaggregationsneigung. Dieser Effekt wird für eine erhöhte Inzidenz thrombotischer Ereignisse unter Coxiben verantwortlich gemacht.

Cave

Erhöhte Inzidenz thrombotischer Ereignisse unter selektiven COX-2-Hemmstoffen.

Auf der anderen Seite stehen die thrombozytenaggregationshemmende Effekte durch eine Hemmung der thrombozytären COX-1. Besonders ausgeprägt ist dieser Effekt unter Acetylsalicylsäure (ASS), da ASS eine kovalente Bindung zum enzymatischen Zentrum der Cyclooxygenase eingeht und somit zu einer irreversiblen Hemmung vorwiegend der COX-1 führt. Da Thrombozyten aufgrund ihres fehlenden Zellkerns nicht in der Lage sind, ihren Enzymbestand zu regenerieren, hält der Effekt einer Einzelgabe ASS über die gesamte Lebensdauer der Thrombozyten an.

Nach Regeneration von 50% der zirkulierenden Thrombozyten, die in ca. 3 Tagen erfolgt, wird von einer Normalisierung der Thrombozytenfunktion und damit auch der Blutungsneigung nach ASS-Gabe ausgegangen.

Auch unter den sonstigen unspezifischen COX-Hemmstoffen kann in vitro eine verminderte Thrombozytenaggregationsfähigkeit nachgewiesen werden. Ob dies jedoch zu einer klinisch relevanten Steigerung der Blutungsneigung z. B. in der perioperativen Phase führt, ist umstritten. Neuere systematische Reviews weisen jedoch daraufhin, dass unter NSAID auch bei Operationen mit einem erhöhten postoperativen Blutungsrisiko, wie z. B. Tonsillektomien im Kindesalter, kein erhöhtes Blutungsrisiko oder eine Häufung blutungsbedingte Reoperationen besteht [3]. Eine mögliche Erklärung für diesen scheinbaren Widerspruch ist die Aufrechterhaltung des In-vivo-Gleichgewichts zwischen Prostacyclin und Thromboxan unter unspezifischer Hemmung der thrombozytären und endothelialen Cyclooxygenasen.

Auch für Paracetamol und Metamizol kann in vitro eine Beeinflussung der Thrombozytenfunktion nachgewiesen werden. Dieser Effekt ist jedoch geringer als bei unspezifischen COX-Hemmstoffen. Daher kann davon ausgegangen werden, dass die Einschränkung der Thrombozytenfunktion unter Paracetamol oder Metamizol keine klinische Relevanz aufweist.

Analgetikainduziertes Asthma bronchiale

Durch den Einsatz von NSAID lässt sich bei 10–25% der prädisponierten Patienten mit vorbestehenden Asthma bronchiale oder anderen atopischen Erkrankungen ein sog. »Analgetikaasthma« auslösen. Dieser Effekt basiert nicht auf einer allergischen Reaktion, sondern – nach einer unbewiesenen Hypothese – auf der relativen Überproduktion von Leukotrienen als alternativem Abbauweg der Arachidonsäure bei Blockade des Hauptmetabolismus über die COX. Diese Überproduktion von Leukotrienen kann nicht nur zu der klinisch meist führenden Bronchokonstriktion sondern auch zu weiteren pseudoallergischen Reaktionen, wie einer vasomotorischen Rhinitis, einer generalisierten Urtikaria oder Flush-Symptomatik, führen. In seltenen Fällen sind auch ausgeprägte Hypotensionen bis zu einem relativen Volumenmangelschock beschrieben worden.

Da die Ursache dieser Reaktion im Wirkungsmechanismus der COX-Hemmstoffe begründet liegt, ist bei Patienten mit einer entsprechenden Anamnese die gesamte Substanzgruppe kontraindiziert.

Allerdings gibt es Hinweise, dass unter spezifischen COX-2-Hemmstoffen diese pseudoallergischen Reaktionen deutlich seltener auftreten, da der Arachidonsäuremetabolismus weiterhin über die COX-1 erfolgen kann und somit eine Überproduktion von Leukotrienen verhindert wird.

Wund- und Knochenheilung

Wund- und Knochenheilung beruhen zumindest z. T. auf einem entzündlichen Geschehen, in dem neben anderen Mediatoren auch Prostaglandine eine relevante Rolle spielen. Insbesondere für die Knochenheilung konnte der Einfluss der COX-2 auf Heilungsvorgänge im Tiermodell nachgewiesen werden. Die klinische Relevanz des Einflusses von COX-Hemmstoffen auf die Heilungsvorgänge nach Frakturen beim Menschen bleibt allerdings weiterhin umstritten, die wissenschaftliche Datenlage ist unzureichend und widersprüchlich. Der hemmende Einfluss von unspezifischen COX-Hemmstoffen auf die Osteoblastenaktivität lässt sich therapeutisch nutzen. Er schlägt sich in der umfangreichen klinischen Erfahrung zum Einsatz von NSAID, v. a. Indometacin, zur Vermeidung heterotoper Ossifikationen nach chirurgischem Gelenkersatz nieder.

Schwangerschaft

Prostaglandine sind sowohl an der Gestation als auch der Wehentätigkeit und Geburt beteiligt. Sowohl im Tiermodell als auch beim Menschen konnte nachgewiesen werden, dass die Gestation unter COX-Hemmstoffen verzögert ist. Klinisch bedeutsamer ist allerdings der hemmende Einfluss von COX-Hemmstoffen auf die Wehentätigkeit und den Geburtsvorgang. Dies kann therapeutisch genutzt werden, um eine vorzeitige Wehentätigkeit in der perioperativen Phase zu unterdrücken. Hierbei sollte allerdings bedacht werden, dass COX-Hemmstoffe einen vorzeitigen Verschluss des Ductus arteriosus Botalli verursachen können. Daher wird empfohlen, nach der 32. Schwangerschaftswoche auf COX-Hemmstoffe zu verzichten [12]. In der postpartalen Phase ist aufgrund der tokolytischen Wirkung mit der Gefahr einer Uterusatonie zu rechnen.

> **Cave**
>
> Tokolytischer Effekt von COX-Hemmstoffen, assoziiert mit der Gefahr eines vorzeitigen Verschluss des Ductus arteriosus bei Feten nach der 32. SSW.

Auch Metamizol ist aufgrund der Gefahr eines vorzeitigen Verschlusses der Ductus arteriosus im 3. Trimenon kontraindiziert. Für Paracetamol liegen keine Hinweise auf mögliche unerwünschte Wirkungen auf die Schwangerschaft oder die Gesundheit des Feten vor.

7.2 Nichtsaure Nicht-Opioid-Analgetika

7.2.1 Paracetamol

Pharmakokinetik

Nach oraler Gabe wird Paracetamol nach gastraler Passage rasch und vollständig im Dünndarm resorbiert. Da keine Resorption über die Magenschleimhaut erfolgt, kann die Paracetamolresorption als Marker für die Magenentleerungszeit genutzt werden. Insbesondere in der postoperativen Phase kann daher die Resorption von Paracetamol nach oraler Gabe verzögert erfolgen. Nach rektaler Applikation schwanken die resultierenden Blutspiegel erheblich und differieren in Einzelfällen um mehr als den Faktor 10.

Der analgetische Effekt von Paracetamol korreliert eng mit dem Wirkstoffspiegel im Liquor cerebrospinalis. Dieser erreicht auch nach i.v.-Gabe von Paracetamol seinen Maximalwert erst nach 120 min, dies entspricht auch dem Zeitverlauf des maximalen analgetischen Effekts. Die klinische Beobachtung, dass Paracetamol nach i.v.-Gabe eine erheblich höhere analgetische Potenz aufweist, als nach oraler oder rektaler Gabe, wird u. a. darauf zurückgeführt, dass die Konzentration im Liquor mit dem Plasmaspitzenspiegel korreliert.

Paracetamol wird zu über 90% sulfatiert oder glukoronidiert und renal ausgeschieden. Abhängig von der Aktivität des CYP_{450}-Enzymsystems wird ein kleiner Teil zu dem reaktiven Metaboliten N-Acetyl-P-Benzochinon-Imin (NAPQI) oxydiert, der glutathionabhängig entgiftet wird (▣ Abb. 7.4). Die Halbwertszeit von Paracetamol beträgt ca. 4 h, dies entspricht auch der Dauer seiner klinischen Wirksamkeit.

Nebenwirkungen

Zu den Nebenwirkungen ▶ Kap. 7.1.6.

Hepatoxiztät

N-Acetyl-P-Benzochinon-Imin (NAPQI) ist ein hochreagibles Intermediärprodukt im Metabolismus von Paracetamol, das kovalent an zelluläre Makromoleküle binden kann. Sowohl bei einer Überdosierung von Paracetamol als auch bei einer Induktion des CYP_{450}-Enzymsystems (insbesondere der CYP 2E1) oder Glutathionmangelzuständen ist ein erhöhter Anfall von NAPQI möglich.

> **Cave**
>
> Kritischer Anfall des hepatotoxischen Metaboliten NAPQI möglich bei:
> - chronischer Mangelernährung,
> - chronischem Alkoholabusus,
> - CYP_{450}-Enzyminduktion (Barbiturate, Carbamazepin etc.).

Klinisch zeigt sich eine Paracetamolüberdosierung meist innerhalb von 48 h. Die führenden Symptome sind unspezifisch (Übelkeit und Erbrechen, Appetitlosigkeit oder Oberbauchschmerz) und korrelieren nicht mit dem Ausmaß der Intoxikation.

Als kritische Paracetamolplasmaspiegel gelten 120 µg/ml 4 h nach Ingestion bzw. 30 µ/ml nach 12 h. Unterhalb dieser Spiegel treten i. A. nur leichte Leberschäden auf.

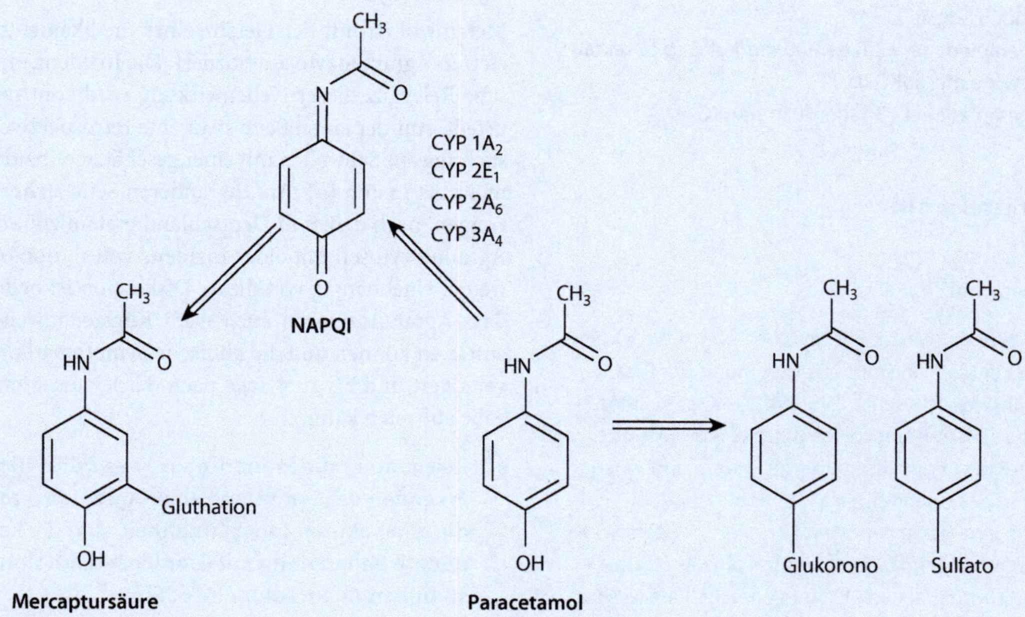

Abb. 7.4 **Metabolismus von Paracetamol**

Oberhalb von Konzentrationen von 300 µg/ml (4 h nach Aufnahme) bzw. 45 µg/ml (15 h) ist in über 90% der Fälle mit einem schweren Leberschaden zu rechnen.

Die Therapie einer Überdosierung erfolgt mit SH-Gruppen-Donatoren, die die Glutathionsynthese fördern und die Entgiftung von NAPQI ermöglichen.

N-Acetylcystein

bei Parcetamolüberdosierung
- Initialdosis: 140 mg/kgKG p.o. oder i.v.
- Erhaltungsdosis: 70 mg/kgKG alle 4 h über 48 h

Ein bereits eingetretener Leberschaden ist durch diese Maßnahme nicht reversibel, in schweren Fällen gilt als ultima ratio die Lebertransplantation.

Asthma bronchiale

Seit einigen Jahren wird ein Zusammenhang zwischen Paracetamol und der Entstehung von Asthma bronchiale diskutiert. Zuletzt wurde in einer Querschnittsanalyse an mehr als 200.000 britischen Schulkindern nachgewiesen, dass die Einnahme von Paracetamol im ersten Lebensjahr mit einem erhöhten Risiko assoziiert ist, im Alter von 6–7 Jahren ein Asthma bronchiale, eine Rhinokonjunktivitis oder ein Ekzem zu entwickeln [2]. Dies belegt keinen kausalen Zusammenhang zwischen der Gabe von Paracetamol und der Entwicklung dieser Erkrankungen. Kritisch stimmt jedoch, dass im Gegensatz zu Paracetamol der Einsatz von Ibuprofen offensichtlich eher zu einem protektiven Effekt auf die Entwicklung von Giemen und asthmoiden Symptomen führt [9].

Kontraindikationen

Relative Kontraindikationen für Paracetamol sind:
- schwere Leberinsuffizienz,
- schwere Niereninsuffizienz (GFR<10 ml/min), Dosisreduktion erforderlich,
- chronischer Alkoholmissbrauch und
- Enzyminduktion (z. B. Einnahme von Barbituraten, Carbamazepin etc.).

Wechselwirkungen

Bei Einnahme von Medikamenten, die eine Enzyminduktion des CYP_{450}-Enzymsystems auslösen, besteht eine erhöhte Gefahr einer Leberschädigung.

Indikationen

Typische Indikationen sind leichte bis mäßig starke Schmerzzustände und Fieber.

Dosierung

Paracetamol

Kinder (3,75-50 kgKG)
- rektal: Initialdosis 40 mg/kgKG, Folgedosis 15 mg/kgKG
- i.v.: 4×15 mg/kgKG

Erwachsene (> 50kgKG)
- rektal, p.o. und i.v.: 4×1 g

Tageshöchstdosis
- Therapiedauer <3 Tage: 100 mg/kgKG (p.o., rektal) bzw. 60 mg/kgKG (i.v.)
- Therapiedauer >3 Tage: 50 mg/kgKG

Arzneimittelprofil

Paracetamol

- **Wirkung:** Bisher nicht gesichert, vermutlich komplexer Mechanismus aus Hemmung der Prostaglandinsynthese im ZNS, Einfluss auf Substanz P- und NMDA-Rezeptor-vermittelte Schmerzreize, Effekte auf das serotininerge System und Aktivierung des opioidergen Systems
- **Phk:** analgetischer Effekt korreliert mit dem Wirkstoffspiegel im Liquor cerebrospinalis; Maximalwert wird erst nach 120 min erreicht. Paracetamol wird zu über 90% sulfatiert oder glukoronidiert und renal ausgeschieden. Die Halbwertszeit beträgt ca. 4 h, entsprechend der Dauer seiner klinischen Wirksamkeit.
- **NW:** Hepatotoxizität
- **KI:** Schwere Leber und Niereninsuffizienz (GFR<10 ml/min), chronischer Alkoholmissbrauch
- **WW:** Mit leberenzyminduzierenden Medikamenten verstärkte Hepatotoxizität
- **Ind:** Schmerzzustände und Fieber

7.2.2 Metamizol

Pharmakokinetik

Metamizol wird rasch in seinen wirksamen Metaboliten 4-Monomethylaminoantipyrin (MAA) überführt. Der enzymunabhängige Metabolismus erfolgt bei enteraler Resorption nahezu vollständig in der Darmmukosa, bei i.v.-Gabe etwas verzögert im Plasma. Daher erfolgt nach i.v.-Bolusgabe eine relevante renale Clearance des wasserlöslichen Metamizol mit konsekutiv niedrigeren Plasmaspiegeln des wirksamen Hauptmetaboliten MAA.

Die Halbwertszeit von MAA beträgt unter physiologischen Bedingungen ca. 5 h, die Ausscheidung erfolgt vorwiegend renal. Bei akutem Nierenversagen ist die Halbwertszeit verlängert, bei chronischer Niereninsuffizienz erfolgt kompensatorisch eine gesteigerte biliäre Ausscheidung mit nahezu unveränderter Kinetik (Abb. 7.5; [1]).

Nebenwirkungen

Zu den Nebenwirkungen ► Kap. 7.1.6.

Agranulozytose

Metamizol ist mit der Gefahr einer medikamenteninduzierten Agranulozytose assoziiert. Die Inzidenz und klinische Relevanz dieser Nebenwirkung wird kontrovers beurteilt. Auf der einen Seite steht eine retrospektive Untersuchung aus Schweden mit einer geschätzten Inzidenz von mehr als 1:1.400 [6]. Auf der anderen Seite stehen Schätzungen, nach denen in Deutschland metamizolinduzierte Agranulozytosen mit einer Inzidenz von 1:1.000.000 auftreten. Unabhängig von dieser Diskussion ist bedeutsam, dass Agranulozytosen auch nach Kurzzeitanwendungen auftreten können und die klinische Symptomatik z. T. erst verzögert und bis zu 5 Tage nach der letzten Metamizolgabe auftreten kann.

> **Relevant für die Prognose sind das frühzeitige Erkennen der Symptome einer Agranulozytose, die einer akuten Tonsillitis ähnelt, und die konsequente Behandlung mit Granulozyten-Kolonie-stimulierendem Faktor (G-CSF).**

Hypotonie

Durch den direkt relaxierenden Effekt von Metamizol auf glatte Muskulatur kann v. a. nach rascher i.v.-Injektion eine ausgeprägte Hypotonie auftreten. Diese kann durch langsame (kontinuierliche) Gabe von Metamizol meist verhindert werden. Der direkte Effekt muss von einer anaphylaktoiden Reaktion abgrenzt werden, die aufgrund der vergleichsweise hohen allergenen Potenz von Metamizol nicht selten auftritt.

Kontraindikationen

Absolute Kontraindikationen sind:
- Störungen der Knochenmarkfunktion oder Erkrankungen des hämatopoetischen Systems,
- genetisch bedingter Glukose-6-Phosphat-Dehydrogenasemangel,
- akut intermittierende hepatische Porphyrie,
- 3. Trimenon,
- bekanntes Analgetikaasthma,
- Allergie gegen Pyrazolonderivate.

Wechselwirkungen

Bei der gleichzeitigen Therapie mit **Cyclosporin** kommt es zur Abnahme der Plasmaspiegel. Zu Störungen der Thermoregulation kommt es bei der Kombination von Metamizol mit **Chlorpromazin**.

Indikationen

Indikationen für Metamizol sind:
- akute oder chronische starke Schmerzen, soweit andere therapeutische Maßnahmen nicht indiziert sind,

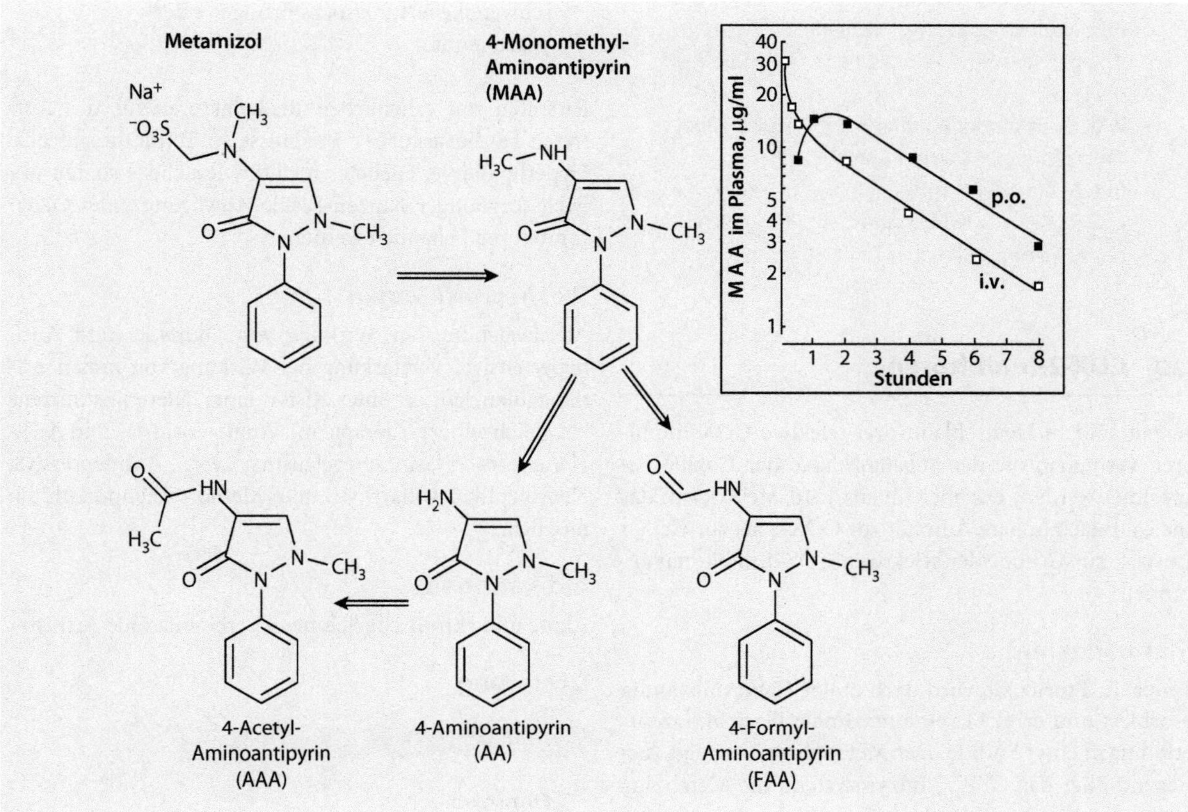

Abb. 7.5 Metabolismus von Metamizol. Metamizol wird enzymunabhängig zu seinem wirksamen Metaboliten MAA umgewandelt. Aufgrund der höheren renalen Clearance von Metamizol nach intravenöser Bolusgabe resultieren niedrigere MAA-Plasmaspiegel als nach peroraler Gabe

- hohes Fieber, das auf andere Maßnahmen nicht anspricht,
- akute starke Schmerzen nach Verletzungen oder Operationen,
- Kolikschmerzen,
- Tumorschmerzen.

Dosierungen

Metamizol

Kinder (>3 Monate und >5 kgKG): Einzeldosis: 10 mg/kgKG, Dosisintervall 4–6 h, Dauerinfusion 2–2,5 mg/kgKG/h

Erwachsene (>50 kgKG): Einzeldosis: 1 g, Dauerinfusion max. 5 g/24 h

Arzneimittelprofil

Metamizol

- **Wirkung:** Vermutlich Hemmung der Prostaglandinsynthese im ZNS, Wirkung vorwiegend durch Metaboliten 4-Monomethyl-Aminoantipyrin (MAA) vermittelt; direkt relaxierende Effekte an glatter Muskulatur
- **Phk:** Metamizol wird enzymunabhängige in seinen wirksamen Metaboliten MAA überführt; bei enteraler Resorption nahezu vollständig in der Darmmukosa, bei i.v.-Gabe verzögert im Plasma. Die Halbwertszeit von MAA beträgt ca. 5 h, die Ausscheidung erfolgt vorwiegend renal. Bei akutem Nierenversagen ist die Halbwertszeit verlängert, bei chronischer Niereninsuffizienz erfolgt kompensatorisch eine gesteigerte biliäre Ausscheidung mit nahezu unveränderter Kinetik
- **NW:** Agranulozytose, Hyoptonie
- **KI:** Störungen der Knochenmarkfunktion, Erkrankung des hämatopoetischen Systems, Glukose-6-Phosphat-Dehydrogenasemangel, akut inter-

mittierende hepatische Porphyrie, 3. Trimenon, Analgetikaasthma, Allergie gegen Pyrazolonderivate
- **WW:** Cyclosporin: Abnahme der Plasmaspiegel. Chlorpromazin: Thermoregulationsstörungen
- **Ind:** Akute oder chronische starke Schmerzen – soweit andere Maßnahmen nicht erfolgreich sind, hohes Fieber, Kolik- oder Tumorschmerz

7.2.3 COX-2-Inhibitoren

Derzeit sind in Deutschland drei selektive COX-Inhibitoren verfügbar, die der Substanzklasse der Coxibe zugerechnet werden. Darüber hinaus wird Meloxicam, das eine ca. 10fach höhere Affinität zur COX-2 als zur COX-1 aufweist, zur Gruppe der selektiven COX-Inhibitoren gerechnet.

7

Pharmakokinetik

Etoricoxib Etoricoxib wird nach oraler Gabe vollständig resorbiert und erreicht seine maximale Plasmakonzentration nach einer Stunde. Der Metabolismus erfolgt vorwiegend über das CYP_{450}-Enzymsystem, die Metabolite werden renal ausgeschieden. Aufgrund seiner langen Halbwertszeit von 20–26 h ist eine einmal tägliche Gabe ausreichend, um anhaltende Wirkung zu erzielen.

Celecoxib Die Bioverfügbarkeit von Celecoxib ist gering und schwankt zwischen 20–60%. Der Phase-I-Metabolismus von Celecoxib erfolgt vorwiegend durch die CYP2C9, für die ein genetischer Polymorphismus bekannt ist. Etwa 1% der kaukasischen Bevölkerung sind »poor metaboliser« mit einer deutlich verlängerten Plasmahalbwertszeit, die normalerweise 6–10 h beträgt.

Parecoxib Nach i.v.-Applikation von Parecoxib wird dieses mit einer Halbwertszeit von ca. 20 min unter Abspaltung von Proprionsäure vollständig in das wirksame Agens Valdecoxib umgewandelt. Valdecoxib wird ebenso wie die anderen Coxibe über das CYP_{450}-Enzymsystem oxidiert, zu 20% jedoch auch direkt glukoronidiert. Die Plasmahalbwertszeit beträgt ca. 6–10 h.

Nebenwirkungen

Zu den Nebenwirkungen ▶ Kap. 7.1.6.

Kontraindikationen

Absolute Kontraindikationen sind:
- Analgetikaasthma,
- aktive gastrointestinale Blutungen oder Ulzera,
- gesicherte KHK, pAVK oder zerebrovaskuläre Erkrankungen,
- schwere Leberfunktionsstörungen oder
- 3. Trimenon.

Patienten mit erheblichen Risikofaktoren für das Auftreten kardiovaskulärer Ereignisse (z. B. Bluthochdruck, Hyperlipidämie, Diabetes mellitus, Rauchen) sollten nur nach sorgfältiger Nutzen-Risiko-Abwägung mit COX-2-Inhibitoren behandelt werden.

Wechselwirkungen

Abschwächung der Wirkung von Diuretika und Antihypertensiva, Verstärkung der Wirkung von oralen Antikoagulanzien, erhöhtes Risiko einer Niereninsuffizienz bei gleichzeitiger Therapie mit Angiotensin-II- und ACE-Hemmern. Plasmaspiegelanstieg von Antidepressiva, Neuroleptika, Antiarrhythmika, Methotrexat und Lithium möglich.

Indikationen

Akute und chronische Schmerzen, rheumatoide Arthritis.

Dosierung

Ibuprofen

Etoricoxib
- 1-mal 60–120 mg

Celecoxib
- 2-mal 100–200 mg

Parecoxib
- 2×40 mg

Arzneimittelprofil

COX-2-Inhibitoren

- **Wirkung:** Hemmstoffe des Isoenzyms 2 der Cyclooxygenasen
- **Phk:** Unterschiedliche Pharmakokinetik der 3 Coxibe: ▶ Kap. 7.2.3.1
- **NW:** Kardiovaskuläre Ereignisse, ▶ Kap. 7.1.6
- **KI:** Analgetikaasthma, aktive gastrointestinale Blutungen oder Ulzera, gesicherte KHK, pAVK oder zerebrovaskuläre Erkrankungen, schwere Leberfunktionsstörungen oder 3. Trimenon
- **WW:** Abschwächung der Wirkung von Diuretika und Antihypertensiva, Verstärkung der Wirkung von oralen Antikoagulanzien, Antidepressiva, Antiarrhythmika u.a., Gefahr einer Niereninsuffizienz bei gleichzeitiger Therapie mit Angiotensin-II- und ACE-Hemmern
- **Ind:** Akute und chronische Schmerzen, rheumatoide Arthritis

7.3 Saure Nicht-Opioid-Analgetika

7.3.1 Acetylsalicylsäure

Pharmakokinetik

Die Resorption von Acetylsalicylsäure (ASS) erfolgt im Magen und Dünndarm rasch und nahezu vollständig, nach rektaler Applikation verzögert und unvollständig. Aktiver Hauptmetabolit ist die Salicylsäure, der maximale Gesamtsalicylatplasmaspiegel wird nach 20 min bis 2 h erreicht. Die Eliminationshalbwertszeit von ASS selbst beträgt nur wenige Minuten, Salicylsäure weist dagegen eine deutlich länger dosisabhängige Halbwertszeit auf. Nach einer Dosis von 0,5 g beträgt diese ca. 2 h, und verlängert sich nach der Einnahme von 1 g auf ca. 4 h. Toxische Dosierungen führen zu einer weiteren Steigerung der Eliminationshalbwertszeit auf mehr als 20 h.

Cave

Aufgrund der dosisabhängig verlängerten Eliminationshalbwertszeit führen Dosissteigerungen zu einem überproportionalen Anstieg des Plasmaspiegels.

Die Ausscheidung erfolgt vorwiegend als Salicylursäure (Glycinkonjugat der Salicylsäure), z. T. aber auch als freie Salicylsäure (2–30% abhängig vom pH-Wert des Urins) und das Ether- und das Esterglukuronid der Salicylsäure (Salicylphenolglukuronid und Salicylacetylglukuronid) sowie in geringen Mengen die durch Oxidation von Salicylsäure entstehende Gentisinsäure.

Nebenwirkungen

Zu den Nebenwirkungen ▶ Kap. 7.1.6.

Reye-Syndrom

Das Reye-Syndrom tritt bei Kindern (<16 Jahre) in Folge einer Virusinfektion auf und ist durch einen schweren Mitochondrienschaden gekennzeichnet. Klinisch tritt eine akute Enzephalitis assoziiert mit einer schweren Leberschädigung auf. Der Einfluss von ASS auf die Entwicklung des Reye-Syndroms ist epidemiologisch eindeutig nachgewiesen, der Pathomechanismus jedoch unbekannt.

Kontraindikationen

Absolute Kontraindikationen sind:
- krankhaft erhöhte Blutungsneigung,
- aktive gastrointestinale Blutungen oder Ulzera,
- Überempfindlichkeit gegenüber Acetylsalicylsäure und anderen Salicylaten,
- 3. Trimenon.

Relative Kontraindikationen sind:
- gleichzeitige Therapie mit gerinnungshemmenden Arzneimitteln (mit Ausnahme niedrig dosierter Heparintherapie),
- Asthma bronchiale,
- Überempfindlichkeit gegen andere Entzündungshemmer oder Antirheumatika,
- chronische oder wiederkehrende gastrointestinale Ulzera,
- vorgeschädigte Niere,
- schwere Leberfunktionsstörungen,
- 1. bzw. 2. Trimenon sowie
- Kinder und Jugendliche (bis zum 16. Lebensjahr).

Wechselwirkungen

Steigerung der Wirksamkeit von:
- Antikoagulantien, z. B. Cumarinderivate und Heparin,
- Digoxin und Digitoxin,
- Barbituraten,
- Lithium,
- oralen Antidiabetika (Sulfonylharnstoffen),
- Methotrexat,
- Sulfonamiden (Cotrimoxazol),
- Triiodthyronin und
- Valproinsäure.

Verminderte Wirkung von
- Spironolacton und Canrenoat,
- Schleifendiuretika,
- Urikosurika (z. B. Probenecid, Sulfinpyrazon),
- Antihypertensiva.

Indikationen

Thrombozytenaggregationshemmung, Schmerzzustände, Fieber

Dosierung

Acetylsalicylsäure

Thrombozytenaggregationshemmung
- kardiovaskuläres Indikationsgebiet: 1×100 mg ASS p.o.
- akuter Myokardinfarkt: 500–1000 mg ASS i.v.
- neurologisches Indikationsgebiet: 1×300 mg ASS p.o.

Fieber/Schmerzen
- 4×1 g ASS p.o.

Toxische Dosis
- ca. 10 g

Arzneimittelprofil

Acetylsalicylsäure

- **Wirkung:** Hemmstoffe der Cyclooxygenasen (Schrittmacherenzyme der Prostaglandinsynthese)
- **Phk:** Aktiver Hauptmetabolit ist die Salicylsäure, max. Gesamtsalicylatplasmaspiegel nach 20 min bis 2 h erreicht; Eliminationshalbwertszeit von ASS nur wenige Minuten, von Salicylsäure deutlich länger dosisabhängige Halbwertszeit
- **NW:** Reye-Syndrom, ► Kap. 7.1.6
- **KI:** Krankhaft erhöhte Blutungsneigung, Blutungen, Ulzera, Überempfindlichkeit gegenüber Acetylsalicylsäure und anderen Salicylaten, 3. Trimenon
- **WW:** Gesteigerte Wirksamkeit von: Antikoagulantien, Digitalis, Barbituraten, Lithium, oralen Antidiabetika, Methotrexat, Sulfonamiden, Triiodthyronin, Valproinsäure; verminderte Wirkung von: Spironolacton, Canrenoat, Schleifendiuretika, Urikosurika, Antihypertensiva
- **Ind:** Thrombozytenaggregationshemmung, Schmerzzustände, Fieber

7.3.2 Ibuprofen

Pharmakokinetik

Ibuprofen wird nach oraler Gabe zum Teil über die Magenschleimhaut und anschließend nahezu vollständig im Dünndarm resorbiert. Ibuprofen wird zu einem hohen Anteil (>99%) an Plasmaproteine gebunden. Die Plasmahalbwertszeit beträgt ca. 2 h, die Ausscheidung erfolgt überwiegend renal in Form von carboxylierten oder hydroxylierten Metaboliten.

Nebenwirkungen

Zu den Nebenwirkungen ► Kap. 7.1.6.

Kontraindikationen

Absolute Kontraindikationen sind:
- Analgetikaasthma,
- aktive gastrointestinale Blutungen oder Ulzera,
- 3. Trimenon
- bekannte Allergie gegen Proprionsäurederivate.

Relative Kontraindikationen sind:
- Asthma bronchiale,
- Überempfindlichkeit gegen andere Entzündungshemmer oder Antirheumatika,
- chronische oder wiederkehrende gastrointestinale Ulzera,
- vorgeschädigte Niere,
- schwere Leberfunktionsstörungen oder
- 1. bzw. 2. Trimenon.

Wechselwirkungen

Steigerung der Wirksamkeit von:
- Antikoagulantien, z. B. Cumarinderivate und Heparin,
- Digoxin und Digitoxin,
- Barbituraten,
- Lithium.

Verminderte Wirkung von
- Schleifendiuretika,
- Urikosurika (z. B. Probenecid, Sulfinpyrazon) und
- Antihypertensiva (insbesondere ACE-Hemmstoffen).

Indikationen

Typische Indikationen sind mäßige, entzündliche Schmerzen

Dosierung

Ibuprofen

Kinder (>6 Monate): 10 mg/kgKG (THD: 30 mg/kgKG)
Erwachsene: 3- bis 4-mal 200–800 mg (THD: 3200 mg)

Arzneimittelprofil

Ibuprofen

- **Wirkung:** Hemmstoff der Cyclooxygenasen (Schrittmacherenzyme der Prostaglandinsynthese)
- **Phk:** Zu >99% an Plasmaproteine gebunden, Plasmahalbwertszeit ca. 2 h, Ausscheidung überwiegend renal
- **NW:** ► Kap. 7.1.6
- **KI:** Analgetikaasthma, gastrointestinale Blutungen, Ulzera, 3. Trimenon, Allergie gegen Proprionsäurederivate
- **WW:** Gesteigerte Wirksamkeit von: Antikoagulantien, Digitalis, Barbituraten, Lithium; verminderte Wirkung von: Schleifendiuretika, Urikosurika, Antihypertensiva (insbesondere ACE-Hemmstoffen)
- **Ind:** Mäßige, entzündliche Schmerzen

7.3.3 Diclofenac

Pharmakokinetik

Diclofenac wird nach oraler Gabe nahezu vollständig resorbiert, unterliegt jedoch einem variablen hepatischen First-pass-Effekt, so dass eine systemische Bioverfügbarkeit von etwa 50% besteht. Es liegt zu über 99% an Plasmaproteine gebunden vor, die Plasmahalbwertszeit beträgt ca. 2 h. Die klinische Wirkdauer kann aufgrund einer Anreicherung in entzündlichem Gewebe jedoch die Plasmahalbwertszeit deutlich überschreiten. Nach Cytochrom-P_{450}-abhängiger Hydroxylierung erfolgt die Ausscheidung zu $^1/_3$ biliär und zu $^2/_3$ renal.

Nebenwirkungen

Zu den Nebenwirkungen ► Kap. 7.1.6.

Zudem kann es zu einem meist reversiblen Transaminasenanstieg kommen.

Kontraindikationen

► Kap. 7.3.2.3.

Wechselwirkungen

► Kap. 7.3.2.4.

Indikationen

Entzündliche Schmerzen und degenerative rheumatische Erkrankungen sind typische Indikationen.

Dosierung

Diclofenac

Erwachsene (ab 15. LJ): 2- bis 3-mal 50–75 mg

Arzneimittelprofil

Diclofenac

- **Wirkung:** Hemmstoff der Cyclooxygenasen (Schrittmacherenzyme der Prostaglandinsynthese)
- **Phk:** Hepatischer First-pass-Effekt, systemische Bioverfügbarkeit ca. 50%, zu über 99% an Plasmaproteine gebunden, Plasmahalbwertszeit beträgt ca. 2 h
- **NW:** ► Kap. 7.1.6., meist reversibler Transaminasenanstieg
- **KI:** Analgetikaasthma, gastrointestinale Blutungen, Ulzera, 3. Trimenon
- **WW:** Gesteigerte Wirksamkeit von: Antikoagulantien, Digitalis, Barbituraten, Lithium; verminderte Wirkung von: Schleifendiuretika, Urikosurika, Antihypertensiva (insbesondere ACE-Hemmstoffen)
- **Ind:** Entzündliche Schmerzen

Literatur

[1] Asmardi G, Jamali F (1985) Pharmacokinetics of dipyrone in man; role of the administration route. Eur J Drug Metab Pharmacokinet 10: 121–125

[2] Beasley R, Clayton T et al. (2008) Association between paracetamol use in infancy and childhood, and risk of asthma, rhinoconjunctivitis, and eczema in children aged 6–7 years: analysis from Phase Three of the ISAAC programme. Lancet 372: 1039–1048

[3] Cardwell M, Siviter G et al. (2005) Non-steroidal anti-inflammatory drugs and perioperative bleeding in paediatric tonsillectomy. Cochrane Database Syst Rev: CD003591

[4] Chandrasekharan NV, Dai H et al. (2002) COX-3, a cyclooxygenase-1 variant inhibited by acetaminophen and other analgesic/antipyretic drugs: cloning, structure, and expression. Proc Natl Acad Sci USA 99: 13926–13931. Epub 2002 Sep 19

[5] Graham GG, Scott KF (2003) Mechanisms of action of paracetamol and related analgesics. Inflammopharmacology 11: 401–413

[6] Hedenmalm K, Spigset O (2002) Agranulocytosis and other blood dyscrasias associated with dipyrone (metamizole). Eur J Clin Pharmacol 58: 265–274. Epub 2002 Jun 6

[7] Henry D, Lim LL et al. (1996) Variability in risk of gastrointestinal complications with individual non-steroidal anti-inflammatory drugs: results of a collaborative meta-analysis. BMJ 312: 1563–1566

[8] Julius D, Basbaum AI (2001) Molecular mechanisms of nociception. Nature 413: 203–210

[9] Kanabar D, Dale S et al. (2007) A review of ibuprofen and acetaminophen use in febrile children and the occurrence of asthma-related symptoms. Clin Ther 29: 2716–2723

[10] Malmberg AB, Yaksh TL (1992) Hyperalgesia mediated by spinal glutamate or substance P receptor blocked by spinal cyclooxygenase inhibition. Science 257: 1276–1279

[11] Masferrer JL, Zweifel BS et al. (1990) Selective regulation of cellular cyclooxygenase by dexamethasone and endotoxin in mice. J Clin Invest 86: 1375–1379

[12] Ostensen ME, Skomsvoll JF (2004) Anti-inflammatory pharmacotherapy during pregnancy. Expert Opin Pharmacother 5: 571–580

[13] Riendeau D, Percival MD et al. (2001) Etoricoxib (MK-0663): preclinical profile and comparison with other agents that selectively inhibit cyclooxygenase-2. J Pharmacol Exp Ther 296: 558–566

[14] Strom BL, Berlin JA et al. (1996) Parenteral ketorolac and risk of gastrointestinal and operative site bleeding. A postmarketing surveillance study. JAMA 275: 376–382

[15] Turnbach ME, Spraggins DS et al. (2002) Spinal administration of prostaglandin E(2) or prostaglandin F(2alpha) primarily produces mechanical hyperalgesia that is mediated by nociceptive specific spinal dorsal horn neurons. Pain 97: 33–45

[16] Vane, JR (1971) Inhibition of prostaglandin synthesis as mechanism of action of aspirin like drugs. Nat New Biol 231: 232–235

[17] Warner TD, Mitchell JA (2004) Cyclooxygenases: new forms, new inhibitors, and lessons from the clinic. Faseb J 18: 790–804

Muskelrelaxanzien

Caroline Kratz und Götz Geldner

Der Begriff »neuromuskulärer Block« bezieht sich i. A. auf die Blockade der Erregungsübertragung durch Pharmaka, welche an den postjunktionalen Acetylcholinrezeptoren der motorischen Endplatte der quergestreiften Muskulatur ihre Wirkung entfalten. Wie exemplarisch an Curare zu sehen ist, wurde der Wirkmechanismus dieser Wirkstoffe sehr gut erforscht und der Einsatz im Rahmen von medizinischen Experimenten ging dem allgemeinen klinischen Gebrauch um etwa 100 Jahre voraus. Bei den meisten anderen bereits sehr früh bekannten Pharmaka ist das genaue Gegenteil der Fall: Der klinische Einsatz ging der Entdeckung der Wirkungsweise lange voraus (z. B. Morphin, Digitalis-Glykoside, Acetylsalicylsäure). Neuromuskulär blockierende Medikamente und insbesondere Curare und Tubocurarin sind ein anschauliches Beispiel der engen Verbindung zwischen Physiologie und Pharmakologie, da zahlreiche physiologische Entdeckungen im Bereich der cholinergen Erregungsübertragung in der quergestreiften Muskulatur und den autonomen Ganglien auf dem Einsatz dieser beiden Substanzen beruhen.

8.1 Historischer Überblick

Durch den routinemäßigen klinischen Einsatz von Muskelrelaxanzien nach dem 2. Weltkrieg kam es zu einer deutlichen Verbesserung der Operationsbedingungen. Durch die Einführung von Muskelrelaxanzien wurden viele Operationen, insbesondere mikrochirurgische Eingriffe, erst möglich.

Allerdings verging zwischen der Erstbeschreibung der Relaxanzien und ihrem klinischen Einsatz einige Zeit. Erstmals berichtete der Jesuiten-Pater Pietro Maritire D'Anghiera von Indianern aus dem Amazonasgebiet, die Tiere mit einem Pfeil erlegten, wobei diese Tiere sofort in einen dem Schlaf ähnlichen Zustand fielen. Er erklärte sich diesen Umstand durch Zauberei, schloss jedoch das Vorhandensein von Gift nicht gänzlich aus. Der Umstand, dass das Fleisch von auf diese Weise erlegten Tieren gefahrlos verzehrt werden konnte, widersprach in seinen Augen jedoch der Gifttheorie. Die ersten Augenzeugen der Herstellung dieses Pfeilgiftes aus der Pflanze Strychnos toxifera waren Alexander von Humboldt und Robert Schomburgk. Das Gift wurde von den Indianern Guyanas als »Uiraery« bezeichnet. »Uira« bedeutet Vogel und »Eor« Tod; gemeint ist also ein Gift, welches Vögel selbst im Flug tötet. Auch diese Untersucher versetzte die Tatsache des gefahrlosen Verzehrs in größtes Erstaunen, was durch die stark polare Struktur von Curare, die eine Resorption aus dem Magen-Darm-Trakt verhindert, heute natürlich leicht zu erklären ist. Verschiedene Versuche an Tieren zeigten in der Folge, dass die Wirkung des Pfeilgifts mit Atemhilfe überlebt werden kann.

Der französische Physiologe Claude Bernard (1811–1878) entdeckte in Untersuchungen an Fröschen, dass das Pfeilgift Curare zwar eine schlaffe Lähmung der quergestreiften Muskulatur auslöst, dabei die Nerven jedoch leitfähig bleiben und die Muskulatur direkt stimuliert werden kann. Damit legte er den Grundstein zur Entdeckung der Verbindungsstelle zwischen Nerv und Muskel, der neuromuskulären Synapse. Erstmals soll Curare im amerikanischen Bürgerkrieg von den Chirurgen Demme u. Chisholm mit Erfolg zur Behandlung des Wundstarrkrampfes eingesetzt worden sein. Der Leipziger Chirurg Arthur Läwen setzte das erstmals von dem Pharmakologen Rudolf Böhm 1897 isolierte »Curare« in Kombination mit einer Äthernarkose ein, jedoch in subparalytischen Dosen, da die Möglichkeiten zur Beatmung noch nicht sehr weit entwickelt waren. 1935 gelang es King, die Struktur des d-Tubocurarins zu klären und es als Reinalkaloid zu isolieren. Diese Substanz wurde von West sogleich erneut in die Tetanustherapie der ersten Opfer des 2. Weltkriegs eingeführt. Harald Griffith führte 1942 das in »head drop units« standardisierte Tubocurarinpräparat »Intocostrin« in die Klinik ein. Der sofort einsetzende hohe Verbrauch dieser Substanz konnte nicht mehr allein durch den pflanzlichen Rohstoff gedeckt werden, so dass mit Gallamin das erste synthetische Relaxans auf den Markt kam. Bovet, dem diese Synthese gelang, erkannte die Bedeutung der beiden quaternären Ammoniumbasen, welche in einen bestimmten Abstand zueinander für die neuromuskulär blockierende Eigenschaft des d-Tubocurarins verantwortlich sind.

Bovet gelang auch die Synthese des ersten und einzigen klinisch relevanten depolarisierenden Muskelrelaxans Succinylcholin. Diese Substanz eroberte nach ersten klinischen Versuchen dank ihrer schnellen Anschlagzeit und kurzen Halbwertszeit, die kein anderes klinisch eingesetztes Relaxans bisher erreichen konnte, sehr schnell die Anästhesie und hat dort noch immer ihre Bedeutung. Die hauptsächliche Nebenwirkung, nämlich das Auslösen von Faszikulationen und Myoklonien, führte in den ersten Versuchen bzw. Selbstversuchen dazu, die Dosierung von Succinylcholin nicht weiter zu steigern, gab aber gleichzeitig Anlass zur Weiterentwicklung nichtdepolarisierender (kompetitiver) Muskelrelaxanzien.

8.2 Grundbegriffe

Das Axon eines motorischen Nervs und die von ihm innervierten Muskelfasern werden als **motorische Einheit** bezeichnet.

Die Axone der motorischen Vorderhornzellen des Rückenmarks teilen sich in unmittelbarer Nähe zu den Muskelzellen in nicht myelinisierte Fasern. Ihr Ende mündet in eine Einstülpung der Muskelzellmembran. Zwischen dem Axon und dem Sarkolemm der Muskelzelle befindet sich der **synaptische Spalt**. Erreicht ein Aktionspotenzial die präsynaptische Nervenendigung, wird aus Vesikeln Acetylcholin in den synaptischen Spalt entleert. Auf der anderen Seite der präsynaptischen Nervenendigung befindet sich in der postsynaptischen Membran der quergestreiften Muskelfaser **nikotinerge Acetylcholinrezeptoren**, die als ligandengesteuerte Ionenkanäle durch Acetylcholin geöffnet werden und ein postsynaptisches Aktionspotenzial auslösen.

In der Regel ist jeder Muskelfaser exakt eine motorische Endplatte zugeordnet. Die Nervenfasern verlieren kurz vor dem Erreichen der muskulären Endplatte ihre Myelinisierung. Bei Erreichen der Muskulatur teilen sie sich zunächst in mehrere Hauptäste und dann in feine Fasern mit kolbenartig verdickten Enden auf. Wird das Neuron erregt, reagieren alle Muskelfasern einer motorischen Einheit synchron. In den Nervenenden finden sich jeweils einige 100.000 **Neurortransmittervesikel**. Jedes Vesikel enthält etwa 5.000 Moleküle **Acetylcholin**. Sie werden zunächst im Zellleib gebildet und dann in die Peripherie zur präsynaptischen Membran transportiert. Durch die Öffnung spannungsabhängiger Na^+-Kanäle wird das Aktionspotenzial vom Soma des motorischen Neurons bis zum Nervenende in der muskulären Endplatte fortgeleitet. Hier öffnen spannungsabhängige Ca^{2+}-Kanäle und die erhöhte zytosolische Ca^{2+}-Konzentration kann durch eine Konformationsänderung synaptischer Vesikelproteine (sog. SNARE-Komplex) die Exozytose von Acetylcholinvesikeln in den synaptischen Spalt auslösen. Das so freigesetzte Acetylcholin diffundiert im synaptischen Spalt zur postsynaptischen Membran, wo es an die Acetylcholinbindungsstellen nikotinerger Acetylcholinrezeptoren bindet.

Freigesetztes Acetylcholin wird innerhalb von Millisekunden durch die **Acteylcholinesterase** im synaptischen Spalt hydrolysiert. Unmittelbar nach der Abspaltung im synaptischen Spalt wird Cholin über einen spezifischen Transporter in der präsynaptischen Membran wieder aufgenommen. Der Acetylrest geht in den Zellstoffwechsel ein und erscheint im terminalen Nervenende erneut an Coenzym-A gebunden. **Acetat** wird in den terminalen Nervenendigungen von **Acetyl-Coenzym-A** abgespalten und bildet zusammen mit **Cholin** erneut **Acetylcholin**.

Bei stark erniedrigten extrazellulären Kalziumkonzentrationen kann die neuromuskuläre Erregungsübertragung gestört sein. Kalziumantagonisten und Aminoglykoside können in sehr hohen Dosierungen den Kalziumeinstrom behindern, da sie den Kanal blockieren. Ebenso kann Magnesium den Kalziumeinstrom beeinträchtigen, da es sich zu Kalzium kompetitiv verhält.

8.2.1 Acetylcholinrezeptoren

Die cholinergen Rezeptoren werden unterteilt in **nikotinerge** oder **muskarinerge** Rezeptoren, entsprechend ihrer Antwort auf die Alkaloide Nikotin bzw. Muskarin. Während die muskarinergen Acetylcholinrezeptoren zur Familie der G-Protein-gekoppelten Rezeptoren gehören, sind nikotinerge Rezeptoren wie $GABA_A$-, $GABA_C$-, Glycin- oder 5-HT_3-Rezeptoren ligandengesteuerte Ionenkanäle. Es gibt 2 Typen der nikotinergen Acetylcholinrezeptoren: die **muskulären (N_M)** und die **neuronalen (N_N)**. N_M-Rezeptoren finden sich an den neuromuskulären Synapsen, während N_N-Rezeptoren in autonomen Ganglien und dem zentralen Nervensystem zu finden sind [11].

Adulte muskuläre nikotinerge Acetylcholinrezeptoren sind Glykoproteinpentamere, die sich aus zwei α_1- und je einer β1-, δ- und ε-Untereinheit zusammensetzen (◘ Abb. 8.1). Jede Untereinheit besteht aus 4 Transmembrandomänen, die sich zusammen um eine zentrale Ionenpore anordnen. Jede der zwei α-Untereinheiten verfügt über eine Bindungsstelle für Acetylcholin. Beide Bindungsstellen müssen besetzt sein, damit sich die Ionophore öffnet und für Kationen durchlässig wird. Durch Aktivierung der Rezeptoren wird die Membran der Skelettmuskelzelle depolarisiert, Ca^{2+}- und Na^+-Ionen strömen in die Zelle herein, K^+ aus der Zelle heraus. Hat die Depolarisation das Schwellenpotenzial von ca. -50 mV erreicht, öffnen sich spannungsabhängige Natriumkanäle und es entsteht ein Muskelaktionspotenzial. Dieses läuft über die Muskelfaser hinweg und triggert den weiteren Ca^{2+}-Einstrom, der die Kontraktion der Muskelzelle auslöst.

Normalerweise wird wesentlich mehr Acetylcholin (◘ Abb. 8.2) ausgeschüttet, als notwendig wäre, da 10% geöffneter Rezeptoren pro Endplatte ausreichen, um ein Aktionspotenzial auszulösen. Diese Eigenschaft in der neuromuskulären Erregungsübertragung bezeichnet man als »**Sicherheitsreserve**«.

Auf Grund dieser hohen Sicherheitsreserve müssen mindestens 90% der Rezeptoren einer motorischen Einheit blockiert sein, um sie vollständig zu lähmen. Erst bei einer Blockade von mindestens 75% der Acetylcholinrezeptoren werden klinische Zeichen einer Relaxierung sichtbar. Umgekehrt kann also bei fehlenden klinischen

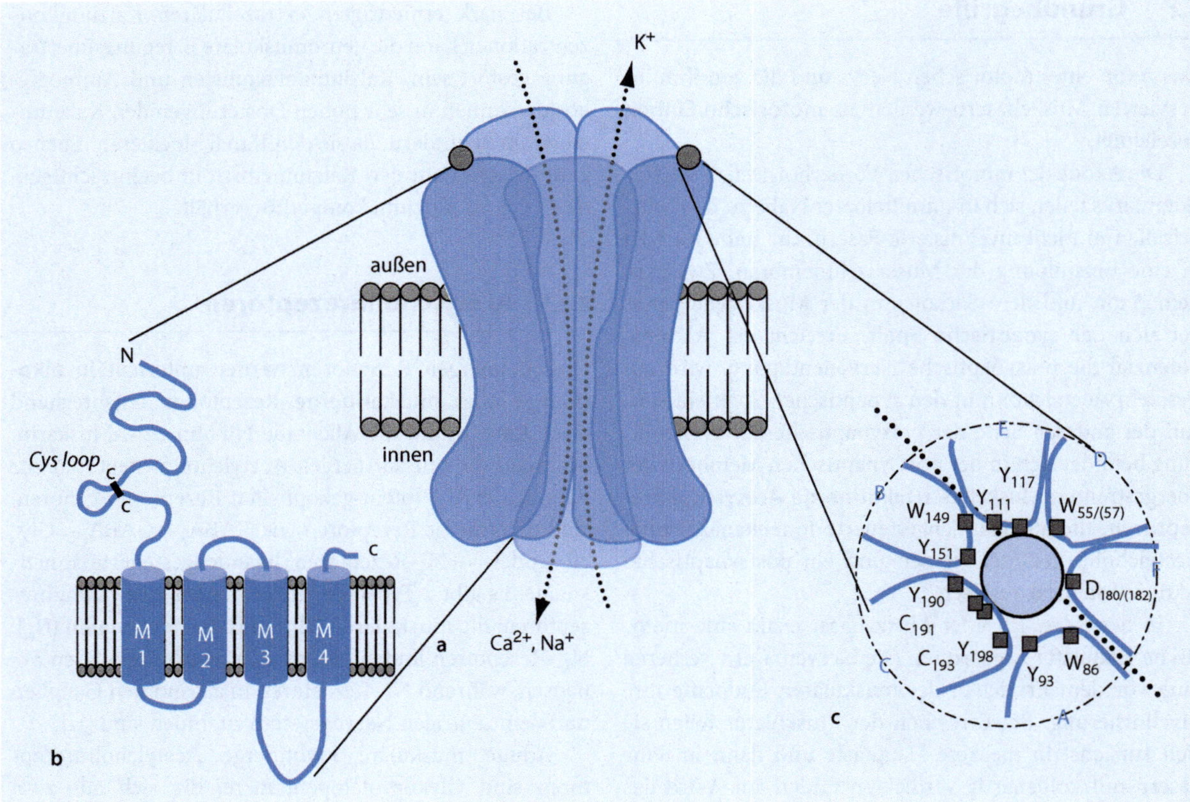

Abb. 8.1 Ionenkanal des Acetylcholinrezeptors. **a** Schematische Präsentation von nAchR; **b** Struktur einer einzelnen Untereinheit; **c** Agonisten-Bindungs-Stelle. (Aus [10])

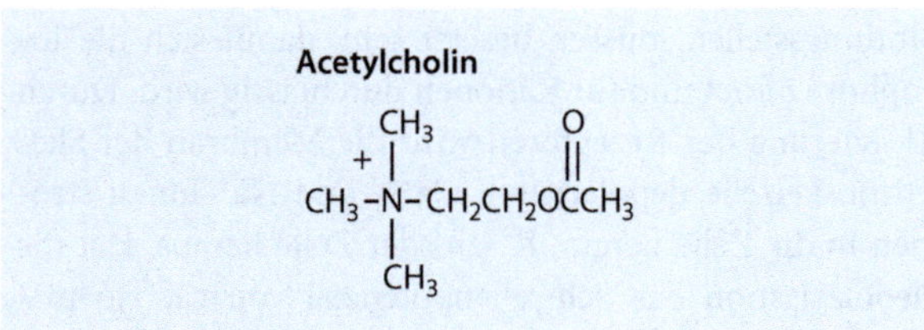

Abb. 8.2 Strukturformel von Acetylcholin

Zeichen einer Relaxierung nicht davon ausgegangen werden, dass die Acetylcholinrezeptoren nicht von Muskelrelaxanzien besetzt sein können.

8.2.2 Neuromuskuläre Blockade

Muskelrelaxanzien führen zu einer reversiblen Lähmung der Muskulatur, wenn 70–80% der Rezeptoren besetzt sind. Sind 90–95% der Rezeptoren besetzt, tritt eine komplette Blockade auf.

Nicht-Depolarisations-Block

Besetzt ein Muskelrelaxans einen Rezeptor, ohne dass eine Erregung ausgelöst wird, so spricht man vom **Nicht-Depolarisations-Block**. Es handelt sich dabei um eine **kompetitive** Blockade zwischen Muskelrelaxans und Acetylcholin. Eine Ausnahme bildet das d-Tubocurarin, das die Ionenkanäle lediglich »verstopft«, ohne eine Depolarisation auszulösen und somit **nichtkompetitiv** zu einem Nicht-Depolarisations-Block führt. Die Merkmale des Nicht-Depolarisations-Blocks sind eine Verminderung der Amplitudenhöhe im »Train of four« (TOF), ein Fading im TOF, und eine posttetanische Potenzierung.

Depolarisationsblock (Phase-I-Block)

Depolarisierende Muskelrelaxanzien bewirken beim Besetzen des Rezeptors eine **Kontraktion**. Der Rezeptor bleibt auf Grund des langsameren Abbaus von Succinylcholin länger besetzt und bleibt solange erregungsunfähig. Eine Antagonisierung ist nicht möglich. Zu den Merkmalen des **Depolarisationsblocks** zählt wie beim Nicht-Depolarisations-Block die verminderte Amplitudenhöhe im TOF, allerdings tritt kein Fading auf, der TOF-Quotient bleibt also unverändert, außerdem kommt es nicht zu einer posttetanischen Potenzierung.

Dualblock (Phase-II-Block)

Wird ein depolarisierendes Muskelrelaxans in einer zu hohen Gesamtdosis verabreicht, so kann sich ein verändertes Blockadeverhalten zeigen. Bei mehrfachen Nachinjektionen von Einzeldosen >3 mg/kgKG bei Succinylcholin oder einer kontinuierlichen Infusion mit einer Gesamtdosis von >7 mg/kgKG kann ein sog. Dualblock ausgelöst werden.

Dies kann bereits auch bei »normalen Dosierungen« von Succinylcholin der Fall sein, wenn durch einen Pseudocholinesterasemangel der Abbau gestört ist und damit eine relative Überdosierung vorliegt.

Beim Übergang von einem Phase-I- in einen Phase-II-Block kommt es zu einer sog.n Tachyphylaxie. Die postsynaptische Membran muss immer weniger depolarisiert werden, damit ein lang anhaltender Block eintritt. Der Phase-II-Block ist voll ausgebildet, wenn durch Succinylcholin keine Depolarisation mehr ausgelöst werden kann. Die neuromuskuläre Erregung wird dadurch weit über die normale Wirkdauer des Succinylcholins hinaus blockiert. Experimentelle Studien scheinen darauf hinzuweisen, dass trotz der Anwesenheit eines depolarisierenden Relaxans eine Induktion der Na-K-ATPase stattfindet und es dadurch zu einer Repolarisation der postsynaptischen Endplattenmembran kommt. So entsteht dann eine kompetitive Blockade ohne Dauerdepolarisation.

Liegt ein Dualblock vor, so kommt es im TOF wie bei einem Nicht-Depolarisations-Block zum Fading. Bei einer Anästhesie mit Inhalationsanästhetika kommt es u. U. schon bei wesentlich niedrigeren Succinylcholindosen zum Auftreten eines Dualblocks als bei einer totalen intravenösen Anästhesie.

Desensibilisierungsblock

Bei der sog. **Desensibilisierung** liegt der Acetylcholinrezeptor in einer Konfiguration vor, in der eine Aktivierung nicht mehr möglich ist. Teilweise scheint das Vorliegen dieser Konfiguration des Acetylcholinrezeptors einem Gleichgewicht zu unterliegen, so dass physiologischerweise immer ein Teil der Rezeptoren in desensibilisierter Form vorliegt.

Allerdings kann ein vermehrtes Auftreten dieser Form auch durch unphysiologisch hohe Konzentrationen von Agonisten im synaptischen Spalt auftreten, wie z. B. durch Hemmer der Cholinesterase oder hohe Succinylcholindosierungen. Weiterhin können verschiedene **Pharmaka** durch einen **nicht kompetitiven** Mechanismus zur **Desensibilisierung** führen:

- Acetylcholinagonisten: Succinylcholin, Acetylcholin, Carbachol,
- Cholinesteraseinhibitoren: Neostigmin (Prostigmin), Pyridostigmin (Mestinon),
- Barbiturate: Thiopental,
- Inhalationsanästhetika: Halothan,
- LA: Lidocain, Prilocain,
- Kalziumantagonisten: Verapamil,
- Phenothiazine: Chlorpromazin, Trifluoperazin,
- Antibiotika: Polymyxin B,
- Alkohole: Ethanol.

Kanalblock

Wenn sich Moleküle an den Ionenkanal des Acetylcholinrezeptors anlagern, kommt es zu einer **Konfigurationsänderung**. Die Bindung von Acetylcholin an die **α-Untereinheit** des Rezeptors wird dadurch vermindert. Dieser Vorgang wird als Kanalblock bezeichnet. Man unterscheidet einen **offenen** und einen **geschlossenen** Kanalblock, abhängig davon, ob der Ionenkanal zum Zeitpunkt der Blockade in offenem oder geschlossenem Zustand vorlag. Acetylcholin, verschiedene Muskelrelaxanzien (Succinylcholin, Dexamethonium, Pancuronium, d-Tubocurarin) und einige Medikamente können die durch Acetylcholin oder Succinylcholin geöffneten Ionophore blockieren.

8.2.3 Definition verschiedener Parameter

ED_{95} wird als Maß für die neuromuskuläre Potenz verwendet und bezeichnet die Dosis (in mg/kgKG) eines Muskelrelaxans, die zu einer 95%igen Blockade führt. Die Intubationsdosis ist meist die doppelte ED_{95}.

Anschlagszeit bezeichnet die Zeit zwischen Injektion des Muskelrelaxans bis zur maximalen neuromuskulären Blockade. Sie ist abhängig von der Dosis und ggf. dem Priming.

Klinische Wirkdauer (DUR_{25}) ist die Zeit zwischen der Injektion des Muskelrelaxans bis zur Erholung der neuromuskulären Blockade auf 25% des Ausgangswertes.

Gesamtwirkdauer gibt die Zeit zwischen der Injektion des Muskelrelaxans bis zur Erholung der neuromuskulären

Blockade auf 90% des Ausgangswertes an und ist meist doppelt solang wie die DUR_{25}.

Erholungsindex ist die Zeit zwischen 25–75%iger Erholung der neuromuskulären Blockade.

8.2.4 Einteilung der Muskelrelaxanzien

Die Einteilung der Muskelrelaxanzien kann aufgrund unterschiedlicher klinischer und chemischer Parameter erfolgen:

- Art der Wirkung:
  - depolarisierende Muskelrelaxanzien,
  - nichtdepolarisierende Muskelrelaxanzien,
- Wirkdauer:
  - kurzwirksame Muskelrelaxanzien,
  - mittelkurzwirksame Muskelrelaxanzien,
  - langwirksame Muskelrelaxanzien,
- chemischer Struktur (nichtdepolarisierende MR):
  - Steroidderivate,
  - Benzylisochinolinderivate,
  - Toxiferinderivate.

Ideales Muskelrelaxans

Anforderungen an das »ideale« Muskelrelaxans
- schneller Wirkungseintritt
- keine Akkumulation
- nichtdepolarisierende Eigenschaften
- kurze Wirkdauer
- schnelle Erholungszeit
- keine klinisch relevanten unerwünschten Nebenwirkungen
- uneingeschränkte Lagerungsfähigkeit bei Raumtemperatur
- günstiger Preis

Pharmakokinetik

Nach der Verabreichung einer Einzelgabe erfolgt die Beendigung der Wirkung zum einen im geringeren Umfang durch **Umverteilung** und zum anderen durch direkten Abbau. Nur nach repetitiver Gabe oder bei kontinuierlicher Infusion werden das Muskelrelaxans und seine Metaboliten zurückverteilt und stellen dann ein Problem dar. In diesem Fall wird die neuromuskuläre Erholung durch renale oder hepatische **Elimination** bestimmt. Somit verlängert sich die Wirkungsdauer, wenn die Umverteilung erschöpft ist.

Bei hypothermen Patienten (z. B. extrakorporaler Kreislauf) ist die Wirkung von Muskelrelaxanzien auf Grund einer verminderten Plasmaclearance verlängert.

8.3 Depolarisierende Muskelrelaxanzien

8.3.1 Allgemeingültiges

Struktur-Wirkungs-Beziehung

Alle Muskelrelaxanzien verfügen wie auch Acetylcholin über mindestens ein **quaternäres Amin** als **aktives Zentrum**. Dieses stellt die Bindungsstelle zur α-Untereinheit des nikotinergen Acetylcholinrezeptors dar. Succinylcholin setzt sich aus zwei aneinander geketteten Acetylcholinmolekülen zusammen, die an der Methylgruppe miteinander verbunden sind. So weist es zwar wie das Acetylcholin depolarisierende Eigenschaften auf, kann jedoch nicht durch die **membranassoziierte Acteylcholinesterase** gespalten werden. Eine Spaltung durch die Pseudocholinesterase kann erst erfolgen, wenn das Succinylcholin in den synaptischen Spalt diffundiert ist. Durch diesen verzögerten Abbau kann Succinylcholin höher konzentriert im synaptischen Spalt vorliegen und so durch repetitive Bindung an den Rezeptor die neuromuskuläre Transmission unterbinden.

Die Wirkung der depolarisierenden Muskelrelaxanzien wie Succinylcholin oder dem synthetisch hergestellten Suxamethonium ist komplexer. Als **Agonisten** binden sie sich **nicht kompetitiv** an den Nikotinrezeptor, aktivieren ihn, öffnen den Ionenkanal und depolarisieren die Endplatte. Es wird eine Kontraktion der Muskulatur ausgelöst. Im Gegensatz zu Acetylcholin werden sie danach nur langsam eliminiert, da Succinylcholin nur von der Pseudocholinesterase im Plasma abgebaut werden kann. Es muss also anders als Acetylcholin zunächst aus dem synaptischen Spalt wieder zurück ins Plasma diffundieren, um hydrolysiert zu werden. Succinylcholin führt allerdings nur zu einer einmaligen Kontraktion der Muskulatur, danach kommt es zu einer Erschlaffung. Diese Erschlaffung beruht darauf, dass die spannungsabhängigen Natriumkanäle Spannungsänderungen brauchen, um sich zu öffnen. Da es durch das Succinylcholin allerdings zu einer **Dauerdepolarisation** der motorischen Endplatte kommt, repolarisiert sich die übrige Zellmembran und es kommt nicht zu weiteren Spannungsänderungen.

Nebenwirkungen

Succinylcholin stimuliert sowohl **sympathische**, als auch **parasympathische Ganglien** und beschleunigt in der Regel die Herzfrequenz; Speichel- und Sekretproduktion sind gesteigert. Allerdings kann Succinylcholin durch die Stimulation **muskarinerger Rezeptoren** am Herzen bei

Kindern, die einen höheren Vagotonus aufweisen als Erwachsene, eine Bradykardie oder Arrhythmie auslösen.

Anaphylaktische Reaktionen sind bei der Verwendung von Succinylcholin etwa 3-mal häufiger, als bei nichtdepolarisierenden Muskelrelaxanzien.

Plasmacholinesterase

Succinylcholin wird, wie auch Mivacurium, mittels enzymatischer Spaltung durch eine Esterhydrolyse deaktiviert. Liegt eine **atypische Cholinesterase** vor, kann die Wirkung beim Vorliegen einer heterozygoten Störung im Bereich von Minuten verlängert sein, handelt es sich um eine homozygote Form der Störung, kann sie mehrere Stunden andauern. Bestimmen lässt sich eine solche Störung mittels dem 1957 eingeführten **Dibucain-Test**, mit dessen Hilfe die sog. **Dibucainzahl** bestimmt wird [8]. Bei diesem Test wird die Plasmacholinesterase in vitro durch das Amidlokalanästhetikum Dibucain gehemmt. Da Dibucain die normale Plasmacholinesterase stärker hemmt, als die atypischen Formen, kann so der Prozentanteil der normalen bzw. atypischen Form bestimmt werden und in der Dibucainzahl angegeben werden.

Eine weitere Ursache für eine verlängerte Wirkdauer depolarisierender Muskelrelaxanzien kann eine **erworbene Störung** der Plasmacholinesterase sein. Klinisch relevant wird dies jedoch erst bei Konzentrationen der Plasmacholinesterase von <500 IU/l.

Erworbene Störungen können durch verminderte Synthese bei Leber- oder Niereninsuffizienz, im Rahmen einer Schwangerschaft oder durch Wechselwirkung mit verschiedenen Medikamenten (z. B. Cholinesterasehemmer, Antihistaminika, Metoclopramid u. a.) auftreten.

8.3.2 Succinylcholin

Pharmakokinetik

Direkt nach der Injektion wird Succinylcholin zu einem Großteil durch die **Plasmacholinesterase** in **Succinylmonocholin** und **Cholin** gespalten. Diese Metaboliten sind deutlich weniger aktiv. Tatsächlich erreicht nach etwa 20–40 s lediglich ein geringer Teil des Succinylcholins die motorische Endplatte. Klinisch zeigt sich als Korrelat der erfolgten Depolarisation ein **Muskelfaszikulieren** (bei ca. 30–40% der behandelten Patienten), dem dann die Erschlaffungsphase folgt.

Nebenwirkungen

Neben kardialen Nebenwirkungen in Form von rhythmogenen Störungen werden die ausgelösten Faszikulationen für eine Reihe von Nebenwirkungen, wie eine Steigerung des Hirndrucks sowie des intraokularen und intragastralen Drucks angeschuldigt. Weiterhin gehören Myalgien (bei ca. 30% der behandelten Patienten) zu den häufigen Nebenwirkungen, wobei nicht die sichtbaren Faszikulationen für die Intensität entscheidend zu sein scheinen, sondern die Anzahl der Aktionspotenziale in der motorischen Einheit wahrscheinlich die entscheidende Rolle spielt [10][16].

Ein weiterer wichtiger Nebeneffekt von Succinylcholin ist die vorübergehende **Kaliumerhöhung** im Serum durch Verschiebungen von intra- nach extrazellulär [6]. Besondere Vorsicht ist bei Erkrankungen geboten, die zu einer Veränderung in der Verteilung oder Zusammensetzung der Acetylcholinrezeptoren führen, da hier eine verlängerte Öffnungszeit der Ionenkanäle mit einem vermehrten Kaliumausstrom auftreten kann und so vital bedrohliche Hyperkaliämien ausgelöst werden können [6][9].

Trotz der zahlreichen Nebenwirkungen ist Succinylcholin einer Umfrage (Stand 2002) zu Folge in Deutschland mit sinkender Tendenz noch immer das am Häufigsten verwandte Relaxans zur Narkoseeinleitung, unabhängig davon, ob es sich um eine Ileuseinleitung oder eine normale Narkose handelt [1][3][7]. Allerdings ergab eine Umfrage, dass sich 76% der Befragten einen nichtdepolarisierenden Ersatz mit vergleichbaren Eigenschaften aber entschärftem Nebenwirkungsprofil wünschen würden. Bislang ist noch kein entsprechendes Präparat in klinischer Anwendung.

Dosierung

Succinylcholin
0,1–0,15 mg/kgKG

Arzneimittelprofil

Succinylcholin

- **Wirkung:** Wirkungseintritt: 60–90 s, Wirkdauer: 7–12 min, Erholungsindex: 3–4 min
- **Elimination:** Pseudocholinesterase
- **NW:** Hyperkaliämie, Herzrhythmusstörungen, vermehrte Speichel- und Bronchialsekretion, Druckanstiege (intragastral, zerebral, intraokulär), Myalgien
- **KI:** Maligne Hyperthermie, Hyperkaliämie, Verbrennungen bis 10 Wochen, Bettlägerigkeit, Cholinesterasemangel/atypische CHE, Hirndruck, perforierende Augenverletzungen, Erkrankungen der Muskulatur oder des Nervensystems (z. B. Querschnitt [außer Akutphase], MS, ALS, Myasthenie, Muskeldystrophie, Myotonie, Poliomyelitis etc.)

- **Ind:** Ileuseinleitung, ultrakurzdauernde Relaxierung, schwierige Intubationsbedingungen, Sectio caesarea (nicht plazentagängig)
- **Cave:** Kein Antagonist vorhanden (Plasmacholinesterase-Präparate sind nicht mehr in Deutschland erhältlich)

8.4 Nichtdepolarisierende Muskelrelaxanzien

8.4.1 Allgemeingültiges

Nikotinrezeptorantagonisten binden sich an den Rezeptor, ohne ihn zu aktivieren. Sie verhalten sich somit **kompetitiv** gegenüber dem Acetylcholin. Schon wenn nur eine der beiden **α-Untereinheiten** eines Rezeptors mit dem **Antagonisten** besetzt ist, wird die Aktivierung durch Acetylcholin verhindert. Ob an eine α-Untereinheit das nichtdepolarisierende Muskelrelaxans oder das Acetylcholin bindet, hängt zum einen von der Konzentration dieser Substanzen und zum anderen von ihrer Affinität zum Rezeptor ab.

Das Endplattenpotenzial wird immer kleiner bis schließlich kein Aktionspotenzial mehr ausgelöst wird. In Abhängigkeit von der Dosis lässt die Kraftentwicklung des Muskels nach. Da nichtdepolarisierende Muskelrelaxanzien über keine intrinsische Aktivität verfügen, lösen sie auch weder eine Konfigurationsänderung des Rezeptors noch eine Öffnung des Ionenkanals aus.

Sie sind durch **Cholinesterasehemmer** (Neostigmin, Pyridostigmin) **antagonisierbar**. Chemisch zu unterscheiden sind die zwei großen Gruppen der **Steroidderivate** (Endung »-curonium« außer Alcuronium) und der **Benzylisochinolinderivate** (Endung »-curium«) sowie das **Toxiferinderivat** Alcuronium.

Obwohl auch die meisten nichtdepolarisierenden Muskelrelaxanzien ebenso wie Succinylcholin 2 Aminzentren aufweisen, handelt es sich nicht in allen Fällen um bisquaternäre Amine. Bei physiologischem pH liegen d-Tubocurarin, Vecuronium und Rocuronium monoquaternär vor, da das zweite Amin protoniert ist und infolgedessen ungeladen als tertiäres Amin vorliegt. Lediglich Gallamin verfügt über eine trisquaternäre Grundstruktur.

Anschlagsgeschwindigkeit

Entscheidend für die Anschlagsgeschwindigkeit eines Muskelrelaxans ist seine **Affinität** zum nikotinergen Rezeptor. Ein Muskelrelaxans mit einer **niedrigeren Affinität** muss **höher dosiert** werden, um eine komplette Relaxierung zu erzielen. Da ein größerer Bolus allerdings auch zu einem höheren **Konzentrationsgefälle** zwischen **zentralem Kompartiment** und **Wirkort** führt, diffundiert das Muskelrelaxans schneller zum Rezeptor.

> **Somit weisen niedrig potentere Muskelrelaxanzien in äquipotenter Dosis meist eine kürzere Anschlagszeit auf.**

Deacetylierung

Die **Steroidmuskelrelaxanzien** werden deacetyliert, dabei entstehen **Metaboliten**, über unterschiedliche neuromuskulär blockierende Wirkungen und eine der Ausgangssubstanz gegenüber verzögerte Elimination verfügen. Bei wiederholter längerfristiger Anwendung kann es zu einer **Kumulation** dieser Abbauprodukte und einer nur schwer kalkulierbaren Wirkungsverlängerung kommen.

Hoffmann-Elimination

Atracurium und **Cisatracurium** werden durch **nicht enzymatischen Zerfall**, die sog. »Hoffmann-Elimination« abgebaut. Da dieser Vorgang gleichermaßen in allen Kompartimenten stattfindet, ist eine Kumulation bei diesen Substanzen kaum zu beobachten.

Nebenwirkungen

Zu den **Nebenwirkungen** der **nichtdepolarisierenden Muskelrelaxanzien** zählen die Wirkungen an anderen **nikotinergen** (präganglionärer Sympathikus und Parasympathikus) bzw. **muskarinergen** (postganglionärer Parasympathikus) **Rezeptoren** sowie die **Histaminfreisetzung**.

Da nikotinerge Acetylcholinrezeptoren nicht nur an der neuromuskulären Synapse, sondern auch an **autonomen Ganglien** und dem **zentralen Nervensystem** lokalisiert sind, können Muskelrelaxanzien auch an diesen Bereichen eine Wirkung entfalten. Gemeinsam ist ihnen die α-Untereinheit als Bindungsstelle, allerdings zeigen die meisten Muskelrelaxanzien eine hohe Spezifität für die α_1-Untereinheit, die nahezu ausschließlich am Skelettmuskel zu finden ist.

Sowohl die **trisquaternäre Struktur** des Gallamins, als auch die **bisquaternäre Struktur steroidaler** Muskelrelaxanzien führen durch ihre Blockade postganglionärer, muskarinerger Acetylcholinrezeptoren zu einer **vagolytischen Wirkung**. Diese Nebenwirkung ist bei monoquaternären Substanzen wesentlich geringer ausgeprägt.

Die Gruppe der **Benzylisochinoline** ruft vereinzelt **histaminerge Nebenwirkungen** hervor. Die **Stereoisomere** dieser Substanzgruppe unterscheiden sich jedoch deutlich in der Ausprägung dieser unerwünschten Nebenwirkung, **Cisatracurium**, das R-cis-R′-cis-Isomer des Atracuriums ruft im Gegensatz zu allen anderen 15 Stereoisomeren des Razemats so gut wie **keine** histaminergen Nebenwirkungen hervor.

Die histaminergen Nebenwirkungen werden durch die direkte Wirkung auf serosale Mastzellen hervorgerufen [15]. Klinisch zeigt sich dies durch Erythem, Quaddelbildung, Tachykardie und ggf. Blutdruckabfall. Einige auf Steroidgerüsten aufgebaute Muskelrelaxanzien schwächen unterschiedlich stark die Aktivität der COMT-Transferase ab, dem Enzym das für den Histaminabbau mitverantwortlich ist. So kann es trotz der geringeren Histaminliberation der steroidalen Muskelrelaxanzien zu einer verlängerten Histaminwirkung kommen. Fallberichte insbesondere zu Vecuronium haben das Problem deutlich belegt.

Praxistipp

Da es sich hierbei um eine Tachyphylaxie handelt, kann durch langsame fraktionierte Injektion die histaminerge Wirkung abgeschwächt werden. Eine zuvor durchgeführte H_1- und H_2-Blockade wirkt prophylaktisch.

Rapacuronium löste als erstes Steroidrelaxans klinisch relevante Bronchospasmen aus. In den USA wurde es deshalb wieder vom Markt genommen, in Europa wurde die Substanz nicht für die klinische Anwendung zugelassen.

In klinischen Dosierungen haben die heute gebräuchlichen Muskelrelaxanzien in der Regel keinen Effekt auf die autonomen Ganglien.

Pancuronium kann in klinisch relevanter Dosierung, ebenso wie **Rocuronium** in doppelter Dosis, muskarinerge Rezeptoren blockieren und so eine Steigerung der Herzfrequenz hervorrufen.

8.4.2 Pancuronium

Dosierung

Initialdosis: 0,07–0,1 mg/kgKG
Repetitionsdosis: 0,015 mg/kgKG

Arzneimittelprofil

Pancuronium

- **Wirkung:** Wirkungseintritt: 3–5 min, Wirkdauer: 90–120 min, Erholungsindex: 30–45 min, Neigung zu Kumulation
- **Elimination:** 85% renal, 15% Deacetylierung hepatisch (3 Metabolite mit relaxierenden Eigenschaften)
- **NW:** Katecholaminfreisetzung, dadurch Tachykardie, Blutdrucksteigerung
- **WW:** Hemmung der Cholinesterase
- **Ind:** Sehr lang dauernde Eingriffe

8.4.3 Alcuronium

Dosierung

Initialdosis: 0,2–0,3 mg/kgKG
Repetitionsdosis: 0,02–0,05 mg/kg

Arzneimittelprofil

Alcuronium

- **Wirkung:** Wirkungseintritt: 1–2 min, Wirkdauer: 20–30 min, Erholungsindex: 12–13 min
- **Elimination:** 80–85% renal, 15–20% biliär, keine Metabolisierung
- **NW:** Ganglienblockade, Vagolyse, Histaminfreisetzung, Bronchokonstriktion

8.4.4 Vecuronium

Dosierung

Initialdosis: 0,08–0,1 mg/kgKG
Repetitionsdosis: 0,02–0,05 mg/kgKG

Arzneimittelprofil

Vecuronium

- **Wirkung:** Wirkungseintritt: 3–4 min, Wirkdauer: 35–45 min, Erholungsindex: 10–15 min, verlängerte neuromuskuläre Blockade bei Repetition durch Kumulation des Metaboliten
- **Elimination:** 50–60% biliäre Ausscheidung, 40–50% renal, Metaboliten mit 10%iger Wirkung der Ausgangssubstanz
- **NW:** Hemmung des Histaminabbaus, keine Wirkung auf autonome Ganglien

8.4.5 Atracurium

Dosierung

Initialdosis: 0,3–0,5 mg/kgKG
Repetitionsdosis: 0,1–0,2 mg/kgKG

Arzneimittelprofil

Atracurium

- **Wirkung:** Wirkungseintritt: 3–4 min, Wirkdauer: 35–45 min, Erholungsindex: 10–15 min
- **Elimination:** 30% Hoffmann-Elimination, 70% durch unspezifische Plasmaesterasen, Abbauprodukt Laudanosin, renal eliminiert
- **NW:** Histaminfreisetzung, Bronchospasmus, Laryngospasmus, Metabolit Laudanosin hat epileptogene Wirkung

8.4.6 Cisatracurium

Cis-cis-Isomer des Atracuriums

Dosierung

Initialdosis: 0,1 mg/kgKG
Repetitionsdosis: 0,02 mg/kgKG

Arzneimittelprofil

Cisatracurium

- **Wirkung:** Wirkungseintritt: 4–6 min, Wirkdauer: 40–50 min (HWZ: 22–26 min), Erholungsindex: 10–15 min
- **Elimination:** 70–80% Hoffmann-Elimination, nur geringer Teil durch unspezifische Plasmaesterasen, 15% unverändert im Urin nachzuweisen
- **NW:** Keine Histaminfreisetzung, keine kardiovaskulären Nebenwirkungen
- **Ind:** Patienten mit Organdysfunktionen

8.4.7 Rocuronium

Dosierung

Initialdosis: 0,5–0,6 mg/kgKG
Repetitionsdosis: 0,05–0,1 mg/kgKG

Arzneimittelprofil

Rocuronium

- **Wirkung:** Wirkungseintritt: 1–3 min, Wirkdauer: 30–40 min, Erholungsindex: 10–15 min, kein »Priming«
- **Elimination:** >70% hepatisch (unverändert biliär), 10–30% renal
- **NW:** Kaum Histaminfreisetzung, geringe vagolytische Wirkung, bei repetitiver Gabe und eingeschränkter Nierenfunktion Neigung zur Kumulation und verlängerter Wirkdauer

8.4.8 Mivacurium

Dosierung

Initialdosis: 0,15–0,25 mg/kgKG
Repetitionsdosis: 0,05–0,1 mg/kgKG

Arzneimittelprofil

Mivacurium

- **Wirkung:** Wirkungseintritt: 3–5 min, Wirkdauer: 15–25 min, Erholungsindex: 6–8 min
- **Elimination:** 95–99% über Pseudocholinesterase, <5% renal
- **NW:** Flush bei schneller Injektion, bei hoher Dosis (3fache ED_{95}) Histaminliberation
- **KI:** Zustände mit verminderter Pseudocholinesterase (Leber-/Niereninsuffizienz, Schwangerschaft, Medikamente, Neoplasien, Kollagenosen etc.)
- **Ind:** Patienten mit Organdysfunktionen, kurze Eingriffe (z. B. ambulantes Operieren)
- **Cave:** Säuglinge und Neugeborene weisen sehr unterschiedliche Cholinesteraseaktivitäten auf, deshalb unbedingt neuromuskuläres Monitoring!

8.4.9 Rapacuronium

Ein steroidales Muskelrelaxans, dass 1993 zur klinischen Erprobung zugelassen wurde und 2001 in den USA wieder vom Markt genommen wurde, da es bei bis zu 12% der Patienten zu teilweise schweren obstruktiven Ventilationsstörungen, in einigen Fällen mit Todesfolge, führte [4][5].

8.4.10 Doxacurium

In Deutschland nicht zugelassen, 1992 in den USA zugelassen

Dosierung

Initialdosis: 0,05 mg/kgKG

Arzneimittelprofil

Doxacurium

- **Wirkung:** Wirkungseintritt: 5–7 min, Wirkdauer: 90–120 min, Erholungsindex: 30–45 min
- **Elimination:** Keine Metabolisierung, 90% renal, 10% biliär
- **NW:** Keine Kumulation, keine kardiovaskulären Nebenwirkungen, keine Histaminfreisetzung

8.5 Cholinesterasehemmer

8.5.1 Allgemeines

Wirkungsweise

Cholinesterasehemmer **erhöhen die Konzentration von Acetylcholin im synaptischen Spalt.** Da nichtdepolarisierende Muskelrelaxanzien **kompetitiv** die Erregungsübertragung hemmen, führt die gesteigerte Acetylcholinkonzentration dazu, dass freie Rezeptoren bevorzugt mit Acetylcholin und nicht dem Relaxans besetzt werden. Gleichzeitig steigt dadurch allerdings auch der Anteil von Muskelrelaxansmolekülen, der nicht an Rezeptoren gebunden ist. So entsteht ein Konzentrationsgefälle weg vom Wirkort, was zu einer **vermehrten Elimination** der Substanzen führt.

Nebenwirkungen

Das Nebenwirkungsprofil der Cholinesterasehemmer beruht hauptsächlich auf der Tatsache, dass sie nicht nur an den Synapsen der quergestreiften Muskulatur zu einer Konzentrationserhöhung des Acetylcholins führen, sondern auch an sämtlichen anderen Synapsen im Körper, an denen Acetylcholin als Transmitter agiert. Dazu zählen die muskarinergen Rezeptoren im parasympathischen Nervensystem und die nikotinergen Rezeptoren der autonomen Ganglien und der glatten Muskulatur.

Praxistipp

Diese Nebenwirkungen können z. T. mit Atropin oder besser mit dem nicht ZNS gängigen Glykopyrolat aufgehoben werden.

Die am häufigsten verwendeten Substanzen sind **Neostigmin** und **Pyridostigmin**. Da sie über ein quaternäres N-Atom verfügen, sind sie, im Gegensatz zu Physostigmin, nicht zentral wirksam.

8.5.2 Neostigmin

Neostigmin führt zu einer Miosis, daher ist die Kombination mit einem Vagolytikum empfohlen, z. B.

- 0,5 mg Atropin je 1–1,5 mg Neostigmin oder
- 0,25 mg Glykopyrolat je 1 mg Neostigmin.

Dosierung

0,03–0,06 mg/kgKG (max. 0,08 mg/kgKG)

Arzneimittelprofil

Neostigmin

- **Wirkung:** Wirkungsbeginn: nach 1–5 min, Wirkungsmaximum: nach 7–10 min, Wirkdauer: 60 min, HWZ: 80 min
- **Elimination:** 50% renal eliminiert
- **NW:** Bradykardie, Bronchospasmus, Hypersekretion, Übelkeit, Erbrechen, Miosis
- **KI:** AV-Block, Asthma, COPD, eingeschränkt nach Darmoperationen (durch intraluminale Druckerhöhung potenziell Anastomosen gefährdend)
- **Cave:** Bei Myasthenia gravis cholinerge Krise möglich

8.5.3 Pyridostigmin

Pyridostigmin führt zu einer Miosis, daher ist die Kombination mit einem Vagolytikum empfohlen, z. B.

- 0,5 mg Atropin je 25 mg Pyridostigmin oder
- 0,25 mg Glykopyrronium je 25 mg Pyridostigmin

Dosierung

0,1–0,2 mg/kgKG (max. 0,08 mg/kgKG)

Arzneimittelprofil

Pyridostigmin

- **Wirkung:** Wirkungsbeginn: nach 2–5 min, Wirkungsmaximum: nach 8–10 min, Wirkdauer: 90 min, HWZ: 110 min

- **Elimination:** 75% renal eliminiert
- **NW:** Bradykardie, Bronchospasmus, Hypersekretion, Übelkeit, Erbrechen, Miosis
- **KI:** AV-Block, Asthma, COPD, eingeschränkt nach Darmoperationen (durch intraluminale Druckerhöhung potenziell Anastomosen gefährdend)
- **Cave:** Bei Myasthenia gravis cholinerge Krise möglich

8.5.4 Cyclodextrine

Die Entwicklung von Sugammadex stellt ein völlig neues Wirkprinzip zur Aufhebung eines neuromuskulären Blocks dar. Der Wirkmechanismus von Sugammadex (Das »Su« bezieht sich auf den Zuckeranteil und das »gammadex« bezieht sich auf das gamma-Cyclodextrin.) wird auch als Enkapsulierung bezeichnet. Die dreidimensionale Struktur von Sugammadex ähnelt einem hohlen Ring, gleich einem Donut. Durch chemische Modifikation wurde beim Sugammadex die Innentasche vergrößert und die äußeren Ladungen am Molekül so verändert, dass durch eine elektrostatische Bindung, z. B. mit Rocuronium eine feste Bindung entsteht. Aufgrund dieser Eigenschaften wurde Sugammadex auch als das erste selektive Muskelrelaxans bindende Medikament bezeichnet. Die Bindung von Muskelrelaxantien findet in einem 1:1-Verhältnis statt. Es werden ausschließlich steroidale neuromuskuläre Blocker gebunden. Die Bindung von Rocuronium ist am stärksten, gefolgt von Vecuronium und dem sehr viel schwächer gebundenen Pancuronium. Durch die Bindung von freien Rocuroniummolekülen an Sugammadex kommt es zu einer Konzentrationsabnahme von Rocuronium im Plasma. Dadurch wird ein Konzentrationsgradient aufgebaut, der dazu führt, dass Rocuroniummoleküle von der neuromuskulären Endplatte zurück in das Plasma diffundieren und die Wirkung des Rocuronium an der neuromuskulären Endplatte aufgehoben wird. Klinisch wurde gezeigt, dass der Effekt sehr schnell auftritt, so dass ein neuromuskulärer Block komplett innerhalb weniger Minuten reversiert werden kann.

Bisher wurde nur über seltene **Nebenwirkungen** von Sugammadex berichtet. Am häufigsten traten Hypotensionen, Husten, Übelkeit und Erbrechen und Parosmie auf. Sugammadex wurde aufgrund möglicher allergischer Reaktionen bislang in den USA nicht durch die FDA zugelassen.

Da Rocuronium zurzeit das einzige Muskelrelaxans ist, das in seiner Anschlagsdauer dem Succinylcholin nahezu gleicht, die Wirkdauer aber bislang zu Bedenken bezüglich einer möglichen »cannot ventilate/cannot intubate«-Situation beitrug, eröffnet Sugammadex erstmals die Möglichkeit, Rocuronium auch in hohen Dosierungen, wie sie im Rahmen einer Rapid-Sequence-Induction verwendet werden, zu verabreichen. Die Wirkung kann danach, sofern sie nicht mehr erwünscht sein sollte, schnell durch Sugammadex beendet werden. Damit bietet sich erstmals in der langen Geschichte der Muskelrelaxantien die Möglichkeit an, im klinischen Alltag vollständig auf Succinylcholin zu verzichten.

Literatur

[1] Blobner M, Söhnel A-M, van de Roemer A et al. (2003) Anwendung von Muskelrelaxanzien in Deutschland – eine Umfrage an allen Deutschen Anästhesieeinrichtungen. Anaesthesist 52: 427–434

[2] De Boer HD, van Egmond J, de Pol F, Bom A, Booji LHDJ (2006) Reversal of profound rocuronium neuromuscular blockade by sugammadex in rhesus monkeys. Anesthesiology 104: 718–723

[3] Geldner G, Diefenbach C, Fuchs-Buder T, Hofmockel R, Blobner M (2003) Anwendung von Muskelrelaxanzien zur Routineeinleitung in Deutschland. Anaesthesist 52: 435-441

[4] Goudsouzian NG (2001) Rapacuronium and bronchospasm. Anesthesiology 94: 727-728

[5] Goulden MR, Hunter JM (1999) Rapacuronium (Org 9487): do we have a replacement for succinylcholine? Br J Anaesth 82: 489–492

[6] Gronert GA, Theye RA (1975) Pathophysiology of hyperkalemia induced by succinylcholine. Anesthesiology 43: 89–99

[7] Hofmockel R, Geldner G, Diefenbach C, Fuchs-Buder T, Blobner M (2003) Die Anwendung von Muskelrelaxanzien zur Blitzintubation in Deutschland. Anaesthesist 52: 516-521

[8] Kalow W, Genest K (1957) A method for the detection of atypical forms of human serum cholinesterase. Determination of dibucaine numbers. Can J Biochem Physiol 35: 339-346

[9] Martin JAJ, White DA, Gronert GA, Jaffe RS, Ward JM (1992) Up-and-down regulation of sceletal muscle acetylcholine receptors. Anesthesiology 76: 822-843

[10] Offermanns, Rosenthal (2008) Encyclopedia of Molecular Pharmacology. 2nd ed. Springer, Berlin Heidelberg

[11] Pace NL (1990) Prevention of succinylcholine myalgias: a meta-analysis. Anesth Analg 70: 477–483

[12] Prince RJ, Sine SM (1998) The ligand binding properties of the nicotinic acetylcholine receptor. In: Barrantes FJ (ed) The nicotinic acetylcholine receptor: Current views and future trends. Springer, Berlin Heidelberg New York Tokio, pp32-59

[13] Sorgenfrei IF, Norrild K, Larsen PB et al. (2006) Reversal of rocuronium-induced neuromuscular block by the selective relaxant binding agent sugammadex: A dose-finding and safety study. Anesthesiology 104: 667–674

[14] Sparr HJ, Pühringer FK (2003) Gewohnheit versus Evidence-based Anaesthesia? Anästhesist 52: 377-380

[15] Unwin N (1993) Neurotransmitter action: opening of ligand-gated ion channels. Cell 72: 31-41

[16] Veien M, Szlam F, Holden J et al. (2000) Mechanisms of non-immunological histamine and tryptase release from human cutaneous mast cells. Anesthesiology 92: 1074–1081

[17] Wong SF, Chung F (2000) Succinylcholine-associated postoperative myalgia. Anaesthesia 55: 144–152

Lokalanästhetika

Wolfgang Zink und Bernhard M. Graf

Der molekulare Wirkmechanismus der Lokalanästhetika beruht in erster Linie auf einer reversiblen Blockade spannungsgesteuerter Na^+-Kanäle in neuronalen Membranen, wodurch die Entstehung und Fortleitung von Aktionspotenzialen verhindert wird. Obwohl sich eine Vielzahl chemischer Verbindungen mit lokalanästhetischen Eigenschaften finden lässt, werden klinisch neben sog. Aminoesterlokalanästhetika hauptsächlich Vertreter der Aminoamide eingesetzt, wobei sich beide Gruppen sowohl in der Wirkdauer als auch in Art und Weise ihrer Metabolisierung unterscheiden. Direkt nach Injektion diffundieren die Substanzen zu ihrem Wirkort am Neuron und werden parallel dazu in den Blutkreislauf absorbiert, was einerseits zu einer lokalen Konzentrationsabnahme, andererseits aber zu steigenden Plasmaspiegeln führt. Da Na^+-Kanäle jedoch nicht nur am peripheren Nerven, sondern im gesamten Organismus an der intra- bzw. interzellulären Informationsübertragung beteiligt sind, muss bei exzessiver systemischer Anreicherung mit einer ubiquitären Beeinträchtigung kommunizierender Zellverbände (v. a. des zentralnervösen bzw. des kardiovaskulären Systems) gerechnet werden. Von der systemischen Toxizität müssen lokale zytotoxische Effekte abgegrenzt werden, die sich substanzspezifisch im Bereich der Injektionsstelle als neuronale und/oder skelettmuskuläre Schäden äußern können.

9.1 Struktureller Aufbau der Lokalanästhetika

9.1.1 Chemische Struktur

Obwohl zahlreiche organisch-chemische Verbindungen lokalanästhetische Eigenschaften aufweisen, kommen in der klinischen Praxis ausschließlich Aminoester (z. B. Procain) bzw. Aminoamide (z. B. Lidocain) zur Anwendung, wobei die Zugehörigkeit zu diesen Gruppen noch keine Aussage über die lokalanästhetische Potenz zulässt. Beiden Substanzklassen ist der Aufbau des Moleküls in 3 charakteristische Abschnitte gemein, welche die spezifischen physiko-chemischen bzw. pharmakokinetischen Eigenschaften bestimmen (◘ Abb. 9.1):

1. aromatischer Rest: Dieser legt in erster Linie die spezifische Lipophilie des jeweiligen Lokalanästhetikums fest.
2. Aminogruppe: Der substituierte Aminostickstoff liegt entweder in protonierter oder deprotonierter (basischer) Form vor und bildet im positiv geladenen Zustand das hydrophile Ende des Moleküls.
3. Zwischenkette: Aromatischer Rest und Aminogruppe sind über eine Zwischenkette verbunden, welche die Einteilung der Substanz in eine der beiden Gruppen (Aminoamid vs. Aminoester) festlegt und entscheidenden Einfluss auf die Pharmakokinetik der Substanz nimmt.

Die lokalanästhetische Potenz der einzelnen Substanzen ist in hohem Maße von der Länge der Zwischenkette abhängig und durchläuft bei Zunahme der Kohlenstoffatome ein Wirkmaximum. Die spezifischen physiko-chemischen Eigenschaften dagegen werden von der Art der Substituenten am aromatischen Rest bzw. an der Aminogruppe festgelegt [3]. Zu alledem bestimmt die jeweilige chemische Struktur Ort und Art der Metabolisierung (▶ Kap. 9.3.2) sowie das Spektrum systemischer bzw. lokaler Nebenwirkungen (▶ Kap. 19.4).

Besonders gut werden Veränderungen der physikochemischen Eigenschaften innerhalb der Gruppe der Pipecoloxylididlokalanästhetika (Mepivacain, Ropivacain, (Levo)bupivacain) deutlich: Wird bei Mepivacain die Methylgruppe am aromatischen Rest durch einen höheren Alkylrest ersetzt, so erhält man Ropivacain (Propylrest) bzw. Bupivacain (Butylrest). Die systematische Veränderung der Substituenten führt dazu, dass innerhalb dieser Gruppe die spezifische Lipophilie, aber auch das Ausmaß der Proteinbindung zunimmt. Darüber hinaus ist ein Anstieg der analgetischen Potenz, der Wirkdauer, aber auch des systemisch-toxischen Potenzials der jeweiligen Substanzen zu beobachten [8]. Übertrifft die Alkylkette am aromatischen Rest eine Länge von 4 Kohlenstoffatomen, so nimmt zwar die lokalanästhetische Wirkstärke weiter zu, jedoch kommt es gleichzeitig zu einem abrupten Anstieg des systemisch-toxischen Potenzials, so dass eine klinische Anwendung derartig aufgebauter Substanzen wenig sinnvoll erscheint.

9.1.2 Stereochemie

Viele Lokalanästhetika weisen in ihrer chemischen Struktur ein sog. asymmetrisches Kohlenstoffatom auf, welches vier unterschiedliche Liganden besitzt, die wiederum verschiedene räumliche Konfigurationen einnehmen können. Auf diese Weise entstehen pro asymmetrischem C-Atom zwei sog. Stereoisomere bzw. Enantiomere, die zwar einen identischen strukturchemischen Aufbau zeigen, deren Liganden räumlich jedoch so angeordnet sind, dass sie nicht durch Rotation ineinander überführt werden können [17]. Die beiden Isomere verhalten sich also wie Bild und Spiegelbild bzw. wie rechte und linke Hand zueinander, weshalb hier auch von **Chiralität** (»Händigkeit«) gesprochen wird. Um den unterschiedlichen räumlichen Aufbau der Moleküle eindeutig zu beschreiben, wird dem eigentlichen Substanznamen – bestimmten Regeln zu Fol-

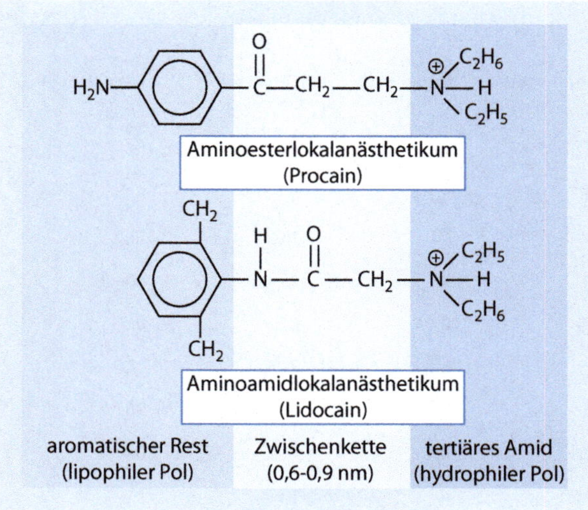

Abb. 9.1 Chemische Grundstruktur der Aminoamid- bzw. Aminoesterlokalanästhetika

ge – entweder ein »R« oder aber ein »S« vorangestellt. Stereoisomere unterscheiden sich nicht in ihren spezifischen physiko-chemischen Eigenschaften, wohl aber in der Fähigkeit, polarisiertes Licht innerhalb einer wässrigen Lösung zu drehen. Beide optisch aktiven Isomere rotieren die Schwingungsebene des Lichts zwar um den gleichen Winkel, jedoch entweder im (Präfix »+«) oder gegen den Uhrzeigersinn (Präfix »-«).

Im Gegensatz dazu sind sog. **Razemate**, äquimolare Gemische der beiden Isomere, optisch inaktiv, zumal 50% der Moleküle polarisiertes Licht im Uhrzeigersinn, die restlichen 50% dagegen um den gleichen Betrag im Gegenuhrzeigersinn ablenken.

Man weiß heute, dass die pharmakodynamischen Wirkungen der einzelnen Enantiomere sehr unterschiedlich sein können, v. a. dann, wenn sie mit anderen chiralen Molekülen in Wechselwirkung treten. Membranständige Proteine (Ionenkanäle, Rezeptoren etc.) bestehen aus L-Aminosäuren mit chiralem Charakter. Dies wiederum erklärt die Existenz sog. stereoselektiver Effekte, wie sie z. B. bei der Interaktion von reinen Lokalanästhetikaisomeren und bestimmten Ionenkanälen zu beobachten sind. So zeigen die S(-)-Isomere von Bupivacain und Ropivacain deutlich geringere Effekte auf kardiale Na^+-Kanäle als die korrespondierenden Razemate bzw. R(+)-Isomere, was sich klinisch in einer verringerten Kardiotoxizität niederschlägt (▶ Kap. 2). Aus diesem Grunde kamen mit S(-)-Ropivacain bzw. Levobupivacain erstmals reine Enantiomere auf den Markt, während die übrigen optisch aktiven Lokalanästhetika als Razemat zum Einsatz kommen [17][20].

9.1.3 Physikochemische Kenngrößen

pKa-Wert

Das tertiäre Amid am hydrophilen Pol des Lokalanästhetikummoleküls stellt chemisch betrachtet eine Base dar und agiert als Protonenakzeptor, wodurch ein Kation entsteht. Daher liegen Lokalanästhetika in wässriger Lösung in einem Säure-Basen-Gleichgewicht zwischen der ungeladenen, deprotonierten Form (LA) und der geladenen, protonierten Form (LAH^+) vor. Die Lage dieses dynamischen Gleichgewichts ist pH-abhängig und kann über den sog. pKa-Wert definiert werden (Tab. 9.1). Dieser beschreibt denjenigen pH-Wert einer wässrigen Lösung, bei dem die Hälfte der Substanz als ungeladene Base und die andere Hälfte als protonierte Säure vorliegt. Zwischen pKa- und aktuell vorherrschendem pH-Wert besteht folgende mathematische Beziehung:

$$pKa = pH - \log \frac{LA}{LAH^+}$$

Dies ist insofern von grundlegender Bedeutung, da nur die basische, ungeladene Form eines Lokalanästhetikums ungehindert an den Wirkort diffundieren kann, die protonierte Form dagegen den neuronalen Na^+-Kanal intrazellulär blockiert. Demnach beeinflusst der aktuelle pH-Wert an der Injektionsstelle direkt den Wirkungseintritt, da von ihm das Verhältnis zwischen geladenen und ungeladenen Molekülen abhängt (Abb. 9.2.). Dies wiederum erklärt die eingeschränkte Wirksamkeit von Lokalanästhetika in entzündeten Geweben, da die Mehrzahl der Moleküle aufgrund des erniedrigten pH-Werts in protonierter Form vorliegt, was eine effektive Diffusion zum Wirkort verhindert.

Je höher der spezifische pKa-Wert eines Lokalanästhetikums, desto kleiner ist der unter physiologischen Bedingungen vorliegende Anteil freier Basen. Mittellang wirkende Substanzen vom Aminoamidtyp weisen in aller Regel einen relativ niedrigen pKa-Wert auf, was sich in einem raschen Wirkungseintritt äußert. Aminoester dagegen zeigen infolge höherer pKa-Werte ungünstigere Diffusionseigenschaften, weshalb von vorneherein höhere Konzentrationen zur Anwendung kommen. Moderne lang wirkende Lokalanästhetika wie Ropivacain, Levobupivacain bzw. Bupivacain nehmen hinsichtlich ihres Wirkungseintritts mit pKa-Werten von ca. 8,1 eine Mittelstellung ein.

Durch Alkalisieren bzw. Karbonisieren der Injektionslösung kann zumindest theoretisch versucht werden, über eine Erhöhung des basischen Anteils die Diffusionseigenschaften einer Substanz zu verbessern und damit deren Wirkungseintritt zu beschleunigen. In praxi wird dies durch den Zusatz von Natriumbikarbonat bzw. CO_2 zu den Lokalanästhetikalösungen erreicht, was dazu führt,

Tab. 9.1 Pharmakokinetische Daten wichtiger Lokalanästhetika

	Procain	Lidocain	Prilocain	Mepivacain	Ropivacain	Bupivacain	Levobupivacain
Potenz	1	4	4	4	16	16	16
pKa	9,05	7,9	7,9	7,8	8,1	8,1	8,1
$t_{1/2}$ (min)	1–3	96	96	114	111	162	162
VV (l)	k.A.	91	200–260	84	47	73	60–70
Cl (l/min)	k.A.	0,95	2,37	0,8	0,44	0,58	0,6
PC	0,02	2,9	0,9	0,8	6,1	27,5	27,5
PB (%)	5,8	64	40–50	78	94	96	96
Extrakt.	k.A.	0,65	hep./pulm.	0,5	0,4	0,4	0,4
C_{tox} (mg/l)	k.A.	>5	>5	5–6	4	1,5	?

Potenz = relative Potenz bezogen auf Procain; $t_{1/2}$ = Eliminationshalbwertszeit; *VV* = Verteilungsvolumen im »steady state«; *CL* = Clearance; *PC* = Verteilungskoeffizient Octanol:Puffer (pH 7,4); *PB* = Plasmaproteinbindungsrate; *Extrakt.* = hepatische Extraktionsrate; C_{tox} = systemisch-toxische Schwellenkonzentration.

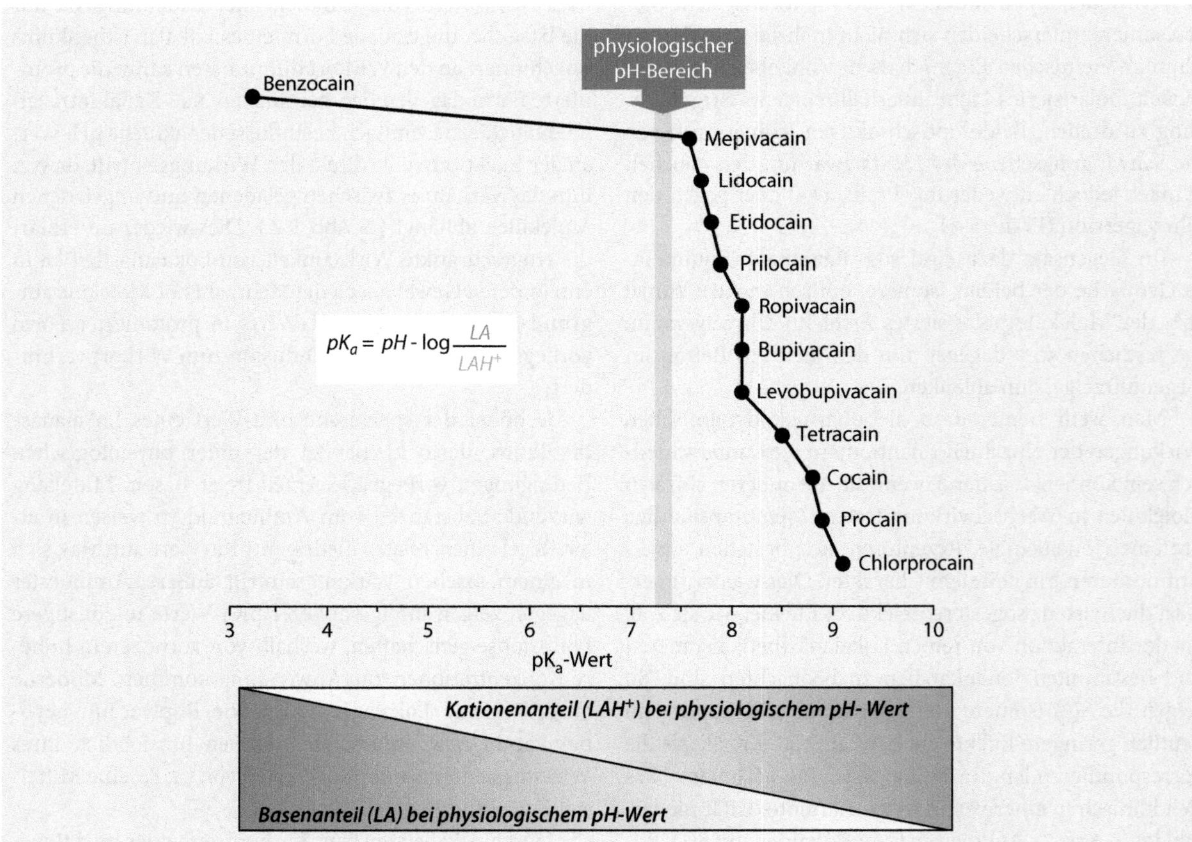

Abb. 9.2 pKa-Werte wichtiger Lokalanästhetika im Vergleich

dass der interstitielle pH nach Injektion ansteigt und der Anteil nicht ionisierter Moleküle überwiegt. Darüber hinaus kommt es zu einer intrazellulären Anreicherung protonierter Moleküle, da CO_2 rasch in die Zelle diffundiert und dort in Form von Kohlensäure als Protonendonator fungiert. Die klinische Erfahrung zeigt jedoch, dass diese

Vorgehensweise nur selten zum gewünschten Erfolg führt und die Wirkdauer der Lokalanästhetika in Einzelfällen sogar verkürzen kann.

Praxistipp

Dagegen führt das vorsichte Erwärmen der Lösungen häufiger zum Erfolg, da mit steigender Temperatur der spezifische pKa-Wert absinkt und sich der Anteil der nicht ionisierten Lokalanästhetikamoleküle erhöht. Dadurch verkürzt sich die Anschlagzeit signifikant, während die Wirkdauer nur unwesentlich beeinflusst wird.

Plasmaproteinbindung

Direkt nach Absorption in den Blutkreislauf werden Lokalanästhetika in unterschiedlichem Ausmaß an Plasmaproteine gebunden und so transportiert. Dabei stellt sich ein dynamisches Gleichgewicht zwischen der frei im Plasma verfügbaren und der an Plasmaproteine gebundenen Substanz ein. Da aber nur der ungebundene Anteil eines Lokalanästhetikums in umliegende Gewebe penetrieren kann, kommt der Plasmaproteinbindung aus toxikologischer Sicht eine zentrale Rolle zu, zumal Veränderungen im Proteinprofil (z. B. im Rahmen von Leber- und Nierenerkrankungen) die Toxizität einer Substanz entscheidend beeinflussen können. Während die meisten Pharmaka primär an Albumin gebunden werden, interagieren Lokalanästhetika in erster Linie mit saurem α_1-Glykoprotein. Dieses sog. Akut-Phase-Protein ist durch rasche Adaptation an pathologische Zustände gekennzeichnet, so dass die Plasmaspiegel erheblichen Schwankungen unterworfen sind (Normwerte 550–1400 mg/l). Als Folge dieser raschen Änderungen kann der Anteil von freien Lokalanästhetikamolekülen sowohl inter- als auch intraindividuell erheblich variieren. Das Ausmaß der Proteinbindung wird darüber hinaus noch von der Temperatur bzw. dem pH-Wert im umgebenen Medium bestimmt. Generell wird eine hohe Plasmaproteinbindungsrate mit einer hohen lokalanästhetischen Potenz gleichgesetzt (▣ Tab. 9.1).

Allerdings binden die Substanzen nicht nur an Zielproteine der Ionenkanäle bzw. des Plasma, sondern werden vielmehr durch extrazelluläre Proteine in unterschiedlichem Ausmaß absorbiert [19]. Möglicherweise erklärt dieses Phänomen die Beobachtung, dass stark proteingebundene Lokalanästhetika *in vivo* in relativ hoher Konzentration notwendig sind, während am isolierten Nerv bereits geringste Mengen zur Blockade führen.

Lipophilie

Die Lipophilie eines Lokalanästhetikums wird über den sog. Verteilungskoeffizienten zwischen organischem Lösungsmittel und wässrigen Puffermedium definiert und korreliert recht gut mit der lokalanästhetischen Potenz (▣ Tab. 9.1). Hoch lipophile Lokalanästhetika (z. B. Etidocain oder Bupivacain) akkumulieren bevorzugt in der fetthaltigen Myelinschicht schnell leitender Axone und blockieren zunächst dünne sympathische bzw. sensorische Fasern und mit gewisser zeitlicher Latenz dann auch dickere motorischen Fasern (**Differenzialblockade**). Allerdings verursachen sie im Vergleich zu weniger lipophilen Substanzen eine ausgeprägte motorische Blockade, was in bestimmten klinischen Situationen wenig unerwünscht erscheint. In aller Regel verhindert primär die geringe Wasserlöslichkeit hoch lipophiler Lokalanästhetika eine rasche Absorption vom Injektionsort. Sind diese Substanzen jedoch erst einmal in den Systemkreislauf aufgenommen, diffundieren sie rasch in gut durchblutete Gewebe ab (»vessel rich tissue«) und können die Funktion lebenswichtiger Organsysteme erheblich beeinträchtigen. Demnach korreliert auch das jeweilige systemisch-toxische Potenzial der Lokalanästhetika eng mit der spezifischen Lipophilie [8][12][16].

9.2 Pharmakodynamik der Lokalanästhetika

9.2.1 Spannungskontrollierter Natriumkanal

Klassischer WIrkort der klinisch verwendeten Lokalanästhetika sind spannungsgesteuerte Natriumkanäle, die in der Regel als Komplex aus zwei oder mehreren Untereinheiten, der größeren α- (etwa 260 Kilodalton) und einer oder mehreren kleineren β-Einheiten (β_1, β_2 und β_3 mit 33–36 Kilodalton) isoliert werden können. Hierbei bildet die α-Einheit den transmembranösen Kern des Ionenkanals, während die β-Einheiten primär zur Verankerung innerhalb der Zellmembran dienen, aber auch die Öffnungswahrscheinlichkeit des Kanals beeinflussen können (▣ Abb. 9.3).

Bisher sind neun unterschiedliche α-Einheiten ($Na_{V1.1}$-.-$Na_{V1.9}$) funktionell charakterisiert worden. Darüber hinaus fand sich erst kürzlich eine weitere Isoform (Na_x), die ebenfalls als Natriumkanal agieren dürfte. Die α-Einheit besteht aus vier sich wiederholenden Domänen, die von I-IV nummeriert werden und einen ähnlichen Aufbau besitzen. Jede dieser vier Domänen setzt sich wiederum aus sechs transmembranösen α-helikalen Untereinheiten (S1–S6) zusammen. In jeder Domäne agiert die S4-Untereinheit als sog. Spannungssensor, wobei innerhalb dieser Helix jede dritte Aminosäure eine positive Ladung trägt, das Segment also insgesamt positiv geladen ist. Der äußere Poreneintritt des Ionenkanals wird jeweils von einer Pro-

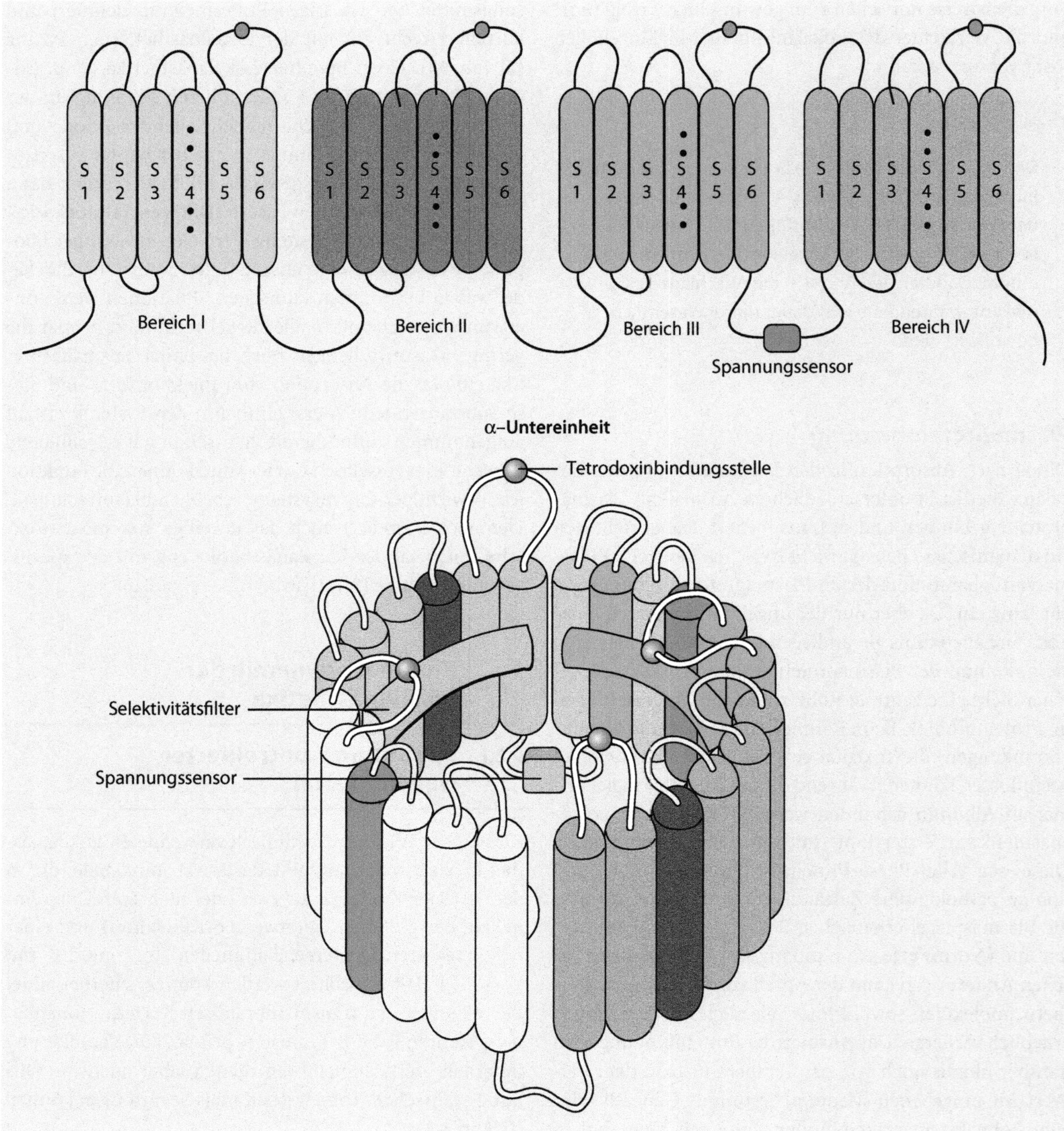

Abb. 9.3 **Aufbau eines spannungsgesteuerten Natriumkanals**

teindomäne zwischen S5 und S6 umgeben, die sich in den Kanal hineinschlingt und als Ionenfilter dient. Das intrazelluläre Ende des Ionenkanals dagegen wird von den vier S6-Segmenten der Untereinheiten I–IV geformt, wobei eine Verbindung zwischen Untereinheit III und IV an der inneren Porenöffnung zur Aktivierung bzw. Inaktivierung des Kanals dient [4].

Spannungskontrollierte Natriumkanäle können nach Hodgkin u. Huxley bzw. Catterall in drei unterschiedlichen funktionellen Zuständen vorliegen [4][10]: im offenen, im geschlossenen und im inaktivierten Zustand.

Im Gegensatz zum geschlossenen Zustand ist beim inaktivierten Zustand der Kanal durch ein intrazelluläres »Tor« verschlossen, das nicht durch Depolarisation in den offenen Zustand überführt werden kann (**Refraktärzeit**). Der Kanal tritt vom geöffneten Zustand in den nur wenige Millisekunden andauernden inaktivierten Zustand über, wodurch es zur Fortleitung des Aktionspotenzials in nur eine Richtung kommt. Erst der geschlossene Kanal kann

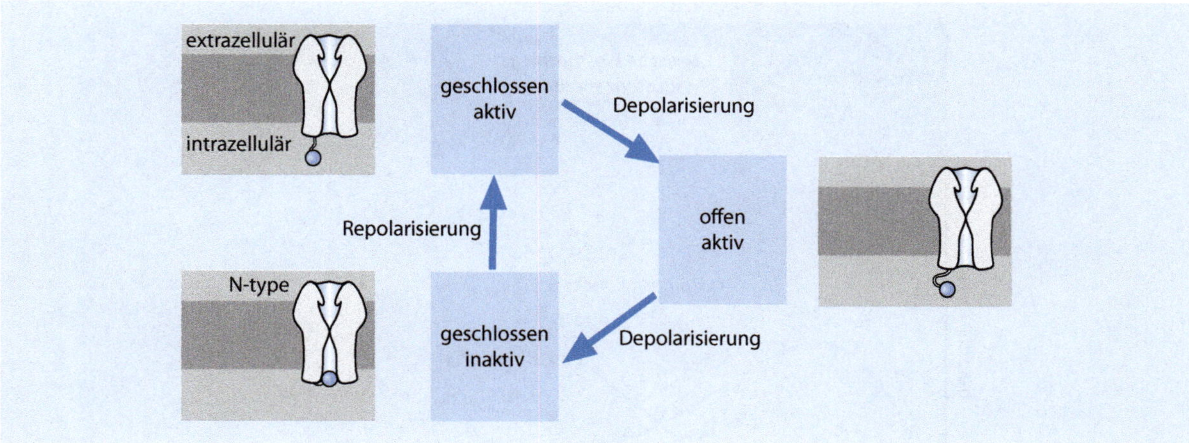

Abb. 9.4 Unterschiedliche funktionelle Zustandsformen des Natriumkanals

dann durch Depolarisation in einen geöffneten Kanal überführt werden, der ein Aktionspotenzial auslöst bzw. weiterleitet (Abb. 9.4).

Bei Weiterleitung eines Aktionspotenzials ändert sich das transmembranöse Potenzial in Folge der Zelldepolarisation. Dadurch erfährt der positiv geladene Spannungssensor (S4) eine Konformationsänderung; es kommt zur Öffnung des Kanals und – für kurze Zeit – zum Durchtritt positiv geladener Natriumionen ins Zellinnere.

9.2.2 Blockade des Natriumkanals

Lokalanästhetika als klassische Natriumkanalblocker führen zu einer reversiblen Blockade des Natriumkanals, wobei bis heute nicht definitiv geklärt ist, wie diese Bindung genau erfolgt. Bisher ist es nicht gelungen, die genaue dreidimensionale Struktur eines Natriumkanals durch Proteinkristallisierung aufzuklären. Es wurden mögliche Bindungsstellen der Lokalanästhetika im Bereich des extra- als auch im Bereich des intrazellulären Pols des Natriumkanals postuliert, wobei ein direkter Bindungsnachweis bislang nicht erbracht werden konnte.

Experimentelle Befunde deuten darauf hin, dass die ungeladene Form der Substanz möglicherweise durch die Zellmembran hindurch an die Innenseiten des Natriumkanals gelangt, in den geladenen, protonierten Zustand überführt wird und von dort aus schließlich an die Rezeptorstelle des Natriumkanals bindet. Dieser Ansatz erklärt jedoch nicht, wie lokalanästhetisch wirkende Substanzen, die nicht in eine geladene Form überführt werden können, eine Kanalblockade herbeiführen. Zu alledem muss für Lokalanästhetika die Möglichkeit bestehen, direkt durch den Kanal an die Bindungsstelle zu gelangen. So kommen zahlreiche Untersuchungen am Herzen zu dem Ergebnis, dass während Tachykardien eine Kanalblockade überraschend schnell eintritt, was durch eine in dieser Situation erhöhte Öffnungswahrscheinlichkeit des Natriumkanals erklärt werden könnte [7].

Interessanterweise binden Lokalanästhetika am neuronalen Natriumkanal nach bisherigen Untersuchungen nicht stereoselektiv, sondern beide Isomere eines optisch aktiven Lokalanästhetikums führen zu einer vergleichbaren Unterdrückung des neuronalen Natriumeinstroms. Dies gilt jedoch nicht für alle spannungskontrollierten Natriumkanäle: So finden sich bezüglich der kardialen Natriumkanäle eindeutige stereoselektive Unterschiede im Bindungsverhalten, was v. a. aus toxikologischer Sicht erhebliche klinische Relevanz besitzt (▶ Kap. ii).

9.3 Pharmakokinetik der Lokalanästhetika

9.3.1 Transport zum Wirkort, Diffusion und Absorption

Lokalanästhetika breiten sich nach Injektion kugelförmig im Umgebungsgewebe aus, diffundieren somit von außen nach innen in periphere Nerven, so dass die für die Blockade notwendige Konzentration zuerst im Bereich der sog. Mantelfaszikel erreicht wird. Da diese im Allgemeinen die stammnahen Bereiche einer Extremität versorgen, breitet sich die Anästhesie charakteristischerweise von proximal nach distal aus bzw. klingt in dieser Sequenz wieder ab. Allerdings werden die unterschiedlichen Faserqualitäten eines peripheren Nervs oftmals nicht in gleichem Umfang bzw. gleicher Geschwindigkeit blockiert. Für diesen sog. Differenzialblock spielen einerseits der Myelinisierungsgrad der Faser, andererseits der jeweilige Durchmesser eine entscheidende Rolle. Demnach werden dünne, unmyelinisierte Fasern in aller Regel schneller blockiert als

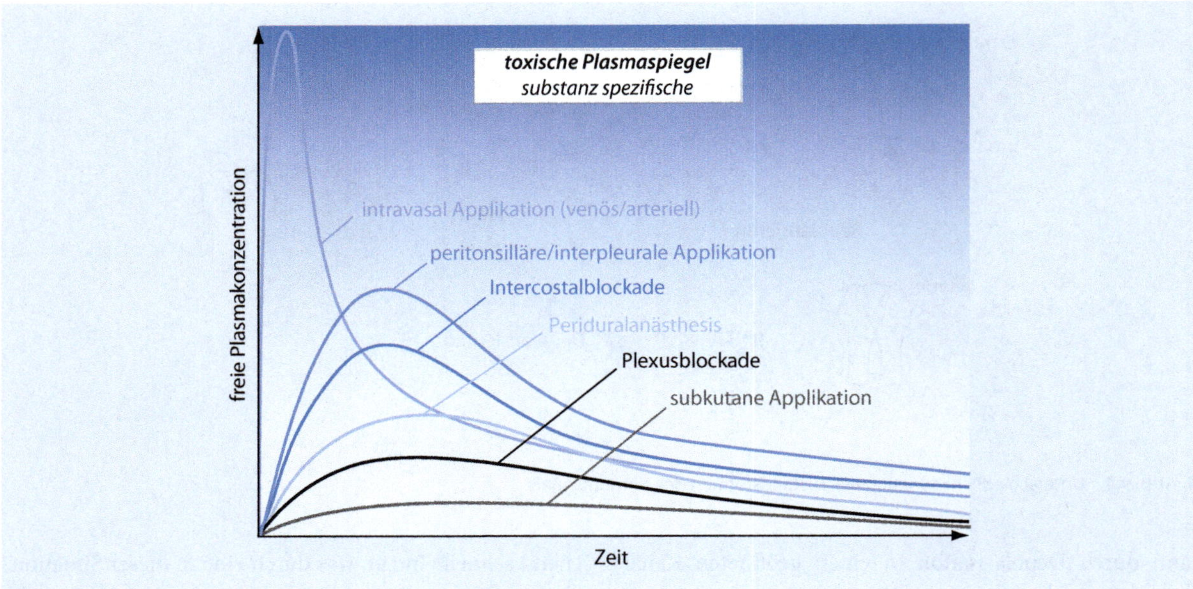

Abb. 9.5 Zeitlicher Verlauf der Plasmaspiegel in Abhängigkeit vom Injektionsort

dicke myelinreiche, und es ergibt sich eine charakteristische Reihenfolge des Ausfalls der einzelnen Qualitäten (Vasomotorik > Schmerz > Kälte > Wärme > Berührung > Druck > Motorik).

Ausmaß und Kinetik der systemischen Aufnahme hängen – neben den physiko-chemischen Eigenschaften der Lokalanästhetika selbst – in erster Linie von der Durchblutungssituation bzw. der Kapillardichte am Injektionsort ab, wobei die resultierenden Plasmaspiegel durch die applizierte Gesamtdosis und nicht durch die Konzentration der Lösung bestimmt werden [2]. Unter bestimmten Bedingungen (z. B. Urämie bei septiformen Krankheitsbildern) kann die Durchblutung im Bereich der Injektionsstelle aufgrund einer hyperdynamen Kreislaufsituation deutlich erhöht sein, was eine unerwartet rasche systemische Absorption mit frühem Auftreten von Plasmaspitzenspiegeln zur Folge hat [15]. Es zeigt sich, dass nach intrapleuraler, interkostaler bzw. peritonsillärer Applikation die höchsten, nach subkutaner bzw. intraartikulärer Gabe dagegen die niedrigsten systemischen Plasmakonzentrationen zu erwarten sind (Abb. 9.5; [2]).

Da sich Lokalanästhetika in Abhängigkeit von Lipophilie und pKa-Wert bevorzugt im Epiduralraum bzw. im perineuralen Fettgewebe anreichern, kommt es auch nach Periduralanästhesien und peripheren Blockaden eher verzögert zu einem Anstieg der Plasmaspitzenspiegel. Die exakte Vorhersage der Absorptionsrate und der daraus resultierenden Plasmaspiegel wird zusätzlich dadurch erschwert, dass Lokalanästhetika die Durchblutungsverhältnisse am Injektionsort beeinflussen können [2][15]. Hohe Konzentrationen der Substanzen verursachen in aller Regel eine Vasodilatation, wohingegen niedrige Konzentrationen eher zur Vasokonstriktion führen. Eine Hemmung der Aktionspotenzialausbreitung in sympathischen Nervenfasern, die Arterien innervieren, trägt wesentlich zur Vasodilatation durch Lokalanästhetika bei. Allerdings sind die vaskulären Effekte in hohem Maße substanzspezifisch, was dadurch verdeutlicht wird, dass 0,25–0,5%ige Bupivacainlösungen die Hautdurchblutung erhöhen, während 0,25–0,75%ige Ropivacainlösungen die Hautdurchblutung signifikant reduzieren können.

Die simultane Injektion von Vasokonstriktoren zur Verlängerung der klinischen Wirkdauer spielt ebenfalls eine entscheidende Rolle für das Ausmaß bzw. den zeitlichen Verlauf der systemischen Absorption. So verringert die Zugabe von Adrenalin (1:200.000) die Plasmaspitzenspiegel von Lidocain nach subkutaner Injektion um etwa 50%, nach Epiduralanästhesien bzw. Plexus-brachialis-Blockaden jedoch nur um 20–30%. Wird Adrenalin dagegen hoch lipophilen Lokalanästhetika wie Bupivacain bzw. Etidocain zugesetzt, so sind die resorptionsverzögerten Effekte weitaus geringer ausgeprägt [19].

9.3.2 Verteilungsvolumina und Metabolismus

Die jeweilige chemische Grundstruktur – Ester- oder Amidgruppe zwischen aromatischem Rest und sekundärem bzw. tertiärem Amin – entscheidet schließlich über das weitere Schicksal der Lokalanästhetika nach Aufnahme in den Blutkreislauf.

Aminoamidlokalanästhetika

Die Verteilungskinetik der Aminoamide im menschlichen Organismus lässt sich am besten mit Hilfe eines Drei-Kompartimenten-Modells beschreiben: In einer ersten kurzen Phase erfolgt demnach die Umverteilung vom Intravasalraum in gut durchblutete Gewebe bzw. Organe (Verteilungsphase α). Im weiteren Verlauf werden die Lokalanästhetika dann den stark durchbluteten Organen in weniger gut perfundierte Areale wie Skelettmuskulatur oder Gastrointestinaltrakt umverteilt (Verteilungsphase β). Schließlich kommt es in einer dritten Phase zur Anreicherung der Substanzen in einem wenig perfundierten Kompartiment (Verteilungsphase χ). Da das Gesamtverteilungsvolumen der Lokalanästhetika in der Regel größer ist als das Gesamtkörperwasser, muss davon ausgegangen werden, dass eine Anreicherung v. a. im Fettgewebe erfolgt. Von dort aus erfolgt nun die langsame Rückverteilung, wobei spätestens jetzt der hepatische Metabolismus erheblichen Einfluss auf Plasma- und Gewebsspiegel nimmt [15].

Nach repetitiver bzw. kontinuierlicher Gabe zeigen die Plasmakonzentrationen der Lokalanästhetika einen recht uneinheitlichen Verlauf. Theoretischen Überlegungen zufolge ergeben sich maximal zulässige Repetitionsdosen aus dem Produkt aus Clearance (virtuelles Volumen, das pro Zeiteinheit von der Substanz vollständig befreit wird) und der spezifischen toxischen Schwellenkonzentration. Die klinische Erfahrung hat jedoch gezeigt, dass es sich hierbei lediglich um orientierende Durchschnittswerte handelt, da sowohl Clearance als auch toxische Schwellenwerte eine erhebliche individuelle Variationsbreite aufweisen. In diesem Zusammenhang kommt auch der Eliminationshalbwertszeit $t_{1/2}$ besondere Bedeutung zu, zeigt sie doch auf, nach welchem Intervall eine Repetitionsdosis bzw. mit welcher Infusionsrate ein Lokalanästhetikum sicher appliziert werden kann.

Praxistipp

Es gilt die Faustregel, dass die Plasmakonzentration nach 5 Eliminationshalbwertszeiten nahezu vollständig (auf ungefähr 3%) abgefallen ist, was gerade bei der repetitiven bzw. kontinuierlichen Anwendung lang wirkender Lokalanästhetika zu beachten ist. Werden beispielsweise 2 mg/kgKG Bupivacain ($t_{1/2}$=180 min) nach 6 h im Rahmen einer Interkostalblockade erneut appliziert, so liegt der zweite Plasmaspitzenspiegel ca. 25% höher als der erste.

Aminoamidlokalanästhetika werden hauptsächlich hepatisch metabolisiert und nur zu ca. 5% unverändert renal eliminiert. Wird jedoch durch Ansäuern des Urins die Protonierung der tertiären Base in die besser wasserlösliche quartäre Form beschleunigt, so kann die renale Ausscheidung dieser Substanzen auf bis zu 20% gesteigert werden. In mehreren Schritten werden Aminoamide durch mikrosomale Enzymsysteme der Leber in eine Aminocarbonsäure sowie ein zyklisches Anilinderivat umgewandelt, N-dealkyliert bzw. hydroxyliert, mit Glucuronsäure konjugiert und schließlich renal ausgeschieden. Die Eliminationshalbwertszeit korreliert dabei gut mit der hepatischen Perfusions- bzw. der Metabolisierungsrate. So weisen Prilocain und Etidocain die größten, Ropivacain und (Levo)bupivacain dagegen die geringsten Eliminationsgeschwindigkeiten auf, während Lidocain und Mepivacain in diesem Spektrum in etwa eine Mittelstellung einnehmen.

Aminoesterlokalanästhetika

Im Gegensatz zu Aminoamiden werden Aminoesterlokalanästhetika nach systemischer Absorption sehr rasch durch Plasmaesterasen abgebaut, was dazu führt, dass die Plasmahalbwertszeiten dieser Substanzen unter physiologischen Bedingungen in der Regel unter 1 min liegen (▫ Tab. 9.1). Dennoch lassen sich auch hier substanzspezifische Unterschiede zwischen den Metabolisierungsraten feststellen, wobei 2-Chlorprocain vor Procain und Tetracain am schnellsten inaktiviert wird. Die bei der Hydrolyse entstehenden Aminoalkohole und Carbonsäuren sind gut wasserlöslich und werden daraufhin renal eliminiert. Aufgrund dieser schnellen Inaktivierung sind systemische Intoxikationen durch Aminoester nur selten zu beobachten.

Wahrscheinlich sind v. a. die Cholinesterasen für Metabolisierung von Lokalanästhetikaestern verantwortlich. Deshalb kann bei einer genetisch bedingten Aktivitätsminderung der Butyrylcholinesterase die Eliminationshalbwertszeit von Lokalanästhetikaestern signifikant verlängert sein, so dass es in Einzelfällen zu einer symptomatischen Akkumulation kommen kann. Neugeborene gelten in diesem Zusammenhang als besonders gefährdet, weisen sie doch physiologischerweise eine um bis zu 50% verminderte Plasmacholinesteraseaktivität auf.

Die Pharmakokinetik der Lokalanästhetika wird von der jeweiligen Molekülstruktur, den spezifischen physiko-chemischen Eigenschaften, dem Injektionsort sowie dem funktionellen Zustand der Exkretionsorgane Leber und Niere bestimmt.

9.3.3 Patientenspezifische Einflussfaktoren auf die Pharmakokinetik

Lebensalter

Beim Neugeborenen ist die Konzentration von saurem α_1-Glykoprotein physiologischerweise noch um etwa die Hälfte reduziert. So führt z. B. die einmalige kaudale Gabe von Ropivacain bei Neugeborenen und Säuglingen bis zu 3 Monaten zu höheren freien Plasmaspiegeln als bei älteren Kindern. Darüber hinaus ist die Gesamtclearance der Lokalanästhetika noch altersgemäß vermindert, was v. a. bei kontinuierlicher Applikation lang wirkender Substanzen relevant werden kann. Trotz alledem liegt die Inzidenz toxischer Zwischenfälle in dieser Altersgruppe nicht höher als bei Erwachsenen, da hohe Dosen an Lokalanästhetika von vorneherein nicht zur Anwendung kommen.

Der Organismus des alten Menschen dagegen ist durch eine Reduktion von Organperfusion und -funktion gekennzeichnet, was zu einer verzögerten Metabolisierung und damit einer Wirkungsverlängerung vieler Medikamente – darunter auch Lokalanästhetika – führt. Dennoch weichen Plasmaspitzenspiegel sowie Plasmaproteinbindungsraten beim alten Menschen nur unwesentlich von den Werten ab, die unter vergleichbaren Bedingungen bei jungen Erwachsenen gemessen werden. Entscheidend scheint aber zu sein, dass sich mit zunehmendem Alter sowohl die Morphologie als auch die Funktion neuronaler Strukturen im Sinne einer verzögerten Erregungsfortleitung verändert. Darüber hinaus kommt es zu einer signifikanten Reduktion des perineuralen Fettgewebes, dessen Bedeutung als Speicherkompartiment für Lokalanästhetika bereits beschrieben wurde. So reagiert das Nervensystem des alten Menschen i. A. sensibler auf Lokalanästhetika, was sowohl tierexperimentell als auch klinisch im Rahmen von Peridural- und Plexusblockaden nachgewiesen werden konnte [15].

Leberfunktion

Eine höhergradige Einschränkung der Leberfunktion beeinflusst sowohl direkt über eine reduzierte Stoffwechselkapazität als auch indirekt über Veränderungen der Hämodynamik und der Proteinsyntheseleistung die Pharmakokinetik vieler Lokalanästhetika. Darüber hinaus sind hepatische Funktionsstörungen häufig mit Einschränkungen weiterer Organsysteme (z. B. Niere) assoziiert, die z. T. sogar von größerer klinischer Relevanz sein können als die Grunderkrankung per se. So zeigen Untersuchungen an Patienten vor Lebertransplantation, dass die Gesamtclearance von Ropivacain bei terminaler Organinsuffizienz um etwa 60% reduziert ist, wobei sich im Vergleich zu Gesunden keine Unterschiede in den Plasmakonzentrationen ergeben. Während also bei Leberinsuffizienz einmalige Bolusgaben in unveränderter Dosierung als weitgehend sicher betrachtet werden können, ist v. a. nach kontinuierlicher Gabe langwirksamer Lokalanästhetika mit einer Akkumulation der Substanzen selbst sowie deren Metaboliten zu rechnen.

Nierenfunktion

Bei fortgeschrittener Niereninsuffizienz und Urämie wird regelhaft ein signifikanter Rückgang der Gesamtclearance der Lokalanästhetika beobachtet. Dennoch scheinen die Eliminationshalbwertszeiten in dieser Situation weitgehend unverändert zu bleiben. Zudem gehen urämische Zustände vielfach mit einer hyperzirkulatorischen Kreislaufsituation einher, was sich wiederum auf die Absorptionsgeschwindigkeit und damit auf die Zeit bis zum Erreichen der Plasmaspitzenspiegel auswirken kann. Aufgrund der verminderten Exkretionsleistung ist v. a. bei kontinuierlicher und wiederholter Anwendung langwirksamer Lokalanästhetika mit einer Akkumulation der Substanzen sowie deren Metabolite zu rechnen. Da einige dieser Abbauprodukte selbst ein nicht unerhebliches systemisch-toxisches Potenzial besitzen, steigt bei fehlender Dosisanpassung das Risiko eines lebensbedrohlichen Zwischenfalls in beträchtlichem Umfang an.

Nierenerkrankungen sind darüber hinaus häufig durch einen Proteinverlust charakterisiert. Interessanterweise steigt der relative Anteil von saurem α_1-Glykoprotein bei Niereninsuffizienz jedoch an, was zumindest theoretisch vor exzessiv hohen freien Lokalanästhetikakonzentrationen im Plasma schützt, obwohl die Gesamtbindungskapazität der Plasmaproteine in dieser Situation deutlich vermindert ist.

Herz-Kreislauf-Funktion

Fortgeschrittene Stadien der Herzinsuffizienz gehen mit einer signifikanten Reduktion der Leber- und Nierendurchblutung einher, was zu einer verminderten Metabolisierungs- und Exkretionsrate einiger Aminoamide führt. So werden bei hochgradig herzinsuffizienten Patienten nach Injektion von 0,5 mg/kgKG Lidocain Plasmakonzentrationen erreicht, die sonst bei Gesunden nach Injektion der doppelten Dosis gemessen werden. Während Lidocain aufgrund seiner geringen Proteinbindung pro Leberpassage zu etwa 75% aus der A. hepatica extrahiert wird, werden stark proteingebundene Substanzen (Bupivacain bzw. Ropivacain) nur zu weniger als der Hälfte entfernt. Folglich wirkt sich ein reduziertes Herzzeitvolumen bzw. eine verminderte Leberperfusion insbesondere auf die Plasmaspiegel von Lokalanästhetika mit niedriger Plasmaproteinbindungsrate aus.

Im Falle eines Low-cardiac-output-Syndroms ist die Perfusion im Bereich der (peripheren) Injektionsstelle oftmals vermindert, was zu einer verlangsamten Absorption der Lokalanästhetika führt. Andererseits erreicht ein grö-

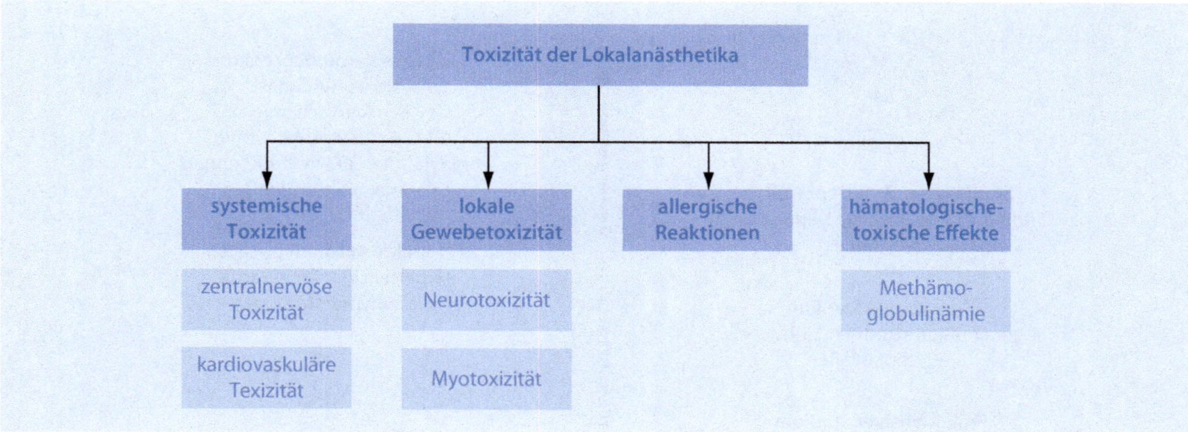

Abb. 9.6 Formen der Toxizität der Lokalanästhetika

ßerer Anteil systemisch aufgenommener Substanzen bei zentralisiertem Kreislauf das Gehirn bzw. das Herz, was potenziell die Gefahr des Auftretens einer akuten zentralnervösen bzw. kardiovaskulären Intoxikation erhöht [12].

Schwangerschaft

Im Verlauf der Schwangerschaft kommt es u. a. zu einschneidenden Veränderungen der Herz-Kreislauf-Funktion sowie zu Flüssigkeitsverschiebungen, die sämtliche Körperkompartimente betreffen. Dies führt v. a. in der zweiten Hälfte zu einer Steigerung der Durchblutung der Körperperipherie und damit zu einer rascheren systemischen Aufnahme der Lokalanästhetika. Darüber hinaus sinkt die Proteinbindung vieler dieser Substanzen im Verlauf der Schwangerschaft signifikant ab. Da sich zusätzlich die Empfindlichkeit des Herzens gegenüber Lokalanästhetika progesteronbedingt erhöht, sind Schwangere hinsichtlich des Auftretens systemisch-toxischer Zwischenfälle besonders gefährdet. Zu alledem reagieren neuronale Strukturen insbesondere im letzten Trimenon sensibler gegenüber Lokalanästhetika.

Medikamenteninteraktionen

Aminoamide werden durch Cytochrom P_{450} (CYP) abgebaut, wobei die Isoformen CYP3A4, CYP2D6 sowie CYP1A2 von besonderer Bedeutung sind. Folglich kann eine Begleitmedikation mit potenten Inhibitoren dieser Isoenzyme zu einer signifikanten Reduktion der Gesamtclearance führen. Cimetidin und Propranolol hemmen z. B. CYP2D6, was die hepatische Abbausrate von Bupivacain um bis zu 35% erniedrigt. Dagegen sind sowohl CYP1A2 als auch CYP3A4 am Abbau von Ropivacain beteiligt. Im Rahmen einer Therapie mit dem Ciprofloxacin bzw. Fluvoxamin wird erstgenanntes Isoenzym inhibiert, so dass sich die Ropivacainclearance um bis zu 70% vermindern kann. Wird jedoch CYP3A4 durch Clarithromycin oder Itraconazol blockiert, sinkt die Gesamtclearance von Ropivacain nur unwesentlich ab, was darauf hindeutet, dass dieser Abbauweg quantitativ eine eher untergeordnete Rolle zu spielen scheint [15].

9.4 Toxikologie der Lokalanästhetika

9.4.1 Inzidenz

Derzeit sind systemisch-toxische Zwischenfälle bei Periduralanästhesien in einer Häufigkeit von 1,17–12/100.000, bei peripheren Nervenblockaden dagegen in einer Häufigkeit von 150–200/100.000 zu beobachten.

Die Gesamtletalität liegt dabei bei etwa 0,023/100.000.

Interessanterweise treten lokal-toxische Komplikationen nach peripheren Nervenblockaden mit 10–20/100.000 in geringerer Inzidenz auf als nach rückenmarksnahen Anästhesien (Abb. 9.6; [11][19]).

9.4.2 Systemische Toxizität

Na^+-Kanäle sind nicht nur an der neuronalen Informationsverarbeitung beteiligt, sondern stellen vielmehr die zentrale funktionelle Einheit kommunizierender Zellverbände dar. Somit kommt es v. a. dann zum Auftreten systemisch-toxischer Symptome, wenn die freie Konzentration eines Lokalanästhetikums im Plasma exzessiv ansteigt und dabei einen substanz- bzw. patientenspezifischen Grenzwert überschreitet [12][15].

Hauptursachen der systemischen Intoxikation mit Lokalanästhetika
- Versehentliche intravasale Injektion
- Überdosierung

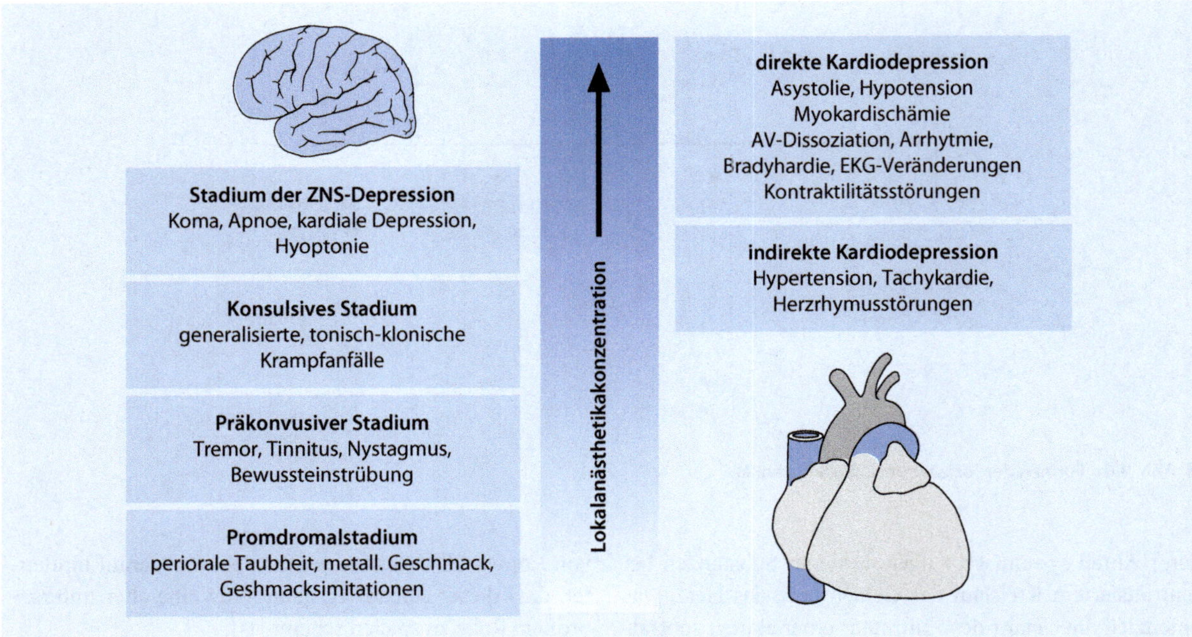

Abb. 9.7 Charakteristische zentralnervöse bzw. kardiovaskuläre Symptomatik einer systemischen Intoxikation durch Lokalanästhetika

- Unerwartet rasche Resorption von der Injektionsstelle (z. B. in gut durchbluteter Körperregion)

Grundsätzlich können sämtliche Lokalanästhetika systemische Intoxikationen verursachen, wobei die Symptomatik eng mit dem jeweiligen freien Plasmaspiegel sowie der lokalanästhetischen Potenz korreliert. Vor diesem Hintergrund ist die Festlegung von substanzspezifischen Maximaldosen als ein Versuch zu sehen, die Inzidenz toxischer Reaktionen so gering wie möglich zu halten. Dieses Konzept war jedoch von Beginn an umstritten und wird in der gegenwärtigen Form häufig als »wissenschaftlich nicht haltbar« bezeichnet. Der Hauptkritikpunkt besteht sicherlich darin, dass Maximaldosen mehr oder weniger willkürlich anhand von (tier)experimentellen Befunden und Fallberichten festgelegt wurden. Da aber systemisch-toxische Erscheinungen im Falle einer unbeabsichtigten intravasalen Injektion bereits nach weitaus geringeren Mengen auftreten können, bleibt der wahre Nutzen dieser Empfehlungen fraglich, zumal sie ein ungerechtfertigtes »Gefühl der Sicherheit« im Umgang mit Lokalanästhetika vermitteln. Zu alledem lassen die empfohlenen Maximaldosen Perfusions- und Absorptionsverhältnisse am Injektionsort sowie individuelle pharmakokinetische Besonderheiten unberücksichtigt [15][19].

Toxische Wirkungen auf das Zentralnervensystem (ZNS)

Generell reagiert das zentrale Nervensystem sensibler auf eine systemische Anreicherung von Lokalanästhetika als das kardiovaskuläre System. Die klinischen Zeichen der zentralnervösen Intoxikation treten in Abhängigkeit von zerebralen Lokalanästhetikaspiegeln charakteristischerweise in folgendem Verlauf auf:

- Im **Prodromalstadium** dominieren periorale Taubheitsgefühle, Irritationen der Geschmackswahrnehmung (»metallischer« Geschmack), Schwindel, eine Hyperakusis sowie Angstzustände bis hin zu Panikattacken.
- Bei einem weiteren Anstieg der intrazerebralen Konzentration erfolgt der Übergang in das **präkonvulsive Stadium**. Die Patienten klagen dann über Tinnitus, einen Rückgang der Sehschärfe sowie einen zunehmenden Verlust der Willkürmotorik. Zusätzlich kann es bereits jetzt zu Einschränkungen der Bewusstseinslage kommen.
- Im **konvulsiven Stadium** werden die präkonvulsiven Symptome durch generalisierte tonisch-klonische Krampfanfälle abgelöst, die klinisch einer Temporallappenepilepsie ähneln.
- Diese Anfälle sind nach Übergang in das **Stadium der zentralnervösen Depression** selbstlimitierend. In dieser vital bedrohlichen Situation sind die Patienten tief komatös, ohne Spontanatmung, bradykard und hypoton (Abb. 9.7; [19]).

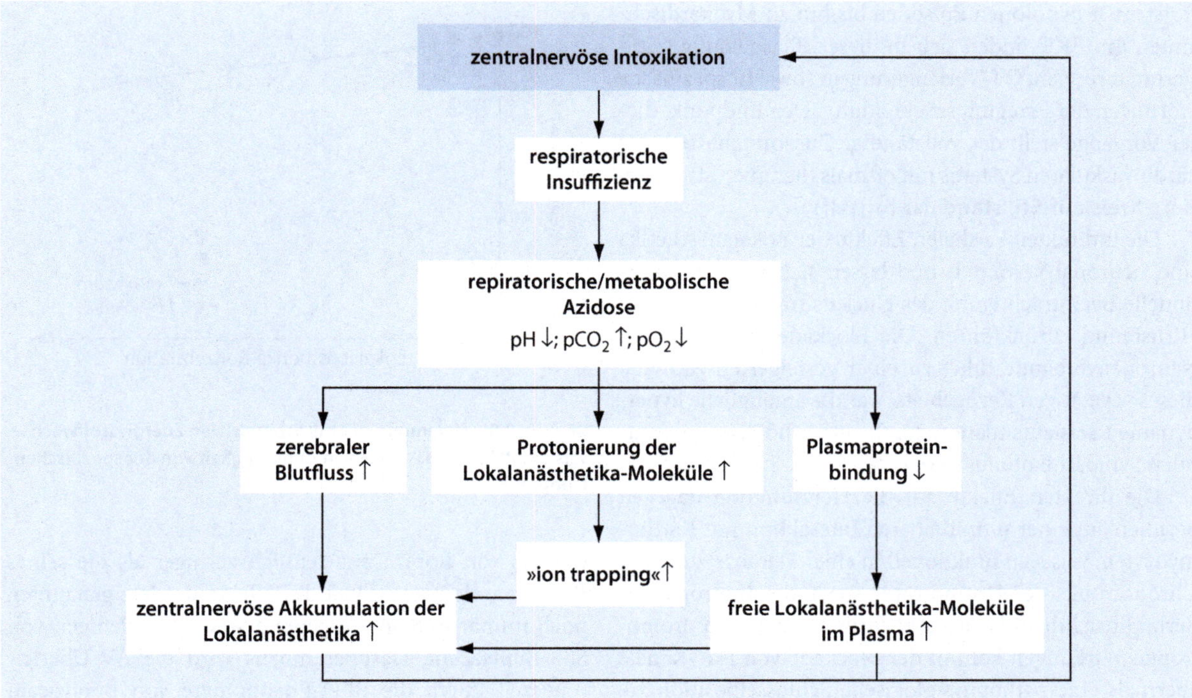

Abb. 9.8 **Intrazelluläre Akkumulation von Lokalanästhetika bei Azidose (»ion trapping«)**

Die klinische Erfahrung hat gezeigt, dass die charakteristische Symptomfolge nicht regelhaft auftritt. So kann es bei intravasaler Applikation eines Lokalanästhetikums zu einer schlagartig einsetzenden Blockade zentralnervöser Strukturen kommen, so dass die Symptomatik des (prä) konvulsiven Stadiums vollständig übersprungen wird [9].

Pathophysiologisch erklärt sich dieser Verlauf dadurch, dass inhibitorische kortikale Neuronenverbände empfindlicher auf Lokalanästhetika reagieren als exzitatorische. Demzufolge beruht die Klinik der präkonvulsiven Phase auf einem funktionellen Überwiegen exzitatorischer Neuronengruppen, wobei die Amygdala als primärer Fokus der im konvulsiven Stadium auftretenden Anfälle gilt. Zur vollständigen zentralnervösen Depression kommt es schließlich, wenn exzitatorische Neuronenverbände übergeordneter zerebraler Bereiche in ihrer Funktion durch Lokalanästhetika unterdrückt werden. Elektrophysiologisch ist dieser Zustand durch das Auftreten von Null-Linien im EEG als Korrelat einer vollständig erloschenen neuronalen Aktivität charakterisiert.

Insbesondere die aktuelle metabolisch-respiratorische Situation beeinflusst das Ausmaß der Symptomatik (Abb. 9.8). Die im Verlauf der Intoxikation zunehmende respiratorische Insuffizienz hat eine vermehrte CO_2-Retention mit konsekutiver respiratorischer Azidose zur Folge, zu der sich später hypoxiebedingt eine metabolische Azidose addiert. Als unmittelbare Folge sinkt die Bindungskapazität der Plasmaproteine und immer mehr ungebundene Moleküle diffundieren in gut durchblutete Gewebe und Organe ab. Da die Hyperkapnie zu einer Zunahme des zerebralen Blutflusses führt, akkumulieren Lokalanästhetika bevorzugt im ZNS. Bedingt durch den intrazellulären pH-Abfall werden die Moleküle nach Überwindung neuronaler Membranen umgehend protoniert. Dies wiederum bedeutet, dass sie einerseits innerhalb der Nervenzellen in aktiver Form vorliegen und mit Na^+-Kanälen interagieren, andererseits aber nicht mehr aus dem intrazellulären Kompartiment diffundieren können. Dieses sog. »ion-trapping« trägt zu einer weiteren zerebralen Anreicherung der Lokalanästhetika bei, was dann die Ateminsuffizienz und deren Folgen im Sinne eines **circulus vitiosus** verstärkt. Grundsätzlich sind diese Vorgänge jedoch reversibel, so dass bei zeitgerechter Therapie eine zerebrale Schädigung verhindert werden kann [6].

Toxische Wirkungen auf das kardiovaskuläre System

Das klinische Bild der kardiovaskulären Intoxikation ist im Gegensatz zur zentralnervösen Symptomatik eher unspezifisch: Während initial **hyperdyname Kreislaufverhältnisse** durch eine Überwiegen des Sympathikus dominieren, kommt es im weiteren Verlauf zu einer zunehmenden **Einschränkung der kardialen Funktion.** Klinisch äußert sich dies durch das Auftreten bradykarder bzw. tachykarder **Herzrhythmusstörungen** unterschiedlichsten Ursprungs, einer AV-Dissoziation bzw. therapieresistenten hypotonen Episoden bis hin zu Myokardischämien. Im EKG finden sich in dieser Phase häufig QRS-Verbreiterungen, QT-Verlängerungen sowie unspezifische Störungen der Erregungsrückbildung. Den Endpunkt dieser Vorgänge stellt der vollständige Zusammenbruch des kardiovaskulären Systems mit oftmals therapieresistentem **Herz-Kreislauf-Stillstand** dar [9][12][19].

Die indirekten kardialen Effekte der Lokalanästhetika sind neuronal vermittelt und lassen sich auf eine funktionelle Beeinträchtigung des Nucleus tractus solitarii im Hirnstamm zurückführen. Die Blockade inhibitorischer Neuronenverbände führt zu einer gesteigerten Aktivität dieses vegetativen Kerngebiets, was die anfängliche hyperdyname Kreislaufsituation durch eine Erhöhung des zentralen Sympathikotonus erklärt.

Die direkten Effekte auf die Herzfunktion dagegen beruhen auf einer unmittelbaren Interaktion mit Kardiomyozyten, was sich funktionell in einer Herabsetzung der Chronotropie, der Dromotropie sowie der Inotropie äußert. Hinsichtlich der negativ chronotropen und dromotropen Wirkungen kommt der Blockade von Na^+-Kanäle abermals eine pathophysiologische Schlüsselposition zu. Elektrophysiologisch unterscheidet sich das kardiale vom neuronalen Aktionspotenzial hauptsächlich durch einen langsamen Kalziumeinstrom in Phase 2, der die Aktivierung des kontraktilen Apparates nach sich zieht. Der schnelle initiale Natriumeinstrom führt jedoch bei beiden Zelltypen zur Depolarisation und wird durch Lokalanästhetika konzentrationsabhängig unterdrückt, was sich in einer Verkürzung der Aktionspotenzialdauer sowie der effektiven Refraktärperiode äußert.

Lidocain blockiert kardiale Na^+-Kanäle sehr rasch und unterscheidet sich damit von der langsam einsetzenden Blockade durch niedrig dosiertes Bupivacain. Wird die Konzentration von Bupivacain jedoch erhöht, so wird ein mit Lidocain vergleichbar schneller Blockadebeginn erreicht. Während sich die Kanalblockade durch Bupivacain nur sehr langsam und weitgehend konzentrationsunabhängig zurückbildet (ca. 1,5 s), ist die Wirkung von Lidocain um ein Vielfaches kürzer (ca. 0,1 s). Basierend auf diesen Beobachtungen wird für Lidocain eine »fast in - fast out«-Kinetik, für (höher konzentriertes) Bupivacain dagegen eine »fast in - slow out«-Kinetik für die Blockade myokardialer Na^+-Kanäle beschrieben [5]. Ropivacain ist in diesem Zusammenhang durch eine »fast in - medium out«-Kinetik (mittlere Blockadedauer ca. 1,0 s) charakterisiert.

Darüber hinaus unterliegt die Affinität einzelner Substanzen zu kardialen Na^+-Kanälen stereoselektiven Gesetzmäßigkeiten [8][17]. So unterdrückt R(+)-Bupivacain den Na^+-Einstrom in weitaus größerem Umfang als das Razemat bzw. als S(-)-Bupivacain (Levobupivacain). In gleicher Weise sind die blockierenden Wirkungen des S(-)-Enantiomers von Ropivacain deutlich geringer als die seines R(+)-Enantiomers, wobei die Effekte des letztgenannten noch immer weniger ausgeprägt sind als diejenigen von S(-)-Bupivacain. Darüber hinaus wird die AV-Überleitungszeit durch die R(+)-Enantiomere von Bupivacain bzw. Ropivacain im Vergleich zu den jeweiligen S(-)-Enantiomeren signifikant verlängert [8].

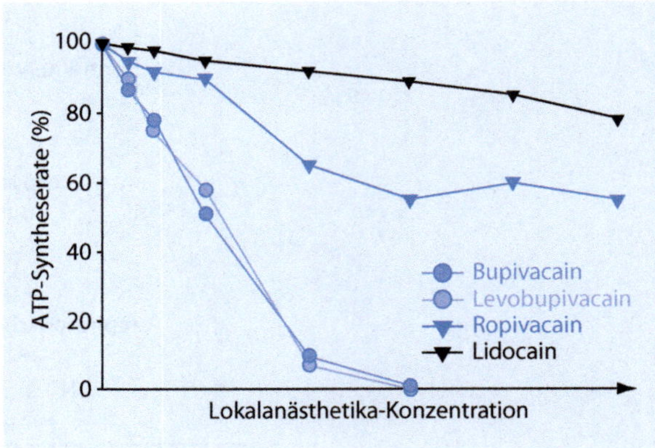

Abb. 9.9 Hemmung des mitochondrialen Energiestoffwechsels durch Lokalanästhetika in Abhängigkeit von der spezifischen Lipophilie

Neben Na^+-Kanälen sind jedoch auch noch weitere Ionenkanäle an der Entstehung der lokalanästhetikainduzierten kardialen Toxizität beteiligt, die zum Auftreten von Herzrhythmusstörungen bis hin zum therapierefraktären Herzstillstand beitragen. Zusätzlich zur Hemmung der intrakardialen Erregungsbildung bzw. -fortleitung setzen Lokalanästhetika die Inotropie des Herzens herab. Sowohl *in vitro* als auch *in vivo* werden membranständige Ca^{2+}-Kanäle vom L-Typ konzentrationsabhängig blockiert. Da das Ausmaß der intrazellulären Ca^{2+}-Freisetzung in erster Linie vom extrazellulären Ca^{2+}-Einstrom bestimmt wird, resultiert aus der Blockade dieser Kanäle letztendlich eine verminderte Kraftentwicklung der Herzmuskelfasern.

Zu alledem greifen Lokalanästhetika in den mitochondrialen Energiestoffwechsel und intrazelluläre Signalwege ein. So unterdrücken v. a. hoch lipophile Lokalanästhetika die oxydative Phosphorylierung, indem sie als Entkoppler der Atmungskette fungieren (Abb. 9.9; [16]). Dabei korreliert das Ausmaß der Einschränkung des mitochondrialen Energiestoffwechsels eng mit der Potenz bzw. der Lipophilie des jeweiligen Lokalanästhetikums, wobei stereoselektive Effekte nicht vorhanden sind. Folglich führt die Anwendung von Lidocain zu einer vernachlässigbaren Erniedrigung intrazellulärer ATP-Spiegel, wohingegen Bupivacain den mitochondrialen Energiestoffwechsel konzentrationsabhängig blockiert. Die Wirkungen von Ropivacain nehmen in diesem Spektrum eine Mittelstellung ein [16].

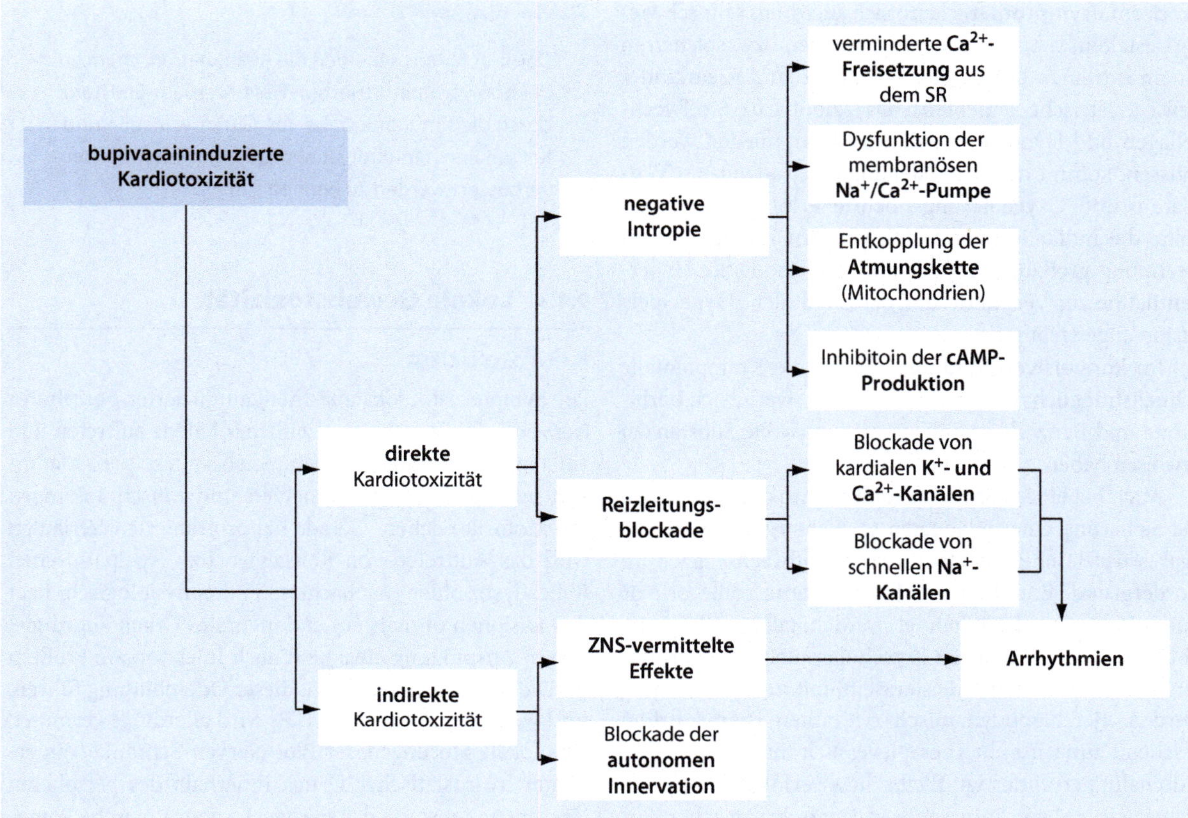

Abb. 9.10 Pathophysiologie der kardialen Toxizität am Beispiel von Bupivacain

Zwischen den einzelnen Lokalanästhetika bestehen zum Teil erhebliche Unterschiede hinsichtlich ihrer kardiotoxischen Potenz. Etidocain und razemisches Bupivacain stellen sicherlich diejenigen Substanzen mit dem größten kardiodepressiven Potenzial dar (Abb. 9.10; [12]). Die klinische Einführung der beiden reinen optischen Isomere Ropivacain bzw. Levobupivacain ist aus toxikologischer Sicht ohne Zweifel als großer Fortschritt zu werten, wobei Ropivacain aufgrund seiner deutlich geringeren Lipophilie das derzeit günstigste Wirkspektrum unter den langwirksamen Lokalanästhetika aufzuweisen scheint. Dennoch vermag selbst Ropivacain – trotz seiner moderaten kardiotoxischen Potenz – einen Herz-Kreislauf-Stillstand auszulösen. Allerdings scheinen die Chancen auf eine erfolgreiche kardiopulmonale Reanimation im Rahmen einer Intoxikation durch Ropivacain deutlich höher zu liegen als bei Bupivacain [1][9][19].

> **Die systemisch-toxische Potenz eines Lokalanästhetikums hängt in hohem Maße von der spezifischen Lipophile, aber auch von der stereoisomeren Konfiguration des Moleküls ab.**

Therapie bei systemischer Intoxikation durch Lokalanästhetika

Da es v. a. dann zu Intoxikationen kommt, wenn Lokalanästhetika versehentlich intravasal injiziert, in inadäquat hohen Dosen verwendet bzw. unerwartet schnell resorbiert werden, besteht der wichtigste »therapeutische« Grundsatz in der Prävention: Unabhängig von Blockadelokalisation und -technik sollten Lokalanästhetika nur langsam und fraktioniert injiziert werden, wobei durch wiederholte Aspiration eine intravasale Applikation weitgehend vermieden werden kann [13].

Die gleichzeitige Gabe von »Markersubstanzen«, die eine intravasale Injektion anzeigen sollen, stellt hier eine zusätzliche Sicherheitsmaßnahme dar. Bereits 15 µg Adrenalin führen beim Gesunden innerhalb weniger Sekunden zu einer ausgeprägten Tachykardie, so dass die Applikation des Lokalanästhetikums umgehend beendet werden kann. Allerdings ist die Aussagekraft dieses Tests in der klinischen Praxis (Medikation mit β-Blockern, Schwangerschaft, sehr alte bzw. sehr junge Patienten) eingeschränkt.

Kommt es dennoch zum Auftreten zentralnervöser Symptome, ist die Applikation des Lokalanästhetikums umgehend zu beenden. Das rechtzeitige Erkennen der

Prodromalsymptomatik kann sich allerdings sehr schwierig gestalten, v. a. bei sedierten Patienten bzw. solchen in einem extremen Lebensalter (Säuglinge und Kleinkinder bzw. geriatrische Patienten). Da azidotische Stoffwechsellagen und Hypoxie in jedem Falle vermieden werden müssen, kommt der Sicherstellung einer adäquaten Ventilation und Oxygenierung höchste Priorität zu. Daher sollte die Indikation zur endotrachealen Intubation und Beatmung großzügig gestellt und eine moderate Hyperventilation zur Verminderung der zerebralen (Hyper)perfusion angestrebt werden.

Im **konvulsiven Stadium** müssen die Krampfanfälle schnellstmöglich durchbrochen werden, wofür sich Barbiturate und Benzodiazepine als wirkungsvolle Substanzen erwiesen haben.

Auch bei einer **kardiovaskulären Intoxikation** stehen die Sicherung einer adäquaten O_2-Versorgung sowie die aggressive Beseitigung azidotischer Stoffwechsellagen im Vordergrund. Eine bestehende **Hypotonie** sollte primär durch Volumengabe behandelt werden; fallweise kann jedoch auch der Einsatz von Katecholaminen, ggf. in Kombination mit Phosphodiesteraseinhibitoren, notwendig werden. Bei hämodynamisch relevanten **Bradykardien** erscheint zunächst ein Therapieversuch mit Atropin bzw. Adrenalin gerechtfertigt. Bleibt dieser erfolglos, muss ein transkutaner bzw. transvenöser Herzschrittmacher zur Anwendung kommen.

9

Cave

Allerdings erweisen sich v. a. durch langwirksame Lokalanästhetika verursachte Bradykardien einer Schrittmacherbehandlung gegenüber oftmals als therapieresistent.

Hochdosiertes Lidocain wurde in derartigen Situationen oftmals mit dem Ziel appliziert, dass es die ursprünglichen Liganden am Na^+-Kanal kompetitiv verdrängt. Dies führt jedoch nur selten zum erwünschten Erfolg, so dass von einer derartigen Maßnahme abgesehen werden sollte.

Ein **Herz-Kreislauf-Stillstand** wird gemäß den aktuellen ACLS-Richtlinien behandelt, wobei aufgrund der Bindungskinetik von Lokalanästhetika am Na^+-Kanal prolongierte Reanimationsmaßnahmen erforderlich sein können. Experimentelle Daten deuten darauf hin, dass in dieser Situation vergleichsweise hohe Katecholamindosierungen benötigt werden und dass Amiodaron anderen Antiarrhythmika bei Kammerflimmern therapeutisch überlegen zu sein scheint.

Praxistipp

Darüber hinaus scheinen die Reanimationschancen bei bupivacaininduziertem Herz-Kreislauf-Stillstand durch die simultane Gabe von Glukose, Insulin und Kalium bzw. Lipidinfusionen (20%ige Fettemulsion) verbessert werden zu können [18].

9.4.3 Lokale Gewebstoxizität

Neurotoxizität

Die Symptomatik lokalanästhetikainduzierter **peripherer Nervenläsionen** kann mit zeitlicher Latenz auftreten und von temporären Taubheitsgefühlen bis hin zu persistierenden neuropathischen Schmerzen und Einschränkungen der Motorik reichen. Gerade bei protrahierten Verläufen wird das Auftreten von Kausalgien bzw. sympathischen Reflexdystrophien beobachtet. Pathophysiologisch liegt den Läsionen oftmals ein endoneurales Ödem zugrunde, dessen Ausprägung etwa 48 h nach Injektion am größten ist. Die Mechanismen, die zu dieser Ödembildung führen, sind weitgehend unklar [19]. Es wird allerdings vermutet, dass lokale Störungen der Blut-Nerven-Schranke, ein erhöhter hydrostatischer Druck innerhalb des peripheren Nervenstrangs sowie das spezifische neurotoxische Potenzial des Lokalanästhetikums eine entscheidende Rolle spielen.

Hinsichtlich der Neurotoxizität an peripheren Nerven haben sich 2-Chlorprocain, Lidocain sowie Etidocain als 2fach, 2,4fach bzw. 3,6fach toxischer erwiesen als die Referenzsubstanz Procain, so dass ein direkter Zusammenhang zwischen Schädigungsgrad und anästhetischer Potenz bzw. Lipophilie vermutet wird. Darüber hinaus scheinen Aminoester ein größeres neuronales Schädigungspotenzial zu besitzen als Aminoamide, wobei der Zusatz von Adrenalin bzw. Natriumbikarbonat das Ausmaß der Nervenschäden noch weiter erhöht. Die ausgedehntesten Nervenläsionen werden jedoch durch höher konzentriertes Lidocain (2–5%) verursacht. So konnte an Ratten gezeigt werden, dass eine 4%ige Lidocainlösung die Degeneration von bis zu 25% der Axone des N. ischiadicus im Bereich der Injektionsstelle und weiter distal zur Folge hat.

Das Symptomspektrum neurotoxischer Erscheinungen nach zentralen Nervenblockaden reicht von temporären Sensibilitätsstörungen bis hin zu schweren, irreversiblen sensorischen bzw. motorischen Ausfällen. **Transiente neurologische Symptome (TNS)** treten nahezu ausschließlich nach Single-shot-Spinalanästhesien auf und sind durch dumpfe Rückenschmerzen mit Ausstrahlung in die Glutealregion sowie in die Oberschenkelrückseiten bis hinab zu den Waden gekennzeichnet. TNS manifestieren sich charakteristischerweise in den ersten 24 h postoperativ und bilden sich innerhalb weniger Tage vollständig zurück [14]. Ätiologie und Pathomechanismus dieser Erscheinung sind nach wie vor unklar. Grundsätzlich können sämtliche intrathekal applizierten Lokalanästhetika TNS auslösen, wobei sich die substanzspezifischen Inzidenzen erheblich unterscheiden. So gehen Lidocain und Mepivacain mit den höchsten TNS-Inzidenzen einher (bis zu 37%); Bupivacain und Prilocain dagegen gelten in diesem Zusammenhang als die »sichersten« Substanzen. TNS können ebenfalls nach spinaler Anwendung von Ropivacain auftreten; die Inzidenz bleibt derzeit jedoch noch unklar.

Im Gegensatz zu den TNS wird das **Cauda-equina-Syndrom** (CES) meist direkt nach Abklingen der Blockade symptomatisch. Im Vollbild imponiert klinisch eine schlaffe (periphere) Parese bis Plegie der Beine, asymmetrische »Reithosen«-Parästhesien im Bereich der Lumbosakralsegmente sowie Blasen- und Mastdarmentleerungsstörungen. Schmerzen sind grundsätzlich nicht typisch, können aber fallweise beobachtet werden. Bei der überwiegenden Mehrzahl der Patienten bildet sich die Symptomatik innerhalb mehrere Monate zurück; allerdings kann es gelegentlich zu einer Chronifizierung der Entleerungsstörungen von Blase und Mastdarm kommen. Die Inzidenz dieser schwersten Verlaufsformen ist mit etwa 0,02% als sehr gering einzustufen.

Für die Entstehung eines CES spielen Dichte und Konzentration der Lösung sowie neurotoxische Effekte von Zusatzstoffen eine maßgebliche Rolle. Anfang der 1990er Jahre wurde eine Reihe von Zwischenfällen bekannt, bei denen es nach repetitiver bzw. kontinuierlicher Gabe von 5%igem hyperbaren Lidocain über spinale Mikrokatheter zur Entwicklung eines CES kam. Die Analyse dieser Zwischenfälle ergab, dass es aufgrund der dünnlumigen Spinalkatheter zu einem »sakralen Pooling« der hyperbaren Lösung innerhalb des Liquorraums kommt. Hieraus resultiert ein immenser lokaler Konzentrationsanstieg, der – neben den intrinsischen neurotoxischen Eigenschaften des Lidocains selbst – entsprechende Schädigungsmuster verursacht. Die grundlegenden subzellulären Pathomechanismen sind allerdings bis heute nur rudimentär verstanden. Es hat sich jedoch gezeigt, dass hinsichtlich der Myelotoxizität das Potenzial eines Lokalanästhetikums sehr eng mit der spezifischen Hydrophilie korreliert. Lidocain, Tetracain und Prilocain führen tierexperimentell zu schweren histologischen Schäden und funktionellen Einschränkungen am Rückenmark, während die neurotoxischen Effekte des hoch lipophilen Bupivacains weitaus geringer ausgeprägt sind.

Aktuelle Studien deuten darüber hinaus darauf hin, dass einige Lokalanästhetika Apoptose – einen programmierten Zelltod – in kultivierten Nervenzellen induzieren. In diesem Zusammenhang erweist sich Mepivacain als diejenige Substanz, die weitaus weniger toxisch zu sein scheint als Lidocain, Bupivacain, Ropivacain und v. a. Cocain. Es ist allerdings nicht geklärt, ob Apoptose eine quantitativ bedeutsame Rolle für die Entstehung klinisch fassbarer Nervenschäden spielt.

Myotoxizität

Lokalanästhetika verursachen konzentrationsabhängig Schäden an Skelettmuskelfasern bis hin zu **Myonekrosen**. Dabei erweist sich der zeitliche Ablauf dieser Schädigungsmuster als weitgehend unabhängig von der jeweiligen Substanz: Bereits wenige Minuten nach Applikation der Lokalanästhetika werden hyperkontrahierte Einzelfasern beobachtet, die als »morphologische Vorboten« einer beginnenden Zell- und Gewebsschädigung interpretiert werden. Im Folgenden kommt es dann zu einer zunehmenden Erweiterung intrazellulärer Membransysteme, und es werden histologische Zeichen der lytischen Degeneration des sarkoplasmatischen Retikulums und mitochondrialer Strukturen sowie eine generalisierte myozytäre Ödembildung erkennbar. Den Endpunkt dieser Vorgänge stellt im Extremfall das Auftreten von Nekrosearealen dar, deren Ausdehnung im Wesentlichen vom injizierten Volumen bestimmt wird. Die zerstörten Bereiche werden im weiteren Verlauf durch Phagozyten von Zelldetritus befreit und regenerieren, sind jedoch auch noch nach 4–6 Wochen durch Narbengewebe und fleckförmigen Verkalkungen mikroskopisch identifizierbar. Basallaminae, Bindegewebe sowie vaskuläre Strukturen bleiben von den toxischen Wirkungen weitgehend verschont. Interessanterweise erweisen sich auch Myoblasten (Satellitenzellen) als resistent gegenüber Lokalanästhetika und sichern somit eine weitgehende Muskelregeneration.

Grundsätzlich sind alle derzeit verwendeten Lokalanästhetika als myotoxisch zu bezeichnen; dennoch variiert deren muskelschädigendes Potenzial erheblich. Während Procain und Tetracain nur zu diskreten strukturellen Veränderungen führen, werden durch Bupivacain die ausgedehntesten skelettmuskulären Schäden bis hin zu Myonekrosen verursacht [21].

Pathophysiologisch kommt einer exzessiv gesteigerten freien Ca^{2+}-Konzentration in multinukleären Myozyten eine Schlüsselrolle zu. Es ist mittlerweile bekannt, dass v. a. Mepivacain, Ropivacain, Levobupivacain und Bupivacain durch Interaktion mit SR-ständigen Ryanodinrezeptoren eine Ca^{2+}-Freisetzung induzieren und dabei gleichzeitig die Ca^{2+}-Wiederaufnahme ins SR durch Blockade membranständiger Ca^{2+}-ATPasen verhindern. Diese synergistischen Effekte führen schließlich zu einer persistierenden Erhöhung des intrazellulären Ca^{2+} in zytotoxische Bereiche und werden in ihrem Ausmaß von der spezifischen Lipophilie bzw. der stereoisomeren Konfiguration der Moleküle bestimmt [20]. Tetracacain dagegen, eine Substanz mit extrem geringen myotoxischen Potenzial, bleibt ohne Einfluss auf die intrazelluläre Ca^{2+}-Homöostase. Dennoch können diskrete Muskelschäden auch nach Applikation von Tetracain beobachtet werden, was auf weitere, bislang unbekannte Schädigungsmechanismen hindeutet. Zu alledem induziert Bupivacain im Gegensatz zu anderen Lokalanästhetika Apoptose in adulten Skelettmuskelzellen, wobei diese Form des Zelltods quantitativ lediglich eine untergeordnete Rolle bei der Entstehung von Muskelschäden zu spielen scheint.

Das klinische Bild der lokalanästhetikainduzierten Myotoxizität ist uneinheitlich und wird in hohem Maße vom jeweiligen Injektionsort bestimmt. Am häufigsten werden Störungen der Augenmotilität nach Peri- bzw. Retrobulbärblockaden beobachtet, die eindeutig auf direkte Schädigungen der äußeren Augenmuskeln durch Lokalanästhetika zurückgeführt werden können. Zwar ist dieser Zustand, der durch das Auftreten von Doppelbildern gekennzeichnet ist, meist innerhalb weniger Wochen reversibel, jedoch schränkt dieser das Befinden des Patienten bzw. dessen Arbeitsfähigkeit in hohem Maße ein. Darüber hinaus gibt es vereinzelte Berichte über die Entstehung von klinisch relevanten Muskelschäden nach Wundrandinfiltrationen bzw. Triggerpunktinjektionen.

Inwieweit myotoxische Effekte von Lokalanästhetika nach peripheren Nervenblockaden relevant werden, ist derzeit unklar. Symptomatische Gewebeschäden (z. B. eine narbige Schrumpfung der Muskulatur mit funktioneller Einschränkung) im Rahmen dieser Techniken sind zwar beschrieben, dennoch scheinen die Läsionen, die nach heutigem Wissensstand obligatorisch durch Lokalanästhetika in der nervennahen Muskulatur verursacht werden, in aller Regel klinisch inapparent zu bleiben [19].

9.4.4 Akute allergische Reaktionen auf Lokalanästhetika

Allergische Reaktionen sind heutzutage selten und treten bevorzugt nach Anwendung von Aminoesterlokalanästhetika auf. Dies liegt in erster Linie daran, dass bei der Metabolisierung von **Aminoestern** p-Aminobenzoesäure entsteht. Dieser Metabolit wiederum ist ein in der Nahrungsmittel- und Kosmetikindustrie weit verbreitetes Konservierungsmittel, so dass *a priori* von einer hohen Sensibilisierungsrate ausgegangen werden muss.

Beim Einsatz von **Aminoamiden** dagegen zeigen sich allergische Zwischenfälle insbesondere in Kombination mit Konservierungsmitteln, weshalb konservierungsmittelhaltige Mehrdosisbehälter nahezu vollständig vom Markt verschwunden sind.

Kommt es zur akuten Reaktion, muss unter allen Umständen versucht werden, eine weitere Exposition zu beenden. Eine spezifische Therapie ist nicht möglich und orientiert sich an den aktuellen Empfehlungen zur Behandlung anaphylaktischer Reaktionen; allerdings sollte nach dem Akutereignis in jedem Falle eine allergologische Abklärung des Patienten durchgeführt werden.

9.4.5 Hämatologisch-toxische Effekte der Lokalanästhetika

Die Entstehung von Methämoglobin kann nach Anwendung von Benzocain, Tetracain, Lidocain sowie v. a. Prilocain beobachtet werden. Methämoglobin (Met-Hb) entsteht aus Hämoglobin durch Oxydation des zentralständigen Eisenions in die 3-wertige Form und verliert dadurch die Fähigkeit, Sauerstoff reversibel zu binden. Eine Methämoglobinämie liegt definitionsgemäß dann vor, wenn die Met-Hb-Konzentrationen die physiologischen Spiegel von ca. 1–2% überschreiten. Klinisch imponiert dann eine Zyanose, wenn die Met-Hb-Spiegel auf über 15 g/dl angestiegen sind, wobei ab ca. 30 g/dl mit Erstickungserscheinungen sowie Bewusstseinsstörungen zu rechnen ist.

Prilocain induziert die Entstehung von Met-Hb durch 2 seiner Metabolite, 4-Hydroxy-2-methylanilin sowie o-Toluidin, und es sind hauptsächlich Säuglinge und Kleinkinder, die nach unkritischer topischer Anwendung (als eutektische Mischung mit Lidocain) symptomatisch werden. Dies mag insbesondere daran liegen, dass fetales Hämoglobin sehr leicht oxydiert werden kann, dass bei Neugeborenen und Säuglingen noch verminderte Aktivitäten der NADH-Methämoglobulinreduktase, der Katalase sowie der Glutathionperoxidase vorliegen und dass die Dosis bezogen auf das Körpergewicht i. A. größer ist als bei Erwachsenen. Bei letztgenannten dagegen scheint die aktuelle Begleitmedikation (Sulfonamide, Malariamedikamente), ein vorbestehender Glukose-6-phosphat-Dehydrogenase-Mangel sowie das Vorliegen von Hämoglobinopathien die Entstehung einer Methämoglobulinämie zu begünstigen.

Die Therapie besteht in der schnellstmöglichen Beendigung der Gabe des auslösenden Agens, der Applikation von Sauerstoff sowie der intravenösen Injektion von 1–5 mg/kgKG Methylenblau, ggf. unter gleichzeitiger Hämodialyse. Methylenblau fungiert als exogener Elektronenakzeptor und kann somit Met-Hb schnell und enzymunabhängig zu Hämoglobin reduzieren.

9.5 Einzelsubstanzen

9.5.1 Procain, Chlorprocain und Tetracain

Zumindest in europäischen Ländern werden Esterlokalanästhetika aufgrund des hohen allergischen Potenzials sowie der ausgeprägten chemischen Instabilität nur noch vereinzelt eingesetzt. Dennoch ist Procain auch heute noch von pharmakologischer Bedeutung, dient es doch als Referenzsubstanz mit einer analgetischen Potenz von 1,0. Chlorprocain und Tetracain dagegen werden v. a. in den Vereinigten Staaten nach wie vor zur Spinalanästhesie eingesetzt, während alle anderen Esterlokalanästhetika klinisch von untergeordneter Bedeutung sind.

Exakte Untersuchungen zur Pharmakokinetik der Esterlokalanästhetika stehen noch immer aus, da die Plasmahalbwertszeiten unter physiologischen Bedingungen aufgrund der raschen Hydrolyse unter 1 min liegen und Plasmaspiegel somit nur recht unzuverlässig gemessen werden können. Bei genetisch homozygoten Trägern der atypischen Plasmacholinesterase (syn: Pseudocholinesterase, Butyrylcholinesterase) ist die Eliminationshalbwertszeit von Chlorprocain signifikant verlängert, so dass es zumindest theoretisch zu einer systemischen Anreicherung und Intoxikationserscheinungen kommen kann.

Arzneimittelprofil

Procain

- **Wirkung:** Reversible Blockade neuronaler Na^+-Kanäle, kurz wirkend, relative Potenz = 1
- **Phk:** Aminoesterlokalanästhetikum mit einem pKa-Wert von 9,05 und einer Plasmaeiweißbindung von ca. 6%. Die extrem kurze Plasmahalbwertzeit von ca. 20 s bewirkt die geringe Toxizität der Substanz. Die Abbaugeschwindigkeit beträgt ca. 1 mg/kgKG/min. Bei Hydrolyse durch Pseudocholinesterasen entstehen Diethylaminoethanol und Paraminobenzoesäure. 70% des Diethylaminoethanols werden in der Leber metabolisiert, 30% unverändert im Urin ausgeschieden. Ca. 80% der Paraminobenzoesäure werden unverändert oder als Glucuronid renal eliminiert. Procain überwindet in therapeutischer Dosierung die Blut-Hirn-Schranke und passiert ab einer Dosierung von 4 mg/kgKG die Plazenta.
- **NW:** Bei **Intoxikation**: Seh- und Hörstörungen, Nystagmus, Ohrensausen, Schwindel, Frösteln, Desorientiertheit, zeitweiligem Bewusstseinsverlust, verwaschener Sprache, Tremor, Singultus, Übelkeit und Erbrechen sowie klonisch-tonische Krämpfe und Atem- und Kreislaufversagen; **allergische Reaktionen**: Ödeme, Juckreiz, Exfoliationen, Asthmaanfällen bzw. anaphylaktischen Reaktionen
- **KI:** Allergien gegenüber Lokalanästhetika vom Ester-Typ (**Cave**: frühere Anwendung von Procain-Penicillin); Überempfindlichkeit gegenüber Inhaltsstoffen. Myasthenia gravis, Herzerkrankungen (Herzinsuffizienz und Rhythmusstörungen); Hypotension; Hypovolämie; Pseudocholinesterasemangel
- **WW:** Vermindert die antibakterielle Wirkung von Sulfonamiden; Physostigmin und Ecothiopat verstärken die Wirkung von Procain; Wechselwirkungen mit Vasokonstriktoren
- **Ind:** Infiltrationsanästhesie (1%; Wirkdauer 0,5–1 h), Spinalanästhesie (4–10%; Wirkdauer 0,5–1 h)

9.5.2 Lidocain

Lidocain, das älteste und am besten untersuchte mittellang wirkende Aminoamid, wird seit nahezu 60 Jahren mit breitem Anwendungsspektrum im Rahmen lokoregionärer Verfahren eingesetzt. Darüber hinaus findet Lidocain aufgrund seiner charakteristischen Bindungskinetik als einziges Lokalanästhetikum auch als Antiarrhythmikum (Klasse 1c) Verwendung, da es untergeordnete ventrikuläre Erregungszentren durch kurzfristige Blockade kardialer Na^+-Kanäle zu synchronisieren vermag. Im Vergleich zu Procain als Referenzsubstanz ist Lidocain durch eine kürzere Anschlagzeit sowie durch eine stärker ausgeprägte und eine länger anhaltende Blockade gekennzeichnet. Durch Zugabe eines Vasokonstriktors zur Lidocainlösung kann die Wirkdauer noch verlängert und die systemische Toxizität vermindert werden.

Lidocain wird in der Leber überwiegend durch Dealkylierung zu Monoethylglycinxylidid (MEG-X) und Glycinxylidid metabolisiert, weiter zu Monoethylglycin und Xylid abgebaut und schließlich renal eliminiert. Da es sich bei diesen Vorgängen um einen perfusionslimitierten Metabolismus handelt, kann klinisch aus dem Verlauf der Plasmaspiegel der Lidocainmetabolite auf die Leberperfusion geschlossen werden (sog. MEG-X-Test). Nach heutigem Wissensstand ist Lidocain (in Konzentrationen >2%) durch eine ausgeprägtes neurotoxisches Potenzial gekennzeichnet und kann demnach bei intrathekaler Injektion zu neuronalen Irritationen bis hin zum Cauda-equina-Syndrom führen.

Arzneimittelprofil

Lidocain

- **Wirkung:** Reversible Blockade neuronaler Na^+-Kanäle, mittellang wirkend, relative Potenz = 4
- **Phk:** Aminoamidlokalanästhetikum mit einem pKa-Wert von 7,9; die Proteinbindung beträgt 58–75% und das Verteilungsvolumen 91 l. Die Metabolisierung erfolgt hepatisch mit einer Extraktionsrate von 0,65, die Eliminationshalbwertzeit liegt bei 45–60 min und die Clearance bei 0,95 l/min. Lidocain wird zu Monoethylglycinxylidid N-desalkyliert, zu 2,6-Xylidin hydrolysiert und zu 4-Hydroxy-2,6-Xylidin hydroxyliert. Es wird renal zu ca. 90% in Form konjugierter Metaboliten und zu ca. 10% unverändert eliminiert. Die Halbwertszeit kann bei Leberfunktionsstörungen oder Herzinsuffizienz verlängert sein. Eine Niereninsuffizienz beeinflusst die Pharmakokinetik nicht, kann aber eine verstärkte Akkumulation der Metaboliten verursachen. Lidocain gelangt per diffusionem durch die Blut-Hirn- und Plazentaschranke und tritt in die Muttermilch über
- **NW:** Nach topischer laryngealer Applikation vor Intubation wurden reversible Symptome wie »rauer Hals«, Heiserkeit oder Stimmverlust berichtet. Allergische Reaktionen bis hin zum anaphylaktischen Schock sind möglich, jedoch selten. Lidocain kann in hohen systemischen Konzentrationen akute systemisch-toxische Reaktionen hervorrufen
- **KI:** Überempfindlichkeit gegenüber Lidocain, anderen Lokalanästhetika vom Amid-Typ oder Hilfsstoffen gemäß Zusammensetzung
- **WW:** Enzyminduktoren (z. B. Barbiturate, Phenytoin, Carbamazepin, Rifampicin) können den Metabolismus von Lidocain verstärken. Bei gleichzeitiger Behandlung mit Antiarrhythmika muss mit einer additiven kardiodepressiven Wirkung gerechnet werden. Orale Kontrazeptiva können die freie Fraktion von Lidocain im Blut erhöhen, indem sie die Konzentration von saurem α_1-Glykoprotein vermindern. Die Wirkung von Muskelrelaxanzien kann verstärkt werden
- **Ind:** Oberflächen- und Infiltrationsanästhesie (0,5–4%), i.v.-Regionalanästhesie (0,25–0,5%; Wirkdauer 45–60 min), periphere Nervenblockaden (0,5–2%; Wirkdauer 1–3 h), Spinalanästhesien (1,5–5%, **Cave:** obsolet aufgrund erhöhter TNS-Inzidenz)

9.5.3 Prilocain

Prilocain zeichnet sich im Vergleich zu Lidocain durch eine längere Wirkdauer aus und ist hierzulande das am häufigsten eingesetzte mittellang wirkende Lokalanästhetikum mit weit gefasstem Indikationsspektrum (Infiltrationsanästhesie, periphere Nervenblockaden, Periduralanästhesie und Spinalanästhesie). Insbesondere für die intravenöse Anästhesie (»Bier-Block«) gilt die Substanz nach wie vor als internationaler »Goldstandard«. Als eutektische Mischung mit Lidocain wird Prilocain darüber hinaus zur topischen Anästhesie der Haut (EMLA-Creme) eingesetzt, was nach adäquater Einwirkzeit gerade im Bereich der Kinderanästhesie eine schmerzlose Venenpunktion ermöglicht.

Im Gegensatz zu anderen Aminoamiden wird Prilocain nicht nur hepatisch, sondern auch renal und möglicherweise auch pulmonal metabolisiert. Das hierbei entstehende o-Toluidin oxidiert konzentrationsabhängig zweiwertiges Eisen des Hämoglobins und kann somit die Entstehung einer klinisch relevanten Methämoglobinämie begünstigen. Dennoch ist Prilocain durch ein bemerkenswert niedriges systemisch-toxisches Potenzial charakterisiert, was unter anderem am extrem großen Verteilungsvolumen von ca. 261 l liegen mag. Dieses entsteht dadurch, dass ein Großteil des systemisch absorbierten Prilocains bei der Lungenpassage »herausgefiltert« und gespeichert wird.

Arzneimittelprofil

Prilocain

- **Wirkung:** Reversible Blockade neuronaler Na^+-Kanäle, mittellang wirkend, relative Potenz = 4
- **Phk:** Aminoamidlokalanästhetikum; der pKa-Wert von Prilocain liegt bei 7,9, die Plasmaclearance bei 2,37 l/min und das Verteilungsvolumen bei 200–260 l. Der Verteilungskoeffizient (n-Octanol/Phosphat-Pufferlösung pH 7,4 bei 25°C) beträgt 0,9. Prilocain ist zu 40–50% an Plasmaproteine gebunden und wird in der Leber hauptsächlich durch Hydrolyse zu N-Propylamin und o-Toluidin metabolisiert, wobei aus letzterem 2-Amino-3-Hydroxytoluidin und 2-Amino-5-Hydroxytoluidin (Methämoglobinbildung!) entstehen. Darüber hinaus wird Prilocain noch in der Lunge und der Niere metabolisiert. Weniger als 5% werden unverändert mit dem Urin ausgeschieden; die Eliminationshalbwertszeit liegt bei 1,6 h. Es passiert die Plazentaschranke, wobei beim Feten und bei der Mutter vergleichbare freie Plasmakonzentrationen erreicht werden

- **NW:** Das Sicherheitsprofil von Prilocain ist vergleichbar mit dem anderer Lokalanästhetika vom Amid-Typ. Allergische Reaktionen bis hin zum anaphylaktischen Schock sind möglich, bei Aminoamidlokalanästhetika jedoch selten. Prilocain kann akute systemisch-toxische Reaktionen hervorrufen, wenn hohe systemische Konzentrationen erreicht werden. Nach der Verabreichung von Prilocain kann eine Methämoglobinämie auftreten, weshalb die Substanz nicht zur kontinuierlichen Anwendung empfohlen wird. Eine Zyanose erscheint, wenn die Methämoglobinkonzentration im Blut 1–2 g/100 ml (6–12% der normalen Hämoglobinkonzentration) erreicht. Therapeutisch sollte in diesem Falle Methylenblau (1 mg/kgKG) über 5 min intravenös injiziert werden.
- **KI:** Überempfindlichkeit gegenüber Prilocain, anderen Lokalanästhetika vom Amid-Typ oder einem der Hilfsstoffe. Prilocain ist kontraindiziert bei Patienten mit angeborener oder idiopathischer Methämoglobinämie. Bei Neugeborenen und Kleinkindern besteht ein erhöhtes Risiko einer Methämoglobinbildung: daher Prilocain nicht für die Parazervikalblockade, die Pudendusblockade in der Geburtshilfe oder bei Kindern unter 6 Monaten einsetzen
- **WW:** Bei gleichzeitiger Anwendung strukturverwandter Antiarrhythmika (z. B. Lidocain und Mexiletin) können sich systemisch-toxische Wirkungen addieren. Spezifische Interaktionsstudien mit Prilocain und Antiarrhythmika der Klasse III (z. B. Amiodarone) wurden zwar nicht durchgeführt, jedoch ist ebenfalls Vorsicht geboten. Prilocain in hohen Dosen, speziell bei gleichzeitiger Verabreichung von anderen Methämoglobin-induzierenden Arzneimitteln (z. B. Sulfonamide, Antimalariamittel, einige Nitritsubstanzen), kann einen Anstieg der Methämoglobinkonzentration bewirken
- **Ind:** Infiltrationsanästhesie (1–2%; Wirkdauer 1,5–2 h); i.v.-Regionalanästhesie (0,5%; Wirkdauer bis zur Entfernung des Tourniquets), periphere Nervenblockaden (1–2%; Wirkdauer 1,5–2 h), Epiduralanästhesien (2%; Wirkdauer 1,5–2 h)

9.5.4 Etidocain

Etidocain, ein hoch lipophiles, lang wirkendes Lidocainderivat, ist durch eine extrem kurze Anschlagzeit und eine starke motorische Blockade, aber auch durch ein ausgeprägtes systemisch-toxisches Potenzial charakterisiert. Unter anderem aufgrund einer Reihe tödlich verlaufender Zwischenfälle im Rahmen der geburtshilflichen Anwendung von Etidocain, der ausgeprägten Paralyse und der klinischen Einführung weitaus weniger toxischer Alternativen ist die Substanz seit 2001 in Deutschland nicht mehr im Handel.

Arzneimittelprofil

Etidocain

- Etidocain ist seit 2001 in Deutschland nicht mehr im Handel
- **Phk:** Der pKa-Wert von Etidocain beträgt 7,7 und die Proteinbindung 94%
- **NW:** Aufgrund eines relativ ungünstigen Verhältnisses von motorischer zu sensorischer Blockade war der Einsatz v. a. auf den geburtshilflichen Bereich limitiert
- **Ind:** Eingesetzt wurde die Substanz zur Infiltrations- und Epiduralanästhesie (0,5–2%; Wirkdauer 3–5 h) bzw. zur peripheren Nervenblockade (1–1,5%; Wirkdauer 3–12 h je nach Art des Nervenblocks)

9.5.5 Mepivacain

Mepivacain, der am wenigsten lipophile Vertreter der Pipecoloxylididgruppe, ist aufgrund des niedrigen pKa-Werts durch einen raschen Wirkungseintritt charakterisiert, weswegen es bevorzugt zur Infiltrationsanästhesie und peripheren Nervenblockade, aber auch zur Periduralanästhesie eingesetzt wird. Die motorische Blockade durch Mepivacain ist sehr schwach ausgeprägt; die Wirkdauer entspricht etwa der von Lidocain und kann durch Zusatz eines Vasokonstriktors deutlich verlängert werden.

Aufgrund der geringen Plasmaproteinbindung und der langen Eliminationshalbwertszeit kann Mepivacain nach wiederholter Applikation bzw. kontinuierlicher Gabe akkumulieren und – in seltenen Fällen – zu systemischen Intoxikationserscheinungen führen. Da die intrathekale Applikation mit einer hohen Inzidenz an TNS einhergeht, sollte im Rahmen von Spinalanästhesien auf Mepivacain verzichtet werden.

Arzneimittelprofil

Mepivacain

- **Wirkung:** Reversible Blockade neuronaler Na^+-Kanäle, mittellang wirkend, relative Potenz = 4

- **Phk:** Aminoamidlokalanästhetikum; der pKa-Wert beträgt 7,8, der Verteilungskoeffizient 0,8 (n-Octanol/Phosphat-Pufferlösung pH 7,4 bei 25°C) und die Plasmaproteinbindung 78%. Mepivacain verfügt über eine Plasmaclearance von 0,8 l/min bei einem Verteilungsvolumen von 84 l und einer Eliminationshalbwertszeit von 1,9 h. Der Abbau erfolgt hepatisch zu 3-OH-Derivat (16%), 4-OH-Derivat (12%) und N-demethyliertem Pipecolylxylidin (2,5%). Die Clearance wird nahezu vollständig durch den Metabolismus in der Leber bestimmt und ist somit abhängig von der Leberdurchblutung und der Aktivität der Leberenzyme. >90% der Metabolite werden renal ausgeschieden; nur etwa 5% werden unverändert eliminiert. Mepivacain passiert die Plazentaschranke und wird in geringen Mengen in der Muttermilch ausgeschieden. Bei Neugeborenen ist der Lebermetabolismus von Mepivacain reduziert bei einer 3- bis 5fach verlängerten Eliminationshalbwertszeit im Vergleich zu Erwachsenen
- **NW:** Das Sicherheitsprofil von Mepivacain ist vergleichbar mit dem anderer Lokalanästhetika vom Amid-Typ. Allergische Reaktionen bis hin zum anaphylaktischen Schock sind möglich, bei Aminoamidlokalanästhetika jedoch selten. Prilocain kann in seltenen Fällen akute systemisch-toxische Reaktionen hervorrufen, wenn hohe systemische Konzentrationen erreicht werden
- **KI:** Überempfindlichkeit gegenüber dem Wirkstoff Mepivacain, anderen Lokalanästhetika vom Amid-Typ oder einem der Hilfsstoffe (falls vorhanden, z. B. dem Konservierungsmittel E218 = Methylparahydroxybenzoat), deshalb nicht anzuwenden bei Überempfindlichkeit auf Benzoate (besonders häufig bei Patienten mit chronischer Urticaria, intrinsischem Asthma, chronischer Rhinitis und Nasenpolypen)
- **WW:** Bei gleichzeitiger Anwendung strukturverwandter Antiarrhythmika (z. B. Lidocain und Mexiletin) können sich systemisch-toxische Wirkungen addieren. Spezifische Interaktionsstudien mit Mepivacain und Antiarrhythmika der Klasse III (z. B. Amiodaron) wurden zwar nicht durchgeführt, jedoch ist ebenfalls Vorsicht geboten
- **Ind:** Infiltrationsanästhesie (0,5–1%; Wirkdauer 1,5–3 h); iv-Regionalanästhesie (0,5%; Wirkdauer bis zur Entfernung des Tourniquets), periphere Nervenblockaden (1–1,5%; Wirkdauer 1,5–3 h), Epiduralanästhesien (1–2%; Wirkdauer 1,5–2 h), Spinalanästhesien (2–4%; Wirkdauer 1,5–2,5 h; **Cave:** TNS!)

9

9.5.6 Bupivacain und Levobupivacain

Razemisches **Bupivacain** zählt seit weit über 30 Jahren zu den am häufigsten verwendeten langwirkenden Lokalanästhetika und stellt auch heute noch in vielen Ländern den Goldstandard dar. Das Indikationsspektrum ist v. a. aufgrund der langen Wirkdauer extrem weit gefasst. Um den hohen Volumen- und Dosisanforderungen gerecht zu werden, wird Bupivacain gerade bei peripheren Nervenblockaden häufig als Mischung mit Prilocain appliziert, was darüber hinaus die Anschlagzeit der Blockade erheblich reduziert, ohne die Wirkdauer relevant einzuschränken. Trotz alledem weist Bupivacain ein nicht unerhebliches toxisches Potenzial auf (▣ Abb. 9.10). Aufgrund seiner ausgeprägten Lipophilie tendiert Bupivacain zur intrazellulären Akkumulation, so dass es neben Natriumkanalblockaden zu einer erheblichen Einschränkung des Energiestoffwechsels kommen kann. Dies führt unter anderem dazu, dass die Spanne zwischen zentralnervöser und kardialer Toxizität nur sehr klein ist, so dass bereits leichtgradige zentralnervöse Symptome auf einen kurz bevorstehenden kardiovaskulären Kollaps hindeuten. Dass diese Überlegungen nicht nur theoretischer Natur sind, bewies Albright im Jahre 1979, als er eine Reihe teils letal endender Zwischenfälle im Rahmen geburtshilflicher Eingriffe beschrieb, die eindeutig auf die Applikation von hoch dosiertem Bupivacain bzw. Etidocain zurückgeführt werden konnten [1]. Konsequenterweise wurde daraufhin der klinische Einsatz von Bupivacain 0,75% beendet, zumal die Reanimationschancen bei einem durch Bupivacain induziertem Kreislaufstillstand als äußerst niedrig einzustufen sind.

Levobupivacain, das linksdrehende S(-)-Isomer von Bupivacain, wurde aufgrund seines günstigeren Wirkprofils am kardialen Na^+-Kanal im Jahr 2004 in die klinische Praxis eingeführt. Dabei entspricht das Indikationsspektrum – bei weitgehend identischer Pharmakokinetik – in etwa dem des Razemats. Dennoch ist die klinische Bedeutung von Levobupivacain eher gering: Das kardiotoxische Potenzial ist im Vergleich zu razemischem Bupivacain zwar geringer ausgeprägt, jedoch ist und bleibt die Substanz deutlich lipophiler – und damit potenziell toxischer – als Ropivacain ist, das derzeit als »sicherstes« lang wirkendes Lokalanästhetikum gilt.

Arzneimittelprofil

(Levo)bupivacain

- **Wirkung:** Reversible Blockade neuronaler Na^+-Kanäle, lang wirkend, relative Potenz = 16
- **Phk:** Das Aminoamidlokalanästhetikum Bupivacain hat einen pKa-Wert von 8,1, ein Verteilungsvolu-

men von 73 l und einen Verteilungskoeffizient von 27,5 (n-Octanol/Phosphat-Pufferlösung pH 7,4 bei 25°C). Die Plasmaproteinbindung beträgt 96%, die Plasmaclearance 0,58 l/min und die Eliminationshalbwertszeit 2,7 h. Die Substanz wird größtenteils hepatisch metabolisiert und renal eliminiert. Ungefähr 6% wird unverändert ausgeschieden und ca. 5% als N-dealkylierter Metabolit (Pipecolylxylidin). Der Grad der Plasmabindung ist beim Fötus geringer als bei der Mutter, was in einer geringeren totalen Plasmakonzentration resultiert. Bupivacain liegt in der Muttermilch in geringerer Konzentration vor als im mütterlichen Plasma

- **NW:** Allergische Reaktionen bis hin zum anaphylaktischen Schock sind möglich, bei Aminoamidlokalanästhetika jedoch selten. Bupivacain kann akute toxische Wirkungen hervorrufen, wenn hohe systemische Werte durch unabsichtliche intravaskuläre Injektion bzw. Überdosierung auftreten. Diese betreffen hauptsächlich das Zentralnervensystem und das kardiovaskuläre System und sind potenziell lebensbedrohlich. Die systemische Toxizität von Bupivacain ist als relativ hoch einzuschätzen: Konventionelles Bupivacain ist ein äquimolares Gemisch (Razemat) aus D- und L-Bupivacain. Das pure L-Enantiomer (Levobupivacain) ist nach bisherigen Erkenntnissen bei identischen physikochemischen Eigenschaften und in etwa gleicher Potenz und Wirkdauer weniger toxisch als das Razemat. Dennoch ist dessen klinische Bedeutung gering, zumal die Substanz deutlich lipophiler – und damit potenziell toxischer – als Ropivacain ist
- **KI:** Überempfindlichkeit gegen Bupivacain oder gegen andere Lokalanästhetika vom Säureamid-Typ. Bupivacain für die intravenöse Regionalanästhesie kontraindiziert, weil unbeabsichtigt in den Blutkreislauf gelangendes Bupivacain akute systemisch-toxische Reaktionen hervorrufen kann
- **WW:** MAO-Hemmer, β-Blocker sowie Isoniazid und Chloramphenicol verzögern die Metabolisierung und Ausscheidung von Bupivacain und anderen Lokalanästhetika und erhöhen damit die Toxizität. Barbiturate führen durch Enzyminduktion zu einem rascheren Abbau. Die Mischung von Bupivacain mit anderen Lokalanästhetika oder mit strukturverwandte Substanzen kann zu erhöhter Toxizität der einzelnen Substanzen führen
- **Ind:** Infiltrationsanästhesie (0,25–0,5%; Wirkdauer 3–8 h), periphere Nervenblockaden (0,25–0,5%; Wirkdauer 4–8 h), Periduralanästhesie (0,25–0,5%; Wirkdauer 2–3 h), Spinalanästhesie (0,5%; Wirkdauer 1,5–3 h)

9.5.7 Ropivacain

Ropivacain war das erste Lokalanästhetikum, das 1997 als reines optisches Isomer in die Klinik eingeführt wurde. Im Vergleich zu Bupivacain ist Ropivacain durch eine geringere Lipophilie gekennzeichnet und sollte daher – zumindest theoretisch – eine niedrigere lokalanästhetische Potenz aufweisen. Überraschenderweise kommen zahlreiche klinische Untersuchungen jedoch zu dem Schluss, dass sich in der klinischen Praxis keine relevanten Unterschiede bezüglich Wirkungseintritt, Wirkdauer und Wirkintensität ergeben. Durch Erhöhung der Konzentration (0,75–1%) lassen sich sogar noch eine längere Wirkdauer, eine kürzere Anschlagzeit sowie blockadespezifisch eine verbesserte Anästhesiequalität erzielen. Darüber hinaus kann durch den Einsatz von niedrig konzentriertem Ropivacain (0,2%) in vielen Fällen eine Differenzialblockade erreicht werden, da die Substanz aufgrund der geringen Lipophilie nur wenig in myelinreichen motorischen Fasern akkumuliert, was sich v. a. in der Geburtshilfe bzw. der postoperativen Schmerztherapie als vorteilhaft erweist.

Ropivacain gilt derzeit als »sicherstes« lang wirkendes Lokalanästhetikum: Die im Vergleich zu Bupivacain größere Spanne zwischen ZNS-Symptomen und kardialer Toxizität erlaubt ein früheres Erkennen einer sich anbahnenden Intoxikation. Darüber hinaus werden bei noch subkonvulsiven Plasmaspiegeln keine EKG-Veränderungen beobachtet. Die verminderte kardiale Toxizität im Vergleich zu Bupivacain bzw. Levobupivacain beruht in erster Linie auf einer schwächer ausgeprägten Blockade der intrakardialen Reizleitung sowie auf der geringeren Hemmung der mitochondrialen ATP-Synthese (Abb. 9.9). Aufgrund der verminderten Toxizität kann Ropivacain in höheren Konzentrationen (0,2%, 0,5% und 1,0%) als Bupivacain bzw. Levobupivacain (0,25%, 0,5%) klinisch zur Regionalanästhesie eingesetzt werden. Dennoch kann Ropivacain zu einer hochgradigen Beeinträchtigung der Herzfunktion bis hin zum Herz-Kreislauf-Stillstand führen, wenngleich die Reanimationschancen im Vergleich zu Bupivacain deutlich höher zu sein scheinen [8][16].

Arzneimittelprofil

Ropivacain

- **Wirkung:** Reversible Blockade neuronaler Na^+-Kanäle, lang wirkend, relative Potenz = 16
- **Phk:** Das Aminoamidlokalanästhetikum Ropivacain liegt als reines S-Enantiomer in einer Reinheit von mindestens 99,5% vor. Der pKa-Wert von beträgt 8,1, die Proteinbindung 94% und der Verteilungskoeffizient 6,1 (n-Octanol/Phosphat-

Tab. 9.2 Klinische Anwendung wichtiger Lokalanästhetika

	Anwendungsart	Konzentration (%)	Wirkeintritt (min)	Wirkdauer (h)
Procain	Infiltration	1	1–5	0,5–1
	SPA	4–10	1–10	0,5–1
Chlorprocain	Infiltration	1–2	1–5	0,5–1,5
	SPA	2–3	1–10	0,5–1,5
Tetracain	Oberfläche	1–2	20–40	0,5–1
	SPA	0,25–1	1–10	2–4
Lidocain	Infiltration	0,5–1,5	1–2	1,5–3
	PNB	1–1,5	15–30	1,5–3
	PDA	1–2	10–20	1,5–2
Prilocain	Infiltration	0,5–1	1–5	1,5–3
	iv-regional	0,25–0,5	10–15	1,5–2
	PNB	1–2	15–30	1,5–2,5
	PDA	1–3	10–20	1,5–2
Articain	Infiltration	1–2	1–5	4–5
	SPA	5	1–5	1,5–3
Mepivacain	Infiltration	0,5–1	1–2	1,5–3
	PNB	1–1,5	15–30	1,5–3
	PDA	1–2	10–20	1,5–2
	SPA	2–4	1–5	1,5–2,5
Ropivacain	Infiltration	0,5–0,75	1–15	2–6
	PNB	0,2	10–25	6–10
	PDA	0,75–1	10–20	3–6
	SPA	0,5	1–5	2–6
Bupivacain	Infiltration	0,25–0,5	1–3	3–8
	PNB	0,25–0,5	10–30	4–8
	PDA	0,25–0,5	10–30	2–3
	SPA	0,5	3–8	1,5–3
Levobupivacain	Infiltration	0,25–0,5	1–3	3–8
	PNB	0,25–0,5	10–30	4–8
	PDA	0,25–0,5	10–30	2–3
	SPA	0,5	3–10	1,5–3

iv-regional = intravenöse Regionalanästhesie (»Bier-Block«); *PNB* = periphere Nervenblockade; *PDA* = Periduralanästhesie; *SPA* = Spinalanästhesie.

Pufferlösung pH 7,4 bei 25°C). Das Verteilungsvolumen liegt bei 47 l. Die Clearance beträgt 440 ml/min bei einer hepatischen Extraktionsrate von 0,4 und einer Eliminationshalbwertszeit von ca. 110 min. Ropivacain wird hepatisch vorwiegend durch aromatische Hydroxylierung zu 3- bzw. 4-Hydroxy-Ropivacain (CYP1A2) bzw. durch N-Dealkylierung zu Pipecoloxylidide (CYP3A4) metabolisiert. 3-Hydroxy- und 4-Hydroxy-Ropivacain haben eine lokalanästhetische Wirksamkeit, wenn auch viel schwächer als die von Ropivacain. Nach intravenöser Verabreichung wird 86% der Dosis im Urin ausgeschieden, wovon nur ungefähr 1% in unveränderter Form

- **NW:** Allergische Reaktionen bis hin zum anaphylaktischen Schock sind möglich, bei Aminoamidlokalanästhetika jedoch selten. Ropivacain kann akute toxische Wirkungen hervorrufen, wenn hohe systemische Werte durch unabsichtliche intravaskuläre Injektion bzw. Überdosierung auftreten. Diese betreffen hauptsächlich das Zentralnervensystem und das kardiovaskuläre System und sind potenziell lebensbedrohlich. Dennoch gilt Ropivacain derzeit als die »sicherste« Substanz unter den langwirkenden Lokalanästhetika
- **KI:** Überempfindlichkeit gegenüber dem Wirkstoff Ropivacain oder anderen Lokalanästhetika vom Amid-Typ

- **WW:** Vorsicht bei Patienten, die andere Lokalanästhetika oder Arzneimittel erhalten, die strukturell mit Anästhetika vom Amid-Typ verwandt sind (z. B. Antiarrhythmika), da sich die toxischen Wirkungen addieren können. Bei gleichzeitiger Anwendung von CYP1A2-Hemmern (z. B. Fluvoxamin, Enoxacin) kann sich die Plasmaclearance um bis zu 70% vermindern
- **Ind:** Infiltrationsanästhesie (0,5–0,75%; Wirkdauer 2–6 h), periphere Nervenblockade (0,2%; Wirkdauer 2–8 h; Periduralanästhesie (0,75–1%; Wirkdauer 3–6 h), Spinalanästhesie (0,5%, 2–6 h)

9.6 Übersicht: Klinische Anwendung (Tab. 9.2)

Literatur

[1] Albright GA (1979) Cardiac arrest following regional anesthesia with etidocaine and bupivacaine. Anesthesiology 51: 285

[2] Braid DP, Scott DB (1965) The systemic absorption of local analgesic drugs. Br J Anaesth 37: 394–404

[3] Butterworth J, James RL, Grimes J (1997). Structure-affinity relationship and stereospecificity of several homologous series of local anesthetics for the beta2-adrenergic receptor. Anesth Analg 85: 336–342

[4] Catteral WA (2000) From ionic current to molecular mechanisms: the structure and function of voltage-gated sodium channels. Neuron 26: 13–25

[5] Clarkson CW, Hondeghem LM (1985) Mechanism for bupivacaine depression of cardiac conduction: fast block of sodium channels during the action potential with slow recovery from block during diastole. Anesthesiology 62: 396–405

[6] Englesson S, Grevsten S (1974) The influence of acid-base changes on central nervous system toxicity of local anaesthetic agents. Acta Anaesthesiol Scand 18: 88–103

[7] Fozzard HA, Lee PJ et al. (2005) Mechanism of local anesthetic drug action on voltage-gated sodium channels. Curr Pharm Des 11: 2671–2686

[8] Graf BM, Abraham I et al. (2002) Differences in cardiotoxicity of bupivacaine and ropivacaine are the result of physicochemical and stereoselective properties. Anesthesiology 96: 1427–1434

[9] Groban L (2003) Central nervous system and cardiac effects from long-acting amide local anesthetic toxicity in the intact animal model. Reg Anesth Pain Med 28: 3–11

[10] Hodgkin AL, Huxley AF (1952) A quantitative descripton of membrane current and its application to induction and excitation in nerve. J Physiol 117: 500–544

[11] Irita K, Kawashima Y et al. (2005) Critical Incidents during regional anesthesia in Japanese Society of Anesthesiologists-certified training hospitals: an analysis of responses to the annual survey conducted between 1999 and 2002 by the Japanese Society of Anesthesiologists. Masui 54: 440–449

[12] Mather LE, Copeland SE et al. (2005) Acute toxicity of local anesthetics: underlying pharmacokinetic and pharmacodynamic concepts. Reg Anaesth Pain Med 30: 553–566

[13] Mulroy MF (2005) Local anesthetics: helpful science, but don't forget the basic clinical safety steps. Reg Anesth Pain Med 30: 513–515

[14] Pollock JE (2003) Neurotoxicity of intrathecal local anaesthetics and transient neurological symptoms. Best Pract Res Clin Anaesthesiol 17: 471–484

[15] Rosenberg PH, Veering BT et al. (2004) Maximum recommended doses of local anesthetics: a multifactorial concept. Reg Anesth Pain Med 29: 564–575

[16] Sztark F, Nouette-Gaulain K et al. (2000) Absence of stereospecific effects of bupivacaine isomers on heart mitochondrial bioenergetics. Anesthesiology 93: 456–462

[17] Valenzuela C, Snyders DJ et al. (1995) Stereoselective block of cardiac sodium channels by bupivacaine in guinea pig ventricular myocytes. Circulation 92: 3014–3024

[18] Weinberg G (2006) Lipid infusion resuscitation for local anesthetic toxicity: proof of clinical efficacy. Anesthesiology 105: 7–8

[19] Zink W, Graf BM (2003) Toxizität der Lokalanästhetika. Anaesthesist 52: 1102–1123

[20] Zink W, Missler G et al. (2005) Differential effects of bupivacaine and ropivacaine enantiomers on intracellular Ca^{2+} regulation in murine skeletal muscle fibers. Anesthesiology 102: 793–798

[21] Zink W, Seif C et al. (2003) The acute myotoxic effects of bupivacaine and ropivacaine after continuous peripheral nerve blockades. Anesth Analg 97: 1173–1179

Kardiovaskuläre Pharmaka

Lutz Hein

Pharmaka, die die Funktion des Herz-Kreislauf-Systems modulieren, spielen in der Anästhesie und Intensivmedizin eine wichtige Rolle, weil

- insbesondere ältere Patienten bereits an kardiovaskulären Erkrankungen leiden,
- einige Anästhetika Herzfunktion und Blutdruck beeinträchtigen können,
- die Aufrechterhaltung der Herzfunktion bei bestimmten Operationen (z. B. in der Herzchirurgie, bei ausgeprägtem Blutverlust, in der Intensivmedizin) ein essenzielles Therapieziel ist.

10.1 Regulation der kardialen Kontraktion und des Vasotonus

Die wesentlichen Aufgaben des Herz-Kreislauf-Systems sind die Versorgung der Gewebe des Körpers mit Sauerstoff und Nährstoffen sowie der Abtransport von CO_2 und Metaboliten. Das Herz gewährleistet eine ausreichende periphere Zirkulation des Blutes durch die Gefäße. Die linksventrikuläre Kontraktilität und Herzfrequenz sind die Parameter, die das Herzzeitvolumen (HZV) und den systolischen Blutdruck bestimmen. Da das HZV nicht ausreicht, um alle Gewebe bei jeweiliger maximaler Anforderung mit Blut zu versorgen, steuern dynamische Regulationsmechanismen im Gefäßsystem die Verteilung des strömenden Blutes »nach Bedarf«. Körperliche Anstrengung erfordert eine optimale Versorgung der Skelettmuskulatur, während die Durchblutung im Mesenterialbereich gedrosselt werden kann – diese Regulationsaufgabe übernimmt u. a. das sympathische Nervensystem, das den Gefäßtonus verschiedener Gefäßbetten kontrolliert. Lokale Mechanismen der Vasokonstriktion und Dilatation, die durch den Gewebemetabolismus geregelt werden, tragen ebenfalls wesentlich zur Kontrolle der Organperfusion bei.

Die meisten endogenen Mediatoren, aber auch viele Pharmaka, haben ihre Angriffspunkte sowohl in der Herzmuskulatur als auch im Endothel und der glatten Gefäßmuskulatur. Von wenigen Ausnahmen abgesehen, greifen beide Systeme eng ineinander, um den Blutdruck und die Organperfusion zu regulieren.

- Das gesamte Kreislaufsystem wird durch eine Vielzahl von Hormonen endokrin gesteuert.
- Eine dichte Innervation der Blutgefäße mit vegetativen Nerven kann eine regionale Vasokonstriktion oder -dilatation vermitteln.
- Intrinsische vaskuläre oder gewebeständige Regulatoren sind v. a. für die lokale Durchblutungsregulation verantwortlich.

10.2 Adrenerges System

Adrenalin und Noradrenalin nehmen als endogene Katecholamine sowohl im zentralen als auch im peripheren Nervensystem wichtige regulatorische Funktionen ein. Die meisten Pharmaka, die in der Anästhesie und Intensivmedizin die Effekte von Adrenalin und Noradrenalin imitieren oder hemmen, wirken im peripheren Nervensystem und den peripheren Organen. Clonidin und andere α_2-Agonisten bilden eine Ausnahme: sie beeinflussen auch adrenerge Funktionen im ZNS.

Das **periphere sympathische Nervensystem** gliedert sich in zwei wesentliche Teile:

- **Periphere sympathische Nerven** innervieren alle Organe und Blutgefäße. Noradrenalin wird aus den Vorstufen Tyrosin, L-Dopa und Dopamin schrittweise in diesen Nerven synthetisiert und als Neurotransmitter in hoher Konzentration in den Varikositäten der sympathischen Fasern gespeichert.
- In den **chromaffinen Zellen des Nebennierenmarks** wird Noradrenalin zum größten Teil zu Adrenalin umgewandelt, das in Vesikeln gespeichert und bei Bedarf als Hormon in den Blutkreislauf abgegeben wird. Beim Menschen enthält das Nebennierenmark ca. 80% Adrenalin und 20% Noradrenalin.

10.2.1 Adrenerge Rezeptoren

Noradrenalin und Adrenalin kontrollieren Zellfunktionen durch die Aktivierung von G-Protein-gekoppelten Rezeptoren, die in der Plasmamembran vieler Zellen lokalisiert sind. Insgesamt wurden bisher neun verschiedene adrenerge Rezeptoren kloniert [5]. Klinisch pharmakologische Bedeutung hat bisher nur die Einteilung in α_1-, α_2-, β_1- und β_2-Rezeptoren gewonnen (▣ Abb. 10.1; ▣ Abb. 10.2). Die Subtypen der α_1-Rezeptoren (α_{1A}, α_{1B}, α_{1D}) und der α_2-Rezeptoren (α_{2A}, α_{2B}, α_{2C}) sowie die β_3-Rezeptoren spielen bisher nur eine untergeordnete Rolle, weil es bisher keine klinisch verwendbaren Pharmaka gibt, die diese Subtypen mit hoher Spezifität beeinflussen können. β_2-adrenerge Rezeptoren waren 1986 die ersten G-Protein-gekoppelten Rezeptoren, deren Primärstruktur durch molekulare Klonierung aufgeklärt wurde. Ebenso konnte ihre dreidimensionale Proteinstruktur erstmals 2007 entschlüsselt werden [7][13].

▪ α_1-adrenerge Rezeptoren

Diese vermitteln eine ausgeprägte Vasokonstriktion insbesondere der Arteriolen der Haut, der Niere, des Gastrointestinaltrakts und sowie der Venen. Viele Blutgefäße enthalten ein dichtes sympathisches Nervengeflecht, aus dem bei Bedarf Noradrenalin freigesetzt wird, um die glatten

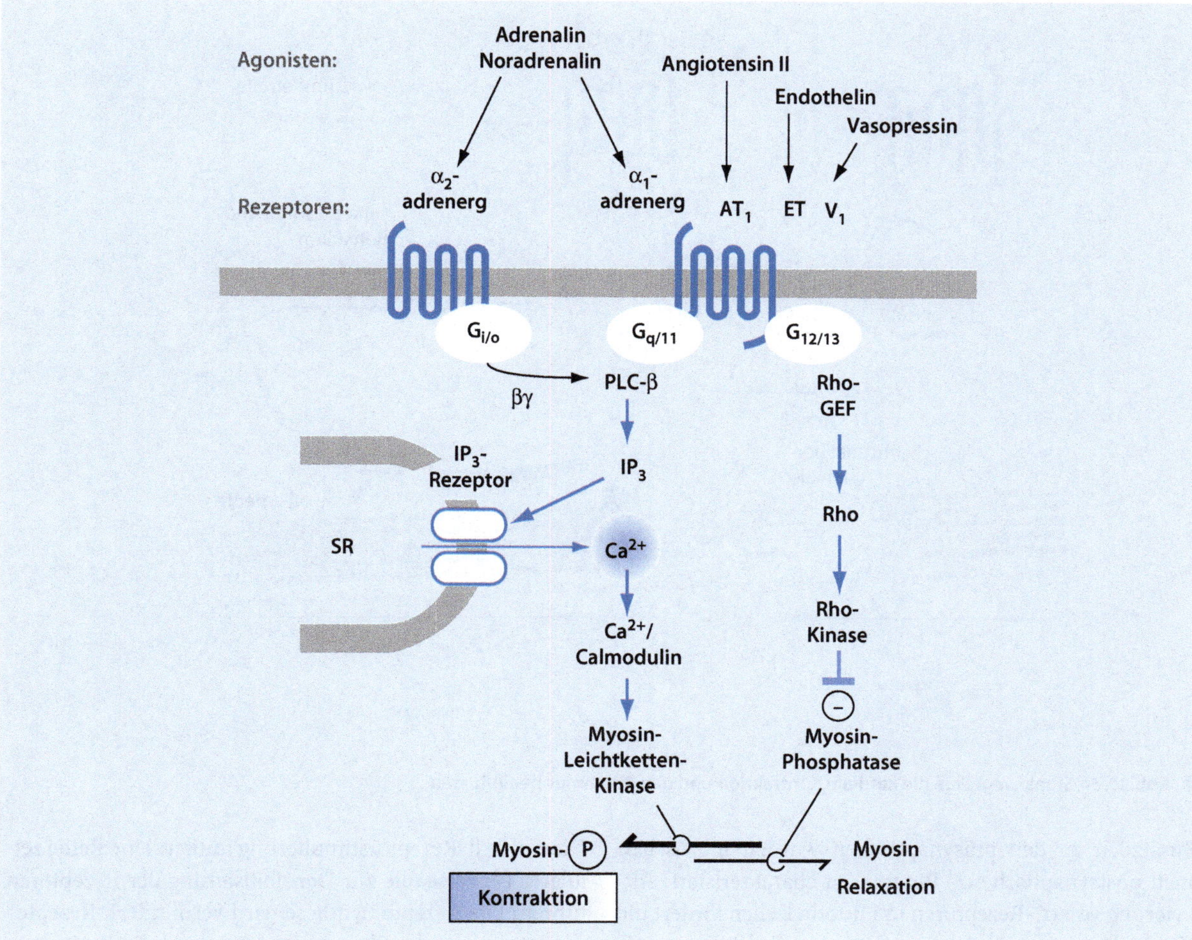

Abb. 10.1 Signalwege, die eine Kontraktion glatter Gefäßmuskelzellen vermitteln

Muskelzellen der Gefäßmedia zur Kontraktion anzuregen. Die vasodilatierende Wirkung von Lokalanästhetika wird u. a. durch die Blockade der Erregungsleitung und die Reduktion der Noradrenalinfreisetzung aus diesen vasokonstriktorischen Nervenfasern vermittelt. Wie viele andere vasokonstriktorische Systeme sind α_1-adrenerge Rezeptoren intrazellulär an heterotrimere Gq/11-Proteine gekoppelt, die über die Aktivierung der Phospholipase C in der Zelle die Bildung von Inositoltrisphosphat (IP_3) und Diacylglycerol (DAG) stimulieren (Abb. 10.1).

Nachfolgend kann Ca^{2+} aus dem Extrazellulärraum (über spannungsabhängige Ca^{2+}-Kanäle) und aus dem sarkoplasmatischen Retikulum (IP_3-Rezeptor) in das Zytosol strömen und die Kontraktion glatter Muskelzellen initiieren. In Herzmuskelzellen wurden ebenfalls α_1-Rezeptoren in geringer Dichte nachgewiesen, die einen schwachen positiv inotropen Effekt auslösen können [4]. Die physiologische Relevanz dieses Effektes ist allerdings noch unklar. Länger andauernde Aktivierung kardialer und vaskulärer adrenerger Rezeptoren fördert eine Hypertrophie der Herz- und Gefäßmuskelzellen.

α_2-adrenerge Rezeptoren

Diese wurden initial als rein präsynaptisch lokalisierte Rezeptoren den postsynaptischen Rezeptoren gegenübergestellt [14]. In peripheren sympathischen Nervenfasern hemmt die Aktivierung präsynaptischer α_2-Rezeptoren die exozytotische Freisetzung von Noradrenalin. Diese »Feedback«-Regulation begrenzt die maximale Noradrenalinausschüttung. Darüber hinaus können α_2-Rezeptoren, v. a. im ZNS, auch die Freisetzung vieler anderer Neurotransmitter inhibieren.

Dies erklärt, weshalb ZNS-gängige α_2-Agonisten nicht nur Sympathikotonus, Herzfrequenz und Blutdruck verringern, sondern auch weitere Effekte wie Sedierung, Analgesie, Hypothermie haben.

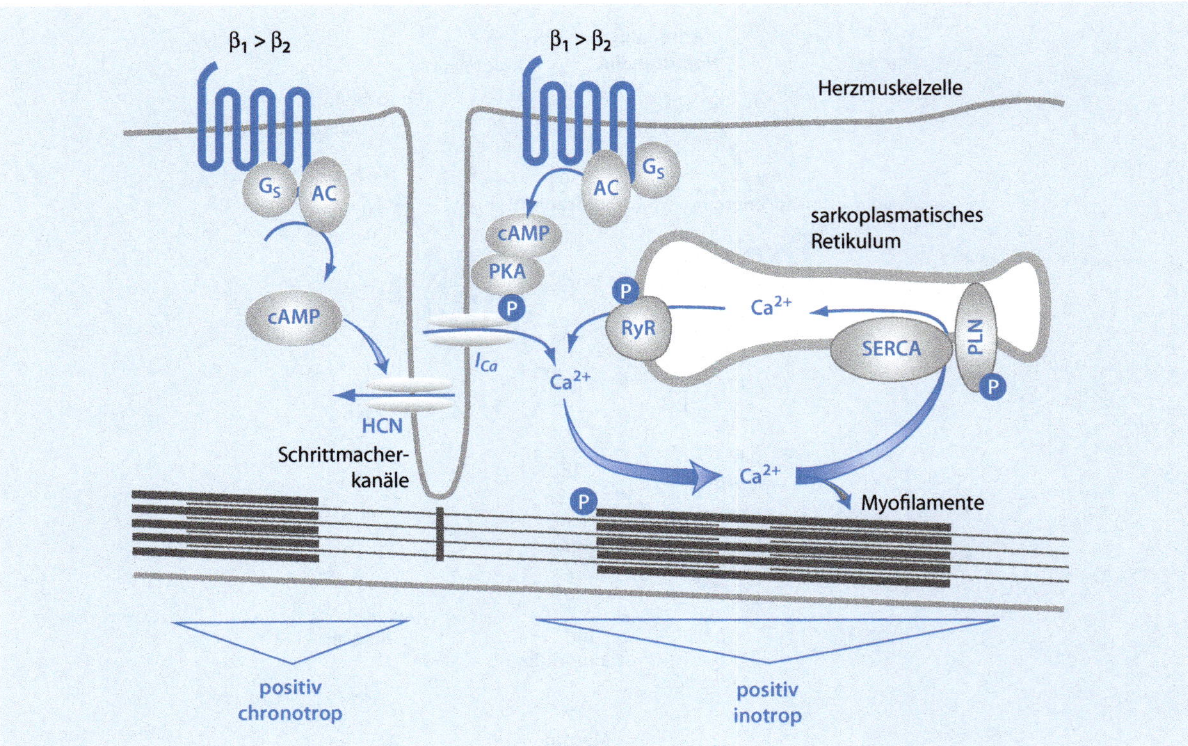

Abb. 10.2 **Signalwege, die die kardiale Kontraktion und den Rhythmus beeinflussen**

Zusätzlich zu den präsynaptischen wurden inzwischen auch postsynaptische α_2-Rezeptoren charakterisiert. Aktivierung von α_2-Rezeptoren in Endothelzellen fördert die NO-Freisetzung, während sie in glatten Gefäßmuskelzellen über die βγ-Untereinheiten der Gi/o-Proteine einen intrazellulären Ca^{2+}-Anstieg mit nachfolgender Kontraktion auslösen können (Abb. 10.1).

β_1-adrenerge Rezeptoren

Eine essenzielle physiologische Funktion der β_1-adrenergen Rezeptoren ist die Steigerung der kardialen Kontraktilität (positiv inotroper Effekt), der Schlagfrequenz (positiv chronotrop) und der AV-Überleitung (positiv dromotrop). Auch die maximale Erschlaffungsgeschwindigkeit (positiv lusitrop) des Herzmuskels wird durch β-adrenerge Stimulation gesteigert (Abb. 10.2). Die Erregungsschwelle wird gesenkt und es kann nach pharmakologischer Stimulation zu Arrhythmien kommen. Maximale β_1-Rezeptor-Aktivierung kann Apoptose und Nekrose von Herzmuskelzellen auslösen. Hochdosierte intravenöse Applikation von Adrenalin oder Dobutamin kann zu fokalen Nekrosen im Herzmuskel führen.

Bei chronischer Herzmuskelinsuffizienz ist der Sympathikotonus dauerhaft gesteigert. Die Höhe der Plasmanoradrenalinkonzentration ist ein Prädiktor für die Prognose von herzinsuffizienten Patienten [6]. Je höher der Noradrenalinspiegel, umso größer ist die Sterblichkeit. Dauernde β-Rezeptorstimulierung initiiert eine Reihe zellulärer Prozesse, die zur Densibilisierung der Rezeptoren führen: Die Rezeptorsynthese wird vermindert, Rezeptoren werden aus der Plasmamembran durch Endozytose in das Zellinnere aufgenommen und die Rezeptoren selbst werden durch Phosphorylierung und nachfolgende Bindung von Arrestinen abgeschaltet. Als Folge dieser Prozesse nimmt die Wirksamkeit von β-Agonisten bei längerer Applikation ab. Bei chronischer Herzinsuffizienz ist der maximale inotrope Effekt von β-Mimetika abgeschwächt.

β_2-adrenerge Rezeptoren

Aktivierung β_2-adrenerger Rezeptoren führt zur Relaxation glatter Muskelzellen in Gefäßen, Bronchien und im Uterus. Im Gegensatz zu den α_2-Rezeptoren aktivieren β_2-Adrenozeptoren die Adenylylcyclase durch das stimulatorische G-Protein Gs (Abb. 10.2; Abb. 10.3). Der nachfolgende Anstieg des intrazellulären cAMP führt zu einer Hemmung der Myosinleichtkettenkinase und damit zu einer Muskelrelaxation. Zusätzlich fördern endotheliale β_2-Rezeptoren die Freisetzung von NO. Die β_2-vermittelte Vasodilatation steigert den Blutfluss zur Skelettmuskulatur. Darüber hinaus vermitteln β_2-Rezeptoren die metabolischen Effekte des Sympathikus, wie z. B. Glykogenolyse in der Leber und Lipolyse: der Blutglukosespiegel steigt an. In geringerer Dichte kommen β_2-Rezeptoren auch im Herz vor, was erklärt weshalb β_2-Mimetika auch

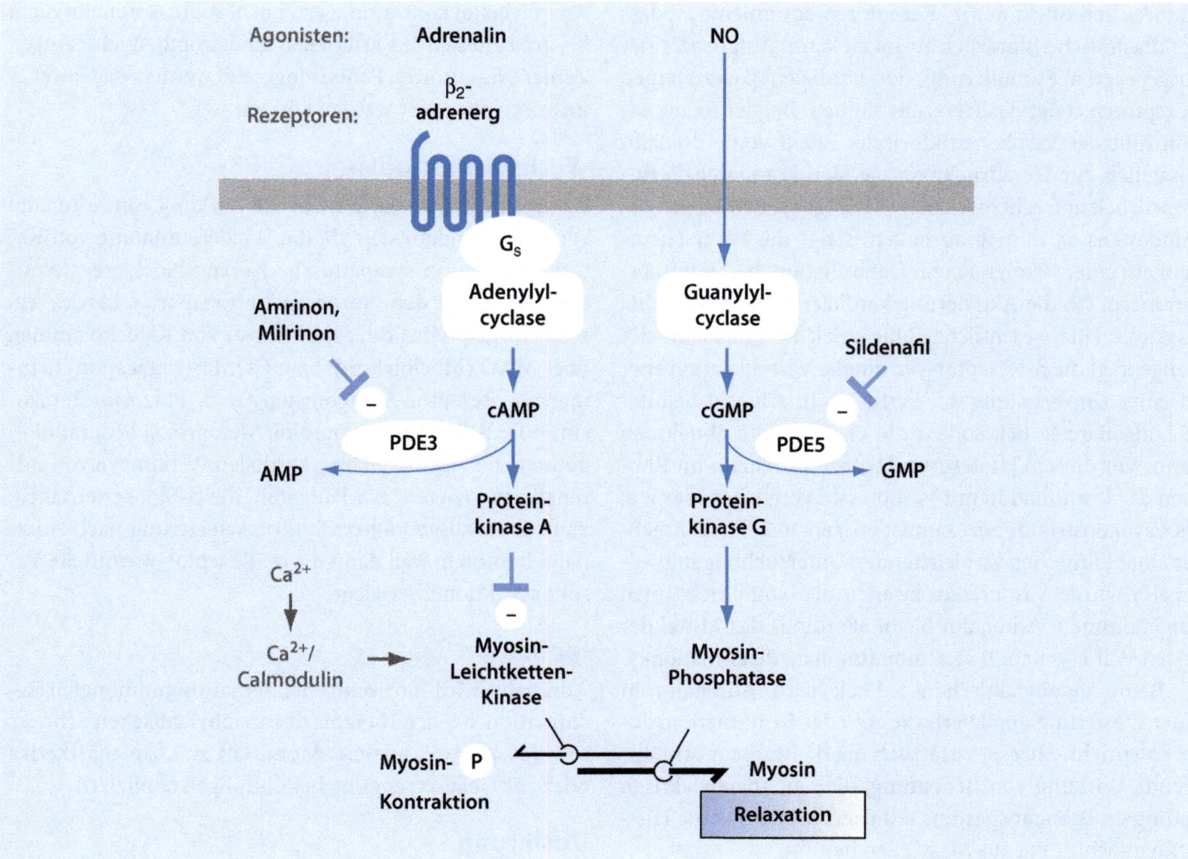

Abb. 10.3 Signalwege, die eine Relaxation glatter Gefäßmuskelzellen vermitteln

direkte tachykarde und inotrope Effekte haben können (Abb. 10.2). β_2-adrenerge Rezeptoren in der Skelettmuskulatur können die Na^+/K^+-ATPase aktivieren und damit die zelluläre Aufnahme von K^+ steigern. Bei Hyperkaliämie kann diese Wirkung von β_2-Mimetika ausgenutzt werden, um den erhöhten Kaliumspiegel im Blut in kurzer Zeit um 1–2 mmol/l zu senken.

β_3-adrenerge Rezeptoren

Diese modulieren die Thermogenese und den Metabolismus von Adipozyten. Ihre kardiale Funktion ist bisher nicht eindeutig geklärt.

> **Bislang hat nur die Einteilung in α_1-, α_2-, β_1- und β_2-Rezeptoren therapeutische Relevanz.**

10.3 Inotropika und Vasokonstriktoren

10.3.1 Adrenalin (Epinephrin)

Handelsnamen

Adrenalin (1 ml=1 mg), Suprarenin (1 ml=1 mg), Anapen Autoinjektor (150 µg/300 µg), Fastjekt Autoinjektor (2 ml=2 mg)

Pharmakodynamik

Adrenalin, das bei Stresssituationen aus der Nebenniere in den Kreislauf freigesetzt wird, ist ein Agonist an α_1-, α_2- sowie β_1-, β_2- und β_3-Rezeptoren. Nach intravenöser Applikation steigen Blutdruck und Herzfrequenz dosisabhängig an. Der Anstieg des systolischen Drucks ist stärker ausgeprägt als die Zunahme des diastolischen Drucks, sodass die Druckamplitude zunimmt. An der Zunahme des Blutdrucks sind verschiedene Mechanismen beteiligt: Zunahme der kardialen Kontraktionskraft, Zunahme der Herzfrequenz und periphere Vasokonstriktion. Bei niedrigen Bolusdosen oder intravenöser Infusion kann die β_2-Rezeptor-vermittelte Vasodilatation über den vasokonstriktorischen Effekt der α_1-Rezeptoren dominieren, sodass der diastolische Blutdruck absinken kann. Aufgrund einer ausgeprägten Stimulierung der kardialen β-adrenergen Rezeptoren steigt das Herzzeitvolumen. Bei der Reanimation hilft der vasokonstriktorische Effekt von Adrenalin zusätzlich zur Herzdruckmassage, den koronaren Perfusionsdruck aufrechtzuerhalten. Gelingt es, den Druck bei mindestens 25 mmHg zu halten, steigt die Wahrscheinlichkeit einer erfolgreichen Defibrillation bei Kammerflimmern. Ob die Aktivierung kardialer β-Rezeptoren bei Asystolie eine wesentliche Rolle spielt ist unklar. In der Lunge trägt die β-Rezeptor-vermittelte Vasodilatation eher zu einer Umverteilung der Perfusion in schlecht belüftete Lungenareale bei, sodass die O_2-Sättigung abnehmen kann. Vor diesem Hintergrund wurde Adrenalin im Rahmen der Reanimation mit Vasopressin verglichen, das v. a. als Vasokonstriktor wirksam ist (▶ Kap. 10.3.7). Als Ergebnis einer klinischen vergleichenden Untersuchung mit Adrenalin wurde Vasopressin zwar in die Notfallrichtlinien aufgenommen. Adrenalin bleibt allerdings das Mittel der ersten Wahl (▶ Kap. 21 »Kardiopulmonale Reanimation«).

Beim anaphylaktischen Schock wird Adrenalin in einer Dosierung appliziert, die 10% der Reanimationsdosis entspricht. Hier ist zusätzlich die β_2-Rezeptor-stimulierende Wirkung von Bedeutung, die den anaphylaktisch bedingten Bronchospasmus reduziert und direkt die Histaminausschüttung aus Mastzellen hemmt.

Bei lokaler Applikation kann Adrenalin durch die vasokonstriktorische Wirkung helfen, eine Blutung zu stillen. Als Zusatz zu Lokalanästhetika vermindert Adrenalin den Abtransport des Lokalanästhetikums vom Wirkort und verlängert damit dessen Wirkung.

Pharmakokinetik

Adrenalin wird sehr schnell abgebaut, seine Plasmahalbwertszeit beträgt etwa 3 min.

Unerwünschte Wirkungen

Hier sind v. a. die Wirkungen auf das Herz-Kreislauf-System zu beachten. Im Vordergrund stehen Tachykardie, Arrhythmie sowie eine Verschlechterung der O_2-Bilanz des Herzens. Bei länger dauernder, kontinuierlicher Infusion von Adrenalin kann die Wirkung wegen einer Desensibilisierung der adrenergen Rezeptoren abnehmen (Tachyphylaxie), sodass die Dosierung erhöht werden muss. Allergische Reaktionen können v. a. gegen das in der Injektionslösung enthaltene Natriummetabisulfit entstehen.

Kontraindikationen

Bei manifester Hyperthyreose, Hypertonie, tachykarden Arrhythmien, Engwinkelglaukom, bei Phäochromozytom sowie bei einer hypertrophen Kardiomyopathie ist Adrenalin außer bei vitaler Indikation (Reanimation, schwere Anaphylaxie) kontraindiziert. Lokal sollte Adrenalin nicht bei Anästhesien im arteriellen Endstrombereich (Finger, Zehen, Nasenspitze, Penis) eingesetzt werden, da Gewebenekrosen ausgelöst werden können.

Wechselwirkungen

Zahlreiche Pharmaka können die Wirkung von Adrenalin verstärken, indem sie z. B. die Wiederaufnahme von Katecholaminen in sympathische Nerven blockieren (Antidepressiva, die den Noradrenalintransporter blockieren, z. B. Amitriptylin) oder den Abbau von Katecholaminen über MAO (Moclobemid) bzw. COMT (Entacapon) hemmen. α_1-Rezeptor-Antagonisten (z. B. Prazosin, Terazosin) oder β-Blocker (Bisoprolol, Metoprolol, Propranolol) können die vaskulären bzw. kardialen Wirkungen von Adrenalin reduzieren. Bei Patienten, die β-Blocker erhalten, kann es zu ausgeprägter Blutdrucksteigerung nach Adrenalin kommen, weil dann die α_1-Rezeptor-vermittelte Vasokonstriktion überwiegt.

Indikation

Adrenalin wird intravenös bei der kardiopulmonalen Reanimation, bei der Therapie des anaphylaktischen Schocks sowie lokal als Vasokonstriktorzusatz zu Lokalanästhetika oder zur Gefäßverengung bei Blutungen appliziert.

Dosierung

Adrenalin

- Reanimation bei Erwachsenen (nach Fachinformation und ERC-Leitlinie 2005)
  - 1 mg Adrenalin, Wiederholung nach 3–5 min falls erforderlich; alternativ 2–3 mg Adrenalin endotracheal bei intubierten Patienten.

Arzneimittelprofil

Adrenalin

- **Wirkung:** Agonist an α_1-, α_2- sowie β_1- und β_2-adrenergen Rezeptoren. Blutdruck, Herzfrequenz und Herzzeitvolumen steigen; in der Lunge Bronchodilatation, periphere Vasokonstriktion
- **Phk:** Plasmahalbwertszeit 3 min
- **NW:** Arrhythmie, Tachykardie, O_2-Bilanz verschlechtert sich
- **KI:** bei vitaler Indikation keine; ansonsten Hyperthyreose, Phäochromozytom und hypertrophe Kardiomyopathie, Engwinkelglaukom
- **WW:** verstärkte Wirkung in Gegenwart von Inhalationsnarkotika (Isofluran, Halothan steigern Arr-

hythmiegefahr), Antidepressiva (hemmen Katecholaminwiederaufnahme bzw. -abbau); α_1- oder β-Rezeptorantagonisten schwächen vaskuläre oder kardiale Wirkungen ab
- **Ind:** Herz-Kreislauf-Stillstand, allergischer Schock, lokal zur Blutstillung, Vasokonstriktorzusatz zu Lokalanästhetika

10.3.2 Noradrenalin (Norepinephrin)

- **Handelsnamen**

Arterenol (1 ml enthält 1 mg Noradrenalin = 0,1% = 1:1000)

Pharmadynamik

Im Vergleich zu Adrenalin ist Noradrenalin ein deutlich stärkerer Vasokonstriktor. Dies liegt v. a. an einer 30fach geringeren Affinität zu den β_2- als zu den β_1-Rezeptoren. So dominieren in vivo die Wirkungen von Noradrenalin auf α_1-Rezeptoren (Vasokonstriktion, Blutdrucksteigerung) sowie auf β_1-Rezeptoren (positive Inotropie und Chronotropie). Durch den Anstieg des peripheren Widerstands werden der zerebrale und der koronare Perfusionsdruck gesteigert.

Cave

Verfärbungen der Injektionslösung zeigen den Abbau von Noradrenalin und Adrenalin zu Adrenochromen an. Nur klare und nicht gefärbte Lösungen dürfen verwendet werden.

Pharmakokinetik

Ebenso wie Adrenalin hat Noradrenalin eine sehr kurze Plasmahalbwertszeit von 3 min.

Unerwünschte Wirkungen

Wenn bei hoher Noradrenalindosierung der blutdrucksteigernde Effekt überwiegt, kann es trotz der β_1-Rezeptoraktivierung zu einer reflektorischen Bradykardie kommen. Sehr selten kann eine Allergie gegen das Antioxidans Natriummetabisulfit ausgelöst werden.

Bei versehentlicher paravenöser oder intraarterieller Infusion können schwere Gewebeischämien entstehen.

Kontraindikationen

Für Noradrenalin gelten ähnliche Anwendungsbeschränkungen wie für Adrenalin. Bei manifester Hyperthyreose, Hypertonie, tachykarden Arrhythmien, Engwinkelglaukom, bei Phäochromozytom sowie bei einer hypertrophen Kardiomyopathie sollte es nur bei lebensbedrohlicher Indikation eingesetzt werden.

Wechselwirkungen

Wie bei Adrenalin kann auch die arrhythmogene Wirkung von Noradrenalin durch Inhalationsnarkotika verstärkt werden.

Indikationen

Noradrenalin ist das Mittel der Wahl zur Steigerung des arteriellen Blutdrucks beim septischen Schock oder anderen Zuständen mit einem stark reduzierten peripheren Widerstand. Vor Beginn einer Therapie mit Noradrenalin sollte eine Hypovolämie ausgeglichen werden, um die Noradrenalindosis auf das Nötige zu begrenzen. In der Regel wird Noradrenalin i.v. mittels Perfusor appliziert.

Dosierung

Noradrenalin

- Intravenös
  - Zur Anwendung als i.v.-Infusion wird Noradrenalin (5 ml = 5 mg) in 45 ml 0,9% NaCl oder in 5% Glukoselösung verdünnt und unter Blutdruck- und EKG-Kontrolle nach Wirkung gegeben (Anhaltspunkt 0,6–12 ml/h bei normalgewichtigen Erwachsenen, entsprechend 1–20 μg/min).

Arzneimittelprofil

Noradrenalin

- **Wirkung:** Agonist an α_1-, α_2- sowie β_1-adrenergen Rezeptoren (geringe Affinität an β_2-Rezeptoren). Blutdruck, Herzfrequenz und Herzzeitvolumen steigen; ausgeprägte Vasokonstriktion
- **Phk:** Plasmahalbwertszeit 3 min
- **NW:** Arrhythmie, Tachykardie, evtl. reflektorische Bradykardie
- **KI:** bei vitaler Indikation keine, ansonsten Hyperthyreose, Phäochromozytom und hypertrophe Kardiomyopathie, Engwinkelglaukom
- **WW:** verstärkte Wirkung in Gegenwart von Inhalationsnarkotika (Isofluran, Halothan steigern Arrhythmiegefahr), Antidepressiva (hemmen Katecholaminwiederaufnahme bzw. -abbau); α_1- oder β-Rezeptorantagonisten schwächen vaskuläre oder kardiale Wirkungen ab
- **Ind:** Kreislaufstabilisierung bei septischem Schock

10.3.3 Dobutamin

- **Handelsname**

Dobutamin

Pharmakodynamik

Dobutamin ist ein Razemat, dessen Enantiomere in unterschiedlichem Ausmaß adrenerge Rezeptoren stimulieren. Funktionell überwiegt die kardiale β_1-Rezeptorstimulation das klinische Bild der Dobutaminwirkung: die ventrikuläre Kontraktilität wird gesteigert, die Herzfrequenz nimmt zu. Das Herzminutenvolumen nimmt zu. Die Enantiomere aktivieren gleichzeitig auch β_2- sowie α_1-Rezeptoren, die sich in ihren gegensätzlichen Wirkungen auf den Kontraktionszustand von Blutgefäßen etwa die Waage halten, sodass sich der periphere Widerstand in Gegenwart von Dobutamin kaum ändert.

Auch wenn der Name anderes suggeriert – Dobutamin ist nicht mit Dopamin verwandt und aktiviert dessen Rezeptoren auch nicht.

Pharmakokinetik

Die Wirkung setzt 1–2 min nach Infusionsbeginn ein, der Plasmaspiegel erreicht allerdings erst nach 10–12 min das Gleichgewicht. Dobutamin wird mit einer Halbwertszeit von 2–3 min aus dem Plasma eliminiert, in der Leber glukuronidiert und überwiegend als Konjugat über die Niere ausgeschieden.

Unerwünschte Wirkungen

Eine Tachykardie kann zu einer starken Steigerung des myokardialen O_2-Verbrauchs führen. Wie bei allen Sympathomimetika können tachykarde Arrhythmien entstehen. Ebenfalls kann der Serumkaliumspiegel absinken. Dobutamin kann die Thrombozytenfunktion hemmen, in Einzelfällen wurden petechiale Blutungen beobachtet. Bei Infusionsdauer >24 Stunden kann der inotrope Effekt von Dobutamin abnehmen (Tachyphylaxie), sodass die Substanz u. U. abgesetzt werden muss.

Kontraindikationen

Bei hypertropher Kardiomyopathie und schwerer Aortenstenose sollte Dobutamin nicht verabreicht werden, da in diesen Fällen das Herzminutenvolumen noch weiter abnehmen kann. Gleiches gilt bei konstriktiver Perikarditis oder bei Perikardtamponade, bei denen die Füllung der Ventrikel behindert ist. Auch bei hypovolämischen Patienten sollte primär das Volumendefizit ausgeglichen werden, bevor Dobutamin zum Einsatz kommt.

Wechselwirkungen

Dobutamin sollte nicht (oder nur mit größter Vorsicht) bei Patienten eingesetzt werden, die mit MAO-Inhibitoren behandelt werden. Nach gleichzeitiger Gabe von MAO-Hemmern und Dobutamin wurden hypertensive Krisen, schwere Arrhythmien sowie intrakranielle Blutungen beobachtet. α_1- oder β-Rezeptorantagonisten können die kardiovaskulären Effekte von Dobutamin abschwächen. Die Dobutamininfusionslösung sollte nicht mit anderen Pharmaka gemischt werden, da eine Reihe physikalischer Inkompatibilitäten besteht (▶ Dobutamin Fachinformation).

Indikation

Dobutamin ist das Mittel der Wahl zur Steigerung des Herzzeitvolumens bei akuter Herzinsuffizienz und bei septischem Schock.

Dosierung

Dobutamin

- Intravenös
  - Je nach Wirkung zwischen 2,5 und 10 µg/kgKG/min i.v.

Arzneimittelprofil

Dobutamin

- **Wirkung:** Agonist an β_1-adrenergen Rezeptoren (positiv inotrop, positiv chronotrop) sowie an α_1- (wirkt vasokonstringierend) und β_2-Rezeptoren (wirkt vasodilatierend)
- **Phk:** Plasmahalbwertszeit 2–3 min
- **NW:** Arrhythmien, gesteigerter kardialer O_2-Verbrauch
- **KI:** kardiale Erkrankungen mit behinderter ventrikulärer Füllung (Perikarditis, Perikardtamponade) bzw. Entleerung (hypertrophe Kardiomyopathie, Aortenstenose)
- **WW:** nicht mit MAO-Hemmern kombinieren (Gefahr von hypertensiven Krisen und schweren Arrhythmien)
- **Ind:** akute Herzinsuffizienz, septischer Schock

10.3.4 Dopamin

Handelsname

Dopamin

Pharmakodynamik

Dopamin ist nicht nur ein wichtiger Neurotransmitter im ZNS, sondern es ist auch die Synthesevorstufe von Noradrenalin in peripheren sympathischen und zentralen adrenergen Neuronen. Darüber hinaus wird Dopamin lokal in der Niere produziert. Seine biologischen Wirkungen werden v. a. über die 5 verschiedenen Dopaminrezeptoren (D_1–D_5) in die Zellen übertragen. Dopamin D_1- und D_5-Rezeptoren steigern über die Aktivierung stimula-

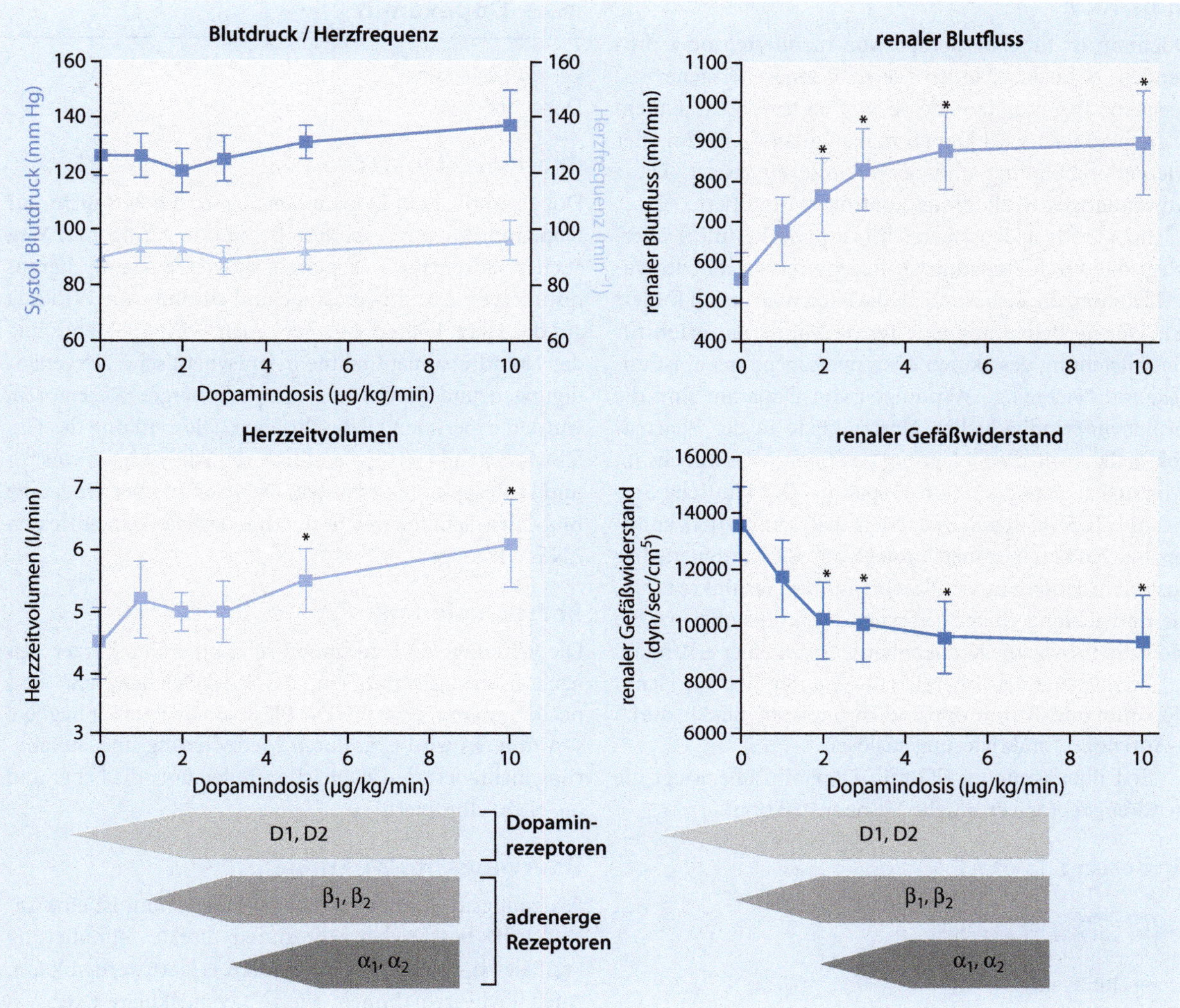

Abb. 10.4 Hämodynamische Effekte von Dopamin (nach [8])

torischer Gs-Proteine den intrazellulären cAMP-Spiegel. D_2-, D_3- und D_4-Rezeptoren erniedrigen das cAMP durch Kopplung an Gi/o-Proteine. Aktivierung von vaskulären D_1-Rezeptoren durch niedrig dosiertes Dopamin führt zu einer Steigerung des renalen, mesenterialen und zerebralen Blutflusses. Dopamin hemmt den epithelialen Na^+-Transport im Jejunum und in proximalen Nierentubuli. Zu den pharmakologischen Effekten von Dopamin tragen auch adrenerge Rezeptoren wesentlich bei (Abb. 10.4).

Pharmakokinetik

Nach intravenöser Applikation hat Dopamin wie die anderen Katecholamine eine kurze Halbwertszeit von ca. 2–3 min.

Unerwünschte Wirkungen

Bei entsprechender Dosierung von Dopamin gelten auch die für Adrenalin und Noradrenalin genannten unerwünschten Effekte, insbesondere Tachykardie und Arrhythmie. Darüber hinaus kann Dopamin durch Aktivierung der Area postrema im Hirnstamm Übelkeit, Erbrechen und Kopfschmerzen auslösen.

Kontraindikationen

Dopamin sollte bei bestehenden tachykarden Rhythmusstörungen, bei Hyperthyreose, Phäochromozytom, bei schwerer koronarer Herzkrankheit sowie bei arteriellen Verschlusssyndromen nur mit äußerster Vorsicht und bei vitaler Indikation eingesetzt werden.

Wechselwirkungen

Da MAO-Hemmer die Wirkung von Dopamin verstärken, sollte die Dopamindosierung bei diesen Patienten vorsichtig titriert werden (Beginn mit 1/10 der Normaldosis).

Indikation

Dopamin ist für die Therapie von manifesten oder drohenden Schockzuständen verschiedener Ursache zugelassen. Insbesondere bei beginnendem oder akutem Nierenversagen wird Dopamin häufig zur Steigerung der Nierendurchblutung und der Diurese eingesetzt. Diese Anwendung wird allerdings kontrovers diskutiert.

Im niedrigen Dosisbereich (<4 µg/kgKG/min) überwiegt die durch Dopamin D_1-Rezeptoren vermittelte Vasodilatation, die insbesondere die Nierenperfusion fördert [8]. Welche Bedeutung eine renale Minderperfusion für die Entstehung des akuten Nierenversagens spielt, ist unbekannt. Nachteilige Wirkungen von Dopamin sind die großen interindividuellen Unterschiede in der Pharmakokinetik sowie die Steigerung des Energieverbrauchs im proximalen Tubulus durch Dopamin. Die klinische Studie ANZICS [3] sowie zwei Metaanalysen [10][11] konnten bei Patienten keinen protektiven Effekt von niedrig dosiertem Dopamin vs. Placebo auf das Serumkreatinin, die Entwicklung einer terminalen Niereninsuffizienz, die Mortalität sowie die Krankenhausverweildauer erkennen.

Im mittleren Dosisbereich (4–10 µg/kg KG/min) kann Dopamin positiv inotrope und chronotrope Effekte durch β-Adrenozeptoraktivierung auslösen.

Erst über 10 µg/kg KG/min Dopamin überwiegt die α-Adrenozeptor-vermittelte Vasokonstriktion.

Dosierung

Dopamin

- Intravenös
  - Dopamin wird als intravenöse Infusion zwischen 2 und 50 µg/kgKG/min dosiert (Start mit 2–5 µg/kgKG/min).

Arzneimittelprofil

Dopamin

- **Wirkung:** aktiviert Dopaminrezeptoren (steigert Blutfluss in der Niere, im ZNS und im Mesenterium) und in höherer Konzentration auch adrenerge Rezeptoren (β_1: positiv inotrop, positiv chronotrop; α_1: vasokonstringierend)
- **Phk:** Plasmahalbwertszeit 2–3 min
- **NW:** Tachykardie, Arrhythmie, Übelkeit, Erbrechen
- **KI:** Hyperthyreose, Phäochromozytom, schwere KHK, periphere arterielle Verschlusskrankheit
- **WW:** MAO-Hemmer verstärken Dopaminwirkung
- **Ind:** Kreislaufschock, Steigerung der Nierenperfusion

10.3.5 Dopexamin

- **Handelsname**

Dopacard

Pharmakodynamik

Dopexamin ist ein Dopaminanalogon, welches nicht nur Dopaminrezeptoren sondern β_2- und in geringerem Maß auch β_1-adrenerge Rezeptoren aktivieren kann. Hieraus resultiert eine positiv inotrope und chronotrope Wirkung auf das Herz. Weitere Mechanismen, wie z. B. Hemmung der Noradrenalinaufnahme in präsynaptische Nervenendigungen und Blockade von α_1-adrenergen Rezeptoren, wurden experimentell beschrieben. Die Senkung des Gefäßwiderstands wird v. a. durch die Aktivierung von β_2- und D-Rezeptoren vermittelt. Dopexamin überwindet die Blut-Hirn-Schranke nicht und hat deshalb keine direkten ZNS-Wirkungen.

Pharmakokinetik

Die Wirkung von Dopexamin setzt innerhalb kurzer Zeit nach Infusionsbeginn ein, das Wirkgleichgewicht wird nach 15–30 min erreicht. Die Plasmahalbwertszeit liegt bei 5–6 min. Es wird v. a. durch Methylierung und Sulfatierung inaktiviert und zu gleichen Teilen über die Leber und die Niere eliminiert.

Unerwünschte Wirkungen

Als häufigste Nebenwirkung von Dopexamin ist eine Tachykardie beschrieben, die durch direkte Stimulierung kardialer β_2-adrenerger Rezeptoren erklärt werden kann. Auch Tachyarrhythmien, wie z. B. ventrikuläre Extrasystolen, Vorhof- oder Kammerflimmern, Hypertonie oder Hypotonie wurden beobachtet.

Kontraindikationen

Bei Patienten mit einem ausgeprägten Volumenmangel, mit einer Ausflusstraktbehinderung (z. B. Aortenstenose, hypertrophe obstruktive Kardiomyopathie) und bei Phäochromozytom sollte Dopexamin nicht angewendet werden.

Wechselwirkungen

In Gegenwart von MAO-Hemmern sind die Dopexaminwirkungen verstärkt.

Indikation

Dopexamin kann bei Patienten mit erniedrigtem Herzzeitvolumen und gleichzeitig erhöhtem peripheren Widerstand sowie bei akutem Rechtsherzversagen aufgrund pulmonaler Hypertonie eingesetzt werden. Es sollte bei schwerer akuter Herzinsuffizienz nicht länger als 48 h angewendet werden.

Dosierung

Dopexamin

- Intravenös
  - Dopexamin wird in geeigneter Verdünnung intravenös über eine große periphere Vene oder einen zentralen Venekatheter appliziert.

Arzneimittelprofil

Dopexamin

- **Wirkung:** Aktivierung von Dopamin- und β_2- (in geringem Maß auch β_1-) adrenergen Rezeptoren bewirkt positive Inotropie und Chronotropie sowie β_2-induzierte Nachlastsenkung
- **Phk:** Plasmahalbwertszeit 5–6 min
- **NW:** Tachyarrhythmien
- **KI:** Volumenmangel, Aortenstenose, hypertrophe Kardiomyopathie, Phäochromozytom
- **WW:** MAO-Hemmer verstärken Wirkung von Dopexamin
- **Ind:** schwere akute Herzinsuffizienz mit erhöhtem peripherem Widerstand

10.3.6 Levosimendan

- **Handelsname**

Simdax

Wirkung

Levosimendan kann über verschiedene Mechanismen das Herzzeitvolumen steigern. Als sog. »Kalziumsensitizer« bindet es an das Protein Troponin C in Herzmuskelzellen, welches Ca^{2+}-abhängig die kardiale Kontraktion steuert [1][9]. Dabei beeinflusst Levosimendan die Affinität von Troponin C für Ca^{2+} nicht, sondern es stabilisiert den Ca^{2+}-Troponin-C-Komplex. Hierdurch kann Levosimendan positiv inotrop wirken, ohne den Ca^{2+}-Einstrom in die Herzmuskelzelle zu fördern.

> **Im Gegensatz zu den Katecholaminen steigert Levosimendan den O_2-Verbrauch des Herzens nicht.**

Weitere Effekte sind wahrscheinlich an den kardiovaskulären Effekten von Levosimendan beteiligt: Durch die Öffnung von ATP-sensitiven Kaliumkanälen und Hemmung von Phosphodiesterasen in der glatten Gefäßmuskulatur kann die Substanz eine Vasodilatation auslösen und damit den systemischen und koronaren Gefäßwiderstand reduzieren, sodass Vor- und Nachlast abnehmen.

Pharmakokinetik

Levosimendan hat zwar eine hohe perorale Bioverfügbarkeit, wird im Rahmen der Anästhesie und Intensivmedizin in der Regel intravenös appliziert. Die Ausgangssubstanz hat eine kurze Halbwertszeit von 1–1,5 h und wird in der Leber in den aktiven Metaboliten OR-1896 biotransformiert. Da OR-1896 nur sehr langsam (HWZ 80 h) aus dem Körper eliminiert wird, kann der positiv inotrope Effekt von Levosimendan nach 24stündiger Infusion über mehrere Tage anhalten [2].

Unerwünschte Wirkungen

Als Nebenwirkungen von Levosimendan wurden v. a. Tachykardie, Extrasystolie, Hypotonie, und Hypokaliämie beobachtet.

Kontraindikationen

Bei stark eingeschränkter Nieren- oder Leberfunktion, akuter Hypovolämie mit Hypotonie oder Torsades-de-pointes-Arrhythmie wird die Anwendung von Levosimendan nicht empfohlen.

Wechselwirkungen

Aus den bisher vorliegenden klinischen Studien wurden keine schwerwiegenden Wechselwirkungen mit kardiovaskulären Pharmaka (ACE-Hemmern, Diuretika, β-Blockern) berichtet.

Anwendung

Levosimendan kann zur Therapie der schweren akuten Herzinsuffizienz oder zur Steigerung des Herzzeitvolumens nach kardiochirurgischen Operationen sowie bei kardiogenen Schock verwendet werden. Es ist in Deutschland nicht zugelassen, aber in mehreren europäischen Ländern verfügbar.

Dosierung

Levosimendan

- Intravenös
  - Start mit 6 (12–24) µg/kgKG i.v. als Bolus, gefolgt von i.v.-Dauerinfusion (0,05–0,2 µg/kgKG/min)

Arzneimittelprofil

Levosimendan

- **Wirkung:** »Kalziumsensitizer« – steigert das Herzzeitvolumen durch Bindung an Troponin C, Vasodilatation durch Öffnung von K_{ATP}-Kanälen und Phosphodiesterasehemmung
- **Phk:** Halbwertszeit 1–1,5 h; in der Leber Umwandlung in aktiven Metaboliten (HWZ 80 h), dadurch lang anhaltende positive Inotropie
- **NW:** Tachkardie, Hypotonie, Hypokaliämie
- **KI:** akute Hypovolamie mit Hypotonie, Torsades-de-pointes-Arrhythmie
- **WW:** bisher sind keine schwerwiegenden WW bekannt
- **Ind:** akut dekompensierte Herzinsuffizienz

10.3.7 Vasopressin/Terlipressin

Vasopressin ist in Deutschland (Stand 2010) nicht als Arzneistoff zugelassen (Anwendung unter Studienbedingungen ▶ 21 »Reanimation«).

Handelsname

Terlipressin: Glycylpressin, Haemopressin

Wirkung

Vasopressin ist ein wichtiger körpereigener Regulator des Wasserhaushaltes. Es wird als Nonapeptid in Neuronen des Nucl. paraventricularis und des Nucl. supraopticus synthetisiert und im Hypophysenhinterlappen in die Zirkulation freigesetzt. In den Hauptzellen der Sammelrohre der Niere fördert Vasopressin den Einbau von Aquaporinen in die Plasmamembran und damit die Rückresorption von Wasser aus dem Nierentubulus. Aufgrund dieser Funktion wird Vasopressin auch als antidiuretisches Hormon (ADH) bezeichnet. Die biologischen Effekte von Vasopressin werden über zwei verschiedene G-Protein-gekoppelte Rezeptoren, V1 und V2 vermittelt. Der antidiuretische Effekt von Vasopressin wird über V2-Rezeptoren vermittelt, die über Gs-Proteine die Adenylylcyclase zur Produktion von cAMP anregen. Im Gegensatz dazu finden sich V1-Rezeptoren in vielen glatten Muskelzellen (◘ Abb. 10.1). Ihre Stimulation löst eine Vasokonstriktion in der Haut, in der Skelettmuskulatur, im Gastrointestinaltrakt sowie in Koronargefäßen aus. Für die Gefäßkonstriktion werden deutlich höhere Vasopressindosen benötigt, als für den antidiuretischen Effekt. In niedriger Vasopressindosierung dilatieren Gefäße im Gehirn sowie in der Lungen- und Koronarzirkulation.

Terlipressin ist eine inaktive Vorstufe des Lysin-Vasopressin, das nach intravenöser Applikation durch Abspaltung von Glycinresten im Plasma protrahiert gebildet wird. Dies führt zu einer gegenüber Vasopressin deutlich verlängerten Wirkdauer.

Pharmakokinetik

Vasopressin wird mit einer Halbwertszeit von 17–35 min aus dem Plasma entfernt. Terlipressin wirkt durch die langsame Aktivierung in vivo in therapeutischen Dosen 3–4 h.

Unerwünschte Wirkungen

Vasopressin und Terlipressin führen über die Aktivierung von V1-Rezeptoren zu ausgeprägter Kontraktion der glatten Muskulatur im Gastrointestinaltrakt, was zu schweren abdominellen Krämpfen beitragen kann. Besonders zu beachten ist eine Koronarkonstriktion, die zur Myokardischämie, Infarkt, Arrhythmien und einer Abnahme des Herzzeitvolumens führen kann.

Kontraindikationen

Bei Schwangerschaft, septischem Schock, Asthma bronchiale, Hypertonie, koronarer Herzkrankheit sollte Terlipressin nur unter strenger Indikationsstellung angewendet werden.

Wechselwirkungen

Terlipressin kann in Kombination mit Pharmaka, die die Herzfrequenz senken (z. B. β-Blocker, Propofol, Sufentanil) eine starke Bradykardie auslösen.

Indikation

Terlipressin kann zur Notfallversorgung bei einer akuten Ösophagusvarizenblutung bis zu einer endoskopischen Therapie eingesetzt werden. Desmopressin hat gegenüber dem Vasopressin eine ausgeprägtere antidiuretische Wirkung – es wird bei zentralem Diabetes insipidus sowie zur Steigerung der Freisetzung von von Willebrand-Faktor und Gerinnungsfaktor VIII eingesetzt.

Dosierung

Terlipressin

- Intravenös
  - Bei einer akuten Blutung aus Ösophagusvarizen kann 1–2 mg Terlipressin i.v. verabreicht werden. Nach 4–6 h kann eine weitere Terlipressingabe erfolgen.

Arzneimittelprofil

Terlipressin

- **Wirkung:** bewirkt über V1-Vasopressin eine Vasokonstriktion (v. a. in Haut, Skelettmuskulatur, Magen-Darm-Trakt, Koronarien)
- **Phk:** inaktive Vorstufe, die durch Abspaltung von Glycinresten zu Lysin-Vasopressin umgewandelt wird
- **NW:** ausgeprägte Vasokonstriktion, abdominelle Krämpfe, Koronarkonstriktion
- **KI:** strenge Indikationsstellung bei Schwangerschaft, septischem Schock, Asthma bronchiale, Hypertonie, KHK
- **WW:** starke Bradykardie in Kombination mit anderen Pharmaka, die die Herzfrequenz senken (z. B. β-Blocker, Propofol, Sufentanil)
- **Ind:** Ösophagusvarizenblutungen (bis zur Verfügbarkeit einer endoskopischen Therapie)

10.4 Vasodilatatoren

Periphere Vasodilatatoren werden für die Therapie hypertensiver Krisen, zur kontrollierten Hypotension sowie zur Steigerung des linksventrikulären Schlagvolumens bei akuter Herzinsuffizienz eingesetzt. Diese Pharmaka senken den Blutdruck entweder durch Reduktion des peripheren Widerstands (arterielle Vasodilatatoren) oder durch Reduzierung von Venentonus, kardialer Füllung und Auswurfleistung (venöse Vasodilatatoren).

Bei akuter Herzinsuffizienz verbessern venöse Vasodilatation und Vorlastsenkung durch organische Nitrate, z. B. Glyceroltrinitrat, die Stauungssymptome im systemischen und im Lungenkreislauf. Arterielle Vasodilatatoren wie Nitroprussidnatrium reduzieren die Effekte der peripheren Vasokonstriktion und Minderperfusion von Organen.

10.4.1 Stickstoffmonoxid (NO)

Handelsname

INOmax-I (in 2 Liter bzw. 10 Liter großen Druckbehältnissen ist NO in einer Konzentration von 400 ppm (mol/mol) enthalten. Bei einem Füllungsdruck von 155 bar ergeben sich hieraus 307 (2-Liter-Behälter) bzw. 1535 Liter NO-Gas (10-Liter-Behälter)

Wirkung

Stickstoffmonoxid (NO) ist ein essenzieller Regulator des Gefäßtonus und zahlreicher anderer biologischer Funktionen (▣ Abb. 10.3). So relaxiert es viele Arten glatter Muskelzellen, hemmt die Thrombozytenaggregation und inhibiert die Leukozytenadhäsion an Endothelzellen. Endogenes Stickstoffmonoxid wurde erst Ende der 1970er Jahre durch die Forscher Ferid Murad, Robert Furchgott und Louis J. Ignarro entdeckt. Sie wurden hierfür 1998 mit dem Nobelpreis für Physiologie und Medizin ausgezeichnet.

Im Gefäßendothel entsteht NO während der enzymatischen Umwandlung von L-Arginin zu L-Citrullin durch die endotheliale NO-Synthase (eNOS) (▣ Abb. 10.5). Weitere NO-Synthasen kommen in neuronalen Geweben (nNOS) sowie bei Entzündungsprozessen (induzierbare iNOS) vor. NO ist ein freies Radikal mit einer sehr kurzen Halbwertszeit von <5 s, weshalb seine biologischen Wirkungen lokal begrenzt bleiben. NO wird durch die Reaktion mit Sauerstoff Superoxid-Radikal-Anionen inaktiviert. In den Zielzellen wie z. B. glatten Gefäßmuskelzellen fördert NO die Bildung von cGMP durch verschiedene lösliche Guanylylcyclasen. cGMP-abhängige Proteinkinasen können dann nachfolgend den Tonus glatter Muskelzellen herabsetzen.

Pharmakokinetik

Inhalatives NO hat eine sehr kurze Wirkdauer (Halbwertszeit <5 s). Es kann nur in belüfteten Lungenabschnitten wirken und die Effekte bleiben in der Regel lokal begrenzt.

Unerwünschte Wirkungen

In höheren Konzentrationen kann inhalativ appliziertes NO eine Atemwegsreizung bis hin zum toxischen Lungenödem auslösen. In Gasgemischen, die NO und Sauerstoff enthalten, kann es zur Bildung von Stickstoffdioxid (NO_2) kommen, welches eine Entzündung und Schädigung der Atemwege auslösen kann. Nach Aufnahme von NO in die Lunge kann Met-Hämoglobin sowie Nitrat entstehen. In therapeutischen NO-Konzentrationen steigt der Met-Hämoglobingehalt im Blut allerdings nur selten über 1% an.

Bei schnellem Absetzen einer NO-Beatmung kann eine überschießende pulmonale Vasokonstriktion ausgelöst werden und der pulmonalarterielle Druck kann abrupt ansteigen. Deshalb sollte die Behandlung vor dem Absetzen schrittweise niedriger dosiert werden.

Experimentell wurde eine Hemmung der Thrombozytenaggregation durch NO nachgewiesen. Die klinische Relevanz dieses Befundes ist allerdings noch ungeklärt, da in den klinischen Studien keine erhöhte Blutungsgefahr nachgewiesen wurde.

Kontraindikationen

Neugeborene, die von einem Rechts-Links-Shunt abhängig sind oder einen signifikanten Links-Rechts-Shunt haben, sollten kein NO erhalten. Ein schweres Schädel-

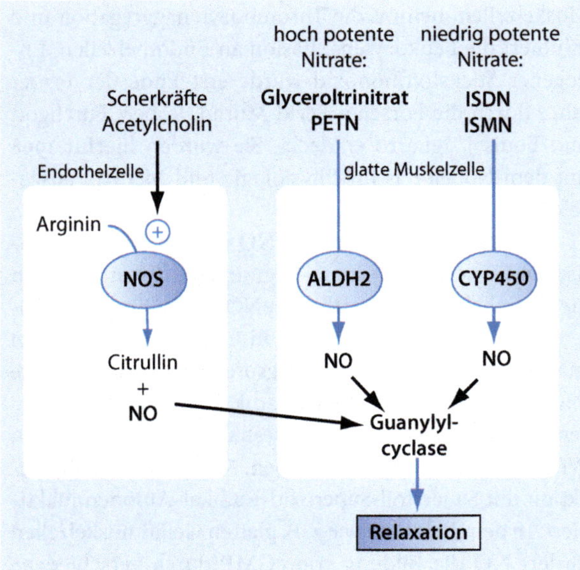

Abb. 10.5 Biosynthese von Stickstoffmonoxid (NO) und enzymatische NO-Generierung aus organischen Nitraten

Hirn-Trauma stellt ebenfalls eine Kontraindikation für die Behandlung mit inhalativem NO dar.

Wechselwirkungen

Das Risiko einer Met-Hämoglobinämie ist bei gleichzeitiger Applikation von NO und Pharmaka, die zur Met-Hämoglobinbildung führen (z. B. Prilocain oder Natriumnitroprussid), erhöht.

Indikation

Die biologischen Effekte von Stickstoffmonoxid können auf verschiedenen Wegen pharmakologisch genutzt werden: Zum einen kann NO als Gas direkt per Inhalation appliziert werden. Zum anderen können Nitrovasodilatatoren verwendet werden, die bei peroraler oder parenteraler Gabe im Körper NO freisetzen.

Wird NO dem Atemgas bei Beatmung zugemischt, bewirkt es eine selektive pulmonale Vasodilatation bei pulmonaler Hypertonie (z. B. nach Herztransplantation), bei Rechtsherzversagen (z. B. nach Lungenembolie) sowie bei akutem Atemnotsyndrom (ARDS). Die Vasodilatation führt zu einer verbesserten Oxygenierung des pulmonalkapillären Blutes. Inhalatives NO wird bei Neugeborenen und Frühgeborenen nach der 34. Schwangerschaftswoche bei hypoxisch-respiratorischer Insuffizienz, die mit Zeichen einer pulmonalen Hypertonie einhergeht, sowie bei primärer pulmonaler Hypertonie eingesetzt. Es verbessert die Oxygenierung und reduziert die Notwendigkeit extrakorporaler Membranoxygenierung. Die Anwendung sollte erst nach Optimierung der künstlichen Beatmung, inklusive der Applikation von Surfactant erfolgen. NO kann auch bei kardiochirurgischen Eingriffen insbesondere Herztransplantationen, zur Senkung des pulmonalen Gefäßwiderstands eingesetzt werden.

Dosierung

Inhalatives NO

NO wird über ein geeignetes Beatmungssystem nach Dilution in einem Sauerstoff-Luft-Gemisch verabreicht. Die empfohlene Höchstdosis von NO im inspiratorischen Atemgemisch sollte 20 ppm nicht überschreiten. Wenn eine ausreichende Oxygenierung erreicht wird, kann versucht werden, die Dosis auf 5 ppm zu reduzieren. Die Behandlung kann bis zu 96 h durchgeführt werden oder bis die O_2-Untersättigung behoben ist. In der Inspirationsluft nahe am Patienten sollten folgende Parameter gemessen und nicht überschritten werden: NO ±2 ppm der eingestellten Dosis, NO_2 max. 0,5–1 ppm. Innerhalb der ersten Stunde nach Therapiebeginn sowie nachfolgend im Abstand von 1–2 Tagen sollte im Blut die Konzentration von Met-Hämoglobin bestimmt werden. Steigt der Met-Hämoglobingehalt über 2,5%, sollte die inspiratorische NO-Konzentration reduziert werden.

Arzneimittelprofil

Inhalatives NO

- **Wirkung:** NO aktiviert die lösliche Guanylylcyclase und hemmt die Kontraktion glatter Muskelzellen, bewirkt nach Inhalation eine Broncho- und Vasodilatation
- **Phk:** nach inhalativer Applikation lokale Wirkung, Halbwertszeit <5 s
- **NW:** in hoher Konzentration: Atemwegsreizung, toxisches Lungenödem, Met-Hämoglobinbildung, Bildung von NO_2
- **KI:** Neugeborene mit Links-Rechts- oder Rechts-Links-Shunt
- **WW:** verstärkte Met-Hämoglobinbildung nach Prilocain, Nitroprussid-Na
- **Ind:** pulmonale Vasodilatation bei pulmonaler Hypertonie, Rechtsherzinsuffizienz, akutem Atemnotsyndrom (ARDS)

10.4.2 NO-Donatoren

Aus verschiedenen NO-Donatoren kann im Körper enzymatisch NO freigesetzt werden: Glyceroltrinitrat, Isosorbiddinitrat, 5-Isosorbidmononitrat und Pentaerythritoltetranitrat werden in niedriger Dosierung zur Therapie der

Angina-pectoris-Symptome bei koronarer Herzkrankheit eingesetzt. Molsidomin ist eine inaktive Vorstufe, die in der Leber in die aktiven Metaboliten Linsidomin, SIN1 und SIN1A umgewandelt wird, woraus nicht enzymatisch NO freigesetzt werden kann. Die hämodynamischen Effekte von intravenös applizierten Glyceroltrinitrat werden in der Anästhesie und Intensivmedizin vielfältig ausgenutzt, weshalb dieses Pharmakon hier ausführlich vorgestellt werden soll.

10.4.3 Glyceroltrinitrat

Handelsnamen

Beispiele: Corangin, Nitrolingual, Nitroderm TTS

Wirkung

Glyceroltrinitrat (»Nitroglycerin«) ist ein organisches Nitrat, welches v. a. eine Dilatation von venösen Kapazitätsgefäßen sowie großen Koronararterien vermittelt. Durch vermehrtes venöses Pooling reduziert Glyceroltrinitrat die Vorlast, die ventrikuläre Wandspannung und den O_2-Verbrauch des Herzens und wirkt so antianginös. Erst in höheren Konzentrationen werden auch arterielle Widerstandsgefäße erweitert, sodass Nachlast und systemischer Blutdruck absinken. Ebenso wie in peripheren Arteriolen reduziert Glyceroltrinitrat auch den Tonus pulmonaler Arterien sowie von glatten Muskelzellen im Bronchial- und Gastrointestinaltrakt und den ableitenden Harnwegen. Glyceroltrinitrat hat keinen direkten inotropen Effekt auf die Herzmuskulatur.

Pharmakokinetik

Die Bioaktivierung von Glyceroltrinitrat und der anderen organischen Nitrate erfolgt enzymatisch über mindestens zwei verschiedene Reaktionswege. Glyceroltrinitrat wird wie andere hochreaktive Nitrate (z. B. PETN) in den Mitochondrien durch das Enzym Aldehyddehydrogenase (ALDH-2) zu 1,2-Glyceroldinitrat und NOx umgewandelt. NOx kann nach Diffusion in das Zytosol die lösliche Guanylylcyclase aktivieren. Weniger aktive Nitrate wie Isosorbiddinitrat (ISDN) oder Isosorbidmononitrat (ISMN) werden im endoplasmatischen Retikulum über ein Cytochrom-P_{450}-Enzym direkt zu NO aktiviert [12].

Glyceroltrinitrat wird bei Angina-pektoris-Anfällen bevorzugt sublingual oder bukkal verabreicht, um zum einem eine schnelle Wirkung zu erzielen und zum anderen den hohen First-pass-Effekt in der Leber nach peroraler Einnahme (>70%) zu umgehen. Nach sublingualer Gabe ist die maximale Plasmakonzentration bereits nach 4 min erreicht. Der Plasmaspiegel nimmt mit einer Halbwertszeit von 1,5–2 min wieder ab. Wegen der kurzen Halbwertszeit erfolgt die intravenöse Applikation meist als Dauerinfusion, die gut steuerbare hämodynamische Wirkungen erzielt. Bei längerer Anwendung tritt bereits nach 24 h eine Tachyphylaxie ein. Zur Vermeidung des Wirkverlustes muss entweder die Dosis erhöht werden (i.v.-Applikation) oder ein nitratfreies Intervall von mindestens 6–8 h pro Tag (Nitratpflaster) eingehalten werden.

Unerwünschte Wirkungen

In Abhängigkeit von der Glyceroltrinitratdosis kann es zu einem ausgeprägten Blutdruckabfall, zu Reflextachykardie sowie Zunahme des Rechts-links-Shunt und Zunahme des zerebralen Blutvolumens kommen. Die Dilatation meningealer Gefäße kann zu migräneartigen Kopfschmerzen führen. Dosisabhängig führt Glyceroltrinitrat zu einer Verlängerung der Blutungszeit. Eine Hemmung der Thrombozytenaggregation sowie die Vasodilatation sind die Ursachen.

Nitrattoleranz

Die Anwendung von Glyceroltrinitrat über 24 h führt zu einer Toleranz, d. h. die vorlastsenkenden und antianginösen Wirkungen nehmen ab, die Dosis muss zur Erzielung der gleichen Effekte höher dosiert werden. Verschiedene Mechanismen sind an der Entstehung der »Nitrattoleranz« beteiligt. Zum einen führt die nitratvermittelte Vasodilatation zu einer Aktivierung neurohumoraler Mechanismen, wie z. B. des Renin-Angiotensin-Systems. Diese Phänomene werden als »Pseudotoleranz« bezeichnet. Für die echte, vaskuläre Toleranz werden im Wesentlichen folgende Mechanismen verantwortlich gemacht: Zum einen konnte nach chronischer Nitrattherapie eine Inaktivierung der Aldehyddehydrogenase, die für die Bioaktivierung von Glyceroltrinitrat verantwortlich ist, festgestellt werden. Zum anderen inaktivieren vermehrt gebildete reaktive Sauerstoffradikale das aus Glyceroltrinitrat freigesetzte NO [12].

Kontraindikationen

Glyceroltrinitrat sollte bei ausgeprägter Hypotonie (systolischer Blutdruck <90 mmHg), bei erhöhtem intrakraniellem Druck, bei hypertropher obstruktiver Kardiomyopathie, Aorten- oder Mitralstenose mit besonderer Vorsicht eingesetzt werden.

Wechselwirkungen

Bei Patienten, die Phosphodiesterasehemmer (z. B. Sildenafil) zur Therapie einer pulmonalen arteriellen Hypertonie oder erektilen Dysfunktion einnehmen, ist mit einer stärkeren intrazellulären cGMP-Akkumulation (Abb. 10.2) sowie einer starken Blutdrucksenkung zu rechnen.

Indikation

In niedriger Dosierung wird Glyceroltrinitrat zur Therapie bzw. Prophylaxe von Angina-pectoris-Anfällen eingesetzt. Parenteral wird die ausgeprägte Vorlastsenkung durch Glyceroltrinitrat bei akuter Linksherzinsuffizienz mit Lungenstauung ausgenutzt. Bei hypertensiver Krise kann intravenöses Glyceroltrinitrat den peripheren Widerstand dosisabhängig reduzieren. Bei kardiochirurgischen Operationen bewirkt ein Glyceroltrinitratbolus beim Abklemmen der Aorta eine akute Vor- und Nachlastsenkung.

Dosierung

Glyceroltrinitrat

- bukkal bzw. sublingual
  - Glyceroltrinitrat kann bei akuter Angina pectoris als Zerbeißkapsel oder Spray (0,4–1,2 mg) eingesetzt werden, es wird durch die orale Mukosa schnell resorbiert und wirkt unter Umgehung des Portalkreislaufs (präsystemische Elimination) antianginös.
- transdermal
  - appliziertes Glyceroltrinitrat (0,2–0,4 mg/h) dient der Dauertherapie anginöser Beschwerden. Zur Vermeidung einer Nitrattoleranz sollte täglich eine 6- bis 8-stündige Nitratpause eingehalten werden.
- intravenös
  - bei schwerer Angina pectoris, hypertensiver Krise mit kardialer Dekompensation, akuter Linksherzinsuffizienz wird Glyceroltrinitrat i.v. verabreicht, zu Beginn 0,5–1 mg/h, später maximal 8–10 mg/h. Bis ca. 2 µg/kgKG/min werden bevorzugt Venen dilatiert, in höheren Dosen auch arterielle Widerstandsgefäße. Da Glyceroltrinitrat an PVC absorbiert wird, sollten für Infusionsschläuche Polyethylen oder Polytetrafluorethylen verwendet werden.

Arzneimittelprofil

Glyceroltrinitrat

- **Wirkung:** Wirkt in niedriger Dosis antianginös durch Vasodilatation venöser Kapazitätsgefäße (Vorlastsenkung) und Koronardilatation, in höherer Dosis auch Dilatation peripherer Widerstandsgefäße (Blutdruck- und Nachlastsenkung)
- **Phk:** enzymatische Freisetzung von Stickstoffmonoxid, Plasmahalbwertszeit 1,5–2 min
- **NW:** Blutdruckabfall, Reflextachykardie, Kopfschmerzen, Hemmung der Thrombozytenaggregation, Nitrattoleranz
- **KI:** Hypotonie, erhöhter intrakranieller Druck, Aorten- und Mitralstenose
- **WW:** ausgeprägter Blutdruckabfall, Tachkardie bei gleichzeitiger Einnahme von Phosphodiesterase-Hemmern (z. B. Sildenafil)
- **Ind:** Angina pectoris, hypertensive Krise mit kardialer Dekompensation

10.4.4 Nitroprussidnatrium

- **Handelsname**

Nipruss

Wirkung

Nitroprussid-Na ist ein direkter, nicht gefäßselektiver Vasodilatator. Die Vasodilatation erfolgt im venösen und im arteriellen Schenkel, sodass Vorlast und Nachlast gleichzeitig gesenkt werden.

Nitroprussid-Na besteht aus einem Eisenion, das mit 5 Cyanidgruppen (CN-) sowie einer Nitrosylgruppe komplexiert ist. Nach intravenöser Gabe bindet Nitroprussid-Na an Oxyhämoglobin, sodass Met-Hämoglobin, Cyanid und NO entsteht. NO kann nun die lösliche Guanylylcyclase in der glatten Gefäßmuskulatur aktivieren und wie endogen produziertes NO eine Vasodilatation auslösen. Im Vergleich mit GTN wird NO aus dem Nitroprussid nicht enzymatisch freigesetzt.

Die Nitroprussidinfusionslösung ist schwach gelblich getönt. Intensiv gefärbte Lösungen dürfen nicht verwendet werden.

Pharmakokinetik

Nitroprussid ist in wässriger Lösung instabil, es wird daher als Trockensubstanz vertrieben. Unter Licht- und Wärmeeinfluss zerfällt die Substanz, die Infusion sollte mit Alufolie abgedeckt und geschützt werden. Nitroprussid kann nur als Dauerinfusion appliziert werden. In der Zirkulation hat es eine kurze Halbwertszeit von 1–2 min, die bei höheren Dosen ansteigen kann. Aufgrund der Freisetzung von Cyanidionen sollte die maximale Infusionsdauer 72 h nicht überschreiten. Cyanid wird in der Leber und Niere über das Enzym Rhodanase zu Thiocyanat entgiftet.

Unerwünschte Wirkungen

Aufgrund der starken blutdrucksenkenden Wirkung kann es zur schweren Hypotonie mit reflektorischer Tachykardie kommen. Zur Blutdruckkontrolle wird deshalb in der Regel eine invasive arterielle Blutdruckmessung empfohlen. Bei Patienten mit KHK wurde ein koronares »Steal«-Phänomen beobachtet. Bei abruptem Absetzen kann eine überschießende Hypertonie auftreten.

Die Warnsymptome einer Cyanidintoxikation sind zu beachten: hell-rotes venöses Blut, Hypoventilation, Laktatanstieg, verminderte O_2-Aufnahme, Herzklopfen, Kopfschmerzen, metabolische Azidose, Koma, Herzrhythmusstörungen, Atemlähmung, Krämpfe. Todesfälle wurden beschrieben. Da bei Leber- oder Niereninsuffizienz der Cyanidmetabolismus durch Rhodanase reduziert ist, kann es insbesondere in diesen Fällen zur Intoxikation kommen.

Cyanidintoxikation

- Bei Cyanidintoxikation sollte **Hydroxocobalamin** oder **4-DMAP** (Dimethylaminophenol-hydrochlorid) 3–4 mg/kgKG möglichst schnell intravenös appliziert werden. DMAP führt zur Met-Hämoglobinbildung, welches dann für die Cyanidentgiftung durch Cyano-Met-Hämoglobin zur Verfügung steht. Nachfolgend wird Natriumthiosulfat (50–100 mg/kgKG) gegeben.

Thiocyanat ist als Endprodukt des Cyanidmetabolismus zwar weniger toxisch, kann aber ebenfalls Vergiftungssymptome auslösen: Schwindel, Kopfschmerzen, Appetitlosigkeit, Schlafstörungen, Nervosität, Hypothyreose, Durchfälle, Erbrechen, Inkontinenz, Psychose, Paralyse, Koma, Tod.

Kontraindikationen

Eine sorgfältige Überwachung bzw. Indikationsstellung sollte bei Patienten mit erhöhtem intrakraniellen Druck, bei Aortenisthmusstenose, Hypothyreose, Leber-Optikus-Atrophie, Tabak-Amblyopie, Vitamin-B_{12}-Mangel, metabolischer Azidose sowie bei intrapulmonalem arteriovenösem Shunts erfolgen.

Wechselwirkungen

Bei Patienten, die zuvor einen Phosphodiesterase-5-Hemmer, z. B. Sildenafil, eingenommen haben, ist eine erhebliche Verstärkung der blutdrucksenkenden Wirkung von Nitroprussid möglich.

Indikation

Nitroprussid bewirkt dosisabhängig eine ausgeprägte Vasodilatation, die mit einer Vor- und Nachlastsenkung einhergeht. Dies wird therapeutisch ausgenutzt bei der Therapie einer akuten Linksherzinsuffizienz, insbesondere bei gleichzeitiger Hypertonie, bei Low-output-Syndrom nach Abgang von der Herz-Lungen-Maschine, beim intraoperativen Abklemmen der Aorta sowie bei hypertensiver Krise oder zur kontrollierten Hypotension bei Operationen. Es eignet sich nicht zur Dauertherapie.

Dosierung

Nitroprussidnatrium

- Intravenös
  - Die Therapie ist einschleichend mit niedrigen Dosierungen zu beginnen.
  - Initial werden 0,2 µg/kgKG/min i.v. mittels Infusionspumpe appliziert und die Dosis alle 3–5 min gesteigert, bis der gewünschte Effekt eintritt.
  - Die Erhaltungsdosis liegt bei 0,5–2,0 (maximal 10) µg/kgKG/min. Invasives Blutdruckmonitoring ist erforderlich.
  - Ab einer Dosierung >2 µg/kgKG/min wird die Metabolisierungskapazität der Rhodanase für Cyanid in Leber und Niere erschöpft und es wird die zusätzliche Infusion von Natriumthiosulfat in 4facher Dosierung empfohlen

Arzneimittelprofil

Nitroprussidnatrium

- **Wirkung:** direkte, nicht gefäßselektive Vasodilatation, senkt Vorlast und Nachlast
- **Phk:** aus Nitroprussid werden nichtenzymatisch NO und Cyanid freigesetzt, Halbwertszeit 1–2 min. **Cave:** Nitroprussid ist lichtempfindlich (Infusion abdunkeln) und zerfällt in wässriger Lösung
- **NW:** Hypotonie, reflektorische Tachykardie, Cyanidintoxikation (max. Infusionsdauer <72 h), bei KHK koronares »Steal«-Phänomen
- **KI:** erhöhter intrakranieller Druck, Aortenisthmusstenose, Hypothyreose, Leber-Optikus-Atrophie, Tabak-Amblyopie, Vitamin-B_{12}-Mangel, metabolische Azidose
- **WW:** ausgeprägter Blutdruckabfall, Tachykardie bei gleichzeitiger Einnahme von Phosphodiesterasehemmern (z. B. Sildenafil)
- **Ind:** Vor- und Nachlastsenkung bei akuter Herzinsuffizienz, hypertensive Krise, kontrollierte Hypotension

10.4.5 Phosphodiesterasehemmer

Handelsname

Corotrop (Milrinon), Perfan (Enoximon)

Wirkung

Phosphodiesterasen (PDE) sind intrazelluläre Enzyme, die zyklische Nukleotide wie cAMP oder cGMP deposphorylieren und damit inaktivieren. Verschiedene Phos-

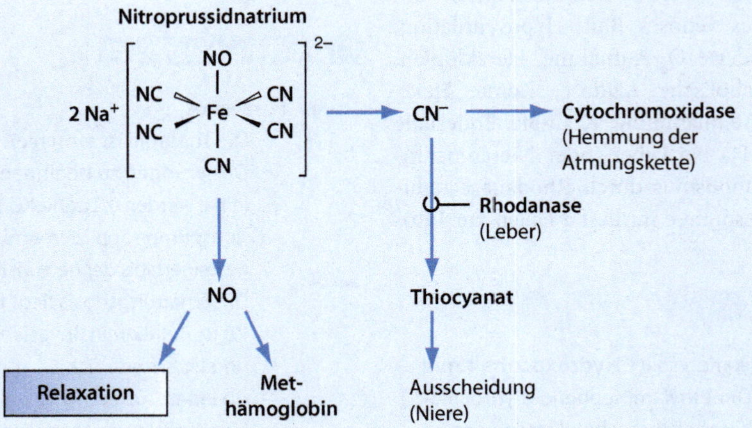

Abb. 10.6 Nitroprussidnatrium. Freisetzung und Effekte von NO und Cyanid

phodiesterasetypen wurden identifiziert, von denen v. a. die PDE3 und PDE5 pharmakotherapeutische Bedeutung besitzen (Abb. 10.2). Amrinon, Milrinon und Enoximon sind Inhibitoren der PDE3 und bewirken eine positive Inotropie am Herzen kombiniert mit einer pulmonalen und arteriellen Vasodilatation. Die Anwendung führt zu einem gesteigerten Herzzeitvolumen sowie einer Nachlastsenkung im linken und rechten Ventrikel (Inodilatatoren). Im Gegensatz zu den β-Mimetika steigern PDE3-Hemmer den myokardialen O_2-Verbrauch nicht.

Amrinon steht seit 2005 im deutschen Sprachraum nicht mehr als Fertigarzneimittel zur Verfügung.

Pharmakokinetik

Milrinon hat eine Plasmahalbwertszeit von 2,7 h und wird zu 80% renal ausgeschieden. **Enoximon** wird nach hepatischer Metabolisierung mit einer Halbwertszeit von 4,3 h eliminiert. Abhängig von dr Dosis kann die hämodynamische Wirkung einer Bolusgabe von Enoximon 8 Stunden oderlänger anhalten, sodass dem bolus icht unbedingt eine Dauerinfusion folgen muss (▶ Abschn. 10.4.5.7).

Unerwünschte Wirkungen

Hypotension und Tachykardie sind typische mit der Hauptwirkung dieser Substanzen verbundene unerwünschte Effekte. Nach chronischer Applikation kann eine Thrombozytopenie entstehen. Die länger dauernde orale Therapie mit PDE3-Hemmern fördert die Progression der chronischen Herzinsuffizienz.

Kontraindikation

Bei schwerer Aorten- oder Pulmonalklappenstenose, hypertropher obstruktiver Kardiomyopathie, akutem Myokardinfarkt oder schwerer Hypovolämie sind PDE-Hemmer kontraindiziert.

Wechselwirkungen

Bei gleichzeitiger Anwendung von Diuretika kann deren Wirkung verstärkt werden, eine Hypokaliämie kann entstehen.

Indikation

PDE3-Hemmer werden v. a. bei Patienten mit akuter Herzinsuffizienz kurzfristig, z. B. nach kardiochirurgischen Operationen oder bei Dekompensation einer chronischen Herzinsuffizienz, intravenös gegeben. Auch nach Anwendung über mehrere Tage tritt im Gegensatz zu den β-Mimetika keine Tachyphylaxie ein.

Die längerfristige Anwendung bei Patienten mit chronischer Herzinsuffizienz ergab in klinischen Studien eine erhöhte Mortalität. Sie sollten deshalb nur für maximal 48 h (in begründeten Ausnahmen bis 5 Tage) eingesetzt werden.

Enoximon ist auch für die Anwendung bei **Kindern** unter 12 Jahren, allerdings nur für die Anwendungsdauer von 24 h zugelassen. Milrinon ist bei Kindern unter 12 Jahren nicht zugelassen.

Dosierung

Phosphodiesterasehemmer

- Intravenös
  - Die Phosphodiesterasehemmer werden intravenös als Bolus gefolgt von einer Dauerinfusion gegeben.
  - Enoximon: 0,25–0,5 mg/kgKG als Bolus, kontinuierliche Infusion 2,5–10 µg/kgKG/min
  - Milrinon: 25–50 µg/kgKG als Bolus, kontinuierliche Infusion 0,375–0,75 µg/kgKG/min

Arzneimittelprofil

Phosphodiesterasehemmer

- **Wirkung:** Enoximon, Milrinon wirken positiv inotrop und senken den pulmonalen und arteriellen Vasotonus, dadurch Nachlastsenkung und Steigerung des Herzzeitvolumens
- **Phk:** Plasmahalbwertszeit 2,7 h (Milrinon) bzw. 4,3 h (Enoximon)
- **NW:** Hypotonie, Tachykardie
- **KI:** schwere Aorten- oder Pulmonalklappenstenose, hypertrophe obstruktive Kardiomyopathie, akuter Herzinfarkt, schwere Hypovolämie
- **WW:** verstärkte Wirkung von Diuretika (Hypokaliämie)
- **Ind:** akute Herzinsuffizienz (max. 48 h anwenden)

10.4.6 Urapidil

- **Handelsnamen**

Ebrantil, Urapidil

Wirkung

Urapidil bewirkt über periphere und zentrale Angriffsorte eine Senkung des systolischen und diastolischen Blutdrucks und vermindert den peripheren Gefäßwiderstand. Durch direkte Blockade peripherer α_1-adrenerger Rezeptoren reduziert Urapidil die vasokonstriktorische Wirkung endogener oder exogener Katecholamine. Über die Aktivierung von Serotonin-5-HT_{1A}-Rezeptoren im ZNS wird die Sympathikusaktivität gesenkt. Herzfrequenz und Herzzeitvolumen werden nicht direkt beeinflusst. Durch die Nachlastsenkung kann aber ein erniedrigtes Herzzeitvolumen wieder ansteigen.

Pharmakokinetik

Nach intravenöser Gabe zeigt die Plasmakonzentration von Urapidil einen zweiphasischen Verlauf mit einer initialen Verteilungsphase (HWZ 35 min) und einer langsameren Eliminationsphase (HWZ 2–4 h). Urapidil wird in der Leber durch Hydroxylierung inaktiviert und überwiegend renal eliminiert. Die Plasmaeiweißbindung von Urapidil beträgt ca. 80% und kann durch die Blut-Hirn-Schranke und die Plazentabarriere penetrieren.

Unerwünschte Wirkungen

Die meisten Nebenwirkungen stehen in Zusammenhang mit einer ausgeprägten Blutdrucksenkung.

Kontraindikationen

Urapidil sollte bei Aortenisthmusstenose oder ausgeprägtem arteriovenösem Shunt nicht eingesetzt werden.

Wechselwirkungen

Verstärkte Blutdrucksenkung bei gleichzeitiger Gabe von α_1-Rezeptorantagonisten, Vasodilatatoren, Antihypertensiva.

Indikation

Urapidil wird bei der Therapie einer hypertensiven Krise bzw. ansonsten nicht therapierbarer Hypertonie eingesetzt. Ebenso kann es zur intraoperativen und perioperativen Blutdrucksenkung bei Hypertoniepatienten verwendet werden. Urapidil kann bei sonst nicht einstellbarem Hypertonus auch peroral als Dauertherapie appliziert werden.

Dosierung

Urapidil

- Intravenös
  - Urapidil wird langsam i.v. im Bolus (25–50 mg) oder als Dauerinfusion (initial 2 mg/min) gegeben
- Peroral
  - Urapidil 2×30 mg/Tag (max. 60–180 mg/Tag)

Arzneimittelprofil

Urapidil

- **Wirkung:** Urapidil blockiert vaskuläre α_1-adrenerge Rezeptoren (wirkt vasodilatierend) und aktiviert zentrale 5-HT_{1A}-Serotonin-Rezeptoren (senkt den Sympathikotonus)
- **Phk:** peroral 80–90% bioverfügbar, 80%ige Plasmaeiweißbindung, Metabolisierung in der Leber, Elimination 50–70% renal, terminale Eliminationshalbwertszeit 2–4 h
- **NW:** Hypotension, Tachykardie
- **KI:** Aortenisthmusstenose, ausgeprägter arteriovenöser Shunt
- **WW:** verstärkte Blutdrucksenkung bei gleichzeitiger Gabe von α_1-Rezeptorantagonisten, Vasodilatatoren, Antihypertensiva
- **Ind:** schwere, therapieresistente Hypertonie, hypertensiver Notfall

10.4.7 Prostaglandine (Iloprost)

- **Handelsnamen**

Ilomedin (i.v.), Ventavis (für Vernebler)

Wirkung

Iloprost ist ein synthetisches Prostazyklinanalogon, das seine biologischen Effekte v. a. durch die Aktivierung von IP-Prostanoid-Rezeptoren vermittelt. IP-Rezeptoren führen zu einer ausgeprägten Vasodilatation und hemmen die Thromboyztenaggregation.

Pharmakokinetik

Die vasodilatierende Wirkung der Lungengefäße hält nach der Inhalation von Iloprost für 1–2 h an. Nach inhalativer Anwendung kann Iloprost im Plasma nachgewiesen werden, wobei die Blutspiegel mit einer Halbwertszeit von 5–25 min wieder absinken. Iloprost kann sowohl in der Lunge als auch systemisch zu inaktiven Substanzen umgebaut werden.

Unerwünschte Wirkungen

Bei Patienten mit Neigung zu bronchialer Hyperreaktivität kann eine Bronchokonstriktion ausgelöst werden. Vasodilatation, Hypotonie, Kopfschmerzen und Husten sind die häufigsten Nebenwirkungen. Bei Patienten mit einem peripheren systolischen Blutdruck von <85 mm Hg sollte auf die Anwendung von Iloprost verzichtet werden.

10

Kontraindikationen

Inhalatives Iloprost sollte nicht angewendet werden bei Patienten mit einem erhöhten Blutungsrisiko, da es die Thrombozytenaggregation hemmen kann, wie z. B. bei Patienten mit einem gastrointestinalem Ulkus oder einer intrakraniellen Blutung. Bei Patienten mit Myokardinfarkt oder instabiler Angina pectoris oder schweren Arrhythmien ist die Anwendung ebenfalls kontraindiziert.

Wechselwirkungen

Iloprost verstärkt die Wirkung von Vasodilatatoren und Antihypertensiva.

Indikation

Iloprost kann bei Patienten mit primärer pulmonaler Hypertonie und klinischer Rechtsherzinsuffizienz per Inhalation appliziert werden. Nach lokaler Verabreichung in die Lunge bewirkt Iloprost eine direkte Vasodilatation der pulmonalen Arterien und reduziert damit den pulmonalarteriellen Druck und verbessert das Herzzeitvolumen und die O_2-Sättigung. Bei Patienten mit pulmonaler Hypertonie, die sich einer herzchirurgischen Operation mit Herz-Lungen-Maschine unterzogen, senkte inhalatives Iloprost den pulmonalen Gefäßwiderstand und pulmonal-arteriellen Druck signifikant stärker als inhalatives Sichstoffmonoxid. Bei schwerer Thrombangitis obliterans kann Iloprost auch als intravenöse Infusion (Handelsname: Ilomedin) verabreicht werden.

Dosierung

Iloprost

Iloprost kann in verdünnter Lösung vernebelt und damit direkt pulmonal appliziert werden. Verdünnung und Dosierung sind von dem jeweiligen Verneblersystem abhängig und müssen nach den Angaben in der Fachinformation durchgeführt werden.

Arzneimittelprofil

Iloprost

- **Wirkung:** synthetisches Prostazyklinanalogon, bewirkt über IP-Prostanoid-Rezeptoren eine Vasodilatation, hemmt Thrombozytenaggregation
- **Phk:** pulmonale Vasodilatation für 1–2 h nach lokaler Applikation, Plasmahalbwertszeit 5–25 min
- **NW:** Vasodilatation, Hypotonie, Kopfschmerzen, Husten, Bronchokonstriktion bei prädisponierten Patienten
- **KI:** erhöhte Blutungsgefahr bei Trauma, intrakranieller oder gastrointestinaler Blutung; akutes Koronarsyndrom, schwere Arrhythmien
- **WW:** verstärkte Hypotension bei gleichzeitiger Gabe von Vasodilatatoren oder Antihypertensiva
- **Ind:** primäre pulmonale Hypertonie mit funktionellen Beschwerden NYHA III

Literatur

[1] Antila S, Sundberg S, Lehtonen LA (2007) Clinical pharmacology of levosimendan. Clin Pharmacokinet 46: 535–552

[2] Antoniades C, Antonopoulos AS, Tousoulis D et al. (2009) Relationship between the pharmacokinetics of levosimendan and its effects on cardiovascular system. Curr Drug Metab 2009 10: 95–103

[3] Bellomo R, Chapman M, Finfer S, et al. (2000) Low-dose dopamine in patients with early renal dysfunction: a placebo-controlled randomised trial: Australia and New Zealand Intensive Care Society (ANZICS) Clinical Trials Group. Lancet 356: 2139–2143

[4] Brodde OE, Michel MC (1999) Adrenergic and muscarinic receptors in the human heart. Pharmacol Rev 51: 651–688

[5] Bylund DB, Eikenberg DC, Hieble JP et al. (1994) International Union of Pharmacology nomenclature of adrenoceptors. Pharmacol Rev 46: 121–136

[6] Cohn JN, Levine TB, Olivari MT et al. (1984) Plasma norepinephrine as a guide to prognosis in patients with chronic congestive heart failure. N Engl J Med 311: 819–823
[7] Dixon RA, Kobilka BK, Strader DJ et al. (1986) Cloning of the gene and cDNA for mammalian beta-adrenergic receptor and homology with rhodopsin. Nature 321: 75–79
[8] Elkayam U, Ng TMH, Hatamizadeh P, Janmohamed M, Mehra A (2008) Renal vasodilatory action of dopamine in patients with heart failure. Circulation 117: 200
[9] Endoh M (2008) Cardiac Ca^{2+} signaling and Ca^{2+} sensitizers. Circ J 72: 1915–1925
[10] Kellum JA, Decker JM (2001) Use of dopamine in acute renal failure: a meta-analysis. Crit Care Med 29: 1526–1531
[11] Marik PE (2002) Low-dose dopamine: a systematic review. Intensive Care Med 28: 877–883
[12] Münzel T, Daiber A, Mülsch A (2005) Explaining the phenomenon of nitrate tolerance. Circ Res 97: 618–628
[13] Rasmussen SG, Choi HJ, Rosenbaum DM et al. (2007) Crystal structure of the human β_2 adrenergic G-protein-coupled receptor. Nature 450: 383–387

Volumenersatzlösungen

Tim-Philipp Simon und Gernot Marx

In der Therapie des Schocks und bei der Therapie kritisch kranker Patienten ist der Wert einer schnellen und effektiven Volumentherapie unumstritten. Durch Erhalt und Wiederherstellung des notwendigen Plasmavolumens verbessert man die Organperfusion und erhält die notwendige Mikrozirkulation [9].

Wegen des hohen Preises, der begrenzten Verfügbarkeit und potenzieller Nebenwirkungen körpereigener Plasmapräparate werden sehr häufig körperfremde Volumenersatzmittel eingesetzt, an die spezielle Anforderungen zu stellen sind. Es wird eine Vielzahl von Präparaten angeboten, um in den verschiedensten klinischen Situationen das verlorene Plasmavolumen wieder auszugleichen. Trotz intensiver tierexperimenteller Forschung und zahlreicher klinischer Studien ist ungeklärt, welcher Typ von Plasmaersatzmittel, kristalloid oder kolloidal, vorzugsweise zu verabreichen ist [2].

Im Schock besteht sowohl ein absoluter als auch ein relativer Flüssigkeitsmangel mit Abnahme der kardialen Vorlast, konsekutiver Verminderung des Herzzeitvolumens, Reduktion der Mikrozirkulation und somit einer Reduktion der Gewebeoxygenierung. Es muss ein ausreichend zirkulierendes Blutvolumen erreicht werden. Durch diese z. T. sehr umfassende Volumentherapie sollen eine bessere Pumpleistung des Herzens, verbesserte Gewebeoxygenierung und Gewebeperfusion und eine insgesamt bessere Organfunktion erreicht werden [3].

Bei der Therapie eines Schocks wird in der Regel den kolloidalen Plasmaersatzmitteln der Vorzug gegeben, da sie den Vorteil eines effektiven und schnell verfügbaren Plasmaersatzes besitzen. Ihre Eigenschaften als Plasmaersatz verdanken sie v. a. einem im Vergleich zu den kristalloiden Lösungen höheren kolloidosmotischen Druck (KOD) und der längeren intravasalen Halbwertszeit.

Die Hydroxyethylstärke ist eines der möglichen kolloidalen Plasmaersatzmittel, die uns heute zur Verfügung stehen. Ihre negativen Eigenschaften in Bezug auf Gerinnung und Nierenfunktion sind Bestandteil vieler Diskussionen, aber ihre stetige Weiterentwicklung und verbesserten Eigenschaften halten die Diskussionen weiterhin aktuell. Zwar führen Kristalloide per se zu einer Reduktion des KOD, was ein erhöhtes Risiko für die Ausbildung von Ödemen sein könnte, doch gibt es keinen eindeutigen Beweis dafür, dass Kristalloide oder Kolloide den Ausgang des Krankheitsverlaufs unterschiedlich beeinflussen.

Wichtig ist, dass die Volumentherapie durch normales Elektrolytmuster und Base-excess- (BE-) Depot den Elektrolyt- und Säure-Basen-Haushalt nicht beeinträchtigt.

Die Auswahl des Plasmaersatzmittels wird in der Regel von der zugrundeliegenden Krankheit bestimmt. So ist z. B. bei einem hämorrhagischen Schock ein äußerst rascher und effektiver Plasmaersatz notwendig, weshalb in Europa vielfach Kolloiden der Vorzug vor Kristalloiden gegeben wird. Bei einer intrazerebralen Blutung ist ein Plasmaersatzmittel mit negativer Beeinflussung des Gerinnungssystems kritisch zu sehen. Bei Sepsis wird häufig eine Kombination von Kristalloiden und Kolloiden eingesetzt.

Anforderungen an einen idealen Plasmaersatz
- Großer Volumeneffekt
- Ausreichende Verweildauer im Gefäßsystem
- Keine Kumulation im Plasma, vollständige Ausscheidung ohne Gewebespeicherung
- Keine Verschlechterung der Gewebeoxygenierung
- Keine Beeinträchtigung des Elektrolythaushalts
- Keine Beeinträchtigung des Säure-Basen-Status
- Keine Beeinträchtigung der Nierenfunktion
- Keine Beeinträchtigung der Gerinnung
- Keine Allergisierung
- Kein Infektionsrisiko
- Niedrige Kosten

11.1 Plasmaersatzlösungen

11.1.1 Kristalloide Lösungen

Im Vergleich zu Kolloiden wird für eine vergleichbare Kreislaufstabilisierung ein 2- bis 4-fach größeres Infusionsvolumen an Kristalloiden benötigt, was für eine rasche und suffiziente Volumentherapie unbedingt zu beachten ist. Darüber hinaus ist die intravasale Verweildauer der Kristalloide mit ca. 30 min deutlich kürzer als die künstlicher Kolloide.

Bei den kristalloiden Lösungen unterscheidet man
- Vollelektrolytlösungen, die die wichtigsten Elektrolyte in einer Gesamtkonzentration mit annähernder Plasmaosmolarität enthalten, sowie
- Halbelektrolytlösungen und
- »physiologische« (0,9%ige) Kochsalzlösung. Isotone (»physiologische«) Kochsalzlösung ist plasmaisoton, jedoch nicht physiologisch, denn mit jeweils 154 mmol/l Natrium bzw. Chlorid liegen beide Werte über den normalen Serumkonzentrationen. Die einzelnen handelsüblichen Lösungen unterscheiden sich in der Zusammensetzung der Elektrolyte (Tab. 11.1).

Die Infusion größerer Mengen **bikarbonatfreier Lösungen** führt zur **Dilutionsazidose**. Den Lösungen kann aus

Tab. 11.1 Übersicht der Volumenersatzlösungen

Produktname	Na+	K+	Ca2+	Mg2+	Cl–	Acetat	Laktat	Malat	Theoretische Osmolarität [mosmol/l]
Blutplasma	135–145	3,5–5	2,1–2,6	0,7–1,2	98–112	-	-	-	280–295
0,9% NaCl	154	-	-	-	154	-	-	-	308
Ringer-Laktat	130,9	5,4	1,8	-	111,7	-	28,3	-	278
Sterofundin Iso (B. Braun)	140	4,0	2,5	1,0	127	24	-	5	303
Tetraspan (B. Braun) 6% HES 130/0,42	140	4	2,5	1	118	24	-	5	296
Voluven (Fresenius) 6% HES 130/0,4	154	-	-	-	154	-	-	-	308
Volulyte (Fresenius) 6% HES 130/0,4	137	4	-	1,5	110	34	-	-	286,5
Gelafusal (SW Bernburg) 4% modifizierte Gelatine	130	5,4	0,9	1	85	27	-	-	279

galenischen Gründen jedoch kein Bikarbonat (HCO_3^-) zugesetzt werden; in vielen Ringer-Lösungen ist daher stattdessen Laktat enthalten (Ringer-Laktat). Da die Leber nur die ungeladene Milchsäure ($Laktat^+H^+$) oxidativ zu CO_2 und H_2O metabolisieren oder zur Glukoneogenese benutzen kann, wird dem Organismus auf diese Weise pro 1 mol zugeführtem Laktat 1 mol H^+ aus H_2CO_3 entzogen und 1 mol HCO_3^- freigesetzt.

Ringer-Laktat-Lösungen sind im Vergleich zur Serumosmolarität **hypotone** Lösungen, was speziell bei Patienten mit einem Hirnödem zu berücksichtigen ist. Zusätzlich bindet das Laktat Kalzium und erhöht den O_2-Verbrauch des Patienten.

Folgen eines **unphysiologisch hohen Chloridgehalts**, z. B. in 0,9%iger NaCl-Lösung (154 statt 103 mmol/l) sind eine renale Vasokonstriktion, ein verminderter renaler Blutfluss (RBF), eine verminderte glomeruläre Filtrationsrate (GFR), eine verminderte Diurese sowie eine Supprimierung des Renin-Aldosteron-Systems. Da kristalloide Lösungen keine onkotisch wirksamen Bestandteile besitzen, diffundieren sie rasch ins Interstitium. Die Folgen dieser interstitiellen Überwässerung sind ein verminderter pulmonaler und ein verminderter peripherer Gasaustausch sowie ein erhöhter intraabdomineller Druck.

Die **Vorteile** der Kristalloide liegen bei den Kosten und dem Fehlen allergischer Reaktionen.

Die **Indikationen** für kristalloide Lösungen sind im Ersatz perioperativer Flüssigkeitsdefizite, bei moderatem Volumenmangel und Ergänzung der Infusionstherapie mit kolloidalen Lösungen zu sehen. Als kristalloide Lösungen sind isotone Vollelektrolytlösungen zu bevorzugen oder als Alternative plasmaadaptierte Infusionslösungen mit anderen Ionen (z. B. Malat oder Acetat).

Balancierte Lösungen

Bisher waren die meisten Plasmaersatzmittel nur in einer nichtbalancierten (nichtphysiologischen) NaCl-Lösung zu erhalten. Natrium, Kalium, Chlorid und Kalzium können bei der Substitution größerer Mengen der einzelnen Lösungen den Säure-Basen-Haushalt nachhaltig stören. Insbesondere die Gefahr der Induktion einer hyperchlorämischen Azidose und Verminderung der Nierenperfusion besteht durch ihren relativ hohen Natriumanteil.

Neu entwickelte kolloidale und kristalloide Lösungen sind in acetathaltiger Lösung gelöst und enthalten weitgehend physiologische Elektrolytkonzentrationen. Im Idealfall sind die balancierten Lösungen

- isoionisch (die Konzentration der Anionen entspricht der der Kationen) mit physiologischen Konzentrationen der wichtigsten Plasmaelektrolyte [Natrium (140±5 mmol/l), Kalium (4,5±0,5 mmol/l), Kalzium (2,5±0,5 mmol/l) sowie Chlorid (103±3 mmol/l)],
- isoonkotisch mit einer plasmaähnlichen In-vivo-Osmolalität,
- isotonisch durch ihren plasmaadaptierten Elektrolytanteil und
- isohydrisch (potenzieller BE von 0±10 mmol/l).

Bei diesen Lösungen besteht eine geringere Gefahr, Störungen des Elektrolyt- und Säure-Basen-Haushalts durch Substitution zu induzieren.

Es gibt derzeit wenige Daten über den Einsatz von balancierten Lösungen, dennoch konnten bei 396 Kindern gezeigt werden, dass der perioperative Einsatz einer balancierten HES-Lösung im Vergleich zu einer unbalancierten zu weniger Störungen im Säure-Basen-Haushaltes geführt hat [12].

11.2 Kolloidale Lösungen

Kolloide sind hochmolekulare Substanzen. Klinisch werden körpereigene Kolloide (Humanalbumin, Plasmaproteinlösung, gefrorenes Frischplasma) und künstliche Kolloide (Hydroxyethylstärke [HES] und Gelatine) verwendet. Im Gegensatz zu Kristalloiden können Kolloide nicht frei durch Kapillarmembranen diffundieren, was ihre längere Verweildauer im Gefäßsystem erklärt. Kolloide üben einen onkotischen Druck aus und verfügen über eine entsprechende Bindungskapazität für Wasser. Künstliche Kolloide (HES und Gelatinepräparate) erhöhen den Plasma-KOD und verfügen über einen langanhaltenden Volumeneffekt.

11.2.1 Humanalbumin

Als körpereigenes Kolloid wird Albumin aus menschlichem Plasma gewonnen, das zur Reduktion des Infektionsrisikos u. a. einer Virusinaktivierung unterzogen wird. Albumin ist das Protein mit der höchsten Konzentration im Plasma und hauptverantwortlich für die Aufrechterhaltung des kolloidosmotischen Drucks (KOD). Üblicherweise wird Humanalbumin als 5- oder 20- bis 25%ige Lösung angeboten. Die 5%ige Lösung ist isoonkotisch, und ein volumenexpandierender Effekt liegt nur bei einem erniedrigten Plasma-KOD vor. Die 20- bis 25%ige Lösung ist hyperonkotisch und kann daher mit einem geringeren Infusionsvolumen das zirkulierende Volumen durch Flüssigkeitsverschiebungen in das Gefäßsystem effizient vergrößern, v. a. bei Patienten mit ausgeprägten Ödemen. Die Häufigkeit allergischer Zwischenfälle wird mit einer Rate von 14/100.000 Infusionen angegeben.

> **Der Einsatz von Humanalbumin zur Volumentherapie bei kritisch kranken Patienten ist im Vergleich zu Kristalloiden und künstlichen Kolloiden nicht von Vorteil, jedoch mit höheren Kosten verbunden und wird daher nicht empfohlen [1].**

Eine von Wilkes 2001 [13] durchgeführte Metaanalyse zeigte anhand von 55 Studien keinen Überlebensvorteil bei der Verwendung von Humanalbumin im Vergleich zu anderen Volumenersatzmitteln. In einer randomisierten doppelblinden Multicenterstudie wurde bei 7.000 Intensivpatienten die Volumentherapie mit 4%igem Humanalbumin und mit 0,9%iger NaCl-Lösung verglichen. In dieser großen Studie (SAFE Study; [4]) konnte bezüglich Morbidität und Letalität im Vergleich von 4% igem Humanalbumin zu 0,9%iger NaCl-Lösung kein Unterschied gefunden werden. In einer Untergruppe dieser Untersuchung wurden 460 Patienten mit Schädel-Hirn-Trauma über 24 Monate nach Randomisierung verfolgt. Es zeigte sich unter dem Einsatz von 4%iger Albuminlösung ein schlechteres Outcome im Vergleich zu der Behandlung mit 0,9%iger NaCl-Lösung. Die 28-Tage-Letalität betrug bei Patienten, die mit Albumin behandelt wurden, 33,2% und bei Patienten, bei denen NaCl-Lösung verwendet wurde, 20,4%. Bei Patienten mit einem schweren Schädel-Hirn-Trauma war der Unterschied sogar noch größer (41,8% vs. 22,2%; [8]).

Schortgen et al. zeigten in einer multizentrischen europäischen Beobachtungsstudie, dass die Applikation von 20% Humanalbumin mit einer erhöhten Inzidenz von Nierenschädigungen und sogar einer gesteigerten 28-Tage-Letalität assoziiert ist [10]. Daher scheint die Gabe von 20%igem Humanalbumin bei kritisch kranken Patienten nicht indiziert zu sein.

11.2.2 Gelatine

Gelatine wird als Spaltprodukt aus dem höhermolekularen Kollagen hergestellt und weist ein Molekulargewicht von ca. 35 kD auf. Es sind verschiedene Präparate verfügbar, in der Regel 3,5- bis 5,5%ige Lösungen mit einem KOD, der nur gering höher ist als der physiologische KOD des Plasmas. Die Substanz wird metabolisiert und über die Nieren ausgeschieden. Die intravasale Halbwertszeit von 2–3 h ist relativ kurz, sodass repetitive Infusionen notwendig sind.

Gelatine muss in einer 1,5- bis 2-fachen Menge des Blutverlusts verabreicht werden, um eine Normovolämie aufrecht zu erhalten. Für Gelatinepräparate besteht keine obere Dosisbegrenzung.

Anaphylaktoide Reaktionen

Anaphylaktoide Reaktionen stellen die wichtigste Gefährdung dar und treten je nach Präparat mit einer Inzidenz von 0,066–0,146% auf [7]. Die Betrachtung von Gelatinelösungen und anaphylaktoiden Reaktionen muss differenziert erfolgen: Im Vergleich zur modifizierten flüssigen Gelatine und Oxypolygelatine wird der harnstoffvernetzten Gelatine bezüglich der allergischen Reaktionen eine höhere Rate allergischer Reaktionen (bis zu 10%) zugeschrieben.

Bei Patienten mit schwerer Sepsis oder septischem Schock konnte 6% HES (200 kD/0,60–0,66) im Vergleich zu 3%iger Gelatinelösung als unabhängiger Faktor für ein akutes Nierenversagen identifiziert werden [11].

Auch Gelatine ist heutzutage in balancierter Lösung erhältlich, es gibt jedoch nur wenige Daten zur Sicherheit beim Einsatz von Gelatine als Volumenersatz.

11.2.3 Hydroxyethylstärke (HES)

Pharmakokinetik

HES ist ein Polymerisat aus Äthylenoxid und einer hochpolymeren Glukoseverbindung (Hauptkette 1,4α-glykosidische Bindung), die aus der hochverzweigten Stärkekomponente Amylopektin besteht, welche aus natürlicher Mais- oder Kartoffelstärke gewonnen wird. HES wird im Organismus enzymatisch durch Hydrolyse gespalten und entweder metabolisiert, renal ausgeschieden oder durch das retikuloendotheliale System (RES) aus dem Gefäßsystem entfernt. Entscheidend im Hinblick auf die renale Ausscheidung ist die Größe der jeweiligen Spaltprodukte, als Nierenschwelle gilt ein Molekulargewicht von ca. 60–70 kD. Durch Einbau von Hydroxyethylgruppen in das Molekül wird die Substanz vor dem raschen Abbau durch die α-Amylase des Serums geschützt.

Die verschiedenen HES-Lösungen sind durch unterschiedliche Molekulargewichte, Konzentrationen (6% = isoonkotisch und 10% = hyperonkotisch), Substitutionsgrade und C2/C6-Verhältnis gekennzeichnet. Lösungen mit einem höheren Substitutionsgrad und einem höheren C2/C6 Verhältnis werden langsamer aus dem Gefäßsystem eliminiert.

Heutige HES-Lösungen haben ein Molekulargewicht von 450–670 kDa bis 70–130 kDa. Der Substitutionsgrad verschiedener Lösungen reicht von 0,75–0,4 und beschreibt das Verhältnis von HES-Gruppen zu Glukoseeinheiten. Ein Substitutionsgrad von 0,4 bedeutet ein Verhältnis von 4 HES-Gruppen auf 10 Glukoseeinheiten. Des Weiteren werden die Lösungen auch mit dem Verhältnis der an C2- und C6-Position der Glukoseeinheit substituierten Hydroxyethylgruppen beschrieben. Dieses C2/C6-Verhältnis reicht bei handelsüblichen Produkten von 5:1 bis 9:1 (5:1 bedeuten 5-mal mehr Hydroxyethylierungen am C2-Atom), aber auch andere C2/C6-Verhältnisse wurden schon in präklinischen Studien getestet. Die Abspaltung und somit die Elimination der HES-Moleküle am C2-Atom ist nur deutlich langsamer möglich. Hierdurch ergibt sich eine verlängerte Eliminationszeit bei höheren C2/C6-Verhältnissen.

Dies hat zu einer Vielzahl von verschiedenen HES-Lösungen geführt (▫ Tab. 11.1). Die Bedeutung der Unterschiede sei durch 2 kürzlich publizierten Untersuchungen verdeutlicht: In einer randomisierten, doppelblinden Studie bei Freiwilligen im Cross-over-Design zeigten Lehmann et al. [5], dass es durch wiederholte Gabe über 5 Tage von 50 g 6%igem HES 200/0,5/5:1 zu einer Akkumulation von HES im Serum kam, während dieser Effekt nach der Applikation von 50 g 6%igem HES 130/0,42/6:1 über die gleiche Zeit ausblieb. Dieser Effekt wurde als Verbesserung der Medikamentensicherheit interpretiert, insbesondere unter dem Aspekt, dass beide HES-Lösungen den gleichen Volumeneffekt aufwiesen.

In einer 2. Untersuchung konnten Lehmann et al. [6] unter Verwendung des gleichen Designs nachweisen, dass sogar geringste Unterschiede der Pharmakokoeffizienten bei HES-Lösungen zu unterschiedlichen pharmakokinetischen Eigenschaften führen. Die Autoren verglichen 6%iges HES 130/0,42/6:1 und 6%iges HES 130/0,4/9:1 und fanden gleiche Effekte der 2 HES-Präparate auf den KOD und die Hämodilution, konnten aber eine schnellere Clearence aus dem Kreislauf von 6%igem HES 130/0,42/6:1 im Vergleich zur 6%igem HES 130/0,4/9:1 zeigen.

Die multizentrische VISEP-Studie des deutschen SepNet, in der eine modifizierte Ringer-Laktat-Lösung mit 10%igem HES 200/0,5 zur Volumentherapie bei Patienten mit schwerer Sepsis oder septischem Schock verglichen wurde, fand sich ebenfalls nicht nur eine erhöhte Inzidenz eines akuten Nierenversagens, sondern auch eine Verdoppelung der Tage mit Nierenersatztherapie bei den Patienten, die 10%iges HES 200/0,5 als primären Volumenersatz erhielten. Bei Patienten mit Dosisüberschreitungen (>22 ml/kgKG/Tag 10%iges HES 200/0,5) mit einer höheren kumulativen Dosis kam es auch zu einer signifikant höheren 90-Tage-Letalität.

Die oben dargestellten Unterschiede der einzelnen Volumenersatzlösungen machen deutlich, dass auch in der Volumentherapie nicht jedes Präparat bedenkenlos eingesetzt werden sollte (▫ Tab. 11.1). Anhand der aktuellen Literatur lässt sich jedoch keine Empfehlung für oder gegen einzelne Lösungen aussprechen.

Entscheidender als das einzelne Präparat ist der schnelle Ausgleich eines Volumendefizits und Wiederherstellung einer adäquaten Organperfusion beim Patienten im Schock. Die Volumentherapie sollte dabei individuell und anhand von Parametern der Organfunktion geführt werden.

Literatur

[1] Alderson P, Bunn F, Lefebvre C et al. for the Albumin Reviewers. (2004) Human albumin solution for resuscitation and volume expansion in critically ill patients. Cochrane Database Syst Rev 18: CD001208

[2] Dellinger RP, Levy MM, Carlet JM et. al. (2008) Surviving Sepsis Campaign: International guidelines for management of severe sepsis and septic shock: 2008. Crit Care Med 36: 296–327

[3] Marx G (2003) Fluid therapy in sepsis with capillary leakage. Eur J Anaesthesiol 20: 429–442

[4] Finfer S, Bellomo R, Boyce N et al. for the SAFE Study Investigators (2004) A Comparison of Albumin and Saline for Fluid Resuscitation in the Intensive Care Unit. N Engl J Med 350: 2247–2256

[5] Lehmann GB, Asskali F, Boll M et al. (2007) HES 130/0.42 shows less alteration of pharmacokinetics than HES 200/0.5 when dosed repeatedly. Br J Anaesth 98: 635–644

[6] Lehmann G, Marx G, Forster H (2007) Bioequivalence Comparison between Hydroxyethyl Starch 130/0.42/6: 1 and Hydroxyethyl Starch 130/0.4/9: 1. Drugs R D 8: 229–240

[7] Ring J, Messmer K (19779) Incidence and severity of anaphylaticoid reactions to colloid volume substitutes. Lancet 1 (8009): 466–469

[8] SAFE Study investigators (2007) Saline or albumin fluid for resuscitation in patients with traumatic brain injury. N Engl J Med 357: 874–884

[9] Santry HP, Alam HB (2010) Fluid resuscitation: past, present, and the future. Shock 33: 229–241

[10] Schortgen F, Girou E, Deye N, Brochard L, for the CRYCO Study Group (2008). The risk associated with hyperoncotic colloids in patients with shock. Intensive Care Med 34: 2157–2168

[11] Schortgen F, Lacherade JC, Bruneel F et al. (2001) Effects of hydroxyethylstarch and gelatin on renal function in severe sepsis: a multicentre randomised study. Lancet 357: 911–916

[12] Sümpelmann R, Witt L, Brütt M et al. (2010) Changes in acid-base, electrolyte and hemoglobin concentrations during infusion of hydroxyethyl starch 130/0.42/6 : 1 in normal saline or in balanced electrolyte solution in children. Paediatr Anaesth 20: 100–104

[13] Wilkes MM, Navickis RJ (2001) Patient survival after human albumin administration – a meta-analysis of randomized controlled trials. Ann Intern Med 135: 149–164

Antiinfektiva

Jost Leemhuis

Die Behandlung einer Infektion ist eine Hauptursache für die Aufnahme auf eine Intensivstation. Deren konsequente Behandlung hat eine erhebliche Bedeutung für das Überleben der Patienten und stellt, aufgrund der Verlängerung der Verweildauer, einen beachtlichen Kostenfaktor dar.

Antibiotika können auf Bakterien durch eine reversible Hemmung der Vermehrung (Bakteriostase) oder durch Abtötung (Bakterizidie) einwirken. Die minimale Hemmkonzentration (MHK) oder die minimale bakterizide Hemmkonzentration (MBK) beschreiben die jeweils niedrigste Antibiotikumkonzentration, bei der unter In-vitro-Bedingungen das Wachstum reduziert bzw. die Bakterien abgetötet werden. Ein Erfolg einer Antibiotikatherapie kann nur erwartet werden, wenn die Konzentration des Antibiotikums am Infektionsort über der MHK oder MBK des Erregers liegt und wenn der Keim am Wirkort »sensibel« reagiert.

Die pharmakokinetischen Eigenschaften eines Antibiotikums sind mitentscheidend für den Erfolg einer antibakteriellen Therapie.

Als **»resistent«** wird ein Erreger bezeichnet, wenn eine ausreichende Konzentration am Wirkort nicht mit einer zugelassenen Dosierung erzielt werden kann. Die genauen Antibiotikakonzentrationen am Infektionsort sind häufig jedoch nicht genau bekannt und werden von messbaren Größen wie z. B. der Antibiotikumkonzentration im Blutplasma abgeleitet.

Insbesondere bei Intensivpatienten muss berücksichtigt werden, dass die orale Bioverfügbarkeit durch die Grunderkrankung oder durch z. B. anticholinerge Wirkungen von Arzneimitteln verringert werden kann [29]. Die Verteilungsräume und Gewebegängigkeit von Antibiotika können sich je nach Erkrankung verändern, insbesondere ist die Membranpermeation durch die Blut-Liquor-Schranke bei Infektion der Meningen erleichtert.

Die renale und biliäre Exkretion, die Clearance und das Kumulationsrisiko von Antibiotika werden von Wechselwirkungen mit anderen Pharmaka und Erkrankungen, dem Alter und der Konstitution des Patienten bestimmt. Nur unter Berücksichtigung dieser Parameter ist eine optimale antimikrobielle Therapie möglich. Ziel ist es, subinhibitorische und toxische Wirkstoffkonzentrationen zu vermeiden. Auch sollte bei Intensivpatienten häufiger die Indikation für Serumspiegelmessungen diskutiert werden. Die Dosierungen von Antibiotika und deren Indikation werden in ► Kap. 23 »Anwendung von Antibiotika« besprochen. Es sei darauf hingewiesen, dass spezielle Aspekte der Antibiotikabehandung in der Pädiatrie nicht berücksichtigt wurden.

Antibiotika werden nach ihren Angriffsorten in den Bakterienzellen in verschiedene Wirkstoffklassen eingeteilt (■ Abb. 12.1).

12.1 Hemmstoffe der bakteriellen Zellwandsynthese

12.1.1 β-Lactam-Antibiotika

Pharmakodynamik und Wirkspektrum

Der β-Lactam-Ring ist kennzeichnend für die Gruppe von Pharmaka, die in 4 Wirkstoffklassen eingeteilt werden: **Penicilline**, **Cephalosporine**, die kaum eingesetzten **Monobactame** und **Carbapeneme**. Weiterhin stehen β-Lactam-Verbindungen zur Verfügung, die keine eigene direkte antibiotische Wirkung besitzen, aber durch ihre β-Lactamase-Hemmung das Wirkspektrum von β-Lactam-Antibiotika erweitern (z. B. Sulbactam oder Tazobactam; [9]).

Alle β-Lactam-Antibiotika hemmen die bakteriellen Mureinsynthetasen der Zellwand, eine heterogene Gruppe von Enzymen, die auch als penicillinbindende Proteine bezeichnet werden. Da diese Proteine im menschlichen Gewebe nicht vorkommen, erklären sich die gute Verträglichkeit und die vergleichsweise geringen Nebenwirkungen. Die Hemmung der bakteriellen Zellwandsynthese bewirkt eine zeitabhängige Bakterizidie, deren Maximum meist bei einer Konzentration erreicht wird, die 3- bis 4-fach über der MHK liegt. Da die »Zeitspanne oberhalb der MHK« nach einer β-Lactam-Antibiotikagabe entscheidend für den antibiotischen Effekt ist, sollte besonders bei neutropenischen Patienten der MHK-Wert des Erregers für das gesamte Applikationsintervall überschritten werden. Der häufigste Resistenzmechanismus ist die Bildung von β-Lactamasen, die den β-Lactamring spalten und damit die Substanz unwirksam machen können.

Die β-Lactamasen der verschiedenen Keime unterscheiden sich in ihrer Affinität zu den unterschiedlichen Wirkstoffklassen, so existieren bei Staphylokken z. B. spezielle Penicillasen oder Cephalosporinasen, Pseudomonas aeruginosa bildet β-Lactamasen, die auch in der Lage sind Monobactame oder Carbapeneme zu spalten. Nur bei gramnegativen Bakterien können teilweise die β-Lactamase-Resistenzen durch höhere Wirkstoffkonzentrationen überwunden werden.

Während einer Antibiotikatherapie entstehen auf Grund des therapeutischen Selektionsdrucks vermehrt Mutationen der β-Lactamasen; dies gilt auch für die allgemeine Körperflora des Patienten. Daher sollte stets auf das schmalste mögliche Wirkspektrum der eingesetzten Antibiotika geachtet werden. Aufgrund ihres Wirkmechanismus besitzen β-Lactam-Antibiotika keine Wirkung bei

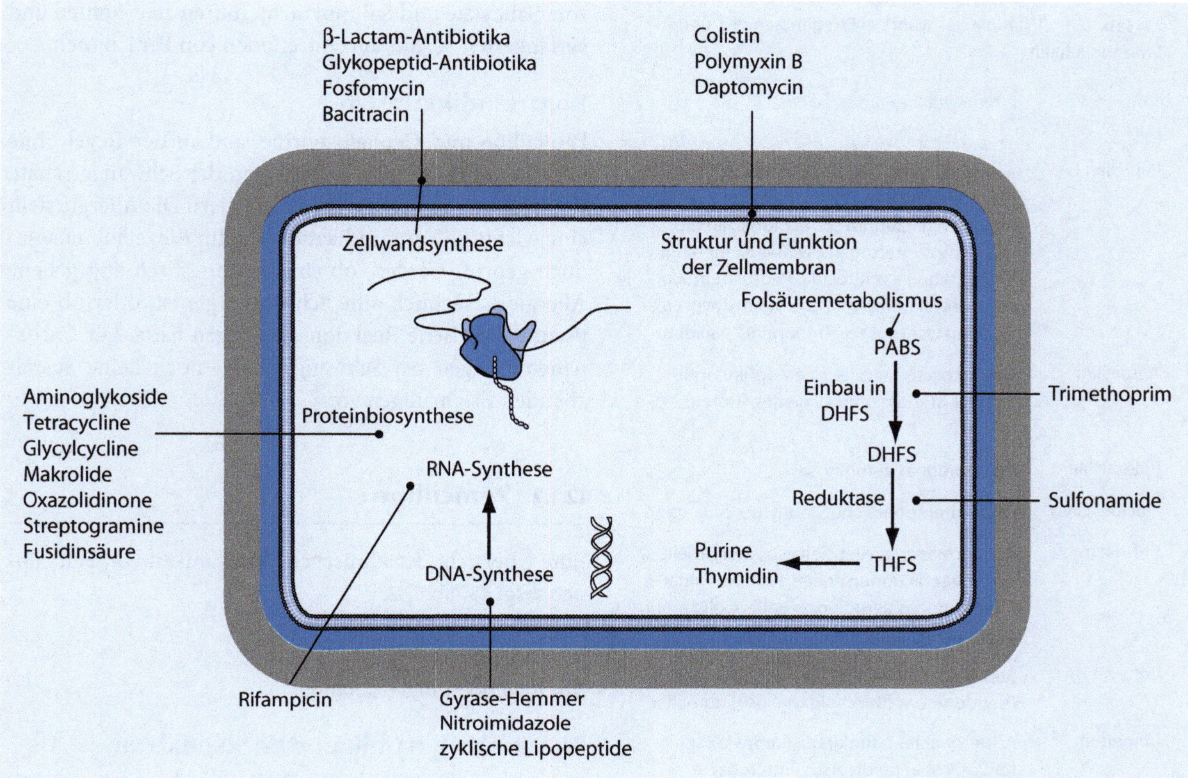

Abb. 12.1 Wirkmechanismen von Antibiotika in der Bakterienzelle

zellwandlosen Bakterien wie Mykoplasmen und Ureaplasmen, intrazellulär oder vorwiegend intrazellulär wachsenden Bakterien wie Chlamydien, Rickettsien, Legionellen, Salmonellen und Brucellen (Tab. 12.1).

Pharmakokinetik

Da die orale Bioverfügbarkeit der β-Lactam-Antibiotika starken individuellen Schwankungen unterliegt, sollte in der Intensivmedizin die intravenöse Applikation (i.v.-Applikation) bevorzugt werden.

β-Lactam-Antibiotika werden in sehr unterschiedlichem Maße an Plasmaproteine gebunden und kaum metabolisiert. Sie werden renal durch glomeruläre Filtration und tubuläre Sekretion eliminiert und besitzen Plasmahalbwertzeiten von 30 min bis zu 1,5 h (**Ausnahmen**: Ceftriaxon, HWZ 8 h und Ertapenem, HWZ 4–5 h). β-Lactame besitzen eine sehr große therapeutische Breite. Bei hochgradiger Nierenfunktionseinschränkung muss die Dosierung bei den meisten Substanzen angepasst werden.

Unerwünschte Wirkungen

β-Lactam-Antibiotika zeigen im Verhältnis zu vielen anderen Antibiotikaklassen deutliche geringere Nebenwirkungen. Allergische Reaktionen und die Veränderung der körpereigenen Flora stellen die schwerwiegendsten unerwünschten Wirkungen dar.

Häufiger treten leichte gastrointestinale Störungen in Form von Übelkeit, Erbrechen, Meteorismus, weichen Stühlen oder Diarrhöen auf, die meist während der Behandlung, sonst nach Absetzen der Antibiotika abklingen. Treten während oder in den ersten Wochen nach Behandlung schwere, anhaltende Durchfälle auf, so muss eine durch meist Clostridium difficile ausgelöste pseudomembranöse Kolitis ausgeschlossen werden [20].

Praxistipp

Echte Allergien treten bei Penicillinen häufiger als bei anderen β-Lactamen auf. Ihre Häufigkeit wird mit 0,7–4% angegeben. Eine urtikarielle Sofortreaktion deutet auf eine echte Penicillinallergie hin und zwingt zum sofortigen Therapieabbruch.

Eine Anaphylaxie wird bei etwa 0,001–0,05% [5] der Patienten beobachtet und verläuft in bis zu 10% der Fälle letal. Ist eine Anaphylaxie bei einem Patienten aufgetreten, sind alle anderen β-Lactam-Antibiotika kontraindiziert. Eine Allergie muss von der pseudoallergischen Reaktion abgegrenzt werden.

Tab. 12.1 Therapie der Wahl bei Erregernachweis und Empfindlichkeit

Antibiotikum	Empfindliche Keime
Penicillin G	Actinomyces sp., Bacillus anthracis, Clostridium perfringens[1], Erysipelothrix rhusiopathiae, Fusobacterium sp., Lactobacillus sp, Leptospiria interrogans, Neisseria meningitidis, Pasteurella multocida, Peptostreptococcus, penicillinempfindliche Staphylococcus sp, Streptococcus sp., Treponema pallidum
Ampicillin	Enterococcus faecalis, Haemophilus influenzae, Listeria monocytogenes, Proteus mirabilis
Piperacillin	Pseudomonas aeruginosa[2]
Flucloxacillin	Oxacillinempfindliche Staphylococcus sp.
Ceftriaxon	Aeromonas spp., Klebsiella sp., Morganella sp., Neisseria gonorrhoeae, Proteus vulgaris, Pseudomonas aeruginosa[2],Salmonella typhi bzw. paratyphi, Serratia
Ceftazidim	Burkholderia (Pseudomonas pseudomallei), Pseudomonas (Burkholderia) pseudomallei
Imipenem	Acinetobacter baumannii, Campylobacter fetus, Cirobacter diversus, Enterobacter spp., Nocardia sp., Pantoea (Enterobacter) agglomerans

[1] in Kombination mit Clindamycin; [2] in Kombination mit einem Aminoglykosid

12

Bei sehr hohen β-Lactam-Antibiotika-Konzentrationen im Serum, die entweder durch Anwendung sehr hoher intravenöser Dosen (Penicillin G >20 Mio. E, Ampicillin-Einzeldosis größer als 10 g) oder auch durch eine eingeschränkte Nierenfunktion bedingt sein können, kann es zu zentralnervösen Erregungszuständen, Myoklonien und Krämpfen kommen. Dieses neurotoxische Potenzial wird durch Interferenz mit der Bindung von γ-Aminobuttersäure an inhibitorische $GABA_A$-Rezeptoren erklärt.

Während der langfristigen Gabe von β-Lactam-Antibiotika kann es auf Grund von Interaktionen mit dem Vitamin-K-Stoffwechsel zu Hämostasestörungen mit Blutungsneigung kommen. Dies kann durch die Beeinträchtigung der Vitamin-K-produzierenden Darmflora bedingt sein. Weiterhin kann Penicillin eine erworbene Hämophilie durch Bildung von Antikörpern gegen den Gerinnungsfaktor VIII hervorrufen.

Wechselwirkungen

Die gleichzeitige Gabe von Probenecid führt als Folge einer Hemmung der renalen Ausscheidung zu höheren Serumkonzentrationen. Auch Indometacin, Phenylbutazon, Salicylate und Sulfinpyrazon führen zu erhöhten und verlängerten Serumkonzentrationen von Penicillinen.

Kontraindikationen

Penicilline und Cephalosporine sind in der Regel ohne Bedenken bei Infektionen während der Schwangerschaft, im Säuglings- und Kindesalter indiziert. Die Allergie stellt eine wichtige Kontraindikation dar. Im Einzelfall muss jedoch geprüft werden, ob eine anamnestisch angegebene Allergie tatsächlich eine echte Allergie ist, oder ob eine pseudoallergische Reaktion vorgelegen hatte. Für Carbapeneme liegen bei Schwangerschaft noch keine ausreichenden Erfahrungen vor.

12.1.2 Penicilline

Eine Übersicht der klinischen Wirksamkeit von Penicillinen zeigt Tab. 12.2.

- **Penicillin G**

Mit folgenden Eigenschaften:

Pharmakodynamik und Wirkspektrum

Benzylpenicillin (Penicillin G) besitzt die stärkste Aktivität gegenüber grampositiven Bakterien (Streptokokken und Pneumokokken), ist aber sehr empfindlich gegenüber β-Lactamasen und daher bei den meisten Staphylokokken nicht wirksam. Bei den gramnegativen Meningokokken ist es bei Empfindlichkeit sehr gut wirksam. Zum Wirkspektrum des Penicillin G gehören weiterhin viele gramnegative Anaerobier (z. B. Fusobakterien). Penicillin G ist unwirksam gegenüber intrazellulären Keimen, da es nicht in die Körperzellen penetriert.

Pharmakokinetik

Penicillin G besitzt eine sehr große therapeutische Breite und ist daher geeignet, durch Erzielung maximaler Konzentrationsspitzen nach Kurzinfusion stärkere Wirkintensitäten zu erzielen als andere Penicilline. Hohe Penicillin-G-Gewebekonzentrationen werden in der Leber, Niere, Lunge, der Haut und Schleimhäuten, niedrigere im Gehirn, in der Muskulatur in Knochen und im Kammerwasser des Auges erzielt. Bei Meningitis können therapeutisch wirksame Liquorkonzentrationen erzielt werden. Da der Liquorspiegel trotzdem nur bis zu 5% des Plasmaspiegels erreicht, müssen zur Therapie der Meningokokken- oder Pneumokokkenmeningitis die höchstmöglichen Penicillin-G-Dosen eingesetzt werden.

Bei der intramuskulären Applikation werden sehr geringe Plasmakonzentrationen erzielt. Die Plasmaeiweißbindung von Penicillin G beträgt ca. 50% und die Eliminationshalbwertzeit beträgt 30–40 min. Penicillin G wird

Tab. 12.2 Klinische Wirksamkeit von Penicillinen

	Penicillin G	Ampicillin	Ampicillin/ Sulbactam	Piperacillin	Piperacillin/ Tazobactam	Flucloxacillin
Staphylokokken ohne Penicillinase	+++	++	+++	Ø	+++	+++
Staphylokokken mit Penicillinase	Ø	Ø	++	Ø	+++	+++
Pneumokokken, A-Streptokokken	+++	+++	+++	+++	+++	+
Enterokokken	+	++	++	+	+	Ø
E. coli	Ø	+	++	+	+++	Ø
Klebsiella	Ø	Ø	+	+		Ø
Proteus mirabilis	Ø	++	++	++	+++	Ø
Proteus vulgaris	Ø	Ø	++	++		Ø
Pseudomonas aruginosa	Ø	Ø	Ø	++	++	Ø
Haemophilus	Ø	++	++	++	+++	Ø
Serratia marcescens	Ø	Ø	Ø	++		Ø

nur zu einem sehr geringen Prozentsatz in der Leber vorwiegend zu Penicilloinsäure metabolisiert, der Hauptanteil wird renal über die tubuläre Sekretion und zu einem geringeren Teil über glomeruläre Filtration eliminiert.

Unerwünschte Wirkungen

Bei der Applikation von zu großen Mengen an Penicillin-G-Kalium kann es infolge der arzneimittelbedingten Hyperkaliämie zu Krämpfen, Koma und Herzrhythmusstörungen bis zum Herzstillstand kommen. Auch bei der Gabe von Penicillin-G-Natrium muss bei sehr hoher Dosierung die Natriumzufuhr beachtet werden. Die intrathekale Applikation von Penicillin G ist gefährlich und unnötig.

- Ampicillin bzw. Amoxicillin

Mit folgenden Eigenschaften:

Pharmakodynamik und Wirkspektrum

α-Aminobenzyl-Penicillin (**Ampicillin**) ist ein halbsynthetisches Penicillinderivat mit gegenüber Penicillin G erweitertem Spektrum gegenüber Enterokokken, Listerien, Haemophilus influenzae und Campylobacter fetus. Nach Daten der PEG-Studie 2004 sind über 50% der E.-coli-Stämme resistent. **Amoxicillin** unterscheidet sich gegenüber dem Ampicillin in seiner klinischen antibakteriellen Wirkung nicht. Durch die Kombination des β-Lactamase-labilen Ampicillin mit dem β-Lactamase-Inhibitor Sulbactam und des Amoxicillins mit der Clavulansäure wird die Resistenz gegenüber β-Lactamase-bildenden Keimen überwunden und das Wirkspektrum von Ampicillin erweitert [9]. Es lässt sich jedoch nur ein Teil der β-Lactamasen hemmen und der β-Lactamase-Hemmer kann selbst bei bestimmten Bakterienarten β-Lactamasen induzieren. Sulbactam erweitert das Keimspektrum von Ampicillin nicht gegenüber methicillin- bzw. oxacillinresistenten Staphylokokken und Pseudomonaden.

Pharmakokinetik

Aminopenicilline weisen eine gute Gewebediffusion auf, die Liquorgängigkeit ist wie bei Penicillin G nur bei Meningitis ausreichend. Es wird bis zu ~18% an Plasmaeiweißproteine gebunden und mit einer Plasmahalbwertzeit von 1 h hauptsächlich unverändert renal eliminiert. Bei stark eingeschränkter Nierenfunktion mit einer glomerulären Filtrationsrate von 30 ml/min und weniger ist eine Dosisreduktion erforderlich, da mit einer Kumulation gerechnet werden muss. Amoxicillin ist säurestabil und wird oral deutlich besser resorbiert.

Unerwünschte Wirkungen

Die Toxizität ist gering und allergische Reaktionen sind wie beim Penicillin G die wichtigsten Nebenwirkungen. In 5–20% der Behandlungen treten makulöse Exantheme während oder nach der Aminopenicillin-Gabe auf. Zerfallsprodukte des Ampicillins in der Infusionslösung können auch toxische Exantheme hervorrufen. Mit leichten gastrointestinalen Beschwerden und einer Störung der physiologischen Darmflora muss gerechnet werden. Bei Verabreichung von sehr hohen Aminopenicillindosen kann es zur Kristallurie kommen. Unter dem starken Selektionsdruck einer Aminopenicillinbehandlung treten nicht selten ampicillinresistente Keimen auf. Wie bei der Clindamycinbehandlung kann es zur durch C.difficile ausgelösten pseudomembranösen Enterokolitis kommen.

Wechselwirkungen

Wechselwirkungen wie ▶ Abschn. 12.1.1.4; zusätzlich Resorptionssteigerung von Digoxin möglich.

▪ Piperacillin/Tazobactam

Mit folgenden Eigenschaften:

Pharmakodynamik und Wirkspektrum

Piperacillin ist ein halbsynthetisches, nicht β-Laktamase-festes Acylaminopenicillin und nur parenteral anwendbar. Folgende Keime werden bei Sensibilität v. a. erfasst: Enterococcus faecalis, Streptokokken, Proteus vulgaris, Clostridium perfringens, Fusobacterium spp., Peptostreptokokken, Pseudomonas aeruginosa [18]. **Tazobactam** schützt Piperacillin vor dem Abbau durch die meisten β-Lactamasen von Staphylokokken sowie einigen plasmidkodierten β-Lactamasen und chromosomalkodierten β-Lactamasen gramnegativer Bakterien. Diese β-Lactamasen kommen z. B. bei Klebsiella ssp., Escherichia coli, Proteus mirabilis, Proteus vulgaris und Haemophilus influenzae vor. Methicillin- bzw. oxacillinresistente Staphylokokken und Enterococcus faecium sind gegenüber Piperacillin/Tazobactam stets resistent. Die hohe antibakterielle Aktivität der Carbapeneme wird von Piperacillin/Tazobactam nicht erreicht.

Pharmakokinetik

Piperacillin wird überwiegend renal durch glomeruläre Filtration und durch tubuläre Sekretion in unveränderter Form ausgeschieden. Eine Dosisreduktion ist bei eingeschränkter Kreatininclearance notwendig. Piperacillin wird nur zu etwa 5–10% metabolisiert und in Form der Penicillinsäure ausgeschieden. Bei stark eingeschränkter Leberfunktion kann die totale Clearance um bis zu 20% vermindert und die Halbwertszeit (45 min) um bis zu 50% verlängert sein. Eine Dosierungsanpassung ist jedoch nicht erforderlich. Durch kompetitive Hemmung der tubulären Sekretion können hohe Piperacillindosen zur Verlängerung der Plasmahalbwertzeit anderer β-Lactam-Antibiotika führen.

Unerwünschte Wirkungen

Ein vorübergehender Anstieg der Leberenzyme (insbesondere SGOT und SGPT) wird bei bis zu 3% der Patienten beobachtet. Piperacillin/Tazobactam (4 g/0,5 g) enthalten 11,2 mmol (256 mg) Natrium, wodurch die gesamte Natriumaufnahme erhöht des Patienten erhöht wird.

Wechselwirkungen

Bei gleichzeitiger Anwendung von nichtdepolarisierenden Muskelrelaxantien kann die neuromuskuläre Blockade vertieft und verlängert sein. Piperacillin kann die Wirksamkeit von Antikoagulanzien und Thrombozytenaggregationshemmern vermindern. Bei gemeinsamer Verabreichung von Piperacillin/Tazobactam und dem Aminoglykosid Tobramycin verändert die Pharmakokinetik von Tobramycin: Die Fläche unter der Blutspiegel-Zeit-Kurve (AUC) wird um ~11%, die renale Clearance um ~32% und die Ausscheidung im Urin um ~38% reduziert. Ursächlich für diese veränderte Pharmakokinetik von Tobramycin könnte eine Inaktivierung des Tobramycins in Gegenwart von Piperacillin/Tazobactam sein.

▪ Flucloxacillin

Mit folgenden Eigenschaften:

Pharmakodynamik und Wirkspektrum

Flucloxacillin ist ein bakterizid wirkendes, gegen die von Staphylokokken gebildeten β-Lactamasen resistentes Isoxazolylpenicillin und gehört der Gruppe der penicillinasefesten Penicilline an. Weitere Vertreter dieser Gruppe sind **Oxacillin** und **Dicloxacillin**. Das Wirkungsspektrum umfasst grampositive Bakterien mit der Ausnahme von Enterococcus faecalis und penicillinasebildende Staphylokokken mit der Ausnahme von methicillinresistenten Staphylokokken. Flucloxacillin kann die β-Lactamase-Bildung in Bakterien induzieren. Die Anwendung ist beschränkt auf Infektionen durch flucloxacillinempfindliche, penicillinasebildende Staphylokokken.

Pharmakokinetik

Die Ausscheidung erfolgt überwiegend in unveränderter Form renal. Die Plasmahalbwertzeit beträgt 45 min. Flucloxacillin weist ein sehr hohe Plasmaeiweißbindung von 95% auf und hat eine relativ schlechte Gewebepenetration. Bei eingeschränkter Nierenfunktion ist die Dosis dem Schweregrad der Funktionsstörung entsprechend zu vermindern. Flucloxacillin ist nicht dialysierbar. Eine zusätzliche Gabe während bzw. nach der Dialyse ist deshalb nicht erforderlich.

Unerwünschte Wirkungen

Besonders sind hepatotoxische Nebenwirkungen zu berücksichtigen. Während oder nach der Therapie muss mit einem starken Anstieg der Serumtransaminasen gerechnet werden. Auch kann es zu Neutropenien kommen. Flucloxacillin sollte nicht länger als 2 Wochen verabreicht werden. Bei längerer Anwendung erhöht sich die Gefahr einer Leberschädigung besonders bei älteren Patienten. Bei Cholestase muss die Therapie mit einem anderen Antibiotikum fortgesetzt werden. Bei versehentlicher intraarterieller Injektion können schwerste Gewebenekrosen auftreten, die u. U. sogar eine Amputation der betroffenen Gliedmaße erfordern [12]. 1 g Flucloxacillin-Natrium enthält 4,2 mmol Natrium.

12.1.3 Cephalosporine

Pharmakodynamik und Wirkspektrum

Die **Cephalosporine** stellen eine große Gruppe von halbsynthetischen bizyklischen β-Lactam-Antibiotika mit naher Verwandtschaft zu den Penicillinen dar. Für den Einsatz in der Intensivmedizin sollen hier die parenteral eingesetzten Gruppen besprochen werden. Alle derzeit eingesetzten Cephalosporine sind nicht wirksam gegenüber Enterokokken, Listerien, Legionellen, C. difficile und methicillinresistenten Staphylokokken. Intrazelluläre Erreger werden nicht erfasst.

Cefazolin (Gruppe 1) ist wirksam v. a. gegen grampositive und teilweise gegen gramnegative Keime, es ist stabil gegenüber Penicillinasen aus Staphylokokken und instabil gegenüber β-Lactamasen von gramnegativen Keimen.

Cefuroxim und **Cefotiam** (Gruppe 2) ist schwächer als Gruppe 1 aber noch ausreichend wirksam gegen grampositive Erreger, dafür ist es besser wirksam als Gruppe 1 gegen gramnegative Erregern. Die Gruppe 2 der Cephalosporine ist stabil gegenüber Penicillasen aus Staphylokokken und teilweise stabil gegen β-Lactamasen von gramnegativen Bakterien.

Cefotaxim und **Ceftriaxon** gehören der Gruppe 3a an und sind deutlich besser als Gruppe 1 und 2 wirksam gegen gramnegative Bakterien, weiterhin zeichnet die Stabilität gegenüber einer Vielzahl von β-Lactamasen gramnegativer Bakterien diese Gruppe aus. Beachtet werden muss, dass diese Gruppe deutlich schwächer gegen grampositive Bakterien wirksam ist [15].

Die Gruppe 3b (**Ceftazidim**) und 4 **Cefepim** zeichnen sich dadurch aus, dass sie zusätzlich gegenüber Pseudomonas aeruginosa wirken. Das übrige Wirkspektrum entspricht der Gruppe 3a. Cefepim wirkt stärker gegenüber Staphylokokken als Ceftazidim.

Cefoxitin gehört der Gruppe 5 an, die auch als Cefamycine oder auch Anaerobier-Cefalosporine bezeichnet werden. Die Gruppe 5 weist eine sehr hohe Stabilität gegen fast alle β-Lactamasen auf und wirkt besonders stark gegen gramnegative Stäbchen. Zum Keimspektrum gehören u. a. E. coli, Proteus vulgaris, Morganella morganii, Klebsiella pneumoniae und Serratia marcescens. Insbesondere Ceftriaxon und Aminoglykoside zeigen bei gramnegativen Bakterien einen synergistischen Effekt.

Pharmakokinetik

Alle Cephalosporine zeigen ein ähnliches pharmakokinetisches Verhalten, das Verteilungsvolumen entspricht dem Extrazellulärraum, die erzielbaren Liquorkonzentrationen sind gering und fast alle Cephalosporine werden überwiegend renal, mit Plasmahalbwertzeiten von 1–2 h, eliminiert. Ceftriaxon stellt bei den pharmakokinetischen Parametern eine Ausnahme dar. Mit Ceftriaxon werden ausreichend hohe Liquorspiegel erreicht und es wird bis zu 40% biliär mit einer Halbwertzeit von 8 h eliminiert. Aufgrund seiner ausreichenden Penetration der Blut-Liquor-Schranke und seines Wirkspektrums ist Ceftriaxon Mittel der 1. Wahl zur kalkulierten Antibiotikatherapie der Meningitis [32]. Bei Nierenfunktionseinschränkungen ist unter Umständen eine Dosisanpassung notwendig.

Unerwünschte Wirkungen

Allergische Reaktionen treten bei Cephalosporinen deutlich seltener als bei Penicillinen auf. Eine Kreuzallergie mit Penicillinen ist möglich, aber selten. Die Applikation von Ceftriaxon über einen zentralvenösen Katheter sollte langsam erfolgen, da es sonst zu schweren Herzrhythmusstörungen kommen kann. Bei stark eingeschränkter Nierenfunktion kumuliert Cefazolin und es kann zu einer stärkeren Blutungsneigung kommen.

Wechselwirkungen

Zusätzlich zu ► Abschn. 12.1.1.4: Hochdosierte Behandlungen mit Cephalosporinen sollten bei Patienten, die gleichzeitig Schleifendiuretika erhalten, nur unter Kontrolle der Nierenfunktion durchgeführt werden. Cefazolin kann die Wirksamkeit von Antikoagulanzien und Thrombozytenaggregationshemmern reduzieren. Ceftriaxon ist nicht kompatibel mit kalziumhaltigen Lösungen (z. B. Ringer- oder Hartmann-Lösung) und allen Aminoglykosiden im gleichen Infusionssystem.

12.1.4 Carbapeneme

Pharmakodynamik und Wirkspektrum

Die Carbapeneme (**Imipenem, Meropenem** und **Ertapenem**) besitzen ein C-Atom (»Carba…«) anstatt eines Schwefelatoms im 5er-β-Lactamring und sind sehr stabil gegenüber fast allen β-Lactamasen. Es wird fast das gesamte Erregerspektrum erfasst. Die Carbapeneme haben durch Hemmung der Zellwandsynthese in niedrigen Konzentrationen eine hohe antibakterielle Aktivität und bakterizide Wirkung. Die Aktivität von Meropenem im gramnegativen Bereich ist erheblich höher als die von Imipenem, im grampositiven Bereich wirkt Imipenem besser. Das 2002 erstmalig zugelassene **Ertapenem** besitzt ein dem Meropenem ähnliches Wirkspektrum und weist starke Aktivitäten v. a. gegen nahezu alle Anaerobier, Klebsiella pneumoniae, E. coli und Morganella morganii auf. Ertapenem wirkt in niedrigen Konzentrationen gegen Haemophilus influenzae, Moraxella catarrhalis, Streptococcus pyogenes und Streptococcus pneumoniae.

Carbapeneme zählen zu den wichtigsten Antibiotika für die Initialtherapie lebensbedrohlicher bakterieller Infektionen in der Intensivmedizin [4].

Pharmakokinetik

Imipenem wird nur in fixer Kombination mit **Cilastatin** angeboten. Cilastatin verhindert die primär in der Niere stattfindende Metabolisierung von Imipenem und somit die Inaktivierung durch Hemmung der Dehydropeptidase I, welche an der luminalen Bürstensaummembran des proximalen Nierentubulus lokalisiert ist und den β-Lactamring hydrolysiert. Beide Substanzen dieser Imipenem- bzw. Cilastatinkombination besitzen eine Serumeiweißbindung von 25% und werden mit einer Plasmahalbwertzeit von 1 h (Imipenem) bzw. 45 min (Cilastin) hauptsächlich unverändert renal eliminiert. Imipenem und Cilastatin sind dialysierbar, eine Dosisanpassung ist bei Niereninsuffizienz notwendig.

Meropenem und Ertapenem sind gegenüber der Dehydropeptidase I stabil und eine Kombination mit Cilastatin ist nicht notwendig. Meropenem weist eine nur sehr geringe Plasmaeiweißbindung (2%) und eine sehr gute Gewebegängigkeit mit Verteilung im Extrazellulärraum auf. Es werden bei entsprechend hoher Dosierung ausreichende Liquorspiegel zur Behandlung der Meningitis erzielt. 70% der Substanz werden als aktive Substanz mit einer Plasmahalbwertzeit von 1 h renal eliminiert. Bei Niereninsuffizienz muss Meropenem in reduzierter Dosis eingesetzt werden. Meropenem ist dialysierbar. Ertapenem zeichnet sich durch eine sehr hohe Plasmaeiweißbindung von 97% aus. Es wird mit einer für β-Lactam-Antibiotika sehr langen Plasmahalbwertzeit von 4–5 h überwiegend renal eliminiert. Eine Metabolisierung findet fast ausschließlich in der Niere statt. 40% des Ertapenem erscheinen als aktive Substanz im Urin. Die Gewebepenetration ist gut, besonders bei schweren diabetischen Fußinfektionen oder schweren Wund- und Gewebsinfektionen werden lang andauernde Wirkspiegel in der Haut beobachtet. Eine Dosisanpassung bei Niereninsuffizienz ist notwendig.

Unerwünschte Wirkungen

Schwerwiegende Nebenwirkungen sind selten. Neben leichten gastrointestinalen Reaktionen und allergischen Reaktionen in Form von Exanthemen können zentralnervöse Nebenwirkungen auftreten. Insbesondere bei hohen Dosierungen und eingeschränkter Nierenfunktion können fokaler Tremor, Myoklonus, Krämpfe, Verwirrtheitszustände, psychische Störungen, Somnolenz oder Schwindel auftreten. Eine Eosinophilie und seltener eine Leukozytopenie, Thrombozytopenie und ein Hämoglobinabfall können als hämatologische Reaktionen auftreten. Kreislaufreaktionen sind bei zu schneller i.v.-Injektion möglich. Eine vorübergehende Erhöhung der Serumtransaminasen, des Bilirubins und/oder der alkalischen Serumphosphatase sind häufig und stellen keine Indikation zum Therapieabbruch dar [3].

Wechselwirkungen

Bei gleichzeitiger Applikation von Ganciclovir wurden vermehrt Krampfanfälle beobachtet.

Arzneimittelprofil

Penicillin G

- **Wirkung:** Bakterizide Wirkung auf proliferierende Keime durch Hemmung der Zellwandsynthese
- **Keimspektrum:** Pneumokokken, Streptokokken, Meningokokken, Gonokokken, Spirochäten, Staphylokokken ohne Penicillinasebildung und andere
- **Phk:** Plasmahalbwertzeit 40 min, zeitabhängige Bakterizidie, sehr große therapeutische Breite, renale Elimination
- **NW:** Allergie, GIT-NW, neurotoxische Reaktionen bei hohen Gaben
- **WW:** Reduktion der Wirksamkeit von Antikoagulanzien und Thrombozytenaggregationshemmern
- **KI:** Allergie

Ampicillin, Amoxicillin

- **Wirkung:** Bakterizide Wirkung auf proliferierende Keime durch Hemmung der Zellwandsynthese
- **Keimspektrum:** Pneumokokken, Streptokokken, Meningokokken, Gonokokken, Spirochäten, Staphylokokken ohne Penicillinasebildung, Enterokokken, Listerien, Haemophilus influenzae, Campylobacter fetus und andere
- **Phk:** Amoxicillin oral besser bioverfügbar, Plasmahalbwertzeit 1 h, zeitabhängige Bakterizidie, sehr große therapeutische Breite, renale Elimination und geringe Ausscheidung mit der Galle und dem Fäzes
- **NW:** Allergie, Arzneimittelexanthem, pseudomembranöse Enterokolitis
- **WW:** Reduktion der Wirksamkeit von Antikoagulanzien und Thrombozytenaggregationshemmern, Resorptionssteigerung von Digoxin

- **KI:** Allergie, infektiöse Mononukleose, chronisch lymphatische Leukämie

Cefotaxim-Gruppe: Cefotaxim, Ceftriaxon

- **Wirkung:** Bakterizide Wirkung auf proliferierende Keime durch Hemmung der Zellwandsynthese
- **Keimspektrum:** Pneumokokken, Streptokokken, Meningokokken, Gonokokken, E. coli, Haemophilus influenzae, Proteus, Staphylokokken, Borrelien, Klebsiella und andere
- **Phk:** Plasmahalbwertzeit: Ceftriaxon: 7–8 h, Cefotaxim: 1 h; bei Meningitis ausreichende wirksame Liquorkonzentration, große therapeutische Breite, renale und hepatische Elimination
- **NW:** Allergie, bei hohen Dosen Pseudocholethiasis durch Ceftriaxonkalksalze
- **KI:** Allergie, akute Hepatitis

Piperacillin/Tazobactam

- **Wirkung:** Bakterizide Wirkung auf proliferierende Keime durch Hemmung der Zellwandsynthese
- **Keimspektrum:** Pneumokokken, Streptokokken, Haemophilus influenzae, Proteus, penicillinasebildende Staphylokokken, Pseudomonas aeruginosa, Bacteroides fragilis und andere
- **Phk:** Gute Gewebegängigkeit, niedrige Liquorkonzentration
- **NW:** Allergie, gastrointestinale Störungen, selten Anstieg der Leberenzyme
- **WW:** Reduktion der Wirksamkeit von Antikoagulanzien und Thrombozytenaggregationshemmern, die gleichzeitige Gabe von Muskelrelaxanzien kann die neuromuskuläre Blockade verstärken
- **KI:** Allergie

Carbapeneme (Imipenem, Meropenem)

- **Wirkung:** Bakterizide Wirkung auf proliferierende Keime durch Hemmung der Zellwandsynthese
- **Keimspektrum:** Fast das gesamte Erregerspektrum, **nicht** geeignet für intrazelluläre Erreger wie Mykoplasmen, Chlamydien und Legionellen
- **Phk:** Plasmahalbwertzeit: 1 h, Liquorgängigkeit ist beim Meropenem besser
- **NW:** Gastrointestinale NW, zentralnervöse NW, Allergie ist selten
- **WW:** Bei gleichzeitiger Applikation von Ganciclovir vermehrt Krampfanfälle
- **KI:** Allergie

12.1.5 Glykopeptidantibiotika

Durch die Zunahme von MRSA-Infektionen und Fremdkörperinfektionen durch Staphylococcus epidermidis erlangt diese Antibiotikagruppe besonders in der Intensivmedizin eine immer stärkere Bedeutung [35].

Die Antibiotikagruppe der großmolekularen Glykopeptide, zu der Vancomycin und Teicoplanin gehören, stellt eine wichtige therapeutische Reserve gegen methicillin- bzw. oxacillinresistente Staphylokokken (MRSA) und Enterokokkenstämme dar.

Pharmakodynamik und Wirkspektrum

Vancomycin ist ein komplexes trizyklisches Molekül mit mehreren funktionellen Gruppen, die die Voraussetzungen zur Chelatbildung mit Metallionen erfüllen. Es geht mit den C-terminalen D-Alanyl-D-Alanin-Gruppen der Peptidseitenketten des Peptidoglykans der bakteriellen Zellwand einen Komplex ein und blockiert die Transglykosylierungsreaktion, so dass die für die Quervernetzung des Mureins benötigten Vorstufen (N-Acetylglucosamin, N-Acetylmuraminsäure) nicht mehr in die wachsende Zellwand eingebaut werden. Hieraus resultiert eine bakterizide Wirkung. Vancomycin hemmt nur den Zellwandaufbau grampositiver Bakterien, die äußere Membran gramnegativer Bakterien kann es nicht durchdringen.

Zum Wirkspektrum von Vancomycin gehören aerobe und anaerobe grampositive Keime, wie z. B. Staphylococcus aureus, Staphylococcus epidermidis und andere koagulasenegative Staphylokokken, Streptococcus pneumoniae, Streptokokken der Gruppen A-G, Streptococcus pyogenes, Enterococcus faecalis und Enterococcus faecium, Corynebakterien, Listeria monocytogenes, Clostridien, insbesondere C. difficile sowie Bacillus species. Stets oder meist resistent sind alle gramnegativen Bakterien, Mykobakterien und Bacteroides. Es sind zunehmende Resistenzen v. a. bei Enterococcus faecium zu beobachten. Besonders besorgniserregend sind multiresistente Stämme von Enterococcus faecium und die zunehmende verminderte Sensibilität von Methicillin/Oxacillin-resistenten Staphylokokken die als VISA (Vancomycin Intermediate S. aureus) bezeichnet werden.

Teicoplanin besteht aus einem Gemisch von fünf großmolekularen und einer kleineren Komponente, die aus Actinoplanes teichomyceticus gewonnen werden. Das Wirkungsspektrum von Teicoplanin umfasst die gleichen aeroben und anaeroben grampositiven Keime wie Vancomycin.

Pharmakokinetik

Es findet fast keine Resorption von Vancomycin nach oraler Gabe statt. Orale Darreichungsformen wirken nur im Darmlumen und sind indiziert bei der Behandlung der pseudomembranösen Enterokolitis, die durch Clostridium difficile ausgelöst wird. Bei Patienten mit einer entzündlichen Darminfektion können auch nach oraler Anwendung von Vancomycin klinisch bedeutsame Serumkonzentrationen auftreten, v. a. wenn gleichzeitig eine Niereninsuffizienz besteht. Dann sind Interaktionen und Nebenwirkungen wie nach einer intravenöser Infusion möglich. Vancomycin wird zu 55% an Plasmaproteine gebunden. Es wird wenig metabolisiert und mit einer Plasmahalbwertzeit von 6 h hauptsächlich renal eliminiert. Vancomycin ist nicht hämo- oder peritonaldialysierbar, bei der Hämofiltration werden aber größere Mengen entfernt.

Vancomycin weist nach i.v.-Gabe eine gute Gewebepenetration auf. In Pleura-, Perikard-, Aszites- und Synovialflüssigkeit sowie im Herzmuskel und in den Herzklappen werden ähnlich hohe Konzentrationen wie im Blutplasma erreicht. Bei nichtentzündeten Meningen passiert Vancomycin die Blut-Liquor-Schranke nur in geringem Umfang. Die Angaben über die Vancomycinpenetration in die Knochen (Spongiosa, Compacta) variieren stark. Für Patienten mit eingeschränkter Nierenfunktion oder älteren Patienten muss die Vancomycindosierung der Nierenleistung angepasst werden.

12

Unerwünschte Wirkungen

Allergische Reaktionen mit Fieber, Exanthem und anaphylaktoiden Reaktionen treten selten auf, häufiger sind Überempfindlichkeitsreaktionen durch Freisetzung von Mediatoren mit Blutdruckabfall und Hauterythem bei zu schneller Gabe (»red man´s syndrom«). Eine Nephrotoxizität kann bei gleichzeitiger Gabe von Aminoglykosiden, Amphotericin B, Ciclosporin, Cisplatin und Schleifendiuretika und gleichzeitig bestehender Nierenfunktionseinschränkung auftreten. Die isolierte Nierenschädigung ohne Begleitfaktoren bei normaler Vancomycindosierung ist selten. Eine potenziell irreversible Ototoxizität tritt bei der Behandlung mit hohen Vancomycindosen oder einer verzögerten Elimination bei Niereninsuffizienz auf. Ein erhöhtes Risiko für das Auftreten einer Ototoxizität stellt die Vorschädigung des Hörnervs oder die Behandlung mit anderen ototoxischen Medikamenten wie Schleifendiuretika und Aminoglykosiden dar.

Teicoplanin zeigt weniger Nebenwirkungen als Vancomycin. In einigen Fällen sind nach der Behandlung mit Teicoplanin leichter Hörverlust und Tinnitus beobachtet worden. Teicoplanin besitzt wegen der hohen Plasmaeiweißbindung eine lange Plasmahalbwertzeit von 32 h und ist wie Vancomycin nicht dialysierbar. Bei Niereninsuffizienz ist eine Dosisreduktion erforderlich.

Wechselwirkungen

Die Häufigkeit der Nebenwirkungen Hypotonie, Hautrötung, Erythem, Nesselsucht und Juckreiz nimmt bei gleichzeitiger Gabe von Vancomycin und Narkosemitteln zu. Wird Vancomycin während oder unmittelbar nach einer Operation verabreicht, kann bei gleichzeitiger Anwendung von Muskelrelaxanzien die neuromuskuläre Blockade verstärkt und verlängert sein. Hohe Konzentrationen von Heparin kann Vancomycin in der Infusionsflasche inaktivieren.

Kontraindikationen

Allergie, akutes Nierenversagen, nur als ultima ratio bei Schwangerschaft und Schwerhörigkeit.

Arzneimittelprofil

Vancomycin

- **Wirkung:** Bakterizid durch Hemmung der bakteriellen Zellwandsynthese
- **Keimspektrum:** (MRSA)-Staphlokokken, Streptokokken, multiresistente Enterokokken, Clostridium difficile, Propionibakterien, gramnegative Keime sind resistent
- **Phk:** Plasmahalbwertzeit: ~6 h, bei Mehrfachgabe Gefahr der Kumulation, Liquorgängigkeit ist gering, hauptsächlich renale Elimination
- **NW:** »Red-neck«- oder »red-man«-Syndrom bei zu schneller Infusion, nephrotoxisch und ototoxisch hauptsächlich nur bei entsprechenden Vorerkrankungen oder entsprechender Begleitmedikation
- **WW:** Vorsicht bei der Kombination mit anderen ototoxischen oder nephrotoxischen Substanzen
- **KI:** Akutes Nierenversagen, bei Innenohrschwerhörigkeit nur bei vitaler Indikation

12.1.6 Fosfomycin

Fosfomycin i.v. dient in Sonderfällen zur Therapie systemischer grampositiver Infektionen bei Unwirksamkeit oder Unverträglichkeit von Erstwahlmitteln [10]. Es wirkt bakterizid durch Hemmung der Zellwandsynthese. Das sehr kleine Molekül diffundiert gut in »pharmakokinetische Nischen« und wird wegen der guten Gewebepenetration und der Überwindung der Blut-Liquor-Schranke in Kombination mit einem Penicillin oder Cephalosporin eingesetzt zur Behandlung der Osteomyelitis, der Endokarditis, von Hirnventrikel-Shunt-Infektionen und Hirnabzesssen.

Sekundäre Resistenzen gegen Fosfomycin entwickeln sich sehr rasch. Fosfomycin besitzt einen hohen Natriumgehalt, der besonders bei Intensivpatienten in der Natriumbilanz berücksichtigt werden muss. Fosfomycin bindet nicht an Plasmaeiweiße, wird kaum metabolisiert und überwiegend renal ausgeschieden. Bei Niereninsuffizienz ist eine Dosisanpassung notwendig. Fosfomycin ist gut dialysierbar. **Fosfomycin-Trometamol** wird eingesetzt zur oralen Einmaltherapie unkomplizierter Harnweginfektionen.

12.1.7 Bacitracin

Bacitracin ist ein Polypeptidantibiotikum, welches die bakterielle Zellwandsynthese durch Inhibierung der Mureinbiosynthese durch Komplexbildung mit Undecaprenoldiphosphat hemmt. Bacitracin wirkt gegen grampositive Bakterien (Staphylokokken, Enterokokken) sowie Neisserien und Haemophilus influenzae. Eingesetzt wird es bei großflächigen oder stark verschmutzten Wunden, wie Biss-, Stich-, Schürf- und Risswunden, sowie oberflächlichen Hautinfektionen, Infektionen des äußeren Auges und seiner Adnexe, der Otitis externa, infektionsgefährdeten Brandwunden und als Reserveantibiotikum bei der C. difficile-assoziierten Diarrhö (CDAD).

Bacitracin ist stark nephrotoxisch und wird daher nur topisch angewendet. Bei Anwendung am Auge, im HNO-Bereich und aus dem Gastrointestinaltrakt erfolgt praktisch keine Resorption von Bacitracin über ein intaktes Epithel.

12.2 Antibiotika mit dem Angriffsort Zellmembran

12.2.1 Porenbildende Antibiotika: Polymyxin B und Colistin-Methansulfonat

Die basischen zyklischen Polypeptide **Polymyxin B** und **Colistin-Methansulfonat** wirken auf ruhende und sich vermehrende gramnegative Bakterien mit direktem Angriffspunks an der Cytoplasmamembran. Es kommen jedoch auch resistente Bakterienstämme wie z. B. Proteus, Gonokokken und Meningokokken vor. Grundsätzlich resistent sind alle grampositiven Bakterien. Eine Indikation zur inhalativen Therapie besteht bei Pseudomonas-aeruginosa-Pneumonien.

Polymyxin B und Colistin-Methansulfonat sollten wegen ihrer ungünstigen Pharmakokinetik, Toxizität und schlechten Verträglichkeit hauptsächlich als Lokalantibiotika oder als inhalative Antibiotika zur Anwendung kommen. Nur wenige Indikationen, wie z. B. schwere Pseudomonas-aeruginosa-Infektionen bei Mukoviszidose rechtfertigen die systemische Anwendung.

Oral werden sie eingesetzt zur selektiven Darmdekontamination als Vorbereitung zur Knochenmarktransplantation. Eine signifikante Resorption nach oraler Gabe findet nur bei starker Entzündung der Darmschleimhaut statt. Hier können dann aber toxische Nebenwirkungen auftreten, die bei parenteraler Anwendung auftreten. Hierzu zählen eine ausgeprägte Neuro- und Nephrotoxizität, allergische Reaktionen, sowie neuromuskuläre Blockaden. Nach inhalativer Applikation kann durch Histaminfreisetzung Bronchospasmus auftreten [22].

12.2.2 Daptomycin

Daptomycin ist der erste Vertreter einer neuen antibakteriellen Wirkstoffklasse, der zyklischen Lipopeptide und wurde 2003 in den USA und seit 2006 in Deutschland zur Therapie schwerer Haut- und Weichgewebsinfektionen zugelassen. Daptomycin bindet an die Cytoplasmamembran durch eine kalziumabhängige Insertion und bildet Ionenkanäle. Hierdurch kommt es zu einem Kaliumefflux und zur Depolarisation der Zytoplasmamembran [2]. Es wirkt letztendlich bakterizid ausschließlich gegen grampositive Bakterien durch eine Dysfunktion bei der Protein-, DNA- und RNA-Synthese. Das Wirkspektrum umfasst grampositive Problemkeime, wie multiresistente Staphylococcus aureus oder S. epidermidis Stämme (MRSA, MRSE), methicillinresistente koagulasenegative Staphylokokken (CoNS) und vancomycinresistente Enterokokken (VRE), sowie linezolidresistente Erreger [23].

Nach parenteraler Infusion verteilt sich Daptomycin hauptsächlich in stark vaskularisiertem Gewebe und passiert nur in geringem Maße die Blut-Liquor- sowie die Plazentaschranke. Das Verteilungsvolumen liegt bei 0,1 l/kgKG. Die Elimination von Daptomycin erfolgt vorwiegend unverändert renal. Eine Dosisreduzierung ist bei Niereninsuffizienz notwendig.

Eine Daptomyocintherapie kann zu erhöhten Kreatinphosphokinase-(CPK) und erhöhten Transaminasenwerten führen, die ebenfalls im Zusammenhang mit den Wirkungen auf die Skelettmuskulatur gesehen werden. Eine regelmäßige Überwachung der Patienten auf Anzeichen einer Myopathie und eine Kontrolle der CPK-Werte einmal pro Woche wird bei einer Therapie mit Daptomycin allgemein empfohlen. Auch dürfen keine weiteren Rhabdomyolyse auslösende Medikamente wie z. B. Statine gegeben werden. Weitere häufige Nebenwirkungen sind Kopfschmerzen, Übelkeit, Erbrechen, Durchfall, Muskelschmerzen, Pilzinfektionen und Exantheme.

12.3 Hemmstoffe der Tetrahydrofolsäuresynthese

12.3.1 Cotrimoxazol

Pharmakodynamik und Wirkspektrum

Die nacheinander wirkende synergistische Hemmung der Tetrahydrofolsäuresynthese der Bakterien durch **Sulfamethoxazol** und **Trimethroprim** stellt das Wirkprinzip des **Cotrimoxazol** dar. Da die humane Folsäurereduktase in 50.000-fach höheren Konzentrationen als das bakterielle Enzym gehemmt wird und Folsäure über die Nahrung aufgenommen werden kann, entsteht in der Regel beim Menschen kein Folsäuremangel. Das Wirkspektrum der 1932 von G. Domagk entdeckten Sulfonamide und des Trimethroprims war früher sehr breit und umfasste viele grampositive und gramnegative Bakterien. In der Intensivmedizin werden heute v. a. sonst resistente Keime wie z. B. Nocardien, Burkholderia cepacia, einige Champhylobakter und Yersinien-Stämme sowie atypische Mykobakterien erfasst [8]. In höheren Konzentrationen wird auch Peumocystis jiroveci gehemmt.

Pharmakokinetik

Sulfamethoxazol und Trimethoprim zeigen ähnliche pharmakokinetische Eigenschaften und werden mit Plasmahalbwertzeiten von 10 und 12 h hauptsächlich durch aktive renale Sekretion ausgeschieden. Die gegenüber dem Serum 100-fach höhere Harnkonzentration des Trimethroprims erklärt die gute Wirksamkeit bei unkomplizierten Harnweginfektionen. Bei Arzneimitteln, die ebenfalls durch aktive renale Sekretion ausgeschieden werden, z. B. Procainamid und Amantadin, besteht die Möglichkeit einer kompetitiven Hemmung der Ausscheidung, was zum Anstieg der Plasmakonzentration eines oder beider Wirkstoffe führen kann. Bei mäßiger Niereninsuffizienz (Kreatinclearance 15–30 ml/min) ist eine Dosisreduktion notwendig, bei starker Niereninsuffizienz sollte ganz auf Cotrimoxazol verzichtet werden. Nichtmetabolisiertes Trimethoprim und Sulfamethoxazol kann durch Hämodialyse dialysiert werden. Da Metabolite in der Niere abgelagert werden, kann bei Dialysepatienten Cotrimoxazol nicht eingesetzt werden.

Unerwünschte Wirkungen

Relativ häufig treten als Nebenwirkungen Übelkeit und Erbrechen auf. Bei längerfristiger Gabe kann es zu einer reversiblen Granulo- oder Thrombozytopenie kommen, wie auch bei der Therapie der Pneumocystis-Pneumonie mit hohen i.v.-Dosen. Hier können Exantheme, Fieber und erhöhte Leberenzymwerte auftreten, die eine Weiterbehandlung verhindern. Bei mit Cyclosporin behandelten nierentransplantierten Patienten, besteht eine erhöhte Nephrotoxizität. Daher sollte Cotrimoxazol hier als Primärtherapie bei Harnweginfektionen nicht eingesetzt werden.

Wechselwirkungen

Sulfamethoxazol hemmt CYP2C8 mit dementsprechenden Interaktionen. Sulfonamide können die Wirkung von Thiaziddiuretika, Thiopental, Phenytoin und Allopurinol erhöhen. Bei gleichzeitiger Therapie mit Sulfonylharnstoffen können vermehrt Hypoglykämien auftreten. Bei gleichzeitiger Gabe von Cumarinen kann die Prothrombinzeit verlängert sein. Cotrimoxazol verdrängt Amphothericin B und Methotrexat aus der Serumeiweißbindung und erhöht dadurch deren Toxizität. Trimethroprim und die gleichzeitige Anwendung der Lokalanästhetika Benzocain, Procain, Procainamid, Butacain oder Tetracain ist zu vermeiden, da durch diese Arzneimittel die Wirkung von Cotrimoxazol vermindert wird.

Kontraindikationen

Allerigie, Folsäuremangel, hämatologische Anomalien, Schwangerschaft, Niereninsuffizienz.

12.4 Hemmung der bakteriellen DNA

12.4.1 Gyrasehemmer

Pharmakodynamik und Wirkspektrum

Die Fluorchinolone oder Gyrasehemmer entfalten ihre Wirkung an der negativen suprahelikalen Struktur der Eukaryonten-DNA durch Hemmung der für DNA-Synthese-Vorgänge wichtigen DNA-Gyrase und DNA-Topoisomerasen. Die spezifische antibakterielle Wirkung erklärt sich dadurch, dass die Prokaryonten-DNA eine positive suprahelikale Struktur aufweist.

Mit den drei wichtigen Gyrasehemmern **Ciprofloxacin**, **Levofloxacin** und **Moxifloxacin** sind alle mit dieser Antibiotikagruppe therapierbaren intensivmedizinischen relevanten Infektionen behandelbar.

Ciprofloxacin wirkt gegen die meisten aeroben grampositiven und v. a. gramnegativen Bakterien, bei Sensibilität wirkt es sehr gut gegen Pseudomonas aeruginosa. In vitro wirkt es stärker gegen gramnegative Stäbchen und schwächer gegen grampositive Bakterien als Levofloxacin. Das Hauptindikationsgebiet von Ciprofloxacin sind Infektionen der Harnwege, der Gallenwege und des Darms. Bei Atemwegerkrankungen, die durch Pneumokokken oder Streptokokken hervorgerufen werden, sollten die hier besser wirksamen Levofloxacin oder Moxifloxacin eingesetzt werden [6]. Auch sollten nachgewiesene Staphylokokkeninfektionen nicht mit Ciprofloxacin behandelt werden.

Beim **Levofloxacin** ist die Wirksamkeit im grampositiven meist schwächer als im gramnegativen Bereich, aber ausreichend zur Behandlung von Pneumokokkeninfektionen. Levofloxacin zeigt eine gute Aktivität gegenüber Mykobakterien und ist ein wichtiges Reservetuberkulostatikum. Gegen methicillin- bzw. oxacillinresistente Staphylokokken und Pseudomonas aeruginosa ist es nicht wirksam.

Der neuere Gyrasehemmer **Moxifloxacin** besitzt eine starke Aktivität gegen Pneumokokken und gegen viele Erreger von bakteriellen Atemweginfektionen. Zusätzlich besitzt er noch eine gute Anaerobierwirksamkeit. Gegen Enterobakterien zeigt Moxifloxacin eine schwächere aber noch ausreichende Wirksamkeit, gegen Pseudomonas aeruginosa ist es nicht ausreichend wirksam und einige methicillin- bzw. oxacillinresistente Staphylokokkenstämme sind resistent.

Pharmakokinetik

Die hier besprochenen Gyrasehemmer können sowohl oral als auch parenteral appliziert werden.

Ciprofloxacin wird mit einer Plasmahalbwertzeit von 3–5 h überwiegend unverändert renal und über den Darm ausgeschieden. Erst bei erheblicher eingeschränkter Nierenfunktion kumulieren Metaboliten des Ciprofloxacin.

Levofloxacin wird zu 74% unverändert renal, der Rest als Metabolite ausgeschieden. Diese renale Ausscheidung von Levofloxacin ist von Vorteil bei Harnweginfekten, bei eingeschränkter Nierenfunktion muss jedoch die Dosis reduziert werden.

Moxifloxacin wird mit einer Plasmahalbwertzeit von 12 h nach einer Phase-II-Biotransformierung renal und biliär ausgeschieden. Bei Niereninsuffizienz und Dialyse ist keine Dosisanpassung notwendig. Da nur 20% als aktive Substanz im Urin erscheinen, ist Moxifloxacin die von den Gyrasehemmern am wenigsten geeignete Substanz zur Behandlung eines Harnweginfekts. Bei akuter Leberinsuffizienz oder Cholestase sollte das vorwiegend renal ausgeschiedene Levofloxacin eingesetzt werden.

Unerwünschte Wirkungen

Alle Gyrasehemmer können zentral-nervöse Nebenwirkungen wie Unruhe und Schlaflosigkeit verursachen, die mit niedrig dosierten Benzodiazepinen gut behandelt werden können. Es kann zu allergischen Überempfindlichkeitsreaktionen kommen, die beim Levofloxacin besonders schwer mit petechialen Hautblutungen, Schock und Vaskulitis verlaufen können. Die Transaminasen, die alkalische Phosphatase und das Bilirubin im Serum können vorübergehend ansteigen. Leberzellnekrosen oder ein Leberausfallkoma sind sehr selten. Es treten jedoch in ca. 15% der Behandlungen leichte gastrointestinale Nebenwirkungen wie Diarrhöen, Nausea und Erbrechen auf. Es gibt Berichte über das vermehrte Auftreten von Clostridium-difficile-assoziierter Diarrhöen im Zusammenhang mit Gyrasehemmertherapien. Eine Verlängerung der QT-Zeit ist möglich. Seit Jahren werden jugendliche Mukoviszidosepatienten mit Ciprofloxacin behandelt, ohne dass es bisher vermehrt zu in der Literatur beschriebenen Gelenkknorpelschäden durch Gyrasehemmer gekommen ist.

> **Bei Kindern und Jugendlichen sollten Gyrasehemmer weiterhin nur bei vitaler Indikation eingesetzt werden, um Resistenzentwicklungen zu verhindern.**

Wechselwirkungen

Mineralische Antazida vermindern die orale Bioverfügbarkeit. Ciprofloxacin hemmt CYP1A2 und es kann daher zu erhöhten Plasmakonzentrationen von Wirkstoffen kommen, die über dieses Enzym metabolisiert werden, hierzu zählen Theophyllin und Clozapin. Moxifloxacin kann Digitoxinplasmaspiegel um bis zu ein Drittel erhöhen.

Kontraindikation

Allergie, bekannte Epilepsie, Schwangerschaft Kinder und Jugendliche bis zum Ende der Wachstumsperiode, schwere Herzinsuffiziens, QT-Verängerungen im EKG, Bradykardie, schwere Hepatopathie, Patienten mit bestehenden ZNS-Läsionen, bei gleichzeitiger Behandlung mit Ibuprofen oder vergleichbaren nichtsteroidalen Antiphlogistika (nicht Acetylsalicylsäure) oder mit Arzneimitteln, die die Krampfschwelle herabsetzen.

12.4.2 Nitromidazole: Metronidazol

Pharmakodynamik und Wirkspektrum

Metronidazol hemmt die die DNA-Synthese von anaeroben Bakterien und Protozoen (Trichomonas, Entamoeba histolytica, Giardia). Metronidazol wird als unwirksame Substanz in die Erreger aufgenommen. Intrazellulär wird es unter anaeroben Bedingungen enzymatisch in Nitrosoradikale umgewandelt, die DNA-Addukte bilden, DNA-Strangbrüche auslösen und dadurch bakterizid wirken. Zum Wirkungsspektrum gehören daher fast alle obligat anaeroben Bakterien. Die Ausnahme bilden Propionibakterien und Aktinomyzeten. Bei aeroben und fakultativ anaeroben Bakterien ist Metronidazol unwirksam.

Pharmakokinetik

Metronidazol ist peroral resorbierbar, verteilt sich sehr gut in den Geweben und überwindet auch die Blut-Liquor-Schranke. Die Plasmaeiweißbindung von Metronidazol ist mit 15% gering. Es wird in der Leber metabolisiert und überwiegend renal eliminiert. Bei Leberinsuffizenz wird die Halbwertzeit von 8 h deutlich verlängert. Der Urin kann durch die Metaboliten rötlich gefärbt sein.

Unerwünschte Wirkungen

Gelegentlich treten bei einer Metronidazoltherapie ein metallischer Geschmack, sowie eine Stomatitis auf. Bei gleichzeitigem Alkoholgenuss können Unverträglichkeitsreaktionen auftreten (disulfiramähnlicher Effekt). Die gerinnungshemmende Wirkung von Cumarinen kann verstärkt werden. Zwar wurden beim Menschen weder teratogene noch karzinogene Wirkungen beobachtet, vorsichtshalber sollte die Therapiedauer mit Metronidazol aber auf maximal 10 Tage beschränkt werden.

Wechselwirkungen

Nitroimidazole werden über CYP3A4 metabolisiert und sind selbst schwache CYP3A4-Inhibitoren. Phenytoin oder Phenobarbital fördert, Cimetidin hemmt die hepatische Metabolisierung. Metronidazol kann die Wirkung oraler Antikoagulantien verstärken. Die gleichzeitige Therapie mit einem Lithiumpräparat kann zur Lithiumvergiftung führen.

12

Kontraindikationen

Allergie, Blutdyskrasien, Schwangerschaft, ZNS-Erkrankungen, Alkohol, Vorsicht bei schwerer Leberinsuffizienz.

Arzneimittelprofil

Gyrasehemmer: Ciprofloxacin, Levofloxacin und Moxifloxacin

- **Wirkung:** Hemmen die bakteriellen DNA-Topoisomerasen oder Gyrasen
- **Keimspektrum:** Fast alle fakultativ pathogenen Bakterien einschließlich Mykoplasmen Chlamydien, Rickettsien und Mykobakterien, Moxifloxacin besitzt bessere Peumokokkenwirksamkeit
- **Phk:** Gute orale Bioverfügbarkei und werden sowohl renal als auch hepatisch eleminiert. Moxifloxacin ist wegen der vorwiegend hepatischen Elimination nicht zur Behandlung eines HWI geeignet
- **NW:** Breites Nebenwirkungsprofil: Allergie, Hepatotoxizität, Neurotoxizität, Verlängerung der QT-Zeit, mögliche Knorpelschäden, phototoxische Reaktionen
- **WW:** Mineralische Antazida verringern die orale Bioverfügbarkeit
- **KI:** Allergie, Schwangerschaft, Stillzeit, Kinder und Jugendliche,ZNS-Erkrankungen, akute Leberinsuffizienz oder Cholestase, QT-Veränderungen im EKG

12.5 Hemmstoffe der RNA-Synthese

12.5.1 Rifampicin

Pharmakodynamik und Wirkspektrum

Der Wirkungsmechanismus von Rifampicin beruht auf der Bindung an die bakterielle RNA-Polymerase und somit auf der Hemmung der bakteriellen Proteinsynthese. Der Wirktyp von Rifampicin ist bakterizid bei proliferierenden Keimen mit deutlich weniger Aktivität bei ruhenden Keimen. Sein Wirkungsspektrum umfasst v. a. Mycobacterium tuberculosis und Mycobacterium bovis, die atypischen Mykobakterien der Runyon-Gruppen I–IV werden nur unzureichend erfasst. Rifampicin wirkt auch bei Streptokokken und Staphylokokken, ebenso werden Neisserien erfasst. Rifampicin wird bei allen Formen der Tuberkulose und zur Prophylaxe der Meningokokkenmeningitis eingesetzt. Aufgrund der Empfindlichkeit von multiresistenten Staphylokokken wegen seines guten Diffusionsvermögens wird Rifampicin hier mehr und mehr eingesetzt [11].

Pharmakokinetik

Zu Beginn einer Rifampicintherapie besteht zwischen der oralen und der parenteralen Anwendung kein Unterschied in den pharmakokinetischen Parametern. Nach wiederholter Gabe induziert Rifampicin CYP-Enzyme in der Leber und fördert damit seine eigene hepatische Clearance. So sinkt die Bioverfügbarkeit nach oraler Gabe im Vergleich zur parenteralen Gabe. Die Elimination des Rifampicin erfolgt renal und hängt von der Leberfunktion ab. Bei eingeschränkter Nierenfunktion ist keine Anpassung der Dosis notwendig. Rifampicin hat eine intensiv bräunlich-rote Farbe und führt zu einer rot-orangen Verfärbung von Urin, Stuhl, Speichel, Schweiß und Tränenflüssigkeit.

Unerwünschte Wirkungen

Als Nebenwirkungen treten häufig Überempfindlichkeitsreaktionen auf. Häufigste Manifestationen sind Fieber, Erythema exsudativum multiforme, Pruritus und Urtikaria. Als häufige gastrointestinale unerwünschte Wirkungen treten Appetitlosigkeit, Magenschmerzen, Übelkeit, Erbrechen, Meteorismus und Durchfall auf. Leberneben-

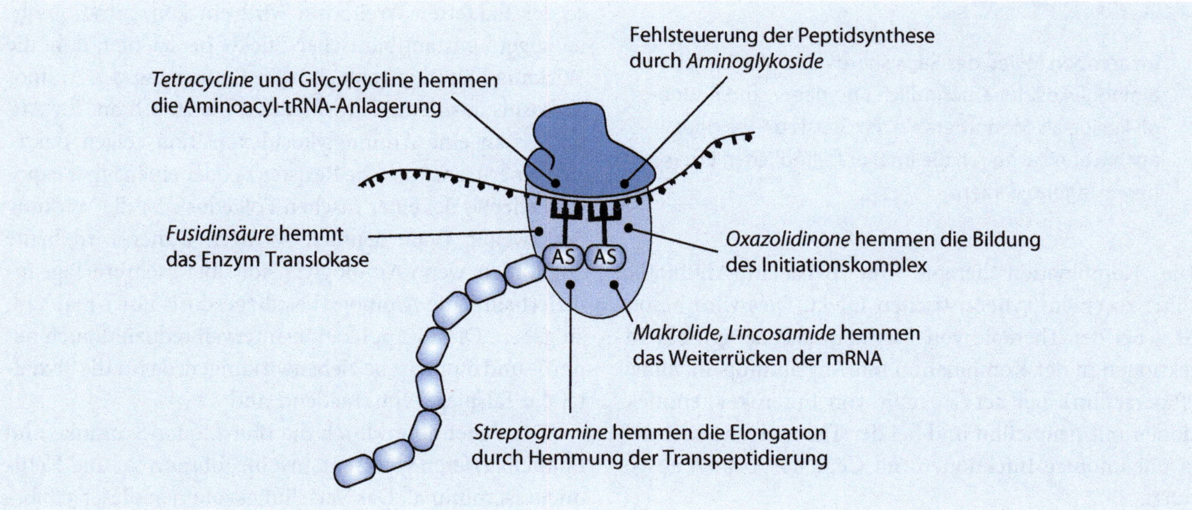

Abb. 12.2 Angriffsorte von Antibiotika, die mit der bakteriellen Proteinsynthese interferieren

wirkungen von Rifampicin sind sehr häufig und äußern sich als Erhöhung der Enzymaktivitäten von GOT, GPT, ALT, alkalischer Phosphatase, γ-Glutamyltranspeptidase und seltener von Bilirubin im Serum. Oft kommt es trotz Fortsetzung der Therapie wieder zur Normalisierung der Werte. Bei Anstieg der Transaminasen über 100 U/l oder einem stärkeren Bilirubinanstieg ist sofortiges Absetzen von Rifampicin indiziert.

Das Rifampicinderivat **Rifaximin** wird aufgrund der Pyridoimidazolstruktur praktisch nicht oral resorbiert (<1%) und ist ausschließlich im Darmlumen wirksam. Rifaximin ist durch ein breites Keimspektrum fast ohne Resistenzentwicklung, keine systemische Nebenwirkungen und Interaktionen charakterisiert. Es wird ambulant zur Behandlung der durch nichtinvasive enteropathogene Bakterien (wie z. B. Escherichia coli) verursachten Reisediarrhö und bei Intensivpatienten bei der C.-difficile-assoziierten Diarrhö (CDAD) eingesetzt [13].

Wechselwirkungen

Rifampicin gilt als einer der stärksten Induktoren des Cytochrom-P_{450}-Systems. Dadurch wird der Metabolismus anderer Arzneimittel beschleunigt sowie deren Wirkung vermindert und verkürzt oder aber auch deren Toxizität erhöht. Auch die Wirksamkeit von Antikoagulanzien kann vermindert sein. Die orale Bioverfügbarkeit von Rifampicin wird durch Antazida negativ beeinflusst. Die gleichzeitige Gabe weiterer hepatotoxischer Substanzen erhöht die Lebernebenwirkungen.

Kontraindikation

Allergie, Schwere Hepatopathie, Alkoholismus, akute Hepatitis, Verschlussikterus, Schwangerschaft, v. a. im 1. Trimenon der Schwangerschaft.

12.6 Hemmstoffe der bakteriellen Proteinsynthese

12.6.1 Aminoglykoside

Aminoglykoside besitzen wegen ihres breiten Wirkungsspektrums, der primär bakteriziden Wirkung, dem raschen Wirkungseintritt und der stark synergistischen Wirkungssteigerung in Kombination mit β-Lactam-Antibiotika einen hohen Stellenwert bei der Behandlung von schweren Infektionen [28]. Gleichzeitig sind es hoch toxische Substanzen, deren Indikation stets einer sehr kritischen Überprüfung bedarf.

Pharmakodynamik und Wirkspektrum

Gentamycin, Tobramycin, Amikacin und **Netilmicin** werden hauptsächlich zur Behandlung von Infektionen, die durch gramnegative Stäbchenbakterien verursacht werden, eingesetzt. Eine nur sehr geringe Wirksamkeit zeigen sie gegen Streptokokken, Haemophilus und Anaerobier. Alle Aminoglykoside zeigen eine antibakterielle Aktivität gegenüber Mykobakterien. Die Penetration der Aminoglykoside ins Zytosol der Bakterien hängt von dem Potenzialgefälle der bakteriellen Zytoplasmamembran ab, welches nur bei aerober Stoffwechsellage in ausreichendem Umfang erreicht wird (Abb. 12.2).

Cave

Im aeroben Milieu des Sepsisherds sind alle Bakterien aminoglykosidunempfindlich und daher sind Aminoglykoside als Monotherapie der Sepsis ungeeignet, auch wenn sie gegen die im Blut befindlichen Erreger hervorragend wirken.

Die Kombinationstherapie mit β-Lactam-Antibiotika führt zu einem synergistischen Effekt. Dies wird besonders bei der Therapie von Pseudomonas-aeruginosa-Infektionen in der Kombination mit Acylaminopenicillinen (Piperacillin), bei der Therapie von Enterokokkeninfektionen mit Ampicillin und bei der Therapie von Klebsiella-pneumoniae-Infektionen mit Cephalosporinen ausgenutzt.

Gentamicin, immer in Kombination mit z. B. einem Acylaminopenicillin oder Cephalosporin, wird bei der ungezielten und gezielten Therapie schwerer Infektionen durch gramnegative Stäbchenbakterien wie z. B der Sepsis oder der Endokarditis, eingesetzt. Gentamycin sollte nicht eingesetzt werden bei Infektionen, die auf weniger toxische Antibiotika ansprechen. Die Indikationen zur Monotherapie sind begrenzt und z.B. auf Harnweginfekte durch sonst resistente Keime beschränkt.

Tobramycin weist gegenüber Gentamycin eine stärkere Aktivität gegen Pseudomonas aeruginosa auf und ist daher bei nachgewiesenen oder klinisch vermuteten Pseudomonas-Infektionen indiziert – immer in Kombination mit einem zweiten pseudomonaswirksamen Antibiotikum wie dem Acylaminopenicillin Piperacillin, den Cephalosporinen Cefotaxim, Ceftriaxon, Ceftazidim oder Cefepim, dem Carbapenem Meropenem oder dem Gyrasehemmer Ciprofloxacin.

Netilmicin weist ein nahezu identisches Wirkspektrum wie Gentamicin und nur etwas weniger ausgeprägte Nebenwirkungen auf. Ein Teil der gentamicinresistenten Enterobakterien ist weiterhin gegen Netilmicin sensibel (nicht vollständige Kreuzresistenz), insgesamt ist Netilmicin dem Amikacin bei Gentamicinresistenz stark unterlegen (einseitige Kreuzresistenz).

Amikacin sollte als Reserveantibiotikum nur bei Versagen anderer Aminoglykoside stets in Kombination mit einem oder weiterer Antibiotika eingesetzt werden. Bei hochgradig abwehrgeschwächten Patienten wird es auch zur Initialbehandlung von schweren Organinfektionen und der Sepsis eingesetzt. Eine Resistenzentwicklung während der Antibiotikatherapie ist möglich.

Pharmakokinetik

Aminoglykoside zeigen eine konzentrationsabhängige Bakterizidie und wirken im Gegensatz zu β-Lactam-Antibiotika sowohl in der Proliferations- als auch Ruhephase der Bakterien. Weiterhin wird ein konzentrationsabhängiger »postantibiotischer Effekt« beobachtet, d. h. die Wirkung hält in vitro auch nach Entfernung des Aminoglykosids aus dem Kulturmedium bis zu 6 h an. Im Anschluss an eine Aminoglykosidexposition zeigen Bakterien eine »transitorische Resistenz« oder einen »first exposure effect«. Bei einer raschen Folgedosis ist die Wirkung der zweiten Gabe deutlich geringer. Daher wird heute empfohlen, wenn Aminoglykoside über mehrere Tage indiziert sind, die Aminoglykosidtagesdosis nur 1-mal/24 h zu geben. Dieses Applikationsintervall reduziert auch nephro- und ototoxische Nebenwirkungen, da für die Toxizität die Talspiegel entscheidend sind.

Die Penetration durch die Blut-Liquor-Schranke und Epithelbarrieren von Gentamycin, Tobramycin und Netilmicin ist minimal. Das Verteilungsvolumen dieser 3 Substanzen entspricht mit 0,25 l/kgKG etwa dem Volumen des Extrazellulärraums. Die höchsten Konzentrationen von Gentamycin, Tobramycin und Netilmicin entwickeln sich im Nierengewebe, die geringsten in Leber und Gallenblase, Lunge, Milz, Gehirn und Knochen. Amikacin zeichnet sich durch eine deutlich bessere Gewebepenetration und bei Meningitis ausreichender Liquorgängigkeit aus.

Die Plasmaeiweißbindung aller Aminoglykoside ist gering und sie werden nicht metabolisiert, in mikrobiologisch aktiver Form überwiegend renal durch glomeruläre Filtration mit einer dominanten Plasmahalbwertzeit von 1,5–2,0 h eliminiert. In den Tubuluszellen der Nierenrinde reichern sich Aminoglykoside an. Aus diesem tiefen Kompartiment werden sie mit einer terminalen Halbwertszeit von 100–150 h ausgeschieden (Nierenspeicherung). Bei Niereninsuffizienz ist die Ausscheidung verzögert und es kann zur Kumulation der Substanzen mit toxischen Wirkungen kommen. Aminoglykoside werden durch Hämodialyse gut und durch Peritonealdialyse nur in geringem Maße eliminiert. Dabei muss beachtet werden, dass sich die Nierenfunktion im Laufe der Behandlung ändern kann.

Unerwünschte Wirkungen

Cave

Aminoglykoside sind toxische Substanzen mit einer geringen therapeutischen Breite.

Das Risiko unerwünschter Wirkungen nimmt der Behandlungsdauer und der eingesetzten Dosis kontinuierlich zu. Aminoglykoside werden aufgrund ihrer Hydrophilie meist als Kurzinfusion über 60 min appliziert. Bei zu schneller Gabe kann es zu neuromuskulären Blockaden mit Atemstillstand kommen. Aminoglykoside können wie viele Antibiotika allergische Reaktionen auslösen.

Zu einer Zunahme der Nephro- und Ototoxizität kommt es auch bei gleichzeitiger Gabe von Schleifendiuretika, Ciclosporin, Amphotericin B und Vancomycin. Bei fortgeschrittener Niereninsuffizienz oder bei vorbestehender Innenohrschwerhörigkeit sollten daher Aminoglykoside nur bei vitaler Indikation angewandt werden.

Die Therapiedauer der Aminoklykoside muss generell auf 10–14 Tage begrenzt werden. Im Anschluss an eine vorangegangene Aminoglykosidbehandlung muss ein 7- bis 14-tägiges therapiefreies Intervall eingehalten werden. Häufig ist eine Einmalgabe für den therapeutischen Effekt ausreichend.

Die Nebenwirkungen können durch Gewährleistung einer ausreichenden Hydratation und Urinproduktion reduziert werden. Die Nephro- und Ototoxizität hängt nicht von der Höhe der Spitzenspiegel, sondern v. a. von der Höhe der Talspiegel, der Tagesdosis und der Behandlungsdauer ab.

Wechselwirkungen

Durch nephro- oder ototoxische Arzneimittel kann die Nephro- und Ototoxizität erhöht werden. Die neuromuskulär-blockierenden Eigenschaften werden bei gleichzeitiger Anwendung von Muskelrelaxanzien vom nichtdepolarisierenden Typ verstärkt. Durch Injektion von Kalziumchlorid kann die aminoglykosidbedingte neuromuskuläre Blockade aufgehoben werden.

Kontraindikationen

Allergie, Schwangerschaft, terminale Niereninsuffizienz, Vorschädigung des Innenohrs und bei Patienten mit neuromuskulären Vorerkrankungen (z. B. bei Myasthenia gravis, Parkinson-Krankheit) ist besondere Aufmerksamkeit geboten. Kombination mit weiteren nephrotoxischen Arzneimitteln und schnell wirkenden Diuretika unbedingt vermeiden!

Arzneimittelprofil

Aminoglykoside: Gentamycin, Tobramycin, Amikacin und Netilmicin

- **Wirkung:** Bakterizide Wirkung durch Hemmng der ribosomalen Proteinbiosynthese
- **Keimspektrum:** Haupsächlich eingesetzt gegen gramnegative Stäbchenbakterien
- **Phk:** konzentrationsabhängige Bakterizidie, postantibiotischer Effekt, transitorische Resistenz, Aminoglykosidtagesdosis nur 1-mal/24 h zu geben; für die Toxizität sind die Talspiegel entscheidend, maximale Therapiedauer: 10–14 Tage; 7- bis 14-tägiges therapiefreies Intervall, Einmalgabe für den therapeutischen Effekt häufig ausreichend
- **NW:** Oto- und Nephrotoxizität, Allergie, Parästhesien, bei rascher i.v.-Injektion: neuromuskuläre Blockade mit Atemstillstand
- **WW:** Verstärung der Oto-und Nephrotoxizität durch weitere oto- und nephrotoxische Substanzen
- **KI:** Niereninsuffizienz, vorbestehende Innenohrschwerhörigkeit, letzte Therapie mit Aminoglykosiden <14 Tage, Schwangerschaft, Vorsicht bei Myasthenia gravis

12.6.2 Makrolide

Praxistipp

Ist ein Makrolid auf einer Intensivstation indiziert, sollte wegen der ungünstigen Pharmakokinetik und der Vielzahl der unübersichtlichen Haupt-, Nebenwirkungen und Interaktionen auf Erythromycin verzichtet werden und ein neueres Makrolid wie Clarithromycin eingesetzt werden [17].

Pharmakodynamik und Wirkspektrum

Das Wirkspektrum von Clarithromycin umfasst Bakterien, die v. a. Atemwegerkrankungen und sexuell übertragbare Erkrankungen verursachen. Dazu gehören grampositive und gramnegative Bakterien, Anaerobier, Zellwandlose und Schraubenförmige. Da sich die Resistenz geographisch und im Zeitverlauf hinsichtlich unterschiedlicher Spezies variieren kann, sind aktuelle lokale Informationen zur Resistenzsituation notwendig, insbesondere bei der Behandlung schwerer Infektionen.

Praxistipp

In niedrigen antibiotisch nichtwirksamen Konzentrationen (250 mg oral) wirkt Erythromycin über die Aktivierung von Motilinrezeptoren als starkes Prokinetikum. Im Gegensatz dazu verursachen antibiotisch wirksame Dosierungen eine chaotische Motilität. Problematisch ist hier v. a. die Resistenzentwicklung, die gerade von antibiotisch nichtausreichend wirksamen Konzentrationen gefördert wird.

Pharmakokinetik

Makrolide verteilen sich sehr gut in die Gewebe, werden dort besonders in den sauren Lysosomen der Phagocyten am Ort der Infektion angereichert und erreichen auch intrazelluläre Bakterien. Die Blut-Liquor-Schranke wird jedoch von Clarithromycin in nicht ausreichendem Maße überwunden. Nach Metabolisierung in der Leber wird es überwiegend mit der Fäzes ausgeschieden. Daher sollte es bei Leberinsuffizienz nur mit Vorsicht eingesetzt werden, auch ist eine Dosisreduktion bei schwerer Niereninsuffizienz notwendig.

Unerwünschte Wirkungen

Clarithromycin ist in der Regel gut verträglich. Bei 2–3% der Patienten kommt es zu leichten GIT-Beschwerden, die sich in Form von Diarrhö, Nausea, Geschmacksveränderungen, Dyspepsie und Bauchschmerzen oder Unwohlsein äußern. Allergische Reaktionen sind selten. Aufgrund des Risikos verlängerter QT-Intervalle sollte Clarithromycin mit Vorsicht bei Patienten mit Erkrankung der Herzkranzgefäße, schwerer Herzinsuffizienz und bekannten Herzrhythmusstörungen angewendet werden. Bei zu rascher i.v.-Gabe kann es zu Thrombosen und zur Thrombophlebitis kommen.

Wechselwirkungen

Durch Hemmung von Cytochrom CYP3A4/5/7 beeinflusst Clarithromycin die Metabolisierung einer Vielzahl von Substanzen wie z. B. Theophyllin, Carbamazepin oder Ciclosporin. Da die Bindung von Lincosamiden an Ribosomen mit der von Makroliden interferiert, antagonisieren beide Antibiotikagruppen sich gegenseitig.

Kontraindikationen

Allergie, Schwangerschaft, schwere Hepatopathien, die gleichzeitige Gabe der Antihistaminika Terfenadin, Astemizol oder Antiarrhythmika kann zu lebensbedrohlichen Herzrhythmusstörungen führen.

12.6.3 Clindamycin

Pharmakodynamik und Wirkspektrum

Clindamycin ist ein halbsynthetisches Derivat des nicht mehr eingesetzten Lincomycins und blockiert über Bindung an die 50S-Untereinheit der bakteriellen Ribosomen die Proteinbiosynthese. Clindamycin hemmt das Wachstum grampositiver Bakterien und anaerober gramnegativer Stäbchen, sowie fast aller Bacterioides-fragilis-Stämme [14]. Auch besteht eine Wirksamkeit bei der Malaria und der Pneumocystitis sowie der Toxoplasmose von Aids-Patienten. Die parenterale Clindamycintherapie in der Intensivmedizin ist v. a. bei nachgewiesenen oder klinisch typischen Anaerobier-Infektionen indiziert. Clindamycin sollte jedoch nicht bei Infektionen angewandt werden, bei denen Penicilline oder Cephalosporine wirksam sind, da sie eine deutlich höhere Aktivität und geringere Nebenwirkungen aufweisen.

Pharmakokinetik

Clindamycin besitzt mit 84% eine hohe Plasmaeiweißbindung. Es wird überwiegend biliär in Form von aktiven und inaktiven Metaboliten und zu einem Teil unverändert renal mit einer Plasmahalbwertzeit von 2–3 h eliminiert. Clindamycin ist nicht dialysierbar, eine Dosisanpassung ist jedoch nur bei Leberinsuffizienz nach Plasmaspiegelbestimmung notwendig. Clindamycin besitzt eine gute Gewebegängigkeit und eine gute Penetration in die Knochen, die Blut-Liquor-Schranke wird jedoch für die Therapie der Meningitis in nicht ausreichendem Maße überwunden.

Unerwünschte Wirkungen

Die pseudomembranöse Enterokolitis stellt bei Erwachsen eine gefährliche Komplikation dar. Eine allergische Reaktion ist selten, makulopapulöse Exantheme können jedoch bis zu 1–2 Wochen nach der Behandlung auftreten. Nach i.v.-Applikation werden häufig Schmerzen und eine Thrombophlebitis beobachtet. Bei rascher i.v.-Injektion können Unverträglichkeitsreaktionen in Form von Hitzegefühl, Brechreiz oder gelegentlich Blutdruckabfall und Herzrhythmusstörungen auftreten.

Wechselwirkungen

Clindamycin kann aufgrund seiner neuromuskulär-blockierenden Eigenschaften die Wirkung von Muskelrelaxanzien verstärken.

Kontraindikationen

Allergie, Schwangerschaft und Stillzeit. Vorsicht bei Patienten mit Myasthenia gravis und bei chronische Diarrhöen.

12.6.4 Tetracycline

Pharmakodynamik und Wirkspektrum

Das auf Grund seiner pharmakokinetischen Eigenschaften und der guten Verträglichkeit heute fast ausschließlich eingesetzte Tetracyclinderivat **Doxycyclin** ist eine wichtiges und kostengünstiges Antibiotikum in der Intensivmedizin besonders für intrazelluläre Infektionen durch zellwandlose Chlamydien, Mykoplasmen und Ureoplasmen [1]. Doxycyclin wirkt auf eine Vielzahl grampositiver, gramnegativer und nach Gram nicht anfärbbarer Keime. Doxycyclin wird ferner eingesetzt bei der Malaria durch chloroquinresistente Plasmodien. Enterobacter aerogenes, Providencia spp., Proteus spp., Pseudomonas aeruginosa und Serratia-spp. sind resistent. Sekundäre Resistenz gegen Doxycyclin findet sich v. a. bei A-Streptokokken,

B-Streptokokken, Bacteroides fragilis, Citrobacter spp., E. coli, Enterokokken, Gonokokken, H. influenzae, Morganella morganii, Pneumokokken, Staphylokokken und Shigellen. Doxycyclin sollte wegen der unsicheren Wirkung nicht bei der Therapie von Infektionen durch Staphylokokken, Streptokokken und Pneumokokken eingesetzt werden.

Pharmakokinetik

Nach der ersten oralen Applikation wird Doxycyclin fast vollständig (>90% einer 200-mg-Dosis) resorbiert. Es findet eine nicht toxische Kumulation bei wiederholter Gabe statt, so dass an den folgenden Tagen (in 24-stündigem stündigem Abstand) Einzeldosen in Höhe von jeweils 100 mg ausreichen. Dadurch werden Steady-state-Konzentrationen schnell erreicht. Beim 200-mg- und 100-mg-Schema sind diese etwa so hoch wie nach Verabreichung einer 200-mg-Einzeldosis. Ähnlich hohe Konzentrationen erhält man nach einer einmaligen i.v.-Infusion einer 200-mg-Dosis. Die Exkretion erfolgt in Form mikrobiologisch aktiver Substanz über den Darm durch transintestinale Sekretion und über die Galle, und zu einem gewissen Anteil auch über die Nieren.

Unerwünschte Wirkungen

Die klassischen Tetracycline zeigen eine Reihe von erheblichen Nebenwirkungen, die häufig fälschlicherweise auch dem Doxycyclin zugeschrieben werden. Doxycyclin gehört jedoch neben den β-Lactamen zu den nebenwirkungsärmsten Antibiotika, zumal bei der üblichen parenteralen Applikation auf der Intensivstation die häufigen gastrointestinalen Beschwerden nach enteraler Gabe und die Phototoxizität nach Sonnenexposition nicht berücksichtigt werden müssen. Allergische Reaktionen sind selten. Wegen der potenziellen Lebertoxizität sollte eine Kombination mit weiteren lebertoxischen Medikamenten vermieden werden. Selten können Leukozytopenien, Leukozytosen, Thrombozytopenie, Anämie, Lymphozytopenien, Lymphadenopathien, atypische Lymphozyten und toxische Granulationen der Granulozyten auftreten.

Wechselwirkungen

Rifampicin, Barbiturate, Carbamazepin, Diphenylhydantoin und chronischer Alkoholabusus hemmen durch Induktion von CYP34A und Steigerung der Metabolisierung die Doxycyclinwirkung. Doxycyclin kann die Plasma-Prothrombinaktivität vermindern und so die Antikoagulatienwirkung verstärken. Die gleichzeitige Anwendung von Theophyllin und Tetracyclinen kann das Vorkommen von Nebenwirkungen im Magen-Darm-Trakt erhöhen. Bei digitalisierten Patienten muss der Magnesiumgehalt des Injektionspräparats berücksichtigt werden und die Doxycyclindosis langsam über mindestens 2 min appliziert werden. Aus diesem Grund ist die i.v.-Gabe von Doxycyclin auch bei Myasthenia gravis kontraindiziert.

Kontraindikationen

Allergie, Schwangerschaft, Myasthenia gravis, schwere Hepatopathie, akute Hepatitis

- **Minocyclin**

Es ist nur als orale Darreichungsform verfügbar und besitzt die höchste Lipophilie unter den Tetracyclinen. Minocyclin wird therapeutisch angewandt bei ausgeprägter Akne oder Nocardiose und bei atypischen Mykobakterien. Weiterhin besitzt es eine Sensibilität gegenüber MRSA-Keimen, hier kann auch Doxycyclin eingesetzt werden [30].

12.6.5 Tigecyclin

Pharmakodynamik und Wirkspektrum

Das seit 2006 in Deutschland zugelassene Tigecyclin ist das erste therapeutisch verfügbare Antibiotikum aus der Gruppe der Tetracyclinderivate, die auch gegen tetracyclinresistente Stämme wirken, unabhängig davon, ob die Resistenz durch Veränderungen am Ribosom [Tet(M)] oder durch Effluxmechanismen [Tet(A-E)] erworben wurde [25]. Tigecyclin hemmt die bakterielle Proteinbiosynthese durch Anlagerung an die 30S-Untereinheit der Ribosomen und verhindert damit die Bindung von Aminoacyl-t-RNA Molekülen an die Ribosomen und wirkt überwiegend bakteriostatisch [27].

Zum Wirkspektrum von Tigecyclin gehören grampositive und gramnegative Erreger, inklusive der oxacillin- und der methicillinresistenten Staphylokokken und der vancomycinresistenten E.-faecalis-Stämme sowie Acinetobacter spp. Es ist aber weniger wirksam gegen Proteusarten und weist keine ausreichende Aktivität gegen Pseudomonas aeruginosa auf. Gegen therapeutisch wichtige Anaerobier, wie Clostridien oder Bacteroides-Arten besteht eine ausreichende Aktivität. Bacteroides fragilis wird in sehr variablen Konzentrationen gehemmt (MHK_{90}: 0,25–16 mg/l). Tigecyclin ist bisher nur bei komplizierten Hautinfektionen und intraabdominellen Infektionen zugelassen.

Pharmakokinetik

Die Gewebegängigkeit von Tigecyclin ist sehr gut und das virtuelle Verteilungsvolumen beträgt 500–700 l. Die Blut-Liquor-Schranke wird überwunden und es finden sich ausreichende Wirkstoffkonzentrationen in der Galle. Die Plasmaproteinbindung ist hoch und beträgt konzentrationsabhängig 70–90%. In neutrophilen Granulozyten reichert sich das Antibiotikum intrazellulär 20- bis 30-

fach an. Tigecyclin wird mit einer Plasmahalbwertzeit von 42 h überwiegend unverändert über die Fäzes ausgeschieden und zu einem geringeren Teil renal eliminiert. Leberinsuffizienz führt zu einer verzögerten Elimination und die Dosis muss angepasst werden. Bei Patienten mit Niereninsuffizienz oder Dialysepatienten ist keine Dosisanpassung notwendig.

Unerwünschte Wirkungen

Nebenwirkungen wurden bei 41% der behandelten Patienten beobachtet und führten bei 5% zum Therapieabbruch. Häufig sind GIT-Beschwerden, eine Erhöhung der Leberenzyme und des Bilirubins, eine Verlängerung der aktivierten partiellen Thromboplastinzeit (aPTT) und der Prothrombinzeit (PT), Schwindel und Kopfschmerzen sowie Pruritus.

Wechselwirkungen

Werden Tigecyclin und Warfarin gleichzeitig gegeben, erniedrigt sich die Clearance von Warfarin. Daher sollten die Blutgerinnungsparameter überwacht werden, wenn Tigecyclin zusammen mit Antikoagulanzien verabreicht wird.

Kontraindikationen

Allergie, Schwangerschaft

12.6.6 Linezolid

Pharmakodynamik und Wirkspektrum

Linezolid ist der erste und bislang einzige erstmalig im Jahr 2000 in den USA zugelassene Vertreter der neuen synthetischen Antibiotikaklasse der Oxazolidinone. Linezolid wirkt gegen gram-positive aerobe und anaerobe Bakterien. Die antibakterielle Aktivität ist vollkommen unabhängig vom Vorliegen von Resistenzen gegenüber anderen Antibiotika wie Penicillin, Oxacillin oder Vancomycin. H. influenzae wird erst bei hohen Konzentrationen gehemmt und muss daher als überwiegend resistent eingestuft werden. Enterobacteriaceae und Pseudomonaden weisen eine natürliche Resistenz auf. Von besonderem Interesse ist die Aktivität gegenüber methicillinresistenten Staphylokokken und gegen vancomycinresistente Enterokokken.

Über die selektive Hemmung der bakteriellen Proteinsynthese verhindert Linezolid die Bildung eines funktionellen 70S-Initiationskomplexes, der einen wesentlichen Teil des Translationsprozesses darstellt.

Bei nachgewiesener Wirksamkeit von Vancomycin sollte immer auf Linezolid verzichtet werden.

Pharmakokinetik

Da Linezolid eine orale von der Nahrungsaufnahme unabhängige Bioverfügbarkeit von 100% besitzt, ist die orale Gabe der parenteralen Applikation gleichwertig. Linezolid wird zu 70% durch oxidative Öffnung des Morpholinrings zu 2 Hauptmetaboliten abgebaut, die größtenteils unverändert renal eliminiert werden. Die Eliminationshalbwertzeit liegt zwischen 5 und 7 h. Cytochrom-P_{450}-abhängige Monooxygenasen werden offenbar weder gehemmt noch induziert. 30% der Substanz erscheinen unverändert im Urin. Bei schwerer Niereninsuffizienz (CLCR <30 ml/min) wäre keine Dosisanpassung notwendig. Da aber die klinische Bedeutung der bis zu bis 10-fach erhöhten Konzentration von 2 primären Metaboliten von Linezolid bei Patienten mit schwerer Niereninsuffizienz unklar ist, sollte Linezolid nur angewandt werden, wenn der erwartete Nutzen das theoretische Risiko überwiegt. 30% einer Linezoliddosis wird während einer 3-stündigen Hämodialyse entfernt. Die primären Metaboliten von Linezolid werden nur zu einem gewissen Teil durch Hämodialyse eliminiert. Bei schwerer Niereninsuffizienz und Dialysebehandlung sollte Linezolid daher mit besonderer Vorsicht angewendet werden. Bei Patienten mit Leberinsuffizienz ist keine Dosisanpassung notwendig.

Unerwünschte Wirkungen

Neben GIT-Beschwerden, Kopfschmerzen und Exanthemen wird unter Linezolidtherapie eine reversible Myelosuppression beobachtet [34]. Aus diesem Grund sind regelmäßige Blutbildkontrollen indiziert Auch kann es zu Leberfunktionseinschränkungen (Anstieg der Transaminasen) kommen. Nach längerer Behandlung kann es zu einer peripheren und optischen Neuropathie kommen.

Wechselwirkungen

Es liegen sehr begrenzte Daten aus Studien zu Arzneimittelinteraktionen und zur Unbedenklichkeit von Linezolid bei Begleitmedikationen vor. Linezolid ist ein reversibler, nichtselektiver Monoaminooxidasehemmer. Hierdurch kann es zu Hypertonie, Hyperthermie und ZNS-Störungen kommen, besonders wenn durch die Nahrung Tyramin (z. B. Käse) zugeführt wird. Vorsicht bei Patienten, die folgende Medikamente aus folgenden Arzneimittelgruppen einnehmen: Serotoninwiederaufnahmehemmer, trizyklische Antidepressiva, Serotonin-5-HT_1-Rezeptoragonisten (Triptane), direkt oder indirekt wirkende Sympathomimetika (einschließlich adrenerger Bronchodilatatoren, Pseudoephedrin oder Phenylpropanolamin), vasopressorische Mittel (z. B. Adrenalin, Noradrenalin), dopaminerge Mittel (z. B. Dopamin, Dobutamin) und Pethidin oder Buspiron.

Kontraindikationen

Allergie, Phäochromozytom, Karzinoid, Thyreotoxikose, bipolarer Depression, schizoaffektiver Psychose und akuten Verwirrtheitszuständen. Bei Einnahme innerhalb der letzten 14 Tage eines Hemmstoffs der Monoaminooxidase (MAO), z. B. Selegilin, Moclobemid, Phenelzin oder Isocarboxazid. Bei Patienten mit unkontrollierter Hypertonie nur unter genauer Beobachtung des Blutdrucks.

12.6.7 Streptogramine

Pharmakodynamik und Wirkspektrum

Die halbsynthetischen und parenteral anwendbaren Streptogramine **Quinupristin** und **Dalfopristin** eignen sich in einer 30:70-Mischung zur Therapie fast aller grampositiver Kokken, einschließlich methicillinresistenter Staphylokokken, vancomycinresistenter Pneumokokken und Penicillin-G-resistenter Pneumokokken [25]. Sie stellen Derivate von **Pristinamycinen** dar und hemmen aufgrund ihrer synergistischen Aktivität in Kombination die Elongation der Proteinbiosynthese etwa 10-fach stärker als die Einzelsubstanzen. Sie wirken bakterizid. Das Kombinationspräparat Quinupristin/Dalfopristin wird zur Therapie nosokomialer Pneumonien, Haut- und Weichteilinfektionen und Infektionen mit vancomycinresistenten Enterococcus faecium (VREF)-Stämmen bei Versagen von Therapiealternativen eingesetzt.

Pharmakokinetik

Quinupristin und Dalfopristin werden mit einer sehr kurzen Plasmahalbwertzeit von 1 h bzw. 0,5 h überwiegend über die Fäzes ausgeschieden. Bei Leberinsuffizienz muss die verabreichte Dosis reduziert werden, bei Niereninsuffizienz ist keine Dosisanpassung notwendig.

Unerwünschte Wirkungen

Wegen konzentrationsabhängiger Venenreizungen sollten Quinupristin und Dalfopristin in nur verdünnter Form appliziert werden. GIT-Beschwerden, Anstieg der Leberenzyme und des Bilirubins, Hautausschlag, Puritus, Myalgien und Arthralgien sind die häufigsten Nebenwirkungen.

Wechselwirkungen

Quinupristin und Dalfopristin hemmen die hepatische Monooxygenase CYP3A4. Daher müssen entsprechende Arzneimittelinteraktionen berücksichtigt werden.

Kontraindikationen

Allergie, schwere Leberinsuffizienz.

12.6.8 Fusidinsäure

Pharmakodynamik und Wirkspektrum

Fusidinsäure ist ein bakteriostatisches Antibiotikum, welches durch Hemmung des Enzyms Translokase die Proteinsynthese am bakteriellen Ribosom verhindert. Fusidinsäure weist prinzipiell einen bakteriostatischen Effekt auf, jedoch werden im Serum und vielen Geweben bei normaler Dosierung bakterizide Konzentrationen erreicht. Es wird gegen Infektionen der Augen und der Haut durch Staphylokokken (auch MRSA, ca-MRSA, Staphylococcus epidermidis, MRSE) meist lokal eingesetzt [16]. Zum Keimspektrum der Fusidinsäure gehören weiterhin Neisserien, Clostridien und Corynebakterien. Eine systemische Fusidinsäuretherapie kann indiziert sein bei Osteomyelitis, traumatischen und chirurgischen Wundinfektionen, Haut- und Weichteilinfektionen, Pneumonie, Sepsis, Leber- und Milzabszesse, Mastitis, Fremdkörperinfektionen sowie der antibiotikaassoziierten Kolitis durch Clostridium difficile.

Pharmakokinetik

Bei oraler Gabe wird Fusidinsäure nahezu vollständig resorbiert. Die Ausscheidung erfolgt primär durch die Galle mit einer Plasmahalbwertzeit von 4–6 h bzw. 14–16 h nach wiederholten Gaben. Fusidinsäure ist nicht dialysierbar. Fusidinsäure gelangt gut in Knochen, Synovialflüssigkeit, Haut, subkutanes Fettgewebe, Lunge, Bronchialsekrete, Pleura, Muskel, Herzmuskel, Leber, Niere, Prostata, und Augenkammerwasser. Auch Abszesse und infizierte Gelenke und Knochen werden gut erreicht.

Unerwünschte Wirkungen

Typische Nebenwirkungen der Fusidinsäure sind Magenschmerzen, Brechreiz und Erbrechen die seltener bei Verabreichung mit Mahlzeit auftreten. Bei einigen Patienten kommt es zu einer vorübergehenden Erhöhung des Serumbilirubins und der Leberenzyme. Bei i.v.-Infusion treten vereinzelt Venenspasmen und Thrombophlebitiden auf. Diese Nebenwirkungen sind nach Absetzen des Medikaments reversibel. Bei lokaler Verabreichung auf der Haut treten Pruritus, vorübergehendes Brennen oder Stechen, trockene Haut, Erytheme, Ekzeme, Kontaktdermatitis und Haut-Rash auf.

Wechselwirkungen

Ein erhöhtes Myopathierisiko besteht möglicherweise, wenn Fusidinsäure gemeinsam mit Statinen, z. B. Simvastatin, angewendet wird.

Kontraindikationen

Allergie, Patienten mit stark eingeschränkter Leberfunktion oder Galleabflussstörungen, und bei Patienten, die

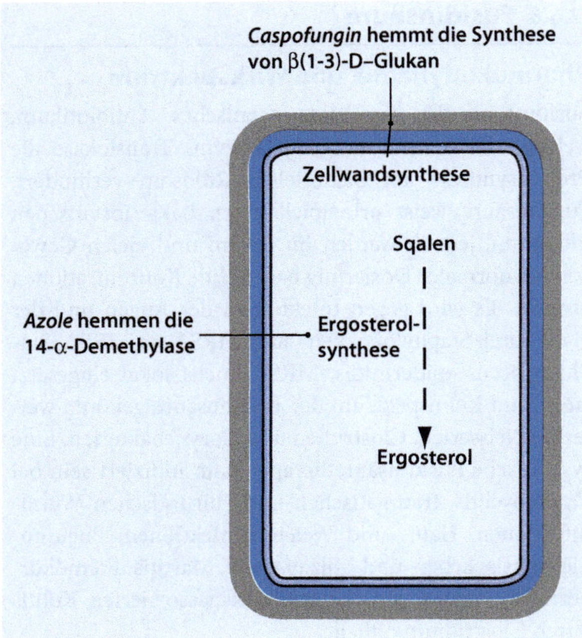

Abb. 12.3 Angriffsort von Antimykotika

zusätzlich potenziell hepatotoxische Medikamente erhalten.

12.6.9 Nitazoxanide

Das Antiparasitenmittel **Nitazoxanide** wird als Reserveantibiotikum eingesetzt bei der Behandlung der C. difficile-assoziierten Diarrhö (CDAD) [24].

Die Bioverfügbarkeit des oral verabreichten Prodrugs, welches in die aktive Substanz Tizoxanide metabolisiert wird, ist sehr gut. Tizoxanide wird zu >99% an Plasmaproteine gebunden und renal eliminiert. Gravierende Nebenwirkungen sind z. Z. noch nicht bekannt. Eine Grünfärbung des Urins tritt regelmäßig auf.

12.7 Antimykotika

Als Mykose bezeichnet man eine Infektionskrankheit durch Pilze als Parasiten im lebenden Gewebe. Die Erreger können Myzelpilze und Hefen sein, sie sind im Unterschied zu den Bakterien Eukaryonten mit einem umschlossenen Zellkern und einer aus Polysacchariden und Chitin aufgebauten Zellwand und der darunterliegenden Zellmembran dem Ergosterol, dem Angriffspunkt vieler Antimykotika (Abb. 12.3). Wegen ähnlicher klinischer Therapierbarkeit werden die Pilze in Dermatophyten (Fadenpilze), Hefen (Sprosspilze) und Schimmelpilze eingeteilt.

Der Lokalisation folgend lassen sich die Mykosen in oberflächliche Mykosen, z. B. Mykosen der Haut, der Nägel und der Schleimhäute sowie in systemische Mykosen einteilen. Die Möglichkeiten der antimykotischen Therapie sind begrenzt, dies gilt besonders für die auf Intensivstationen vorkommenden Systemmykosen, die als lebensbedrohliche Erkrankung anzusehen sind. Daher kommt den systemisch verabreichbaren Antimykotika bei der Behandlung von Infektionen von multimorbiden und immunsuppermierten Patienten erheblicher Stellenwert zu.

12.7.1 Azolantimykotika

Zu den systemisch anwendbaren Azolantimykotika gehören **Ketoconazol**, **Fluconazol**, **Itraconazol**, **Voriconazol** und **Posaconazol** [7]. Wegen vermehrter Nebenwirkungen und starken metabolischen Interaktionen wird das Ketoconazol heute durch besser verträgliche Mittel, wie das Fluconazol und das Itraconazol, ersetzt.

Fluconazol soll hier beispielhaft für diese Arzneimittelgruppe besprochen werden.

Pharmakodynamik und Wirkspektrum

Fluconazol gehört zur Gruppe der Triazolderivate antifungaler Wirkstoffe mit hauptsächlich fungistatischer Wirkung. Es hemmt potent und selektiv die Ergosterolsynthese von Pilzen, was zu Defekten in der Zellmembran führt. Fluconazol besitzt eine hohe Spezifität für Cytochrome-P_{450}-Enzyme von Pilzen. Fluconazol wird zur topischen und systemischen Behandlung von Pilzinfektionen eingesetzt, u. a. bei Schleimhautcandidosen und ist wirksam gegen ein breites Spektrum von pathogenen Pilzen, u. a. gegen Candida spp. (außer Candida krusei und Candida glabrata), Cryptococcus neoformans, Epidermophyton spp., Microsporum spp. und Histoplasma capsulatum. Zu den wichtigsten Resistenzmechanismen gegen Fluconazol, ebenso wie bei anderen Azolantimykotika, gehören die Beeinträchtigung der Akkumulation von Fluconazol in der Zelle durch Änderung der Aminosäurenzusammensetzung, Erhöhung der Wirkstoffausleitung, oder Änderung der Biosynthese von Ergosterol. Die Resistenz gegen Fluconazol beinhaltet meist gleichzeitig eine Resistenz gegen andere Azolantimykotika.

Neben Fluconazol wird auch das neuere systemisch wirksame Breitspektrumantimykotikum **Voriconazol** zur Therapie systemischer Aspergillus-, Fusarium, Scedospirium- und Candidainfektionen eingesetzt. Voriconazol ist jedoch nur für die Therapie der invasiven Aspergillose, der Behandlung der Candidämie bei nichtneutropenischen Patienten, der Behandlung von fluconazolresistenten, schweren invasiven Candidainfektionen (einschließlich durch C. krusei) und der Behandlung schwerer Pilzinfektionen, hervorgerufen durch Scedosporium spp und Fusarium spp zugelassen. Voriconazol ist gut geeignet zur Therapie oroösophagealer Candidainfektionen.

Pharmakokinetik

Fluconazol besitzt eine absolute orale Bioverfügbarkeit von über 90%. Die orale Resorption wird durch gleichzeitige Nahrungsaufnahme nicht beeinträchtigt. Bei einer Dosis einmal täglich werden nach 4–5 Tagen 90% der Steady-state-Konzentration erreicht. Das Verteilungsvolumen von Fluconazol entspricht dem Gesamtkörperwasser. Die Proteinbindung im Plasma ist mit ca. 12% niedrig. Fluconazol penetriert gut in alle pharmakologische Kompartimente. Die Fluconazolspiegel in Speichel und Sputum erreichen fast die Plasmaspiegel. Bei Meningitis beträgt der Fluconazolspiegel im Liquor ca 80% der Plasmakonzentration. Die Fluconazolclearance ist proportional zur Kreatininclearance, zirkulierende Metabolite existieren nicht. Eine Dosisanpassung ist bei Niereninsuffizienz notwendig.

Die Pharmakokinetik von oral verabreichtem Voriconazol wird durch eine eingeschränkte Nierenfunktion nicht beeinflusst. Bei parenteral behandelten Patienten mit mittlerer bis schwerer Nierenfunktionsstörung (Kreatininclearance <50 ml/min) kommt es zu einer Kumulation des intravenösen Vehikels SBECD. Diese Patienten sollten dann vorzugsweise mit oralem Voriconazol behandelt werden, es sei denn, dass die Nutzen-Risiko-Bewertung bei einem derartigen Patienten die i.v.-Gabe von Voriconazol begründet.

Unerwünschte Wirkungen

Bei 10% der Patienten die Fluconazol erhalten kommt es zu Nebenwirkungen, die bei 1% zum Therapieabbruch führt. Als häufige Nebenwirkungen treten auf: Kopfschmerzen, Übelkeit, Erbrechen, Bauchschmerzen, Diarrhö, klinisch signifikanter Anstieg von AST, ALT und alkalischer Phosphatase und ein Arzneimittelexanthem.

Das Nebenwirkungsspektrum von Voriconazol konzentriert sich auf 4 Bereiche:

- Veränderungen der Leberenzyme (erhöhte ASAT, ALAT, alkalischer Phosphatase, GGT, LDH, Bilirubin, Erhöhung des Kreatininspiegels),
- Exantheme (exfoliative Dermatitis, Gesichtsödem, vermehrte Lichtempfindlichkeit der Haut, maculopapulöser Hautausschlag, makulärer Hautausschlag, papulärer Hautausschlag, Cheilitis, Pruritus, Alopezie, Hautrötung),
- neurologisch-psychiatrische Nebenwirkungen (Kopfschmerzen, Benommenheit, Verwirrtheit, Tremor, Unruhe, Parästhesie) und
- dosisabhängige Sehstörungen (verschwommenes Sehen, Chromatopsie und Photophobie).

Wechselwirkungen

Bei der Therapie mit Azolantimykotika muss deren ausgeprägtes Interaktionspotenzial berücksichtigt werden. Cytochrom-P_{450}-Enzyme werden durch alle Azole gehemmt. Fluconazol ist ein potenter Inhibitor des CYP2C9 und ein mäßiger Inhibitor von CYP3A4.

Azole werden mit einer Verlängerung des QT-Intervalls in Zusammenhang gebracht, die zu schweren Herzrhythmusstörungen, wie z. B. Torsade de pointes führen können. Bei Patienten, die Azol-Präparate gleichzeitig mit dem Antihistaminikum Terfenadin erhalten, kann es zu schwere kardialen Dysrhythmien und sekundär zu einer Verlängerung des QTc-Intervalls kommen, wenn hohe Fluconazoldosen eingesetzt werden. Die gleichzeitige Behandlung mit Terfenadin und Fluconazol in Dosen von 400 mg oder mehr ist daher kontraindiziert. Bei Fluconazoldosen über 400 mg soll der Patient unbedingt engmaschig überwacht werden. Weitere Arzneimittel dürfen nicht oder nur unter Beachtung von besonderen Vorsichtsmaßnahmen zusammen mit Fluconazol gegeben werden.

Auch beim Voriconazol besteht eine Vielzahl von Interaktionsmöglichkeiten, da Voriconazol Substrat und Inhibitor von CYP2C19, CYP2C9 und CYP3A4 ist.

Kontraindikationen

Allergie, Schwangerschaft und Stillzeit, Vorsicht bei bestehenden Lebererkrankungen.

12.7.2 Caspofungin

Pharmakodynamik und Wirkspektrum

Caspofungin ist eine halbsynthetische Lipopeptidverbindung (Echinocandin) deren Ausgangssubstanz das Pneumocandin Bo ist, welches aus dem Pilz Glarea lozoyensis gewonnen wird. Caspofungin hemmt die Synthese von β-(1,3)-D-Glukan, einem Hauptbestandteil der Zellwand vieler Fadenpilze und Hefen. β-(1,3)-D-Glukan ist in Säugetierzellen nicht vorhanden. Caspofungin wirkt gegen Aspergillus spp., Candida spp., Histoplasma capsulatum, Coccidioides immitis und ist unwirksam bei Cryptococcus neoformans, Fusarium sp., Trichosporon spp. und Zygomyceten [19].

Pharmakokinetik

Caspofungin besitzt eine >95%ige Plasmaeiweißbindung. 1,5–2 Tage nach Verabreichung sind mehr als 92% der Dosis in die Gewebe verteilt. Es kehrt jedoch nur ein Bruchteil des ins Gewebe aufgenommenen Caspofungin unverändert in das Plasma zurück. Caspofungin wird spontan zu einer ringoffenen Verbindung zersetzt. Daher läuft die Elimination ab, ohne dass es zu einem Verteilungsgleichgewicht kommt. Auch ist es nicht möglich, eine realistische Schätzung des Verteilungsvolumens von Caspofungin vorzunehmen. Die Plasmakonzentrationen von Caspofungin nehmen mehrphasig ab. Die Verteilung beeinflusst die Plasmaclearance mehr als Ausscheidung oder Biotransformation.

Eine Dosisanpassung aufgrund von eingeschränkter Nierenfunktion und leichter Leberinsuffizienz (Child-Pugh-Score 5–6) ist nicht erforderlich, bei Patienten mit mäßiger Leberinsuffizienz (Child-Pugh-Score 7–9) wird eine Dosisreduktion mit Halbierung der täglichen Einzeldosis empfohlen. Es liegen keine klinischen Erfahrungen bei erwachsenen Patienten mit schwerer Leberinsuffizienz (Child-Pugh-Score >9) vor.

Unerwünschte Wirkungen

Das Nebenwirkungsspektrum ist gegenüber den anderen Antimykotika als eher günstig anzusehen, auch wenn langjährige Erfahrungen noch nicht vorliegen. Bisher wurden Fieber, Kopfschmerzen, Schüttelfrost, Phlebitis der Infektionsstelle, Exantheme, Pruritus, Anämie, Übelkeit und gastrointestinale Nebenwirkungen und reversible Transaminasenerhöhungen beobachtet.

Wechselwirkungen

Wird gleichzeitig Rifampicin gegeben, können die Spiegel von Caspofungin erniedrigt sein. Bei gleichzeitiger Therapie mit Tacrolimus blieb die Caspofunginpharmakokinetik in einem Kollektiv gesunder Probanden unverändert. Die Tacrolimuskonzentration wurde jedoch vermindert, so dass eine spiegelgesteuerte Dosierung erfolgen muss.

Kontraindikationen

Allergie, es existieren Berichte aus den Phase-I-Zulassungsstudien über relevante Transaminasenerhöhung bei gleichzeitiger Anwendung mit Ciclosporin A. Verschiedene Autoren haben den Verlauf von Leberwerten bei gleichzeitiger Ciclosporin-A-Gabe untersucht und keinen klinisch relevanten Zusammenhang festgestellt (z.B. [31]). Schwangerschaft und Stillzeit sind wegen mangelnder Erfahrung Kontraindikationen.

▪ Anidulafungin

Es ist das zweite in Deutschland 2007 zugelassene Echinocandine zur Behandlung einer invasiven Candidiasis bei erwachsenen, nichtneutropenischen Patienten. Die Pharmakokinetik von Anidulafungin ist gekennzeichnet durch eine rasche (0,5–1 h) Verteilung bei einem Verteilungsvolumen ähnlich dem Volumen des Gesamtkörperwassers. Es wird mit einer Eliminationshalbwertzeit von ca. 24 h ausgeschieden [21]. Der Abbau erfolgt auch über Öffnung der zyklischen Peptidstruktur und ist unabhängig von cytochromabhängigen Monooxygenasen. Nach derzeit vorliegenden Daten bestehen zwischen den Echinocandinen keine gravierenden pharmakologischen Unterschiede.

Praxistipp

Bei der Behandlung von Hefemykosen müssen sämtliche Infektionsherde vollständig beseitigt werden, um Reinfektionen zu vermeiden. Eine scheinbare Therapieresistenz lässt sich durch häufigere Anwendung und höhere Dosierung überwinden.

Literatur

[1] Agwuh KN, MacGowan A (2006) Pharmacokinetics and pharmacodynamics of the tetracyclines including glycylcyclines. J Antimicrob Chemother 58: 256–265

[2] Alder J (2008) The use of daptomycin for Staphylococcus aureus infections in critical care medicine. Crit Care Clin 24: 349–352

[3] Baldwin CM, Lyseng-Williamson KA, Keam SJ (2008) Meropenem: A Review of its Use in the Treatment of Serious Bacterial Infections. Drugs 68:

[4] Baughman RP (2009) The Use of Carbapenems in the Treatment of Serious Infections. J Intensive Care Med 24: 230–241

[5] Boguniewicz M, Leung DY (1995) Hypersensitivity reactions to antibiotics commonly used in children. Pediatr Infect Dis J 14: 221–231

[6] Bolon MK (2009) The newer fluoroquinolones. Infect Dis Clin North Am 23: 1027–1051

[7] Cha R, Sobel JD (2004) Fluconazole for the treatment of candidiasis: 15 years experience. Expert Rev Anti Infect Ther 2: 357–366

[8] Clark NM, Patterson J, Joseph P, III (2003) Antimicrobial resistance among gram-negative organisms in the intensive care unit. [Miscellaneous]. Current Opinion in Critical Care 9: 413–423

[9] Drawz SM, Bonomo RA (2010) Three Decades of {beta}-Lactamase Inhibitors. Clin Microbiol Rev 23: 160–201

[10] Falagas ME, Kastoris AC, Kapaskelis AM, Karageorgopoulos DE (2010) Fosfomycin for the treatment of multidrug-resistant, including extended-spectrum beta-lactamase producing, Enterobacteriaceae infections: a systematic review. Lancet Infect Dis 10: 43–50

[11] Forrest GN, Tamura K (2010) Rifampin Combination Therapy for Nonmycobacterial Infections. Clin Microbiol Rev 23: 14–34

[12] Fromm LA, Graham DL (1999) Oxacillin-induced tissue necrosis. Ann Pharmacother 33: 1060–1062

[13] Garey KW, Salazar M, Shah D, Rodrigue R, DuPont HL (2008) Rifamycin Antibiotics for Treatment of Clostridium difficile-Associated Diarrhea. Ann Pharmacother 42: 827–835

[14] Guay D (2007) Update on clindamycin in the management of bacterial, fungal and protozoal infections. Expert Opin Pharmacother 8: 2401–2444

[15] Gums JG, Boatwright DW, Camblin M, Halstead DC, Jones ME, Sanderson R (2008) Differences Between Ceftriaxone and Cefotaxime: Microbiological Inconsistencies. Ann Pharmacother 42: 71–79

[16] Howden B, Grayson M (2006) Antimicrobial Resistance: Dumb and Dumber. The Potential Waste of a Useful Antistaphylococcal Agent: Emerging Fusidic Acid Resistance in Staphylococcus aureus. Clinical Infectious Diseases 42: 394–400

[17] Jain R, Danziger LH (2004) The macrolide antibiotics: a pharmacokinetic and pharmacodynamic overview. Curr Pharm Des 10: 3045–3053
[18] Johnson DM, Biedenbach DJ, Jones RN (2002) Potency and antimicrobial spectrum update for piperacillin/tazobactam (2000): emphasis on its activity against resistant organism populations and generally untested species causing community-acquired respiratory tract infections. Diagn Microbiol Infect Dis 43: 49–60
[19] Lichtenstern C, Nguyen TH, Schemmer P, Hoppe-Tichy T, Weigand MA (2008) Efficacy of caspofungin in invasive candidiasis and candidemia--de-escalation strategy. Mycoses 51: S35–S46
[20] Loo VG, Poirier L, Miller MA et al. (2005) A predominantly clonal multi-institutional outbreak of Clostridium difficile-associated diarrhea with high morbidity and mortality. N Engl J Med 353: 2442–2449
[21] Mazzei T, Novelli A (2009) Pharmacological properties of antifungal drugs with a focus on anidulafungin. Drugs 69: S79–S90
[22] Michalopoulos A, Falagas ME (2008) Colistin and polymyxin B in critical care. Crit Care Clin 24: 377–391
[23] Moise PA, North D, Steenbergen JN, Sakoulas G (2009) Susceptibility relationship between vancomycin and daptomycin in Staphylococcus aureus: facts and assumptions. Lancet Infect Dis 9: 617–624
[24] Musher D, Logan N, Bressler A, Johnson D, Rossignol J (2009) Nitazoxanide versus Vancomycin in Clostridium difficile Infection: A Randomized, Double Blind Study. Clinical Infectious Diseases 48: e41–e46
[25] Nailor MD, Sobel JD (2009) Antibiotics for gram-positive bacterial infections: vancomycin, teicoplanin, quinupristin/dalfopristin, oxazolidinones, daptomycin, dalbavancin, and telavancin. Infect Dis Clin North Am 23: 965–982
[26] Nicolau DP (2009) Management of complicated infections in the era of antimicrobial resistance: the role of tigecycline. Expert Opinion on Pharmacotherapy 10: 1213–1222
[27] Peterson LR (2005) Antimicrobial activity and pharmacokinetics/pharmacodynamics of the novel glycylcycline, tigecycline. Diagn Microbiol Infect Dis 52: 163–164
[28] Rea RS, Capitano B (2007) Optimizing Use of Aminoglycosides in the Critically Ill. Semin Respir Crit Care Med 28: 596–603
[29] Roberts JABP, Lipman JF (2009) Pharmacokinetic issues for antibiotics in the critically ill patient. [Article]. Critical Care Medicine 37: 840–851
[30] Ruhe J+, Monson T, Bradsher R, Menon A (2005) Use of Long acting Tetracyclines for Methicillin Resistant Staphylococcus aureus Infections: Case Series and Review of the Literature. Clinical Infectious Diseases 40: 1429–1434
[31] Saner F, Gensicke J, Rath P et al. (2006) Safety profile of concomitant use of caspofungin and cyclosporine or tacrolimus in liver transplant patients. Infection 34: 328–332
[32] Schaad UB, Suter S, Gianella-Borradori A et al. (1990) A comparison of ceftriaxone and cefuroxime for the treatment of bacterial meningitis in children. N Engl J Med 322: 141–147
[33] Sensakovic JW, Smith LG (1995) Beta-lactamase inhibitor combinations. Med Clin North Am 79: 695–704
[34] Stalker DJ, Jungbluth GL (2003) Clinical pharmacokinetics of linezolid, a novel oxazolidinone antibacterial. Clin Pharmacokinet 42: 1129–1140
[35] Svetitsky S, Leibovici L, Paul M (2009) Comparative Efficacy and Safety of Vancomycin versus Teicoplanin: Systematic Review and Meta-Analysis. Antimicrob Agents Chemother 53: 4069–4079

Antiemetika

Leopold Eberhart

Übelkeit und Erbrechen in der postoperativen Phase (PONV) sind häufige und sehr unangenehme Nebenwirkungen von Operation und Narkose. Diese störende Komplikation wirkt sich ungünstig auf die postoperative Erholung der Patienten aus und sollte daher konsequent, am besten mit einem multimodalen Therapie- und Prophylaxekonzept angegangen werden.

Neben der Vermeidung emetogener Trigger – im Wesentlichen sind hier bei Allgemeinanästhesien die volatilen Anästhetika und Opioide zu nennen – stellen Kortikosteroide sowie spezifische Antiemetika als Rezeptorantagonisten an Dopamin-, Serotonin-, Histamin-, Acetylcholin-, neuerdings auch Neurokininrezeptoren ein wichtiges Armentarium für den Anästhesisten dar.

13.1 Dopaminantagonisten

Dopamin ist ein natürlich vorkommendes Katecholamin und die Synthesevorstufe von Adrenalin und Noradrenalin. In niedriger Dosierung stimuliert exogen zugeführtes Dopamin zunächst periphere Dopaminrezeptoren bevor es in höherer Dosierung erst β-adrenerge, dann auch α-adrenerge Effekte zeigt. Dementsprechend können Dopaminantagonisten – insbesondere bei Vorliegen einer Hypovolämie – auch kreislaufrelevante Nebenwirkungen haben. Physiologisch hemmt Dopamin auf zentraler Ebene die Freisetzung von Prolaktin und fördert die Sekretion des somatotropen Hormons. Während Dopamin selbst kaum zentralnervöse Effekte zeigt, penetrieren viele der als Antiemetika genutzten Dopaminantagonisten leicht die Blut-Hirn-Schranke.

Bisher wurden 5 verschiedene Dopaminrezeptorsubtypen, D_1–D_5, identifiziert. Klinisch ist v. a. die Unterscheidung in postsynaptisch lokalisierte D_1-Rezeptoren, die eine Stimulation der Adenylatcyclase mit konsekutiver cAMP-Erhöhung induzieren, und präsynaptischen D_2-Rezeptoren, die über eine Hemmung der Adenylatcyclase und des Ca^{2+}-Einstroms die Neurotransmitterfreisetzung hemmen.

In der Peripherie entfaltet Dopamin einen stark hemmenden Effekt auf die Darmmotilität. Es erzeugt eine Gastroparese und relaxiert weite Teile des Dünndarms. D_2-Antagonisten verhindern diese übelkeitsassoziierte Lähmung des oberen Gastrointestinaltrakts und verkürzen somit die Magen-Darm-Passage. Da sie ferner auch direkte Effekte auf die Chemorezeptorentriggerzone im Hirnstamm haben, weisen auch diese Substanzen einen dualen Wirkmechanismus (▶ Kap. 13.1) auf.

Dopamin-D_2-Antagonisten
- Verringern den Aufbau von afferenten emetogenen Reizsignalen, indem sie die Magen-Darm-Passage beschleunigen
- Verhindern die zentrale Stimulation der Chemorezeptortriggerzone
- Hemmen während der Nausea- und Emesisphase des Brechreflexes die einsetzende Gastroparese und gehören somit zu den potentesten Prokinetika

13.1.1 Neuroleptika

Alle bekannten Dopaminantagonisten wirken antiemetisch. Als Vertreter der hochpotenten D_2-Antagonisten (Neuroleptika) wird in der Anästhesie seit Anfang der 1960er Jahre das Droperidol eingesetzt, wobei seine anfängliche Bedeutung als Prämedikationssubstanz und Partneranästhetikum zusammen mit Fentanyl in der Neuroleptanästhesie dem Einsatz als Antiemetikum weichen musste. Für letztere Indikation wird es in vergleichsweise niedriger Dosierung (z. B. 0,625–1,25 mg) eingesetzt. Zahlreiche Studien zeigen, dass eine Dosiserhöhung über 1,25 mg keinen zusätzlichen antiemetischen Effekt mit sich bringt, sondern lediglich die Rate unerwünschter Nebenwirkungen erhöht.

Gerade bei den hochpotenten Neuroleptika sind negative Auswirkungen auf das psychische Erleben (Akathisie, innere Unruhe und Getriebenheit, »mentale Curarisation«) bekannt und in zahlreichen Fallberichten eindrucksvoll geschildert. Eine Metaanalyse zahlreicher Einzelstudien zeigt, dass von 88 mit Droperidol behandelten Patienten ein Patient unter neurologisch-psychiatrischen Nebenwirkungen (Akathisie, extrapyramidale Bewegungsstörungen) leiden wird [4]. Da Kinder auf die extrapyramidalbedingten Bewegungsstörungen besonders empfindlich reagieren, sind die Dopaminantagonisten bei dieser Patientengruppe nur zweite Wahl.

Zeitweilig wurde Droperidol in Europa nicht mehr hergestellt, da die amerikanische Zulassungsbehörde aufgrund von QT-Verlängerung und nachfolgenden »Torsades-de-Pointes-Tachykardien« nach hochdosierter Droperidolapplikation bei psychiatrischen Patienten eine Warnung herausgegeben hatte. Es besteht aber mittlerweile in Fachkreisen Konsens, dass dieser Schritt überzogen war, sodass die Substanz mittlerweile neu zugelassen wurde und aktuell wieder auf den Markt verfügbar ist.

Durch den zeitweisen Wegfall dieses sehr effektiven Antiemetikums bestand erhöhtes Interesse an anderen hochpotenten Dopaminantagonisten. Als weiterer chemisch sehr ähnlicher Vertreter der Butyrophenone kann Haloperidol mit identischer Dosierung eingesetzt werden, das eine mit Droperidol vergleichbare Pharmakodynamik, allerdings klinisch eine längere Wirkdauer aufweist [1]. Aber auch niedrigpotente Neuroleptika, wie z. B. die große Gruppe der Phenothiazine, kommen grundsätzlich als Antiemetika in Frage. Da aber zahlreiche Substanzen aus dieser Wirkgruppe vom Markt genommen wurden, gibt es derzeit keine Substanz mehr, deren Wirksamkeit einerseits in klinischen Studien ausreichend belegt und gleichzeitig auch als intravenöse Applikationsform zur Verfügung steht.

QT-Verlängerung durch Antiemetika und assoziierte kardiale Probleme

Seit der temporären Marktrücknahme von Droperidol in vielen Ländern und einem sog. »black-box warning« durch die FDA gerieten auch zahlreiche andere Medikamente in den Fokus der Öffentlichkeit und der Zulassungsbehören. Fakt ist, dass Droperidol vergleichbar mit vielen anderen Substanzen (u. a. auch Anästhetika wie Propofol, Thiopental, volatile Anästhetika, Succinylcholin und Acetylcholinesteraseinhibitoren) eine Verlängerung des QT-Intervalls induziert. Diese ist dosisabhängig und im Falle von Droperidol sehr kurzlebig (<15 min), erklärbar durch eine schnelle initiale Umverteilung in tiefere Kompartimente. Ein langes QT-Intervall erhöht die Anfälligkeit von Patienten für eine ventrikuläre Rhythmusstörung vom Typ einer »Torsades-de-Pointes-Tachykardie« (TdP-Tachykardie). Diese QT-Verlängerung wird im Wesentlichen durch Interaktion mit dem sog. HERG-Kaliumkanal kardialer Myozyten erzeugt. Unstrittig ist allerdings, dass eine QT-Verlängerung nur einer von vielen Faktoren ist, der TdP-Tachykardien triggern kann und dementsprechend bestenfalls als Surrogat-Parameter für das Risiko dieser Rhythmusstörungen darstellt.

Hinzu kommt die Diskrepanz zwischen mittlerweile geschätzten mehreren hundert Millionen Anwendungen von Droperidol (früher auch im Rahmen von Neuroleptanästhesien in erheblich höheren Dosierungen als bei der antiemetischen Einmalgabe) und dem Fehlen eines einzigen wirklich gut dokumentierten Falles eines kausal mit der Droperidolapplikation zusammenhängenden schwerwiegenden kardialen Ereignisses [3].

Die zeitweise Marktrücknahme von Droperidol wird von allen führenden Experten als vollkommen übertriebene Reaktion der amerikanischen Zulassungsbehörde eingeschätzt. Es bleibt zu hoffen, dass nicht auch anderen potenten Antiemetika, allen voran den 5-HT_3-Antagonisten, ein ähnliches Schicksal droht, denn auch diese Substanzen führen zu einer signifikanten Verlängerung des QT-Intervalls. Ähnliches ist von praktisch allen anderen Vertretern aus antiemetisch wirkenden Substanzgruppen bekannt, z. B. den Phenothazinen oder den Antihistaminika.

Für die klinische Praxis ist wichtig, dass Droperidol und Haloperidol (letzteres unterscheidet sich hier nicht vom strukturverwandten Droperidol) aber auch 5-HT_3-Antagonisten bei Risikopatienten (vorbestehende QT-Verlängerung, Hypothermie, Hypokaliämie, Hypomagnesiämie (z. B. im Rahmen von chronischer Diuretikaeinnahme) primär unter Kreislaufkontrolle eingesetzt werden sollen. Ausreichend ist eine Überwachung für kurze Zeit nach Applikation, da alle Substanzen nach Einmalgabe schnell umverteilt werden und kritische Plasmaspiegel danach sehr unwahrscheinlich sind.

Arzneimittelprofil

Droperidol
Xomolix
- **Wirkung:** Neuroleptikum aus der Gruppe der Butyrophenone
- **Phk:** Plasmaeiweißbindung 85–90%, Verteilungsvolumen 1,7 l/kgKG, terminale β-HWZ 2–6 h, Clearance 900 ml/min, Metabolismus durch mehrere hepatische Cytochrom-P_{450}-Isoenzyme (CYP3A4, CYP3A5, CYP1A2, CYP2C19)
- **NW:** Extrapyramidale motorische Störungen, Akathisie (ca. 1/100–200 Anwendungen), Sedierung
- **KI:** Patienten mit QT-Verlängerung, M. Parkinson, Kinder (relativ)
- **WW:** Kann sedierende Effekte anderer Anästhetika verstärken
- **Dosis:** 0,625–1,25 mg i.v. vor Operationsende

Haloperidol
Haldol; weltweiter Einsatz der Substanz seit 1963
- **Wirkung:** Neuroleptikum aus der Gruppe der Butyrophenone, äquipotent zu Droperidol
- **Phk:** Lange HWZ (14 h nach i.v.-Gabe); Plasmaeiweißbindung 60–70%, orale Bioverfügbarkeit 92%, Verteilungsvolumen 15–35 l/kgKG, terminale β-HWZ 14 ± 3 h, Clearance bei Nichtrauchern 1100 ml/min, bei Rauchern 1600 ml/min, Metabolismus durch mehrere hepatische Cytochrom-P_{450}-Isoenzyme (CYP3A4, CYP3A5, CYP3A7, CYP2D6)
- **NW:** Extrapyramidal motorische Störungen, Akathisie (ca. 1/100–200 Anwendungen), Sedierung
- **KI:** M. Parkinson, Kinder (relativ)
- **WW:** Kann sedierende Effekte anderer Anästhetika verstärken
- **Dosis:** 1(–2) mg i.v. vor Operationsende

13.1.2 Metoclopramid

Metoclopramid, ein Vertreter der substituierten Benzamide, besitzt schwache antagonistische Wirkung am D_2-Rezeptor und zugleich einen motilitätssteigernden prokinetischen Effekt, der wiederum durch einen 5-HT_4-Agonismus bedingt ist. In Deutschland ist Metoclopramid das am häufigsten verwendete Antiemetikum zur Prophylaxe von PONV. Die antiemetische Wirkung reicht aber nicht an die der hochpotenten Neuroleptika heran.

Die Ergebnisse einer Metaanalyse der verfügbaren randomisierten Studien mit dieser Substanz zeigen, dass die NNT (»number needed to treat«) der Substanz etwa 10 beträgt. Das bedeutet, dass 10 Patienten mit einem durchschnittlichen PONV-Risiko mit Metoclopramid behandelt werden müssen, damit einer davon einen zusätzlichen Nutzen davon hat [5]. Die besonderen prokinetischen Effekte der Substanz können aber in bestimmten Situationen ausgenützt werden.

Arzneimittelprofil

Metoclopramid

- **Wirkung:** schwacher Dopaminantagonist, daher schwächere Wirkung, sodass zur Erzielung äquivalenter Wirkung relativ hohe Dosierungen erforderlich sind
- **Phk:** kurze HWZ (3–4 h); Plasmaeiweißbindung 40%, orale Bioverfügbarkeit 76%, Verteilungsvolumen 3–4 l/kgKG, terminale β-HWZ 5 h, Clearance 400–500 ml/min, Metabolismus durch hepatisches Cytochrom-P_{450}-Isoenzyme CYP2D6 (wirkt als Inhibitor)
- **NW:** Extrapyramidal motorische Störungen, Akathisie (ca. 1 pro 100-200 Anwendungen), Sedierung
- **KI:** M. Parkinson, Kinder (relativ)
- **WW:** Kann die Resorption anderer oral applizierter Pharmaka beschleunigen
- **Dosis:** 20–50 mg i.v. vor Operationsende

13

13.2 Weitere Antiemetika

13.2.1 Serotonin-(5-HT_3)-Antagonisten

Das biogene Amin Serotonin (5-Hydroxytryptamin) ist ein Gewebshormon. Es wird in den enterochromafinen Zellen des Magen-Darm-Trakts sowie im Zentralnervensystem (Bulbus olfactorius, Diencephalon, Mesencephalon) durch Biosynthese mittels der Enzyme Tryptophandecarboxylase (5-Hydroxytryptophan) und L-Aminosäuredecarboxylase (5-Hydroxytryptamin) aus der essenziellen Aminosäure L-Tryptophan gebildet. Dazu findet ein aktiver Transport des Tryptophans ins ZNS statt. Serotonin selbst wird u. a. von der Monoaminooxidase A abgebaut. Der Hauptmetabolit ist 5-Hydroxyindolessigsäure, die renal ausgeschieden wird.

Die biologischen Wirkungen von Serotonin werden über mindestens 15 verschiedene Rezeptortypen vermittelt – möglicherweise gibt es noch weitere Rezeptoren. Während 5-HT_3-Rezeptoren ligandengesteuerte Ionenkanäle sind, gehören alle anderen Serotoninrezeptortypen zur großen Klasse der G-Protein-gekoppelten Rezeptoren.

Serotonin und die verschiedenen Serotoninrezeptoren haben eine Vielzahl von Funktionen und sind dementsprechend in zahlreiche verschiedene Krankheitsbilder involviert:

- Akute Migräneattacken können mit 5-$HT_{1B/D}$-Agonisten, den »Triptanen« therapiert werden.
- Bei Depression und Angststörungen werden Hemmstoffe des Serotonintransporters (»SSRIs«) verabreicht.
- 5-HT_3-Antagonisten können als Antiemetika therapeutisch eingesetzt werden.

Aufgrund der zahlreichen Effekte und Nebenwirkungen dieser verschiedenen das serotonerge System beeinflussenden Medikamente bestand anfangs große Hoffnung auch mit hochselektiven Antagonisten des 5-HT_3-Rezeptors potente Arzneistoffe für viele der genannten Indikationen (z. B. Schmerzen, Migräne, Depressionen) gefunden zu haben. Bei zahlreichen klinischen Versuchen erwiesen sich die Substanzen allerdings nur gegen Übelkeit und Erbrechen als brauchbar. Ausgehend von klinischen Studien im Bereich der antineoplastischen Chemotherapie, in denen die gute Verträglichkeit und niedrige bis fehlende Toxizität dokumentiert worden war, wurden diese Substanzen schließlich Anfang der 1990er Jahre auch zur Prophylaxe und Therapie von postoperativer Übelkeit und Erbrechen (»postoperative nausea and vomitting«, PONV) eingesetzt.

Im Tierversuch wurde darüber hinaus gezeigt, dass die Sekretion des Magen-Darm-Trakts durch 5-HT_3-Liganden beeinflusst wird. Eine durch Choleratoxin induzierte Schleimhauthypersekretion kann durch Gabe der 5-HT_3-Antagonisten gehemmt werden. Ein vergleichbarer Effekt wird beim Karzinoidsyndrom beobachtet, bei dem 5-HT_3-Antagonisten einen günstigen Effekt auf die wässrigen Durchfälle dieser Patienten entfalten. Klinisch wichtig ist zudem ihre Wirkung auf die Motilität des Magen-Darm-Trakts.

5-HT_3-Antagonisten fördern die Motilität des oberen Verdauungstrakts und hemmen die des Kolons.

Die 5-HT_3-Antagonisten entfalten eine duale Wirkung im Reflexbogen von Übelkeit und Erbrechen.

- Sie verhindern den Aufbau von emetogenen Reizen im peripheren afferenten Schenkel des Emesisreflexbogens, indem sie die Ausbreitung des ankommenden Signals durch kompetitive Hemmung präsynaptischer vagaler 5-HT_3-Rezeptoren unterbinden.
- Sie verhindern eine zentrale Verarbeitung des eintreffenden Impulses über den N. vagus im Bereich des Tractus nucleus solitarii, der Chemorezeptortriggerzone sowie dem Brechfunktionszentrum.
- Sie blockieren direkt die in der Chemorezeptortriggerzone in hoher Dichte vorkommenden 5-HT_3-Rezeptoren kompetitiv.

Seit 1991 liegen Untersuchungen zu Ondansetron, dem ersten Vertreter der 5-HT_3-Antagonisten vor. Zahlreiche Studien zu diesem und später hinzukommenden Vertretern der Substanzklasse (Dolasetron, Granisetron, Tropisetron) wurden in systematischen Übersichtsarbeiten zusammengefasst und belegen die Effektivität der Medikamente [6][7][8].

Arzneimittelprofile der einzelnen Serotoninantagonisten

Ondansetron

- Zofran; seit 2006 generische Präparate erhältlich
- **Wirkung:** Antiemetikkum mit relativ kurzer Halbwertszeit (3–4 h), auch bei Kindern ab 2 Jahren zugelassen, optimaler Applikationszeitpunkt vor Operationsende
- **Phk:** Plasmaeiweißbindung 70–76%, orale Bioverfügbarkeit 60%, Verteilungsvolumen 1,5–2,5 l/kgKG, terminale β-HWZ bei Gesunden 3–3,5 h, bei onkologische Patienten 4–4,5 h, Clearance 700 ml/min, Metabolismus über mehrere hepatische Cytochrom-P_{450}-Isoenzyme (CYP3A4, CYP2D6, CYP1A2)
- **NW:** Kopfschmerzen, Obstipation (durch Hemmung der Peristaltik im Bereich des Kolons)
- **KI:** Keine absoluten KI
- **WW:** Bei perioperativer Einmalgabe keine anästhesierelevanten
- **Dosis:** 8 mg i.v., 16 mg oral

Tropisetron
Navoban

- **Wirkung:** Antiemetikum mit langer Halbwertszeit (7–9 h), auch bei Kindern ab 2 Jahren zugelassen
- **Phk:** Plasmaeiweißbindung 59–71%, orale Bioverfügbarkeit dosisabhängig 60–100%, Verteilungsvolumen 5–7 l/kgKG, terminale β-HWZ bei Gesunden 3–3,5 h, bei onkologische Patienten 4–4,5 h, Clearance 800 ml/min, Metabolismus über Cytochrom-P_{450}-Isoenzym CYP2D6; bei sog. »poor-metabolizern« signifikant erhöhte Plasmaspiegel, die aber insbesondere bei Einmal- bzw. Kurzzeitgabe ohne klinische Relevanz ist
- **NW:** Kopfschmerzen, Obstipation (durch Hemmung der Peristaltik im Bereich des Kolons)
- **KI:** Keine absoluten KI
- **WW:** Bei perioperativer Einmalgabe keine anästhesierelevanten
- **Dosis:** 2 mg i.v., 5 mg oral

Granisetron
generische Präparate erhältlich

- **Wirkung:** Antiemetikkum mit langer Halbwertszeit (5–8 h), auch bei Kindern ab 2 Jahren zugelassen, optimaler Applikationszeitpunkt vor Operationsende
- **Phk:** Plasmaeiweißbindung 65%, orale Bioverfügbarkeit 60%, Verteilungsvolumen 3 l/kgKG, terminale β-HWZ 5–8 h, Clearance 500–600 ml/min, Metabolismus über Cytochrom-P_{450}-Isoenzym CYP3A4
- **NW:** Kopfschmerzen, Obstipation (durch Hemmung der Peristaltik im Bereich des Kolons)
- **KI:** Keine absoluten KI
- **WW:** Bei perioperativer Einmalgabe keine anästhesierelevanten
- **Dosis:** 1 mg i.v., 2 mg oral

Dolasetron
Anemet

- **Wirkung:** Prodrug, das innerhalb von 10 min zur wirksamen Substanz Dehydrodolasetron biotransformiert wird. Verlängert QTc-Zeit, Antiemetikkum mit langer Halbwertszeit (8 h), für Kinder nicht zugelassen, optimaler Applikationszeitpunkt vor Operationsende
- **Phk:** Plasmaeiweißbindung 69–77%, orale Bioverfügbarkeit 75%, Verteilungsvolumen 4–7 l/kgKG, terminale β-HWZ 7–9 h, Clearance 800 ml/min,

Metabolismus durch hepatisches Cytochrom-P_{450}-Isoenzym CYP3A4
- **NW:** Kopfschmerzen, Obstipation (durch Hemmung der Peristaltik im Bereich des Kolons)
- **KI:** Keine absoluten KI
- **WW:** Bei perioperativer Einmalgabe keine anästhesierelevanten
- **Dosis:** 12,5 mg i.v., 50 mg oral

Palonosetron
Aloxi
- **Wirkung:** Neue Substanz, bislang noch nicht für PONV zugelassen ist. Höchste Rezeptoraffinität und -selektivität aller Vergleichssubstanzen, extrem lange HWZ (ca. 48 h)
- **Phk:** Plasmaeiweißbindung 62%, Verteilungsvolumen 6–8–12 l/kgKG, terminale β-HWZ 38–56 h, Clearance 170±70 ml/min, Metabolismus über mehrere hepatische Cytochrom-P_{450}-Isoenzyme (CYP3A4, CYP2D6, CYP1A2)
- **NW:** Kopfschmerzen, Obstipation (durch Hemmung der Peristaltik im Bereich des Kolons)
- **KI:** Keine absoluten KI
- **WW:** Bei perioperativer Einmalgabe keine anästhesierelevanten
- **Dosis:** 0,25 mg i.v.

13

13.2.2 Histaminantagonisten

Der Transmitter Histamin wurde in verschiedenen Hirnregionen, u. a. in der Chemorezeptortriggerzone sowie im Brechfunktionszentrum in der Region des dorsalen vagalen Komplexes nachgewiesen. Auch H_1-Rezeptoren werden in diesen Hirnregionen in vergleichsweise hoher Dichte gefunden. Vertreter der H_1-Antihistaminika sind bewährte Medikamente bei der Prophylaxe und Therapie von Reisekrankheit. Die pharmakologische Entwicklung der vergangenen Jahrzehnte zielte aber vor allem darauf ab, die zentralnervösen (sedierenden) Effekte der H_1-Antihistaminika zu senken, sodass die neueren Vertreter dieser Gruppe praktisch vollständig frei von dieser Nebenwirkung sind. Zur Erzielung eines antiemetischen Effekts ist aber höchstwahrscheinlich die ZNS-Gängigkeit eine Grundvoraussetzung. Daher spielen neue Antihistaminika als Antiemetika keine Rolle, sondern es sind die älteren Vertreter der Substanzgruppe, die hier zum Einsatz kommen.

Eine nennenswerte Zahl von klinischen Untersuchungen zur Wirksamkeit bei PONV liegt nur für das Dimenhydrinat vor. Diphenhydramin und sein 8-Chlor-Theophyllinsalz Dimenhydrinat waren vor der Einführung potenter Dopaminantagonisten Anfang der 1960er Jahre gebräuchliche Antiemetika. In den letzten Jahren erfuhr Dimenhydrinat erneut verstärkte Aufmerksamkeit.

In der Kinderanästhesie spielt die Substanz seit jeher eine besondere Rolle, da Dopaminantagonisten bei Kindern überproportional häufig extrapyramidale Bewegungsstörungen auslösen und für einige 5-HT_3-Antagonisten Anwendungsbeschränkungen im Kindesalter vorliegen.

Eine Metaanalyse, die sich allerdings im Wesentlichen auf ältere Untersuchungen mit der Substanz stützt, zeigt, dass die Effektivität mit der anderer Antiemetika vergleichbar ist (NNT etwa 5–8).

Promethazin ist chemisch gesehen ein Phenothiazin, also ein Neuroleptikum. Die antidopaminerge Wirkung ist verglichen mit seinen starken antihistaminergen und anticholinergen Wirkungen vergleichsweise schwach ausgeprägt. Dies erklärt, warum man akute Krisen einer Akathisie bzw. extrapyramidale motorische Bewegungsstörungen mit Promethazin kupieren kann. Promethazin ist eines der wenigen noch in allen Applikationsformen (auch intravenös) verfügbaren Phenothiazine. Die Wirkung bei PONV ist allerdings in vergleichsweise wenigen Studien dokumentiert.

Arzneimittelprofil

Dimenhydrinat (H_1-Antagonist)
- **Wirkung:** Bewährtes Antiemetikum; bei Kindern ab 6 kgKG zugelassen
- **Phk:** Plasmaeiweißbindung 78%, orale Bioverfügbarkeit 72%, Verteilungsvolumen 4,5 l/kgKG, terminale β-HWZ 8,5 h, Clearance 400–500 ml/min, Metabolismus durch hepatisches Cytochrom-P_{450}-Isoenzyme CYP2D6 (wirkt als Inhibitor)
- **NW:** Sedierung, Harnverhalt, anticholinerge Nebeneffekte
- **KI:** Engwinkelglaukom, Prostatahypertrophie
- **WW:** Verstärkt die Wirkung anderer anticholinerger Substanzen und Sedativa
- **Dosis:** 1 mg/kgKG i.v. bzw. 2 mg/kgKG oral/supp vor Operationsende

Promethazin
- **Wirkung:** Substanz mit schwachen dopaminantagonistischen Begleiteffekten
- **Phk:** Plasmaeiweißbindung 90%, orale Bioverfügbarkeit 25% (extrem hoher First-pass-Effekt), Verteilungsvolumen sehr variabel 2–15 l/kgKG,

terminale β-HWZ 5 h, Clearance 400–500 ml/min, Metabolismus durch hepatische Cytochrom-P_{450}-Isoenzyme CYP2D6 und CYP2CP (wirken als Inhibitoren)
- **NW:** Sedierung, Harnverhalt, anticholinerge Nebeneffekte
- **KI:** Engwinkelglaukom, Prostatahypertrophie
- **WW:** Die dämpfenden Effekte von Alkohol, Schlaf- und Schmerzmitteln sowie anderer Medikamente, die auf die Psyche wirken, werden bei gleichzeitiger Anwendung mit Promethazin verstärkt.
- **Dosis:** 25 mg i.v.

13.2.3 Glukokortikoide

Bereits seit den 1980er Jahren werden die antiemetischen Effekte der Kortikosteroide im Rahmen von antineoplastischen Chemotherapien genutzt. Bis heute ist der antiemetische Wirkmechanismus der Kortikosteroide nicht geklärt, so dass sich die Substanzen nicht in das klassische Schema der konventionellen Antiemetika einordnen lassen. Diskutiert werden u. a. eine zentrale Reduktion der Prostaglandinsynthese und eine Reduktion des zerebralen Serotonin-»Turn-overs«. Nach Applikation von Dexamethason ist erst nach 90–120 min mit einer Wirkung bei PONV zu rechnen [13]. Diese lange Dauer bis zum Eintreten der Wirkung deutet darauf hin, dass Glukokortikoide ihren antiemetischen Effekt über die Aktivierung von Glukokortikoidrezeptoren ausüben, die im Zellkern die Gentranskription modulieren (»genomischer Effekt«).

Dexamethason wurde zu einem wesentlichen Standbein bei der Prophylaxe von zytostatikabedingter Übelkeit und Erbrechen. In der Anästhesie wurde die Substanz daraufhin auch zur PONV-Prophylaxe eingesetzt. Mittlerweile liegt eine große Zahl kontrollierter Studien vor und entsprechende systematische Übersichtsarbeiten zeigen, dass Dexamethason mit einer NNT von etwa 4–5 ein sehr effektives Antiemetikum ist [2]. Die häufig befürchteten negativen Effekte auf Wundheilung/Wundinfekte konnten bislang nicht nachgewiesen, aber letztlich auch nicht widerlegt werden. Allerdings gibt es gerade bei Operationen mit Weichteilbeteiligung (z. B. im Zahn-Mund-Kiefer- und Gesichtsbereich sowie in der HNO) überzeugende Belege, dass die Wundheilung nicht beeinträchtig, sondern vielmehr erheblich verbessert wird. Gerade nach Tonsillektomien ist die orale Zufuhr von Flüssigkeiten und Nahrung beschleunigt und es kommen relevante koanalgetische Effekte zum Tragen.

Arzneimittelprofil

Dexamethason

- **Wirkung:** Nur Dexamethason ist für die Indikation PONV untersucht, höchstwahrscheinlich wirken aber alle Glukokortikoide in entsprechender relativer Dosierung antiemetisch
- **Phk:** Orale Bioverfügbarkeit 90%, Verteilungsvolumen 1–2 l/kgKG, terminale β-HWZ 4 h, Clearance 300 ml/min, Metabolismus durch hepatische Cytochrom-P_{450}-Isoenzyme CYP3A4, CYP3A5, CYP3A7 (Induktor von inhibierendem CYP2D6)
- **NW:** Verschlechterung der perioperativen Glukosetoleranz, psychotrope Effekte (meist Euphorie)
- **KI:** Diabetes mellitus
- **WW:** Verstärkt u.a. die natriumretinierende Wirkung anderer Substanzen (z. B. NSARs). Wirkt dadurch z. B. blutdrucksteigernd.
- **Dosis:** 4–8 mg i.v. nach Narkoseeinleitung; 8 mg oral; andere Glukokortikoide (z. B. Methylprednisolon) in äquipotenter Dosierung

13.2.4 Anticholinergika

Scopolamin wird bereits seit dem Ende des 19. Jahrhunderts routinemäßig in Kombination mit Opium oder Morphin eingesetzt. Man machte sich dabei die antiemetischen und amnestischen Effekte der Substanz zu Nutze. Scopolamin ist darüber hinaus ein äußerst effektives Medikament gegen Kinetosen.Erneute klinische Bedeutung erlangte die Substanz aber erst durch die Einführung eines transdermalen Applikationssystems, mit dem Scopolamin kontinuierlich über einen Zeitraum von 72 h in geringen therapeutisch wirksamen Mengen zugeführt und somit das Problem der kurzen Wirkdauer bei parenteraler Applikation umgangen werden konnte. In dieser Applikationsform ist Scopolamin ein wirksames Antiemetikum (NNT: 5–6). Allerdings treten unter der Behandlung sehr häufig unangenehme anticholinerge Nebenwirkungen auf, sodass dieses System eher als Reserveantiemetikum eingesetzt werden sollte [10]. Als transdermales System ist es zudem sehr träge, sodass es auch zur Therapie von PONV nicht eingesetzt werden kann. Erst nach 6 h ist mit stabilen Plasmaspiegeln zu rechnen. In der Haut ist dann aber noch so viel Wirkstoff, dass nach Abziehen des Pflasters nach weiteren 24 h immer noch $^1/_3$ der Ausgangsplasmakonzentration vorhanden ist.

Arzneimittelprofil

Scopolamin (Scopoderm TTS)

- **Wirkung:** Die Wirkung von Scopolamin geht auf seine antagonistische Wirkung auf muskarinische Acetylcholinrezeptoren zurück. Genau wie Atropin wirkt es als kompetitiver Hemmstoff. Die Substanz ist kein Antiemetikum der ersten Wahl, obwohl es durch die kontinuierliche transdermale Applikationsform über ein Pflastersystem gut zu dosieren ist, denn die Quote an Nebenwirkungen (numbers needed to harm) entspricht der des Nutzens (»numbers needed to treat«).
- **Phk:** Nach etwa 6 h ist ein »steady state« zwischen der transdermalen Zufuhr und der Elimination von Scopolamin erreicht. Dabei werden Plasmaspiegel zwischen 0,17 und 0,33 nmol/l über einen Zeitraum von ca. 72 h erreicht. Dementsprechend muss das Pflaster mehrere Stunden vor Operationsbeginn aufgeklebt werden, um am Ende der Operation einen Effekt zu zeigen.
- **NW:** Sedierung, Harnverhalt, anticholinerge Nebeneffekte
- **KI:** Engwinkelglaukom, Prostatahypertrophie
- **WW:** Verstärkt die Wirkung anderer Anticholinergika

13.2.5 Neurokininantagonisten

Neurokininantagonisten inhibieren die Wirkung der körpereigenen Substanz P. Dieses Neuropeptid kommt primär in afferenten Neuronen vor und wird zusammen mit anderen Peptiden und Glutamat als Kotransmitter dieser Nervenzellen angesehen. Da es bevorzugt in unmyelinisierten Fasern (Typ C) gebildet wird, wurde Substanz P primär als Schmerztransmitter gesehen und tatsächlich wird sie bei Stimulation nozizeptiver Afferenzen auf Rückenmarksebene freigesetzt, wo sie über sog. Tachykininrezeptoren wirkt.

Derzeit unterscheidet man drei unterschiedliche Rezeptoren (NK_{1-3}). Während die NK_1-Rezeptorantagonisten im Bereich der Akutschmerztherapie enttäuschten, zeigten Tiermodelle gute Effekte in Hyperalgesiemodellen, in denen Schmerzen durch neurogene Entzündung unterhalten werden. In klinischen Studien wurden die Erwartungen an die wenigen derzeit verfügbaren Substanzen allerdings herb enttäuscht. Eher überraschend zeigte sich aber ein antiemetischer Effekt, der erst durch die ungewöhnlich hohe Dichte von NK_1-Rezeptoren im Nucleus tractus solitarii erklärbar wird.

Aprepitant ist im Moment in Kombination mit 5-HT_3-Antagonisten und Dexamethason als Prophylaxe gegen das akute und verzögerte Erbrechen im Rahmen von Chemotherapien zugelassen. Erste Ergebnisse von Studien zur PONV-Prophylaxe zeigen, dass diese Substanz hier ebenfalls effektiv ist, man aber nicht mit einer »magic bullet« rechnen darf. Vielmehr deuten die Studienresultate auf eine mit anderen Antiemetika vergleichbare Wirksamkeit hin. Aus der Chemotherapie ist die Substanz mit sehr guter Wirkung bei spätem Erbrechen bekannt. Für die PONV-Indikation ist die Substanz zugelassen und Ergebnisse aus klinischen Studien lassen vermuten, dass evtl. eine besonders gute Wirksamkeit gegen Erbrechen im Vergleich zur Reduktion von Übelkeit erwartet werden darf.

Arzneimittelprofil

Aprepitant (Emend; ein Neurokinin$_1$-Antagonist)

- **Wirkung:** Bislang größere Patientenzahlen nur im Rahmen von antineoplastischer Therapie untersucht, daher kann noch keine abschließende Beurteilung über die Wirksamkeit bei PONV erfolgen. Die Substanz stellt aber eine interessante Erweiterung des antiemetischen Armentariums dar und ist für die PONV-Indikation explizit zugelassen. Sie kann über das Prodrug (Fosaprepitant; Ivemend) auch intravenös gegeben werden.
- **Phk:** Plasmaeiweißbindung 97%, orale Bioverfügbarkeit 59–67%, Verteilungsvolumen 0,8–1 l/kgKG, terminale β-HWZ 9–13 h, Clearance 60–72 ml/min, Metabolismus durch hepatische Cytochrom-P_{450}-Isoenzyme CYP3A4 (Inhibitor) und CYP1A2, CYP2C19
- **NW:** Insgesamt sehr günstiges Nebenwirkungsprofil, das sich kaum von der Placeboinzidenz unterscheidet
- **KI:** Keine speziellen
- **WW:** Aprepitant zeigt eine Reihe von potenziellen Wechselwirkungen mit anderen Arzneimitteln, die bei der Anwendung zu beachten sind. Dabei sind insbesondere Arzneimittel problematisch, die ebenfalls über CYP3A4 verstoffwechselt werden, bzw. diese inhibieren oder induzieren.
- **Dosis:** 40 mg oral zur Prämedikation

13.3 Alternative Verfahren

In zahlreichen Studien wurden Verfahren und Substanzen aus dem Bereich der Alternativ- und Komplementärmedizin auch hinsichtlich eines möglichen antiemetischen Effekts untersucht.

Am besten dokumentiert sind **Akupunktur** oder akupunkturähnliche Verfahren (z. B. Akupressur, Elektrostimulation) des P_6-Punkts (sog. Neiguan-Punkt). Eine dazu durchgeführte Metaanalyse der Cochrane-Collaboration kommt zum Schluss, dass diese Verfahren wirksam sein können. Problematisch ist aber, dass die Untersuchungen methodisch durchweg sehr heterogen sind. Sowohl die untersuchten Methoden der P_6-Stimulation, die untersuchten Patientenkollektive (Kinder vs. Erwachsene), als auch die dabei erzielten Ergebnisse zeigen ungewöhnlich deutliche Diskrepanzen [11].

Ingwer ist ein pflanzliches Arzneimittel (Phytotherapeutikum), das in der traditionellen chinesischen Medizin bei gastrointestinalen Störungen wie Übelkeit und Erbrechen eingesetzt wird. Eine aktuelle Metaanalyse zeigt aber, dass ein antiemetischer Effekt gegen PONV nicht nachgewiesen werden kann [12].

Literatur

[1] Büttner M, Walder B, von Elm, Tramèr MR (2004) Is low-dose haloperidol a useful antiemetic? Meta-analysis of published and unpublished randomized trials. Anesthesiology 101: 1454–1463

[2] Eberhart LHJ, Morin AM, Georgieff (2000) Dexamethason zur Prophylaxe von Übelkeit und Erbrechen in der postoperativen Phase. Eine Metaanalyse kontrollierter randomisierter Studien. Anaesthesist 49: 713–720

[3] Habib AS, Gan TJ (2003) Food and drug administration black box warning on the perioperative use of droperidol: a review of the cases. Anesth Analg 96: 1377–13779

[4] Henzi I, Sonderegger J, Tramèr MR (2000) Efficacy, dose-response, and adverse effects of droperidol for prevention of postoperative nausea and vomiting. Can J Anaesth 47: 537–551

[5] Henzi I, Walder B, Tramèr MR (1999) Metoclopramide in the prevention of postoperative nausea and vomiting: a quantitative systematic review of randomized, placebo-controlled studies. Br J Anaesth 83: 761–771

[6] Kranke P, Apfel CC, Eberhart LH, Georgieff M, Roewer N (2001) The influence of a dominating centre on a quantitative systematic review of granisetron for preventing postoperative nausea and vomiting. Acta Anaesthesiol Scand 45: 659–670

[7] Kranke P, Eberhart LH, Apfel CC, Geldner G, Roewer N. (2002) Tropisetron zur Prophylaxe von Übelkeit und Erbrechen in der postoperativen Phase: Eine quantitative systematische Übersicht. Anaesthesist 51: 805–814

[8] Kranke P, Eberhart LH, Morin AM, Roewer N (2002) Dolasetron for prophylaxis of postoperative nausea and vomiting – a quantitative systematic review (meta-analysis). Anästh Intensivmed 43: 413-427

[9] Kranke P, Morin AM, Roewer N, Eberhart LHJ (2002) Dimenhydrinate for prophylaxis of postoperative nausea and vomiting. A meta-analysis of randomised controlled trials. Acta Anaesthesiol Scand 46: 238–244

[10] Kranke P, Morin AM, Roewer N, Wulf H, Eberhart LH (2002) Efficacy and safety of transdermal scopolamine for the prevention of postoperative nausea and vomiting: A quantitative systematic review. Anesth Analg 96: 133–143

[11] Lee A, Fan LT (2009) Stimulation of the wrist acupuncture point P6 for preventing postoperative nausea and vomiting. Cochrane Database Syst Rev 15: CD003281

[12] Morin AM, Betz O, Kranke P et al. (2004) Ist Ingwer ein sinnvolles Antiemetikum fur die postoperative Phase? Eine Metaanalyse randomisierter kontrollierter Studien. AINS Anästhesiol Intensivmed Notfallmed Schmerzther 39: 281–285

[13] Rüsch D, Arndt C, Martin H, Kranke P (2007) The addition of dexamethasone to dolasetron or haloperidol for the treatment of established postoperative nausea and vomiting. Anaesthesia 62: 810-817

[14] Tramèr MR, Moore RA, Reynolds DJM, McQuay HJ (1997) A quantitative systematic review of ondansetron in treatment of established postoperative nausea and vomiting. Br Med J 314: 1088–1092

Dauermedikation und perioperative Adjuvanzien

Peter H. Tonner und Lutz Hein

Viele Patienten, die operiert oder intensivmedizinisch betreut werden müssen, nehmen Medikamente ein, deren Kenntnis für die Anästhesie und Intensivmedizin von Bedeutung ist. Manche Pharmaka sollten vor Operationen abgesetzt oder in der Dosierung besonders eingestellt werden (▶ Abschn. 14.14), andere können mit Anästhetika interferieren. Dieses Kapitel soll daher eine Übersicht über solche Arzneistoffe geben, die in der Dauermedikation besonders zu beachten sind oder die als perioperative Adjuvanzien Verwendung finden (praktische Anwendung ▶ Kap. 25).

Aufgrund des breiten Spektrums von Arzneistoffgruppen und Pharmaka muss auf eine detaillierte Darstellung der Pharmakologie der Einzelsubstanzen verzichtet werden. Für weitere Informationen über diese Pharmaka sei der interessierte Leser auf geeignete Lehrbücher der Pharmakologie verwiesen.

14.1 Zentralnervös wirksame Medikamente

14.1.1 Klassische Neuroleptika

Neuroleptika werden zur Therapie von endogenen Psychosen, insbesondere der Schizophrenie, verwendet. Daneben werden sie aber auch zur Prophylaxe und Therapie akuter, z. T. medikamenteninduzierter Psychosen wie z. B. dem sog. postoperativen Durchgangssyndrom oder besser Delir eingesetzt. Die Neuroleptika werden nach ihrer chemischen Struktur eingeteilt in Phenothiazine, Butyrophenone und Dibenzapine. Sie wirken antagonistisch auf verschiedene Rezeptoren im ZNS, dazu gehören die Dopaminrezeptoren, die Serotoninrezeptoren sowie zusätzlich Acetylcholinrezeptoren, Adrenozeptoren und Histaminrezeptoren. Dabei scheint weniger der jeweils betroffene Rezeptortyp für die Wirkung von Neuroleptika von Bedeutung zu sein, sondern vielmehr die gleichzeitige Beeinflussung mehrerer Rezeptorsysteme.

Aufgrund der Wirkung von Neuroleptika an nicht nur einem Wirkort, sondern an verschiedenen Rezeptorsystemen kommt es auch zu einer relativ großen Zahl von Nebenwirkungen dieser Substanzen.

Neuroleptika sollten so dosiert werden, dass es zu keinen extrapyramidal-motorischen Nebenwirkungen kommt, da bei länger dauernder Verordnung die zunächst prinzipiell reversiblen Störungen irreversibel werden können. Grundsätzlich werden 3 Formen der **extrapyramidalen Wirkungen** beobachtet:

- die parkinsonartige Bewegungsstörung,
- das dyskinetische Syndrom, gekennzeichnet durch unwillkürliche Bewegungen im Kopf-, Hals- und Schulterbereich,
- sowie die Akathisie, gekennzeichnet durch einen allgemeinen Bewegungsdrang.

Die Therapie einer Überdosierung oder Intoxikation erfolgt symptomatisch, da kein spezifisches Antidot bekannt ist.

Selten kann es im Verlauf der Behandlung zu einem sog. **malignen neuroleptischen Syndrom** kommen, dass klinisch durch eine Hyperthermie, einen muskulären Rigor und eine Myoglobinurie gekennzeichnet ist. Differenzialdiagnostisch ist es nur schwer von einer malignen Hyperthermie abzugrenzen. Die Therapie erfolgt bei beiden Syndromen mit Dantrolen (▶ Abschn. 14.12; ▶ Kap. 15), im Rahmen des malignen neuroleptischen Syndroms können zusätzlich noch Dopaminagonisten wie z. B. Bromocriptin gegeben werden. Die weitere Therapie mit Kühlmaßnahmen und ausreichender O_2-Zufuhr ist symptomatisch. Entscheidend ist im Verdachtsfall eine zügig eingeleitete Therapie, mit der die hohe Letalität reduziert werden kann.

Zu beachten ist, dass einige Patienten z. B. aufgrund einer nicht ausreichenden Compliance spezielle neuroleptische Depotpräparate bekommen, deren Wirkung über mehrere Wochen anhält. Im perioperativen Bereich können sich dann Wirkverstärkungen anderer zentral wirksamer Medikamente ergeben, auf der Intensivstation können darüber hinaus weitere zentrale Wechselwirkungen beobachtet werden.

▪ Phenothiazine

Phenothiazine besitzen eine antiallergische Wirkung durch Blockade von Histaminrezeptoren.

Für den Einsatz als Antipsychotika müssen die Phenothiazinderivate über einen längeren Zeitraum von mehreren Wochen verabreicht werden. Die Art der **Nebenwirkungen** ist von der jeweiligen Substanz abhängig, häufiger kommt es zu kardiovaskulären Nebenwirkungen mit Tachykardie und niedrigem Blutdruck, kardialen Arrhythmien, Mundtrockenheit sowie Obstipation und Miktionsstörungen.

▪ Butyrophenone

Butyrophenone wie das Haloperidol besitzen im Vergleich zu den Phenothiazinen aufgrund einer höheren Selektivität für Dopaminrezeptoren einen stärkeren antipsychotischen Effekt. Dagegen sind vegetative Nebenwirkungen seltener ausgeprägt. Extrapyramidale Bewegungsstörungen werden in höherer Dosierung häufiger beobachtet. **Haloperidol** ist das derzeit bestuntersuchteste Neuroleptikum im perioperativen Bereich und wird aufgrund seiner dämpfenden, anxiolytischen Wirkung sowie seiner günstigen Effekte bei älteren, nicht selten zerebralsklerotischen Patienten sowohl zur Prophylaxe, als auch zur Therapie postoperativer Delirzustände verwendet.

Das **Droperidol** (Dehydrobenzperidol, DHB), das zunächst aufgrund von QT-Zeit-Verlängerungen im Jahr 2001 vom Markt genommen wurde, ist inzwischen wieder verfügbar. Schon in geringer Dosierung (1,25 mg) hat es einen ausgeprägten antiemetischen Effekt (▶ Kap. 13) bei einem geringen Risiko für kardiale Nebenwirkungen [4] [14].

Droperidol wurde lange Zeit in der Anästhesie aber auch für die Sedierung auf Intensivstationen in Kombination mit dem Opioid Fentanyl angewendet (**Neuroleptanästhesie**). Neuroleptika bewirken eine Sedierung, eine affektive Indifferenz und eine psychomotorische Verlangsamung, daneben kommt es zu einer Distanzierung von der Schmerzwahrnehmung sowie einer Anxiolyse. Obwohl der durch Droperidol und Fentanyl hervorgerufene Zustand einer Anästhesie gleicht (auch als »künstlicher Winterschlaf« bezeichnet), bleibt der Patient erweckbar und kann seine Umwelt perzipieren. Es hat Jahre gedauert, bis erkannt wurde, dass eine Neuroleptanästhesie keine ausreichende Abschirmung gegen operative Reize darstellt. In der modernen Anästhesie findet die Neuroleptanästhesie daher keinen Platz mehr.

■ Atypische Neuroleptika

Im Gegensatz zu den älteren, klassischen Neuroleptika wirken neuere Substanzen nicht unspezifisch auf alle Subtypen der Dopaminrezeptoren. So bindet zum Beispiel das Clozapin mit höherer Affinität an D_4-Dopaminrezeptoren als an anderen Dopaminrezeptorsubtypen. Entsprechend haben diese Substanzen auch in höherer Dosierung weniger extrapyramidal-motorische Nebenwirkungen. Für die neuroleptische Wirkung scheinen aber, wie auch bei den älteren Substanzen, Effekte an anderen Rezeptorsystemen (serotoninerg, cholinerg, adrenerg) bedeutsam zu sein. **Clozapin** kann in seltenen Fällen schwere Agranulozytosen hervorrufen, daneben können Myokardschäden auftreten. Unter **Olanzapin** und **Risperidon** werden diese Nebenwirkungen seltener beobachtet.

Allen Neuroleptika, auch den neueren atypischen Neuroleptika, ist eine mögliche Verlängerung der QT-Zeit gemeinsam.

Die Auswahl eines Neuroleptikums erfolgt im Wesentlichen auf empirischen Grundlagen.

Für die Prophylaxe oder Therapie eines postoperativen deliranten Zustands bzw. eines Delirs auf der Intensivstation bieten sich daher die etablierten, gut untersuchten Substanzen an. Für den perioperativen Bereich sind dies v. a. Haloperidol, Olanzapin und Risperidon.

14

> **Tipp**
>
> **Eine Dauermedikation mit Neuroleptika sollte präoperativ nicht abgesetzt werden.**

14.1.2 Antidepressiva

Depressionen können stark vereinfacht in reaktive oder endogene Depressionen eingeteilt werden. Antidepressiva werden zur Stimmungsaufhellung eingesetzt. Wesentliche Untergruppen der Antidepressiva sind anhand der chemischen Struktur die trizyklischen Antidepressiva, die selektiven Monoaminrückaufnahmehemmstoffe und Monoaminoxidasehemmer (▶ Abschn. 14.14).

■ Trizyklische Antidepressiva

Die trizyklischen Antidepressiva, z. B. Amitryptilin oder Imipramin, bewirken zum einen eine Hemmung der Rückaufnahme von Neurotransmittern, v. a. Serotonin und Noradrenalin, haben zum anderen aber auch antagonistische Effekte an verschiedenen zentralen Rezeptorsystemen.

Die Wirkungsentfaltung der trizyklischen Antidepressiva verläuft biphasisch. Nachdem es zunächst zu einer beruhigenden, antriebsmindernden Wirkung kommt, setzt dann nach längerer Zeit (Tage bis Wochen) die stimmungsaufhellende Wirkung ein.

Bei einer antidepressiven Therapie ist zu beachten, dass es nach Abklingen der depressiven Gehemmtheit zu einer Phase kommt, in der Patienten vermehrt suizidgefährdet sind. Entsprechend kann es bei einigen Substanzen auch bei abruptem Absetzen der Medikation zu einer Gefährdung kommen. Entzugsphänomene sind ebenfalls beschrieben worden. Dies ist im perioperativen Bereich zu beachten. Akute **Nebenwirkungen** der trizyklischen Antidepressiva sind v. a. vegetativer Art mit orthostatischen Störungen, Tachykardien, Mundtrockenheit und Blasenentleerungsstörungen. Bei chronischer Verabreichung kann es zu Sehstörungen, Tremor und deliranten Zuständen kommen.

■ Tetrazyklische Antidepressiva

Die tetrazyklischen Antidepressiva, zu denen das Maprotilin, das Mianserin und das Mirtazapin gehören, zeichnen sich durch eine sedierende Wirkung bei gleichzeitiger Stimmungsaufhellung aus.

■ Selektive Serotoninrückaufnahmeinhibitoren

Die Monoaminrückaufnahmehemmer, die v. a. die Wiederaufnahme von Serotonin blockieren, werden als selektive Serotoninrückaufnahmeinhibitoren (SSRI) bezeichnet. Da die SSRIs, wie z. B. Fluoxetin oder Citalopram, weniger Effekte auf andere Rezeptorsysteme ausüben, ist die Anzahl der Nebenwirkungen deutlich geringer als bei den trizyklischen Antidepressiva. Typische **Nebenwirkungen** der SSRIs sind Appetitlosigkeit, Übelkeit, Schlaflosigkeit und aggressives Verhalten.

▪ Monoaminoxidasehemmer

Die Monoaminoxidasehemmer führen über eine Blockade des Enzyms Monoaminoxidase zu einer Steigerung der Konzentration von Noradrenalin und Serotonin im extrazellulären Raum. Es gibt Subtypen der Monoaminoxidase, von denen der Typ A im zentralen Nervensystem verbreitet ist. Moclobemid ist die im Wesentlichen verabreichte Substanz, die eine reversible Hemmung der Monoaminoxidase bewirkt. Moclobemid wird mit einer Halbwertszeit von 2–4 h aus dem Plasma eliminiert und wirkt dementsprechend kurz. Ältere Substanzen, wie z. B. Tranylcypromin, die die MAO irreversibel hemmen, sind ebenfalls noch im Handel. Aufgrund der irreversiblen Emzymblockade kann die Wirkung von Tranylcypromin bis zu einer Woche anhalten – dies ist bei der perioperativen Medikation zu beachten (▶ Abschn. 14.14)!

> **MAO-Hemmer können den Abbau von anderen Pharmaka inhibieren und verstärken damit deren Wirkung.**

Die Kombination eines SSRI wie Fluoxetin mit einem MAO-Hemmer ist kontraindiziert, da es zu einer erheblichen Wirkverstärkung kommen kann, die als Serotoninsyndrom bezeichnet wird. Ebenso sollten perioperativ Pharmaka vermieden werden, die über MAO abgebaut werden, wie z. B. Pethidin, Dopamin, Ephedrin, Phenylephrin.

Tipp

Eine Dauermedikation mit trizyklischen Antidepressiva und SSRIs sollte präoperativ nicht abgesetzt werden.

Ein rechtzeitiges Absetzen (2–3 Wochen) von MAO-Hemmern vor einem elektiven Eingriff sollte insbesondere bei stark psychotischen Patienten sorgfältig abgewogen werden.

14.1.3 Lithiumionen

Lithiumionen werden zur Behandlung von manisch-depressiven Zuständen verwendet. Lithium verhält sich ähnlich wie Natrium, kann allerdings nur langsam über die Na^+/K^+-ATPase wieder aus dem Zellinneren herausgepumpt werden. Der genaue Wirkmechanismus ist noch ungeklärt. Lithiumionen erreichen ihre Wirkung nach ca. 10 Tagen, allerdings wird erst nach mehreren Monaten eine Reduktion von Rezidiven bemerkt. An **Nebenwirkungen** treten neben einem Tremor gastrointestinale Störungen, Polyurie, Muskelschwäche und transiente EKG-Veränderungen auf. In toxischen Konzentrationen werden diese Wirkungen verstärkt und es treten zusätzlich Krampfanfälle auf. Die Therapie erfolgt mittels einer forcierten Diurese, sofern die Nieren funktionstüchtig sind. Auf eine ausreichende Natrium- und Kaliumsubstitution ist zu achten.

Tipp

Eine Lithiumdauertherapie kann perioperativ fortgeführt werden, Flüssigkeitshaushalt und Serumelektrolyte sollten sorgfältig kontrolliert werden.

14.1.4 Psychoanaleptika

Substanzen, die in kleineren Dosierungen zentral anregend wirken, in höheren Dosierungen aber zu epileptischen Anfällen führen, sind sog. Psychoanaleptika. Dazu gehören die Amphetamine, die Methylxanthine und andere unspezifische Analeptika.

Die Stärke der psychoanaleptischen Wirkung der Methylxanthine nimmt in folgender Reihe ab: Koffein > Theophyllin > Theobromin.

Die Methylxanthine bewirken eine Hemmung zentraler Adenosinrezeptoren. Dadurch werden die Vigilanz und das Denkvermögen gesteigert. Während **Koffein** schon in relativ geringen Mengen Schlafstörungen hervorrufen kann, kann es bei älteren Menschen dagegen auch schlaffördernd wirken. Der Wirkmechanismus der Einschlafhilfe ist noch nicht hinreichend geklärt. In höheren Dosierungen kann es zu Tremor, Agitation und Herzrhythmusstörungen kommen. Entzugsphänomene sind bei den Methylxanthinen nicht bekannt, in Einzelfällen kann es zu Kopfschmerzen kommen. In der Schwangerschaft kann übermäßig zugeführtes Koffein zu einer Wachstumsreduktion des Feten führen.

Amphetamine

Zu dieser Substanzgruppe gehören Amphetamin und Metamphetamin, die nicht kommerziell erhältlich sind. Dennoch werden sie als Rauschmittel verwendet und unterliegen dem Betäubungsmittelgesetz. Anders als Adrenalin und Noradrenalin können sie die Blut-Hirn-Schranke überwinden und führen im zentralen Nervensystem zu einer Weckreaktion und einer Leistungssteigerung für einige Stunden. Neben der Weckreaktion kann es noch zu euphorischen Zuständen kommen. Der **Wirk-**

mechanismus wird über eine Freisetzung von Dopamin und Noradrenalin aus adrenergen Neuronen erklärt. Bei wiederholter Anwendung kommt es zu Gewöhnung, dazu können aufgrund einer vermehrten körperlichen und geistigen Beanspruchung Erschöpfungszustände auftreten. Bei Süchtigen treten dazu noch Psychosen auf.

Methylphenidat

Methylphenidat ähnelt in seiner chemischen Struktur dem Metamphetamin. Die Wirkungen sind den Amphetaminen vergleichbar. Methylphenidat unterliegt der Betäubungsmittelverschreibungsverordnung (BtMVV), wie die Amphetamine wird es auch als Rauschmittel und zur Leistungssteigerung in Prüfungssituationen (Abitur, Studium) verwendet. Eine Indikation für Methylphenidat ist das Aufmerksamkeits-Defizit-Hyperaktivitäts-Syndrom (ADHS), das bei Kindern diagnostiziert wird, die zu extremer Unruhe neigen (Zappelphilipp-Syndrom). Selten werden auch Erwachsene behandelt.

In der letzten Dekade haben die Verschreibungen von Methylphenidat um mehr als das 10-fache zugenommen. **Nebenwirkungen** sind in der sympathischen Wirkung der Substanz begründet, so kommt es zu Tachykardien und Bluthochdruck, daneben kann es auch zu Kopfschmerzen und Appetitlosigkeit kommen.

Cave

Im Zusammenhang mit Anästhesien kann Methylphenidat Veränderungen des MAC-Werts von Anästhetika sowie Verstärkungen der Wirkung kreislaufwirksamer Medikamente bewirken.

Es wurde auch über einen Herzstillstand durch eine Entleerung der Noradrenalin- und Dopaminspeicher berichtet.

Weitere Nebenwirkungen sind PONV und eine mögliche Herabsetzung der Krampfschwelle im perioperativen Bereich.

14.1.5 Antiparkinsonmedikamente

Der Morbus Parkinson ist durch ein Fehlen (idiopathisch, aber auch im Rahmen von Infekten, toxisch oder iatrogen) von dopaminergen Neuronen im Corpus striatum gekennzeichnet. Dadurch kommt es zu einem relativen Übergewicht des cholinergen Inputs. Klinisch ist M. Parkinson durch Tremor, Rigidität und Bradykinese gekennzeichnet.

Dopamin kann die Blut-Hirn-Schranke nicht durchdringen, daher wird therapeutisch eine Vorstufe des Dopamins, das **L-DOPA** (Dihydroxyphenylalanin), das über einen speziellen Transporter die Blut-Hirn-Schranke überwinden kann, verabreicht. Im ZNS wird L-DOPA von der DOPA-Decarboxylase zu Dopamin metabolisiert. Da diese Reaktion auch in der Körperperipherie abläuft, müssen zusätzlich noch **Decarboxylasehemmer**, die nicht ZNS-gängig sind, gegeben werden, welche die Nebenwirkungsrate (Erbrechen, Hypotonie) deutlich senken. Benserazid und Carbidopa sind häufig eingesetzte Decarboxylasehemmer.

Auch **Catechol-O-Methyltransferase (COMT)-Hemmer**, wie z. B. Entacapon oder Tolcapon können gemeinsam mit L-DOPA gegeben werden, um durch Hemmung des Abbaus konstantere L-DOPA Blutspiegel zu erzielen. Über **Monoaminoxidasehemmer** vom Typ B (MAOB), z. B. Selegilin oder Rasagilin, kann ein Anstieg der Dopaminkonzentrationen im ZNS erreicht werden.

Alternativ zu der Erhöhung der Dopaminkonzentration im ZNS können auch **direkte Dopaminrezeptoragonisten** verabreicht werden. Zu diesen Substanzen gehören die Lysergsäurederivate Bromocriptin, Cabergolin und Pergolid. Da sie auch Serotoninrezeptoren am Herz aktivieren, kann es nach chronischer Einnahme zu einer bindegewebigen Veränderung der Herzklappen kommen. Darüber hinaus werden Fibrosen von Pleura und Peritoneum beobachtet. Neuere Medikamente, die sich nicht von der Lysergsäure ableiten, wie das Pramipexol und das Ropinirol führen nicht zu fibrotischen Veränderungen.

> **Allen Dopaminrezeptoragonisten sind typische Dopaminnebenwirkungen zu Eigen, wie z. B. Hypotonie, Herzrhythmusstörungen, Dyskinesien bis hin zu deliranten Zuständen.**

Um das gestörte Gleichgewicht von cholinergen und dopaminergen Neuronen auszubalancieren, können auch sog. Cholinolytika verabreicht werden, die zu einer Reduktion der Wirkung des Acetylcholins im ZNS führen. ZNS-gängige Substanzen sind das Biperiden, das Trihexyphenidyl und das Bornaprin. Die Anwendung hat v. a. bei Tremor günstige Effekte.

Amantadin und Memantadin sind NMDA-Rezeptorantagonisten, die insbesondere eine günstige Wirkung bei Dyskinesien aufweisen. Ihre Anwendung kann zu Hypotonie, Ödemen und deliranten Zuständen führen.

Tipp

Eine medikamentöse Therapie des M. Parkinson sollte perioperativ fortgesetzt werden.

14.2 Antikonvulsiva

Zu den Einflussgrößen, die die Aktivität eines Neurons beeinflussen, gehören Änderungen der Aktivität schnell inaktivierender Natriumkanäle, die für die kurze schnelle Depolarisation des normalen Aktionspotenzials zuständig sind.

Darüber hinaus gibt es einen langsam inaktivierenden Natriumstrom, der in vielen Neuronen beschrieben wurde. Dieser trägt zu der langandauernden Depolarisation bei, die notwendig ist, um eine Hyperexzitation zu initiieren.

Verschiedene Kalziumströme, von denen der niedrigschwellige T-Typ-Strom der am besten untersuchte Kalziumstrom ist, wurden in Verbindung mit thalamokortikalen Rhythmen und generalisierten Anfällen beschrieben. Im Ruhezustand ist der T-Strom normalerweise inaktiviert. Die Inaktivierung wird durch eine Membranhyperpolarisation aufgehoben. Es kommt zu einer Depolarisation durch exzitatorische synaptische Transmission, der T-Kalziumkanal öffnet und verursacht einen Einstrom von Kalziumionen und eine weitere Depolarisation. Von diesem niedrigschwelligen Kalziumstrom wird angenommen, dass er zur thalamischen Spike-Wave-Aktivität beiträgt.

Die Konzentrationen extrazellulärer Ionen kann ebenfalls die Erregbarkeit der Neuronen beeinflussen.

Antikonvulsiva oder Antiepileptika sind eine sehr heterogene Gruppe von Substanzen, die in den letzten Jahren deutlich an Umfang zugenommen hat. Antiepileptika werden im Allgemeinen nach ihrer wesentlichen Wirkkomponente klassifiziert. Eine weitere Klassifikationsmöglichkeit besteht hinsichtlich ihrer Wirksamkeit bei bestimmten Krampfanfallsgruppen. Die Wirkungen von Antiepileptika können durch Anästhetika und vice versa beeinflusst werden. Daher ist es wichtig, den Wirkmechanismus verschiedener antikonvulsiver Substanzen im perioperativen Bereich gut einschätzen zu können (▶ Übersicht; ▶ Abschn. 14.14).

Einteilung der Antikonvulsiva nach primärem Wirkmechanismus

- Inhibition des langsam-inaktivierenden Natriumkanals
  - Phenytoin
  - Carbamazepin
  - Oxcarbazepin
  - Lamotrigin
- erhöhte Konzentration oder Aktivität von GABA
  - Barbiturate
  - Benzodiazepine
  - Tiagabin
  - Vigabatrin
  - Gabapentin
- Inhibition des T-Typ-Kalziumkanals
  - Ethosuximid
- multiple Mechanismen
  - Valproat
  - Felbamat
  - Topiramat
  - Zonisamid

14.2.1 Inhibition des langsam-inaktivierenden Natriumkanals

Phenytoin

Phenytoin wurde Ende der 1930iger Jahre auf der Suche nach Substanzen, die strukturell ähnlich wie Barbiturate waren, aber keine sedierende Wirkkomponente aufwiesen, entwickelt. Der wesentliche Wirkmechanismus von Phenytoin ist eine spannungsabhängige Blockade von schnellen Natriumkanälen.

Da die Blockade, die durch Phenytoin hervorgerufen wird, gebrauchsabhängig ist, werden Neuronen, die weniger oft »feuern«, weniger stark beeinflusst, als Neurone die häufiger »feuern«. Dies erklärt u. a., warum Phenytoin nicht als Lokalanästhetikum wirkt, obwohl es ein effektiver Natriumkanalblocker ist.

Obwohl Phenytoin ein relativ sicheres Medikament ist, besitzt es eine Reihe von **Nebenwirkungen**. Dazu gehören Nystagmus, Ataxie und Störungen der Koordination. Wenn Phenytoin längerfristig eingenommen wird, kann es zu Hirsutismus, einer gingivalen Hyperplasie oder zu allgemeinen Veränderungen des Erscheinungsbilds kommen. Aus diesem Grund sollte Phenytoin nicht bei Kindern und Jugendlichen gegeben werden. Phenytoin kann die Sekretion von Insulin behindern. Darüber hinaus kann es zu einer Hypokalzämie oder zu einer Osteomalazie kommen. Auch wurden gastrointestinale Nebenwirkungen beschrieben. Eine langfristige Gabe kann außerdem zu einer milden peripheren Neuropathie führen.

Cave

Die akute Gabe von hohen Dosen von Phenytoin kann Störungen des Bewusstseins, kardiale Arrhythmien und eine Hypotension bewirken.

Phenytoin interagiert mit einer Reihe von Medikamenten, da es Oxidaseenzyme in der Leber induziert und eine starke Plasmaeiweißbindung zeigt. Aus diesem Grund können andere Medikamente, die ebenfalls eine starke Plasmaeiweißbindung zeigen, freigesetzt werden, z. B. Valproat, Phenylbutazon, Salicylate und Tolbutamid. Zudem kann Phenytoin mit einer Reihe von Medikamenten um deren Metabolismus konkurrieren; dazu gehören Chloramphenicol, Disulfiram, Isoniazid, Cimetidin, Sulfonamide, Valproat, Phenylbutazon und Theophyllin. Es wurde spekuliert, dass Phenytoin den Halothanmetabolismus induzieren kann und damit möglicherweise zu einer Erhöhung der Inzidenz einer Halothanhepatitis führt.

Phenytoin wird zur Behandlung von allgemeinen generalisierten tonisch-klonisch und komplexen fokalen Anfällen verwendet. Es wurde keine Wirksamkeit bei myoklonischen Anfällen gezeigt. Bei Absencen kann es die Inzidenz und Dauer erhöhen.

▪ Carbamazepin

Carbamazepin ist ein Antikonvulsivum, das eine hohe strukturelle Ähnlichkeit zu trizyklischen Antidepressiva aufweist. Erstmals wurde es in den 1960er Jahren zur Behandlung von Trigeminusneuralgien eingesetzt. Carbamazepin blockiert spannungs- und frequenzabhängige schnelle Natriumkanäle. Dadurch werden die Natriumkanäle in einem inaktivierten Zustand gehalten und reduzieren die Ausbreitung einer synchronisierten Depolarisation im Gehirn.

Die **Nebenwirkungen** von Carbamazepin sind bei oraler Gabe relativ selten. Typische Nebenwirkungen sind Diplopie, Ataxie, Schwindel und Sedierung. Bei einer längerfristigen Gabe treten Toleranzeffekte auf. Gastrointestinale Nebenwirkungen können ebenfalls auftreten. Bei 5–10% der Patienten, die Carbamazepin erhalten, treten eine Erhöhung der Leberenzyme und eine milde Leukopenie auf. Durch Carbamazepin kann die Häufigkeit von Absencen erhöht werden. Carbamazepin führt über eine Steigerung des Lebermetabolismus zu einer erhöhten Verstoffwechselungsrate einer ganzen Reihe von Medikamenten, die hepatisch metabolisiert werden. Nicht zuletzt wird auch die Halbwertszeit von Carbamazepin selbst verkürzt. Die hepatische Metabolisierung von Carbamazepin kann durch Erythromycin, Isoniazid, Cimetidin und Propoxyphen inhibiert werden. Daher können diese Medikamente den Plasmaspiegel von Carbamazepin deutlich erhöhen.

Durch Carbamazepin wird die Häufigkeit von komplexen fokalen Anfällen und von primären generalisierten Anfällen herabgesetzt. Aufgrund seiner Halbwertszeit, die durch Enzyminduktion in der Leber im Laufe der Therapie von 20 h auf unter 10 h sinkt, muss Carbamazepin relativ häufig appliziert werden. Aus diesem Grund wird Carbamazepin in der klinischen Praxis durch neuere Medikamente ersetzt.

▪ Oxcarbazepin

Oxcarbazepin wurde entwickelt, um ein Medikament verwenden zu können, das ebenso effektiv ist wie Carbamazepin, aber weniger Nebenwirkungen aufweist. Oxcarbazepin ist das Ketoanalog von Carbamazepin. Es wird zu seinem aktiven Metaboliten 10-Hydroxy-Carbazepin verstoffwechselt. Damit ist Oxcarbazepin ein typisches Beispiel für ein Prodrug. Durch Oxcarbazepin werden ähnlich wie bei Carbamazepin die spannung- und frequenzabhängigen Natriumströme blockiert.

Von Oxcarbazepin konnte gezeigt werden, dass es im Vergleich zu Carbamazepin ein relativ sicheres Medikament ist. An **Nebenwirkungen** wurden allgemein zentralnervöse Nebenwirkungen beschrieben. Darüber hinaus besitzt Oxcarbazepin einen milden antipyretischen Effekt, der zu einer reversiblen Hyponatriämie führen kann. Oxcarbazepin hat nur geringe Wirkungen auf den Metabolismus anderer Medikamente. Es wird nicht wesentlich an Plasmaproteine gebunden.

Oxcarbazepin kann zur Behandlung von komplexen fokalen und primär generalisierten Krampfanfallsleiden eingesetzt werden. Es wird bisher nicht zur Behandlung von Absencen oder myoklonischen Anfällen eingesetzt.

▪ Lamotrigin

Lamotrigin wurde in den 1990er Jahren in den Markt eingeführt. Durch Lamotrigin werden spannungsabhängige Natriumkanäle beeinflusst und der langsam inaktiverende Natriumstrom wird gehemmt. Darüber hinaus wirkt Lamotrigin auch an P-Typ- und N-Typ-Kalziumkanälen.

Lamotrigin wird im Allgemeinen gut vertragen. Typische **Nebenwirkungen** sind Kopfschmerzen, Asthenie und Müdigkeit. Der häufigste Grund Lamotrigin abzusetzen, ist die Entwicklung von Hautrötungen.

Die Metabolisierung von Lamotrigin wird durch Medikamente erhöht die über das hepatische Cytochrom-P_{450} System metabolisiert werden. Durch Valproat kann Lamotrigin in seiner Wirksamkeit allerdings deutlich verstärkt werden und kann die Halbwertszeit auf über 60 h verlängert werden.

Lamotrigin wird im Wesentlichen als mögliche Therapie für die Kontrolle von fokalen und sekundär generalisierten Anfällen verwendet. Darüber hinaus wurde auch gezeigt, das Lamotrigin bei der Behandlung von Absencen effektiv ist.

14.2.2 Erhöhte Konzentration oder Aktivität von GABA

▪ Phenobarbital

Phenobarbital ist das am längsten auf dem Markt befindliche Medikament zur Behandlung von Krampfanfällen. Es wird heutzutage nur noch relativ selten angewendet. Es wirkt, wie alle Barbiturate, insbesondere am $GABA_A$-Rezeptor und führt zu einer verlängerten Öffnung des rezeptorintegralen Chloridkanals.

Insbesondere zu Beginn der Behandlung ruft Phenobarbital häufig eine Sedierung hervor. Da diese Sedierung aber einer Toleranzentwicklung unterliegt, überwiegt bei Phenobarbital der antikonvulsive Effekt. Zu den typischen **Nebenwirkungen** von Phenobarbital gehören: Ataxie, Konfusion, Diplopie, Müdigkeit und Depressionen. Phenobarbital kann wie andere Barbiturate eine Porphyrie induzieren und sollte bei Patienten vermieden werden, die Erkrankungen des Häm-Metabolismus aufweisen.

Phenobarbital wird zur Behandlung von generalisierten, fokalen und myoklonischen Anfällen eingesetzt.

▪ Diazepam

Benzodiazepine haben sedierende, hypnotische und amnestische Effekte. Diazepam ist der Prototyp der Benzodiazepine. Die für Diazepam hier beschriebenen Effekte treffen zu weiten Teilen auch auf andere Benzodiazepine zu.

Der **Wirkmechanismus** von Benzodiazepinen ist eine allostere Aktivierung von $GABA_A$-Rezeptoren und damit die Verstärkung des Effektes von GABA. Durch die erhöhte und verlängerte GABA-Bindung an den $GABA_A$-Rezeptor kommt es einer erhöhten Wahrscheinlichkeit der Öffnung des integrierten Ligand-gesteuerten Ionenkanals.

Die chronische Verabreichung von Diazepam führt zu Toleranz, Abhängigkeit sowie zu verstärkten Anfällen von Angstgefühl und Schlaflosigkeit bei einem Entzug. Aus diesem Grund wird Diazepam nicht zur dauerhaften Behandlung von Krampfanfällen eingesetzt. Bei der akuten Behandlung von Krampfanfällen dagegen kann Diazepam sicher und effektiv eingesetzt werden. In toxischen Konzentrationen können Hypotonie, Dysarthrie, Müdigkeit, ein allgemeines Dysequilibrium oder eine Abgeschlagenheit auftreten. Bei einer hochdosierten intravenösen Behandlung mit Diazepam kann es zu einer respiratorischen aber auch zu einer kardiovaskulären Depression kommen.

Benzodiazepine haben nur sehr wenige Interaktionen mit anderen Medikamenten. Allerdings sollte beachtet werden, dass zentralnervöse Wirkungen anderer Medikamente verstärkt werden können.

Sowohl bei einer rektalen, als auch bei einer intravenösen Gabe können effektive Konzentrationen rasch erreicht werden. Da die Wirksamkeit von Diazepam zeitlich begrenzt ist, wird zumeist auf ein weiteres Medikament für die längerfristige Behandlung umgestellt. Diazepam kann sowohl für generalisierte Krampfanfälle als auch für fokale Anfälle eingesetzt werden. Darüber hinaus konnte eine gute Wirksamkeit bei Fieberkrämpfen gezeigt werden (▶ Kap. 5).

▪ Tiagabin

Tiagabin ist ein Derivat der Nipecotsäure, das im Gegensatz zu dieser in Lipiden unlöslichen Substanz die Blut-Hirn-Schranke gut überwinden kann. Durch Tiagabin wird die Wiederaufnahme von GABA wirksam blockiert. Dabei wirkt es im Wesentlichen auf den wichtigsten der GABA-Transporter, den so genannten GAT_1-Transporter.

Tiagabin ruft eine Reihe von zentralnervösen und periphernervösen Symptomen hervor. Insbesondere ist in diesem Zusammenhang ein häufiges Auftreten von Depressionen zu nennen. Auch gastrointestinale Symptome sind beschrieben worden.

Obwohl Tiagabin zu einem hohen Anteil an Plasmaproteine gebunden wird, ist der Effekt auf andere plasmaproteingebundene Medikamente gering.

Zumeist wird Tiagabin als additive Therapie zur Behandlung von komplexen fokalen Krampfanfällen eingesetzt. Darüber hinaus konnte eine Wirksamkeit bei einfachen fokalen und sekundären generalisierten Krampfanfällen gezeigt werden. Es gibt Hinweise, dass Tiagabin auch als Monotherapeutikum zur Behandlung des Status epilepticus wirksam ist. Darüber hinaus zeigt es neuroprotektive Eigenschaften.

▪ Vigabatrin

Ähnlich wie Gabapentin ist Vigabatrin ein strukturelles Analogon des inhibitorischen Neurotransmitters GABA. Durch Vigabatrin wird eine Inhibition der GABA-Transaminase hervorgerufen. Diese Inhibition ist irreversibel und die GABA-Transaminase-Aktivität erreicht erst nach 5 Tagen wieder eine 60%ige Effektivität vom Ausgangsniveau.

Vigabatrin kann eine Reihe von zentralnervösen **Nebenwirkungen** hervorrufen, zu denen Kopfschmerzen, Müdigkeit und Angstgefühl gehören. Darüber hinaus kann die Substanz zu einer erhöhten Depressions- oder Psychoserate führen. Charakteristisch ist eine Einschränkung des Sehfeldes, die nach einer längerfristigen Therapie mit Vigabatrin beobachtet wird. Zudem können gastrointestinale Reaktionen hervorgerufen werden. In den USA wurde die Markteinführung von Vigabatrin in den 1980er Jahren gestoppt, da es in Tierversuchen zu intramyelinären Ödemen kam sowie zu Mikrovakuolen in den äußeren Myelinschichten. Der Stellenwert dieser Symptome beim Menschen ist allerdings unklar.

Interaktionen mit anderen Medikamenten, abgesehen von einer Reduktion der Plasmakonzentration von Phenytoin die unter Vigabatrin auftreten kann, sind nicht beschrieben worden.

Vigabatrin wird im Wesentlichen zur additiven Therapie von schlecht kontrollierbaren fokalen Anfällen eingesetzt. Bei generalisierten Anfällen sowie Absencen, Myoklonien und anderen hat Vigabatrin so gut wie keine Effektivität.

▪ Gabapentin

Gabapentin wurde entwickelt als ein Medikament, das zügig die Blut-Hirn-Schranke überwinden kann und auf den GABA-Rezeptor einwirkt. Es weist eine hohe strukturelle Ähnlichkeit zu GABA auf, allerdings ist die Lipidlöslichkeit aufgrund eines zusätzlichen Karbonrings deutlich erhöht.

Der **Wirkmechanismus** von Gabapentin ist derzeit immer noch Gegenstand der Diskussion. Die zunächst angenommene Interaktion mit dem GABA-Rezeptor scheint nicht die Hauptwirkung zu sein. Gabapentin blockiert auch nicht die Wiederaufnahme von GABA. Die GABA-Transaminase wird durch Gabapentin nur geringgradig inhibiert.

Die hauptsächlichen **Nebenwirkungen** von Gabapentin schließen eine Müdigkeit, eine allgemeine Somnolenz, Kopfschmerzen, Ataxie und Müdigkeit ein. Häufig wird durch Gabapentin Übelkeit und Erbrechen induziert. Allgemein wird Gabapentin aber gut vertragen und schwere Nebenwirkungen wurden bislang nicht beschrieben.

Gabapentin wird weder an Plasmaproteine gebunden noch über die typischen Stoffwechselwege anderer Medikamente metabolisiert. Daher weist Gabapentin keine Interaktionen mit anderen Medikamenten auf. Die renale Clearance von Gabapentin kann durch Cimetidin eingeschränkt werden.

Es ist ein sicheres und effektives Antikonvulsivum, das sowohl für eine Monotherapie als auch für eine Therapie mit mehreren Substanzen insbesondere bei fokalen Anfällen bei Kindern oder Erwachsenen eingesetzt werden kann. Auch in der chronischen Schmerztherapie wird Gabapentin zunehmend eingesetzt. Aufgrund der kurzen Halbwertszeit muss Gabapentin mehrfach am Tag gegeben werden.

14.2.3 Inhibition des T-Typ-Kalziumkanals

▪ Ethosuximid

Ethosuximid ist eines der am meisten angewendeten Antikonvulsiva, das im Rahmen von Absencen eingesetzt wird. Im Gegensatz zu anderen Antikonvulsiva wurde der Wirkmechanismus von Ethosuximid erst relativ spät (1980) beschrieben. Es reduziert den spannungsabhängigen T-Typ-Kalziumstrom, der typisch für Krampfanfälle bei Absencen ist.

Ethosuximid ist relativ nebenwirkungsarm und ruft so gut wie keine Sedierung hervor. Typische **Nebenwirkungen** sind: Ataxie, Lethargie, Kopfschmerz, Euphorie, Müdigkeit und Schluckauf. Sehr selten kommt es zu Photophobie und Parkinsonismus. Darüber hinaus können auch Erkrankungen des Autoimmunsystems, wie z. B. Lupus erythematodes oder Stevens-Johnson-Syndrom, auftreten.

Ethosuximid ist sehr effektiv bei der Behandlung von Krampfanfällen mit Absencen. Aus diesem Grund ist es immer noch das am meisten eingesetzte Medikament bei dieser Art von Krampfanfällen.

14.2.4 Andere Wirkmechanismen

▪ Valproat

Valproat wurde bereits 1882 synthetisiert. Die antikonvulsive Aktivität wurde aber erst in den 1960er Jahren zufällig entdeckt. Verschiedene Wirkmechanismen sind für Valproat beschrieben worden. Dazu gehört eine Blockade von spannungsabhängigen Natriumkanälen. Ein weiterer Effekt von Valproat ist die Inhibition von niedrigschwelligen T-Typ-Kalziumströmen in einigen Neuronen. Schließlich kann Valproat auch die Konzentration von GABA über eine Inhibition des GABA-Transaminasemetabolismus erhöhen.

Trotz seines relativ niedrigen therapeutischen Index wird Valproat gut vertragen. Zu den allgemeinen **Nebenwirkungen** von Valproat gehören Hautrötungen, Alopezie, und eine Stimulierung des Appetits. Allerdings können auch gastrointestinale Nebenwirkungen, eine akute Pankreatitis oder eine Erhöhung der Leberenzyme auftreten. In etwa bei einem von 10.000 behandelten Individuen kann es zu einer fulminanten Hepatitis kommen, v. a. bei Säuglingen und Kleinkindern. Als hämatologische Nebenwirkungen wurden eine Neutropenie, Thrombozytopenie und Veränderungen der Thrombozytenfunktion beschrieben.

Valproat kann aufgrund seiner hohen Plasmaeiweißbindung zu einer Freisetzung von anderen Medikamenten, die ebenfalls stark plasmaeiweißgebunden sind, führen. Darüber hinaus ruft Valproat eine Verlängerung der Wirkung von Barbituraten, Benzodiazepinen und Opioiden hervor.

Aufgrund seiner unterschiedlichen Wirkmechanismen wird Valproat klinisch erfolgreich bei einem breiten Erkrankungsspektrum eingesetzt. Es wird sowohl zur Behandlung von fokalen, als auch von primären generalisierten Anfällen sowie bei Absencen, atypischen Absencen und myoklonischen Anfällen eingesetzt. Valproat hat eine geringere Effektivität als Carbamazepin oder Phenytoin bei der Behandlung von sekundären generalisierten Krampfanfällen.

Felbamat

Felbamat war das erste der neueren Antikonvulsiva, die in den letzten 20 Jahren klinisch eingeführt wurden. Obwohl es ursprünglich weit verbreitet war, ist es aufgrund seiner Nebenwirkungen zunehmend vom Markt verdrängt worden.

Felbamat wirkt im Wesentlichen an dem langsamen erholenden Natriumkanal. Darüber hinaus konnte eine Aktivität an Nicht-T-Typ-Kalziumkanälen gezeigt werden. Schließlich wurde spekuliert, dass Felbamat auch an einer lysinbindenden Bindungsstelle wirkt und darüber NMDA-induzierte Kalziumkanäle in ihrer Wirkung inhibiert. Obwohl Felbamat relativ wenige neurologische Symptome hervorruft, sind eine Reihe von schweren **Nebenwirkungen** beschrieben worden. Dazu gehört eine aplastische Anämie, die insbesondere bei weiblichen Patienten auftritt und mit einer Letalität von etwa 40% einhergeht. Darüber hinaus kann Felbamat eine Hepatotoxizität hervorrufen sowie ein akutes Leberversagen mit einer Inzidenz von etwa 1:20.000.

Felbamat wird vom Cytochrom-P_{450}-System in der Leber metabolisiert. Dadurch wird eine Reihe von Medikamenten in ihrer Wirkung verstärkt, die den gleichen Abbauweg verwenden.

Aufgrund des hohen Risikos von Nebenwirkungen wird Felbamat nicht mehr als ein Antikonvulsivum der ersten Wahl eingesetzt, sondern bleibt Patienten mit sonst nichtbehandelbaren Epilepsien vorbehalten. So konnte gezeigt werden, dass Felbamat insbesondere bei schlecht kontrollierbaren fokalen und sekundär generalisierten Krampfanfällen wirksam ist. Darüber hinaus kann es die Häufigkeit von Anfällen myoklonischer und atonischer Form reduzieren.

Topiramat

Auch Topiramat gehört zu den neueren Antikonvulsiva, die ein breites Spektrum bei einer geringen Toxizität aufweisen. Durch Topiramat wird der spannungsabhängige Natriumstrom reduziert. Darüber hinaus werden GABA-abhängige Mechanismen verstärkt. Da die Wirkung auf den GABA-Rezeptor unabhängig von Barbituraten oder Benzodiazepinen auftritt, kann Topiramat gut mit diesen Medikamenten kombiniert werden.

Die **Nebenwirkungen** von Topiramat sind relativ gering, es kann allerdings allgemeine zentralnervöse Symptome hervorrufen. Bei einigen Patienten wurde eine Nephrolithiasis beschrieben.

Eine Veränderung der Wirksamkeit anderer Medikamente durch Topiramat wurde bisher nicht beschrieben, da es weder den hepatischen Metabolismus beeinflusst noch an Plasmaproteine gebunden wird.

Topiramat kann aufgrund seines breiten Wirkspektrums für eine große Anzahl unterschiedlicher Krampfanfälle eingesetzt werden. Dazu gehören fokale generalisierte tonisch-klonische Anfälle sowie Absencen.

Zonisamid

Zonisamid ist ein ebenfalls kürzlich eingeführtes Antikonvulsivum mit einem breiten Wirkungsspektrum. Es reduziert die spannungsabhängigen Kalziumströme ähnlich wie Phenytoin oder Carbamazepin. Darüber hinaus kann Zonisamid auch eine Aktivität gegen den spannungsabhängigen T-Typ-Kalziumstrom aufweisen und aus diesem Grund gegen Absencen wirksam sein.

Typische **Nebenwirkungen** von Zonisamid schließen allgemeine Schläfrigkeit, Ataxie, Anorexie, Verwirrung, verändertes Denken, Müdigkeit ein. Bei einer Reihe von Patienten kann es zur Entwicklung von Nierensteinen kommen.

Wesentliche Interaktionen mit anderen Medikamenten wurden bisher nicht beobachtet.

Aufgrund der geringen Toxizität und des breiten Wirkspektrums von Zonisamid kann die Substanz für eine Reihe von unterschiedlichen klinischen Symptomen eingesetzt werden, z. B. bei Patienten mit fokalen und sekundären generalisierten Anfällen.

> **Tipp**
>
> Eine Therapie mit Antiepileptika sollte perioperativ fortgesetzt werden.

14.3 Herz-Kreislauf-wirksame Medikamente

14.3.1 β-Blocker

β-Blocker verhindern die Wirkung von Adrenalin und Noradrenalin an den β-adrenergen Rezeptoren. Sie werden v. a. zur Therapie kardiovaskulärer Erkrankungen, wie chronische Herzinsuffizienz, Hypertonie, stabile koronare Herzkrankheit (KHK) und tachykarden Arrhythmien, eingesetzt. Darüber hinaus sind sie auch bei Glaukom, Hyperthyreose, zur Migräneprophylaxe, bei essenziellem Tremor sowie zur Prophylaxe von Ösophagusvarizenblutungen bei chronischer Leberfibrose wirksam (▶ Abschn. 14.14).

Bei ausgewählten Patienten kann die perioperative Gabe von β-Blockern das kardiovaskuläre Risiko reduzieren (▶ Abschn. 22.2).

Insgesamt sind in Deutschland mehr als 20 verschiedene β-Blocker im Handel, die sich v. a. in der Selektivität für bestimmte Rezeptorsubtypen unterscheiden. Prinzipiell können 3 β-adrenerge Rezeptoren unterschieden werden, von denen aber bisher nur β_1- sowie β_2-Rezeptoren pharmakologische Relevanz besitzen. β-Blocker teilen sich demnach im Wesentlichen in 2 verschiedene Gruppen auf:

1. β_1-selektive Betablocker weisen eine gewisse Prävalenz in der Blockade von β_1- gegenüber β_2-Rezeptoren auf. Leitsubstanzen sind hier **Bisoprolol** und **Metoprolol**, aber auch **Esmolol** gehört in diese Gruppe.
2. Nichtselektive β-Blocker hemmen β_1- und β_2-Rezeptor-vermittelte Effekte. Leitsubstanz dieser Gruppe ist **Propranolol**.

Für die oben genannten kardiovaskulären Indikationen sind die β_1-selektiven β-Blocker die Mittel der Wahl, da sie wirksam und sicher sind. Somit unterscheiden sich die beiden Gruppen von β-Blockern v. a. in dem Spektrum ihrer Nebenwirkungen:

1. β_1-selektive Blocker können Bradykardie, AV-Blockierung und Blutdruckabfall auslösen, gelegentlich auch Potenzstörungen und depressive Verstimmung.
2. Nichtselektive β-Blocker können zusätzlich durch die Blockade von β_2-Rezeptoren eine Bronchokonstriktion sowie eine Hypoglykämie auslösen.

Beide Gruppen von β-Blockern sind bei Patienten mit obstruktiven Lungenerkrankungen, insbesondere bei Asthmatikern, **kontraindiziert**.

Ist eine kardiovaskuläre Therapie mit β-Blockern bei Asthmatikern indiziert, müssen unbedingt β_1-selektive Substanzen genommen werden, da bei ihnen die Gefahr einer Bronchokonstriktion geringer ist und bei einem Asthmaanfall β_2-Mimetika als Notfallmedikamente weiterhin wirken können.

Bisoprolol

Bisoprolol ist ein β-Blocker mit einer ca. 30-fach höheren Affinität für β_1- als für β_2-Rezeptoren. Nach der oralen Einnahme wird Bisoprolol zu über 90% gastrointestinal resorbiert und unterliegt nur einem geringen (<10%) First-pass-Effekt, sodass die orale Bioverfügbarkeit etwa 90% erreicht. Die Plasmahalbwertzeit beträgt 10–12 h. Bisoprolol wird zur Hälfte unverändert und zur anderen Hälfte nach Umwandlung in der Leber renal ausgeschieden.

Metoprolol

Metoprolol kann sowohl oral als auch parenteral appliziert werden. Nach oraler Gabe wird es nahezu vollständig (>95%) resorbiert, unterliegt aber einem First-pass-Effekt in der Leber, sodass die systemische Bioverfügbarkeit bei nur 35% liegt. Metoprolol wird in der Leber v. a. über CYPD6 metabolisiert und mit einer Halbwertszeit von 3–5 h renal eliminiert. Die Wirkdauer nach oraler Applikation hängt von der Salzform und Retardierung des Metoprolol ab.

»ZOK«-Retardtabletten zerfallen nach oraler Einnahme schnell in kleine Kügelchen mit einer Polymerbeschichtung, aus denen im Darm mit einer Kinetik nullter Ordnung (»zero order kinetics«, ZOK) Metoprololsuccinat freigesetzt wird. Auf diesem Weg wird über 24 h ein relativ gleichmäßiger Plasmaspiegel und eine lange Wirkdauer erzielt.

Das Metoprololtartratsalz wird schneller aus der Tablettenform freigesetzt und erreicht deshalb innerhalb von 1–2 h den maximalen Plasmaspiegel, der rasch abfällt. In der Tartratform kann Metoprolol auch parenteral gegeben werden.

β_1-selektive Betablocker werden v. a. zur Therapie des Herzinfarkts, der Hypertonie, der KHK sowie der chronischen Herzinsuffizienz eingesetzt.

Cave

Die gleichzeitige Gabe von Verapamil und β-Blockern ist kontraindiziert und kann zu schwerer Bradykardie und AV-Blockierung führen.

Weitere β-Blocker, die häufig wegen kardiovaskulärer Indikationen verordnet werden, sind Nebivolol (>100-fach β_1-selektiv), Atenolol (β_1-seletiv), Carvedilol (blockiert α_1-, β_1- und β_2-Rezeptoren) und Labetalol (α- und β-blockierend).

Esmolol

Esmolol ist der am kürzesten wirksame β_1-Blocker. Es wird durch Esterasen gespalten und dadurch mit einer Halbwertzeit von 9 min inaktiviert. Esmolol wird zur freien Säure und Methanol angebaut, allerdings bleibt der Methanolspiegel im Blut in der Regel bei <2% der toxischen Konzentrationen. Wegen der kurzen Wirkdauer steht Esmolol nur zur intravenösen Anwendung zur Verfügung und kann zur Reduktion der Kammerfrequenz bei supraventrikulären Tachykardien, die nicht durch Reentry-Mechanismen bedingt sind, verwendet werden.

14.3.2 Statine

Lovastatin ist ein Statin, das natürlich vorkommt und den Cholesterinspiegel senkt. **Lovastatin** wurde aus dem Aspergillus therreus isoliert. **Simvastatin** wird synthetisch aus einem Fermentationsprodukt desselben Pilzes hergestellt. Auch **Pravastatin** wird aus einem Pilzfermentationsprodukt (Penicillium citrium) gewonnen. Diese 3 Substanzen haben molekulare Strukturen, die dem Mevastatin ähneln.

Fluvastatin und **Atorvastatin** sind dagegen rein synthetisch hergestellte Statine mit molekularen Strukturen, die sich von den anderen Statinen deutlich unterscheiden und auch untereinander sehr verschieden sind.

Ein weiteres Statin, Cerivastatin, das ebenfalls synthetisch hergestellt wird, wurde bereits im Jahr 2001 aufgrund einer erhöhten Anzahl von Patienten, die nach der Einnahme verstorben sind, vom Markt genommen.

Pharmakokinetik

Lovastatin und Simvastatin sind Prodrugs mit einem Lactonring, bei denen eine chemische Veränderung an der offenen β-Hydroxysäure notwendig ist, um sie zu aktivieren. Pravastatin, Atorvastatin und Fluvastatin werden dagegen bereits als aktive β-Hydroxysäureform appliziert. Vom Fluvastatin existieren 2 optische Enantiomere, von denen nur eines aktiv ist.

Alle Statine werden relativ schnell nach oraler Gabe absorbiert, wobei die einzelnen Statine auf eine gleichzeitige Nahrungsaufnahme unterschiedlich reagieren. Die Statine werden sehr stark an Plasmaeiweiß gebunden, nur Pravastatin wird nur zu etwa 50% an Plasmaproteine gebunden. Pravastatin und Fluvastatin sind stärker hydrophil, dagegen sind Atorvastatin, Lovastatin und Simvastatin lipophile Substanzen.

Bis auf Pravastatin werden alle Statine über die Leber ausgeschieden. Atorvastatin, Lovastatin und Simvastatin werden von Cytochrom-P_{450}-3A4 metabolisiert. Dagegen wird Lovastatin im Wesentlichen über Cytochrom-P_{450}-2C9 und Pravastatin gar nicht über das Cytochrom-P_{450}-System verstoffwechselt. Lovastatin, Pravastatin und Simvastatin haben eine Halbwertszeit von 14 h. Trotz der teilweise kurzen Halbwertszeit und der geringen Kumulation im Plasma hält der pharmakodynamische Effekt der Statine etwa 24 h an (▶ Abschn. 14.14). Die Statine werden über Urin und Fäzes ausgeschieden, nur bei Atorvastatin und Fluvastatin ist die renale Clearance gering, daher muss bei Niereninsuffizienten die Dosis angepasst werden. Alle Statine sollten nicht bei Schwangeren gegeben werden, da sie zumindest in Tierversuchen teratogen sind.

(Neben)wirkungen

Der Haupteffekt von Statinen ist die Reduktion des Plasmaspiegels von LDL-Cholesterin um etwa 20–60% vom Ausgangswert. Es ist davon auszugehen, dass eine Verdoppelung der Dosis eines Statins mit einer Reduktion des LDL-Cholesterinspiegels um etwa 6% einhergeht. Statine erhöhen das HDL-Cholesterin dagegen nur moderat, hier werden Werte um 5–15% Erhöhung gemessen. Die Triglyceride werden durch Statine im Mittel um 7–30% gesenkt.

Im Allgemeinen werden Statine gut vertragen. Die üblichen **Nebenwirkungen** sind gastrointestinale Nebenwirkungen wie abdominale Schmerzen, Durchfälle oder Verstopfung. Es können leichte Myopathien mit Muskelschwächen auftreten, mit oder ohne Anstieg der CK. Weitere Beschwerden sind z. B. Müdigkeit, allgemeine Abgeschlagenheit, Schlafstörungen, Kopfschmerzen, Verlust der Konzentrationsfähigkeit, Hautrötungen und eine periphere Neuropathie. Auch ein Lupus-erythematodesähnliches Syndrom wurde im Zusammenhang mit der Einnahme von Statinen beschrieben.

Zu den schweren Nebenwirkungen gehören Myopathien mit einer Rhabdomyolyse, einer konsekutiven Myoglobinurie und einem akuten Nierenversagen. Eine Myositis wird sehr selten beobachtet. Myopathien treten häufiger bei Patienten auf, die aufgrund weiterer Indikationen mehrere Medikamente einnehmen. Zu den Medikamenten, die zusammen mit Statinen zu einer Myopathie führen, gehören Fibrate, Niacin, und andere Medikamente, die über das Cytochrom-P_{450}-System der Leber metabolisiert werden, wie z. B. Itraconazol, Ketoconazol, Erythromycin, Clarithromycin, Nefazodon, Cyclosporin und einige Proteaseinhibitoren, insbesondere das Ritonavir.

Anstiege der Leberenzyme etwa 2- bis 3-fach über der Norm treten in etwa 0,5–2% der Fälle auf und sind dosisabhängig. Nach Absetzen der Medikamente ist der Trend wieder rückläufig. Ein weiteres Fortschreiten bis hin zum Leberversagen ist extrem selten.

14.3.3 ACE-Hemmer

Die Protease Renin wird in der Niere synthetisiert und bei Blutdruckabfall, bei Verlust von Natriumionen und bei Sympathikusaktivierung freigesetzt. Durch Renin wird Angiotensinogen in Angiotensin I umgewandelt, welches durch das Angiotensin-Converting-Enzym (ACE) in Angiotensin II gespalten wird. Angiotensin II bindet an spezifische Rezeptoren (AT_1, AT_2), von denen beim Menschen der AT_1-Rezeptor funktionell überwiegt. Durch die Bindung von Angiotensin II wird eine mehrere Minuten anhaltende Vasokonstriktion ausgelöst, die besonders das renale und das intestinale Stromgebiet betrifft. Darüber hinaus wird über eine Freisetzung von Mineralokortikoiden vermehrt Natrium rückresorbiert und der Sympathikus aktiviert. Als Leitsubstanzen der ACE-Hemmer sind Captopril (erster ACE-Hemmer auf dem Markt) sowie die häufig verordneten Substanzen Ramipril, Enalapril und Lisinopril zu nennen.

(Neben)wirkungen

ACE-Hemmer binden an das Angiotensin-Converting-Enzym und führen zu einer reversiblen Blockade des Enzyms. Dadurch kommt es zu einer Hemmung der Umwandlung von Angiotensin I zu Angiotensin II und damit zu einer Blutdrucksenkung. Eine Reflextachykardie wird dabei in der Regel nicht beobachtet. Die Blutdrucksenkung ist umso ausgeprägter, je stärker das Renin-Angiotensin-Aldosteron-System vor Gabe des ACE-Hemmers aktiviert war.

Liegt bereits ein ausgeprägter Volumenmangel vor, kann die Applikation eines ACE-Hemmers zu einem extremen Abfall des Blutdrucks führen, mit Einschränkungen in der zerebralen und/oder der kardialen Perfusion. Auch eine vorbestehende Herzinsuffizienz kann extreme Blutdruckabfälle begünstigen. Es wurde daher empfohlen, ACE-Hemmer präoperativ abzusetzen, da es im Rahmen einer Anästhesieeinleitung zu massiven Blutdrucksenkungen kommen kann, die weitgehend therapierefraktär sein können. ACE-Hemmer können perioperativ bei gut eingestellten, stabilen herzinsuffizienten Patienten günstige Effekte aufweisen, so dass neuere Empfehlungen das Absetzen eines ACE-Hemmers nicht mehr kategorisch fordern (▶ Abschn. 14.14).

Captopril hat eine Halbwertszeit von ca. 2 h, Enalapril wirkt deutlich länger. Neuere ACE-Hemmer haben häufig eine noch längere Wirkdauer.

Die **Hauptindikationen** für den Einsatz von ACE-Hemmern sind Herzinsuffizienz und Hypertonus. Bei Patienten mit Herzinsuffizienz konnte gezeigt werden, dass ACE-Hemmer die Sterblichkeitsrate senken. Bei Risikopatienten für Schlaganfälle konnte durch den ACE-Hemmer Ramipril eine Reduktion des Schlaganfallrisikos erreicht werden.

An **Nebenwirkungen** ist die Blutdrucksenkung zu nennen, außerdem kann es zu Hyperkaliämie und trockenem Husten kommen (Hemmung des Bradykininabbaus). ACE-Hemmer können sehr selten angioneurotische Ödeme auslösen.

Zu den **Kontraindikationen** gehören Nierenarterienstenosen, Aortenstenose, Angioödeme, Hyperaldosteronismus, Niereninsuffizienz sowie Schwangerschaft und Stillzeit.

> **Tipp**
>
> ACE-Hemmer können bei Patienten mit stabiler Linksherzinsuffizienz perioperativ weiter gegeben werden (European Society of Cardiology 2009).

14.3.4 Angiotensin-II-Rezeptorantagonisten (Sartane)

Substanzen, die die AT_1-Rezeptoren blockieren werden auch als »Sartane« bezeichnet. Die erste zugelassene Substanz war das Losartan. Im Wesentlichen ist das Wirkspektrum der Sartane dem der ACE-Hemmer vergleichbar. Die Halbwertszeit von Losartan ist mit 2 h verhältnismäßig kurz, neuere Sartane wie Candesartan, Eprosartan, Irbesartan, Olmesartan und Valsartan haben deutliche längere Halbwertszeiten und brauchen nur einmal täglich verabreicht zu werden.

> **Tipp**
>
> Angiotensinrezeptorantagonisten können bei Patienten mit stabiler Linksherzinsuffizienz perioperativ weiter gegeben werden (European Society of Cardiology 2009; ▶ Abschn. 14.14).

14.3.5 Kalziumantagonisten

Kalziumkanäle sind Ionenkanäle, die in verschiedenen Geweben lokalisiert sind und über deren zentralen Ionenkanal Kalzium aus dem Extrazellulärraum in die Zellen strömen kann. Es gibt verschiedene Typen von Kalziumkanälen, darunter den häufigen L-Typ, auch als »long lasting, high voltage activated« Kanal bezeichnet. Kalziumantagonisten sind spezifische Substanzen, die den Kalziumstrom inhibieren. Kalziumantagonisten mit kardiovaskulärem Wirkprofil sind Antagonisten des L-Typ Kalziumkanals.

Wesentliche Substanzen sind

- das Dihydropyridin Nifedipin und zahlreiche Verwandte sowie
- das Phenylalkylamin Verapamil und
- das Benzothiazepin Diltiazem.

Während Dihydropyridine ungeladene Substanzen sind, weisen die Benzothiazepine und die Phenylalkylamine eine kationisch-amphiphile Molekülstruktur auf. Das bedeutet, dass sie neben einer hydrophilen, kationischen Ladung auch lipophile Anteile enthalten (»amphiphil«).

Interessanterweise haben die kationisch-amphiphilen Substanzen in vasoaktiver Dosierung auch Wirkungen am Myokard, daher werden sie als Antiarrhythmika verwendet. Die Dihydropyridine haben dagegen keine wesentlichen Wirkungen am Herzen, wenn sie in einer vasodilatierenden Dosierung gegeben werden.

> **Tipp**
>
> Kalziumantagonisten können perioperativ weiter gegeben werden, wenn Blutdruck und Herzfunktion kontrolliert werden (► Abschn. 14.14).

- **Phenylalkylamine**

Verapamil kann per os oder intravenös verabreicht werden. Die Bioverfügbarkeit nach oraler Gabe ist gering, sodass im Vergleich zur intravenösen Applikation deutlich höher dosiert werden muss. Aufgrund der Wirkung auf den Sinusknoten und den AV-Knoten wird durch **Verapamil** eine Reduktion der Herzfrequenz und der AV-Überleitung hervorgerufen. Indiziert ist Verapamil bei tachykarden Rhythmusstörungen sowie bei Angina pectoris. Dementsprechend sind die wesentlichen Nebenwirkungen von Verapamil die Bradykardie und der AV-Block, im Extremfall kommt es zur Asystolie. Die negativ inotrope Wirkung kann eine Herzinsuffizienz verstärken. Der Effekt auf die glatte Muskulatur führt zu einer Blutdrucksenkung.

> **Cave**
>
> Aufgrund des ähnlichen Wirkungsspektrums darf Verapamil nicht zusammen mit β-Blockern verabreicht werden. Es besteht die Gefahr eines AV-Blocks und einer schweren Bradykardie.

Eine bestehende Herzinsuffizienz und eine Insuffizienz der Leber sind **Kontraindikationen** für die Gabe von Verapamil.

- **Benzothiazepine**

Das Diltiazem ist aufgrund seiner dem Verapamil ähnlichen kationischen-amphiphilen Struktur vom Wirkspektrum wie Verapamil einzuschätzen. Dies gilt auch für Indikationen, Nebenwirkungen und Kontraindikationen.

- **Dihydropyridine**

Nifedipin ist der Hauptvertreter dieser Substanzgruppe. Neuere Dihydropyridine haben nicht selten noch stärker ausgeprägte Wirkungen auf die glatte Muskulatur von Gefäßen, ohne dass eine kardiale Wirkung zu beobachten ist. Aufgrund der molekularen Struktur mit mehreren Doppelbindungen sind Nifedipin und andere Dihydropyridine lichtempfindlich. Nifedipin ist nur sehr schlecht in Wasser löslich, die intravenöse Zubereitung enthält daher einen hohen Alkoholanteil, dies ist bei länger dauernder Infusion zu beachten. Aufgrund des schnellen Wirkeintritts von Nifedipin mit einer deutlichen Blutdrucksenkung, kommt es nicht selten zu einer reflektorischen Tachykardie, die insbesondere kardial belastete Patienten gefährden kann. Aus diesem Grund sind Dihydropyridine mit längerer Wirkdauer und langsamerem Wirkeintritt entwickelt worden, wie z. B. Felodipin, Isradipin und Amlodipin.

Ein neuerer Kalziumantagonist mit extrem kurzer Halbwertszeit und daher einer sehr guten Steuerbarkeit ist das Clevidipin. Diese Substanz, die 2008 in den USA zugelassen wurde, in Deutschland dagegen derzeit noch nicht verfügbar ist, wird über Esterasen ähnlich wie Remifentanil, Mivacurium oder Esmolol metabolisiert und in unwirksame Metaboliten zerlegt.

Indikationen für die Dihydropyridine sind im Wesentlichen die Hypertonie und die Dauertherapie der stabilen Angina pectoris sowie die hypertensive Krise. Zu den **Nebenwirkungen** zählen eine zu stark ausgeprägte Hauptwirkung, schnelle Blutdrucksenkung, Tachykardie sowie seltener prätibiale Ödeme und Gingivahyperplasie.

14.3.6 Antiarrhythmika

Die Antiarrhythmika werden nach Vaughn-Williams, je nach ihrer Hauptwirkung, in 4 Gruppen eingeteilt.

> **Vaughn-Williams-Einteilung**
>
> - Gruppe I: Na^+-Kanal blockierende Antiarrhythmika
> - Gruppe II: β-Blocker
> - Gruppe III: K^+-Kanal-blockierende Antiarrhythmika
> - Gruppe IV: Ca^{2+}-Kanalblocker vom kationisch-amphiphilen Typ

Die Antiarrhythmika der Gruppe I beeinflussen die Depolarisationsphase des Aktionspotenzials. Je nach der Verlängerung, Verkürzung oder geringem Effekt auf das Aktionspotenzial wird die Einteilung in Ia, Ib oder Ic vorgenommen. Die Gruppe II umfasst die β-Blocker, die Gruppe III hingegen Antiarrhythmika, die im Wesentlichen auf die Repolarisationsphase des Aktionspotentials einwirken. In Gruppe IV finden sich Substanzen, die auf die Depolarisation von Ca^{2+}-Kanalaktionspotenzialen einwirken, v. a. also im Sinusknoten und im AV-Knoten.

Da die Antiarrhythmika der Gruppe I und III sehr ähnlich wirken, werden diese Substanzen auch zusammengefasst als kationisch-amphiphile Antiarrhythmika bezeichnet.

Gruppe I: Na^+-Kanal-blockierende Antiarrhythmika

Lidocain

Hauptsubstanz der Gruppe-I-Antiarrhythmika ist das Lidocain, das aufgrund seiner Na^+-Kanal-blockierenden Wirkung auch als Lokalanästhetikum eingesetzt wird.

Da es das Aktionspotential verlängert, wird es auch als Ib-Antiarrhythmikum bezeichnet. Durch die reduzierte Erregbarkeit von Na^+-Kanälen kommt es zu einer Verzögerung der Depolarisation sowie der Fortleitungsgeschwindigkeit. Aus diesem Grund ist Lidocain bei Kammertachykardien und ventrikulären Extrasystolen nach Myokardinfarkt indiziert. Aufgrund der kurzen Halbwertszeit von ca. 20 min muss Lidocain kontinuierlich intravenös verabreicht werden, wenn kontinuierliche Wirkspiegel erreicht werden sollen. Es muss jedoch beachtet werden, dass Lidocain aufgrund einer zunehmenden Hemmung seines eigenen Abbaus kumulieren kann.

In therapeutischer Dosierung hat Lidocain gering ausgeprägte **Nebenwirkungen**, kann aber in hohen Dosen negativ inotrop wirken. In hohen Dosen kommt es zusätzlich zu zentralen Nebenwirkungen wie z. B. Unruhe, Benommenheit bis hin zu Krämpfen und Bewusstlosigkeit.

Mexiletin

Mexiletin wirkt sehr ähnlich wie Lidocain, kann aber auch oral appliziert werden. Es hat schwerwiegende **Nebenwirkungen** auf das zentrale Nervensystem.

Chinidin

Chinidin ist der wesentliche Vertreter der Gruppe-Ia-Substanzen. Es blockiert die offenen Na^+-Kanäle und kann »Torsade-de-pointes«-Tachykardien auslösen. Darüber hinaus hat es eine atropinartige Wirkung. Indiziert ist Chinidin bei Tachykardien (supraventrikulär, ventrikulär) sowie bei der Prophylaxe und Therapie bei Vorhofflimmern. Die Halbwertszeit liegt bei 6 h, daher muss es 3- bis 4-mal täglich gegeben werden.

Chinidin hat zahlreiche **Nebenwirkungen** wie negative Inotropie und arrhythmisches Potential, Allergie, sensorische Störungen und gastrointestinale Störungen. Die Kombination von Chinidin mit Digitalis ist zu vermeiden, da es zu extremen Anstiegen des Digoxin-Spiegels kommen kann.

Ajmalin und Prajmalin

Ajmalin und Prajmalin sind beim Wolff-Parkinson-White-Syndrom indiziert, spielen sonst aber nur eine untergeordnete Rolle.

Propafenon und Flecainid

In die Gruppe der Ic-Substanzen gehören v. a. das Propafenon und das Flecainid. Der Wirkungseintritt ist langsam. Sie sind bei supraventrikulären Tachykardien indiziert. Für beide Substanzen wurde gezeigt (CAST-Studie), dass sie bei längerer Einnahme die Lebenserwartung reduzieren können und werden daher heute nur noch selten verabreicht.

Gruppe III: K^+-Kanal-blockierende Antiarrhythmika

Amiodaron

Hauptsubstanz der Gruppe-III-Antiarrhythmika ist das Amiodaron. Neben einer hemmenden Wirkung auf die K^+-Kanäle hat es auch Wirkungen auf die Na^+ und Ca^{2+}-Kanäle. Durch die Blockade der K^+-Kanäle kommt es zu einer Verlängerung der Repolarisationsphase des Aktionspotenzials. Am Sinusknoten wird die Frequenz, am AV-Knoten die Überleitungsgeschwindigkeit reduziert. In den Ventrikeln kommt es zu einer Verlängerung der Refraktärzeit.

> **Praxistipp**
>
> Amiodaron ist bei nahezu allen Rhythmusstörungen wirksam.

Es wird bei Vorhofflimmern, Vorhofflattern sowie bei ventrikulären Rhythmusstörungen eingesetzt. Amiodaron ist das Antiarrhythmikum der Wahl bei der kardiopulmonalen Reanimation aufgrund von Kammerflimmern.

Es ist stark lipidlöslich und hat eine Halbwertszeit von 30–50 Tagen. Für die initiale Aufsättigung werden hohe Dosen intravenös gegeben (1200 mg/24 h), danach geringere Erhaltungsdosen (200 mg). Eine kontinuierliche EKG-Überwachung sollte erfolgen. Amiodaron kann auch oral verabreicht werden.

Amiodaron besitzt zahlreiche **Nebenwirkungen**: durch Amiodaronkomplexe kann es zu Beeinträchtigungen des Sehvermögens sowie zu Leber- und Lungenfibrosen kommen. Daneben wurden Verdickungen der Herzklappen beschrieben. Es können Neuropathien und Hauterscheinungen auftreten. Bei der Gabe von Amiodaron kann es zu einer Freisetzung von Jod aus dem Molekül mit Schilddrüsenüber- und -unterfunktion kommen.

Dronedaron und Sotalol

Aufgrund der Nebenwirkungen von Amiodaron wurde eine Alternative gesucht. Seit Ende 2009 zugelassen ist **Dronedaron**, das kein Jod enthält, aber ausschließlich oral verabreicht werden kann. In einer Reihe von Studien wurde eine teils bessere Verträglichkeit im Vergleich zu

Amiodaron gezeigt. Eine abschließende Bewertung steht noch aus.

Sotalol ist ein weiteres Gruppe-III-Antiarrhythmikum. Die Substanz liegt als Razemat vor, von der die L-Form β-Rezeptor-blockierend, die D-Form dagegen antiarrhythmisch wirkt. Das Razemat ist den reinen Enantiomeren in der Wirksamkeit überlegen. Es ist zur Therapie von supraventrikulären Rhythmusstörungen indiziert. Zu den Nebenwirkungen zählen die β-Blockerwirkungen sowie ventrikuläre Tachykardien.

Gruppe II: β-Blocker

Bei Arrhythmien, die durch eine Erhöhung des Sympathikotonus hervorgerufen werden, sind β-Blocker indiziert. β-Blocker haben im Vergleich zu den anderen Antiarrhythmika günstige Eigenschaften bei vielen Rhythmusstörungen sowie bei weiteren Erkrankungen wie z. B. dem Hypertonus oder bei einer koronaren Herzerkrankung (▶ Abschn. 14.3.1; ▶ Abschn. 22.2).

Gruppe IV: Ca^{2+}-Kanalblocker vom kationisch-amphiphilen Typ

Zu den Ca^{2+}-Kanalblockern vom kationisch-amphiphilen Typ zählen die Kalziumantagonisten Verapamil, Gallopamil und Diltiazem. Zu den Indikationen für diese Kalziumantagonisten gehören supraventrikuläre Tachykardien mit Beteiligung des AV-Knotens. Vorhofflattern und -flimmern können aufgrund der Frequenzkontrolle am AV-Knoten günstig beeinflusst werden.

Zu den **Nebenwirkungen** der Kalziumantagonisten gehören Bradykardie und AV-Blockierung, bei schneller intravenöser Gabe auch Herzstillstand. Zudem kann es auch zu gastrointestinalen Symptomen, zentralnervösen Symptomen sowie Hautreaktionen und Leberschäden kommen.

Kontraindiziert sind Kalziumantagonisten aufgrund ihrer negativ inotropen Eigenschaften bei Herzinsuffizienz sowie bei partiellen Überleitungsblockaden und bei ventrikulären Arrhythmien.

Weitere Antiarrhythmika

Ivabradin

Ivabradin ist ein Antagonist eines Na^+/K^+-Ionenkanals von sinoatrialen Zellen, die eine Schrittmacherfunktion besitzen, sog. HCN-Kanälen (**h**yperpolarisationsaktivierte, **c**yclo**n**ukleotidgesteuerte Kanäle). Die Substanz ist bei Tachykardien, insbesondere bei Herzinsuffizienz oder Angina pectoris, indiziert und kann eine Alternative zur Verordnung von β-Blockern darstellen. Zu den **Nebenwirkungen** von Ivabradin gehören die Bradykardie sowie Sehstörungen, die sich als lichtblitzartige Erscheinungen (Phosphene) im Sehfeld zeigen.

Adenosin

Adenosin ist ein körpereigenes Nukleosid, das über eine Bindung an Adenosin-A_1-Rezeptoren zu einer Freisetzung von Kaliumionen aus dem Myokard führt. Gleichzeitig werden Ca^{2+}-Kanäle inhibiert. Adenosin ist bei supraventrikulären Tachykardien indiziert und wird als Bolus schnell intravenös appliziert, zunächst 6 mg, die aber bis auf 12 mg gesteigert werden können.

14.4 Gerinnung

14.4.1 Kalziumentionisierung

In der Gerinnungskaskade werden an mehreren Stellen Kalziumionen benötigt. Sie helfen z. B. die vitaminabhängigen Gerinnungsfaktoren II, VII, IX, X an Phospholipide zu binden und zu aktivieren. Werden freie Kalziumionen gebunden, können sie nicht mehr gerinnungsaktivierend wirken.

Neben der In-vitro-Anwendung für Blutproben und Blutkonserven findet dieses Wirkprinzip Anwendung im Rahmen der Citrat-Kalzium-Hämofiltration, bei der das durch den Filter gepumpte Blut zunächst durch Zufuhr von Natriumcitrat ungerinnbar gemacht wird. Nach der Passage des Filters vor Rückführung des Bluts in den Patienten wird Kalzium wieder zugeführt. Auf diese Weise werden Blutungskomplikationen vermieden, darüber hinaus kommt es nicht zu Komplikationen wie der heparininduzierten Thrombozytopenie. Die Anwendung dieser Antikoagulationsstrategie erlaubt daneben noch deutlich längere Anwendungszeiten des Hämofilters von bis zu 72 h und kann damit deutliche Einspareffekte mit sich bringen.

14.4.2 Unfraktioniertes Heparin

Heparin ist eine körpereigene Substanz, die zusammen mit Histamin in Mastzellen vorliegt. Gewebe mit hoher Heparinkonzentration sind Leber, Lunge und Darm. Das klinisch verwendete Heparin stammt im Wesentlichen von Schweinen – aber nicht mehr von Rindern. Heparin ist ein kettenartig aufgebautes, sehr komplexes Glukosaminoglykan mit einem Molekulargewicht, das zwischen 4.000 und 40.000 Dalton variiert. Es wird nach oraler Zufuhr nicht resorbiert und muss daher parenteral zugeführt werden. Die Halbwertszeit liegt bei 90–120 min; folglich muss Heparin mehrmals am Tag gegeben oder kontinuierlich zugeführt werden. Heparin wirkt gerinnungshemmend, indem es das vom Körper produzierte Antithrombin III aktiviert. Antithrombin III inaktiviert über eine hochaffine Bindung aktive Gerinnungsfaktoren wie Faktor IIa und Faktor Xa, aber auch Faktor IXa und Faktor XIIa.

Indikationen für Heparin sind Thromboseprophylaxe und -therapie, Verbrauchskoagulopathie und Embolie. Darüber hinaus wird Heparin in der Anästhesie und Intensivmedizin bei extrakorporalen Organersatzverfahren eingesetzt, so z. B. in der Kardiochirurgie für den kardiopulmonalen Bypass oder für Nierenersatzverfahren auf der Intensivstation. Auch in Blutkonserven können geringe Mengen Heparin enthalten sein.

Nebenwirkungen einer Heparintherapie sind an erster Stelle Blutungskomplikationen, die mit steigender Dosierung häufiger auftreten. Daneben sind Allergien gegen Heparin beschrieben worden, Haarausfall und bei längerer Gabe ist eine Osteoporose möglich. Eine spezifische Nebenwirkung der Heparintherapie ist die heparininduzierte Thrombozytopenie (HIT). Zwei Typen sind beschrieben worden:

- die HIT I, bei der es in den ersten Tagen einer Heparintherapie zu einem milden Abfall der Thrombozytenzahl kommt und der klinisch keine große Bedeutung zukommt.
- Bei der HIT II dagegen, die sich bei Erstanwendung von Heparin erst nach 1–2 Wochen entwickelt, aber bei einer Reexposition unmittelbar auftreten kann, kommt es zu einem rapiden Abfall der Thrombozytenzahlen. Gleichzeitig kommt es zu thromboembolischen Gefäßverschlüssen. Die Therapie mit Heparin muss sofort beendet werden. Ist eine weitere Antikoagulation notwendig, muss auf Alternativpräparate wie Danaparoid oder Lepirudin ausgewichen werden (▶ Abschn. 25.7).

Zu den **Kontraindikationen** gehören alle Zustände, die mit der Gefahr einer Blutung einhergehen, wie zum Beispiel offene Verletzungen und Operationen, insbesondere im ZNS.

> **Die Wirkung von unfraktioniertem Heparin kann mittels des Antagonisten Protamin unmittelbar beendet werden (▶ Abschn. 25.7.2).**

14.4.3 Niedermolekulare Heparine

Heparin mit einem Molekulargewicht von 4.000–6.500 Dalton, das durch enzymatische oder chemische Spaltung hergestellt werden kann, wird als niedermolekulares Heparin bezeichnet. Im Gegensatz zu Heparin ist die Wirkung spezifischer, so wird im Wesentlichen Faktor Xa inhibiert. Bei den anderen Gerinnungsfaktoren müssen Antithrombin und der Gerinnungsfaktor gleichzeitig an das Heparin binden, dafür ist das niedermolekulare Heparin zu klein.

Indikation für die niedermolekularen Heparine ist die Thromboseprophylaxe und die -therapie. Thrombozytopenien sollen seltener auftreten als bei unfraktioniertem Heparin. Die Wirkdauer ist gegenüber dem unfraktionierten Heparin deutlich verlängert. Durch Protamin kann die Wirkung niedermolekularer Heparine nur teilweise aufgehoben werden.

14.4.4 Fondaparinux

Fondaparinux ist ein Pentasaccharid, das den Gerinnungsfaktor Xa durch Bindung an Antithrombin III inaktiviert. Es hat eine gute Wirksamkeit zur Thromboseprophylaxe. Bei Blutungen ist der Effekt von Fondaparinux nicht durch Protamin zu hemmen.

14.4.5 Hirudin

Hirudin wird aus Blutegeln gewonnen, es bindet direkt an Thrombin ohne Beteiligung von Antithrombin III. Seit einiger Zeit können Hirudinanaloga gentechnisch hergestellt werden. Substanzen sind das Lepirudin und das Bivalirudin. Wie die Heparine muss Hirudin parenteral verabreicht werden.

14.4.6 Direkte Thrombininhibitoren

Argatroban und Dabigatran sind niedermolekulare Substanzen, die Thrombin direkt ohne Mitwirkung von Antithrombin III inhibieren. Auch diese Substanzen können bei einer vorbestehenden HIT angewendet werden. Während Argatroban parenteral zugeführt wird, kann das Prodrug Dabigatran nach der enteralen Resorption durch Esterasen in eine aktive Form umgewandelt werden.

14.4.7 Direkter Faktor-Xa-Inhibitor

Rivaroxaban ist derzeit der einzige direkte Inhibitor des aktiven Gerinnungsfaktors Xa. Im Gegensatz zu den Heparinen benötigt Rivaroxaban für die Hemmung nicht das endogene Antithrombin III. Die Indikation ist die Prophylaxe postoperativer Thrombosen nach elektivem Hüft- oder Kniegelenkersatz.

14.4.8 Vitamin K

Die Produktion der Gerinnungsfaktoren II (Prothrombin), VII, IX und X in der Leber ist abhängig von der Anwesenheit von Vitamin K, wobei verschiedene Vitamin-K_1- und -K_2-Formen unterschieden werden. Die K-Vitamine werden mit der Nahrung aufgenommen, aber auch von Bakterien im Darm produziert. Zu einem Vitamin-K-Mangel kommt es bei ungenügender Resorption, aber auch bei Fehlen von Vitamin-K-produzierender Darmflora, z. B. nach der oralen Gabe von Antibiotika. Auch bei Neugeborenen, deren Darm noch nicht von Bakterien besiedelt wurde, kann es zu einem Vitamin-K-Mangel kommen. Vitamin K wird mit 15–50 mg/d dosiert, bei Antagonisierung der Wirkung von Cumarinen liegt die Dosis bei ca. 200 mg/d. Bei Neugeborenen darf nur vorsichtig dosiert werden.

14.4.9 Cumarine

Zwei Cumarine sind verfügbar, das Phenprocoumon (Halbwertszeit ca. 150 h) und das Warfarin (Halbwertszeit ca. 35–50 h). Cumarine behindern über einen Antagonismus des Vitamin K die Reifung von Gerinnungsfaktoren (II, VII, IX und X). Vitamin K wird in der Leber benötigt, um in Glutaminsäurereste dieser Faktoren eine weitere Carboxylgruppe einzubauen, sodass Kalzium besser an die Faktoren binden und sie aktivieren kann. Da es sich um eine antagonistische Wirkung handelt, kann die Wirkung von Cumarinen durch erhöhte Dosen von Vitamin K reduziert werden. Da jeweils nur die Reifung (Carboxylierung) neu synthetisierter Gerinnungsfaktoren und nicht die bereits im Blut zirkulierenden Faktoren betroffen werden, erfolgt der Wirkungseintritt erst nach Tagen. Ist eine schnelle Antikoagulation erforderlich, wird bei Einleitung einer Cumarintherapie zunächst zusätzlich für 1–3 Tage Heparin gegeben.

Indikationen für den Einsatz von Cumarinen sind die Prophylaxe von Thrombosen und Embolien z. B. nach Herzklappenoperationen oder bei chronischem Vorhofflimmern. Der Erfolg der Therapie wird am Quick-Wert (Zielwert 25–35%) oder am INR-Wert (2,0–3,0) gemessen.

Zu den **Nebenwirkungen** der Therapie mit Cumarinen zählen an erster Stelle die Blutungen, die immer an eine Überdosierung denken lassen sollten. Auch sind sehr seltene Hautnekrosen am 3–5. Tag nach Therapiebeginn beschrieben worden. Während der Schwangerschaft können Cumarine teratogen wirken. Schwangerschaft und Stillzeit sind daher absolute Kontraindikationen für die Behandlung mit Cumarinen. Allergische Reaktionen sowie Urtikaria und gastrointestinale Beschwerden sind weitere seltene Nebenwirkungen von Cumarinen. Da Cumarine durch eine Reihe von Medikamenten in ihrer Wirksamkeit verändert werden, ist zu beachten, dass Änderungen der Begleitmedikation zu einer Überwachung und ggf. zu einer Neueinstellung der Antikoagulation führen müssen.

Eine präoperative Aufhebung des antikoagulativen Effekts von Cumarinen kann bei dringenden Operationsindikationen mittels der Gabe von »fresh frozen plasma« (FFP) erfolgen. Dabei ist zu beachten, dass ggf. eine relativ große Volumenbelastung stattfindet.

Für eine schnelle Senkung des INR-Werts ohne Volumenbelastung kann auch PPSB (Faktorenkonzentrat aus den Vitamin-K-abhängigen Gerinnungsfaktoren Prothrombin (II), Prokonvertin (VII), Stuart-Prower Faktor (X) und antihämophiler Faktor B (IX)) verabreicht werden, hier ist jedoch die relativ große Gefahr einer Virusinfektion mit Hepatitis B oder C bzw. HIV zu bedenken, da es sich um gepooltes Plasma handelt.

Aus diesem Grund ist die Behandlung mit PPSB Notfällen vorbehalten (Bundesärztekammer: Querschnittleitlinie zur Therapie mit Blutkomponenten und Plasmaderivaten, 4. Auflage, 2008). Für elektive Operationen kann Vitamin K verabreicht werden, es ist aber zu beachten, dass es zu einer unterschiedlich schnellen Produktion der Gerinnungsfaktoren mit einem möglichen hyperkoagulabilen Zustand und Thrombosegefahr kommt. Daher ist es am besten, wenn das Abklingen des Cumarineffekts ohne Intervention abgewartet und präoperativ auf Heparin umgestellt wird (»bridging«; ▶ Abschn. 14.14).

14.4.10 Fibrinolytika

Fibrin wird durch Plasmin in Bruchstücke gespalten, dadurch werden Fibrinthromben aufgelöst. Plasmin wiederum wird durch Aktivierung körpereigener Substanzen aus dem Glykoprotein Plasminogen gebildet. Zu den Aktivatoren von Plasminogen gehören Urokinase und Gewebsplasminogenaktivator (t-PA). Auch körperfremde Stoffe gehören zu den Aktivatoren, so z. B. Streptokinase. Inhibitoren des Plasmins sind das Antiplasmin III oder die Tranexamsäure.

Indiziert sind Fibrinolytika zur Auflösung von thrombotischen Gerinnseln z. B. bei tiefen Beinvenenthrombosen, Lungenembolien, ischämischen Schlaganfällen oder Herzinfarkten. Die Lysetherapie im Rahmen der präklinischen Notfallmedizin wird jedoch nur noch durchgeführt, wenn ein kardiologisches Zentrum, in dem eine perkutane transluminale Koronarangioplastie (PTCA) vorgenommen werden kann, nicht innerhalb von 120 min erreicht wird [12]. Die Kombination aus frühzeitiger antithrombozytärer Therapie in Kombination mit einer PTCA innerhalb von 90 min ist der Lysetherapie beim Myokardinfarkt klar überlegen. Da Urokinase und Streptokinase weniger wirksam sind als Gewebsplasminogenaktivator und dieser gentechnisch hergestellt werden kann (rt-PA, Alteplase), wird im Wesentlichen nur noch dieses Fibrinolytikum angewendet.

Verschiedene Varianten des Gewebsplasminogenaktivators sind verfügbar: Reteplase und Tenecteplase haben eine längere Halbwertszeit als Alteplase. Von der Streptokinase, die erst nach Bindung an Plasminogen aktiv wird und die Bildung von Plasmin fördert, ist ein fester, mit Anissäure stabilisierter Komplex mit Plasminogen verfügbar, Anistreplase, der eine kalkulierbare Wirkung von Streptokinase erleichtert und deutlich länger wirksam ist (Halbwertszeit ca. 90 min).

Zu den **Nebenwirkungen** gehören insbesondere bei der Gabe von Streptokinase allergische Reaktionen.

14.4.11 Plasmininhibitoren

Geburten oder Operationen an Prostata oder Uterus, aber auch an anderen Geweben, können zu einer Freisetzung von fibrinolytisch wirksamen Substanzen führen. Dadurch kann es zu peripartalen bzw. perioperativen Blutungen kommen. Die ε-Aminokapronsäure und die Tranexamsäure sind Substanzen, die sich an eine Lysinbindungsstelle am Plasmin binden und damit das Plasmin inaktivieren. **Nebenwirkungen** sind die Änderungen der Blutgerinnung. Tranexamsäure kann krampfauslösend wirken.

Der Proteinaseinhibitor Aprotinin ist seit 2007 nicht mehr im Handel, da bei der Anwendung vermehrt Nierenversagen, Myokardinfarkt und Apoplex auftraten.

14.4.12 Drotrecogin α

Protein C ist neben Antithrombin III eine weitere Substanz, die Thrombin hemmt. Sie wird deshalb auch als Heparinkofaktor II bezeichnet. Drotrecogin α ist ein als Medikament verfügbares aktiviertes Protein C, das neben der Aktivierung der Fibrinolyse auch die Synthese von Zytokinen hemmt und daher therapeutisch bei der Sepsis eingesetzt wird.

14.4.13 Thrombozytenaggregationsinhibitoren

Thrombozytenaggregationsinhibitoren inhibieren auf unterschiedliche Weise die Funktion der Thrombozyten [7][9]. Aufgrund ihres Wirkmechanismus können Thrombozytenaggregationsinhibitoren in 4 Gruppen eingeteilt werden.

Adenosindiphosphatrezeptorinhibitoren

In der ersten Gruppe der Thrombozyteninhibitoren finden sich Substanzen, die den Adenosindiphosphat (ADP)-Rezeptor inhibieren. Dazu gehören die Thienopyridine wie z. B. **Ticlopidin**, **Clopidogrel** und **Prasugrel**, die erst in der Leber in einen aktiven Metaboliten umgewandelt werden und dann irreversibel die $P2Y_{12}$-ADP-Rezeptoren auf der Thrombozytenoberfläche inaktivieren. Daher tritt der thrombozytenhemmende Effekt in Abhängigkeit von der Dosis erst nach einigen Stunden auf und hält für etwa 7–10 Tage entsprechend des irreversiblen Hemmmechanismus an, bis »frische« Thrombozyten gebildet wurden (▶ Abschn. 14.14). **Nebenwirkungen** sind v. a. gastrointestinaler Natur mit Übelkeit, Erbrechen und Diarrhö.

Clopidogrel ist ein Prodrug, das erst nach Metabolisierung aktiv wird, der Wirkeintritt ist daher relativ langsam. Ein Teil der Patienten, die Clopidogrel verabreicht bekommen, können die Substanz nicht verstoffwechseln, sie bleibt unwirksam (sog. Clopidogrelresistenz). Auch Substanzen, die über die CYP2C19 metabolisiert werden, können mit Clopidogrel interagieren.

Prasugrel ist ebenfalls ein Prodrug, das in der Leber in den aktiven Metaboliten überführt wird. Der Wirkeintritt ist schnell, die Bindung an den $P2Y_{12}$-Rezeptor ist irreversibel.

Ticlopidin kann Leukopenien verursachen und wird daher nicht mehr verordnet.

Neue Thrombozytenaggregationsinhibitoren mit reversiblem Wirkmechanismus wie **Cangrelor** oder **Ticagrelor** besitzen eine sehr schnelle Anschlagsgeschwindigkeit und befinden sich in der klinischen Prüfung. Mit einer sehr kurzen Halbwertszeit von 3–5 min ist die Thrombozytenfunktion schon ca. 60 min nach Beendigung der Therapie wieder hergestellt [12].

Glykoprotein-IIb/IIIa-Inhibitoren

Zur zweiten Gruppe der Thrombozytenaggregationsinhibitoren gehören Substanzen, die Glykoprotein IIb/IIIa inhibieren. Diese Substanzen können ausschließlich intravenös verabreicht werden. Sie sind wirken effektiver als die Thienopyridine, haben aber eine kürzere Wirkdauer von ca. 24 h. Zu der Gruppe der GP-IIb/IIIa-Inhibitoren gehören **Eptifibatid**, **Abciximab** und **Tirofiban**.

Cyclooxygenaseinhibitoren

Eine dritte Gruppe von Thrombozyteninhibitoren bewirkt eine Inhibition der **Cyclooxygenase 1** (COX 1). Zu dieser Substanzgruppe gehören **Acetylsalicylsäure** (ASS) und andere **nichtsteroidale Antiphlogistika** (▶ Kap. 7; ▶ Abschn. 14.14). Acetylsalicylsäure ruft eine irreversible, komplette Blockade von COX 1 hervor, die Wirkdauer ist von der Thrombozytenneubildung abhängig und beträgt etwa 7–10 Tage. Im Allgemeinen sind aber schon nach etwa 3–4 Tagen funktionsfähige Thrombozyten in ausreichender Zahl vorhanden, so dass eine Operation möglich wird. Im Gegensatz zur Acetylsalicylsäure ist die Wirkung der nichtsteroidalen Antiphlogistika (NSAID) auf die COX 1 reversibel. Damit wird die Thrombozytenfunktion mit Ausscheidung des Medikaments wiederhergestellt.

Im Gegensatz zu Substanzen, die COX 1 inhibieren, wirken die **COX-2-Inhibitoren** auf die Bildung von Prostacyclin in der Gefäßwand ein. Dadurch kann eine Vasokonstriktion hervorgerufen werden, die myokardiale Ischämien begünstigt. Anders als bei den COX-1-Inhibitoren wird aber die Bildung von Thromboxan, das für die Plättchenaggregation zuständig ist, nicht inhibiert. Auf diesem Weg können COX-2-Inhibitoren zu einem hyperkoagulabilen Zustand führen und koronarkranke Patienten gefährden. Diese Wirkung ist derzeit in der Diskussion [11]. Die erhöhte Inzidenz von Thromboembolien und Herzinfarkten führte zur Marktrücknahme des COX-2-Hemmers Rofecoxib.

Acetylsalicylsäure (ASS)

Die Acetylsalicylsäure bewirkt eine irreversible Blockierung der Cyclooxygenase von Thrombozyten und Endothelzellen. Da in den Endothelzellen die Cyclooxygenase relativ schnell neu gebildet wird, ist der Effekt des ASS nur von kurzer Dauer. In Thrombozyten können jedoch keine Proteine synthetisiert werden, daher ist die Wirkung des ASS auf die Lebensdauer des Thrombozyten ausgedehnt. Für die Hemmung der Thrombozytenaggregation ist schon eine niedrige Dosierung von 50–100 mg/24 h ausreichend.

Tipp

ASS kann bei kleineren chirurgischen Eingriffen ohne signifikantes Blutungsrisiko fortgesetzt werden.

Bei größeren Operationen und/oder erhöhtem Blutungsrisiko sollte ASS 7 Tage präoperativ abgesetzt werden. Zur Therapie bei Patiente mit Gefäßstents: Abb. 22.1.

cAMP-erhöhende Substanzen

Eine vierte Gruppe von Substanzen bewirkt eine Einschränkung der Thrombozytenfunktion über eine Erhöhung der Konzentration von cAMP in den Thrombozyten. Zu dieser Substanzgruppe gehört z. B. das **Dipyridamol**. Weitere Substanzen sind das Prostaglandin **Epoprostenol** und das **Iloprost**, die intravenös verabreicht werden und einen relativ kurzen Effekt (<3 h) auf die Thrombozytenaggregation haben.

Tab. 14.1 Stufenschema der Asthmatherapie

Vereinzelte Asthmaanfälle (Stufe 1)	β_2-Sympathomimetikum bei Bedarf per inhalationem (als Bedarfsmedikation auch bei allen anderen Stufen)
Leichtes Asthma (Stufe 2)	Dauertherapie mit Glukokortikoid per inhalationem, wenn allergische Komponente vorhanden: Mastzellstabilisator
Mittelschweres Asthma (Stufe 3)	langwirksames β_2-Sympathomimetikum per inhalationem, Steigerung der Glukokortikoiddosierung, kurzwirksames β_2-Sympathomimetikum zur Therapie des Anfalls
Schweres Asthma (Stufe 4)	Glukokortikoid hoch dosiert per inhalationem, evtl. zusätzlich systemisch, β_2-Sympathomimetikum retardiert per os, Theophyllin retardiert per os, Montelukast per os, Omazulimab subkutan

14.5 Lunge

14.5.1 Antiasthmatika

Patienten mit Asthma bronchiale erhalten je nach Ausprägung eine medikamentöse Stufentherapie (Tab. 14.1); die einzelnen Medikamente werden anschließend vorgesellt.

Eine inhalative Dauermedikation, wie β_2-Sympathomimetika, die im akuten Asthmaanfall eingesetzt wird, sollte mit dem Patienten in den OP gegeben werden, damit jederzeit zügig therapiert werden kann.

β_2-Sympathomimetika

Über eine Stimulation von β_2-Rezeptoren kommt es zu einer Bronchodilatation mit einer gesteigerten mukoziliären Clearance. β_2-Sympathomimetika werden vorwiegend inhalativ angewendet und erreichen auf diese Weise direkt und schnell ihren primären Wirkort. Bei einem Status asthmaticus können Medikamente nicht mehr inhalativ verabreicht werden, hier ist eine intravenöse Applikation notwendig. Für die Therapie eines Asthmaanfalls sind die β_2-Sympathomimetika die erste Wahl.

Zu den Nebenwirkungen der Therapie mit β_2-Sympathomimetika gehören neben Tachykardien und Arrhythmien, Kopfschmerzen, Schwindel, Hypokaliämie,

Übelkeit und Tremor. Die Halbwertszeiten der üblichen angewendeten Substanzen betragen zwischen 2 und 5 h.

Beispiele sind **Terbutalin**, **Fenoterol** und **Salbutamol**. Länger wirkende β_2-Sympathomimetika sind **Salmeterol** und **Formoterol**. Ein nennenswerter Gewöhnungseffekt ist unter der inhalativen Therapie mit β_2-Sympathomimetika nicht beschrieben worden. Die längere Therapie sollte immer in Kombination mit einem entzündungshemmenden Glukokortikoid erfolgen.

Glukokortikoide

Im Gegensatz zu den β_2-Sympathomimetika, die hauptsächlich akut im Anfall eingesetzt werden, wird durch die Glukokortikoide eine Reduktion der bronchialen Überempfindlichkeit erreicht und damit eine Anfallsprophylaxe. Aufgrund der antiphlogistischen Wirkung sind Glukokortikoide beim Asthma bronchiale mit ihrer inflammatorischen Komponente die wichtigste Therapiemodalität. Die Applikation erfolgt im Intervall zumeist per inhalationem, nur bei wenigen Patienten oral. Im akuten Anfall werden die Glukokortikoide systemisch verabreicht. Dann steht der abschwellende Effekt mit der Reduktion von Ödemen im Vordergrund. Um bei der langfristigen Therapie eine systemische Wirkung auszuschließen, werden heute im Wesentlichen inhalative Glukokortikoide eingesetzt, die einer schnellen Biotransformation in der Leber unterliegen, also präsystemisch eliminiert werden. Dazu gehören z. B. **Beclomethason**, **Budenosid**, **Flunisolid**.

An **Nebenwirkungen** der inhalativen Glukokortikoidgabe treten Heiserkeit durch Atrophie des M. vocalis und Candidabefall der Mund- und Rachenschleimhaut auf.

Die Glukokortikoide werden ausführlich in den Kapiteln: ▶ Abschn. 14.9.7 und ▶ Abschn. 25.13 behandelt.

Cromoglicinsäure

Die Cromoglicinsäure bewirkt eine Reduktion der Überempfindlichkeit der Bronchialschleimhaut. Es hemmt die Freisetzung von Mediatoren wie Histamin und Leukotrienen aus Mastzellen (sog. Mastzellstabilisator). Andere Wirkmechanismen werden derzeit noch diskutiert. Cromoglicinsäure wird inhalativ verabreicht. Die Halbwertszeit liegt bei ca. 1,5 h.

Weitere entzündungshemmende Antiasthmatika

Montelukast ist ein Leukotrienrezeptorantagonist, der über eine Blockade der Wirkung von Cysteinylleukotrienen zu einer Entzündungshemmung und einer Bronchodilatation beiträgt. Die Applikation erfolgt peroral. In Kombination mit anderen Antiasthmatika können deren Dosierungen reduziert werden.

Ein weiteres neues Therapiekonzept ist der Einsatz von rekombinanten monoklonalen Antikörpern, die an IgE-Rezeptoren auf Mastzellen binden und somit die Freisetzung von Mediatoren verhindern. Omazulimab wird subkutan verabreicht und hat eine lange Halbwertszeit von mehr als 24 h.

Parasympatholytika

Über eine Aktivierung des N. vagus kann eine Bronchokonstriktion hervorgerufen werden. Parasympatholytika wie Ipratropiumbromid und Tiotropiumbromid hemmen diesen cholinergen Effekt. Sie werden im Wesentlichen prophylaktisch eingesetzt, da sie im Anfall nur eine schwache Wirkung besitzen. Sie werden inhalativ angewendet und sind einzeln oder in Kombination mit Glukokortikoiden im Handel. Die Halbwertszeit von **Ipratropiumbromid** ist mit 5 h relativ kurz verglichen mit dem **Tiotropiumbromid**, dass eine HWZ von 5–6 Tagen besitzt. Aus diesem Grund hat Tiotropiumbromid das Ipratropiumbromid in der Langzeittherapie der chronisch-obstruktiven Lungenerkrankungen mittlerweile weitgehend abgelöst. Typische **Nebenwirkungen** sind Mundtrockenheit, Akkommodationsstörungen und Kopfschmerzen. Tachykardien und Arrhythmien können selten auftreten.

Methylxanthine

Über eine Hemmung der Phosphodiesterase der glatten Muskelzellen kommt es zu einer Erhöhung des intrazellulären cAMP-Spiegels in der Bronchialmuskulatur und damit zu einer Bronchodilatation. Die bronchodilatierende Wirkung ist aber geringer ausgeprägt, als bei den β_2-Sympathomimetika. Methylxanthine blockieren außerdem Adenosinrezeptoren. Darüber hinaus bewirken die Methylxanthine eine Stimulation des Atemzentrums. Zu den kardialen Effekten zählen die Steigerung der Inotropie sowie der Chronotropie. Die Diurese wird unter der Gabe von Methylxanthinen gesteigert. Die Hauptsubstanzen sind Theophyllin, Coffein und Theobromin.

Die **Nebenwirkungen** bestehen in einer Tachykardie, Arrhythmien, Tremor, Krampfanfällen sowie Schlaflosigkeit. Daneben können Übelkeit und Erbrechen auftreten. Methylxanthine dürfen beim frischen Myokardinfarkt nicht verabreicht werden, weitere **Kontraindikationen** betreffen Krampfanfallsleiden und eine bestehende Hyperthyreose. Zur Kontrolle der Wirkspiegel und zur Vermeidung von Überdosierungen sollten regelmäßig Serumspiegel bestimmt werden, da Methylxanthine mit zahlreichen Medikamenten interagieren.

Theophyllin

Theophyllin kann nicht per inhalationem angewendet werden, sondern nur systemisch. Aufgrund der ausgeprägten Nebenwirkungen wird Theophyllin nur noch sel-

Tab. 14.2 Perioperativer Umgang mit präoperativer Dauermedikation

Medikament(engruppe)	Praktisches Vorgehen
Analgetika	
COX2-Inhibitoren	bis zum Tag der Operation, im Einzelfall Rücksprache mit Operateur (Knochenheilung?)
nichtsteroidale Antirheumatika	bis zum Tag der Operation. Bei speziellen Eingriffen (Neurochirurgie, plastische Chirurgie, Augenoperation und ähnliche) 2 Tage vor der Operation absetzen, Rücksprache mit Operateur.
Opioide	bis zum Tag der Operation
Zentralnervös wirksame Medikamente	
Antidepressiva, Anxiolytika und Neuroleptika	bis zum Tag der Operation
Antiepileptika	bis zum Tag der Operation
Monoaminoxidasehemmer	anästhesiologisches Konsil wenn möglich mindestens 3 Wochen vor OP (▶ Abschn. 14.1.4)
Herz-Kreislauf-wirksame Medikamente	
ACE-Inhibitoren, Sartane	bei stabiler Linksherzinsuffizienz bis zum Tag der Operation, sonst 24 h vorher absetzen
Antihypertensiva	bis zum Tag der Operation
Diuretika	bis zum Tag der Operation
kardiale Medikation (z. B. β-Blocker, Antiarrhythmika, Nitrate, Kalziumantagonisten, Digitalis)	bis zum Tag der Operation
Statine	bis zum Tag der Operation
Gerinnnung	
Acetylsalicylsäure	im Regelfall bis zum Tag der Operation, bei speziellen Eingriffen (Neurochirurgie, plastische Chirurgie, Augenoperation und ähnliche) 7 Tage vor der Operation absetzen, Rücksprache mit Operateur, **Cave:** Patienten mit Stents: Abb. 22.1. Bei geplanten rückenmarksnahen Regionalanästhesietechniken: ▶ DGAI Leitlinien: Anaesth Intensivmed 2007, 48: S109–S124)
Clopidogrel	7 Tage vor OP absetzen, **Cave:** Patienten mit Stents (Abb. 22.1)
Cumarine	im Regelfall 4 Tage vor OP absetzen, Überbrückung mit Heparin!
Lunge	
β-Mimetika	bis zum Tag der Operation, Asthmasprays zur Operation mitgeben
Glukokortikoide	bis zum Tag der Operation, perioperativ: ▶ Abschn. 25.13
Hormone	
Kontrazeptiva	bis zum Tag der Operation
Hormonpräparate	am Tag der Operation absetzen
Insulin	▶ Abschn. 14.10
orale Antidiabetika	am Tag der Operation absetzen
Schilddrüsenmedikamente	bis zum Tag der Operation
Diverse Medikamente in alphabetischer Reihenfolge	
Antibiotika	perioperativ weitergeben
Augentropfen	bis zum Tag der Operation

Tab. 14.2 Fortsetzung

Medikament(engruppe)	Praktisches Vorgehen
Pharmaka gegen Sodbrennen oder Reflux	bis zum Tag der Operation
Kräuterheilmittel und ähnliches	7 Tage vor OP absetzen
topische Medikation (Salben, Tinkturen)	bis zum Tag der Operation
Vitamine, Eisen	am Tag der Operation absetzen

ten zur Anfallsprophylaxe sondern v. a. als Reservermedikament in der Behandlung des akuten Asthma bronchiale eingesetzt.

Theophyllin hat eine Halbwertszeit von 6–10 h.

Dosierung

10–13 mg/kgKG p.o. pro Tag, bei akuter Bronchokonstriktion und im Status asthmaticus: 4–5 mg/kgKG i.v.

Aminophyllin

Aminophyllin ist das Ethylendiaminsalz von Theophyllin. Aufgrund der kürzeren Wirksamkeit und der geringeren Wirkstärke wird Aminophyllin nur noch selten eingesetzt.

Aminophyllin besitzt eine Halbwertszeit von 6 h.

Dosierung

10–13 mg/kgKG/Tag p.o.

14.5.2 Antitussiva

Antitussiva werden perioperativ auf Intensivstationen eingesetzt. Ihnen gemeinsam ist ihre Wirkung über eine Hemmung des Hustenzentrums im Stammhirn. Darüber hinaus inhibieren einige Antitussiva sensible Rezeptoren im Bronchialsystem. Opioidbasierte Antitussiva können eine Atemdepression hervorrufen und vergleichbar zu anderen Opioiden einer Toleranzentwicklung unterliegen. Daneben können sie Somnolenz, Euphorie, Juckreiz, Obstipation sowie Übelkeit und Erbrechen bewirken.

Codein

Codein ist ein durch Alkylierung verändertes Morphinderivat (Methylmorphin), das praktisch keine analgetische Wirkkomponente aufweist. Die Halbwertszeit liegt bei 3–5 h. Codein besitzt das typische Opioidnebenwirkungsspektrum. Dihydrocodein weist gegenüber Codein keine Vorteile auf, kann aber zu Dihydromorphin demethyliert werden, das ein höheres Suchtpotential aufweist als Morphin. Eine Kontraindikation für Codein besteht bei Ateminsuffizienz, Bewusstseinstrübung bzw. Bewusstseinsstörung.

Perioperativ

30–50 mg p.o. 3- bis 4-mal täglich

Dextromethorphan

Auch Dextromethorphan besitzt wie Codein keine wesentliche analgetische Wirkkomponente bei Akutschmerzen. Die Nebenwirkungen sind geringer ausgeprägt, als beim Codein. Die Halbwertszeit beträgt ca. 1–2 h. Neben einer geringen Wirkung auf Opioidrezeptoren ist Dextromethorphan ein Antagonist am NMDA-Rezeptor und hat z. B. bei neuropathischen Schmerzen einen analgetischen Effekt. Aus diesem Grund wird die Substanz auch in der chronischen Schmerztherapie eingesetzt.

Perioperativ

15–30 mg alle 6 h, Höchstdosis 120 mg/Tag

Noscapin

Obwohl strukturell nicht mit den Opioiden verwandt, wird Noscapin aufgrund seiner Wirkung zu den Opioidantitussiva gerechnet. Die Halbwertszeit beträgt 4,5 h. Die opioidtypischen Nebenwirkungen fehlen, insbesondere die sedierende-euphorisierende Komponente sowie Atemdepression oder Obstipation.

Perioperativ

5 mg p.o. 1- bis 3-mal täglich

14.5.3 Expektoranzien

Cave

Keine Kombination von Expektoranzien mit Antitussiva!

Bei allen schleimlösenden Substanzen ist zu beachten, dass die Patienten ausreichend Flüssigkeit zugeführt bekommen.

Acetylcystein

Acetylcystein ist eine schleimlösende Substanz, die im Wesentlichen über eine Spaltung von Disulfidbrücken im Schleim zu einer Reduktion der Schleimviskosität beiträgt. Eine akute Gabe führt nicht sicher zu einem Effekt. Es ist zu beachten, dass ACC zu einer vermehrten Schleimproduktion beitragen kann, die insbesondere beim beatmeten Patienten (Tubusreiz steigert Schleimproduktion) zu Schwierigkeiten führen kann. Die Halbwertszeit liegt bei 2 h. An **Nebenwirkungen** sind allergische Reaktionen, Übelkeit und Sodbrennen zu beachten. ACC darf nicht bei Schwangerschaft und in der Stillzeit eingesetzt werden. Auch bei Kindern unter 1 Jahr gibt es Anwendungsbeschränkungen für ACC.

Schleimlösung

600 mg/24 h oral in 1–3 Einzeldosen oder 1- bis 2-mal 300 mg i.v.

ACC kann bei der akuten Paracetamolintoxikation in hohen Dosierungen zur Abschwächung von Leberschäden angewendet werden ([4]; ▶ Abschn. 7.2). Diskutiert wird auch die prophylaktische Gabe von ACC zur Prävention einer Nierenschädigung bei einer Untersuchung mit Röntgenkontrastmittel [3].

Ambroxol

Ambroxol bewirkt, ähnlich wie Bromhexin, eine erhöhte Schleimproduktion bei gleichzeitig verminderter Viskosität. Für Ambroxol gilt wie für ACC, dass es bei beatmeten Patienten zu einer deutlichen Vermehrung der Schleimbildung kommen kann. Ambroxol hat eine Halbwertszeit von 9 h. Unter Ambroxol kann es zu allergischen Hautreaktionen kommen, zu Atemnot sowie zu Temperaturanstiegen. Ambroxol darf nicht im 1. Trimester einer Schwangerschaft eingesetzt werden.

Perioperativ

1×1 g i.v. über 3–4 h

Bromhexin

Bromhexin wirkt vergleichbar dem Ambroxol, da Ambroxol ein Metabolit des Bromhexin ist. Auch die Nebenwirkungen entsprechen sich weitgehend. Die Halbwertszeit ist deutlich kürzer mit 1 h.

Perioperativ

3-mal 8–16 mg p.o.

14.6 Medikamente zur Optimierung der gastrointestinalen Funktion

14.6.1 Histaminezeptorantagonisten

H_1- und H_2-Rezeptoren wurden erstmals im Jahre 1966 beschrieben. Kompetitive Antagonisten von H_2-Rezeptoren sind die Substanzen Cimetidin, Ranitidin, Famotidin und Nizatidin.

▪ Cimetidin

Cimetidin war der erste kommerziell erfolgreiche H_2-Rezeptorantagonist. Cimetidin wirkt über einen kompetitiven Mechanismus an dem H_2-Rezeptor für Histamin.

Nach der Absorption von Cimetidin wird eine Bioverfügbarkeit von 60% erreicht, die Spitzenkonzentration tritt nach 1–2 h auf und Cimetidin besitzt eine Serumhalbwertszeit von 1,5–2,5 h. Cimetidin wird nach einer oralen Dosis im Wesentlichen hepatisch metabolisiert (60%) und über die Niere ausgeschieden (40%). Bei intravenösen Gaben steht die Elimination über die Nieren im Vordergrund. Aus diesem Grund sollte die Dosis von Cimetidin bei einer Niereninsuffizienz um die Hälfte reduziert werden, sofern die Kreatininclearance bei weniger als 15 ml/min liegt.

Cimetidin wirkt nicht nur an H_2-Rezeptoren des Gastrointestinaltrakts sondern auch im ZNS. Dementsprechend können nach einer Behandlung mit Cimetidin Kopfschmerzen, Somnolenz, Konfusion und Delirium auftreten. Aufgrund einer Interaktion mit kardialen H_2-Rezeptoren kann Cimetidin auch zu einer Bradykardie oder Hypotension führen. Diese **Nebenwirkungen** treten im Wesentlichen auf, wenn Cimetidin schnell intravenös gegeben wird. Daneben können endokrinologische Nebenwirkungen, wie z. B. Impotenz, Gynäkomastie und Hyperprolaktinämie, auftreten.

Cimetidin wird in der Leber metabolisiert und bindet an das Cytochrom P_{450} und kann dementsprechend mit einer großen Anzahl von Medikamenten, die über dieses Cytochrom metabolisiert werden, interagieren. Klinisch relevant sind Interaktionen mit Theophyllin, Phenytoin, Carbamazepin, Lidocain, Chinidin, trizyklischen Antidepressiva und Propranolol.

Cimetidin wird im Wesentlichen bei Magen- oder Zwölffingerdarmgeschwüren gegeben, bei einer Refluxösophagitis und bei einem Zollinger-Ellison-Syndrom.

■ **Ranitidin**

Ranitidin wird durch eine chemische Änderung von Histamin am Furanring gewonnen. Es wirkt wie Cimetidin, ist aber etwa 5- bis 10-fach wirkungsstärker.

Nach einer oralen Gabe ist Ranitidin zu etwa 50% bioverfügbar, erreicht die Spitzenserumkonzentration nach 1–3 h und hat eine Halbwertszeit im Serum von 1,6–3,1 h. Ranitidin wird über einen hepatischen Metabolismus und eine renale Ausscheidung eliminiert. Bei einer Niereninsuffizienz sollte die Dosis von Ranitidin um die Hälfte reduziert werden, sofern die Kreatininclearance weniger als 30 ml/min beträgt. Bei einer Leberinsuffizienz ist keine Dosisanpassung erforderlich.

Die **Nebenwirkungen** nach Ranitidin entsprechen in etwa denen von Cimetidin. Ranitidin wird allerdings weniger stark an Cytochrom P_{450} gebunden. Die Indikationen für Ranitidin entsprechen denen von Cimetidin.

■ **Nizatidin**

Durch Ersetzen des Imidazolrings von Cimetidin wird Nizatidin gewonnen. Nizatidin ist etwa 5- bis 10-fach wirksamer als Cimetidin.

Nizatidin ist nach oraler Gabe deutlich besser bioverfügbar als Cimetidin. Die Spitzenkonzentrationen im Serum werden nach 1–3 h erreicht und die Serumhalbwertszeit beträgt 1,1–2 h. Die Elimination von Nizatidin erfolgt im Wesentlichen über die Ausscheidung über die Niere und nur zu einem geringeren Teil über einen hepatischen Metabolismus. Bei einer Leberinsuffizienz braucht keine Dosisanpassung zu erfolgen, dagegen sollte die Dosis von Nizatidin um die Hälfte reduziert werden bei einer Kreatininclearance von weniger als 50 ml/min.

Die **Nebenwirkungen** von Nizatidin entsprechen im Wesentlichen denen von Cimetidin. Nizatidin interagiert im Gegensatz zu Cimetidin nicht mit Cytochrom P_{450}.

■ **Famotidin**

Durch Ersetzen des Imidazolrings von Cimetidin mit einem Thiazolring wird Famotidin gewonnen, das etwa 30-fach stärker wirksam ist als Cimetidin.

Nach oraler Gabe beträgt die Bioverfügbarkeit etwa 45%, die maximale Serumkonzentration nach ca. 1,5 h erreicht. Die Halbwertszeit im Serum beträgt 2,5–4 h. Famotidin wird über die Leber metabolisiert und über die Niere ausgeschieden. Bei einer Globalinsuffizienz braucht keine Dosisanpassung zu erfolgen. Bei einer Niereninsuffizienz ist eine Dosisanpassung um die Hälfte notwendig, sofern die Kreatininclearance weniger als 50 ml/min beträgt.

Nebenwirkungen entsprechen denen von Cimetidin. Famotidin interagiert nicht mit Cytochrom P_{450}.

14.6.2 Protonenpumpeninhibitoren

Protonenpumpeninhibitoren binden an die H^+-K^+-ATPase und inhibieren damit die Ausscheidung von Magensäure irreversibel. Protonenpumpeninhibitoren, wie Omeprazol, werden in einer Formulierung produziert, die verhindert, dass das Medikament freigesetzt wird, solange der pH unter 6 liegt. Wenn dies nicht der Fall wäre, könnte durch eine Protonierung im Magen die nicht absorbierbare Form von Omeprazol entstehen.

■ **Omeprazol**

Omeprazol ist ein Razemat, dessen S-Isomer das sog. Esomeprazol ist. Aufgrund einer unterschiedlichen Metabolisierung der beiden Isomere sind nach Gabe des Razemats größere Mengen des S-Isomers verfügbar als von dem R-Isomer.

Omeprazol wird in Dünndarm absorbiert und erreicht die Parietalzellen über die Blutzirkulation. In der Zelle wird es durch Protonierung in die aktive Komponente umgewandelt. Diese bindet dann kovalent an die Protonenpumpe und blockiert diese irreversibel. Nach einer oralen Gabe von Omeprazol liegt die Bioverfügbarkeit bei 60%, Spitzenkonzentrationen im Serum werden nach 2–4 h erreicht. Die Serumhalbwertszeit von Omeprazol beträgt etwa 0,5–1 h. Omeprazol wird über Cytochrom P_{450} metabolisiert. Die Metaboliten finden sich im Urin, im Stuhl und in der Muttermilch. Bei Organinsuffizienzen ist eine Dosisanpassung nicht notwendig.

Kontraindikationen bestehen in einer Überempfindlichkeit gegen Omeprazol. Da Omeprazol über die Muttermilch ausgeschieden wird, sollte in der Stillperiode oder während der Schwangerschaft kein Omeprazol gegeben werden. Im ZNS kann Omeprazol, da es die Blut-Hirnschranke gut überwinden kann, Kopfschmerzen, Abgeschlagenheit, Agitation oder Konfusion hervorrufen. Bei einem geringen Anteil der Patienten kann es zu Übelkeit, Erbrechen, Diarrhöe, Obstipation, Flatulenz oder abdominellen Schmerzen kommen. Es kann zu einer Veränderung der Bakterienflora kommen. Die Gabe von Omeprazol kann eine Übersekretion von Serumgastrin zur Folge haben, da die Säureproduktion des Magens verringert wird.

Omeprazol wird vom Cytochrom P_{450} in der Leber metabolisiert. Dennoch gibt es nur wenige Interaktionen mit anderen Medikamenten. Da durch Omeprazol der Magen-pH gesenkt wird können eine Reihe von Medikamenten, deren Absorption von einem niedrigen Magen-pH abhängig ist, nicht ausreichend absorbiert werden. Dazu gehören u. a. Ketoconazol, Itraconazol, Ampicillin und Eisen.

Indikationen von Omeprazol sind Geschwüre im Magen-Darm-Trakt und eine Behandlung von Helicobacter pylori im Rahmen einer Eradikation. Darüber hinaus wird Omeprazol bei gastroösophagealem Reflux, bei Zollinger-Ellison-Syndrom und als Prophylaxe bei der Behandlung mit steroidalen Antiphlogistika gegeben.

- **Esopremazol**

Esopremazol ist ein Stereoisomer des Razemats Omeprazol. Dementsprechend ist die Pharmakologie von Esopremazol ähnlich wie bei Omeprazol. Es ist allerdings zu beachten, dass Esomeprazol stärker wirksam ist als Omeprazol.

Die **Kontraindikationen** von Esomeprazol entsprechen denen von Omeprazol.

Auch die **Nebenwirkungen** von Esomeprazol entsprechen denen von Omeprazol

Ähnlich wie Omeprazol können bei Esopremazol gleiche Interaktionen mit anderen Medikamenten auftreten.

- **Lansoprazol**

Lansoprazol ist ein 1-Imidazol, das wie Omeprazol die Protonenpumpe hemmt. Lansoprazol ist nach einer oralen Administration zu 85% verfügbar, erreicht Spitzenserumkonzentration nach 1,5–3 h, und besitzt eine Serumhalbwertszeit von 1,5 h. Die Kontraindikationen, Nebenwirkungen, rund Interaktionen entsprechen denen von Omeprazol.

- **Pantoprazol**

Ähnlich wie Lansoprazol hat auch Pantoprazol eine hohe Bioverfügbarkeit nach oraler Gabe, erreicht eine Spitzenplasmakonzentration nach 2,5 h und besitzt eine Serumhalbwertszeit von 1,5 h. Auch Pantoprazol wird über das Cytochrom P_{450} in der Leber eliminiert. Dennoch gibt es keine bekannten Interaktionen. Die **Kontraindikationen** für Pantoprazol sind ähnlich wie bei denen von Omeprazol, entsprechend auch die Nebenwirkungen. Interaktionen entsprechen denen von Omeprazol. Pantoprazol ist bei den gleichen Erkrankungen indiziert wie Omeprazol.

- **Rabeprazol**

Auch Rabeprazol ist nach oraler Gabe gut bioverfügbar, erreicht eine Spitzenplasmakonzentration nach 2,9–3,8 h und hat eine Serumhalbwertszeit von 1 h. Die Kontraindikationen, Nebenwirkungen, Interaktionen und Indikationen entsprechen denen von Omeprazol.

14.6.3 Somatostatin

Somatostatin ist ein natürlich vorkommendes Hormon, das viele Effekte am Darm aufweist. Durch die Gabe von Somatostatin werden die Wasser- und Salzabsorption angeregt, darüber hinaus kommt es zu einer Reduktion der Darmmotilität und der Sekretion von Darmhormonen. Somatostatin hat eine kurze Halbwertszeit von 2–3 min. Daher ist Somatostatin nicht für eine Einzelgabe geeignet und muss zur Erzielung einer ausreichenden Wirksamkeit über eine intravenöse Infusion verabreicht werden. Aufgrund dieser pharmakokinetischen Nachteile von Somatostatin wurden Analoga entwickelt.

- **Octreotid**

Octreotid ist ein Analogon des Somatostatin und hat einen lang anhaltenden Effekt auf die Reduktion der Magensaftproduktion. Darüber hinaus kann es die Sekretion von Galle und Gallenblasenkontraktionen reduzieren. Nach Octreotid wird die Freisetzung von Hormonen wie Insulin, Glukagon, pankreatischer Polypeptide, Gastrin und gastrininhibitorischen Polypeptid inhibieren. Auch pankreatische Enzyme können inhibiert werden. Im Effekt führt Octreotid zu einer verlängerten Darmtransportzeit mit einer reduzierten Flüssigkeitsproduktion im Jejunum und Ileum.

Nach einer subkutanen Verabreichung treten Spitzenplasmakonzentrationen innerhalb von 30 min auf, die Halbwertszeit von Octreotid beträgt 100 min. Nach einer i.v.-Gabe liegt die Halbwertszeit bei 10 und 80 min mit einem biphasischen Verlauf. Octreotid sollte nicht während der Schwangerschaft oder der Stillperiode verabreicht werden.

Typische **Nebenwirkungen** von Octreotid sind Übelkeit, Erbrechen, abdominelle Schmerzen und Diarrhöen. Darüber hinaus können Kopfschmerzen, Hypoglykämie, Haarverlust, erhöhte Transaminasen, eine Hyperbilirubinämie und eine Steatorrhöe auftreten. Zudem wurde ein erhöhtes Risiko für die Gallensteinbildung beschrieben. Für Octreotid sind nur wenige Interaktionen geschrieben worden u. a. kann die intestinale Absorption von Cyclosporin eingeschränkt sein.

Octreotid wird bei symptomatischen Patienten mit gastroenteropankreatischen neuroendokrinen Tumoren (GEP-NET) wie z. B. Insulinome, Glukagonome und Karzinoidtumore eingesetzt. Darüber hinaus wird Octreotid zur Behandlung eines Kurzdarmsyndroms eingesetzt.

14.6.4 Antazida

Antazida bewirken einen Anstieg des pH-Werts des Magensafts. Im perioperativen Bereich wird mit der Gabe von Antazida versucht, einer Aspiration von saurem Magensaft vorzubeugen (Mendelson-Syndrom). Da Suspensionen aber ihrerseits bei einer Aspiration die Lunge schädigen können, wird für die perioperative Aspirationsprophylaxe das wasserlösliche Natriumcitrat vorgeschlagen (z. B. bei einer dringlichen Sectio caesarea). Aussagekräftige Studien über die Effektivität dieses Vorgehens gibt es derzeit jedoch nicht.

- **Magaldrat**

Aluminiumhydroxid und Magnesiumhydroxid haben gegensätzliche Einflüsse auf die intestinale Motilität, daher ist eine Kombination beider Substanzen empfehlenswert. Magaldrat ist eine Substanz, in der die beiden Antazida in einer Komplexbindung vorliegen.

- **Kalziumcarbonat**

Diese Substanz führt zu einer Bindung von Phosphat und kann eine Obstipation hervorrufen.

- **Natriumhydrogencarbonat**

Durch die Gabe von Natriumhydrogencarbonat wird der pH-Wert des Magensafts sehr schnell angehoben. Die chemische Reaktion verläuft unter Bildung von CO_2, zudem werden Natriumionen freigesetzt. Aufgrund dieser Nebenwirkungen ist es insbesondere im perioperativen Bereich ungeeignet.

- **Natriumcitrat**

Dieses Natriumsalz der Zitronensäure ist gut wasserlöslich und wird daher prophylaktisch vor operativen Eingriffen mit großer Aspirationsgefahr, wie z. B. einer dringlichen Sectio caesarea, verabreicht.

- **Sucralfat**

Sucralfat ist kein Antazidum, sondern ein basisches Aluminiumsalz sulfatierter Saccharose. Durch Sucralfat werden die Magenwände mit einem schützenden Film aus Sucralfat-Protein-Komplexen überzogen. Durch das enthaltene Aluminium kann es zu einer Obstipation führen. Sucralfat wird zur Stressulkusprophylaxe bei beatmeten Patienten auf Intensivstationen verabreicht.

14

14.6.5 Laxanzien

Der akute Einsatz von Laxanzien kann nach einer oralen Intoxikation zur Reduktion der Resorptionszeit günstige Effekte haben. Auch zur Verhinderung der Bauchpresse, z. B. nach Operationen trägt die Applikation von Laxanzien bei. Die chronische Einnahme von Laxanzien wird nicht selten durch Patienten in Selbsttherapie durchgeführt. Diese Patienten können perioperativ durch teils erhebliche Elektrolytstörungen auffallen, insbesondere kann es zu einer Hypokaliämie kommen.

- **Rizinusöl**

Rizinusöl wirkt hauptsächlich im Dünndarm, wirkt reizend auf die Schleimhaut und führt zu der Freisetzung von Cholecystokinin und Pankreozym. Die Wirkung erfolgt ca. 4 h nach Einnahme. Nebenwirkungen treten in therapeutischer Dosierung nicht auf, Rizinusöl ist aber ungeeignet für eine chronische Therapie.

- **Anthrachinone**

Diese Substanzen kommen in einer Reihe pflanzlicher Präparate vor und wirken v. a. im Dickdarm. Durch eine Hemmung der Wasser- und Elektrolytresorption wird die Peristaltik gefördert. Ein Teil wird aus dem Darm resorbiert und unterliegt einem enterohepatischen Kreislauf.

- **Diphenolische Laxanzien**

Die Hauptsubstanz dieser Gruppe ist das Phenolphthalein, das aber aufgrund von allergischen Reaktionen nur noch selten gegeben wird. Weitere Vertreter sind Bisacodyl und Natriumpicosulfat. Wie bei den Antrachinonen kommt es zu einer Blockade der Wasser- und Elektrolytresorption. Nebenwirkungen sind selten, es können Hautreizungen auftreten. Die chronische Anwendung kann wie bei allen dickdarmwirksamen Laxanzien zur Darmatonie führen.

- **Osmotische Laxanzien**

Magnesiumsulfat und Natriumsulfat sind Salze, die nur sehr langsam im Darm resorbiert werden. Nach Gabe einer hypertonen Lösung wird Wasser in das Darmlumen abgegeben und es kommt volumenbedingt zu einer Defäkation. Darüber hinaus wird die Freisetzung von Cholecystokinin gefördert. Nebenwirkungen treten selten auf. Auch Zuckerderivate wie Mannit, Sorbit und Lactulose können eine osmotische Wirkung hervorrufen. Diese Substanzen werden z. B. bei der Operationsvorbereitung angewendet, um eine möglichst vollständige Darmentleerung zur erreichen. Diese Vorbereitung ist jedoch nicht unumstritten. Zum einen werden die Patienten präoperativ stark belastet, im Rahmen der Operationsvorbereitung verschlechtert sich der Allgemeinzustand nicht selten. Zudem kommt es zu deutlichen Elektrolytschwankungen. Darüber hinaus konnte gezeigt werden, dass die Heilungstendenz von Darmanastomosen bei diesen Patienten schlechter ist, als bei nicht mit Laxanzien Behandelten.

Lactulose wird in der Intensivmedizin auch zur Therapie eines hepatischen Komas eingesetzt.

- **Quellstoffe**

Diese Substanzen nehmen Wasser auf und vergrößern damit das im Darm enthaltene Volumen. Typische Vertreter sind Agar-Agar, Carboxymethylzellulose und Propylethylenglykol, Macrogol. Aus dem Bereich der Intensivmedizin gibt es günstige Berichte über die Verwendung von Propylenglykol.

Cave

Wird nicht ausreichend Wasser zugeführt, kann es bei der Behandlung mit Quellstoffen zu einem Ileus kommen.

▪ **Gleitmittel**

Paraffinöl ist eine Substanz, die sich aus einer Reihe von Kohlenwasserstoffen zusammensetzt. Dadurch wird der Darminhalt aufgeweicht und gleitet besser. Zu den **Nebenwirkungen** gehört die Ausbildung von Fremdkörperreaktionen in Lunge und Abdomen, da die lipophile Substanz in Form von Tröpfchen resorbiert werden kann. Aus diesem Grund wird aktuell nur noch Natriumdioctylsulfosuccinat angewendet, das nicht resorbiert werden kann. Panthenol wurde in einer injizierbaren Darreichung vom Markt genommen, da es keine Wirksamkeit zeigte.

14.6.6 Prokinetika

Prokinetika sind Substanzen, die zu einer Förderung der Peristaltik führen und damit die Nahrungspassage im Gastrointestinaltrakt beschleunigen. Damit unterscheiden sich die Prokinetika im Wirkmechanismus klar von den Laxanzien.

Metoclopramid und **Bromoprid** aktivieren $5HT_4$-Rezeptoren und blockieren $5HT_3$-sowie Dopamin-D_2-Rezeptoren. So bewirken sie eine Freisetzung von Acetylcholin aus enterischen Motoneuronen eine Frequenzsteigerung der Peristaltik im Magen sowie dem angrenzenden Ösophagus und Dünndarm. Der Tonus der Kardia ist dagegen erhöht. Zu den Indikationen gehören die Refluxösophagitis und die Magenentleerung vor diagnostischen oder operativen Eingriffen.

Domperidon hat einen ähnlichen Wirkmechanismus wie das Metoclopramid über Dopaminrezeptoren. Es kann die QT-Zeit verlängern und wird daher nur noch selten angewendet. Die intravenöse Darreichung wurde bereits vor mehr als 20 Jahren vom Markt genommen. Die bekannten Prokinetika Cisaprid und Ceruletid sind in Deutschland aktuell nicht mehr verfügbar und werden daher nicht erörtert.

▪ **Erythromycin**

Das Peptidhormon Motilin bewirkt nach Bindung an spezifische Rezeptoren im Intestinaltrakt eine Anregung der Peristaltik. Daneben können auch andere Substanzen an Motilinrezeptoren binden, u. a. das Antibiotikum Erythromycin. Es wurde demonstriert, dass Erythromycin einen stärkeren prokinetischen Effekt hat als andere Prokinetika. Die Anwendung von Erythromycin als Prokinetikum ist aber in der Diskussion, da Resistenzentwicklungen beschrieben wurden.

Weitere Motiline befinden sich zurzeit in Entwicklung.

▪ **Neostigmin**

Die Konzentration von Acetylcholin im synaptischen Spalt kann durch Acetylcholinesterasehemmer wie z. B. Neostigmin erhöht werden. Dadurch werden intestinale Kontraktionen gefördert. Klinisch ist die Wirkung von Neostigmin wechselnd. Nach Gabe von Opioiden ist Neostigmin nicht wirksam, da Opioide die Freisetzung von Acetylcholin im Darm inhibieren. Wird Neostigmin dagegen mit Substanzen wie Metoclopramid kombiniert, die zu einer Freisetzung von Acetylcholin führen, kann Neostigmin eine sinnvolle Kombinationstherapie darstellen.

14.6.7 Opioidantagonisten und -agonisten

▪ **Naloxon**

Kommt es zu einer Inhibition der Darmtätigkeit durch die Anwendung von Opioiden im perioperativen Bereich oder auf der Intensivstation, so kann eine Anwendung von Opioidantagonisten für die Darmtätigkeit sinnvoll sein. Naloxon ist ein selektiver μ-Opioidrezeptorantagonist, der enteral verabreicht wird, um die Wirkung von Opioiden im Darm aufzuheben. Naloxon unterliegt nach Resorption einem ausgeprägten »First-pass«-Effekt, so dass es keine zentralnervöse Wirkung hat. Aus diesem Grund wurde ein Kombinationspräparat aus Oxycodon und Naloxon entwickelt, das ersten Untersuchungen zufolge, eine adäquate Schmerztherapie bei geringer Obstipationswirkung erlaubt.

▪ **Methylnaltrexon**

Diese Substanz ist ein μ-Opioidrezeptorantagonist, der aufgrund seiner quaternären Struktur nicht in das ZNS aufgenommen wird. Aufgrund einer sehr geringen Resorption kann Methylnaltrexon nur parenteral verwendet werden. Auch für dieses Präparat erscheinen die ersten Erfahrungen positiv, es ist jedoch bisher nur in der Palliativmedizin zugelassen.

▪ **Alvimopan**

Diese Substanz ist ein Zwitterion, also ein Molekül, das sowohl positive, als auch negative Ladungen aufweist. Aufgrund der molekularen Größe und der Ladungen kann Alvimopan die Blut-Hirn-Schranke nicht überwinden. Es bindet fest an μ-Opioidrezeptoren und hat eine lange Wirksamkeit. Die Bioverfügbarkeit beim Menschen liegt bei 6%. Dennoch ist Alvimopan nur bisher nur oral verfügbar. In den USA wurde die Substanz im Jahr 2008 zugelassen, in Deutschland ist sie derzeit noch nicht im Handel.

▪ **Loperamid**

Loperamid hat eine opioidagonistische Wirkung im Gastrointestinaltrakt, besitzt aber keine zentralnervöse Wirkkomponente, da es über ein Transportprotein über die Blut-Hirn-Schranke wieder ins Blut zurückgeführt wird. Bei Kindern kann es dennoch zu zentralen Nebenwirkungen kommen. Die Halbwertszeit beträgt ca. 6–12 h. Die Indikation besteht zum Beispiel in einer Reisediarrhö, aber nicht einer toxinausgelösten Diarrhö, die primär mit einem Antibiotikum behandelt werden sollte (z. B. Rifaximin).

▪ **Racecadotril**

Eine Opioidwirkung kann auch durch den Enkephalinaseinhibitor Racecadotril in der Darmwand ausgelöst werden. Die Substanz reduziert den bedrohlichen Salz- und Wasserverlust.

14.6.8 Weitere gastrointestinal wirkende Medikamente

▪ **Aktivkohle**

Toxine können über die Behandlung mit Aktivkohle gebunden werden (Carbo medicinalis, 10–30 g/d).

▪ **Kaolin**

Auch Kaolin, ein Aluminiumsilikat kann Giftstoffe und Toxine absorbieren.

▪ **Cholestyramin**

Cholestyramin bindet Gallensäuren und hat eine gute Wirkung bei kurzdarmbedingten Diarrhöen.

14.7 Niere und ableitende Harnwege

14.7.1 Diuretika

Diuretika sind Medikamente, die die Ausscheidung von Wasser und Salzen aus dem Körper fördern. Eine ganze Reihe von Substanzen aus verschiedenen Wirkstoffgruppen wird als Diuretika eingesetzt. Die am häufigsten applizierten Substanzen sind die Thiazide, die Schleifendiuretika, und die Kalium sparenden Diuretika. Dagegen sind die osmotischen Diuretika, die Carboanhydrasehemmstoffe spezielleren Indikationen vorbehalten. Die Quecksilberdiuretika und die Methylxanthine werden therapeutisch nicht eingesetzt.

Osmotische Diuretika

Mannit ist der wichtigste Vertreter in dieser Substanzgruppe. Auch Sorbit wird vielfach eingesetzt. Über eine osmotische Bindung von Wasser führt Mannit zu einer vermehrten Diurese. Der sechswertige Zuckeralkohol kann nicht in den Intrazellulärraum eindringen, dieser Effekt verhindert eine Ausbildung von Ödemen. Darüber hinaus kann Mannit, anders als Glukose, nicht in den Nieren rückresorbiert werden, daher wird es gemeinsam mit dem gebundenen Wasser ausgeschieden. Salze werden nur in sehr geringem Maß ausgeschieden.

Mannit wird verabreicht, um Organödeme zu therapieren, wie z. B. ein Hirnödem (20% Mannit). Auch bei einem akuten Glaukom wird Mannit eingesetzt. Darüber hinaus kann Mannit ein schockbedingtes Nierenversagen verhindern. In der Kardiochirurgie wird Mannit vielfach eingesetzt, um das Risiko eines perioperativen Nierenversagens zu reduzieren.

Als **Nebenwirkung** ist die Gefahr einer Exsikkose bei einer unzureichenden Flüssigkeitszufuhr zu beachten. Osmotische Diuretika sind im kardial verursachten Lungenödem, bei einer kardialen Dekompensation und bei einer bestehenden Anurie kontraindiziert.

Carboanhydrasehemmer

Führende Substanz dieser Gruppe von Diuretika ist das Sulfonamid **Acetazolamid**. Die Substanz wird zunächst in der Niere glomerulär filtriert und im proximalen Tubulus sezerniert. Von der Harnseite wird das Enzym Carboanhydrase, das der Rückresorption von Hydrogencarbonat dient, gehemmt. Dadurch werden vermehrt Hydrogencarbonat, Na, K und Wasser ausgeschieden. Nach intravenöser Gabe wirkt Acetazolamid nahezu unmittelbar, nach oraler Gabe nach ca. 30 min, die maximale Wirkstärke wird nach ca. 2 h erreicht. Aufgrund der vermehrten Ausscheidung von Hydrogencarbonat bildet sich nach Gabe von Acetazolamid eine Azidose aus, die die Wirkung des Medikaments reduziert. Daneben kommt es zu einem Verlust von Kalium.

Acetazolamid hat nur noch wenige **Indikationen**, dazu gehört das chronische, aber auch das akute Glaukom, da durch Acetazolamid die Bildung von Kammerwasser reduziert wird. Auch eine antikonvulsive Wirkung von Acetazolamid ist beschrieben worden. Acetazolamid wird auch zur Behandlung der Höhenkrankheit eingesetzt, da die aufgrund des reduzierten pO_2 gesteigerte Atmung zu einem Abfall des pCO_2 führt und damit zu einer respiratorischen Alkalose. Diese wird durch die von Acetazolamid ausgelöste Azidose ausgeglichen.

Thiazide

Diese Substanzgruppe leitet sich vom Acetazolamid ab, die führende Substanz ist das **Hydrochlorothiazid**. Durch die Thiazide wird im distalen Konvolut ein Natrium-Chlorid-Kotransporterprotein gehemmt und dadurch die Rückresorption von Natrium und Chlorid in die Tubuluszellen inhibiert. Eine Carboanhydrasehemmung tritt zusätzlich in hohen Dosierungen auf. Thiazide besitzen einen antihypertensiven Effekt, der vermutlich durch eine vermehrte Ausscheidung von Natrium mit begleitender Diurese hervorgerufen wird.

Thiazide werden relativ gut nach oraler Gabe resorbiert. Die Wirkung von Hydrochlorothiazid erreicht ihr Maximum nach 3–6 h. Die Halbwertszeit im Plasma beträgt ca. 6–14 h. Nach längerer Gabe ist daher nach Absetzen mit einer Wirklatenz von mehreren Tagen zu rechnen. **Indikationen** für Thiazide sind die essenzielle Hypertonie, die kardiale Insuffizienz, das nephrotische Syndrom sowie auch die Hyperkalziurie.

Als **Nebenwirkungen** treten selten gastrointestinale Symptome wie Erbrechen und Diarrhö auf. Kaliumverluste sind durch den Wirkmechanismus bedingt. In hohen Dosen kann eine Retention von Harnsäure nachgewiesen werden, die Glukosetoleranz wird herabgesetzt.

Thiazidanaloga

Thiazidanaloga leiten sich von der Grundstruktur der Thiazide ab. Zu den wesentlichen Vertretern dieser Gruppe gehören **Chlortalidon**, **Clopamid**, **Indapamid** und **Xipamid**. Die Wirkungen entsprechen weitgehend den Thiaziden. Chlortalidon besitzt eine sehr lange Wirkdauer von ca. 48 h, es kann bei täglicher Zufuhr zu einer Kumulation kommen. Insgesamt ist v. a. das Chlortalidon in der Therapie eines Bluthochdrucks geeignet. So konnte in der ALLHAT Studie an über 40.000 Patienten gezeigt werden, dass dieses Diuretikum einer antihypertensiven Therapie mit ACE-Hemmern und Calciumantagonisten überlegen war [1].

Schleifendiuretika

Unter den Schleifendiuretika ist die wichtigste Substanz **Furosemid**. Neben Furosemid ist **Torasemid** die am häufigsten eingesetzte Substanz. Im Gegensatz zu den Thiaziden inhibieren die Schleifendiuretika den Na^{+}-K^{+}-$2Cl^{-}$-Kotransporter in der Henle-Schleife. Dadurch kommt es zu einer Reduktion der Rückresorption von Wasser. Die Wirkung ist im Vergleich zu den Thiaziden sehr schnell und sehr ausgeprägt. Schleifendiuretika wirken auch bei eingeschränkter Nierenfunktion.

Die Wirkungen der Schleifendiuretika sind weitgehend gleichartig, sie unterscheiden sich aber in Bezug auf ihre Pharmakokinetik. Das Furosemid hat einen Wirkeintritt nach 30 min bei oraler Gabe und 15 min nach intravenöser Applikation. Die maximale Wirkstärke wird nach 1–2 h erreicht, die Wirkdauer beträgt 2–6 h. **Indikationen** sind die Therapie von Organödemen, insbesondere von Lungenödemen oder Hirnödemen. Schleifendiuretika wirken auch, wenn Thiazide aufgrund einer stark eingeschränkten Nierenfunktion oder bei einer Herzinsuffizienz nicht mehr wirksam sind. Auch zur Steigerung von Wasser- und Elektrolytausscheidung bei einer drohenden Anurie kann Furosemid eingesetzt werden. Bei einer Hyperkalziämie kann durch Furosemid die Kalziumausscheidung gefördert werden.

Da die Schleifendiuretika zu einer schnellen Ausscheidung von Wasser und Elektrolyten führen, sind wesentliche Nebenwirkungen eine Exsikkose mit einer Erhöhung der Blutviskosität und Thromboseneigung sowie Elektrolytentgleisungen. Geänderte Elektrolytbalancen werden auch für die Störungen des Hörens verantwortlich gemacht. Daneben kommt es zu einer Reduktion des Magnesiumspiegels und zu einem Anstieg von Harnstoff. Auch gastrointestinale Beschwerden können auftreten. Eine Hyponatriämie sollte zu einer Therapiebegrenzung mit Furosemid führen.

Kaliumsparende Diuretika

Die kaliumsparenden Diuretika bewirken im distalen Konvolut eine Hemmung der Na^{+}-Rückresorption im Austausch mit Kalium. Dadurch kommt es zu einer Steigerung der Natriumausscheidung bei einer gleichzeitigen Reduktion der Ausscheidung von Kalium. Die beiden Hauptsubstanzen sind **Triamteren** und **Amilorid**. Beide sind ausschließlich oral verfügbar. Triamteren erreicht sein Wirkmaximum etwas schneller nach 2 h, dagegen wird das Maximum von Amilorid erst nach 6 h erreicht. Die Eliminationshalbwertszeit liegt für beide Substanzen bei etwa 4 h. Die Applikation von kaliumsparenden Diuretika ist bei der Therapie der Hochdruckerkrankung und der gleichzeitigen Gabe von Thiaziden, um den Kaliumverlust zu reduzieren, indiziert. Kontraindikationen bestehen in der gleichzeitigen Substitution von Kalium und in der Einnahme von ACE-Inhibitoren oder AT_1-Rezeptor-Antagonisten.

Aldosteronantagonisten

Zu den Aldosteronantagonisten gehören das **Spironolacton** und das **Eplerenon**. Aldosteron vermittelt die Rückresorption von Natrium im Tubulus contortus, im Verbindungstubulus und im Sammelrohr. Diese Wirkung wird durch Spironolacton und Eplerenon inhibiert, dadurch verbleibt Kalium im Körper. Diese Effekte werden durch Blockade von Mineralokortikoidrezeptoren erzielt, die als Transkriptionsfaktoren z. B. die Synthese von Na^{+}-Kanälen und Na^{+}/K^{+}-ATPasen im Tubulusepithel induzieren. Da Spironolacton nicht nur die Mineralokortikoidrezeptoren blockiert, sondern relativ unspezifisch wirkt und sich auch an Sexualhormonrezeptoren binden kann, löst es u. a. eine Gynäkomastie und Amenorrhöen aus.

Im Gegensatz dazu ist Eplerenon ein spezifischer Aldosteronrezeptorantagonist ohne die Nebenwirkungen des Spironolacton.

Spironolacton wird nach oraler Gabe zunächst in die beiden Metabolite Canrenon und 7-Thiomethyl-canrenon metabolisiert. Die Halbwertszeiten der beiden Substanzen betragen mehr als 12 h. Der Wirkungseintritt erfolgt langsam, da der Effekt von Aldosteron auf einer Vermehrung von Na^+-Kanälen beruht, deren Zahl nach der Blockade durch die Aldosteronantagonisten erst langsam abfällt.

Die **Indikation** von Spironolacton und Eplerenon besteht in dem primären Hyperaldosteronismus und dem sekundären Hyperaldosteronismus, wie z. B. zur Ausschwemmung von Ödemen und Aszites bei Leberzirrhose, zur Reduktion von Ödemen bei einer Herzinsuffizienz sowie bei Elektrolytstörungen mit Ödemen aufgrund von Darmerkrankungen. Die **Nebenwirkungen** ergeben sich aus der kaliumsparenden Wirkung. So kann es zu einer Hyperkaliämie kommen, v. a. bei einer schon bestehenden Niereninsuffizienz. Unter Eplerenon sind Hauteffloreszenzen beobachtet worden.

Tipp

Die Therapie mit Diuretika kann perioperativ fortgesetzt werden. Elektrolyte und Flüssigkeitshaushalt sind zu kontrollieren und ggf. schon präoperativ zu korrigieren.

14.8 Hormone und endokrinologisch wirksame Medikamente

14

Octreotid

▶ Abschn. 14.6.3

Antidiuretisches Hormon (ADH, Vasopressin)

Das antidiuretische Hormon wird in neurosekretorischen Nervenzellen des Hypothalamus produziert und über den Hypophysenhinterlappen freigesetzt. Wichtige Regelgröße für dieses Hormon ist die Plasmaosmolalität, die in verschiedenen Bereichen des ZNS überprüft wird. Bei einem Anstieg der Plasmaosmolalität wird mehr ADH ausgeschieden, dadurch kommt es zu einer Flüssigkeitsretention mit konsekutiv fallender Osmolalität im Plasma. ADH wirkt innerhalb weniger Minuten. Die Freisetzung von ADH kann durch Morphin oder Barbiturate gehemmt werden, durch Alkohol wird sie dagegen angeregt. **Indikation** für die Gabe von ADH ist der hypophysäre Diabetes insipidus. Daneben besitzt ADH eine sehr ausgeprägte vasokonstringierende Wirkkomponente, daher auch der Name Vasopressin. Diese Wirkung tritt aber erst bei deutlich höheren Plasmakonzentrationen auf, als die antidiuretische.

Vasopressin (▶ Kap. 20) wurde zur Stillung von Blutungen aus gastroösophagealen Varizen sowie zur Steigerung des Blutdrucks und der Perfusion der Reanimation eingesetzt (▶ Kap. 21). Es können aber auch myokardiale Ischämien durch koronare Spasmen ausgelöst werden. Wie alle Peptide kann es ausschließlich parenteral verabreicht werden. Die Wirkdauer der Vasokonstriktion beträgt wenige Minuten, ähnlich wie bei den Katecholaminen.

ADH-Analogon Desmopressin

Das ADH-Analogon Desmopressin verfügt über praktisch keine vasokonstringierende Wirkung. Darüber hinaus ist es auch oral bzw. per Resorption über die Nasenschleimhaut verabreichbar. Desmopressin wird daher beim hypophysären Diabetes insipidus eingesetzt. In hohen Dosierungen kann Desmopressin auch zu einer Steigerung des Gerinnungsfaktors VIII und daher bei Hämophilie A oder dem von-Willebrand-Jürgens-Syndrom eingesetzt werden. Auch die Thrombozytenfunktion kann durch Desmopressin günstig beeinflusst werden. Bei kardiochirurgischen Patienten, die ASS erhalten haben, wurde wiederholt die Gabe von Desmopressin in einer Dosis von 0,3 µg/kg intravenös über 20–30 min empfohlen. Es konnte jedoch in größeren Studien kein Effekt dieses Vorgehens nachgewiesen werden und Desmopressin normalisiert die Hämostase bei Patienten, die ASS erhalten haben nicht [2].

Oxytocin

Oxytocin wird im Laufe der Schwangerschaft vermehrt gebildet und steigert die Wehentätigkeit. Therapeutisch wird dieser Effekt v. a. nach einer Geburt bzw. einer Sectio caesarea genutzt (▶ Kap. 25). Darüber hinaus wird die Ejektion der Milch über Oxytocin angeregt.

Nebenwirkungen sind v. a. Vasokonstriktion, aber auch Hypotonie sowie Nausea und Erbrechen.

Carbetocin

Ein neueres Analogon ist das Carbetocin mit einer längeren Wirkdauer. Auch Carbetocin wird im Wesentlichen zur Tonisierung des Uterus nach einer Sectio caesarea eingesetzt.

Atosiban

Der Oxytocinrezeptorantagonist Atosiban kann die Wirkung von Oxytocin suffizient hemmen und wird daher zur Tokolyse eingesetzt. Ähnlich wie bei Oxytocin treten nach Atosiban kardiovaskuläre Nebenwirkungen (Tachykardie, Hypotonie) sowie Nausea und Erbrechen auf.

▪ **Melatonin**

Melatonin wird in der Epiphyse aus Serotonin synthetisiert. Die Ausschüttung von Melatonin erfolgt in einem zirkadianen Rhythmus. Die höchsten Spiegel werden nachts erreicht. Melatonin wird insbesondere bei älteren Menschen zur Nacht als Schlafmittel verabreicht. Die Bioverfügbarkeit ist aber stark wechselnd zwischen 10 und 60%. Insgesamt sind die Ergebnisse, die mit Melatonin erzielt wurden, nicht vielversprechend.

Günstige Effekte von Melatonin konnten jedoch in der Therapie des postoperativen Delirs erzielt werden.

Allerdings ist die Datenlage noch zu dürftig, als das sich Therapieempfehlungen darauf basieren ließen [3].

14.9 Schilddrüse und Schilddrüsenhormone

14.9.1 Jod

Wird mit der Nahrung nicht ausreichend Jod zugeführt (ca. 200 μg/d), kommt es zu einer Reduktion der Produktion von Schilddrüsenhormon mit einem konsekutiven Anstieg des TSH und schließlich der Bildung einer Jodmangelstruma. Zur Therapie des M. Basedow kann mit Jod in hohen Dosen innerhalb weniger Tage eine klinische Besserung erreicht werden. Dieser Effekt wird beim sog. »Plummern« mit einer Lugollösung hervorgerufen.

Praxistipp

Lugollösung: Lösung von Jod und Kaliumjodid im Verhältnis 1:2

Jodid wird schnell und nahezu vollständig nach oraler Gabe resorbiert. Nur ein geringer Teil wird in der Schilddrüse aufgenommen, der größte Teil wird über den Urin ausgeschieden.

Bei jahrelangem Jodmangel und einer Jodmangelstruma kann bei der Therapie mit Jod eine akute Thyreotoxikose auftreten, da sog. autonomes Schilddrüsengewebe unabhängig von der Regulation durch TSH Hormon freisetzt.

Jod kann auch unbeabsichtigt durch Medikamente zugeführt werden. Dazu gehören Röntgenkontrastmittel und Pharmaka wie z. B. Amiodaron.

14.9.2 Schilddrüsenhormone

Aufgrund der langsameren Pharmakokinetik wird Thyroxin (T_4) in der Therapie z. B. einer Hypothyreose gegenüber dem Trijodthyronin (T_3) bevorzugt. Nach der Gabe von Thyroxin wird dieses im Körper zu Trijodthyronin umgewandelt. Die Dosis bei vollständigem Ersatz der Schilddrüse beträgt 100–150 μg/24 h. Der Erfolg einer Substitution wird bei der primären Hypothyreose am TSH gemessen, bei der sekundären Hypothyreose am Thyroxinspiegel sowie der klinischen Wirkung. Die Dosierung bei der euthyreoten Struma erfolgt entsprechend.

Bei überschießender Therapie bzw. zu schneller Dosissteigerung kann die Gabe von Schilddrüsenhormonen zu kardialen Nebenwirkungen wie Tachykardien, Arrhythmien, Myokardischämien und Myokardinfarkten führen.

14.9.3 Thyreotoxische Krise

In der thyreotoxischen Krise, die mit Tachykardie, hohem Fieber, Erbrechen, Diarrhö, Exsikkose, zentralen Symptomen bis zur Bewusstlosigkeit einhergeht, erfolgt die Therapie sowohl symptomatisch, als auch spezifisch (▶ Übersicht).

Therapie der thyreotoxischen Krise

- Symptomatisch
  - β-Blocker (Blockade der Erregung des Sympathikus)
  - Glukokortikoide (Hemmung der Inflammation und Immunsuppression)
  - Volumentherapie
- Spezifisch
  - hochdosierte Jodlösung per Magensonde (nicht bei jodinduzierter Hyperthyreose)
  - Thiamide

14.9.4 Thyreostatika

Schwefelhaltige Thyreostatika (Thiamide)

Zu den schwefelhaltigen Thyreostatika, die sich vom Thioharnstoff ableiten, gehören das **Carbimazol**, das **Methimazol** und das **Propylthiouracil**. Über eine Inhibition des Enzyms Peroxidase wird der Metabolismus vom Jod bei der Produktion von Schilddrüsenhormon gehemmt. Darüber hinaus inhibiert Propylthiouracil die Umwandlung von L-Thyroxin zu Trijodthyronin in peripheren Geweben und wird daher auch in der thyreotoxischen Krise eingesetzt. Bei der Anwendung der Thyreostatika beim M. Basedow wird über 4–6 Wochen mit einer höheren Dosis begonnen, bevor die Erhaltungsdosis verabreicht wird. Erfolgskriterien sind die Konzentration von Thyroxin im Plasma sowie der TSH-Spiegel.

Thyreostatika führen häufig zu Nebenwirkungen, im Vordergrund stehen allergische Nebenwirkungen in bis zu 10% aller Fälle. Darüber hinaus kann es zu Gelenkschmerzen und in seltenen Fällen zu einer Agranulozytose kommen. Sollte es unter einer Thyreostatikatherapie zu Infekten kommen, muss daher das Blutbild kontrolliert werden. Thyreostatika sind in der Schwangerschaft mit dem Risiko einer fetalen Schädigung behaftet. Da die Plazentaschranke unbehindert überwunden wird, kommt es zu einer Suppression der fetalen Schilddrüse. Auch beim Stillen werden die Thyreostatika auf das Kind mit der Gefahr einer kindlichen Hypothyreose übertragen.

Perchlorat

Perchlorat verhindert die Aufnahme von Jodid in die Schilddrüse. Bei Gabe von Röntgenkontrastmitteln kann dieser Effekt genutzt werden, um eine akute Hyperthyreose zu verhindern. Die Substanz kann aplastische Anämien hervorrufen und ist daher nur als Reservemedikation einzusetzen.

Radiojod

Eine weitere thyreostatische Therapie umfasst die Behandlung mit radioaktivem Jod, das nach Aufnahme in die Schilddrüse zu einer Verstrahlung des Schilddrüsengewebes mit konsekutivem fibrotischem Umbau führt. Im perioperativen Bereich wird diese Therapie nur extrem selten gesehen werden und sollte dann zu einer Konsultation mit den Strahlentherapeuten führen.

14.9.5 Calcitonin

14

Das Polypeptid Calcitonin wird in den C-Zellen der Schilddrüse produziert und in das Blut freigesetzt. Es hemmt den Abbau von Knochensubstanz und senkt damit die aus dem Knochenabbau freigesetzte Menge von Kalzium im Blut. Therapeutisch verfügbar ist ein synthetisches Calcitonin, das eine längere Halbwertszeit als menschliches Calcitonin aufweist und als Peptid parenteral verabreicht werden muss. Calcitonin ist indiziert beim M. Paget, bei der Hyperkalziämie, bei Osteoporose und bei Knochenschmerzen bei malignen Erkrankungen. Der teils langanhaltende analgetische Effekt von Calcitonin wird in der chronischen Schmerztherapie genutzt. Als Nebenwirkungen der Therapie werden Hauteffloreszenzen und Urtikaria beobachtet, dazu können Nausea und Erbrechen kommen.

14.10 Nebenniere

14.10.1 Parathormon

Parathormon wird in der Nebenschilddrüse produziert und freigesetzt. Im Gegensatz zum Calcitonin werden durch Parathormon Osteoklasten aktiviert und dadurch Kalzium aus Knochen mobilisiert. In den Tubuli der Niere wird die Rückresorption von Kalzium gesteigert und Rückresorption von Phosphat gehemmt. Darüber hinaus fördert Parathormon die Bildung von Vitamin-D-Hormon in der Niere.

In der Behandlung der Osteoporose wird ein wirksames Fragment des Parathormons, das Teriparatid eingesetzt. Andere Therapieoptionen zur Erhöhung des Kalziumspiegels im Blut sind die intravenöse Gabe von Kalziumsalzen, für die Langzeittherapie bietet sich die Gabe von Vitamin D_3 an.

14.10.2 Glukokortikoide

Grundsätzlich ist bei der Nebennierenrindeninsuffizienz zu beachten, dass bei der primären Insuffizienz die Gabe sowohl von Cortisol, als auch eines Mineralokortikoids erforderlich ist, bei der sekundären Insuffizienz ist die alleinige Gabe von Cortisol dagegen ausreichend. In hohen Dosen besitzt Cortisol auch eine mineralokortikoide Wirkung.

Die Glukokortikoide sind u. a. bei rheumatischen Erkrankungen, Allergie (▶ Abschn. 14.5.1), für die Immunsuppression, zur Anregung der Bildung von Surfactant beim Ungeborenen und zur Therapie des Hirnödems indiziert. Antiallergische, immunsuppressive, antiphlogistische und glukokortikoide Wirkungen treten gemeinsam auf, eine separate Wirkung z. B. auf die Entzündungshemmung oder die Immunsuppression wurde nicht beobachtet. Glukokortikoide können die Effekte von Neurotransmittern verstärken. So wird in Gegenwart von Glukokortikoiden die Wirksamkeit von Katecholaminen in der Gefäßwand verstärkt. Klinisch ist bekannt, dass bei Patienten mit einer Sepsis die Wirksamkeit einer Katecholamintherapie günstig beeinflusst wird. Dennoch konnte man keinen Überlebensvorteil einer Glukokortikoidtherapie in der Sepsis finden [9].

Die Glukokortikoide werden in der Zona fasciculata, der mittleren Schicht der Nebennierenrinde nach Stimulation durch das Kortikotropin produziert. Ein wichtiger Schritt in der Kortisolsynthese, aber auch der Aldosteronsynthese ist eine Hydroxylierung, die über die 11β-Hydroxylase katalysiert wird. Dieses Enzym kann durch Medikamente inhibiert werden. Im perioperativen Bereich ist das Etomidat ein potenter Inhibitor der 11β-Hydroxylase.

Klinisch ist dies schon bald nach der Einführung von Etomidat aufgefallen, nachdem Patienten, die langfristig sediert wurden, ein schlechteres Outcome hatten [3]. Zur perioperativen Substitution von Glukokortikoiden ▶ Abschn. 25.13.

Die Halbwertszeit von Cortison im Plasma liegt bei ca. 80–160 min. Die Effekte der Glukokortikoide halten jedoch deutlich länger an. Die Elimination erfolgt nach Metabolisierung über die Niere.

Glukokortikoide sind überlebensnotwendig, ein Mangel führt zum M. Addison bis hin zum Tode. Durch Glukokortikoide wird der Blutzucker über eine Glukoneogenese aus Aminosäuren in der Leber gesteigert. Die antiinflammatorische Wirkung tritt in höheren Konzentrationen auf. Unter den Glukokortikoiden besitzt das Cortisol die stärkste mineralokortikoide Wirkung.

Die längerfristige Therapie mit Glukokortikoiden führt zu einer erhöhten Infektionsgefahr sowie zu einer Verzögerung der Bildung von Narben- und Granulationsgewebe. Geschwüre des Magen-Darm-Kanals können durch Glukokortikoide aktiviert werden. An zentralnervösen Nebenwirkungen sind Euphorien mit Suchtgefahr beschrieben worden. Darüber hinaus kann es zu Krampfanfällen kommen. Die langfristige Behandlung mit Kortison kann zu einer Nebennierenatrophie führen (▶ Abschn. 25.13).

Da eine Reihe von Glukokortikoiden einem hohen »First-pass«-Effekt unterliegen und zu mehr als 80% eliminiert werden, können diese Substanzen z. B. inhalativ verabreicht werden, damit können systemische Wirkungen reduziert werden.

14.10.3 Mineralokortikoide

Vermittelt durch das Renin-Angiotensin-System wird Aldosteron in der Zona glomerulosa der Nebennierenrinde gebildet. Aldosteron wirkt auf Rezeptoren im Endabschnitt des distalen Konvoluts und im Sammelrohr. Es kommt zu einer Retention von Natrium und Wasser, Kalium und H^+-Ionen werden dagegen vermehrt ausgeschieden.

Indikation für die Verabreichung von Mineralokortikoiden ist die primäre Nebennierenrindeninsuffizienz. Da Aldosteron nach oraler Gabe unzureichend wirksam ist, wird Fludrocortison zur Substitution eingesetzt. Antagonisten des Aldosteron sind das Eplerenon und das Spironolacton, die als kaliumsparende Diuretika eingesetzt werden (▶ Abschn. 14.7.7).

14.11 Diabetes mellitus

Der Diabetes mellitus ist in 2 Formen zu unterschieden:
- Diabetes mellitus Typ 1, auch Insulinmangeldiabetes, und
- Diabetes mellitus Typ 2, der auch als Diabetes mit erhaltener Insulinproduktion bezeichnet wird.

Dem Typ 1 liegt ein durch Untergang von B-Zellen bedingter absoluter Insulinmangel zugrunde. Die Therapie wird mittels Insulin durchgeführt.

Der Typ 2 wird durch einen relativen Mangel an Insulin aufgrund eines erhöhten Insulinbedarfs bei einer peripheren Insulinresistenz sowie aufgrund einer mangelnden Produktion von Insulin hervorgerufen. Bei dieser Art des Diabetes mellitus bieten sich eine Reihe unterschiedlicher Therapieprinzipien an, wie z. B. Diät, Reduktion des Körpergewichts, körperliche Bewegung, orale Antidiabetika und Insulin.

14.11.1 Insulin

Insulin wird in den B-Zellen des Pankreas synthetisiert. Reguliert über den Anstieg der Glukosekonzentration im Blut wird Insulin zunächst in den Extrazellulärraum und dann in das Blut der Kapillaren aufgenommen. Wirkorte des Insulins sind Insulinrezeptoren in der Körperperipherie, die eine Steigerung der Glukoseaufnahme vermitteln. Neben der Glukoseaufnahme wird auch die Aufnahme von Fettsäuren, Aminosäuren sowie Kalium- und Magnesiumionen gefördert. Die gesteigerte Kaliumaufnahme wird im perioperativen und intensivmedizinischen Bereich genutzt, um zu einer schnellen Senkung eines erhöhten Kaliumspiegels zu kommen.

Tipp

Senkung des erhöhten Kaliumspiegels z. B. mit 50 ml Glukose 40% in Kombination mit 10 IE Altinsulin.

In der Leber werden durch Insulin die Glykogensynthese, die Proteinsynthese und die Bildung von Triglyceriden gesteigert, in Skelettmuskelzellen kommt es zur Glykogensynthese und in Adipozyten werden vermehrt Glykogen und Triglyceride synthetisiert.

Die Insulinrezeptoren sind bei gesunden Menschen in Überzahl vorhanden, schon eine Aktivierung eines Teils der Rezeptoren führt zu einem Effekt. Dagegen kann eine Reduktion der Zahl der Insulinrezeptoren, wie z. B. bei der Adipositas, zu einer Insulinresistenz führen. Die durchschnittliche Menge an Insulin, die pro Tag vom Pankreas sezerniert wird liegt bei Gesunden bei 30–50 IE. Frei im

Plasma vorhandenes Insulin (der größte Anteil) hat eine Halbwertszeit von ca. 10 min, an Globulin gebundenes Insulin hat eine Halbwertszeit von ca. 40–50 min.

Während früher Insuline vom Schwein oder Rind therapeutisch verwendet wurden, ist es seit einiger Zeit möglich, humanes Insulin gentechnisch auch industriell zu produzieren. Insulin wird in Form eines subkutanen Depots appliziert. Die Freisetzung kann mittels einer geänderten Zusammensetzung oder durch Veränderung des Insulins selbst erreicht werden. Durch Hinzufügen von Proteinen, Zink oder durch Kristallisieren werden aus einfachen Insulinlösungen sog. Depotinsuline hergestellt. Während einfach Insuline einen maximalen Wirkspiegel nach ca. 100 min und eine Wirkdauer von ca. 5 h erreichen, kann die Wirkdauer der Depotinsuline auf 12–24 h verlängert sein, Langzeitinsuline erreichen eine noch längere Wirkdauer. Werden einfache Insuline und Depotinsuline gemischt, spricht man von Kombinationsinsulinen.

Gentechnisch kann eine Änderung der Aminosäuresequenz im Insulin vorgenommen werden, die z. B. im Fall des Insulin-lispro in einer deutlich kürzeren Zeit bis zum Erreichen des maximalen Wirkspiegels sowie in einer kürzeren Wirkdauer resultiert. Andere Sequenzänderungen führen wie im Fall des Insulin-glargin zu einer verzögerten Freisetzung aus dem Depot mit einer deutlich verlängerten Wirkdauer. Der Einsatz von gentechnisch verändertem Insulin ist aufgrund von geänderten Rezeptorkinetiken sowie eines Verdachts der Kanzerogenität noch in Diskussion.

Für die Substitution von Typ-1-Diabetikern mit einem absoluten Insulinmangel sind mittlere Tagesdosen von ca. 20–80 IE Insulin notwendig. Für die perioperative Abschätzung des Insulin- bzw. Glukosebedarfs eines Diabetikers ist die Art der Therapie von Bedeutung. Die Standardtherapie bestand bis vor wenigen Jahren aus der Zufuhr von $^{2}/_{3}$ der Tagesdosierung eines Kombinationspräparats am Morgen und $^{1}/_{3}$ am Abend, die Nahrungsaufnahme musste entsprechend an das Therapieschema angepasst werden. Mittels der neueren **intensivierten Insulintherapie** wird eine flexiblere Einstellung vorgenommen. Über eine 2-mal tägliche Applikation eines Intermediärinsulins wird ein Basisspiegel erzeugt, darüber hinaus wird zu den Mahlzeiten Normalinsulin verabreicht. Eine entsprechende Kinetik kann auch über eine Pumpe mit der Applikation von sehr kurzwirksamen Insulin erreicht werden.

Das hyperglykämische Koma ist eine intensivtherapiepflichtige Erkrankung, die mit einer Hyperglykämie sowie mit einer Ketoazidose und einer Hypovolämie einhergehen kann. Die Therapie erfolgt symptomatisch.

Hypoglykämien können durch eine absolute oder relative Überdosierung von Insulin auftreten und führen über einen Mangel an Glukose zu einem neuronalen Ödem, einhergehend mit Desorientierung, Sedierung, Bewusstlosigkeit und Krampfanfällen. Die Therapie besteht je nach Zustand des Patienten in einer oralen oder intravenösen Zufuhr von Glukose. Eine weitere häufige Nebenwirkung ist das Auftreten einer allergischen Reaktion auf das zugeführte Insulin. Während eine durch Inflammation imponierende akute Reaktion seltener auftritt, wird eine verzögerte Reaktion, die meist im Verlauf von Monaten wieder verschwindet, häufiger beobachtet.

14.11.2 Orale Antidiabetika

α-Glukosidase-Hemmer

Das Enzym α-Glukosidase spaltet im Darm Disaccharide in Monosaccharide wie Glukose auf. Durch Zufuhr von Hemmstoffen wie z. B. dem Tetrasaccharid Acarbose kommt es zu einer Reduktion der Glukoseaufnahme. Weitere Mitglieder dieser Medikamentengruppe sind das Miglitol und Voglibose. Typische **Nebenwirkungen** sind Diarrhöen und Meteorismus, auch Ileus und eine Erhöhung der Leberwerte wurden beobachtet.

Metformin

Metformin ist ein Biguanidderivat, das die Freisetzung von Insulin fördert und die Abgabe von Glukose aus der Leber reduziert. Der genaue Wirkmechanismus ist noch nicht geklärt. Nach oraler Aufnahme hat es eine Halbwertszeit von 2–5 h.

An **Nebenwirkungen** werden gastrointestinale Symptome wie Appetitlosigkeit, Übelkeit und Diarrhöen beobachtet. Unter einer Metformintherapie soll es insbesondere im perioperativen Bereich zu einer Laktatazidose kommen können (► Abschn. 25.12). Die Gabe von Metformin ist bei einer Reihe von Erkrankungen **kontraindiziert**, dazu gehören Nierenfunktionsstörungen, Leberinsuffizienz, Erkrankungen, die mit Gewebshypoxie einhergehen, Ketoazidose, Tumorerkrankungen, bei allen akuten schweren Erkrankungen sowie bei einer Reduktionsdiät und in Schwangerschaft und Stillzeit. Auch sind Arzneimittelinteraktionen mit nichtsteroidalen Antiphlogistika, ACE-Hemmern, Glukokortikoiden, Sympathomimetika und Diuretika zu beachten.

Sulfonylharnstoffe

Die Sulfonylharnstoffe erleichtern die Freisetzung von Insulin aus den B-Zellen des Pankreas über eine Sensibilisierung gegenüber den aktivierenden Stimuli. Die Substanzen bewirken eine Reduktion der Leitfähigkeit der ATP-abhängigen Kaliumkanäle und führen damit zu einer Erleichterung der Freisetzung von Insulin. Liegt ein absoluter Insulinmangel vor, sind Sulfonylharnstoffe nicht wirksam.

Häufig verordnete Sulfonylharnstoffe sind Glimepirid und Glibenclamid.

Unter der Therapie mit Sulfonylharnstoffen zählen die Hypoglykämie und die Gewichtszunahme zu den häufigsten Nebenwirkungen. Bei Anwendung von anderen Medikamenten, die stark eiweißgebunden sind, wie z. B. Antiphlogistika kann es zu unerwünschten Wirkungsverstärkungen kommen. Wenn gleichzeitig β-Blocker verabreicht werden, kann die Freisetzung von Glukose durch Adrenalin inhibiert werden. Eine weitere wichtige Interaktion betrifft die volatilen Anästhetika. Durch diese Substanzen können Myokardischämien und -infarkte verhindert bzw. günstig beeinflusst werden, da, vermittelt durch ATP-abhängige Kaliumkanäle, eine schützende Präkonditionierung auftritt. Werden die Kaliumkanäle aber durch die Blockade mit Sulfonylharnstoffen inaktiviert, geht die protektive Wirkung der volatilen Anästhetika verloren. Dies gilt nur für Sulfonylharnstoffderivate und nicht für das Metformin.

Glinide

Die Glinide, zu denen u. a. das Repaglinid zählt, sind strukturell von den Sulfonylharnstoffen verschieden, sie besitzen aber den gleichen Wirkmechanismus. Eine kurze Zeit bis zum Erreichen des Wirkmaximums von ca. 30 min sowie einer Wirkdauer von 1–2 h begünstigt die Applikation zu den Mahlzeiten.

Bei den **Nebenwirkungen** steht die Hypoglykämie im Vordergrund. Glinide werden über CYP3A4 metabolisiert, daher können Interaktionen mit anderen gleichartig eliminierten Substanzen auftreten.

Glitazone

Anders als bei Metformin, Sulfonylharnstoffen und Gliniden wird durch die Substanzen aus der Gruppe der Glitazone die Sensibilität von Insulinrezeptoren für das Insulin in verschiedenen Geweben gesteigert. Derzeit ist nur das Pioglitazon verfügbar. Rosiglitazon wurd 2010 wegen des erhöhten kardiovaskulären Risikos vom Markt genommen. Beide Substanzen werden nach oraler Gabe gut resorbiert und haben eine Halbwertszeit von 3–6 h.

Unter Glitazonen kommt es zu einer Zunahme des Körpergewichts, sowohl weil das Fettgewebe zunimmt, als auch weil es zu einer Flüssigkeitsretention kommt.

Aufgrund von Nebenwirkungen und dem Mangel an Studienergebnissen, die einen günstigen Effekt der Glitazone in der Langzeittherapie des Diabetes mellitus belegen, kommt dieser Gruppe derzeit keine größere therapeutische Bedeutung zu.

Inkretinmimetika

Inkretine sind Hormone, die von der Darmwand nach Stimulation mit Kohlenhydraten ausgeschieden werden und die die Sensibilität der B-Zellen gegenüber der Glukosekonzentration erhöhen. Körpereigene Inkretine werden sehr schnell wieder über das Enzym Dipeptidylpeptidase-4 (DPP-4) eliminiert, daher wurden Analoga entwickelt, zu denen das Exenatid und das Liraglutid gehören. Durch Inhibitoren des Enzyms DPP-4 kommt es zu einer Wirkverlängerung der Inkretine, verfügbar sind das Sitagliptin und das Vildagliptin. Eine Reihe von unterschiedlichen Nebenwirkungen wurde für alle Substanzen berichtet, so dass derzeit ihr Stellenwert in der Therapie noch nicht bewertet werden kann.

> **Tipp**
>
> Orale Antidiabetika sollten am Operationstag abgesetzt werden, um die Gefahr von Hypoglykämien zu reduzieren (▶ Abschn. 14.14).
>
> Metformin sollte 48 h vor einer Operation abgesetzt werden.

14.12 Allergie

Außer den nachfolgend aufgeführten Antiallergika werden Chromoglycinsäure (▶ Abschn. 14.5.1), Glukokortikoide (▶ Abschn. 14.5.1, ▶ Abschn. 14.9.7) und auch Adenalin (▶ Kap. 10) bei der Therapie allergischer Reaktionen eingesetzt.

14.12.1 Antihistaminika

Histamin gehört zu den biogenen Aminen. Im menschlichen Körper findet man die höchsten Konzentrationen von Histamin in den Lungen, der Haut und im Gastrointestinaltrakt. Dort wird es in Blut- und Gewebemastzellen gespeichert. Bei der Aktivierung von Mastzellen wird Histamin aus seiner intrazellulären inaktiven Speicherform freigesetzt. Dies kann auch bei Verletzungen z. B. Quetschungen der Haut vorkommen. Der Hauptmechanismus der Histaminfreisetzung ist die allergische Reaktion. Dabei werden an IgE-Rezeptoren der Mastzelloberfläche IgE-Antikörper gebunden, die zur Degranulation der Mastzellen führen. Insgesamt sind 4 Typen von Histaminrezeptoren beschrieben worden. Während der H_1-Rezeptor an Mastzellen gefunden wird, finden sich die H_2-Rezeptoren in der Magenschleimhaut. H_3-Rezeptoren sind im Gehirn und vereinzelt in peripheren Geweben beschrieben worden. Der H_4-Rezeptor wird auf Lymphozyten und Mastzellen sowie im ZNS gefunden und scheint Entzündungsreaktionen zu beeinflussen.

Histamin führt zu einer Erregung der glatten Muskulatur von Bronchien, Darm und Uterus. Vermittelt über

H_1-Rezeptoren kommt es zu einer Kontraktion. Darüber hinaus wird an Blutgefäßen über eine Stimulation von H_1- und H_2-Rezeptoren eine Vasodilatation hervorgerufen, die über eine Blutdrucksenkung einen anaphylaktischen Schock hervorrufen kann. Hinzu kommt, dass die Gewebepermeabilität durch Histamin deutlich gesteigert wird und über eine Ödembildung zusätzlich Volumen aus dem Gefäßsystem verloren geht.

H_1-Rezptorantagonisten

Frühe H_1-Rezeptorantagonisten, zu denen **Clemastin**, **Dimetinden**, **Diphenhydramin**, **Fenistil** und **Pheniramin** gehören, zeichnen sich durch eine relativ geringe Spezifität aus. Neben der Wirkung auf H_1-Rezeptoren haben diese Substanzen auch anticholinerge Effekte. Durch eine Inhibition zerebraler H_1-Rezeptoren bewirken sie zusätzlich eine Sedierung sowie eine Antiemese. Das Neuroleptikum Promethazin verfügt ebenfalls über einen antagonistischen Effekt auf die H_1-Rezeptoren.

Die Inhibition von H_1-Rezeptoren führt zu einer Dilatation der glatten Muskulatur in Bronchien, Darm und Uterus. Auch die vasodilatierende Wirkung und Steigerung der Gewebepermeabilität durch Histamin wird inhibiert.

Klinisch werden H_1-Rezeptorantagonisten bei allergischen Reaktionen verabreicht. Auch eine Prophylaxe z. B. bei der Gabe von Kontrastmittel bei möglicherweise allergischen Patienten kann durchgeführt werden.

Die **neueren H_1-Rezeptorantagonisten** (2. Generation) haben geringere zentrale Nebenwirkungen, wie Sedierung. Zu dieser Generation gehören u. a. **Fexofenadin**, **Terfenadin** (in den USA wegen kardialer Nebenwirkungen nicht mehr im Handel), **Azelastin**, **Ceterizin**, **Levoceterizin**, **Levocabastin**, **Desloratadin**, **Ketotifen** und **Rupatidin**. Sie zeichnen sich dadurch aus, dass sie zwar sehr lipophil sind und daher gut in das ZNS penetrieren können, dort aber über ein Transporterprotein wieder über die Blut-Hirn-Schranke an das Blut abgegeben werden. Nur in hohen Konzentrationen, bei Erreichen eines Ceiling-Effekts, haben auch die neueren H_1-Antagonisten eine zentrale Wirkung.

Terfenadin, das durch die Cytochromoxidase P_{450} in die aktive Form Fexofenadin metabolisiert wird, darf nicht zusammen mit anderen Medikamenten, die die Cytochromoxidase hemmen, verabreicht werden. Der Effekt von Ketotifen, das auch mastzellstabilisierend wirkt, wird klinisch in der Behandlung des Asthma bronchiale genutzt.

H_2-Rezeptorantagonisten

Neben der Wirkung auf H_1-Rezeptoren ist die Stimulation von H_2-Rezeptoren in den Belegzellen der Magenschleimhaut eine weitere wichtige Wirkung des im Rahmen einer allergischen Reaktion freigesetzten Histamins. Durch die Inhibition von H_2-Rezeptoren wird eine Reduktion bzw. vollständige Hemmung der Magensäureproduktion erreicht. Neben dem **Cimetidin**, das nur eine relativ kurze Halbwertszeit von 2 h besitzt und daher mehrmals am Tag gegeben werden muss, sind **Ranitidin**, **Famotidin**, **Nizatidin** und **Roxatidin** wesentliche Substanzen dieser Gruppe.

Die klinische Anwendung der H_2-Rezeptorantagonisten erfolgt bei Schleimhautläsionen bzw. Ulzera der Magenschleimhaut.

Zu den **Nebenwirkungen** gehören insbesondere bei Cimetidin Störungen des ZNS mit Kopfschmerzen, Verwirrtheit, Hyperprolaktinämie und antiandrogenen Effekten. Darüber hinaus kann Cimetidin die Cytochromoxidase P_{450} hemmen.

> **Die Applikation einer Kombination von H_1- und H_2-Rezeptorantagonisten kann perioperativ zur Prophylaxe von Reaktionen auf eine allergische Histaminfreisetzung genutzt werden. Eine vollständige Inhibition einer allergischen Reaktion ist mit Histaminrezeptorantagonisten nicht möglich.**

14.13 Maligne Hyperthermie

14.13.1 Dantrolen

Das erstmals Ende der 1960er Jahre als Antibiotikum synthetisierte Dantrolen zeigte in ersten Anwendungen muskelrelaxierende Eigenschaften, die zu der Einführung als Medikament zur Lösung von muskulären Verspannungen und Spastik führte. Dantrolen bewirkt eine Entkopplung von Erregung und Kontraktion im Skelettmuskel, kann aber auch in hohen Dosen keine komplette Relaxierung hervorrufen. Die Wirkung wird vermutlich über eine Bindung an sarkolemmalen Ryanodinrezptoren hervorgerufen (▶ Kap. 2), die zu einer Inhibition der myoplasmalen Kalziumfreisetzung führt.

In tierexperimentellen Untersuchungen zeigte sich, dass sich mit Dantrolen bei Landrasseschweinen ein der malignen Hyperthermie bei Menschen sehr ähnliches Krankheitsbild effektiv behandeln ließ. Daraufhin wurde Ende der 1970er Jahre eine Multicenterstudie zur Anwendung von Dantrolen bei der malignen Hyperthermie beim Menschen durchgeführt, in der sich zeigte, dass die hohe Letalität der malignen Hyperthermie von 70–80% auf weniger als 10% reduzieren ließ. Dantrolen ist eine hochgradig lipophile Substanz, die sich nur schwer in Wasser löst. Aus diesem Grund wird Dantrolen als Lyophilisat aus 20 mg Dantrolen und 3 g Mannitol als Lösungsvermittler in einer Ampulle dargereicht, deren Inhalt zur Anwendung in 60 ml Wasser gelöst wird. Je nach Dosierung und Körpergewicht müssen zwischen 9 und 35 Ampullen Dantrolen aufgelöst werden. Die Lösung hat einen stark alkalischen pH-Wert von 9,5 und sollte daher nur über einen sehr großlumigen Zugang mit viel Volumen oder aber besser über einen zentralen Venenkatheter verabreicht werden. Die Eliminationshalbwertszeit liegt bei ca. 12 h.

Neben der Indikation zur Behandlung der malignen Hyperthermie scheint Dantrolen auch zur Therapie des malignen neuroleptischen Syndroms geeignet. Auch der Einsatz bei der Intoxikation mit Ecstasy oder der Einsatz beim Hitzschlag wurden vorgeschlagen. Zur Therapie der malignen Hyperthermie muss Dantrolen so schnell wie möglich zugeführt werden. Es wird mit einem Bolus von 2,5 mg/kg gestartet, diese Dosierung wird alle 5 min erneut verabreicht, bis die Symptome der malignen Hyperthermie terminiert werden. Werden mehr als 20 mg/kg Dantrolen verabreicht, muss die Diagnose maligne Hyperthermie überdacht werden. Dantrolen muss in einer Dosierung von mindestens 10 mg/kg in operativen Einheiten vorgehalten werden.

Zu den Nebenwirkungen gehören Muskelschwäche, Phlebitiden sowie Atembeschwerden und gastrointestinale Symptome. Auch zentralnervöse Symptome wie Schwindel, Verwirrtheit und Schläfrigkeit wurden berichtet (► Kap. 15.4).

Ein neueres Präparat zur Therapie der malignen Hyperthermie ist das deutlich besser wasserlösliche Azumolen, das eine zum Dantrolen vergleichbare Effektivität in der Behandlung der malignen Hyperthermie aufweist. Auch wurde eine Reihe von Verbesserungen in der Galenik des Dantrolen vorgeschlagen und geprüft. Eine Markteinführung ist aufgrund von ökonomischen Zwängen derzeit jedoch nicht geplant.

14.14 Praktische Hinweise (▫ Tab. 14.2)

Literatur

[1] ALLHAT Investigators (2002) Major outcomes in high-risk hypertensive patients randomized to angiotensin-converting enzyme inhibitor or calcium channel blocker vs diuretic: The Antihypertensive and Lipid-Lowering Treatment to Prevent Heart Attack Trial (ALLHAT). JAMA 288: 2981–2997

[2] Despotis G, Eby C, Lublin DM (2008) A review of transfusion risks and optimal management of perioperative bleeding with cardiac surgery. Transfusion 48: 2S–30S

[3] Fishbane S (2008) N-acetylcysteine in the prevention of contrast-induced nephropathy. Clin J Am Soc Nephrol 3: 281–287

[4] Habib AS, Gan TJ (2003) Food and drug administration black box warning on the perioperative use of droperidol: a review of the cases. Anesth Analg 96:1377–1379

[5] Kozer E, Koren G (2001) Management of paracetamol overdose: current controversies. Drug Saf 24: 503–512

[6] Ledingham IM, Watt I (1983) Influence of sedation on mortality in critically ill multiple trauma patients [letter]. Lancet 1: 1270

[7] Lecompte T, Hardy JF (2006) Antiplatelet agents and perioperative bleeding. Can J Anaesth 53: S103–S112

[8] Martin J, Heymann A, Basell K et al. (2010) Evidence and consensus-based German guidelines for the management of analgesia, sedation and delirium in intensive care--short version. Ger Med Sci 8: Doc02

[9] Patrono C, Coller B, FitzGerald GA et al. (2004) Platelet-active drugs: the relationships among dose, effectiveness, and side effects: the Seventh ACCP Conference on Antithrombotic and Thrombolytic Therapy. Chest 126: 234S–264S

[10] Sprung CL, Annane D, Keh D et al. (2008) Hydrocortisone therapy for patients with septic shock. N Engl J Med 358: 111–124

[11] Steffel J, Luscher TF, Ruschitzka F, Tanner FC (2006) Cyclooxygenase-2 inhibition and coagulation. J Cardiovasc Pharmacol 47 Suppl 1:S15–20

[12] Van de Werf F, Bax J, Betriu A et al. (2008) Management of acute myocardial infarction in patients presenting with persistent ST-segment elevation: the Task Force on the Management of ST-Segment Elevation Acute Myocardial Infarction of the European Society of Cardiology. Eur Heart J 29: 2909–2945

[13] Weitz JI, Hirsh J, Samama MM (2008) New antithrombotic drugs: American College of Chest Physicians Evidence-Based Clinical Practice Guidelines (8th Edition). Chest 133: 234S–256S

[14] White PF (2002) Droperidol: a cost-effective antiemetic for over thirty years. Anesth Analg 95: 789–790.

Klinische Anwendung

Balancierte Anästhesie

Christian W. Hönemann

» Eine Allgemeinanästhesie, die durch eine Kombination verschiedener Anästhetika mit synergistischen pharmakologischen Eigenschaften aufrechterhalten wird, bezeichnet man als balancierte Anästhesie. «

Mononästhesien, d. h. Anästhesien unter Verwendung von nur einem Anästhetikum, werden heute praktisch nicht mehr durchgeführt. Eine Allgemeinanästhesie wird heute meist aus einer Kombination von mindestens 2 oder mehr Anästhetika aufrechterhalten [41]. Eine Inhalationsanästhesie wird ausschließlich als eine Kombinationsanästhesie aus Lachgas (Stickoxydul, N_2O), Sauerstoff und einem Inhalationsanästhetikum durchgeführt [5][9][12][44][45][49]. Auch bei einer totalen intravenösen Anästhesie (TIVA) wird ein Hypnotikum (Propofol) mit einem Analgetikum (z. B. Remifentanil) kombiniert [10]. In der balancierten Anästhesie werden Inhalationsanästhetika mit i.v.-Anästhetika kombiniert [40].

Heute wird mit dem Begriff der balancierten Anästhesie meistens eine Kombination aus intravenöser Opioidgabe (Analgesie) und Inhalationsanästhesie (Hypnose) verbunden [47]. Der Begriff ist jedoch wie oben bereits erwähnt nicht eng definiert und wurde auch schon für andere Kombinationen von Anästhetika wie z. B. Regionalanalgesie und Inhalationsanästhesie verwendet [44].

Die balancierte Anästhesie ist das häufigste weltweit angewendete Anästhesieverfahren. Die Allgemeinanästhesie besteht aus 4 unterschiedlichen Grundqualitäten [2]:
- Hypnose,
- Analgesie,
- Muskelrelaxation und
- vegetativer Abschirmung.

Bei der balancierten Anästhesie wird dies durch einzelne Medikamente nach den aktuellen Erfordernissen hervorgerufen. Die Anästhesie (als Ziel bzw. Gesamtwirkung) wird somit durch die Kombination unterschiedlicher niedrig dosierter Anästhetika erreicht, anstatt nur ein Medikament in einer hohen Dosierung einzusetzen. Es wird demnach durch die Einzelkomponenten die Anästhesie ausbalanciert. Durch die Reduktion der Dosierungen der einzelnen Medikamente treten unerwünschte Nebenwirkungen seltener auf und die Anästhesieführung ist insgesamt geringeren Schwankungen unterworfen.

Bei der balancierten Anästhesie im herkömmlichen Sinne werden volatile Anästhetika, Lachgas, Opioide und Muskelrelaxanzien miteinander kombiniert. Das Bewusstsein des Patienten wird mit den volatilen Anästhetika ausgeschaltet. Das Auftreten von intraoperativen Wachheitsphasen wird durch volatile Anästhetika effektiver verhindert, als durch den Einsatz von intravenös verabreichten Hypnotika [43]. Während ein Einsatz einer EEG-gestützten Anästhesietiefenmessung zur Vermeidung intraoperativer »awareness« auf Grund der hohen interindividuellen Variabilität bei einer i.v.-Anästhesie notwendig erscheint, wird er im Rahmen einer balancierten Anästhesie noch immer kontrovers diskutiert.

Zusätzlich haben volatile Anästhetika muskelrelaxierende Eigenschaften und verstärken so die Wirkung der adjuvant eingesetzten Muskelrelaxanzien. Lachgas und intravenös verabreichte Opioide reduzieren die minimale alveoläre Konzentration (MAC) der volatilen Anästhetika geringfügig (▶ Kap. 4). Der Bedarf an Anästhesiegas wird um den Faktor 10–15% reduziert [5][7]. Durch die geringeren Gaskonzentrationen ist die Aufsättigung der bradytrophen Gewebe vermindert.

Die Wahl des Muskelrelaxans richtet sich nach Art und Dauer des Eingriffs (▶ Kap. 8 »Muskelrelaxanzien«). Die Relaxationstiefe wird an die Erfordernisse des Eingriffs angepasst. Die Interaktion zwischen volatilem Anästhetikum und Muskelrelaxans spart Relaxans ein und kann einen Relaxansüberhang am Ende der Operation vermeiden.

Praktische Anästhesieführung während einer balancierten Anästhesie

- Opioide werden als erstes vor der Einleitung der Hypnose verabreicht. Die Menge und die Substanz, die verwendet wird, hängen von der Ausdehnung und Dauer des Eingriffs ab (▶ Kap. 6 »Opioide«). Die Applikation kann auf 2 kumulative Dosen, zur Anästhesieeinleitung und zum Ausschalten einer Reaktion des Patienten auf die Hautinzision, aufgeteilt werden. Adrenerge Reaktionen und Stress, induziert durch die Schmerzsensation, werden so vermieden. Die Anästhesieführung ist mit niedrigen Gaskonzentrationen möglich, wenn eine Kombination aus einem Opioid und einem volatilen Anästhetikum eingesetzt wird. Schnelle Wechsel der Gaskonzentration zur Dosisfindung sind unnötig. Hohe Opioidspiegel mit niedriger Gaskonzentration zu Beginn und niedrige Opioidspiegel mit hoher Gaskonzentration am Ende der Anästhesie vermeiden einen Opioidüberhang und eine lange Gasaufsättigung der bradytrophen Gewebe.
- Die Nachinjektionen des Opioids erfolgen nach den klinischen Zeichen für Analgesiebedarf. Die Restzeit des Eingriffs ist hierbei zu berücksichtigen. Der Wundverschluss ist in der Regel weniger schmerzhaft als der Eingriff selbst. Hier kann der additive Effekt des volatilen Anästhetikums auf die Opioidanalgesie bei abfallendem Plasmaspiegel genutzt werden.
- Ist eine klinische Vollrelaxierung (neuromuskuläre Blockade >75%, TOF 1–4) für den Eingriff erforderlich, wird das Muskelrelaxans unter relaxometrischer Kontrolle (»post tetanic count«, »train-of-four«) oder

nach der Pharmakokinetik appliziert. Für die meisten Eingriffe ist keine kontinuierliche Vollrelaxierung erforderlich. Eine Repitionsdosis sollte nur mit Überwachung durch ein neuromuskuläres Monitoring (z. B. TOF) verabreicht werden. Auch hier kann die Gesamtdosis des eingesetzten Muskelrelaxans bis zum Ende des Eingriffs durch höhere Konzentrationen des volatilen Anästhetikums reduziert werden (▶ Kap. 8, »Muskelrelaxanzien«).
- Zur Allgemeinanästhesie für kardiale Risikopatienten wird eine balancierte Anästhesie empfohlen (Sevofluran, Desfluran, Isofluran). Speziell bei diesen Patienten ist die Kombination mit kontinuierlichen, rückenmarksnahen Regionalanästhesien (thorakaler Periduralanästhesie, Spinalkatheter) für große Abdominaleingriffe günstig [51]. Opioide und Regionalanästhesie blocken adrenerge Schmerzreaktionen und erlauben geringe Gaskonzentrationen. Negativ inotrope Effekte durch Gas werden dadurch vermieden und die kardiale Nachlast wird gesenkt.
- Das volatile Anästhetikum wird bei der balancierten Anästhesie in gleicher Weise wie bei der reinen Inhalationsanästhesie verwendet. Der Dosisbedarf ist jedoch um die Hälfte bis zu zwei Dritteln reduziert.

> **Zu Beginn der Anästhesie wird eher das Opioid nachinjiziert als die Gaskonzentration gesteigert.**

15.1 Lachgas als Trägergas einer balancierten Anästhesie noch zeitgemäß?

15.1.1 Historie

Lachgas oder Distickstoffmonoxid (chemische Summenformel: N_2O) ist ein Gas aus der Gruppe der Stickoxide. Es wird in der älteren Literatur auch als *Stickoxydul* bzw. *Stickoxidul* bezeichnet (▶ Kap. 1 und 4).

Das farblose Lachgas wurde 1772 von dem amerikanischen Chemiker Joseph Priestley entdeckt. 1799 berichtet der englische Chemiker Humphry Davy über Lachgas. Die medizinische Anwendung von Lachgas empfahl erstmalig der schottische Zahnarzt Horace Wells, der Lachgas bei Zahnextraktionen (1844) einsetzte, nachdem er dessen schmerzstillende Wirkung zufällig bei einer Vergnügungsanwendung (Lachgasparty) beobachtet hatte, wie sie damals auf Jahrmärkten üblich war. Seit seiner klinischen Einführung ist Lachgas am häufigsten von allen Anästhesiegasen weltweit eingesetzt worden.

15.1.2 Diskussion

Pro Lachgas

Heute wird Lachgas aufgrund seiner positiven und negativen Eigenschaften sehr kontrovers diskutiert. Während einige Autoren die Anwendung auch heute noch befürworten, praktizieren andere Autoren den vollständigen Verzicht des Gebrauchs [5][9].

Für viele Anästhesisten ist Lachgas ein vertrauter Bestandteil des Trägergases in Anästhesierückatemsystemen (▶ Kap. 4 »Inhalationsanästhetika«).

Argumente für den Einsatz von Lachgas sind [7]:
- gute Steuerbarkeit,
- nennenswerter analgetischer Effekt,
- die sympathikomimetische Wirkung, die den kreislaufdepressiven Effekt der Inhalationsanästhetika kompensieren kann, und
- der mit seinem Einsatz zu erzielende Einspareffekt an Anästhetika.
- Die Maskeninhalationseinleitung wird durch den »second gas effect« beschleunigt,
- Lachgas schützt vor intraoperativer Wachheit und
- Lachgas unterdrückt spinale Abwehrreflexe.

Kontra Lachgas

Viele Argumente sprechen aber auch gegen den weiteren routinemäßigen Einsatz von Lachgas. Im Tierexperiment ist Lachgas im Vergleich zu Stickstoff [7]:
- embryotoxisch und teratogen,
- Lachgas ist ökologisch nicht unbedenklich (trägt zum Treibhauseffekt bei),
- sein Beitrag im Gesamtkonzept während einer Inhalationsanästhesie von eher geringer Bedeutung.
- Bei Langzeitanwendung von Lachgas kann es zu megaloblastischen Veränderungen des Knochenmarks kommen. Dies führt zu entsprechenden Veränderungen des peripheren Blutbilds, welches auf eine Vitamin-B_{12}-Hemmung zurückzuführen ist. Dies kann nicht nur eine Hemmung der DNA-Synthese, sondern auch Demyelinisierungsprozesse an Nervenzellen bewirken. In den vergangenen Jahren wurde von schwerwiegenden neurologischen Störungen berichtet, die v. a. bei strengen Vegetariern und bereits nach vergleichsweise kurzer Anästhesie mit Lachgas aufgetreten sind.
- Lachgas führt zu einer zerebralen Vasodilatation und so auch zu einer Erhöhung des intrakraniellen Druckes, besonders bei Patienten mit eingeschränkter zerebraler Compliance.
- Lachgas diffundiert seinem Konzentrationsgefälle folgend in luftgefüllte Höhlen und Räume. Handelt es sich dabei um abgeschlossene Räume kann es so

zu einer Druckerhöhung bzw. Ausdehnung dieser Räume führen. Hieraus ergeben sich als **Kontraindikationen für die Anwendung von Lachgas:** Ileus, Pneumothorax, Pneumomediastinum, Pneumoperikard, Eingriffe am Mittelohr, Luftembolie sowie neurochirurgische und herzchirurgische Eingriffe und Operationen am offenen Auge.

- Weitere Argumente für einen Verzicht auf den Einsatz von Lachgas sind eher technischer Natur: In Krankenhäusern könnte auf eine zentrale Gasversorgung mit diesem Gas völlig verzichtet werden – mit entsprechenden Einsparungen in der Logistik und der technischen Wartung,
- die Gasdosiersysteme an den Anästhesiegeräten könnten erheblich vereinfacht werden und
- bei konsequentem Verzicht auf Lachgas können Anästhesien mit geschlossenem System auch mit konventionellen Anästhesiegeräten in der Klinikroutine realisiert werden.

Ein starkes Argument gegen die Verwendung von Lachgas besteht in der Tatsache, dass es sich um ein hypoxisches Gas handelt, d. h. Sauerstoff muss von außen zugemischt werden. Kommt es zu Verwechselungen bei der Verwendung, entweder vom Anwender, dem Anästhesisten oder vom Medizintechniker, so hat dies dramatische Folgen für den Patienten und den Anwender. In den vergangenen Jahren waren in Europa mehrere Todesfälle zu beklagen, die durch einen Fehler bei dem Zusammenbau des Anästhesiegeräts bei einer routinemäßigen Wartung hervorgerufen wurden [29]. Es wurden beim Zusammenbau der Lachgas- und O_2-Schlauch geräteintern (von außen nicht ersichtlich) verwechselt und an die falsche Gasdosiereinrichtung angeschlossen. Somit wurde den Patienten nach Öffnen der O_2-Zufuhr Lachgas zugeführt. Dies führte zu einer Hypoxie der Patienten. Durch einen vollständigen Verzicht auf Lachgas wären diese Zwischenfälle zu vermeiden gewesen. Hier muss eine Diskussion angestrebt werden, ob man bei der Verwendung medizinischer Gase hypoxische Zusammensetzungen zulassen möchte oder nicht [28].

15.1.3 Lachgasanwendung als Trägergas bei balancierter Anästhesie

Es hat sich gezeigt, dass der maximale additive anästhetische Effekt durch Lachgas eher unbedeutend ist. Der Verzicht auf Lachgas kann durch Erhöhung der Konzentration des verwendeten Inhalationsanästhetikums um nicht mehr als das 0,1- bis 0,15-fache des MAC-Wertes ersetzt werden [11]. Alternativ hierzu können vermehrt Opioide (Sufentanil, Remifentanil, Alfentanil) mit ihrer guten Steuerbarkeit zum Einsatz kommen, um den fehlenden Effekt des Lachgases zu ersetzen.

Weiterhin sind bei der Verwendung von Lachgas klar definierte Kontraindikationen zu beachten. Klassische »Lehrbuchnebenwirkungen« von Lachgas wie Diffusionshypoxie bei Anästhesieausleitung, intraoperative erleichterte Diffusion in gasgefüllte Körperhöhlen, postoperative Übelkeit und Erbrechen, mögliche Einschränkung der Myokardkontraktilität, Zunahme der zerebralen Perfusion lassen sich entweder verhindern oder, falls sie doch auftreten, rasch und wirksam therapieren. Neben sehr wirkungsvollen Antiemetika erlauben neue Anästhetika bei bestimmten Risikoeingriffen in der Neurochirurgie (Complianceabnahme, Hirndrucksteigerung), in der Herzchirurgie (Myokarddepression, pulmonale Widerstandserhöhung) und auch in der Viszeralchirurgie (Ileus), auf Lachgas ganz zu verzichten [7][8][22][52].

Unter dem zunehmenden Kostendruck – nicht erst seit der Einführung der DRGs in Deutschland – gilt es heute eine Kosten-Nutzen-Abwägung vorzunehmen. Vor diesem Hintergrund scheint der Einsatz von Lachgas zur Supplementierung sowohl einer Inhalationsanästhesie wie auch einer TIVA eher vernachlässigbar. In der eigenen klinischen Praxis an 2 unterschiedlichen Krankenhäusern erweist sich der konsequente Verzicht auf den Einsatz von Lachgas sowohl bei der Durchführung von mehr als 49.000 Inhalationsanästhesien, als auch bei der Durchführung der intravenösen Anästhesie bisher als völlig unproblematisch.

15.2 Einzelne Aspekte der balancierten Anästhesie

15.2.1 Inhalationsanästhetika

Klinisch relevante Reaktionen von Inhalationsanästhetika mit Atemkalk

Die theoretischen Grundlagen zur Problematik der Stabilität von Inhalationsanästhetika in Atemkalk in Abhängigkeit von dem enthaltenen Feuchtigkeitsanteil sind in ▶ Kap. 4 »Inhalationsanästhetika« beschrieben.

Praktisch ist bei Sevoflurananästhesien insbesondere die Bildung von Compound A und Methanol von Bedeutung. In einem Dräger Kreissystem wurde 8% Sevofluran mit 6 l O_2/min getestet und in vorher getrocknetes DrägerSorb 800 (KOH haltig) oder Sofnolime (KOH frei) gespült [24]. In dem Kreissystem mit trockenem Atemkalk konnte in den ersten 3 min kein Sevofluran nachgewiesen werden. Compound A und Methanol waren jedoch als Degradationsprodukte nach 1 min nachweisbar und die Temperatur im CO_2-Absorber stieg auf über 110°C. Formaldehyd war in trockenem Natronkalk nachweisbar. Da in

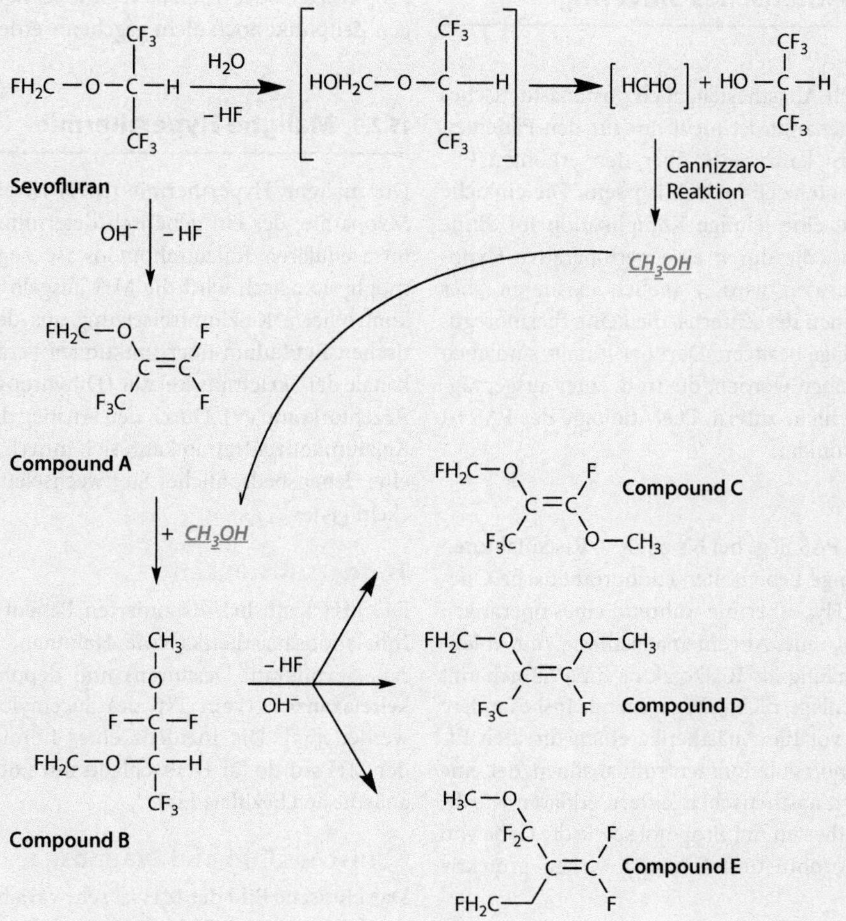

Abb. 15.1 Degradierung von Sevofluran zu Compound A–E unter basischen Bedingungen

trockenem Atemkalk nicht nur Methanol, sondern auch Formaldehyd nachweisbar waren, könnte sich durch eine Cannizzario-Reaktion (Abb. 15.1; [18][19][20][21][46]) zwischen Methanol und Formaldehyd Ameisensäure bilden [15]. Es liegt demnach nahe, dass klinisch beobachteten Atemwegsirritationen durch Ameisensäure verursacht werden.

Moderne Atemkalke, die zur CO_2-Elimination verwendet werden, sind durch andere Zusammensetzungen und dem Verzicht von NaOH bzw. KOH sicherer geworden [39]. NaOH und KOH sind die entscheidenden Beimischungen des Atemkalks, die für den Zerfall von Desfluran zu Kohlenmonoxid und Sevofluran zu Compound A verantwortlich gemacht werden. Studien konnten zeigen, dass kalziumbasierte Atemkalke und Verwendung von LiOH auch in getrocknetem Zustand nicht zu einer nennenswerten Entstehung von CO oder Compound A führen [30][37].

Empfehlungen für die Praxis

- Frischgasfluss nach Anästhesie und am Ende des Tages abstellen – Diskonnektion von der Wandversorgung (verhindert Austrocknung); ▶ Montagsrätsel in Kap. 4.
- Routinemäßige Bestimmung der inspiratorischen CO_2-Konzentration und routinemäßiger Wechsel der CO_2-Absorber wenn inspiratorische CO_2-Konzentration >2 Vol%
- Kein »flushen« des Atemkreises und kein trockenen der Kreissysteme durch »trocken fahren« mit kontinuierlichem Frischgasfluss
- Wechsel des Atemkalks, wenn der Gasfluss über Nacht nicht abgestellt war
- Bei Hitzeentwicklung im CO_2-Absorber: Absorber wechseln und Patienten auf CO untersuchen
- Verwendung von Niedrigflussanästhesietechniken sind vorteilhaft, weil hierdurch ein Austrocknen des Atemkalks verhindert wird

15.2.2 Postanästhetisches Shivering

Ätiologie

Muskelzittern nach Anästhesien, auch postanästhetisches Shivering (PAS) genannt, ist nicht nur für den Patienten belastend, sondern kann z. B. über den erhöhten O_2-Verbrauch auch potenziell bedrohlich sein. Die einfache Form des PAS ist eine häufige Komplikation im Sinne eines Kältezitterns, die durch eine perioperative Hypothermie hervorgerufen wird. Daneben existieren aber noch weitere Formen des Zitterns, die keine thermoregulatorische Grundlage besitzen. Darüber hinaus sind auch Patienten beschrieben worden, die trotz einer ausgeprägten Hypothermie nicht zittern. Die Ätiologie des PAS ist noch weitgehend unklar.

Risikofaktoren

Die Inzidenz von PAS liegt bei bis zu 65%. Risikofaktoren beinhalten das junge Lebensalter, endoprothetische Operationen und die Hypothermie während eines operativen Eingriffs. Obwohl eine Allgemeinanästhesie mit volatilen Anästhetika häufig als Risikofaktor für PAS genannt wird, ist die Datenlage nicht überzeugend. Insbesondere ist ungeklärt, ob volatile Anästhetika einen direkten Effekt auf das Thermoregulationszentrum ausüben, der eine Neigung zum postanästhetischen Zittern erklären würde. Intravenöse Anästhesien mit Propofol sowie die Gabe von Opioiden wie Morphin und Fentanyl wirken protektiv gegen das PAS.

Prophylaxe und Therapie

Die Prophylaxe und Therapie sind angesichts der noch unklaren Genese des PAS weitgehend empirisch. Zahlreiche Substanzen sind auf ihre Wirkung auf das PAS überprüft worden, u. a. Clonidin, Nalbuphin, Tramadol, Urapidil, Pethidin, Ketanserin, Nefopam, Physostigmin, Doxapram, Dexamethason, Metamizol und die Opioide Fentanyl, Alfentanil und Sufentanil.

15

Von μ-Opiatrezeptoragonisten ist bekannt, dass sie einen potenten Effekt auf das postanästhetische Shivering ausüben. Noch potenter ist das Pethidin, das neben den μ-Effekten noch eine Wirkung auf k-Opioidrezeptoren besitzt. Im Gegensatz zu den Opioiden zeichnen sich die α_2-Adrenozeptoragonisten wie z. B. Clonidin, durch eine mangelnde Atemdepression bei sehr guter Wirkung auf das Zittern aus, so dass die Therapie mit Clonidin häufig gegenüber Pethidin bevorzugt wird. Es konnte in Tierversuchen gezeigt werden, dass das Pethidin einen Teil seiner Wirkung gegen das PAS wie Clonidin über bestimmte α_2-Adrenozeptorsubtypen, die sog. α_{2B}-Adrenzeptoren vermittelt.

Der Ansatzpunkt von Physostigmin ist noch nicht so weitgehend geklärt. Eine Empfehlung für ein überlegenes Prophylaxe- oder Therapieregime kann zum gegenwärtigen Zeitpunkt noch nicht gegeben werden.

15.2.3 Maligne Hyperthermie

Die maligne Hyperthermie (MH) ist eine metabolische Myopathie, der ein genetisch determinierter Defekt der intrazellulären Kalziumhomöostase zugrunde liegt. Pathophysiologisch wird die MH ausgelöst durch eine unkontrollierte Kalziumfreisetzung aus dem sarkoplasmatischen Retikulum über funktionell veränderte Kalziumkanäle der Skelettmuskulatur (Dihydropyridin-Ryanodin-Rezeptorkomplex). Durch den Anstieg der intrazellulären Kalziumkonzentration kann sich innerhalb kürzester Zeit eine lebensbedrohliche Stoffwechselentgleisung entwickeln [35].

Triggersubstanzen

Die MH kann bei disponierten Patienten durch volatile Inhalationsanästhetika (wie Halothan, Enfluran, Isofluran, Sevofluran, Desfluran) und depolarisierende Muskelrelaxanzien (vom Typ des Succinylcholins) ausgelöst werden [45]. Die Inzidenz eines fulminanten Verlaufes der MH wurde für Deutschland mit 1:60.000 Allgemeinanästhesien beziffert [27].

Klinisches Bild und Diagnose

Das klinische Bild der MH ist sehr variabel und reicht von der fulminanten MH-Krise über abortive oder moderate Verläufe bis hin zu ungeklärten perioperativen Todesfällen infolge von Herzstillstand.

Die Hyperthermie ist üblicherweise nicht das erste Symptom einer MH sondern tritt erst relativ spät auf. Ein typisches Frühsymptom der MH ist die Tachykardie bzw. Tachyarrhythmie. Ein weiteres sensitives Frühsymptom ist das Auftreten einer Hyperkapnie (beatmete Patienten; [30]) bzw. einer Hyperventilation (Spontanatmung).

> **Die Verdachtsdiagnose MH muss so früh wie möglich erfolgen und kann auch ohne das Spätsymptom Hyperthermie gestellt werden.**

Zur Verifizierung der Verdachtsdiagnose MH ist eine frühzeitige Labordiagnostik obligat. Die Blutgasanalyse zeigt eine respiratorische (und meist auch metabolische) Azidose, Laktämie, Hyperkapnie und Hypoxämie. Als Folge der Rhabdomyolyse sind Hyperkaliämie, Anstieg der CK, und Myoglobinämie/Myoglobinurie nachweisbar.

Ein weiteres typisches Zeichen für eine MH kann ein Masseterspasmus (Trismus) unmittelbar nach Gabe von Succinylcholin sein. Auch ein generalisierter Rigor der Skelettmuskulatur kann auftreten. Die Erhöhung der Körpertemperatur entwickelt sich erst relativ spät, bei fulminanten Verläufen sind allerdings Temperaturanstiege von bis zu 1°C pro 5 min beschrieben. Im weiteren Verlauf tritt infolge des erhöhten O_2-Verbrauchs eine Zyanose auf, Spätfolgen einer MH-Krise sind Verbrauchskoagulopathie, Lungen- bzw. Hirnödem und Nierenversagen.

Therapie

Die Angaben zur Therapie der MH sind entnommen aus der aktuellen Empfehlung der Deutschen Gesellschaft für Anästhesiologie und Intensivmedizin [17].

Primärmaßnahmen

- Zufuhr von Triggersubstanzen beenden (Succinylcholin, Halothan, Enfluran, Isofluran, Desfluran, Sevofluran).
- Entfernung des Vapors vom Anästhesiegerät. Die kontrollierte Beatmung wird zur Aufrechterhaltung bzw. Normalisierung der O_2-Sättigung mit einem FiO_2 von 1,0 und einem Frischgasfluss von mindestens 10 l/min fortgeführt. Die endtidale CO_2-Konzentration wird durch Hyperventilation (ca. 3- bis 4-faches des Atemminutenvolumens) auf Normalwerte eingestellt.
- Die Anästhesie wird intravenös mit Opioiden und Sedativa fortgeführt, die Relaxierung erfolgt bei Bedarf mit einem nichtdepolarisierenden Muskelrelaxans.
- Entscheidend für die Prognose ist die schnellstmögliche Infusion von Dantrolen i.v. in einer Dosierung von zunächst 2,5 mg/kgKG. Die Bolusgabe von Dantrolen muss evtl. mehrmals in 5-minütigen Abständen wiederholt werden, bis sich die hypermetabole Stoffwechsellage wieder normalisiert hat und keine MH-Symptome mehr nachweisbar sind. Tritt unter Bolusgabe von Dantrolen (>20 mg/kgKG) keine Besserung ein, sollte die Diagnose MH überdacht werden. Anschließend wird die Dantrolentherapie fortgeführt, um nach erfolgreicher Primärtherapie ein erneutes Auftreten von MH-Symptomen zu verhindern. In Abhängigkeit von der initial notwendigen Dosierung, erhalten die Patienten 5 mg/kgKG/24 h Dantrolen (nach Applikation von 2,5–5,0 mg/kgKG Dantrolen) bzw. 10 mg/kgKG/24 h Dantrolen (nach Applikation von 7,5–10,0 mg/kgKG Dantrolen) infundiert.
- Der therapeutische Erfolg wird überwacht durch engmaschige Kontrolle relevanter Parameter (Hämodynamik, Muskeltonus, endtidale CO_2-Konzentration [30], Blutgasanalysen, Serumkalium, CK).
- Bei therapieresistenten Herzrhythmusstörungen (nach Dantrolengabe) ist eine symptomatische antiarrhythmische Therapie indiziert. **Cave**: Kalziumantagonisten und Digitalispräparate sind kontraindiziert.

Tab. 15.1 Dosierung von Dantrolen i.v.

Patient	Körpergewicht in kg	Dosierung in mg	Dantrolen i.v.: Anzahl Flaschen
Kind, 6 Jahre	20	200	10
Kind, 12 Jahre	40	400	20
Erwachsener	72	720	36
Erwachsener	90	900	45
Erwachsener	120	1200	60

Angaben des pharmazeutischen Unternehmers (SpePharm)

- Weitere Maßnahmen sind Korrektur der metabolischen Azidose, Diurese und Kreislaufstabilisation.

Sekundärmaßnahmen

- Oberflächenkühlung sowie Infusion von kalten Lösungen.
- Der Patient wird für mindestens 24 h auf einer anästhesiologisch betreuten Intensivstation beobachtet.
- Die Laborwerte sind engmaschig zu überwachen (inkl. Gerinnungsparameter). Applikation von niedrigdosiertem Heparin erfolgt zur Prophylaxe einer disseminierten intravasalen Gerinnung.
- Aufklärung und Beratung des Patienten (inkl. Blutsverwandte) zur MH, um weitere Zwischenfälle zu verhindern.

Dantrolen

Mit der Einführung von Dantrolen im Jahr 1979 konnte die Letalitätsrate fulminanter MH-Verläufe von 70–80% auf unter 10% reduziert werden. Dantrolen ist ein Hydantoinderivat, das die Kalziumfreisetzung aus dem sarkoplasmatischen Retikulum inhibiert, ohne die Kalziumwiederaufnahme zu beeinflussen. Darüber hinaus senkt Dantrolen die intrazelluläre Kalziumkonzentration auch in Ruhe und wirkt somit gering muskelrelaxierend.

Bevorratung Die Deutsche Gesellschaft für Anästhesiologie und Intensivmedizin empfiehlt eine Bevorratung von mindestens 10 mg/kgKG Dantrolen für erwachsene Patienten [17]. Eine Injektionsflasche enthält 20 mg Dantrolennatrium. Dies bedeutet, dass für einen Patienten mit 72 kg Körpergewicht 36 Flaschen Dantrolen notwendig sind (Tab. 15.1).
Dantrolen sollte zentral in der operativen Einheit, in Kliniken mit weiter auseinander liegenden Operationsein-

heiten auch an mehreren prädestinierten Stellen, gelagert werden. Auch in anästhesiologischen Praxen, die Patienten ambulant in Allgemeinanästhesie versorgen, ist eine adäquate Vorratshaltung von Dantrolen obligat [17].

15.3 Inhalationsanästhesie mit niedrigem Frischgasfluss als Basis der balancierten Anästhesie

15.3.1 High Flow, Low Flow, Minimal und Metabolic Flow

Niedrigflussanästhesien und Anästhesien mit einem geschlossenen Anästhesiesystem sind seit dem Beginn der Geschichte der Inhalationsanästhesie bekannt [5]. Seit vielen Jahrzehnten beschränkte sich jedoch die Anwendung der Niedrigflussanästhesie auf wenige Enthusiasten [34]. Für die meisten Anästhesisten war die Auswahl eines hohen Frischgasflusses (>2–5 l/min) normal und als eine Routineanästhesietechnik akzeptiert.

Die Markteinführung der neuen volatilen Anästhetika [18] sowie die Weiterentwicklung der Anästhesiegeräte [11] begleitet durch eine hohe Zuverlässigkeit der Überwachungssysteme ermöglichen heute die routinemäßige Anwendung von Frischgasflüssen zwischen 250 und 500 ml/min bei Inhalationsanästhesien [8].

Klinische, kulturelle, ökologische, pharmakologische, technologische und vor allem wirtschaftliche Gründe sprechen heute für ein generelles Umdenken [31]. Die tägliche Anwendung der Minimal-Flow Anästhesietechniken bzw. die Anästhesie mit nahezu geschlossenem Anästhesiesystem wird heute als Basis für die balancierte Anästhesie propagiert.

Eine Inhalationsanästhesie mit niedrigem Frischgasfluss setzt ein Rückatemsystem als Anästhesiesystem voraus. Diese sind definiert über einen Kohlendioxidabsorber, der in einem Kreisteil das Kohlendioxid eliminiert Der kontinuierliche Gasverlust aus dem System, der auf den O_2-Verbrauch und der Absorption der Anästhesiegase im Gewebe beruht, wird durch kontinuierliche Zuleitung von Frischgas in das Atemsystem ausgeglichen.

15.3.2 Vorteile der Rückatmung durch Verwendung einer Low- bzw. Minimal-flow-Technik

▪ **Für den Patienten**

Die Vorteile der Rückatmung wurden schon 1924 umfassend in Ralph Waters Arbeit »Clinical Scope and Utility of Carbon Dioxid Filtration in Inhalation Anesthesia« beschrieben: Die Anästhesiegase sind feuchter und wärmer [53]. Die verbesserte Klimatisierung der Atemgase gewährleistet entscheidend den Erhalt der funktionellen und anatomischen Integrität des Atemwegepithels und verringert den Flüssigkeits- und Wärmeverlust [33][34][35].

▪ **Für den Krankenhausträger**

Durch die Verminderung des Anästhesiegasverbrauchs kommt es zu einer erheblichen Kostenreduktion. Bei konsequenter Durchführung von Niedrigflussanästhesien sind, in Abhängigkeit von der Dauer, Art und Frequenz der Anästhesien, Einsparungen zwischen 60–75% möglich [5][7][30].

Aus der Verminderung des Abstroms ungenutzter Überschussgase resultiert eine signifikante Verminderung der Anästhesiegasemission, die bei länger dauernden Anästhesien etwa 70–90% betragen kann. So kann allein durch adäquate Nutzung der Rückatmung die Arbeitsplatzkonzentration mit Lachgas auf die strengen deutschen und amerikanischen Grenzwerte von 100 ppm gesenkt werden (Produktinformation, Fa. Linde, Stand 10/2005, www.linde-gastherapeutics.de).

▪ **Für die Umwelt**

Die Verminderung der Anästhesiegasemission ist aber auch deshalb zu fordern, weil medizinisch genutztes Lachgas und die Inhalationsanästhetika – wenn auch in einem vergleichsweise geringen Maß – zum Treibhauseffekt und zur Ozondestruktion beitragen (▶ Kap. 4 Inhalationsanästhetika; [51]).

15.3.3 Aufnahme der Träger und Anästhesiegase

Sauerstoff als Trägergas

In Allgemeinanästhesie nehmen Patienten Sauerstoff in einer Menge auf, die etwa dem Grundumsatz entspricht. Dabei kann der O_2-Verbrauch als annähernd konstant angenommen werden. Die vereinfachte Brody-Formel erlaubt eine grobe Kalkulation des O_2-Verbrauchs. Einfacher ist jedoch die Extrapolation eines O_2-Verbrauchs in Ruhe von ca. 3–4 ml/kgKG [34].

O_2-Verbrauch (VO_2) nach der Brody-Formel [11]:

$$VO_2 = 10 \times kgKG$$

Lachgas als Bestandteil des Trägergases

Die Aufnahme von Lachgas folgt einer Exponentialfunktionscharakteristik. Während in den ersten Minuten der Anästhesie die Aufnahme vergleichsweise hoch ist, wird mit zunehmender Anästhesiedauer und Aufsättigung der Körpergewebekompartimente mit Lachgas die Lachgasaufnahme abnehmen. Eine grobe Einschätzung der Lachgasaufnahme eines erwachsenen Patienten mittleren Körpergewichts ermöglicht die Severinghaus-Formel. Unter Verwendung dieser Formel sinkt der Lachgasverbrauch nach ca. 15 min unter 250 ml/min [34]:

$$VN_2O = 1000 \times t^{-1/2} \quad [\text{ml/min}],$$

VN_2O : Lachgasverbrauch, t : Zeit nach Einleitung der Anästhesie (min).

Inhalationsanästhetika

Die Aufnahme der Inhalationsanästhetika folgt ebenfalls einer Exponentialfunktionscharakteristik. Sie kann näherungsweise mit der Lowe-Formel bestimmt werden [16]:

$$\text{VAN} = \text{f} \times \text{MAC} \times \lambda_{\text{B/G}} \times \text{Q} \times \text{t}^{-1/2} \quad [\text{ml/min}]$$

VAN: Inhalationsanästhetikaverbrauch, f × MAC: angestrebte exspiratorische Anästhesiemittelkonzentration des Anästhetikums; als Fraktion f der minimalen alveolären Konzentration; λB/G: Blut-Gas-Löslichkeitskoeffizient; Q: Herzminutenvolumen [dl/min]); Zeit nach Einleitung der Anästhesie (min).

15.3.4 Klassifizierung der Anästhesieverfahren mit niedrigem Gasfluss

Per Definition gilt eine Anästhesie dann als Niedrigflussanästhesie, wenn der Anteil der zurück geatmeten Ausatemluft am Inspirationsvolumen - der Rückatmungsanteil - mehr als 50% beträgt. Beim Einsatz moderner Anästhesiegeräte wird dies bei Frischgasflüssen zwischen 1–2 l/min erreicht.

Obwohl der Frischgasfluss stufenlos auf jeden beliebigen Wert bis hin zu dem Gasvolumen reduziert werden kann, das vom Patienten wirklich aufgenommen wird, lassen sich in Anlehnung an die in der Literatur gebräuchliche Terminologie folgende Verfahren der Niedrigflussanästhesie unterscheiden.

Low-flow-Anästhesie

Bei der Low-flow-Anästhesie, dem Niedrigflussanästhesieverfahren, das 1952 von Foldes beschrieben wurde, wird nach einer Initialphase von 10 min Dauer, während der mit hohem Frischgasfluss gearbeitet wird, der Frischgasfluss auf 1,0 l/min reduziert [4].

Minimal-flow-Anästhesie

Virtue empfahl 1979, nach einer 15–20 min dauernden Initialphase, in der wiederum mit hohem Frischgasfluss gearbeitet wird, den Frischgasfluss gar auf 0,5 l/min zu reduzieren. Er nannte dieses Anästhesieverfahren die Minimal-flow-Anästhesie. Low- und Minimal-flow-Anästhesie sind Extremvarianten der Anästhesieführung mit halbgeschlossenem Rückatemsystem: es wird mit – wenn auch geringem – Überschussgasvolumen gearbeitet [32].

Quantitative Anästhesien mit geschlossenem System und Metabolic-flow-Bedingungen

Die Anästhesie mit geschlossenem System lässt sich nur in der Weise realisieren, dass der Frischgasfluss durch häufige Einstellungsveränderung an der Gasdosiereinrichtung fortlaufend der individuellen Gesamtgasaufnahme angepasst wird. Wenn definitiv aber nur die Menge an Sauerstoff, Lachgas und Inhalationsanästhetikum in das System eingeleitet wird, die der Patient zum jeweiligen Zeitpunkt wirklich aufnimmt, wird eine quantitative Anästhesie mit geschlossenem System realisiert [6].

Eine Niedrigflussanästhesie unter Metabolic-flow-Bedingungen ist einfacher zu realisieren. Insbesondere der Verzicht von Lachgas bzw. Stickstoff erleichtert die konsequente Nutzung der eingesetzten Anästhesiegase. Für die Beschränkung auf Sauerstoff als einzigem Bestandteil des Trägergases sprechen folgende Überlegungen:

- Nicht alle Anästhesiegeräte sind mit Gasdosiereinrichtungen für Luft ausgerüstet, oder diese sind nicht für die Dosierung niedriger Gasflüsse geeignet. Die Zumischung der zweiten Trägergaskaskomponente Luft wäre somit unmöglich oder zumindest unökonomisch.
- Hohe O_2-Konzentrationen werden in der Einleitungs- und der Ausleitungsphase zum Schutz der Patienten regelhaft angewandt. Während des Ablaufs einer Anästhesie garantieren sie durch Vergrößerung des intrapulmonalen O_2-Speichers eine hohe Patientensicherheit in allen gewollten oder akzidentellen Apnoephasen [24][39].
- Wird auf die Beimischung einer zweiten Gaskomponente zum Sauerstoff verzichtet, ist die Entwicklung hypoxischer Gasgemische im Atemsystem ausgeschlossen, dies unabhängig vom Trägergasfluss [14].
- Die Anästhesieführung wird durch den alleinigen Gebrauch von Sauerstoff nicht nur sicherer, sondern auch einfacher, weil die gerade bei Niedrigflussanästhesien zu beobachteten großen Unterschiede zwischen der Trägergaszusammensetzung und der Gaszusammensetzung im Atemsystem entfallen [34].
- Die Beschränkung auf Sauerstoff als Trägergas könnte zu einer erheblichen technischen Vereinfachung der Gasdosiersysteme führen. Sie brächte des Weiteren

logistische Vorteile, da Ankauf, Vorratshaltung und Transport von Gasflaschen mit der zweiten Trägergaskomponente Luft entfallen.

- Hohe O_2-Konzentrationen im Atemgas erhöhen nicht nur die Patientensicherheit, sie senken die Häufigkeit postoperativer Wundinfektionen [31][41] und möglicherweise auch die Häufigkeit von Übelkeit und Erbrechen [1][25].
- Die unter hohen O_2-Konzentrationen zu beobachtende Zunahme der Bildung von Atelektasen scheint bezüglich der postoperativen Atmungsfunktion und des Gasaustausches im Vergleich zur Beatmung mit niedrigen O_2-Konzentrationen keine wesentliche klinische Bedeutung zu haben. Mit Rekruitmentmanövern und der Einstellung eines positiv endexspiratorischen Drucks kann der Atelektasenbildung entgegengewirkt werden [42].
- Eine zeitlich auf 6–8 h begrenzte Beatmung mit hohen O_2-Konzentrationen wird von zahlreichen Autoren für den gesunden Patienten als unproblematisch und nicht nachteilig angesehen [10].

Bei einer Anästhesie unter Metabolic-flow-Bedingungen mit ausschließlich Sauerstoff als Trägergas wird nach der Präoxygenierung der Frischgasfluss auf 0,2–0,35 l/min reduziert und somit das Überschussgasvolumen im Vergleich zu einer Minimal-flow-Anästhesie weiter reduziert.

15.3.5 Niedrigflussanästhesie beim Erwachsenen

Niedrigflussanästhesien mit Isofluran, Sevofluran und Desfluran

Sevofluran und Desfluran sind im Vergleich zu den konventionellen Inhalationsanästhetika (Enfluran, Isofluran) durch geringe Blutlöslichkeit Wegen der geringeren anästhetischen Potenz des Sevofluran und Desfluran ist die maximale Abgabemenge der substanzspezifisch geeichten Vaporen höher als üblich ausgelegt. Die maximale Abgabemenge beträgt für Sevofluran 8%, für Desfluran sogar 18% [4][5][9][47].

Wird von der maximalen Abgabeleistung Gebrauch gemacht, so kann auch bei sehr niedrigem Frischgasfluss, die in das Anästhesiekreissystem abgegebene Anästhesiemittelmenge erheblich gesteigert werden.

> **Wegen ihrer spezifischen pharmakologischen und pharmakodynamischen Eigenschaften sind Sevofluran und Desfluran besonders für die Durchführung von Niedrigflussanästhesien geeignet.**

Kontraindikationen für die Durchführung von Niedrigflussanästhesien

Als **absolute Kontraindikationen** für die Durchführung von Niedrigflussanästhesien gelten:

- unzureichende technische Voraussetzungen, wie mangelnde Dichtigkeit der Atemsysteme und Anästhesiebeatmungsgeräte oder
- Fehlfunktion des obligatorischen Monitorings,
- akute Rauch- oder Gasvergiftungen,
- Auftreten einer malignen Hyperthermie.

Relative Kontraindikationen für die Durchführung von Minimal-flow-Anästhesien und Anästhesien mit geschlossenem System ergeben sich aus einer möglichen Akkumulation von Fremdgasen, die mit dem Maß der Flussreduktion zunimmt. Dies betrifft v. a. Gase mit hoher Fett- und Wasserlöslichkeit, wie Alkohol und Aceton, oder für Gase mit hoher Gewebsaffinität, wie Kohlenmonoxid.

Bei einer Anästhesie an einem ketoazidotisch entgleisten Diabetiker oder bei Anästhesien an chronischen Alkoholikern kann es zu relevantem Anstieg der Acetonkonzentration im Blut kommen. Auch in diesen Fällen sollte mit einem Frischgasfluss von zumindest 1,0 l/min gearbeitet werden, wodurch eine unerwünschte Akkumulation von Aceton im Atemsystem verhindert werden kann.

Wann immer mit einer relevanten Akkumulation von Fremdgas und evtl. Gefährdung der Patienten gerechnet werden muss, sollte der Low-flow-Anästhesie gegenüber den anderen Niedrigflussverfahren der Vorzug gegeben werden. Durch den vergleichsweise großen Überschussgasanteil wird ein ausreichender Auswascheffekt gewährleistet.

Literatur

[1] Alghanem SM, Massad IM, Rashed EM, Abu-Ali HM, Daradkeh SS (2009) Optimization of anesthesia antiemetic measures versus combination therapy using dexamethasone or ondansetron for the prevention of postoperative nausea and vomiting. Surg Endosc

[2] Alwardt CM, Redford D, Larson DF (2005) General anesthesia in cardiac surgery: a review of drugs and practices. J Extra Corpor Technol 37: 227–235

[3] Baum JA (1990) Clinical applications of low flow and closed circuit anesthesia. Acta Anaesthesiol Belg 41: 239–247

[4] Baum JA (1995) [John Snow (1813-1858): experimental studies on rebreathing of anesthetic gases in exhaled air]. Anasthesiol Intensivmed Notfallmed Schmerzther 30: 37–41

[5] Baum JA (1997) Low-flow anaesthesia: the sensible and judicious use of inhalation anaesthetics. Acta Anaesthesiol Scand Suppl 111: S264–267

[6] Baum JA (1998) Die Inhalationsnarkose mit niedrigem Frischgasfluß. Thieme, Stuttgart New York

15

[7] Baum JA (2004) The carrier gas in anaesthesia: nitrous oxide/oxygen, medical air/oxygen and pure oxygen. Curr Opin Anaesthesiol 17: 513–516
[8] Baum JA (2005) New and alternative delivery concepts and techniques. Best Pract Res Clin Anaesthesiol 19: 415–428
[9] Baum JA, Sievert B, Stanke HG, Brauer K, Sachs G (2000) [Nitrous oxide free low-flow anesthesia]. Anaesthesiol Reanim 25: 60–67
[10] Brady WJ, Meenan DR, Shankar TR, Balon JA, Mennett DR (2005) Use of a remifentanil and propofol combination in outpatients to facilitate rapid discharge home. AANA J 73: 207–210
[11] Brody S (1945) Bioenergetics and Growth. Reinhold, New York
[12] Cheeley LN (1956) Nitrous oxide, trichlorethylene, and ether; a balanced anesthesia in obstetrics. Curr Res Anesth Analg 35: 422–424
[13] Cheney FW (2007) An early example of evidence-based medicine: hypoxemia due to nitrous oxide. Anesthesiology 106: 186–188
[14] Coppens MJ, Versichelen LF, Rolly G, Mortier EP, Struys MM (2006) The mechanisms of carbon monoxide production by inhalational agents. Anaesthesia 61: 462–468
[15] da Silva JM, Mapleson WW, Vickers MD (1997) Quantitative study of Lowe's square-root-of-time method of closed-system anaesthesia. Br J Anaesth 79: 103–112
[16] Deutsche Gesellschaft für Anästhesiologie und Intensivmedizin (2008) Empfehlung zur Therapie der malignen Hyperthermie. Anästh Intensivmed 49: 483–488
[17] Eger E, Eisenkraft J, Weiskopf R (2003) History of modern inhaled anesthetics. The Pharmacology of inhaled anesthetics. Library of Congress number:TXV1-035635, San Francisco
[18] Eger EI, Ionescu P, Laster MJ, Weiskopf RB (1997) Baralyme dehydration increases and soda lime dehydration decreases the concentration of compound A resulting from sevoflurane degradation in a standard anesthetic circuit. Anesth Analg 85: 892–898
[19] Fang ZX, Eger EI (1995) Factors affecting the concentration of compound A resulting from the degradation of sevoflurane by soda lime and Baralyme in a standard anesthetic circuit. Anesth Analg 81: 564–568
[20] Fang ZX, Eger EI, Laster MJ et al. (1995) Carbon monoxide production from degradation of desflurane, enflurane, isoflurane, halothane, and sevoflurane by soda lime and Baralyme. Anesth Analg 80: 1187–1193
[21] Fang ZX, Kandel L, Laster MJ, Ionescu P, Eger EI (1996) Factors affecting production of compound A from the interaction of sevoflurane with Baralyme and soda lime. Anesth Analg 82: 775–781
[22] Fleming P, Walker PO, Priest JR (1988) Bleomycin therapy: a contraindication to the use of nitrous oxide-oxygen psychosedation in the dental office. Pediatr Dent 10: 345–346
[23] Funk W, Gruber M, Wild K, Hobbhahn J (1999) Dry soda lime markedly degrades sevoflurane during simulated inhalation induction. Br J Anaesth 82: 193–198
[24] Gabrielsen J, Valentin N (1982) Routine induction of anaesthesia with thiopental and suxamethonium: apnoea without ventilation? Acta Anaesthesiol Scand 26: 59–62
[25] Gan TJ (2006) Risk factors for postoperative nausea and vomiting. Anesth Analg 102: 1884–1898
[26] Hartung E, Anetseder M, Olthoff D et al. (1998) [Regional distribution of predisposition to maligant hyperthermia in Germany: tate in 1997]. Anasthesiol Intensivmed Notfallmed Schmerzther 33: 238–242
[27] Herff H, Paal P, Lindner KH et al. (2008) [Fatalities due to nitrous oxide. Complications from mistakes in nitrous oxide supply]. Anaesthesist 57: 1006–1010
[28] Herff H, Paal P, Lindner KH, Keller C, Wenzel V (2007) Fatal errors in nitrous oxide delivery. Anaesthesia 62: 1202–1206
[29] Hoenemann CW, Halene-Holtgraeve TB, Booke M et al. (2003) Delayed onset of malignant hyperthermia in desflurane anesthesia. Anesth Analg 96: 165–167
[30] Honemann CW, Hahnenkamp K, Mollhoff T, Baum JA (2001) Minimal-flow anaesthesia with controlled ventilation: comparison between laryngeal mask airway and endotracheal tube. Eur J Anaesthesiol 18: 458–466
[31] Horn EP (2002) [Reduction by half of wound infection rate after colon surgery through increase of inspirational oxygen concentration from 30% to 80%]. Anasthesiol Intensivmed Notfallmed Schmerzther 37: 56–57
[32] Jurkat-Rott K, McCarthy T, Lehmann-Horn F (2000) Genetics and pathogenesis of malignant hyperthermia. Muscle Nerve 23: 4–17
[33] Kleemann PP (1990) The climatisation of anesthetic gases under conditions of high flow to low flow. Acta Anaesthesiol Belg 41: 189–200
[34] Kleemann PP (1994) Humidity of anaesthetic gases with respect to low flow anaesthesia. Anaesth Intensive Care 22: 396–408
[35] Kleemann PP (1995) [Improved climatization of anesthetic gases by modifying the Sulla 808 V anesthesia equipment]. Anaesthesiol Reanim 20: 71–75
[36] Neumann MA, Laster MJ, Weiskopf RB et al. (1999) The elimination of sodium and potassium hydroxides from desiccated soda lime diminishes degradation of desflurane to carbon monoxide and sevoflurane to compound A but does not compromise carbon dioxide absorption. Anesth Analg 89: 768–773
[37] Norris MC, Dewan DM (1985) Preoxygenation for cesarean section: a comparison of two techniques. Anesthesiology 62: 827–829
[38] Nost R, Thiel-Ritter A, Scholz S, Hempelmann G, Muller M (2008) Balanced anesthesia with remifentanil and desflurane: clinical considerations for dose adjustment in adults. J Opioid Manag 4: 305–309
[39] Oczenski W, Schwarz S, Fitzgerald RD (2004) Vital capacity manoeuvre in general anaesthesia: useful or useless? Eur J Anaesthesiol 21: 253–259
[40] Punjasawadwong Y, Boonjeungmonkol N, Phongchiewboon A (2007) Bispectral index for improving anaesthetic delivery and postoperative recovery. Cochrane Database Syst Rev CD003843
[41] Quadan M, Akca O, Mahid SS, Hornung CA, Polk HC (2009) Perioperative supplemental oxygen therapy and surgical site infekction: a meta-analysis of randomized controlled trials. Arch Surg 144: 359–366
[42] Reinoso-Barbero F, Martinez-Garcia E, Hernandez-Gancedo MC, Simon AM (2006) The effect of epidural bupivacaine on maintenance requirements of sevoflurane evaluated by bispectral index in children. Eur J Anaesthesiol 23: 460–464
[43] Rosenberg H, Davis M, James D, Pollock N, Stowell K (2007) Malignant hyperthermia. Orphanet J Rare Dis 2: 21
[44] Shane SM, Ashman H (1952) A clinical study of a balanced anesthesia mixture; report of 10,000 cases. South Med J 45: 591–595
[45] Shanks CA, Fragen RJ, Ling D (1993) Continuous intravenous infusion of rocuronium (ORG 9426) in patients receiving balanced, enflurane, or isoflurane anesthesia. Anesthesiology 78: 649–651
[46] Steffey EP, Laster MJ, Ionescu P (1997) Dehydration of Baralyme increases compound A resulting from sevoflurane degradation in a standard anesthetic circuit used to anesthetize swine. Anesth Analg 85: 1382–1386

[47] Tonner PH (2005) Balanced anaesthesia today. Best Pract Res Clin Anaesthesiol 19: 475–484
[48] Tziavrangos E, Schug SA (2006) Regional anaesthesia and perioperative outcome. Curr Opin Anaesthesiol 19: 521–525
[49] Van AH, Van HJ, Merckx L, Mollhoff T, Mulier J, Lubbesmeyer HJ (1990) [Total intravenous anesthesia using propofol and alfentanil in comparison with balanced anesthesia in neurosurgery]. Anasth Intensivther Notfallmed 25: 54–58
[50] Waters RM (1924) Clinical Scope and Utility of Carbon Dioxid Filtration in Inhalation Anaesthesia. Anesth Analg 1924: 20–22
[51] Waterson CK (1984) Recovery of waste anesthetic gases. In: Brown BR (ed.) Future Anesthesia Delivery Sytems. Contemporary Anesthesia Practice, Vol. VIII. Davis, Philadelphia
[52] Wyatt SS, Gill RS (1999) An absolute contraindication to nitrous oxide. Anaesthesia 54: 307

Intravenöse Anästhesie

Christian Thorborg

Unter einer intravenösen Anästhesie versteht man eine Anästhesie, die mit einer Kombination aus intravenös verabreichten Substanzen durchgeführt wird. Dabei wird die Anästhesie sowohl intravenös eingeleitet, als auch intravenös aufrechterhalten. Es werden kurzwirksame Substanzen verwendet, die zur Aufrechterhaltung kontinuierlich über Spritzenpumpen verabreicht werden. Bei der »target controlled infusion« (TCI) wird computergesteuert so dosiert, dass therapeutische Plasmaspiegel anhand einer Modellberechnung konstant gehalten werden.

16.1 Total intravenöse Anästhesie (TIVA)

Zur Durchführung einer Allgemeinanästhesie bzw. Analgosedierung wird bei der total intravenösen Anästhesie unter Verzicht auf Inhalationsanästhetika sowohl die Analgesie als auch die Hypnose durch rein intravenös verabreichte Medikamente erreicht. Diese werden zur Induktion als Bolus gegeben und in der Phase der Narkoseaufrechterhaltung als Dauerinfusion appliziert. Die Gabe der Medikamente kann so manuell kontrolliert werden, z. B. durch Veränderung der Laufgeschwindigkeit des Perfusors (»manual controlled infusion«, MCI). Aktuelle technologische Fortschritte ermöglichen eine zielgesteuerte Infusion mit Hilfe von automatisierten Infusionspumpen (»target controlled infusion«, TCI). Die Ziele sind hierbei die Plasmakonzentration oder die Wirkortkonzentration des jeweiligen Pharmakons (▶ Kap. 1).

Die Substanzen zur neuromuskulären Blockade gehören mit in die Anwendung der TIVA, werden aber an entsprechender Stelle (▶ Kap. 8) detailliert vorgestellt.

In einer multizentrischen Untersuchung 2004 an mehr als 6000 Patienten konnte festgestellt werden [40]: »dass eine TIVA mit Propofol und Remifentanil sowie Mivacurium bzw. Cisatracurium ein effektives, für den Patienten angenehmes und sehr gut verträgliches Narkoseverfahren darstellt«.

Die Vor- und Nachteile von Inhalationsanästhesie vs. totaler intravenöser Anästhesie sind Gegenstand aktueller Diskussionen, v. a. in der Kinderanästhesie. Für eine TIVA sprechen eine Reduktion von PONV (postoperative Übelkeit und Erbrechen) und ein schnelles, angenehmes Aufwachverhalten. Die Inhalationsanästhesie kann als Einleitungsanästhesie genutzt werden, um Traumatisierungen der Kinder, z. B. durch mehrfache Venenpunktionen, zu vermeiden [25].

Medikamente, die für eine TIVA verwendet werden, müssen eine **Pharmakokinetik** besitzen, die ein schnelles und konstantes Einstellen bzw. Variieren von Plasmakonzentrationen zulässt. Zusätzlich muss das Medikament im Organismus schnell eliminiert werden, damit eine gute Steuerbarkeit erzielt werden kann. Hierfür eignen sich besonders kurzwirksame Substanzen. Die am häufigsten verwendete Substanz für eine TIVA ist Propofol (▶ Kap. 5.2.3). Propofol kann mit einem Opioid (Remifentanil, etc. ▶ Kap. 6) kombiniert werden.

Indikationen für die Durchführung einer TIVA
- Kontraindikationen für die Verwendung von Inhalationsanästhetika (z. B. maligne Hyperthermie)
- Patient mit postoperativer Übelkeit und Erbrechen (PONV) in der Eigenanamnese
- intraoperative Testung von sensorisch evozierten Potenzialen
- Operationen am Atemweg (z. B. mit Jet-Ventilation)
- Augenoperationen (Senkung des intraokulären Drucks)
- Einlungenventilation (keine Beeinflussung der hypoxischen pulmonalen Vasokonstriktion)
- intrakranielle Eingriffe (Senkung des intrakraniellen Drucks)
- ambulante Operationen

Kontraindikationen für die Durchführung einer TIVA
- Gegenanzeigen zur Anwendung von Propofol (Zulassungsalter, Schwangerschaft und Stillzeit)

Potenzielle Vorteile einer TIVA sind das Fehlen einer Arbeitsplatz- und Umweltbelastung, die Qualität der Erholung nach Beendigung der Narkose sowie die Möglichkeit der direkten und schnellen Einflussnahme auf operationsbedingte Veränderungen durch die Möglichkeit der separaten Steuerung der einzelnen Medikamente.

Nachteilig ist die fehlende Möglichkeit der Konzentrationsmessung im Blut (Inhalationsanästhetika können in- und exspiratorisch gemessen werden). Bei der Anwendung von TIVA ist es notwendig, dass die Infusionsleitungen stets auf ihre Kontinuität hin überprüft werden, um eine Leckage bzw. eine Stenose frühzeitig zu entdecken. Zusätzlich sollte die Qualität der Narkose mit Hilfe einer EEG-basierten Narkosetiefemessung (BIS, Narcotrend) überwacht werden.

16.1.1 Pharmakokinetik

Bedeutsam für die Durchführung einer TIVA sind Kenntnisse über die pharmakokinetischen Eigenschaften der verwendeten Medikamente (▶ Kap. 5).

Bei der Durchführung einer TIVA wird versucht, möglichst schnell ein Konzentrationsgleichgewicht des Pharmakons zwischen den einzelnen Kompartimenten herzustellen. Zu Beginn der Narkose wird durch die Gabe einer Bolusinfusion das zentrale Kompartiment aufgesättigt. Eine anschließende Dauerinfusion gleicht Verteilungs- und Eliminationsprozesse aus bis ein »steady state« entsteht. In der klinischen Praxis wird versucht, eine kontinuierliche Infusion von Propofol beizubehalten und notwendige Anpassungen an sich verändernde Operationsbedingungen (z. B. Hautinzision) mit einer Veränderung der Opiatdosierung zu kompensieren. Bei der Beendigung einer TIVA ist die Gesamtdauer der Infusion zu beachten. Ein relevanter pharmakokinetischer Parameter ist hierbei die **kontextsensitive Halbwertszeit**. Sie ist die Zeit, die benötigt wird, um von einer gegebenen Ausgangskonzentration auf z. B. 50% dieser Konzentration abzufallen, dargestellt in Abhängigkeit von der Infusionsdauer. Mit der kontextsensitiven HWZ kann abgeschätzt werden, wie lange die Nachwirkzeit eines Medikamentes nach Abstellen der Infusion sein wird.

16.1.2 Hypnotika

Zur Durchführung einer TIVA finden Propofol, Thiopental, Methohexital, Midazolam und Ketamin Verwendung. Für die einzelnen Dosierungen: ▶ Kap. 5.

Praxistipp

Für die Narkoseaufrechterhaltung als Dauerinfusion hat sich **Propofol** etabliert. Narkoseeinleitungen werden neben **Propofol** auch mit **Thiopental** oder **Etomidat** durchgeführt. **Midazolam** wird hauptsächlich zur Prämedikation oder zur lang- bzw. kurzfristigen Sedierung verwendet.

Injektionsschmerz

Injektionsschmerzen bei der Einleitung einer Narkose bedeuten für Patienten ein hohes Maß an Stress. Besonders die Applikation von **Propofol** führt in 70% aller Patienten zu Schmerzen, wenn kein Verfahren zur Schmerzprophylaxe durchgeführt wird [1].

Bei den Formulierungen von Propofol ist es bisher nicht möglich, den Schmerz gänzlich auszuschließen. Die Einführung neuer Mischlösungen aus mittel- und langkettigen Triglyzeriden (MCT/LCT) konnte im Vergleich zu herkömmlichen, langkettigen Propofollösungen (LCT) die Schmerzereignisse reduzieren [30].

Besonders wichtig ist die Vermeidung von Injektionsschmerzen bei der Einleitung von Kindern und bei der Sedierung im Rahmen von Regionalanästhesien. In jüngster Zeit ist eine Propofollösung mit einer Konzentration von 5 mg/ml entwickelt worden, die zu weniger Injektionsschmerzen führt [48].

Im Folgenden werden anhand des durch Propofol bedingten Injektionsschmerzes die Möglichkeiten der Schmerzprophylaxe dargestellt.

Als medikamentöse Schmerzvermeidungsstrategien können das Lokalanästhetikum Lidocain (topisch oder intravenös angewendet), Opioide, Narkotika und Antiemetika verwendet werden.

Lidocain kann sowohl topisch, intravenös als Vorinjektion als auch in Form einer Mischung mit Propofol angewendet werden. Eine aktuelle Untersuchung an 360 ASA-I/II-Patienten konnte zeigen, dass 2 ml Lidocain 2% den Injektionsschmerz von Propofol deutlich verringern kann, wenn es vor der Einleitung ohne laufende Infusion in die Vene verabreicht wird. Anschließend sollte die Gabe von Propofol unter laufender Infusion erfolgen [8].

Praxistipp

Für die Narkoseeinleitung kann die Vorinjektion von 0,5 mg/kgKG Lidocain mit einem Venenstau für 30–120 s empfohlen werden. Damit haben 60% der behandelten Patienten keinen Injektionsschmerz, das entspricht einer »**number needed to treat**« (NNT) von **1,6–1,9** [30].

Die Mischung von Propofol (LCT) mit Lidocain führte in einer Untersuchung an Kindern zu weniger Schmerzen als die verbesserte Propofol MCT/LCT-Formulierung alleine [35]. Die Mischung von Lidocain mit der MCT/LCT-Propofol-Formulierung bewirkte eine zusätzliche Reduktion der Schmerzinzidenz auf 18% (verglichen mit 31% bei der Lidocain-LCT(-Propofol)-Gruppe; [2]).

In der Anästhesie von Kindern hat sich die topische Anwendung von EMLA-Pflastern bzw. -Creme (Mischung von 2,5% Lidocain und 2,5% Prilocain) bewährt.

Grundsätzlich sollte im Rahmen der Narkoseeinleitung die Gabe des Opioids frühzeitig erfolgen. **Alfentanil** (10–20 µg/kgKG) oder **Fentanyl** (100–150 µg) verhindern signifikant die durch Propofol bedingten Schmerzen; auch **Remifentanil** eignet sich dafür als Analgetikum [1].

Ketamin oder **Thiopental** können prophylaktisch vor der Propofolapplikation gegeben werden. Ketamin (0,5 mg/kgKG) zeigt dabei sehr gute Ergebnisse in der Vermeidung des Injektionsschmerzes [30]. Thiopental in einer Dosierung von 0,5 mg/kgKG als Vorinjektion mit Venenstau für 60 s erreicht eine Schmerzinzidenz von nur 3% [7]. Thiopental konnte auch erfolgreich zur Verhinderung des Injektionsschmerzes bei Rocuronium eingesetzt werden [5]. Als wirksam hat sich auch die Mischung hypnotischer Thiopentaldosen mit Propofol erwiesen, wobei dies für eine kurzfristige Sedierung hinsichtlich möglicher verlängerter Aufwachphasen kritisch betrachtet werden sollte [30].

Das Antiemetikum **Metoclopramid** (MCP) hat schwache lokalanästhetische Eigenschaften. 5–10 mg MCP bewirken durch Vorinjektion und Venenstau bei 45% der Patienten eine Schmerzfreiheit (NNT 2,2; [30]).

Die Inzidenz von Injektionsschmerzen durch Propofol wird nicht durch die **Infusionsgeschwindigkeit** beeinflusst [30].

Der Durchmesser der Vene scheint den Schmerz zu beeinflussen. So verursacht am Handrücken verabreichtes Propofol Schmerzen, dagegen in der Ellenbeuge nicht [30].

> **Der Injektionsschmerz kann nicht komplett verhindert werden. Damit der Patientenkomfort insbesondere bei der Narkoseeinleitung bzw. Sedierung mit Propofol nicht leidet, sollten eine oder mehrere Schmerzvermeidungsstrategien genutzt werden.**

In der Entwicklung befinden sich Sedativa, die – ähnlich wie das Opioid Remifentanil – durch Esterasen abgebaut werden: Ein Hypnotikum mit kürzerer Wirkung als Propofol (THRX-918661) und ein Benzodiazepin (CNS-7056; derzeit in Phase II der Entwicklung) könnten in Zukunft als ultrakurzwirkende Medikamente zur Verfügung stehen [10]. Darüber hinaus wird intensiv an neuen Formulierungen von Propofol gearbeitet, nicht zuletzt um den Injektionsschmerz zu reduzieren oder zu verhindern. So werden verschiedene Fette, Micellen und auch Cyclodextrine eingesetzt, um das stark fettlösliche Propofol in eine wässrige Lösung zu bringen. Eine weitere Entwicklung ist ein Propofol-Prodrug, das erst durch hydrolytische Abspaltung einer Phosphatgruppe in Propofol umgewandelt wird. Allerdings ist die Wirkdauer im Vergleich zu Propofol deutlich verlängert, so dass das Präparat eher für die Sedierung geeignet ist.

Dexmedetomidin, ein α_2-Adrenozeptor-Agonist, der nur in einigen Ländern Europas erhältlich ist, wird derzeit intensiv in klinischen Studien getestet. Dexmedetomidin wird bisher erfolgreich als Adjuvans in der Neuro- und Kardioanästhesie sowie zur Sedierung auf der Intensivstation eingesetzt. Vorteile sind u. a. ein reduzierter Verbrauch von Opioiden und Sedativa, eine geringe Atemdepression sowie eine kurze Eliminationshalbwertszeit und dadurch gute Steuerbarkeit. Nebenwirkungen sind Hypotension und Bradykardie [8].

16.1.3 Opioide

Bei der intravenösen Anästhesie kommen Remifentanil, Alfentanil, Sufentanil oder Fentanyl zum Einsatz. Für die einzelnen Dosierungen: ▶ Kap. 6.

Praxistipp

Für die Durchführung einer TIVA hat sich in jüngster Zeit die Verwendung des sehr kurz wirkenden **Remifentanil** als Dauerinfusion etabliert. **Alfentanil, Sufentanil,** und **Fentanyl** werden hauptsächlich nach einem Bolusschema im Sinne einer modifizierten TIVA appliziert.

16.1.4 Relaxanzien

Verwendung als Bolusdosierungen finden Mivacurium, Atracurium, Cisatracurium, Rocuronium, Vecuronium und Pancuronium als Vertreter der nichtdepolarisierenden Relaxanzien sowie Succinylcholin als depolarisierendes Muskelrelaxans. Für die einzelnen Dosierungen: ▶ Kap. 8.

Aufgrund der »TIVA-idealen« Pharmakokinetik sei hier insbesondere auf **Mivacurium** hingewiesen (▶ Kap. 8.4.8).

16.1.5 Übungshilfen

An dieser Stelle soll auf die Europäische Gesellschaft für Intravenöse Anästhesie hingewiesen werden: www.eurosiva.org (European Society for Intravenous Anaesthesia).

Auf der englischsprachigen Homepage der Gesellschaft werden weiterführende Informationen zu TIVA (pharmakokinetische Daten einzelner Medikamente) und ein pharmakokinetisches Simulationsprogramm (TIVA-TRAINER, http://www.eurosiva.org/TivaTrainer/tivatrainer_main.htm) angeboten. Das Simulationsprogramm wird durch Anleitungsvideos beschrieben und erklärt. Alle Formen der TIVA (Bolus, MCI, TCI) können simuliert werden. Das Programm kann nach der Installation für 20 Anwendungen frei genutzt werden und ist danach kostenpflichtig (Stand 09/2009; [18]).

Ein Simulationsrechner für Propofol und Remifentanil als TCI im Excel-Format ist unter http://www.springerlink.com/content/n4525r565v54w341/101_2008_Article_1329_ESM.html als »electronic supplementary material« für Abonnenten der Zeitschrift »Der Anästhesist« erhältlich [44].

16.2 »Target controlled infusion« (TCI)

Die **»target controlled infusion«** ist eine Weiterentwicklung der TIVA hin zu einem automatisierten Infusionssystem, dass selbständig auf der Basis von Algorithmen eine für die Narkose voreingestellte Zielkonzentration eines Pharmakons im Blutplasma erzeugen kann. Das automatisierte Infusionssystem besteht aus einem Perfusor, einer mit einem Medikament (z. B. Propofol) gefüllten Perfusorspritze und der dazugehörigen Infusionsleitung. Im Perfusor berechnen Mikroprozessoren auf der Basis eines pharmakokinetischen Modells (z. B. für Propofol) die notwendigen Perfusorlaufgeschwindigkeiten, die für das Erreichen einer vorgegebenen Zielkonzentration erforderlich sind. Die Zielkonzentration stellt der Anwender am Perfusor ein. Zielkonzentrationen können entweder die Plasmakonzentration (»plasma concentration«) oder die Konzentration am Wirkort sein (»effect site concentration«). In letzter Konsequenz bestimmt der Perfusor selbständig, wie viel Pharmakon in den Patienten injiziert wird.

Die »target controlled infusion« (TCI) ist dabei von der »manual controlled infusion« (MCI) zu unterscheiden. Bei der MCI legt der Anwender fest wann und wie die Infusionsgeschwindigkeit geändert wird oder wie groß ein erforderlicher Bolus sein soll.

> **Ziel einer TCI soll es sein, den Anwendern einer TIVA das Berechnen von Infusionsdosierungen auf der Basis komplexer pharmakokinetischer Modelle abzunehmen [38].**

Anstelle von TCI werden Synonyme für die computerkontrollierte Infusion von Medikamenten benutzt [38]:
- TCI: »target controlled infusion« (nach Kenny),
- CATIA: »computer assisted total intravenous anaesthesia« (nach Schüttler),
- CACI: »computer assisted continuous infusion« (nach Jacobs),
- CCIP: »computer controlled infusion pump« (nach Shafer),
- TIAC: »titration of intravenous agents by computer« (nach Tackley).

Für das Verständnis der TCI spielen sowohl die Pharmakokinetik (**kontextsensitive Halbwertszeit**) als auch die Pharmakodynamik (**Wirkortkompartimentkonzept, Wirkortäquilibration**) eine wichtige Rolle [19][8].

Für das Verständnis der Funktionsweise einer TCI muss das Konzept des Mehrkompartimentmodells durch ein Kompartiment erweitert werden. Das **Wirkortkompartiment** beschreibt ein virtuelles Kompartiment innerhalb eines Mehrkompartimentmodells, durch den der Wirkort beschrieben wird (sog. **Effektkompartiment**); dort herrscht eine theoretische **Wirkortkonzentration** [19]. Die **Wirkortäquilibration** beschreibt eine zeitliche Verzögerung zwischen dem Verlauf der Plasmakonzentration und dem Verlauf der Wirkortkonzentration, d. h. es stellt die Zeit zwischen Erreichen der Plasmakonzentration und Beginn der Wirkung dar (**Hysterese**; ▶ Kap. 1).

Dargestellt wird die Wirkortäquilibration durch die **Äquilibrationskonstante K_{eo}** [19][30]. Die Zeit für den Konzentrationsausgleich zwischen Plasmakompartiment und Wirkort ist abhängig von den Eigenschaften des Pharmakons und von physiologischen Parametern (Herzzeitvolumen, Blutfluss im Gehirn).

> **Je höher die Äqulibrationskonstante (K_{e0}), desto höher ist die Rate des Eintretens eines Medikaments in das Wirkortkompartiment.**

Ein Medikament wirkt umso schneller, je höher seine Äquilibrationskonstante (Keo) und je kleiner seine **Äquilibrationshalbwertszeit ($T_{½Keo}$)** ist [30]. Definitionsgemäß entsprechen der Zeit, die zum kompletten Ausgleich der Plasmakonzentration und der Wirkortkonzentration notwendig ist, 4,32 Halbwertszeiten. Aus dem Produkt von 4,32 Halbwertszeiten und der Äquilibrationshalbwertszeit ($T_{½Keo}$) kann berechnet werden, wie lange es dauert, bis das Gleichgewicht zwischen 2 Kompartimenten bei einer reinen Dauerinfusion hergestellt ist.

Für Propofol (Hysteresezeit, $T_{½Keo}$ = 2,4 min) beträgt die Zeit für das Erreichen des Gleichgewichts ca. 12 min [30]. Die Ausgleichszeiten für Remifentanil und Alfentanil (T½Keo=1 min) sind deutlich kürzer [30].

Es gibt sog. »Prädiktoren für die Geschwindigkeit des Wirkeintritts und des Wirkverlustes«: Mit der **Spitzenkonzentration am Wirkort** (Zeitkonstante) wird die Geschwindigkeit des Wirkeintritts unabhängig von der Dosis einer Substanz beschrieben. Mit Hilfe der **bedeutsamen Konzentrationsabfallzeit** (Zeit bis zum Abfall, z. B. auf 20% der Ausgangskonzentration in Abhängigkeit von der Infusionsdauer) treten pharmakokinetische Unterschiede bei Substanzen mit ähnlicher kontextsensitiver HWZ (z. B. Propofol und Remifentanil) deutlicher hervor [19].

Ein **»steady state«** beschreibt ein sog. Fließgleichgewicht innerhalb eines Mehrkompartimentmodells (z. B. ein Ausgleich zwischen Plasma- und Wirkortkonzentration).

> **Die TCI soll in möglichst kurzer Zeit ein Fließgleichgewicht herstellen. Dabei ist es besonders effektiv, die Wirkortkonzentration (im Gegensatz zur Plasmakonzentration) als Ziel zu definieren.**

Der im TCI verwendete Perfusor versucht möglichst schnell ein »steady state« zwischen den einzelnen Kompartimenten für ein bestimmtes Medikament zu erreichen. Da zur Zeit in der klinischen Praxis die entsprechenden Konzentrationen eines Medikamentes weder im Plasma noch am Wirkort kontinuierlich gemessen werden können, kann dies nur dadurch erreicht werden, dass das Pumpensystem mit einem Programm betrieben wird, das auf Daten zurückgreift, die in vorherigen computergestützten Simulationen gewonnen wurden. Ein **pharmakokinetisches Modell**, das für jedes Medikament einzeln erstellt werden muss, liefert den Datensatz (Kompartimente, Äquilibrations- und Eliminationskonstanten) für diese Berechnungen.

Die Genauigkeit eines TCI-Systems wird als **Prädiktivität** (bzw. Prädiktivitätsfehler) angegeben.

Ein pharmakokinetisches Modell trifft in seiner Vorhersage nur bedingt auf die pharmakologische Charakteristik eines Individuums zu. Diese Ungenauigkeit ist umso ausgeprägter, je unterschiedlicher die Patientenkollektive sind (Erwachsene vs. Kinder), auf die das Modell angewendet werden soll.

Die Größen zur Abschätzung der Genauigkeit eines TCI-Systems sind der **Vorhersagefehler** (»prediction error«, PE), der **Bias** (Median aller Vorhersagefehler, MDPE), die **Präzision** (der Median aller Absolutwerte der Vorhersagefehler, MDAPE) sowie die **Divergenz** (Maß für den Einfluss der Infusionsdauer auf den Vorhersagefehler des TCI-Systems; [13][38]).

Ein Bias von ±30% gilt in der Literatur als akzeptabel. So lag z. B. der Median aller Vorhersagefehler bei 22% für eine TCI mit Propofol und bei 28% mit Alfentanil in einer Untersuchung an 20 Patienten [45]. Fechner et al. [13] errechneten in ihren Untersuchungen mit dem Diprifusor TCI-System (Zeneca) für Propofol einen Bias von 6,7% und eine Präzision von 27,5%. Diese lagen im Vergleich zu einer manuell durchgeführten TIVA (Bias 44,2%, Präzision 50%) deutlich günstiger.

Damit ein pharmakokinetisches Modell verlässlich im Rahmen einer TCI angewendet werden kann muss es spezielle Kriterien erfüllen [30][36].

- Das pharmakokinetische Modell muss für ein bestimmtes Patientenkollektiv (Kinder, Erwachsene, Alter, Größe, Geschlecht) validiert sein und sollte ein Bias von 30% nicht überschreiten.
- Das Modell muss für eine spezifische Anwendung (Sedierung, Narkose) empfohlen werden.
- Die Verknüpfung von Äquilibrationskonstante Ke_0 (im Modell) und dem pharmakodynamischen Effekt (Messung im EEG) soll validiert sein.
- Zielkonzentrationen sollen für verschiedene Phasen der Narkose bzw. der Operation bekannt sein.
- Die Geschwindigkeit zum Erreichen der Zielkonzentration muss verändert werden können (z. B. langsame Infusion bei alten und kranken Patienten).
- Die Zielkonzentration, die für das Erwachen aus der Narkose notwendig ist, sollte bekannt sein.

1997 wurde das erste für den klinischen Gebrauch kommerziell erhältliche TCI-System für Propofol auf den Markt gebracht. Das System **Diprifusor TCI** [23] arbeitet mit **Plasmazielkonzentrationen**. Das im Diprifusor beinhaltete pharmakokinetische Modell basiert auf einem Modell nach Marsh, das bei erwachsenen Patienten angewendet wird. Der Perfusor arbeitet ausschließlich mit vorgefüllten Perfusorspritzen, die ausschließlich im Diprifusor funktionieren.

Die aktuelle Entwicklung verfolgt das Konzept der »open TCI-Systeme«. Es handelt sich dabei um Perfusoren, die mit verschiedenen pharmakologischen Modellen benutzt werden können. Zusätzlich ist die Verwendung unterschiedlicher Perfusorspritzentypen sowie verschiedener Propofolformulierungen möglich. Aktuell (Stand 06/2009) sind 2 »open TCI-Systeme« kommerziell erhältlich: **Alaris Asena PK** und **Base Primea**. Diese Perfusoren sind mit unterschiedlichen Modellen für Sufentanil, Remifentanil (Modell von Minto) und Propofol (erweiterte Modelle von Marsh u. Schnider) ausgestattet [1].

Die pharmakokinetische Modelle für die einzelnen Medikamente haben sich in den letzten Jahren weiterentwickelt. Implementiert wurden u. a. Größen zur Berechnung der Wirkortkonzentration (Ke_0). Die Modelle wurden modifiziert nachdem einige Schwächen aufgedeckt worden waren. Auf die individuellen Unterschiede und Besonderheiten der einzelnen Modelle (z. B. Marsh und Schnider) soll hier nur kurz eingegangen werden, für detaillierte Informationen: [1].

16.2.1 Praktische Aspekte

Vor der Anwendung einer TCI müssen patientenspezifische Daten (Alter, Gewicht, etc.) in den Perfusor eingegeben werden. Vor Beginn der TCI muss sich der Anästhesist von der korrekten Konzentration des Medikaments vergewissern. Bei Verwendung mehrerer Perfusoren sollten Dreiwegehähne und Infusionsleitungen mit Rückschlagventilen benutzt werden [44].

Dem Anwender muss bewusst sein, welches pharmakokinetische Modell Basis der Berechnungen im Perfusor ist und welches Patientenkollektiv idealerweise damit behandelt werden sollte. So kann es bei der Verwendung eines erweiterten Modells nach Marsh für Propofol dazu kommen, dass alte Patienten hämodynamisch instabil werden, weil das Modell keine Altersanpassungen bei der Dosisberechnung vornimmt. Das Modell von Schnider führt diese Anpassung an das Alter durch und ist deshalb bei alten Patienten zu bevorzugen [1]. Vorsicht ist geboten bei der Anwendung beider Propofolmodelle an krankhaft übergewichtigen Patienten, da entweder bei der

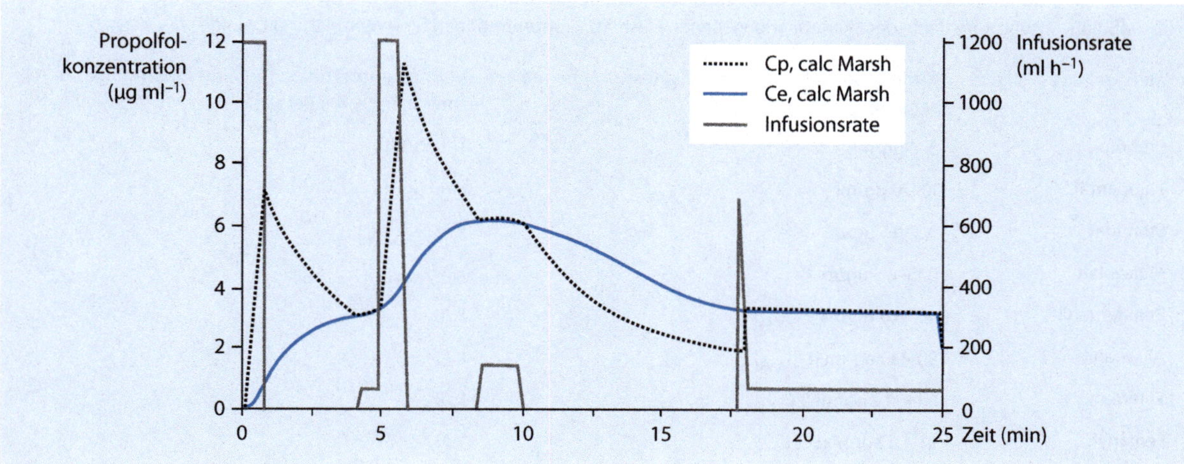

Abb. 16.1 Darstellung von Infusionsrate, Plasmakonzentrations- und Wirkortkonzentrationszeitkurven in Abhängigkeit zueinander bei der Anwendung einer »target controlled infusion«

Einleitung oder bei der Erhaltung der Narkose zu geringe oder zu große Mengen von Propofol appliziert werden.

Prinzip des TCI ist es, möglichst rasch eine voreingestellte Plasmakonzentration zu erreichen (Tab. 16.1, Tab. 16.2, Tab. 16.3). Dazu wird initial die Induktionsdosis mit einer hohen Infusionsgeschwindigkeit appliziert. Im Anschluss an die Induktion wird das System gemäß dem pharmakokinetischen Modell zunächst eine hohe Erhaltungsdosis wählen und im Verlauf der Narkoseerhaltung auf immer niedrigere Konzentrationen absinken. Zum Erreichen der gewählten Zielkonzentration wird die benötigte Infusionsdosis dabei in Sekundenabständen neu berechnet (Abb. 16.1; [1]).

Der Start der TCI sollte mit der Induktion beginnen, da das Programm spätere Berechnungen auf der Basis der bereits infundierten Gesamtmengen durchführt. Sollte die Induktionsdosis nicht in die Berechnungen mit einfließen oder das Gerät während der Narkose ausfallen und die bisherigen Infusionsdaten verloren gehen, wird das TCI-System bei Wiederaufnahme der Infusion wahrscheinlich zu hohe Plasmaspiegel erzeugen. Im umgekehrten Fall führt ein Nichtausschalten oder ein nicht durchgeführter Neustart nach der Beendigung der vorherigen Narkose beim nächsten Patienten zu falsch niedrigen Plasmakonzentrationen [38].

Das TCI-System berechnet jeden notwendigen nächsten Schritt auf der Basis der bis zum Zeitpunkt des Rechenvorgangs verabreichten Gesamtmenge des Medikaments.

Bei der Durchführung einer **Sedierung** mit Hilfe einer Propofol-TCI konnte gezeigt werden, dass die Präzision des angewendeten pharmakokinetischen Modells eher niedrig ist. So wurden bei einer vorgewählten Plasmazielkonzentration von 1 µg/ml Plasmaspiegel zwischen 0,44 und 1,38 µg/ml erreicht [36].

Bei der Nutzung der TCI für eine Sedierung empfiehlt es sich, die **Plasmakonzentration** als Ziel zu wählen. Bei der Wahl der **Wirkortkonzentration** führt das TCI-System eine Infusion hoher Propofolmengen in kurzer Zeit durch, was zu unerwünscht hohen Plasmaspiegeln mit der Gefahr einer Apnoe führen kann [8].

Ein weiterer klinischer Anwendungsbereich ist die Nutzung der TCI-Technik als patientenkontrollierte Analgesie. Schraag et al. [10] befanden die postoperativ eingesetzte Remifentanil-**TCI-PCA** als effektiv in ihrer suffizienten Analgesie ohne begleitende respiratorische Nebenwirkungen. Auch für Propofol zur Sedierung bei diagnostischen Eingriffen (z. B. Koloskopie, Gastroskopie) ist eine patientengesteuerte Plasmaspiegeleinstellung erfolgreich getestet worden [36].

16.2.2 Ausblick

Möglicherweise werden in Zukunft Systeme entwickelt, die eine Ziel- bzw. Wirkkonzentration direkt an definierte Endpunkte (z. B. EEG, Relaxometrie, Blutdruck, Herzfrequenz) anpassen können. Zu diesem Zweck muss jedoch das Monitoring mit den komplexen Rechenabläufen der pharmakokinetischen Modelle gekoppelt werden. Diese sog. »**Feedbackkontrolle**« wird bereits an experimentellen Arbeitsplätzen erprobt. Zukünftig sollen sog. »**Closed-loop**-Applikationen« eine individuelle Adaptation der Narkosetiefe möglich machen und damit Unter- bzw. Überdosierungen vermeiden.

Für den Einsatz von Relaxanzien im Rahmen einer TCI-Narkose konnten bereits sog. **neuronale Netzwerke**

Tab. 16.1. Auflistung der in der Literatur angegebenen Plasmazielkonzentrationen für Hypnotika und Opioide

Medikament	Plasmakonzentration für Anästhesie (therapeutischer Bereich)	Plasmakonzentration für Sedierung/Analgesie (therapeutischer Bereich)
Propofol	2–6 µg/ml	1–2 µg/ml
Thiopental	10–20 µg/ml	8–10 µg/ml
Etomidat	0,3–0,5 µg/ml	k.A.
Midazolam	0,15–0,3 µg/ml	k.A.
Remifentanil	4,7–8,0 ng/ml [$EC_{50\text{-}95}$]	k.A.
Alfentanil	90–130 ng/ml [$EC_{50\text{-}95}$]	k.A.
Sufentanil	0,14–0,2 ng/ml [$EC_{50\text{-}95}$]	k.A.
Fentanyl	1,1–1,6 ng/ml [$EC_{50\text{-}95}$]	k.A.

k.A. = keine Angaben; EC = »effective concentration«

genutzt werden. Das neuronale Netzwerk besteht dabei aus einer TCI-Pumpe, die direkt mit einer Relaxometrie (einem sog. »neuromuscular transmission module«) gekoppelt ist. Innerhalb dieses Netzwerks kann so z. B. mit Mivacurium unter kontinuierlicher Ermittlung der TOF-Ratio eine wirkungsorientierte Narkoseführung erreicht werden [14].

Bisher sind Geräte mit der Option einer »Closed-loop-TCI« nicht kommerziell erhältlich.

16.2.3 Infusionsschemata für eine Propofol-TCI

Im Folgenden werden Infusionsschemata für eine optimale Kombination einer Propofol-TCI mit einer manuell gesteuerten Infusion verschiedener Opioide (Plasmazielkonzentrationen der Opioide, Tab. 16.1, Tab. 16.4) dargestellt. Ziel ist zum einen die Sicherheit (50–95% Wahrscheinlichkeit) operative Stimuli zu tolerieren und zum anderen schnell und sicher aufzuwachen [23].

16

16.3 Sedierung in der Intensivmedizin

Patienten, die einer Behandlung auf einer Intensivstation bedürfen, sind erheblichen Stressfaktoren ausgesetzt. Nicht nur die Erkrankung und ihre möglichen Komplikationen selbst setzen den Patienten unter Stress, sondern auch das Umfeld an sich, sowie die notwendigen, oft schmerzhaften diagnostischen und therapeutischen Eingriffe. Schmerzen, Angst, Schlaflosigkeit, Entzugssymptome (z. B. durch Alkoholismus) sowie eine (septische) Enzephalopathie führen zu Verwirrtheitszuständen und Agitation. Diese Stressfaktoren haben pathophysiologischen Reaktionen zur Folge (z. B. Myokardischämie, katabole Stoffwechsellage), verzögern den Heilungsprozess und verlängern dadurch den Aufenthalt auf der Intensivstation [25].

Schmerzen, Angst und Schlaflosigkeit bedeuten für Intensivpatienten Stress. Ziel ist es, durch adäquate Analgosedierung Heilungsprozesse zu fördern und nicht zu verzögern.

Ziele der Analgosedierung

- Analgesie bei Schmerzen, die durch das Grundleiden oder durch intensivmedizinisch bedingte diagnostische, therapeutische und pflegerische Maßnahmen hervorgerufen werden
- Anxiolyse zur Reduktion von schweren psychischen Belastungen
- Sedierung zur Abschirmung bei notwendigen physisch oder psychisch traumatisierenden Maßnahmen
- Vegetative Abschirmung mit dem Zweck der hämodynamischen Stabilisierung
- Wache kooperative Patienten, die die intensivmedizinisch erforderlichen Maßnahmen tolerieren und im Rahmen ihrer Möglichkeiten aktiv unterstützen

Wird eine Sedierung bzw. Analgesie durchgeführt muss streng auf die Vermeidung einer Überdosierung geachtet werden. Langzeitsedierung kann Entzugssymptomatiken,

Tab. 16.2. Anhaltswerte zur Einleitung bei TCI mit Propofol, ggf. Anpassung der maximalen Förderrate erforderlich [44]

Zustand des Patient	Zielplasmakonzentration von Propofol
nicht prämedizierter Patient	4–5 µg/ml
prämedizierter Patient oder Vorinjektion eines Opioids	3–5 µg/ml
ältere Patienten oder Patienten im reduzierten Allgemeinzustand	2–3 µg/ml

Tab. 16.3. Anhaltswerte zur Aufrechterhaltung der Narkose bei TCI mit Propofol in Kombination mit einem Opioid [44]

Kombination	Zielplasmakonzentration von Propofol
Kombination mit Remifentanil	2,5–2,8 µg/ml
Kombination mit Alfentanil oder Sufentanil	3,2–4,5 µg/ml
Kombination mit Fentanyl	3,4–5,4 µg/ml

Psychosen, Magen- und Darmatonien, Critical-illness-Polyneuropathien und Thromboembolien verursachen [36]. Dagegen führt eine zu geringe Sedierung zu den bereits genannten unerwünschten stressbedingten Reaktionen.

Um Komplikationen vorzubeugen, muss entsprechend der individuellen Besonderheiten des Patienten das richtige Analgetikum bzw. Sedativum ausgewählt werden. Des Weiteren bedarf die Analgosedierung einer zeitlichen Planung, welche regelmäßig reevaluiert und angepasst werden muss. Um Reevaluationen erfolgreich durchzuführen, müssen die Tiefe der Sedierung und die Qualität der Analgesie gemessen werden. Scoringsysteme (Ramsay-Score, visuelle Analogskala u. a.) sowie das EEG-Monitoring (BIS) stehen zur Verfügung und werden im Folgenden vorgestellt.

> **Unter der Leitung der Deutschen Gesellschaft für Anästhesiologie und Intensivmedizin (DGAI) wurden 2010 S3-Leitlinien herausgegeben, die Ziele, Durchführungskonzepte sowie Dosierungsempfehlungen für die Analgosedierung und Delirmanagement definieren.**

Bei der Auswahl der Medikamente spielen pharmakokinetische (kontextsensitive HWZ) und pharmakodynamische (Rezeptorwirkung) Eigenschaften eine wichtige Rolle. Des Weiteren schränken Kontraindikationen bedingt durch Komorbidität (KHK, Allergien) und Komplikation der Grunderkrankung (Multiorganversagen) die Auswahl der Medikamente ein. Die Anwendung von Muskelrelaxanzien sollte nur in Ausnahmefällen und nur unter Anwendung einer Relaxometrie als Monitoring erfolgen.

16.3.1 Medikamente für die Sedierung

> **Ein ideales Sedativum sollte dazu führen, dass der Intensivpatient unter ständig erhaltener neurologischer Kontrollierbarkeit angst- und stressfrei ist und spontan atmen kann. Der Patient sollte kontaktierbar, kooperativ und differenziert sein.**

Propofol ist in Deutschland ab dem 16. Lebensjahr für die Dauer von maximal 7 Tagen zugelassen. Bei der längerfristigen Nutzung muss an das Propofolinfusionssyndrom (PRIS mit Rhabdomyolyse, Arrhythmien, akutes Nierenversagen), an den hohen Fettgehalt (Anstieg der Triglyzeride) und an die Gefahr einer bakteriellen Kontamination der Infusionslösung gedacht werden (▶ Kap. 5). Die Arzneimittelkommission der Deutschen Ärztekammer hat 2004 einen Warnhinweis publiziert, dass Propofol nicht in einer Dosierung über 4 mg/kgKG/h und nicht länger als 7 Tage zur Sedierung verabreicht werden sollte.

Midazolam und **Lorazepam** sind Vertreter der Benzodiazipine. Bedacht werden muss ein Ceiling-Effekt. Midazolam wird für die Langzeitsedierung (>72 h) in den deutschen S3-Leitlinien empfohlen. Lorazepam wird dagegen in den USA als Standardsedativum eingesetzt. Aufgrund seiner langen Wirkdauer und der Gefahr der Kumulation wird es nur als Bolus dosiert. In Deutschland liegt die Indikation vorwiegend bei der Anxiolyse und bei der kurz- und längerfristigen Behandlung von Entzugssymtomatiken (▶ Kap. 5).

Clonidin und **Dexmedetomidin** aus der Gruppe der α_2-Adrenozeptor-Agonisten haben v. a. anxiolytische, sedierende, analgetische und sympathikolytische Wirkung. Sie eignen sich somit besonders zur Behandlung eines Alkoholentzugsdelirs und zur Unterstützung bei der Beatmungsentwöhnung. Clonidin wird vielfach schon in der initialen Analgosedierung eingesetzt, da es eine deutliche Einsparung von Analgetika und Sedativa erlaubt und damit die Nebenwirkungsrate dieser Medikamente reduziert werden kann.

Tab. 16.4. Infusionsschemata für Opioide in Kombination mit Propofol-TCI

Infusionsschema	Alfentanil	Fentanyl	Sufentanil	Remifentanil
1. Einleitung (30 s)	25–35 µg/kgKG	3 µg/kgKG	0,15–0,25 µg/kgKG	1,5–2 µg/kgKG
2. Erhaltung (30 min)	50–75 µg/kgKG/h	1,5–2,5 µg/kgKG/h	0,15–0,22 µg/kgKG/h	13–22 µg/kgKG/h
3. Erhaltung (bis 150 min)	30–42 µg/kgKG/h	1,3–2 µg/kgKG/h	k.A.	12–19 µg/kgKG/h
Propofol-TCI	3,2–4,4 µg/ml	3,4–5,4 µg/ml	3,3–4,5 µg/ml	2,5–2,8 µg/ml
Aufwachzeit	12–37 min	13–56 min	13–35 min	7–11 min

k.A. = keine Angaben

Für Dexmedetomidin sind Zulassungsstudien in Europa durchgeführt worden. Es ist möglich, dass Dexmedetomidin in der Zukunft auch in Deutschland verfügbar wird (Stand 7/2010). Dexmedetomidin verfügt über eine 7- bis 8-fach höhere α_2-Selektivität als Clonidin und besitzt im Vergleich zu Clonidin eine kürzere Eliminationshalbwertszeit (2 h vs. 8 h; [9]). Im Gegensatz zum Clonidin, dass ein partieller Antagonist am α_2-Adrenozeptor ist, verfügt Dexmedetomidin über einen vollen Agonismus.

16.3.2 Medikamente für die Analgesie

Ein ideales Analgetikum muss effektiv, schnell und kurz wirken. Es sollte nicht kumulieren, organunabhängig eliminiert werden und leicht zu titrieren sein.

Fentanyl und **Sufentanil** sind die am häufigsten verwendeten Analgetika für eine kontinuierliche Therapie. Sufentanil hat gegenüber Fentanyl den Vorteil, dass es durch seine deutlich kürzere kontextsensitive HWZ zu wesentlich kürzeren Aufwachphasen führt. Darüber hinaus führt Sufentanil zu einer geringer ausgeprägten Atemdepression (▶ Kap. 6.3).

Alfentanil ist ein kurz wirksames Opioid und damit zur kurzfristigen potenten Analgesie geeignet (Bolusdosierung). Bei Dauerinfusionen muss mit einer Kumulation der Substanz gerechnet werden; aus diesem Grund kann es nicht für die kontinuierliche Gabe empfohlen werden (▶ Kap. 6.3).

Remifentanil als ultrakurz wirksames Opioid ermöglicht durch seine organunabhängige Elimination auch bei Patienten mit Erkrankungen mehrerer Organsysteme eine kurze Aufwachphase und eine zügige Extubation. Es zeichnet sich weiterhin durch eine hämodynamische Stabilität aus. Außerdem kann es sehr schnell an einen wechselnden, individuellen Schmerzmittelbedarf angepasst werden (z. B. bei Verbrennungspatienten; ▶ Kap. 6.3).

Ketamin wirkt in niedriger Dosis analgetisch ohne Anästhesie. Vorteilhaft sind ein sympathomimetischer und ein bronchodilatatorischer Effekt. Bei niedriger Infusionsdosierung hat Ketamin einen opioideinsparenden Effekt. In Dosierungen von <1 mg/kgKG/h gibt es keine nachgewiesenen kardiovaskulären oder psychomimetischen Nebenwirkungen. Die Spontanatmung bleibt weitestgehend erhalten. Aufgrund seiner psychotischen Potenz muss es in Kombination mit einem Benzodiazepin (z. B. Midazolam) gegeben werden.

Folgende **analgetische Komedikationen** können verabreicht werden (▶ Kap. 6.3, ▶ Kap. 7.2 und ▶ Kap. 7.3):
- Piritramid (3,75–15 mg Bolus i.v.),
- Pethidin (12,5–50 mg Bolus i.v.),
- Paracetamol (1 g als Kurzinfusion i.v., 4-mal/24 h),
- Diclofenac (100 mg Suppositorien, max. 200 mg/24 h),
- Metamizol (1–2,5 g als Kurzinfusion i. v., max. 5 /24 h).

Durch die Gabe von Koanalgetika können Opioide eingespart werden. Außerdem führt der multimodale Therapieansatz eventuell zu weniger Nebenwirkungen (z. B. Nausea, Emesis).

16.3.3 Monitoring

Für das Monitoring der Sedierung stehen verschiedene Scoringsysteme zu Verfügung:
- Ramsay-Sedation-Scale (RSS),
- Sedation-Agitation-Scale (SAS),
- Motor Activity Assessment Scale (MAAS),
- Vancouver Interaction and Calmness Scale (VICS),
- Richmond Agitation-Sedation-Scale (RASS),
- Comfort-Scale.

Zur Messung des Analgesieniveaus werden bei ansprechbaren Patienten die numerische oder die visuelle Analogskala herangezogen. Ziel ist die Erreichung eines für den Patienten akzeptablen Schmerzniveaus. Bei tiefer sedierten, beatmeten Patienten, die nicht kontaktierbar sind, kann die »behavioral pain scale« eingesetzt werden. Hier werden insbesondere Änderungen in Abwehrreaktionen, Grimassieren, vegetativen Symptomen und anderen nach einer Verabreichung eines Analgetikums bewertet.

> **In den heutigen Analgosedierungskonzepten sollte ein validierter und reliabler Sedierungsscore eingesetzt werden, um die Tiefe der Sedierung zu evaluieren. Entscheidend ist, dass der passende Score konsequent und richtig eingesetzt wird.**

Eine weitere Möglichkeit, insbesondere tief sedierte Patienten zu überwachen, bieten EEG-basierte Verfahren. Aufgrund der Datenlage kann zum jetzigen Zeitpunkt aber noch keine Empfehlung ausgesprochen werden.

16.3.4 Praxis

Die modernen Konzepte der Analgosedierung beginnen mit der Erhebung des Ist-Zustandes des Patienten (Analgesieniveau, Agitation, Grunderkrankung). Es wird ein für den Patienten individuell zugeschnittenes Sedierungs- bzw. Analgesieziel definiert, welches abhängig ist vom Ist-Zustand des Patienten und vom bevorstehenden Behandlungsplan (geplante Extubation u. a.; [36]).

Zusätzlich muss regelmäßig (mindestens einmal pro Schicht) z. B. anhand des Richmond-Agitation-Sedation-Scores (RASS) reevaluiert werden, ob eine Therapieanpassung erfolgen muss. Angestrebt wird ein RASS-Wert von -2 (bis -3), d. h. der Patient ist ruhig und kooperativ.

Praxistipp

Sowohl die Sedierung als auch die Analgesie von Intensivpatienten müssen streng individuell angepasst werden. Dies ist nur durch eine regelmäßige Reevaluation (mindestens alle 8 h) zu erreichen.

Durch die Entwicklung neuer Beatmungsformen bis hin zu Unterstützungsverfahren (»pressure support ventilation«, PSV) bei – trotz respiratorischer Insuffizienz – spontanatmenden Patienten, wird die Beatmungsentwöhnung erleichtert und Beatmungszeiten verkürzt. Daher ist ein weiteres Ziel bei der Analgosedierung die möglichst frühzeitig einsetzende Spontanatmung.

Sobald eine analgosedierende Therapie beendet wird, darf es nicht zu Entzugssymptomatiken kommen. Die Medikamente werden entsprechend folgender Empfehlung ausgeschlichen: initial wird die Therapie um 25% und anschließend täglich um weitere 10% reduziert.

Bei Entzugssymptomen muss eine symptomorientierte Behandlung erfolgen [29]:
- Bei **Agitation** mit Lorazepam und ggf. nachts mit Propofolsedierung.
- Bei **sympathischer Hyperaktivität** mit Clonidin, β-Blockern und ggf. Magnesium.
- Bei **produktiv-psychotischen Symptomen** mit Haloperidol, ggf. anderen Neuroleptika.

Literatur

[1] Absalom AR, Mani V, De Smet T, Struys MMRF (2009) Pharmacokinetic models for Propofol – defining and illuminating the devil in the detail. Br J Anaesth 103: 26–37
[2] Agarwal A, Ansari MF, Gupta D at al. (2004) Pretreatment with thiopental for prevention of pain associated with propofol injection. Anesth Analg 98: 683–686
[3] Albrecht S, Fechner J, Geisslinger G et al. (2000) Postoperative pain control following remifentanil-based anaesthesia for major abdominal surgery. Anaesthesia 55: 315–322
[4] Auerswald K, Pfeiffer F, Behrends K et al. (2005) Injektionsschmerzen nach Propofolgabe. AINS 40: 259–266
[5] Avram MJ, Krejcie TC, Henthorn TK (1990) The relationship of age to the pharmakokinetics of early drug distribution: the concurrent disposition of thiopental and indocyanine green. Anesthesiology 72: 403–411
[6] Bachmann-Mennenga B, Ohlmer A, Boedeker RH et al. (2006) Preventing pain during injection of propofol: effects of a new emulsion with lidocain addition. Eur J Anaesthesiol 7: 1–6
[7] Barbi E, Marchetti F, Gerarduzzi T et al. (2003) Pretreatment with intravenous ketamine reduces propofol injection pain. Pediatric Anaesthesia 13: 764–768
[8] Bruhn J, Schumacher PM, Bouillon TW (2005) Wirkortäquilibration, Anschlagzeit, »time to peak effect«. Bedeutung pharmakokinetisch-dynamischer Prinzipien für die tägliche Praxis. Anaesthesist 54: 1021–1031
[9] Carollo DS, Nossaman BD, Ramadhyani U (2008) Dexmedetomidine: a review of clinical applications. Curr Opin Anaesthesiol 21: 457–461
[10] Claeys MA, Gepts E, Camu F (1988) Haemodynamic changes during anaesthesia induced and maintained with propofol. Br J Anaesth 60: 3–9
[11] Eikaas H, Raeder J (2009) Total intravenous anaesthesia techniques for ambulatory surgery. Curr Opin Anaesthesiol 22: 725–729
[12] Eyres R (2004) Update on TIVA. Paediatr Anaesth 14: 374–379
[13] Fechner J, Albrecht S, Ihmsen H et al. (1998) Prädiktivität und Präzision einer »target-controlled infusion« (TCI) von Propofol mit dem System »DisoprifusorTCI«. Anaesthesist 47: 663–668
[14] Frölich MA, Dennis DM, Shuster JA et al. (2005) Precision an bias of target controlled propofol infusion for sedation. Br J Anaesth 94: 434–437
[15] Fudickar A, Bein B et al. (2006). Propofol infusion syndrome in anaesthesia and intensive care medicine. Curr Opin Anaesthesiol 19: 404–410
[16] Gupta A, Larsen LE, Sjöberg F (1992) Thiopentone or propofol for induction of isoflurane-based anaesthesia for ambulatory surgery? Acta Anaesthesiol Scand 36: 670–674

[17] Geldner G, Schwarz U, Ruoff M et al. (1999) Entwicklung eines neuen Closed-Loop Systems: Regelung einer Mivacurium-induzierten neuromuskulären Blockade. Anaesthesist 48: 157–162
[18] Hachenberg T (2000) Perioperative management with short-acting intravenous anesthetics. Anaesthesiol Reanim 25: 144–150
[19] Heidegger T, Minto CF, Schnider TW (2004) Moderne Konzepte der Pharmakokinetik intravenöser Anästhetika. Anaesthesist 53: 95–110
[20] http://www.eurosiva.org TIVATRAINER© version 8 (Zugriff im September 2009)
[21] Joly V, Richebe P, Guignard B et al. (2005) Remifentanil-induced postoperative hyperalgesia and its prevention with small-dose ketamine. Anesthesiology 103: 147–155
[22] Kajiyama S, Osawa Y, Okada Y (2009) Effects of the injection method of Lidocain on preventing the injection pain during anesthesia induction by target controlled infusion with Propofol. Masui 58: 891–896
[23] Kenny GNC, White M (1992) A portable target controlled propofol infusion system. Int J Clin Mon Comput 9: 179–182
[24] Kulling D, Bauerfeind P, Fried M at al. (2004) Patient-controlled analgesia and sedation in gastrointestinal endoscopy. Gastrointest Endosc Clin N Am 14: 353–368
[25] Lauven PM, Schüttler J (1993) Pharmakodynamik und Pharmakokinetik neuerer intravenöser Hypnotika. In: Dick W (Hrsg.): Totale intravenöse Anästhesie. Springer, Berlin Heidelberg, New York
[26] Lerman J, Jöhr M (2009) Pro-Con Debate. Inhalational anesthesia vs total intravenous anesthesie (TIVA) for pediatric anesthesia. Pediatr Anaesth 19: 521–534
[27] Liljeroth E, Akeson J (2005) Less local pain on intravenous infusion of a new propofol emulsion. Acta Anaesthesiol Scand 49: 248–251
[28] Liu LL, Gropper MA (2003) Postoperative Analgesia and Sedation in the Adult Intensive Care Unit. Drugs 63: 755–767
[29] Martin, J., Heymann, A., Basell, K. et al. (2010) Evidence and consensus-based German guidelines for the management of analgesia, sedation and delirium in intensive care--short version. Ger Med Sci 8: Doc 02
[30] Miller (2004) Miller's Anesthesia 6th Edition, Churchill, Livingstone
[31] Minto CF, Schnider TW, Shafer SL (1997) Pharmacokinetics andpharmacodynamics of remifentanil. II. Model application. Anesthesiology 86: 24–33
[32] Nora FS (2008) Total Intravenous Anesthesia as a Target-Controlled Infusion. An Evolutive Analysis. Rev Bras Anestesiol 58: 179–192
[33] NymanY, von Hofsten K, Georgiadi A et al. (2005) Propofol injection pain in children: a prospective randomized double-blind trial of a new propofol formulation versus propofol with added lidocaine. Br J Anaesth 95: 222–225
[34] Park JT, Choi JC, Yoo YS et al. (2005) The effect of pre-treatment with thiopental on reducing pain induced by rocuronium injection. Yonsei Med J 46: 765–768
[35] Picard P, Tramèr MR (2000) Prevention of pain on injection with propofol: a quantitative systematic review. Anesth Analg 90: 963–969
[36] Pinaud M, Lelausque JM, Chetanneau A (1990) Effects of Propofol on cerebral hemodynamics and metabolism in patients with brain trauma. Anesthesiology 73: 404–409
[37] Reves J, Glass PSA, Jacobs J (1989) Midazolam and Alfentanil: New anesthetic drugs for continuous infusion and an automated method of administration. Mt Sinai J Med 56: 99
[38] Roberts FL, Dixon J, Lewis GTR et al. (1988) Induction and maintenance of propofol anaesthesia. Anaesthesia 43:14–17
[39] Schaffrath E, Kuhlen R, Tonner PH (2004) Analgesie und Sedierung in der Intensivmedizin. Anaesthesist 53: 1111–1132
[40] Schmidt J, Hering W, Albrecht S (2005) Total intravenöse Anästhesie mit Propofol und Remifentanil. Ergebnisse einer multizentrischen Untersuchung an 6161 Patienten. Anaesthesist 54: 17–18
[41] Schraag S (2001) Theoretical basis of target controlled anaesthesia: history, concept and clinical perspectives. Best practice & Research Clinical Anaesthesiology 15: 1–17
[42] Schraag S, Flaschar J, Georgieff M (2000) Target Controlled Infusion (TCI) – Stellenwert und klinische Perspektiven. AINS 35: 12–20
[43] Schraag S., Kenny GN, Mohl U et al. (1998) Patient-maintained remifentanil target controlled infusion fort he transition to early postoperative analgesia. Br J Anaesth 81: 365–368
[44] Schraag S, Kreuer S et al. (2008) »Target controlled infusion« (TCI) – ein Konzept mit Zukunft ? Anästhesist 57: 223–230
[45] Schuttler J, Kloos S, Schwilden H et al. (1988) Total intravenous anaesthesia with propofol and alfentanil by cumputer-assisted infusion. Anaesthesia 43: S2–S7
[46] Schwilden H, Schüttler J, Stoeckel H (1985) Infusion strategies to investigate the pharmacokinetics and pharmacodynamics of hypnotic drugs: etomidate as an example. Eur J Anaesthesiol 2: 133–142
[47] Schwilden H, Stoeckel H, Schüttler J (1989) Closed-loop control of propofol anaesthesia by quantitative EEG analysis in humans. Br J Anaesth 62: 290–296
[48] Shafer A, Doze VA, Shafer SL et al. (1988) Pharmacokinetics and pharmacodynamics of propofol infusions during general anaesthesia. Anesthesiology 69: 348–356
[49] Soltez S, Silomon M, Graf G et al. (2007) Effect of a 0,5% dilution of Propofol on pain on injection during induction of anesthesia in children. Anesthesiology 106: 80–84
[50] Soukup J, Marx T, Trawiel C et al. (2006) Anästhesie bei neurochirurgischen Patienten mit supratentoriellen Raumforderungen. Anästh Intensivmed 47: 427–446
[51] Spies CD, Rommelspacher H (1999) Alcohol Withdrawal in the Surgical Patient: Prevention and Treatment. Anesth Analg 88: 946–954
[52] Van der Maaten JM, Epema AH, Huet RC et al. (1996) The effect of midazolam at two plasma concentrations of hemodynamics and sufentanil requirement in coronary artery surgery. J Cardiothorac Vasc Anesth 10: 356–363

16

Muskelrelaxation

Caroline Kratz und Götz Geldner

In diesem Kapitel wird die klinische Anwendung der in ► Kap. 8 vorgestellten Muskelrelaxanzien erörtert. In diesem Zusammenhang wird auch auf das neuromuskuläre Monitoring und die Antagonisierung der Relaxanzien eingegangen.

17.1 Klinische Anwendung

17.1.1 Routineintubation

Das Ziel der Relaxierung bei der Narkoseeinleitung ist es, möglichst optimale Intubationsbedingungen zu erzielen. Zunächst muss eine ausreichende Narkosetiefe vorliegen. Üblicherweise wird dann die 2- **bis 3-fache ED_{95}** eines Muskelrelaxans verabreicht und idealerweise während der Maskenbeatmung unter der Verwendung von **neuromuskulärem Monitoring** die volle Ausprägung der Wirkung des Muskelrelaxans abgewartet (◘ Tab. 17.1; [3]). Untersuchungen dazu haben allerdings ergeben, dass in den wenigsten Fällen die Einleitung unter neuromuskulärem Monitoring erfolgt, sondern die meisten Anästhesisten sich auf ihre Einschätzung einer ausreichenden Anästhesietiefe und Muskelrelaxierung verlassen [10].

Praxistipp

Bei Patienten, bei denen eine Maskenbeatmung und Intubation schwierig erscheinen (»can't ventilate, can't intubate«), sollte Succinylcholin anderen Substanzen mit längerer Wirkdauer vorgezogen werden!

17.1.2 Rapid-Sequence-Induction (Ileuseinleitung, RSI)

Besteht bei einem Patienten eine **erhöhte Aspirationsgefahr**, ist es wichtig, dass die Narkoseinduktion und Intubation möglichst schnell erfolgen, um das Risiko einer Aspiration für den Patienten zu minimieren. Die höchste Aspirationsgefahr besteht in der Zeitspanne zwischen Beginn der Narkose und Intubation, da hier die **Schutzreflexe** bereits erloschen, die Atemwege jedoch noch nicht gesichert sind. Dieser Zeitraum kann u. a. durch die Verwendung eines Relaxans mit **schneller Anschlagzeit** entscheidend beeinflusst werden.

Anwendung in der Klinik

Bei einer RSI-Intubation wird das Muskelrelaxans direkt nach der Injektion des Hypnotikums verabreicht. Auf die Maskenbeatmung wird verzichtet, weshalb der Patient entsprechend optimal präoxygeniert und denitrogenisiert worden sein sollte.

Das Relaxans mit der kürzesten Anschlagszeit und den besten Intubationsbedingungen ist derzeit immer noch das **Succinylcholin** und ist deshalb auch in Deutschland, allerdings auch noch zu Routineintubationen, das am häufigsten verwandte Relaxans [11][12]. Alternativ ist auf Grund seiner kurzen Anschlagszeit von 6–90 s bei Verwendung der 2- bis 3fachen ED_{95} **Rocuronium** die Substanz der ersten Wahl. Die Anschlagszeit der nichtdepolarisierenden Muskelrelaxanzien kann durch die Verwendung höherer Dosierungen als sonst üblich (3fache ED_{95}) verkürzt werden. Eine unterwünscht lange Wirkung kann mit Sugammadex beendet werden.

17.1.3 Priming

Das »**Priming-Prinzip**«, wurde entwickelt, um die **Anschlagszeit** nichtdepolarisierender Muskelrelaxanzien zu **verkürzen** [21]. Durch Vorabgabe einer kleinen Dosis eines nichtdepolarisierenden Muskelrelaxans konnte eine Verkürzung der Anschlagszeit für Vecuronium festgestellt werden. Dieser Effekt wurde für Cisatracurium, Mivacurium und Atracurium von verschiedenen Autoren bestätigt oder widerlegt [9][13][16]. Die Anschlagszeit der Substanzen konnte um 20–60 s reduziert werden. Bei Cisatracurium, dem Relaxans mit der längsten Anschlagszeit, ist der Zeitgewinn am Größten.

Anwendung in der Klinik

Der Nutzen dieser Technik beim nicht aspirationsgefährdeten Patienten ist als fraglich zu bewerten. Die möglichen Risiken wie Aspiration und Schluckstörungen sowie der unangenehme Wirkungen für Patienten lassen diese Technik **als Routineverfahren ungeeignet** erscheinen [6][16][18][20]. Dennoch ist einer Umfrage unter deutschen Anästhesisten zufolge bei 10% der Befragten das Priming ein regelmäßig angewandtes Verfahren bei Routineeinleitungen [2][11][12].

Gerade da allerdings mittlerweile mit Rocuronium ein Relaxans zur Verfügung steht, das eine extrem kurze Anschlagszeit aufweist, sollte der Einsatz von Priming-Techniken, wenn sie überhaupt zum Einsatz kommen sollten, in erster Linie auf **Ileuseinleitungen** beschränkt bleiben.

Hinsichtlich der **Priming-Dosis** existieren in der Literatur unterschiedliche Aussagen. Während Schwarz et al. [21] eine Priming-Dosis von 30% der ED_{95} von Vecuronium propagierten, sahen andere Arbeitsgruppen eine Priming-Dosis oberhalb von 10% der ED_{95} als gefährlich an. Eine Untersuchung zur Dosisfindung von Kopman et al.

17

Tab. 17.1 Übersicht der Muskelrelaxanzien

	Substanzgruppe	Wirkungszeit	ED_{95} (mg/kgKG)	Elimination	Histaminfreisetzung	Besonderheiten
Succinylcholin	depolarisierend	kurz	0,35–0,5	PCHE	+	maligne Hyperthermie, Kaliumfreisetzung
Pancuronium	nichtdepolarisierendes Steroidderivat	lang	0,06–0,07	85% renal, 15% hepatisch	kaum	Hemmung der PCHE
Vecuronium	nichtdepolarisierendes Steroidderivat	mittel	0,05–0,06	50–60% hepatisch, 40–50% renal	-	Kumulation durch Metaboliten
Alcuronium	nichtdepolarisierendes Strychninderivat	lang	0,2–0,25	80–85% renal, 15–20% biliär	+	Bronchokonstriktion, Blutdruckabfall
Atracurium	nichtdepolarisierendes Benzylisochinolin	mittel	0,25	33% Hoffmann-Elimination, 66% Esterhydrolyse	++	Metabolit: Laudanosin
Cisatracurium	nichtdepolarisierendes Benzylisochinolin	mittel	0,05	>95% Hoffmann-Elimination	-	
Rocuronium	nichtdepolarisierendes Steroidderivat	mittel	0,3	>70% hepatisch, <30% renal	-	schnellster Wirkungseintritt der ndMR
Mivacurium	nichtdepolarisierendes Benzylisochinolin	kurz	0,08	PCHE	(+) dosisabhängig	kürzeste Wirkdauer der nichtdepolarisierende Relaxantien

zeigte, dass ein klinisch nachweisbarer Effekt erst ab einer Dosierung von 10% der Intubationsdosis, also der 2fachen ED_{95} zu beobachten ist und dies auch nur bei einem von 50 Patienten [16]. Wird die Priming-Dosis weiter gesteigert, so steigt auch das Risiko für Komplikationen. Das Fazit ihrer Untersuchung war, dass Priming hinsichtlich einer Dosis-Wirkungs-Beziehung äußerst unzuverlässig und der klinische Effekt schwer abzuschätzen ist.

17.1.4 Timing

Das »**Timing-Prinzip**« basiert ebenfalls auf der Idee, durch frühe Verabreichung eines Relaxans die Anschlagszeit zu verkürzen, allerdings wird hierbei dem wachen Patienten die **gesamte Einleitungsdosis** des Muskelrelaxans verabreicht und erst danach oder sogar erst beim Einsetzen klinischer Zeichen der neuromuskulären Blockade das Hypnotikum injiziert [4][15].

Anwendung in der Klinik

Die vorzeitig einsetzende neuromuskuläre Blockade macht diese Technik **gefährlich und für den Patienten extrem unangenehm**. Obwohl das Timing-Prinzip initial zur Ileuseinleitung entwickelt worden war, verwenden laut Daten aus Umfragen 7,1% der deutschen Anästhesisten dieses Verfahren routinemäßig zur Einleitung [2][11][12].

17.1.5 Präkurarisierung

Bei der **Präkurarisierung** wird versucht, die **Nebenwirkungen durch Succinylcholin**, wie das Faszikulieren und die Myalgien, **abzuschwächen**. Dazu wird eine geringe Menge eines nichtdepolarisierenden Relaxans, ähnlich dem Priming, vorab injiziert. Dabei soll auf Grund des sog. Eisbergphänomens bereits ein Großteil der nikotinergen Acetylcholinrezeptoren besetzt werden, ohne dass die Substanz klinisch wirksam wird.

Anwendung in der Klinik

Anhand der in der Literatur publizierten Daten ist der Nutzen der Präkurarisierung als fraglich anzusehen [14] [16]. Zwar reduziert die Vorabgabe eines Relaxans in nichtparalytischer Dosis die Inzidenz von Faszikulationen, jedoch hat diese Technik keinen Einfluss auf die bedrohlichen Komplikationen des Succinylcholins, wie intragastralen Druckanstieg und Hyperkaliämie. Hinsichtlich der Inzidenz von Myalgien gibt es unterschiedliche Aussagen, die Mehrzahl der Literatur sieht jedoch keinen Einfluss der Präkurarisierung auf die Reduktion postoperativer Myalgien durch Succinylcholin [14][19][26]. Da allerdings das nichtdepolarisierende Relaxans einen antagonistischen Effekt auf das Succinylcholin hat, muss die folgende Succinylcholindosis erhöht werden, womit auch die Inzidenz von Nebenwirkungen, zusätzlich zu den nachteiligen Effekten durch die Gabe eines Relaxans beim wachen Patienten, steigt.

> Somit ist die Präkurarisierung nicht zu empfehlen.

Vielmehr sollten stattdessen vorzugsweise kleinere Succinylcholindosen verabreicht werden, um das Nebenwirkungsprofil so gering wie möglich zu halten.

17.2 Neuromuskuläres Monitoring

Viele Einflussfaktoren (Vorerkrankungen, Wechselwirkungen, synergistische Arzneimittelwirkungen) modulieren die Wirkung der Muskelrelaxanzien, so dass Wirkung, Wirkdauer und das Abklingen der Relaxation nicht mehr exakt vorhersagbar sind. So wurden bei Untersuchungen im Aufwachraum in etwa **30% der Patienten signifikante Relaxanzienüberhänge** gefunden [1][7]. Dies untermauert, dass neben der **klinischen Beurteilung** eine zusätzlich **apparative Überwachung der Muskelrelaxation** nötig ist. Beide sollten sich ergänzen und in der Summe betrachtet, das Handeln bestimmen.

Eine Befragung in deutschen Anästhesieabteilungen hat gleichzeitig zu dem bedenklichen Ergebnis geführt, dass 33% des ärztlichen Personals ein neuromuskuläres Monitoring für komplett überflüssig hält und ein regelmäßiger Einsatz nur in 28% der Abteilungen erfolgte [10].

Studien haben allerdings deutlich gezeigt, dass der Einsatz eines neuromuskulären Monitorings zu einem deutlich geringeren Anteil an Restrelaxierung im Aufwachraum führt [8][17][21][25]. Hier sind besonders **Nervenstimulatoren**, die den Relaxierungsgrad bestimmen können, zu bevorzugen, da die subjektive Beurteilung eines Train-of-four-Reizes einer großen Schwankungsbreite unterworfen ist und somit hinsichtlich der Zuverlässigkeit als eingeschränkt zu bewerten ist.

17.2.1 Klinische Beurteilung

Intraoperativ sind Zeichen wie **Spontanbewegung**, Beurteilung durch den **Operateur**, Anstieg des **Beatmungsdrucks** oder **Zwischenatmen** in der CO_2-Kurve Hinweise auf eine mangelnde Relaxation.

Praxistipp

Die zur Narkoseausleitung oft verwendeten Parameter wie ausreichendes Atemzugvolumen oder inspiratorische Kraft schließen einen Relaxanzienüberhang nicht aus und sind weniger empfindlich als das Drücken der Hände und Öffnen der Augen.

Der empfindlichste klinische Parameter für die Reversierung einer Muskelrelaxation ist das Heben des Kopfes über 5 s. Alle diese Parameter können nur am wachen Patienten getestet werden. Dies macht zur Vermeidung von Relaxanzienüberhängen die Notwendigkeit einer zusätzlichen Kontrollmethode notwendig.

Für die klinische Praxis hat sich zum Monitoring der Relaxation von den Verfahren Mechanographie, Elektromyographie, Accelerometrie, die Nervenstimulation mittels Klebeelektroden sowie deren semiquantiative und qualitative Beurteilung als geeignetes Verfahren herausgestellt. Es wird die visuelle und taktile Auswertung der Reizantwort auf verschiedene Reizmuster zur Bestimmung der neuromuskulären Blockade verwendet.

17.2.2 Relaxometrie

Für die Relaxometrie wird als **Standardmuskel** der M. adductor pollicis, der vom N. ulnaris innerviert wird, verwendet. Es können allerdings auch andere Muskeln, wie z. B. Fußmuskeln, M. masseter oder M. orbicularis oculi, welcher besonders gut mit der Larynxmuskulatur korreliert, zum neuromuskulären Monitoring eingesetzt werden [3]. Die Temperatur des zu messenden Muskels bzw. der Haut sollte über 35°C bzw. 32°C liegen, da mit sinkender Hauttemperatur der Widerstand steigt. Die Haut unter der Elektrode sollte entfettet und trocken sein.

Bei dem elektrischen Reiz handelt es sich üblicherweise um einen monophasischen Rechteckimpuls mit 0,1–0,2 ms Dauer. Der Strom sollte supramaximal eingestellt werden, d. h. 20% über der Stromstärke mit der maximalen Reizantwort (beim N. ulnaris meist 60–80 mA, beim N. facialis 30 mA). Bei Stimulationsfrequenzen über 0,1 Hz ist eine Abnahme der muskulären Antwort zu beobachten, so dass die Stimulation bei Einzelreizen bzw. Train-of-four-Reizen erst nach 10–15 s wiederholt werden sollte.

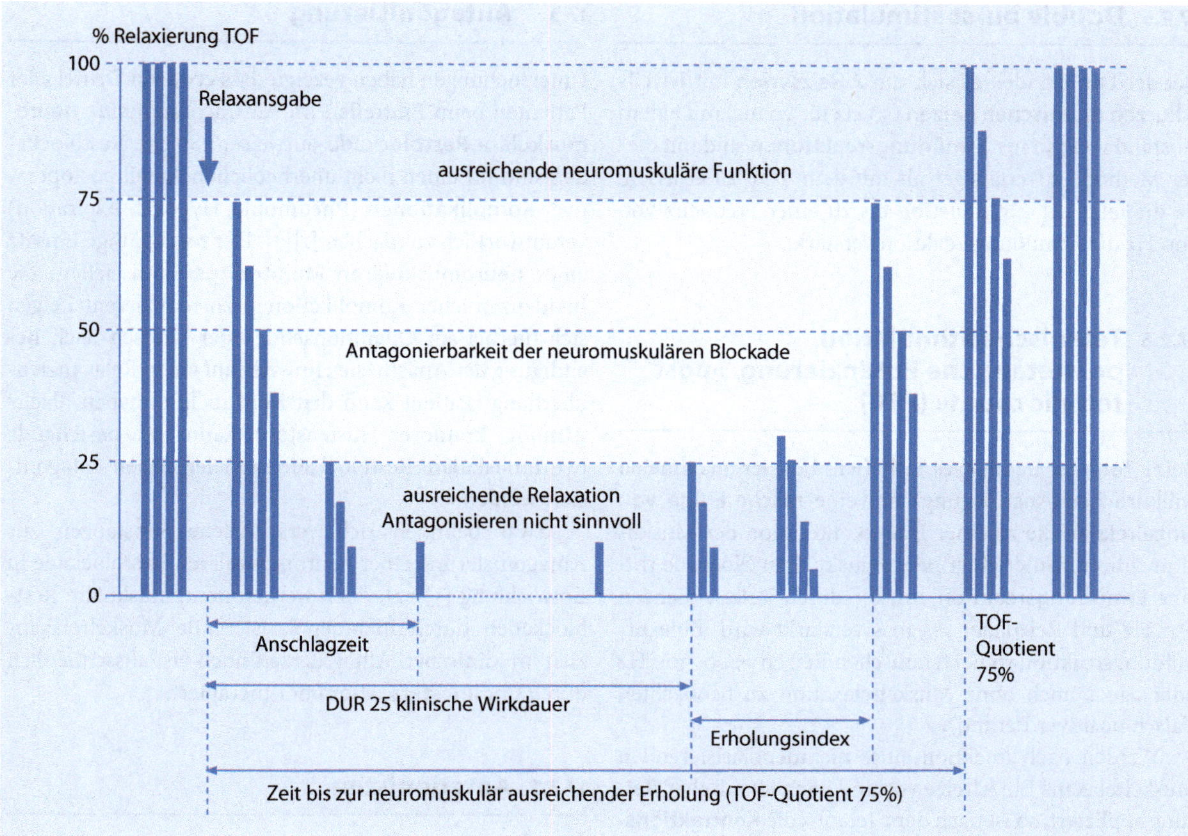

Abb. 17.1 Relaxierungsgrade im TOF-Monitoring

17.2.3 Single-Twitch-Stimulation (STS)

Dabei handelt es sich um eine **Einzelreizung** mit **supramaximaler Stimulationsstromstärke** mit der Dauer von 0,1–0,2 ms und einer Frequenz von unter 0,1 Hz. Wenn 70% der Rezeptoren besetzt sind, nimmt die Reizantwort ab und erlischt, wenn 90% der Rezeptoren blockiert sind. Eine 75%ige Blockade ist für abdominelle Eingriffe häufig ausreichend. Dieses Stimulationsmuster eignet sich zur Einstellung der supramaximalen Stromstärke, der Überwachung der Einzelgabe von Succinylcholin sowie der Titrierung und Überwachung einer Intubationsdosis (Anschlagzeit). Ein Relaxanzienüberhang lässt sich damit nicht zuverlässig beurteilen.

17.2.4 Train of four (TOF)

Beim TOF werden **4 Einzelreize** mit einer **Frequenz von 2 Hz in 2 s** appliziert. Bei einer partiellen neuromuskulären Blockade mit nichtdepolarisierenden Muskelrelaxanzien kommt es bis zum vierten Reiz zu einer Abnahme der muskulären Antwort, was als **Fading** bezeichnet wird. Das Fading hängt vom Ausmaß der neuromuskulären Blockade ab und kann durch den **TOF-Quotienten** (auch **TOF-Ratio**), der das Verhältnis der vierten zur ersten Reizantwort angibt, weiter quantifiziert werden (Abb. 17.1).

Ein TOF-Quotient von >75% wurde als zuverlässiger Indikator für eine klinisch ausreichende neuromuskuläre Erholung angesehen. Neuere Arbeiten zeigten jedoch, dass es auch noch bei 75% Erholung zu Mikroaspirationen kommen kann und die pulmonale Funktion wie auch der Atemantrieb noch deutlich eingeschränkt sind und somit erst ein TOF-Quotient von >90% als ausreichend betrachtet werden kann. Wenn die dritte und vierte Reizantwort nicht mehr wahrnehmbar ist, beträgt die neuromuskuläre Blockade 75–80%, wenn nur noch der erste Reiz beantwortet wird, beträgt sie 90–95%. Bei der Erholung erscheint die erste Reizantwort bei 90% Blockade, die dritte bei 75–80%, die vierte bei 70–75%. Bei einem Depolarisationsblock werden alle 4 Reizantworten gleich stark reduziert, eine Ermüdungsreaktion ist nicht nachweisbar. Kommt es unter depolarisierenden Muskelrelaxanzien zu einem Abfall des TOF-Quotienten, so ist dies ein Hinweis auf einen Dual-Block. Dabei sind Geräte, die den **Relaxierungsgrad** messen können, der subjektiven taktilen Beurteilung überlegen.

17.2.5 Double burst stimulation

Bei der DBS handelt es sich um **2 Reizserien** mit jeweils **3 kurzen tetanischen Reizen** (50 Hz für 20 ms) mit einem Abstand von 750 ms. **Ermüdungsreaktionen** sind mit dieser Methode zuverlässiger als mit dem TOF zu erfassen, da die tetanische Stimulation bis zu einer Frequenz von 200 Hz die Ermüdungsreaktion verstärkt.

17.2.6 Tetanische Stimulation, posttetanische Potenzierung, »post tetanic count« (PTC)

Beim **Tetanus** handelt es sich (wie bei der maximalen willkürlichen Anstrengung) um eine **rasche Folge von Einzelreizen**, die zu einer Dauerkontraktion der Muskulatur führen. Unter einer neuromuskulären Blockade tritt eine **Ermüdungsreaktion** auf, die durch Reizfrequenzen >50 Hz und Reizdauer >5–10 s verstärkt wird. Eine Ermüdungsreaktion ist bei tetanischen Reizen >200–300 Hz oder >10 s auch ohne Muskelrelaxation zu beobachten (falsch positiver Befund).

Werden nach Injektion eines nichtdepolarisierenden Muskelrelaxans Einzelreize vor und nach tetanischer Reizung appliziert, so ist nach dem Tetanus die **Kontraktionsamplitude** größer. Dies wird als **posttetanische Potenzierung** oder **posttetanische Erleichterung** bezeichnet und ist Ausdruck des an der motorischen Endplatte angereicherten Acetylcholins. Dadurch wird das Verhältnis zwischen Acetylcholin und nichtdepolarisierendem Muskelrelaxans zugunsten von Acetylcholin verschoben, so dass wieder mehr motorische Einheiten rekrutiert werden, was an einer deutlicheren Kontraktion erkennbar ist.

Diese Beobachtung führte zur Entwicklung des **PTC**. Bei diesem Reizmuster werden **Einzelreize** (1 Hz über 1 min), **danach ein Tetanus** von 50 Hz über 5 s gefolgt von einer Latenzzeit von 3 s und **anschließend erneut Einzelreize** (1 Hz) appliziert. Alle Reizantworten von der ersten bis zur letzten werden gezählt und als **PTC** bezeichnet. Dieses Reizmuster dient der **Erfassung und Steuerung sehr tiefer Muskelrelaxationsgrade,** z. B. bei Eingriffen, bei denen keine Zwerchfellbewegung (Husten oder Pressen) erlaubt ist.

Cave

Da das Zwerchfell eine größere Sicherheitsreserve hat als der M. adductor pollicis, sind durchaus Situationen möglich, bei denen trotz voller Relaxation des Daumens (TOF 0/4) Zwerchfellbewegungen wahrgenommen werden können.

17

17.3 Antagonisierung

Untersuchungen haben gezeigt, dass etwa ein Drittel aller Patienten beim Eintreffen im Aufwachraum eine **neuromuskuläre Restblockade** aufweisen. Solche Restblockaden sind für einen nicht unerheblichen Anteil postoperativer **Komplikationen** (Pneumonie, Hypoxie, Aspiration) verantwortlich zu machen [1][7]. Der regelmäßige Einsatz eines **neuromuskulären Monitorings** kann helfen, die Inzidenz solcher Komplikationen zu reduzieren. Zeigen sich hierbei am Operationsende oder klinisch nach Beendigung der Anästhesie Hinweise auf einen Relaxanzienüberhang (Patient kann den Kopf nicht anheben, flache Atmung, kraftloser Hustenstoß), kann eine bestehende neuromuskuläre Restblockade in vielen Fällen antagonisiert werden.

Zwar befinden sich verschiedene Substanzen zur Antagonisierung einer neuromuskulären Restblockade in Entwicklung [5][22], doch werden neuromuskuläre Restblockaden durch nichtdepolarisierende Muskelrelaxanzien im klinischen Alltag derzeit noch fast ausschließlich durch **Cholinesterasehemmer** therapiert.

17.3.1 Antagonisten

Cholinesterasehemmer

Vor Verabreichung eines Cholinesteraseinhibitors zur Antagonisierung der Wirkung eines Muskelrelaxans sollte eine **Erholung von 25%** vorliegen.

Praxistipp

Ist bei einem Patienten eine neuromuskuläre Restblockade antagonisiert worden, sollte er in jedem Fall für die eigentliche Wirkdauer der Restrelaxierung am Monitor überwacht werden.

Pancuronium und **Alcuronium** weisen eine deutlich längere HWZ auf als Neostigmin oder Pyridostigmin. Daher besteht das Risiko, dass bei einer Antagonisierung dieser Substanzen nach Abklingen der Wirkung der Cholinesteraseinhibitoren eine erneute neuromuskuläre Blockade, eine sog. **»Rekurarisierung«**, auftritt.

Sugammadex

Durch die Markteinführung von Sugammadex ist die Aufhebung einer durch Rocuronium induzierten neuromuskulären Blockade jederzeit möglich.

Tiefe neuromuskuläre Blockaden (PTC 1–2) werden mit 16 mg/kgKG aufgehoben, chirurgische Blockaden (TOF 0) mit 4 mg/kgKG und weniger tiefe Blockaden (TOF 1–2) mit 2 mg/kgKG (◘ Abb. 17.2). Sugammadex ist

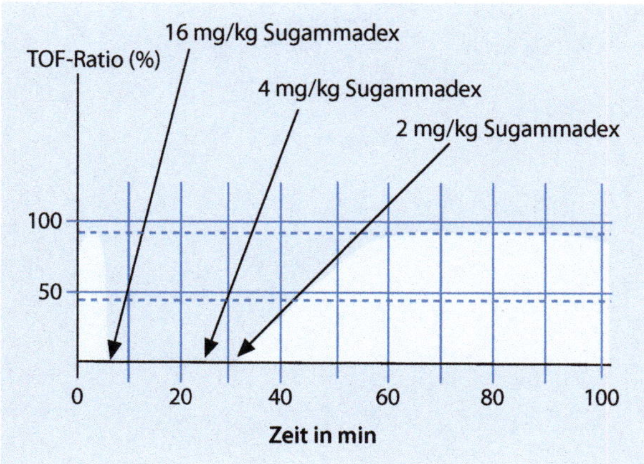

Abb. 17.2 Sugammadexdosierungen

auch in der Lage andere Steroidrelaxanzien zu relasieren, allerdings mit einer deutlich schwächeren Wirkung verglichen mit Rocuronium.

Die Kombination aus Rocqronium und Sugammadex ist durchaus in der Lage Succinylcholin zu ersetzen. Inwieweit dies geschehen wird, wird die Zukunft zeigen.

Literatur

[1] Berg H, Roed J, Viby-Mogensen J et al. (1997) Residual neuromuscular block is a risk factor for postoperative pulmonary complications. A prospective, randomised, and blinded study of postoperative pulmonary complications after atracurium, vecuronium and pancuronium. Acta Anaesthesiol Scand 41: 1095–1103

[2] Blobner M, Söhnel A-M, van de Roemer A et al. (2003) Anwendung von Muskelrelaxanzien in Deutschland – eine Umfrage an allen Deutschen Anästhesieeinrichtungen. Anaesthesist 52: 427–434

[3] Corre F le, Plaud B, Benhamou E, Debaene B (1999) Visual estimation of onset time at the orbicularis oculi after five muscle relaxants: application to clinical monitoring of tracheal intubation. Anesth Analg 89: 1305–1310

[4] Culling RD, Middaugh RE,Menk EJ (1989) Rapid tracheal intubation with vecuronium: the timing principle. J Clin Anesth 1: 422–425

[5] De Boer HD, van Egmond J, de Pol F, Bom A, Booji LHDJ (2006) Reversal of profound rocuronium neuromuscular blockade by sugammadex in rhesus monkeys. Anesthesiology 104: 718–723

[6] D'Honneur G, Gall O, Gerard A et al. (1992) Priming doses of atracurium and vecuronium depress swallowing in humans. Anesthesiology 77: 1070–1073

[7] Dilly MP, Plaud B, Thery V, Debaene B (1999) Incidence of residual neuromuscular block in the PACU after a single intubating dose of intermediate duration muscle relaxant. Br J Anaesth 82: A30

[8] Eriksson LI (2003) Evidence-based practice and neuromuscular monitoring: It's time for routine quantitative assessment. Anesthesiology 98: 1037–1039

[9] Foldes F (1984) Rapid tracheal intubation with non-depolarizing neuromuscular blocking drugs: the priming principle. Br J Anaesth 56: 663

[10] Fuchs-Buder T,Hofmockel R, Geldner G, Diefenbach C, Ulm K, Blobner M (2003) Einsatz des neuromuskulären Monitorings in Deutschland. Anaesthesist 52: 522-526

[11] Geldner G, Diefenbach C, Fuchs-Buder T, Hofmockel R, Blobner M (2003) Anwendung von Muskelrelaxanzien zur Routineeinleitung in Deutschland. Anaesthesist 52: 435-441

[12] Hofmockel R, Geldner G, Diefenbach C, Fuchs-Buder T, Blobner M (2003) Die Anwendung von Muskelrelaxanzien zur Blitzintubation in Deutschland. Anaesthesist 52: 516-521

[13] Jones RM (1989) The priming principle: how does it work and should we be using it? Br J Anaesth 63: 1–3

[14] Joshi GP, Hailey A, Cross S, Thompson-Bell G, Whitten CC (1999) Effects of pretreatment with cisatracurium, rocuronium, and d-tubocurarine on succinylcholine-induced fasciculations and myalgia: a comparison with placebo. J Clin Anesth 11: 641–645

[15] Koh KF, Chen FG (1994) Rapid tracheal intubation with atracurium: the timing principle. Can J Anaesth 41: 688–693

[16] Kopman AF, Khan NA, Neuman GG (2001) Precurarization and priming: a theoretical analysis of safety and timing. Anesth Analg 93: 1253–1236

[17] Martin R, Bourdua I, Thériault S, Tétrault JP, Pilote M (1996) Neuromuscular monitoring: does it make a difference? Can J Anaesth 43: 585–588

[18] Musich J, Walts LF (1986) Pulmonary aspiration after a priming dose of vecuronium. Anesthesiology 64: 517–519

[19] Pace NL (1990) Prevention of succinylcholine myalgias: a meta-analysis. Anesth Analg 70: 477–483

[20] Sakuma K, Hashiba M, Shimoji K (1991) Severe dyspnoea caused by vecuronium bromide administration for priming and precurarization. Masui 40: 483–485

[21] Schwarz S, Ilias W, Lackner F, Mayrhofer O, Foldes FF (1985) Rapid tracheal intubation with vecuronium: the priming principle. Anesthesiology 62: 388–391

[22] Sorgenfrei IF, Norrild K, Larsen PB et al. (2006) Reversal of rocuronium-induced neuromuscular block by the selective relaxant binding agent sugammadex: A dose-finding and safety study. Anesthesiology 104: 667–674

[23] Sparr HJ, Pühringer FK (2003) Gewohnheit versus Evidence-based Anaesthesia? Anästhesist 52: 377-380

[24] Unwin N (1993) Neurotransmitter action: opening of ligand-gated ion channels. Cell 72: 31-41

[25] Wilhelm W, Khuenel-Brady K, Beaufort AM, Tassonyi E, Meistelman C (2000) Neuromuskuläres Monitoring: Vorgaben verschiedener nationaler Fachgesellschaften und deren Umsetzung in die Praxis. Anaesthesist 49: S7–S8

[26] Wong SF, Chung F (2000) Succinylcholine-associated postoperative myalgia. Anaesthesia 55: 144–152

Regionalanästhesie und -analgesie

René Waurick und Wiebke Gogarten

Dieses Kapitel widmet sich den aus der Pharmakodynamik und -kinetik der verwendeten Lokalanästhetika und Adjuvanzien abgeleiteten Besonderheiten für verschiedene Techniken der Regionalanästhesie und -analgesie bei Erwachsenen, Kindern und speziellen Anwendungen.

18.1 Rückenmarknahe Blockaden

Bei allen rückenmarknahen Punktionen müssen die jeweils gültigen Leitlinien der jeweiligen Fachgesellschaften, z. B. der Deutschen Gesellschaft für Anästhesiologie und Intensivmedizin (DGAI) für »Rückenmarknahe Regionalanästhesien und Thromboembolieprophylaxe bzw. antithrombotische Medikation« eingehalten werden.

Vor dem Hintergrund einer zunehmenden Zahl älterer Patienten, die Thrombozytenaggregationshemmer einnehmen, und der Einführung neuer Substanzen in die klinische Praxis ist die Einhaltung dieser Leitlinien in Anbetracht der für den Patienten möglichen katastrophalen Folgen eines rückenmarknahen Hämatoms für jeden Anästhesisten obligat.

> **Die in den Leitlinien für »Rückenmarknahe Regionalanästhesen und Thromboembolieprophylaxe bzw. antithrombotische Medikation« festgelegten Vorgehensweisen für die Punktion gelten ebenso für das Entfernen eines epiduralen oder spinalen Katheters.**

18.1.1 Epiduralanästhesie und -analgesie

Erwachsene

Wenn immer möglich sollte aufgrund der Vorteile einer thorakalen Epiduralanästhesie und -analgesie gegenüber einer Allgemeinanästhesie allein, aber auch gegenüber der Spinal- und lumbalen Epiduralanästhesie die thorakale Epiduralanästhesie zur Anwendung kommen.

Der Patient profitiert in vielerlei Hinsicht durch:
- bessere Analgesiequalität,
- geringere kardiale Morbidität und Mortalität,
- verbesserte postoperative Lungenfunktion,
- verbesserte Darmmotilität,
- verbessertes psychosoziales Wohlbefinden,
- immunmodulatorische Effekte,
- verbesserte Gewebeoxygenierung.

Nach Anlage des Epiduralkatheters muss zunächst eine intravasale oder spinale Lage ausgeschlossen werden. Die bis vor einigen Jahren übliche Testdosis eines Lokalanästhetikums mit Adrenalinzusatz, z. B. 3 ml Bupivacain 0,5% isobar mit Adrenalin 1:200.000 entfällt, da diese Präparate von den Herstellern aus dem Programm genommen wurden. Von eigenen Mischungen ist wegen möglicher Dosierungsfehler dringend abzuraten.

Praxistipp

Zum Ausschluss einer intravasalen oder spinalen Lage eines Epiduralkatheters sollte zunächst das Katheterende für mindestens 30 s unter das Niveau der Einstichstelle gehalten werden, um den freien Rückfluss von Blut oder Liquor auszuschließen, danach sollte mit einer aufgesetzten Spritze für 10 s aktiv aspiriert werden. Danach werden 20 µg Sufentanil injiziert. Bei intravasaler Lage wird dem Patienten die Sufentanilwirkung anzumerken sein. Nach Ausschluss der intravasalen Lage werden z. B. 5 ml Bupivacain 0,25% appliziert. Bei spinaler Lage bildet sich eine Spinalanästhesie aus.

Derzeit sind Bupivacain und Ropivacain die in Deutschland intra- und postoperativ am häufigsten eingesetzten Lokalanästhetika. Zum Zeitpunkt der Drucklegung beträgt der Preis für Ropivacain etwa das Doppelte des Preises von Bupivacain. Ob die im Vergleich zu Bupivacain geringere Kardiotoxizität in Anbetracht der verwendeten Dosis und die geringere Motorblockade durch (niedrig konzentriertes!) Ropivacain dessen Einsatz bei Kombinationsanästhesien rechtfertigt, möge der Anwender individuell entscheiden.

Testdosis

bei Erwachsenen
- Ausschluss einer intravasalen Lage: Sufentanil 20 µg
- Ausschluss einer spinalen Lage: 5 ml Bupivacain 0,25% isobar

Wirkdosis

- Kombinationsanästhesie: Bupivacain 0,25%
- Monoepiduralanästhesie: Bupivacain 0,5% oder Ropivacain 0,5/0,75%
  - normal Segmentdosis (20–40 Jahre, 175 cm): 1,5–2 ml
    - Alter >40 Jahre: –0,1 ml/Dekade
    - Köpergröße: ± 0,1 ml/5 cm
  - starke Arteriosklerose: Dosisreduktion um 50%
  - thorakale PDA: Dosisreduktion um 50%
  - 3. Trimenon: Dosisreduktion um 30%

- Repetitionsboli
  - sorgfältiger Aspirationstest (Blut? Liquor?)
  - die Repetitionsdosis sollte die einer Testdosis nicht überschreiten, z. B. 15 mg Bupivacain

Kontinuierliche Anwendung als patientenkontrollierte Epiduralanalgesie (PCEA)

Etablierte Verfahren zur PCEA beruhen auf der kontinuierlichen Zufuhr eines Gemisches aus z. B. Bupivacain 0,175% oder Ropivacain 0,2% mit Sufentanil 0,75 μg/ml.

Sufentanil ist neben Morphin das einzige für die epidurale Anwendung zugelassene Opioid in Deutschland. Durch seine Lipophilie und die daraus resultierende Speicherung im epiduralen Fett und im Rückenmark reduziert sich im Vergleich zu Morphin die Gefahr einer Atemdepression durch einen Aufstieg im Liquor nach rostral. Die Konzentration von 0,75 μg/ml Sufentanil hat sich bei vergleichenden Untersuchungen mit 0,5 μg/ml und 1 μg/ml Sufentanil als analgetisch wirksam bei geringem Spektrum unerwünschter Wirkungen, insbesondere hinsichtlich der Atemdepression, herausgestellt. Dennoch kann die Gefahr einer Atemdepression nie sicher ausgeschlossen werden. Einige fundamentale Regeln sind daher bei der epiduralen Anwendung von Sufentanil zu beachten.

Cave

Patienten mit einem Alter von über 70 Jahren sollten ein Lokalanästhetikum ohne Sufentanilzusatz erhalten, um eine Atemdepression zu vermeiden.

Die Notwendigkeit hoher kontinuierlicher Förderraten, bei den beschriebenen Lösungen von über 10 ml/h, sprechen für eine unzureichende Epiduralanalgesie, z. B. durch eine Anlage des Katheters in falscher Höhe oder eine nicht epidurale Lage des Katheters. In solchen Fällen sollte der Katheter entfernt und alternative Methoden der Akutschmerztherapie erwogen werden.

Epidural appliziertes Sufentanil wird resorbiert und gelangt in den systemischen Kreislauf, wo in der beschriebenen Dosierung Plasmakonzentrationen im unteren systemischen Wirkungsbereich erreicht werden können.

Cave

In allen Fällen einer kontinuierlichen epiduralen Sufentanilgabe verbietet sich die zusätzliche enterale oder parenterale Gabe von Opioiden.

Ebenso steigt die Gefahr der Atemdepression bei zusätzlicher Gabe sedierender Medikamente, so dass deren Einsatz sehr kritisch indiziert werden sollte.

Tab. 18.1 Basiseinstellung eines PCEA-Systems bei Erwachsenen

Patientengruppe	Basisrate	Bolus	Sperrzeit
Erwachsener ≥50kgKG	5 ml/h	2 ml	20 min
Bupivacain 0,175% oder Ropivacain 0,2% mit 0,75 μg/ml Sufentanil			

Praxistipp

Bei Patienten mit einer bereits präoperativ bestehenden chronischen Opioidtherapie wird diese perioperativ fortgesetzt. Eine PCEA wird bei diesen Patienten ohne Opioid nur mit einem Lokalanästhetikum durchgeführt und die bestehende Opioidmedikation wird unverändert fortgeführt.

Der Vorteil der hier beschriebenen niedrigen Ropivacainkonzentration offenbart sich bei der kontinuierlichen lumbalen Epiduralanalgesie durch eine im Vergleich zu Bupivacain geringer ausgeprägte motorische Blockade, so dass sich der Einsatz z. B. nach Eingriffen an der Hüfte oder unteren Extremität empfiehlt. Bei der kontinuierlichen thorakalen Epiduralanalgesie sind Bupivacain und Ropivacain als gleichwertig anzusehen (▫ Tab. 18.1).

Geburtshilfe und Sectio

Die Epiduralanalgesie ist eine Standardmethode zur Schmerzlinderung unter der Geburt. Die früher bei Verwendung von höher konzentrierten Lokalanästhetika, meist Bupivacain 0,25–0,375%, häufig auftretenden motorischen Blockaden mit der Konsequenz instrumenteller Entbindungen oder einer Sectio caesarea sind selten geworden und sind nicht häufiger als bei intravenöser oder intramuskulärer Schmerzmittelgabe. Erreicht wurde dies durch den heute üblichen Einsatz niedrig konzentrierter und niedrig dosierter Lokalanästhetika in Kombination mit Opioiden. Gebräuchlich ist in Deutschland die Verwendung von 0,5–0,75 μg/ml Sufentanil; das international häufig eingesetzte Fentanyl (2 μg/ml) ist in Deutschland für diese Anwendung nicht zugelassen. Die verwendeten Lokalanästhetika sind zumeist Bupivacain oder Ropivacain in Konzentrationen von 0,065–0,125%; Levobupivacain steht zur Verfügung, hat sich jedoch bis zur Erstellung dieses Kapitels nicht etablieren können.

Ropivacain hat bei dieser Anwendung in niedrigen Konzentrationen den Vorteil einer geringer ausgeprägten motorischen Blockade, was in der Geburtshilfe zur Erhaltung der Gehfähigkeit der Frauen besonders erwünscht ist. Die Applikation sollte intermittierend oder noch besser als PCEA, wegen der damit zu erzielenden höchsten

Tab. 18.2 Basiseinstellung eines PCEA-Systems in der Geburtshilfe

Patientengruppe	Basisrate	Bolus	Sperrzeit
Schwangere zur Geburt	0 ml/h	4 ml	10–15 min
Ropivacain 0,125% mit 0,75 µg/ml Sufentanil			

Tab. 18.3 Basiseinstellung eines PCEA-Systems post sectionem

Patientengruppe	Basisrate	Bolus	Sperrzeit
post sectionem	7–12 ml/h	2 ml	20 min
Bupivacain 0,03% oder Ropivacain 0,1% mit 0,75 µg/ml Sufentanil			

Patientinnenzufriedenheit, erfolgen (Tab. 18.2). Bei kontinuierlicher Zufuhr ist der Lokalanästhetikaverbrauch höher und motorische Blockaden treten ausgeprägter auf.

Dosierung

Ropivacain 0,125% mit 0,75 µg/ml Sufentanil
- 5 ml als Testdosis nach Anlage des Epiduralkatheters
- 5 ml als weitere Wirkdosis nach Ausschluss einer intravasalen oder spinalen Katheterlage

Abgesehen von Risikoschwangeren mit Herzerkrankungen, die ein extrem vorsichtiges Management der Hämodynamik erfordern können, sollte heute die Epiduralanästhesie zur Sectio nur noch zum Einsatz kommen, wenn bereits eine Epiduralanalgesie zur Geburtshilfe durchgeführt wurde und der Katheter bereits liegt, so dass nur noch eine Nachinjektion erforderlich ist, z. B. von 10 ml Ropivacain 0,5%, nach Austesten der Blockade können 0,5 ml Ropivacain 0,5% pro fehlendem Segment bis Th_4 nachgegeben werden. Der Epiduralkatheter sollte postoperativ zur Akutschmerztherapie weiter genutzt werden (Tab. 18.3).

Der Sufentanilzusatz stellt bei einer Therapiedauer von 2–3 Tagen keine Kontraindikation für das Stillen dar!

»walking epidural«

Der Begriff der »walking epidural« wurde geprägt für die kombinierte Spinal-Epidural-Analgesie (CSE) unter der Geburt, bei der durch die intrathekale Applikation eines Opioids, z. B. Sufentanil 7,5–10 µg im Kombination mit einer geringen epiduralen Dosis eines niedrig dosierten Lokalanästhetikums die Gehfähigkeit der Frauen erhalten bleiben sollte. Anhänger dieser Technik betonen den, innerhalb von Minuten einsetzenden, analgetischen Effekt; im Vergleich zu der alleinigen Epiduralanalgesie gewinnt man mit der CSE allerdings im Mittel nur 5 min. Des Weiteren treten bei den Frauen häufiger Sedierung und Juckreiz auf, bei den Feten kommt es häufiger zu Herzfrequenzabfällen. Der Anteil der Kliniken, in denen heute die CSE durchgeführt wird, beträgt international maximal 10%. Mit dem oben beschriebenen Verfahren der Epiduralanalgesie unter der Geburt bleibt ebenfalls bei annähernd 90% der Frauen die Muskelkraft soweit erhalten, dass ein Umhergehen im Kreißsaal möglich ist.

Möchte eine Frau mit einer Epiduralanalgesie aufstehen, sollte dies grundsätzlich in Begleitung und nach gemeinsamer Absprache von Hebammen, Geburtshelfern und Anästhesisten erfolgen. Eine Überprüfung der Muskelkraft ist leicht möglich durch die Aufforderung, am Bett eine Kniebeuge machen.

Tab. 18.4 Dosierungsschema für die Kaudalanästhesie bei einmaliger Gabe des Lokalanästhetikums

Dosis	analgesiertes Dermatom
0,5 ml/kgKG	L_1
0,75 ml/kgKG	Th_{12}
1,0 ml/kgKG	Th_{10}
1,25 ml/kgKG	Th_{6-8}
Ropivacain 0,2% oder Bupivacain 0,125–0,25% (0,25% max. 1 ml/kgKG)	

Kinder

Kaudalanästhesie und -analgesie

Die Kaudalanästhesie ist die am weitesten verbreitet Technik der Epiduralanästhesie bei Kindern. Die Injektion des Lokalanästhetikums erfolgt durch den Hiatus sacralis und die sakrokozygeale Membran. In der klinischen Praxis wird diese Technik bei einer angestrebten Analgesie bis Bauchnabelhöhe einsetzt; die Ausbreitung der Blockade hängt selbstverständlich von der Dosis des verwendeten Lokalanästhetikums ab und ist durch die empfohlenen Höchstdosen begrenzt. Zumeist werden Bupivacain 0,125–0,25% oder Ropivacain 0,2% eingesetzt.

Die Höchstdosen für die einmalige epidurale Anwendung bei Kindern betragen für Bupivacain 2–2,5 mg/kgKG, für Ropivacain 3–4 mg/kgKG.

Mehr als 20 ml sollten generell nicht injiziert werden, da bei höheren Volumina die Ausbreitung der Blockade nicht mehr kalkulierbar ist (Tab. 18.4), so dass im Allgemeinen

18

die Kaudalanästhesie nicht bei Kindern mit einem Körpergewicht von mehr als 20 kg zur Anwendung kommt.

In der klinischen Praxis werden dem Lokalanästhetikum häufig Clonidin 1–2 µg/kgKG zugesetzt. Clonidin führt bei kaudaler Applikation dosisabhängig, aber in variabler Ausprägung zu einer Verlängerung der Analgesiedauer (je nach Studie um 3,6–16,4 h) und zu einer Verminderung des perioperativen Schmerzmittelverbrauchs. Unerwünschte Wirkungen insbesondere bei höherer Dosierung von mehr als 4 µg/kgKG und älteren Kindern bestehen in Sedierung, Hypotonie und Bradykardie. Eine Zulassung für diese Anwendung des Clonidins liegt derzeit auch für Erwachsene nicht vor, aus forensischen Gründen sollte eine evtl. vorgesehene epidurale Gabe in die Anästhesieaufklärung der Eltern eingeschlossen werden.

Für die postoperative Schmerztherapie kann von kaudal ein Katheter eingeführt und bei Kindern unter einem Jahr zuverlässig nach kranial (unter Durchleuchtungskontrolle) vorgeschoben werden. Bei älteren Kindern gelingt das Vorschieben zuverlässig nur bis etwa L_2. Die postulierten Höchstdosen für die kontinuierliche epidurale Applikation liegen bei Kindern unter 12 Jahren für Bupivacain und Ropivacain bei 0,4 mg/kgKG/h, bei Neugeborenen bei 0,2 mg/kgkg/h. Die epidurale Applikation von Opioiden ist ebenfalls möglich, setzt in dieser Altersklasse aber eine intensivmedizinische Überwachung voraus; die sich bei der Indikationsstellung zumeist auch allein aus der Größe des operativen Eingriffs ergeben wird.

Intervertebrale Epiduralanästhesie und -analgesie

Erst ab einem Alter von 10 Jahren kann versucht werden, einen lumbalen oder thorakalen Epiduralkatheter im Wachzustand vor Einleiten der Allgemeinanästhesie zu platzieren. Bei jüngeren Kindern ergeben sich aus der Notwendigkeit der Punktion in Narkose andere Sicherheitserwägungen als bei Erwachsenen. So muss

- der Größe des Kindes angepasstes Punktionsmaterial zur Verfügung stehen,
- die LOR-Technik sollte mit NaCl oder Kohlendioxid durchgeführt werden, um Luftembolien zu vermeiden,
- der Durchführende muss in dieser Technik erfahren sein und spätestens nach dem 3. Fehlversuch die Maßnahme abbrechen,
- die Kinder werden nicht relaxiert, um motorische Reaktionen bei Reizung motorischer Fasern zu ermöglichen,
- die Spontanatmung sollte erhalten bleiben, um die Apnoe nach Sufentanilgabe bei intravasaler Katheterlage respektive durch die (hohe) Spinalanästhesie nach Gabe des Lokalanästhetikums bei subarachnoidaler Katheterlage als Marker zu erhalten.

Tab. 18.5 Basiseinstellung eines PCEA-Systems bei Kindern mit intervertebralem Epiduralkatheter

Patientengruppe	Basisrate	Bolus	Sperrzeit
Kind ≥ 50 kgKG	5 ml/h	2 ml	20 min
Kind 30–50 kgKG	3–5 ml/h	2 ml	20 min
Kind <30 kgKG[a]	0,15–0,2 ml/kgKG/h	0,5–2 ml	20–30 min

Bupivacain 0,175% oder Ropivacain 0,2% mit 0,75 µg/ml Sufentanil
[a] bei Kindern <30 kgKG kein Zusatz von Sufentanil in das Lokalanästhetikum, Kinder <5 Jahren dürfen keine Boli abrufen, diese Funktion erfolgt durch Eltern oder Pflegepersonal

Als Initialdosis werden Kindern bis zu einem Körpergewicht von 20 kg z. B. 0,5 ml/kgKG Bupivacain 0,25% epidural appliziert. Bei Kindern mit einem Gewicht über 20 kg muss diese Initialdosis auf z. B. 0,3–0,4 ml Bupivacain 0,25% reduziert werden.

In weiteren Verlauf können alle 90–120 min Repetitionsdosen des gleichen Volumens mit der auf die Hälfte reduzierten Konzentration, z. B. 0,3–0,5 ml/kgKG Bupivacain 0,125%, injiziert oder eine PCEA-Pumpe angeschlossen werden (Tab. 18.5).

18.1.2 Spinalanästhesie und -analgesie

Erwachsene

Die Spinalanästhesie wird in der klinischen Praxis mit einem iso- oder hyperbaren Lokalanästhetikum durchgeführt. Die Hersteller setzen dem Lokalanästhetikum Glukose zu, um eine hyperbare Lösung zu erreichen.

Die von den verschiedenen Herstellern verwendete Glukosekonzentration in hyperbaren Lokalanästhetikalösungen ist nicht immer gleich. Bei einem Präparatewechsel sollte man sich über den Glukosezusatz informieren, um nicht von einer abgeschwächten oder verstärkten Lagerungsabhängigkeit der Ausbreitung überrascht zu werden.

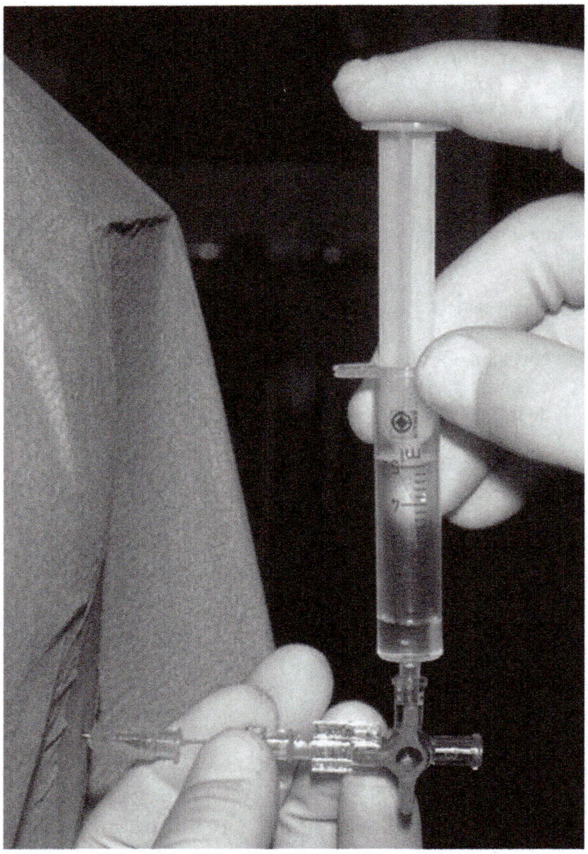

Abb. 18.1 Einseitige Spinalanästhesie nach Enk

Einseitige Spinalanästhesie

Als Vorteile einer einseitigen Spinalanästhesie werden die geringere Sympathikolyse mit nachfolgend milderen hämodynamischen Veränderungen, insbesondere bei Hochrisikopatienten, und die fehlende Motorblockade der nicht operierten Seite bei mobilen Patienten diskutiert. In der von Enk beschriebenen Technik ist die streng einseitige Begrenzung der Spinalanästhesie bei Verwendung eines hyperbaren Lokalanästhetikums leicht möglich, sofern der Durchführende die erforderliche Geduld für die dieser Technik immanenten, verminderten Injektionsgeschwindigkeit aufbringen kann. Die Injektion erfolgt in Seitenlage, die zu operierende Seite nach unten. Auf den Luer-lock-Ansatz der Spinalnadel wird ein 3-Wegehahn aufgeschraubt, auf den in einem Winkel von 90° die mit Lokalanästhetikum und Luft gefüllte Spritze senkrecht aufgesetzt wird. Das 4 ml Luftpolster über dem Lokalanästhetikum bewirkt eine gleichmäßigere Injektionsgeschwindigkeit, da kleinere Schwankungen des manuellen Stempeldrucks durch die Kompression der Luft aufgehoben werden. Die Injektion des Lokalanästhetikums erfolgt dann mit einer Geschwindigkeit von 0,5 ml/min.

»walking spinal«

Derzeit gibt es kein funktionierendes Konzept einer Spinalanästhesie, das zuverlässig bei ausreichender Analgesie eine Motorblockade vermeidet und so die Gehfähigkeit erhält. Die für die Geburtshilfe und ambulante Chirurgie beschriebenen Verfahrensweisen basieren auf einer intrathekalen Opioidgabe allein oder in Kombination mit einem sehr niedrig dosierten Lokalanästhetikum, z. B. Bupivacain 0,1%.

Auch die kontinuierliche Spinalanalgesie über einen Mikrokatheter konnte sich kaum durchsetzen. Wird ausschließlich ein Opioid über den Spinalkatheter appliziert, ist eine kontinuierliche Überwachung des Patienten wegen der Gefahr der Atemdepression durch das nach rostral aufsteigende Opioid erforderlich, wird (zusätzlich) ein Lokalanästhetikum appliziert, ist die Motorblockade wesentlich stärker ausgeprägt, als bei den etablierten Techniken der kontinuierlichen Epiduralanalgesie.

Geburtshilfe

Die Spinalanästhesie ist international das führende Verfahren für die Sectio caesarea. Die mütterliche Mortalität liegt bei Durchführung einer Allgemeinanästhesie 7fach höher. Gegenüber der Epiduralanästhesie liegen die Vorteile der Spinalanästhesie in der einfachen Handhabung und dem schnellen Wirkungseintritt, der die Durchführung auch bei einer dringlichen Sectio erlaubt. Hinzu kommt die in heutiger Zeit immer bedeutsamer werdende konkurrenzlose Kosteneffektivität.

Der durch die Sympathikolyse regelhaft auftretende Blutdruckabfall sollte durch mehrere Maßnahmen zur Aufrechterhaltung der uteroplazentaren Perfusion so gering wie möglich gehalten werden:

- Gabe von 1000 ml (kolloidaler) Infusionslösung, wenn immer möglich noch vor der Punktion,
- Punktion in Seitenlage,
- Einsatz eines niedrig dosierten Lokalanästhetikums in Kombination mit einem Opioid: z. B. 1,6 ml Bupivacain 0,5% hyperbar mit 100–200 µg Morphin.

Praxistipp

Die Verwendung einer so geringen Dosis des Lokalanästhetikums erfordert im Anschluss an die intrathekale Injektion die sofortige Umlagerung auf den Rücken und in eine Kopf-tief-Position, um eine ausreichende Ausbreitung bis Th_4 zu gewährleisten.

Ist die Ausbreitung bis Th_4 erfolgt, wird der OP-Tisch sofort wieder in die normale Position gebracht, die Sectio kann unverzüglich beginnen. In den ersten 18 Stunden nach der Operation gewährleistet das intrathekale Morphin die Analgesiequalität einer kontinuierlichen Epiduralanalgesie.

Kinder

Bei Frühgeborenen bis zur 50. postkonzeptionellen Woche stellt die Spinalanästhesie bei kurz dauernden Eingriffen unterhalb des Nabels eine wertvolle Alternative zu einer Allgemeinanästhesie dar, weil diese Kinder durch Apnoeanfälle gefährdet sind, die durch die Inhalationsanästhetika, aber auch Ketamin, verstärkt werden. Die postoperative Beatmungswahrscheinlichkeit lässt sich mit der Durchführung einer Spinalanästhesie deutlich reduzieren. Bei Neugeborenen und Säuglingen kann die Indikation für eine Spinalanästhesie bei Nichtnüchternheit, vorhersehbar schwieriger Intubation, Verdacht auf Muskelerkrankung und Vorliegen eines bronchopulmonalen Infekts gestellt werden. Bei älteren Kindern ergeben sich keine relevanten Vorteile der Spinalanästhesie gegenüber der Allgemeinanästhesie.

Im Vergleich zu Erwachsenen ist die Wirkdauer der Spinalanästhesie bei Kindern wesentlich kürzer und nicht sicher vorhersagbar. In der hier beschriebenen Vorgehensw eise dauert die Analgesie etwa 60–75 min an, das Analgesieniveau unterschreitet Th_{10} aber bereits nach 45 min. Das Liquorvolumen ist bei Kindern bezogen auf das Gewicht doppelt so groß (4 ml/kgKG) wie beim Erwachsenen (2 ml/kgKG). Etwa 50% des gesamten Liquors befindet sich beim Kind im Wirbelkanal, während es beim Erwachsenen nur 25% sind.

Praxistipp

Zur Vorbereitung muss dem Kind 30–60 Minuten vor der Punktion ein EMLA-Pflaster auf den Bereich der Lendenwirbelsäule aufgebracht worden sein.

Das Kind wird auf die Seite gelagert, Hüfte und Knie gebeugt, der Kopf in leichter Extensionsstellung. Die erfolgreiche Punktion ist an einem freien Liquorfluss zu erkennen, die Injektion erfolgt innerhalb von 10 s ohne Barbotage.

Dosierung

Für die Spinalanästhesie bei Kindern bis zu 1 Jahr:
- z. B. 0,2 ml/kgKG Bupivacain 0,5% hyperbar mit Adrenalin 10–20 µg/ml

In Anschluss an die Injektion wird das Kind flach auf den Rücken gelegt, der Kopf für 2 min leicht erhöht gelagert. Die Verifizierung der Blockade ist einfach, weil die motorische Blockade innerhalb 1 min ausgebildet sein muss, sonst handelt es sich um eine Fehlinjektion.

18.2 Periphere Nervenblockaden

Ebenso wie bei den rückenmarksnahen Regionalanästhesien müssen die Leitlinien der Fachgesellschaften, z. B. der DGAI zu »Thromboembolieprophylaxe bei peripheren Blockadetechniken zur Regionalanästhesie« zwingend beachtet werden.

18.2.1 »Single shot«

Periphere Nervenblockaden sind Verfahren, bei denen initial ein großes Volumen eines Lokalanästhetikums mit höherer Konzentration injiziert wird. Die Gefahr einer systemischen Intoxikation ist im Falle einer versehentlichen intravasalen Injektion oder verstärkter Resorption in den Systemkreislauf wesentlich höher als bei rückenmarksnahen Regionalanästhesien. Vor diesem Hintergrund sollte bei diesen Techniken erwogen werden, bevorzugt die Lokalanästhetika mit vergleichsweise geringer systemischer Toxizität, z. B. Ropivacain oder Prilocain einzusetzen.

Erwachsene

Während es bei Kindern üblich ist, Medikamente und somit auch Lokalanästhetika nach dem Körpergewicht zu dosieren, werden für Erwachsene in den Beipackzetteln der Hersteller und auch in vielen Lehrbüchern nur Dosierungsempfehlungen für die Lokalanästhetika in ml angegeben. Diese Empfehlungen gelten nur für Patienten mit normaler Körpergröße und einem Gewicht von etwa 75 kg.

Praxistipp

Da unsere erwachsenen Patienten interindividuell sehr unterschiedliche Körpergewichte von etwa 50 bis über 100 kg haben, empfiehlt es sich, die Empfehlungen der einzelnen Hersteller zu den verwendeten Substanzen auf mg/kgKG oder ml/kgKG umzurechnen und sich die jeweilige Höchstdosierung immer zu vergegenwärtigen.

So lässt es sich vermeiden, mit einer »Standarddosierung« einen Patienten mit geringem Körpergewicht zu gefährden, während einem übergewichtigen Patienten eine evtl. notwendige Dosisanpassung verweigert wird (◘ Tab. 18.6, ◘ Tab. 18.7; ◘ Tab. 18.8). Werden z. B. einem 60 kg schweren Patienten nach der Gebrauchsinformation 30 ml Carbostesin 0,5% zur Blockade des Plexus brachialis verabreicht, ist mit 2,5 mg/kgKG die empfohlene Höchstdosis von 2 mg/kgKG bereits überschritten. Gleiches gilt für 40 ml Ropivacain 0,75% zur Plexus-brachialis-Blockade bei einem 60 kg schweren Patienten: die (errechnete)

Tab. 18.6 Blockade des Plexus brachialis

Lokalanästhetikum	max. mg/kgKG	empfohlene mg/kgKG	empfohlene ml/kgKG
Ropivacain 0,75%	keine Angabe	3–4	0,4–0,5
Carbostesin 0,5%	2	1–2	0,2–0,4
Mepivacain 1%	7	5–6	0,5–0,6
Prilocain 1%	8,5	4–5	0,4–0,5

gewichtsadaptierte Dosierungsempfehlungen bei Erwachsenen nach Gebrauchsinformation der Hersteller

Tab. 18.7 Blockade des N. femoralis

Lokalanästhetikum	max. mg/kgKG	empfohlene mg/kgKG	empfohlene ml/kgKG
Ropivacain 0,75%	keine Angabe	bis 3	bis 0,4
Carbostesin 0,5%	2	0,3–0,6	0,06–0,13
Mepivacain 1%	6	1,3–2,6	0,13–0,26
Prilocain 1%	8,5	6,5–8	0,65–0,8

gewichtsadaptierte Dosierungsempfehlungen bei Erwachsenen nach Gebrauchsinformation der Hersteller

Tab. 18.8 Blockade des N. ischiadicus

Lokalanästhetikum	max. mg/kgKG	empfohlene mg/kgKG	empfohlene ml/kgKG
Ropivacain 0,75%	Keine Angabe	bis 3	bis 0,4
Carbostesin 0,5%	2	0,6–1,3	0,13–0,26
Mepivacain 1%	6	keine Angabe	keine Angabe
Prilocain 1%	8,5	6,5–8	0,65–0,8

gewichtsadaptierte Dosierungsempfehlungen bei Erwachsenen nach Gebrauchsinformation der Hersteller

empfohlene Dosierung von 4 mg/kgKG wird mit 5 mg/kgKG um 20% überschritten!

> **Bei peripheren Nervenblockaden keine verfahrensspezifische Pauschaldosierung in ml, sondern gewichtsadaptierte Dosierung in mg/kgKG (bis zu einem Gewicht von 100 kg)!**

Ob durch die Mischung verschiedener Lokalanästhetika die Toxizität der Einzelsubstanz reduziert wird, sich additiv oder superadditiv verhält, ist weiterhin ungeklärt. Die teilweise zur Verkürzung der Anschlagszeit propagierte Alkalisierung der Lösung sollte wegen der Probleme der Mischung und Ausfällung kritisch betrachtet werden. Einfach und sinnvoll erscheint die Anwärmung der Lösungen auf Körpertemperatur. Abgesehen von der sinnvollen Auswahl und Dosierung der Lokalanästhetika spielt in der Praxis der regionalen Anästhesie Vorgehensweise und Technik eine entscheidende Rolle.

So konnte gezeigt werden, dass durch Modifikation der Technik und einfache Lagerungsmaßnahmen sowohl die Ausbreitung als auch die Erfolgsrate bei der axillären Plexusanästhesie signifikant gesteigert werden können. Nach der axillären Punktion mit einer kunststoffarmierten Stimulationsnadel wird der einer Venenverweilkanüle ähnliche Kunststoffteil in der Nervenscheide belassen und mit Pflaster fixiert. Nach Lagerung des Patienten auf die nicht zu operierende Seite und in 20°-Kopf-tief-Lage läuft das Lokalanästhetikum als Schwerkraftinfusion ein.

Kinder

Periphere Nervenblockaden als alleiniges Anästhesieverfahren spielen bei Kindern, außer bei Neugeborenen und Adoleszenten, eine untergeordnete Rolle. Diese Verfahren können aber insbesondere bei Kindern nach Trauma eine wertvolle Alternative sein, da das Risiko der Nichtnüchternheit kann so umgangen werden kann. Meistens

Tab. 18.9 Beispielprogrammierung einer gewichtsadaptierten PCRA[a] mit Ropivacain 0,2%

Gewicht [kg]	kontinuierliche Rate [ml]	Bolus [ml], Sperrzeit 30 min
30	4	1,5
35	4,5	2
40	5	2,5
45	6	2,5
50	6	3
55	7	3
60	7,5	3
65	8	,5
70	9	4
75	9	4
80	10	4,5
85	10	5
90	11	5,5
95	12	5,5
100	12	6
>105	12	6

a patientenkontrollierte Regionalanalgesie

Tab. 18.10 Beispielprogrammierung einer gewichtsadaptierten PCRA[a] mit Bupivacain 0,175%

Gewicht [kg]	kontinuierliche Rate [ml]	Bolus [ml], Sperrzeit 30 min
30	3,5	1,5
35	4	2
40	4,5	2,5
45	5	2,5
50	5,5	3
55	5,5	3
60	6	3,5
65	7	4
70	8	4
75	8,5	4,5
80	9	5
85	9,5	5,5
90	10	5,5
95	10,5	6
100	10,5	6
>105	10,5	6

a patientenkontrollierte Regionalanalgesie

werden die Blockaden in Narkose zur postoperativen Schmerztherapie angelegt, die folgenden Dosierungen gelten für diese Anwendung.

Die Auswahl des geeigneten Lokalanästhetikums bei Kindern ist insofern schwierig, als das die Dosierungsempfehlungen sich aus der klinischen Praxis weniger Erfahrener an kinderanästhesiologischen Zentren herleiten (Expertenmeinung!).

Die meisten Erfahrungen liegen mit **Bupivacain** vor: 2–2,5 mg/kgKG werden als Höchstdosis bei Einmalgabe angesehen.

Die Anwendung von **Ropivacain** 0,75% bei Kindern unter 12 Jahren kann vom Hersteller nicht empfohlen werden, da keine Daten zur Wirksamkeit und Sicherheit vorliegen, herstellerunabhängige Empfehlungen sehen eine Gabe von bis zu 4 mg/kg vor.

Prilocain darf wegen seines Potenzials zur Methämoglobinämiebildung nicht bei Kindern unter 6 Monaten eingesetzt werden, Empfehlungen von Experten sehen den Einsatz nach dem 1. Lebensjahr in einer Dosierung von bis zu 7 mg/kgKG vor.

Dosierung

Bupivacain 0,25% und Ropivacain 0,2–0,375% werden nach Expertenmeinung bei Kindern für die Blockaden des Plexus brachialis, N. femoralis und N. ischiadicus mit 0,75-ml/kgKG (1,875 mg Bupivacain/kgKG bzw. 1,5–2,8 mg Ropivacain/kgKG) dosiert.

18.2.2 Kontinuierliche Blockade zur Schmerztherapie

Erwachsene und Kinder

Ebenso wie bei der einmaligen Gabe sollte bei der postoperativen Schmerztherapie mit kontinuierlicher Zufuhr eines Lokalanästhetikums dessen Dosierung gewichtsadaptiert erfolgen.

Bei kontinuierlicher Applikation für periphere Nervenblockaden betragen die Höchstdosen für Bupivacain 0,4 mg/kgKG/h und für Ropivacain 0,5 mg/kgKG/h.

Wenn immer möglich, sollte die Akutschmerztherapie mit diesen Verfahren als patientenkontrollierte Regionalanalgesie (PCRA) erfolgen. Bei vergleichbaren VAS-

Scores ist dabei der Lokalanästhetikaverbrauch geringer und die Patientenzufriedenheit größer, auch bei Kindern!

Im Folgenden sind beispielhaft Dosierungsempfehlungen angegeben, bei denen 50% der empfohlenen Höchstdosis als kontinuierliche Infusion und 50% in Form zweier Boli mit einer Sperrzeit von 30 min abgerufen werden kann (Tab. 18.9; Tab. 18.10).

Literatur

[1] Deutsche Gesellschaft für Anästhesiologie und Intensivmedizin (2007) Rückenmarksnahe Regionalanästhesien und Thromboembolieprophylaxe/antithrombotische Medikation. 2. überarbeitete Leitlinie. Anästh Intensivmed 48: S109–S124

[2] Deutsche Gesellschaft für Anästhesiologie und Intensivmedizin (2005) Leitlinie: Thromboembolieprophylaxe bei peripheren Blockadetechniken zur Regionalanästhesie. Anästh Intensivmed 46: 319–322

[3] Duflo F, Oamouss Y, Remond C et al. (2004) Patient-controlled regional analgesia is effective in children: a preliminary report. Can J Anesth 51: 928–930

[4] Eledjam J, Cuvillon P, Capdevila X (2002) Postoperative analgesia by femoral nerve block with ropivacaine 0.2% after major knee surgery: continuous versus patient-controlled techniques. Reg Anesth Pain Med 27: 604–611

[5] Enk D, Prien T, Van Aken H et al. (2001) Success rate of unilateral spinal anesthesia is dependent on injection flow. Anesth Pain Med 26: 420–426

[6] Ganapathy S (2001) Walking spinals: a myth or reality? Can J Anesth 48: 990–992

[7] Gogarten W, Van Aken H (2005) Regionalanästhesie in der Geburtshilfe – neue Entwicklungen. Zentralbl Gynakol 127: 361–367

[8] Liu S, Salinas F (2003) Continuous plexus and peripheral nerve blocks for postoperative analgesia. Anesth Analg 96: 263–272

[9] Minville V, Fourcade O, Grousset D (2006) Spinal Anesthesia using single injection small-dose bupivacain versus continuous catheter injection techniques for surgical repair of hip fracture in elderly patients. Anesth Analg 102: 1559–1563

[10] Orlowski O, Bullmann V, Vieth V et al. (2006) Perivascular axillary brachial plexus block an patient positioning: the influence of a lateral, head down position. Anaesthesia 61: 528–534

[11] Parry M, Fernanado R, Bawa G, Poulton B (1998) Dorsal column function after epidural and spinal blockade: implications for the safety of walking after low-dose regional analgesia for labour. Anesthesia 53: 382–403

[12] Reich A (2004) Regionalanästhesie im Kindesalter. UNI-MED, Bremen

[13] Waurick R, Van Aken H (2005) Update in thoracic epidural anaesthesia. Best Pract Clin Res Anaesthesiol 19 (2): 201–213

Schmerztherapie

Henning Ohnesorge

» Schmerz ist ein unangenehmes Sinnes- und Gefühlserlebnis, das mit aktueller oder potenzieller Gewebeschädigung verknüpft ist oder beschrieben wird. Schmerz ist immer subjektiv (Internationale Gesellschaft zum Studium des Schmerzes, IASP). «

19.1 Pathophysiologie des Schmerzes

19.1.1 Schmerzentstehung

Operation und Trauma stimulieren direkt **Nozizeptoren** und setzen lokal Gewebsmediatoren frei, die wiederum zu einer Sensibilisierung der Nozizeptoren beitragen. Darüber hinaus können auch Verletzungen kleiner und kleinster Nervenfasern zum Entstehen postoperativer oder -traumatischer Schmerzen mit neuropathischem Charakter führen. Die Schmerzleitung erfolgt peripher über nicht myelinisierte C- und dünn myelinisierte Aδ-Fasern.

Im Rückenmark findet auf segmentaler Ebene eine Umschaltung auf Projektions- und Interneurone statt. Über **Interneurone** erfolgt auf Rückenmarksebene eine Beeinflussung der Nozizeption. Hierbei spielen das serotoninerge und adrenerge absteigende System ebenso wie opioiderge Prozesse eine wesentliche Rolle. **Projektionsneurone** leiten die Schmerzinformation vorwiegend über den Tractus spinothalamicus für die sensorische Verarbeitung und über spinoretikuläre und spinomesencephale Bahnen, die in der vegetativen und affektiven Verarbeitung von Schmerzreizen eingebunden sind. Unter den Projektionsneuronen unterscheidet man **nozizeptorspezifische** von **Wide-Dynamic-Range (WDR)-Neuronen.**

Unter physiologischen Bedingungen weisen WDR-Neurone, auf die neben dem nozizeptiven Input auch Afferenzen niederschwelliger Mechanorezeptoren konvergieren, eine hohe Schwelle für die Auslösung eines fortgeleiteten Aktionspotenzials auf. Insbesondere hochfrequente Entladungsmuster nozizeptiver Afferenzen können jedoch zu einer Sensibilisierung der WDR-Projektionsneurone führen. Klinisch führt dieser Effekt zu der Ausbildung einer sekundären Hyperalgesie- und Allodyniezone, da erst ein sensibilisiertes WDR-Neuron auch durch die Afferenzen aus niederschwelligen Mechanorezeptoren erregbar wird. An dem Sensibilisierungsprozess der Projektionsneurone sind neben anderen Substanzen insbesondere **Glutamat** und **Substanz P** beteiligt. Da als Folge der Signalkaskade letztlich eine Phosphorylierung von spannungsabhängigen Natriumkanälen steht, ist die Sensibilisierung der Projektionsneurone ein zwar reversibler aber längerfristig anhaltender Effekt.

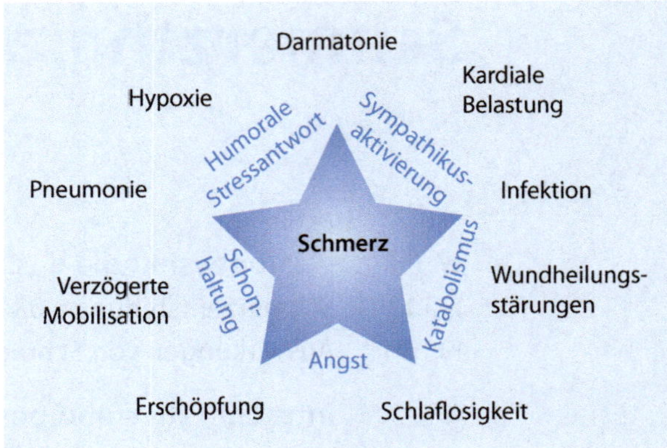

Abb. 19.1 Postoperative Schmerzen können über eine Beeinflussung verschiedenster Mechanismen zu einer verzögerten Rekonvaleszenz und u. U. zu einer erhöhten perioperativen Morbidität beitragen. Patienten mit eingeschränkten Kompensationsmechanismen oder vorgeschädigten Organsystemen sind in besonderem Ausmaß gefährdet

Ob dieser Mechanismus auch zu einer anhaltenden Chronifizierung postoperativer Schmerzen führen kann, eine der theoretischen Grundlagen des Konzepts der präemptiven Analgesie (▶ Kap. 19.3), bleibt derzeit klinisch ungeklärt.

19.1.2 Auswirkungen von Schmerzen

In der perioperativen Phase stellen starke Schmerzen nicht nur eine subjektive Beeinträchtigung für den Patienten dar, sondern können über verschiedene Mechanismen Einfluss auf die Rekonvaleszenz nehmen (Abb. 19.1). Neben der Aktivierung des sympathischen Nervensystems stimuliert Schmerz auch die humorale Stressantwort und kann eine katabole Stoffwechsellage begünstigen. Darüber hinaus induziert Schmerz eine unphysiologische Schonhaltung und kann – nicht zuletzt durch eine psychische Belastung des Patienten – Einfluss auf das postoperative Outcome haben.

Folgen können eine erhöhte kardiopulmonale Morbidität, eine Verlängerung der postoperativen Atonie des Gastrointestinaltrakts, Infektionen und Wundheilungsstörungen sowie eine verzögerte Mobilisierung des Patienten darstellen. Auch Schlaflosigkeit und Erschöpfung beeinflussen die postoperative Rekonvaleszenz.

19.2 Intraoperative und postoperative Analgesie

Eine suffiziente analgetische Abdeckung in der intra- und postoperativen Phase ist eine der Säulen der Anästhesie und war eine der Vorraussetzungen für die Entwicklung der modernen Chirurgie. In den Anfängen der Allgemeinanästhesie wurde die Analgesie durch das Monoanästhetikum Äther erzielt, das gleichzeitig auch in etwa äquivalenten Dosierungen zu einem Bewusstseinsverlust führte. Nach Ablösung der Äthermononarkose durch das Konzept der balancierten Anästhesie wurden zunehmend Opioide zur Sicherstellung der intraoperativen Analgesie eingesetzt.

19.2.1 Wirkstoffe

Opioide

Die Sicherstellung einer Analgesie in den modernen Konzepten einer balancierten Anästhesie erfolgt i. A. durch Opioide. Hochdosierte Opioide führen zu einer Unterdrückung der sympathoadrenergen Reaktion des Patienten auf schmerzhafte Reize und tragen damit wesentlich zu einer erhöhten kardiovaskulären Stabilität während der operativen Phase bei. Gleichzeitig wird durch den Einsatz von Opioiden eine Dosisreduktion der verwendeten Sedativa erreicht. Insbesondere durch die Entwicklung besser steuerbarer Opioide kann die analgetische Komponente in der balancierten Anästhesie betont werden, ohne dass die Gefahr eines Opioidüberhangs mit einer opioidbedingten Atemdepression besteht.

Dabei hängt die Wahl des Opioids vorwiegend von der geplanten Anästhesiedauer ab. **Sufentanil** hat sich als Opioid mit einer mittleren Wirkdauer aufgrund der günstigeren kontextsensitiven Halbwertszeit als Substanz der Wahl bei längeren Eingriffen etabliert. Bei mittellangen Eingriffen bietet sich ebenso der Einsatz von **Fentanyl** oder **Alfentanil** an. Bei kurzen Anästhesien oder Anästhesieformen, bei denen die Opioidkomponente stark betont werden soll, ohne dass die Gefahr einer Nachbeatmung besteht, weist **Remifentanil** aufgrund seiner kurzen Halbwertszeit Vorteile auf.

Allerdings haben **ultrakurzwirksame Opioide** wie Remifentanil den Nachteil, dass rasch nach Beendigung der Infusion keine Opioidwirkung mehr vorhanden ist und somit unmittelbar nach Anästhesieausleitung die Gefahr starker postoperativer Schmerzen besteht. Für Remifentanil basierte Anästhesieformen konnte gezeigt werden, dass ein höherer postoperativer Opioidbedarf zur Sicherstellung der postoperativen Analgesie besteht, als nach Narkosen, die vorwiegend durch volatile Anästhetika geführt wurden [9]. Ob diese Hyperalgesie ein Ausdruck einer akuten Opioidtoleranz, eines Opioidentzugs oder durch hyperalgetische Effekte von Opioiden, die den analgetischen Effekt überdauern, bedingt ist, ist Gegenstand kontroverser Debatten. Ebenso wenig ist geklärt, ob dieser Effekt spezifisch für Remifentanil ist, oder ob auch andere Opioide vergleichbare Wirkungen aufzeigen, die nur durch ihre längere Wirkdauer maskiert werden.

> **Auch in der postoperativen Phase gelten Opioide weiterhin als der Goldstandard der Analgesie. Für den analgetischen Effekt, die Inzidenz von Nebenwirkungen und die Patientenzufriedenheit scheint die Wahl des Opioids von untergeordneter Bedeutung zu sein. So ist die Wahl des in der postoperativen Phase verwendeten Opioids primär von pharmakokinetischen Überlegungen geprägt.**

Morphin, das weltweit am häufigsten eingesetzt wird, ist aufgrund der Gefahr einer Kumulation seiner pharmakologisch aktiven Metaboliten bei Niereninsuffizienz problematisch. Das ausschließlich im deutschen Sprachraum verwendete **Piritramid** wird dagegen unabhängig von der Niere metabolisiert und ausgeschieden. Auch **Oxycodon** und **Hydromorphon** haben pharmakologisch nahezu inaktive Metabolite.

Eine Sonderstellung unter den in der postoperativen Analgesie eingesetzten Opioiden nehmen Pethidin und Tramadol ein. Die Anwendung von **Pethidin** ist möglicherweise durch eine erhöhte Inzidenz von Übelkeit und Erbrechen assoziiert [7]. Darüber hinaus besteht die Gefahr der Kumulation des neurotoxischen Metaboliten Norpethidin. **Tramadol** ist ein Prodrug, dessen Opioidwirkung vorwiegend durch seinen Metaboliten O-Desmethyltramadol vermittelt wird. Darüber hinaus hat Tramadol aufgrund einer Serotonin- und Noradrenalinwiederaufnahmehemmung analgetische Effekte. Das Nebenwirkungsprofil von Tramadol unterscheidet sich daher von dem anderer Opioide, in äquianalgetischer Dosierung sind insbesondere die Gefahr einer Atemdepression [24] und die Wirkungen auf den Gastrointestinaltrakt reduziert [26].

Die Anwendung von Opioiden in der postoperativen Schmerztherapie ist durch unerwünschte Wirkungen gekennzeichnet, die zu einer erhöhten postoperativen Morbidität und gesteigerten Behandlungskosten beitragen können [17][19]. Neben postoperativer Übelkeit und Erbrechen („postoperative nausea and vomiting", PONV), Sedierung, Atemdepression und Schlafstörungen ist die dämpfende Wirkung von Opioiden auf den Gastrointestinaltrakt von wesentlicher Bedeutung.

> **Die Erkenntnis, dass die Kombination von verschiedenen analgetischen Verfahren zu einer verbesserten Schmerzlinderung und durch die Einsparung von Opioiden in der postoperativen Phase zu einem verbesserten operativen Outcome führen könnte, hat vor mehr als 15 Jahren zur**

Entwicklung des Konzeptes der multimodalen oder balancierten Analgesie geführt [13].

Nicht-Opioid-Analgetika

Der Stellenwert des Einsatzes von Nicht-Opioid-Analgetika in der **operativen Phase** ist bisher nur unzureichend untersucht. Aufgrund der niedrigeren analgetischen Potenz der bekannten Nicht-Opioid-Analgetika ist derzeit allenfalls eine Ergänzung der analgetischen Wirkung von Opioiden vorstellbar. Der präoperative Einsatz von NSAID erscheint unter dem Aspekt eines präemptiven Effekts (▶ Kap. 19.3) interessant.

In der **postoperativen Schmerztherapie** stellen Nicht-Opioid-Analgetika die Grundlage der Basisanalgesie dar. Nach Eingriffen mit überwiegend geringen bis mäßig starken Schmerzen ist die regelmäßige Verabreichung einzelner Nicht-Opioid-Analgetika wie Paracetamol, klassischer nichtsteroidaler antiinflammatorischer Analgetika (NSAID), selektiver COX-2-Hemmer oder Metamizol in Standarddosierungen ausreichend wirksam [12]. Es besteht, abhängig vom operativen Eingriff, eine weitgehende Äquipotenz der verschiedenen Nicht-Opioid-Analgetika in der postoperativen Schmerztherapie [1] [[2][5]. Die Verwendung von Nicht-Opioid-Analgetika in balancierten Analgesiekonzepten führt zu einer Reduktion der Opioiddosierung und einer verbesserten Analgesiequalität. Allerdings konnte nur für NSAID [15] und nicht für Paracetamol [20] auch eine Reduktion opioidbedingter Nebenwirkungen nachgewiesen werden.

Die Auswahl des verwendeten Nicht-Opioid-Analgetikums richtet sich im Wesentlichen nach dem Nebenwirkungsprofil der verwendeten Pharmaka. In therapeutischen Dosierungen gilt **Paracetamol** als nebenwirkungsarmes Pharmakon, aufgrund seiner geringen therapeutischen Breite und der Gefahr irreversibler Leberschäden bei Überdosierung bleibt die Anwendung umstritten. Diese Einschätzung gilt auch für das Nebenwirkungspotenzial von **Metamizol**, dass aufgrund der Gefahr einer Agranulozytose in vielen Ländern nicht zugelassen ist.

Die Verwendung von **NSAID** ist v. a. aufgrund ihrer Wirkung auf den Wasser- und Elektrolythaushalt, die Niere und damit auch auf das Herz-Kreislaufsystem begrenzt. Hierbei sind insbesondere Patienten mit sonstigen Risikofaktoren wie Hypovolämie, Hypotension einer vorbestehenden Nierenschädigung und der Einnahme sonstiger nephrotoxischen Substanzen sowie ACE-Hemmstoffen betroffen. Diese Einschränkung gilt ohne Abstriche auch für **selektive COX-2-Hemmstoffe**, die darüber hinaus bei koronarchirurgischen Eingriffen aufgrund einer erhöhten Inzidenz thrombembolischer und kardiovaskulärer Komplikationen kontraindiziert sind.

NMDA-Antagonisten

Ketamin in niedrig analgetischen Dosierungen kann den postoperativen Opioidbedarf und die Inzidenz postoperativer Übelkeit und Erbrechen reduzieren [6]. Insbesondere bei opioidtoleranten Patienten bietet sich ein Behandlungsversuch aufgrund verschiedener theoretischer Überlegungen an [10]. Bei wachen Patienten, die kein Benzodiazepin erhalten haben, besteht die Gefahr, Halluzinationen auszulösen. Dieser Effekt ist bei Patienten in Allgemeinanästhesie nur sehr selten zu beobachten [6].

19.2.2 Epidurale Analgesieverfahren

Rückenmarknahe Analgesieverfahren haben im Rahmen des Konzeptes der balancierten Analgesie eine Renaissance erfahren. Insbesondere die Effekte der Epiduralanalgesie wurden im letzten Jahrzehnt intensiv untersucht. Unbestritten ist, dass durch die Epiduralanalgesie, unabhängig ob Lokalanästhetika und/oder Opioide verwendet werden, eine bessere Analgesie erzielt werden kann, als durch die Gabe systemischer Opioide [4]. Darüber hinaus kann nach abdominellen Eingriffen durch epidurale Analgesieverfahren (vornehmlich mit Lokalanästhetika) die Dauer bis zu Wiederaufnahme der gastrointestinalen Motilität verkürzt werden [16], die Inzidenz kardiovaskulärer Komplikationen gesenkt werden [3] sowie die postoperative Lungen- und Nierenfunktion verbessert werden [8]. Studien, die prospektiv eine Outcomeveränderung durch den Einsatz eines epiduralen Analgesieverfahrens untersuchten, konnten keinen eindeutigen Vorteil durch die Anwendung der Epiduralanalgesie nachweisen [21].

In der Epiduralanalgesie werden vorwiegend langwirksame Lokalanästhetika und Opioide eingesetzt. Durch die Kombination von Lokalanästhetika mit Opioiden kann eine verbesserte Analgesie bei gleichzeitiger Reduktion der Lokalanästhetika Konzentration und verringerter Gefahr der Motorblockade erzielt werden [25].

Lokalanästhetika

Unter den Lokalanästhetika werden zumeist **Bupivacain, Levobupivacain** und **Ropivacain** angewendet. Die stereospezifischen Isomere Ropivacain und Levobupivacain weisen im Vergleich zu dem Razemat Bupivacain eine geringe Toxizität auf, hinsichtlich der Qualität ihrer Differenzialblockade sind die Unterschiede jedoch klinisch eher von untergeordneter Bedeutung.

Opioide

Die Wirkung der Opioidanalgetika nach epiduraler Applikation ist dabei v. a. von ihren physikochemischen Eigenschaften abhängig.

Tab. 19.1. Ergebnisse der Metaanalyse von Ong et al. zur präemptiven Effektivität verschiedner analgetischer Interventionen in der Behandlung akuter postoperativer Schmerzen. (Mod. nach [18])

Intervention	Schmerzintensität	Analgetikagesamtverbrauch	Zeitpunkt der ersten Rescuemedikation
Epiduralanalgesie	+	+	+
Infiltrationsanästhesie	↔	+	+
NMDA-Antagonisten	↔	↔	↔
NSAID	↔	+	+
Opioide	↔	↔	↔

↔ kein einheitlicher Effekt, + positiver Effekt bei präoperativer im Vgl. zur postoperativen Intervention

Bei Verwendung **hydrophiler Opioide** wie Morphin bei epiduraler Applikation erfolgt eine relative Anreicherung im Liquor cerebrospinalis. Dies führt einerseits zu einer Dosisreduktion, andererseits besteht die Gefahr einer verzögerten Atemdepression. Bei alleiniger epiduraler Anwendung hydrophiler Opioide scheint auch die Analgesiequalität nur das Niveau einer systemischen Analgesie mit Opioiden zu erreichen [27].

Lipophile Opioide wie Sufentanil werden dagegen zu einem großen Anteil rasch über die epiduralen Venenplexus resorbiert. Um eine vergleichbare Analgesiequalität zu erzielen, sind die Dosierungen lipophiler Opioide daher bei systemischer und epiduraler Applikation vergleichbar, allerdings besteht nicht die Gefahr einer verzögerten Atemdepression.

19.3 Präemptive und präventive Analgesie

> **Präemptive Analgesie ist als eine antinozizeptive Intervention, bei der die präoperative Behandlung effektiver ist als eine Behandlung, die erst nach Einsetzen des Schmerreizes erfolgt, definiert.**

Durch die frühzeitige Intervention soll die Induktion peripherer und zentraler Sensibilisierungsprozesse des schmerzverarbeitenden Systems verhindert werden. Über diesen Mechanismus sollte ein präemptives Analgesiekonzept zu einer Verminderung von Hyperalgesie, Allodynie und möglicherweise auch der Inzidenz chronischer Schmerzen beitragen. Die Ergebnisse der bisherigen Untersuchungen, die sich vorwiegend mit dem analgetischen Effekt des Zeitpunkts der Intervention beschäftigen, sind diskrepant. Eine neuere Metaanalyse, die jedoch eine differenzierte Analyse der Outcomeparameter Schmerzintensität, Analgetikagesamtverbrauch und Zeitpunkt der ersten Abforderung der Rescuemedikation beinhaltet, weist auf einen eindeutigen Effekt epiduraler Analgesieverfahren und einen Teileffekt von lokalen Infiltration und der systemischen Gabe von NSAID hin. Bei der Verwendung von Opioiden und NMDA-Antagonisten konnte kein Effekt der präoperativen im Vergleich zur postoperativen Gabe nachgewiesen werden (Tab. 19.1).

Insgesamt ist es fraglich, ob die exklusive Trennung zwischen der Effektivität einer prä- oder postoperativen Intervention die Mechanismen der peripheren und zentralen Sensibilisierung ausreichend erfasst. Vielmehr muss davon ausgegangen werden, dass diese Prozesse nur durch eine ausreichende analgetische Abdeckung – sowohl in der operativen als auch in der postoperativen Phase – zu beeinflussen sind. In diesem Fall sollte eine analgetische Intervention einen Effekt aufweisen, der die pharmakologisch zu erwartende Wirkung überdauert, unabhängig davon, ob die Intervention prä- oder postoperativ vorgenommen wurde. Um dieses Konzept zu erfassen, wurde der Begriff der präventiven Analgesie eingeführt [14]. Bisher liegen nur wenige kontrollierte Untersuchungen vor, die die Effektivität der Dauer und Qualität der Analgesie als Parameter für das langfristige Outcome untersuchten. Aktuelle Studien weisen jedoch darauf hin, dass z. B. der Einsatz von Celecoxib über 14 Tage nach einer Kreuzbandplastik zu einer verminderten Inzidenz chronischer postoperativer Schmerzen und einer besseren postoperativen Funktion beitragen könnte.

19.4 Kontinuierliche Analgesieverfahren

19.4.1 PCIA und PCEA

Im Rahmen der patientenkontrollierten Analgesie („patient controlled analgesia", PCA) hat der Patient die Möglichkeit, im Rahmen vordefinierter Grenzen die Dosierung von Analgetika entsprechend dem individuellen Bedarf zu steuern. Häufig wird der Begriff PCA synonym mit

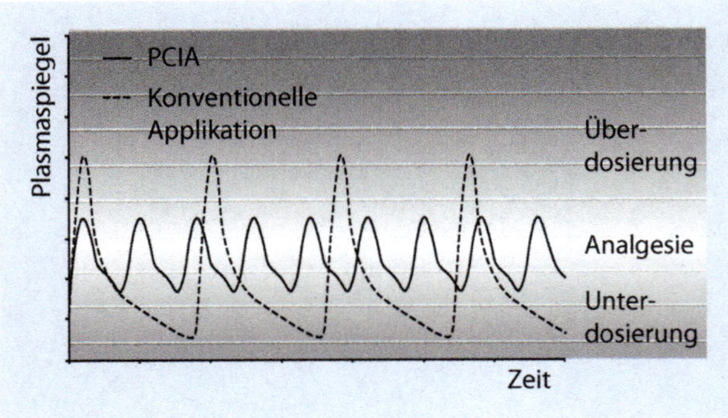

Abb. 19.2 Plasmaspiegelverlauf des Analgetikums (idealisiert) bei konventioneller Applikation vs. patientenkontrollierter intravenöser Applikation (PCIA). Durch die Möglichkeit der hochfrequenten Abforderung kleiner Dosierungen kann ein stabilerer Plasmaspiegel des Analgetikums mit einer geringeren Gefahr von Über- oder Unterdosierungen erzielt werden

der Verwendung programmierbarer Infusionspumpen für die intravenöse Applikation von Analgetika verwendet. Durch die zunehmende Verbreitung patientenkontrollierter Dosierverfahren auch im Rahmen der Epiduralanalgesie sollte die auch sprachlich die Trennung zwischen patientenkontrollierter **intravenöser** Analgesie (PCIA) und patientenkontrollierter **Epidural**analgesie (PCEA) vorgenommen werden.

PCIA

Die PCIA gilt als Goldstandard für die systemische Analgesie mit Opioiden (Abb. 19.2). Metaanalysen bestätigen, dass bei einem vergleichbaren oder leicht gesteigerten Opioidverbrauch bei Anwendung einer PCIA im Vergleich zu einer konventionellen vom Pflegepersonal gesteuerten Analgesie eine bessere Schmerzlinderung und einer höhere Patientenzufriedenheit erzielt wird [11]. Hierbei ist zu berücksichtigen, dass im Rahmen von klinischen Studien die Gabe von Analgetika im konventionellen Regime aufgrund der Aufmerksamkeitsfokussierung des Pflegepersonals vermutlich effektiver erfolgt als im klinischen Alltag und somit der Qualitätsvorteil einer PCIA eher unterschätzt wird.

Im Allgemeinen werden ausschließlich Opioide via PCIA verabreicht. Während im englischen Sprachraum vorwiegend Morphin als Standardopioid Verwendung findet, wird in Deutschland meist Piritramid verwendet. Grundsätzlich gilt, dass die Qualität der Analgesie nur unwesentlich durch die Wahl des Opioids bestimmt wird, Piritramid führt jedoch etwas seltener zu Juckreiz und weist einige pharmakokinetische Vorteile auf. Dosisfindungsstudien für eine optimale Bolusgröße oder das optimale Sperrintervall für Piritramid sind rar, so dass man für Dosisempfehlung auf eine Anpassung der Ergebnisse mit Morphin angewiesen ist.

19

Dosierung

PCIA mit Morphin
- Bolusdosis: 1 mg
- Sperrintervall 7–11 min

Unter Berücksichtigung der Äquipotenzdosierung kann daher für Piritramid folgende Initialeinstellung der PCIA empfohlen werden.

Dosierung

PCIA mit Piritramid
- Bolusdosis: 1,5–2 mg (Kinder 0,025 mg/kgKG)
- Sperrintervall 7–10 min

Entsprechend des Abforderungsprofils und der Nebenwirkungen muss die Dosierung jedoch an den individuellen Bedarf angepasst werden.

Darüber hinaus bieten viele Pumpensysteme die Möglichkeit eine Höchstdosis in einem Zeitintervall von 1 oder 4 Stunden festzulegen. Diese Grenzen dienen weniger als zusätzliche Sicherheitseinrichtung, sondern mehr zur Identifikation von Patienten mit einem erhöhten Dosisbedarf, z. B. auch als Folge einer chirurgischen Komplikation.

Praxistipp

Auf eine Basalrate sollte im Routinebetrieb verzichtet werden, da die Analgesiequalität nicht verbessert wird, jedoch mit einer erhöhten Rate von Atemdepressionen zu rechnen ist [22].

Eine Ausnahme von dieser Empfehlung bilden Patienten mit einer vorbestehenden Opioidmedikation, die als Folge des operativen Eingriffs nicht fortgeführt werden kann.

PCEA

Die patientenkontrollierte Epiduralanalgesie bietet den Vorteil eines geringeren Verbrauchs von Lokalanästhetika mit einer geringeren Gefahr der Motorblockade [23]. Gleichzeitig ist die Qualität der Analgesie bei der Verwendung einer PCEA in der postoperativen Phase im Vergleich zu einer kontinuierlichen Bestückung eines Epiduralkatheters geringfügig verschlechtert [27].

19.4.2 Transdermale Analgetikaapplikation

Passive transdermale therapeutische Systeme haben einen festen Platz bei der Opioidapplikation in der Therapie chronischer Schmerzen. Sie weisen eine träge Kinetik auf, so dass bei Erstapplikation stabile Plasmaspiegel des verwendeten Wirkstoffe Fentanyl oder Buprenorphin erst nach 12–20 h erreicht werden. Daher ist eine Dosistitration bei akuten Schmerzen mit diesen Systemen nicht möglich. Eine Anwendung in der Therapie postoperativer Schmerzen wird daher nicht befürwortet [14].

Eine Alternative stellen in Zukunft möglicherweise iontophoretische transdermale Applikationssysteme für die patientenkontrollierte Analgesie dar. Bisherige Studienergebnisse weisen auf eine vergleichbar gute Effektivität und Nebenwirkungsrate wie bei konventionellen PCIA-Systemen hin, die kommerzielle Einführung scheiterte jedoch bisher an technischen Problemen.

Literatur

[1] Barden J, Edwards J et al. (2004) Single dose oral paracetamol (acetaminophen) for postoperative pain. Cochrane Database Syst Rev (1): CD004602

[2] Barden J, Edwards J et al. (2004) Single dose oral diclofenac for postoperative pain. Cochrane Database Syst Rev (2): CD004768

[3] Beattie WS, Badner NH et al. (2003) Meta-analysis demonstrates statistically significant reduction in postoperative myocardial infarction with the use of thoracic epidural analgesia. Anesth Analg 97: 919–920

[4] Block BM, Liu SS et al. (2003) Efficacy of postoperative epidural analgesia: a meta-analysis. Jama 290: 2455–2463

[5] Edwards JE, Meseguer F et al. (2001) Single-dose dipyrone for acute postoperative pain. Cochrane Database Syst Rev (3): CD003227

[6] Elia N, Tramer MR (2005) Ketamine and postoperative pain – a quantitative systematic review of randomised trials. Pain 113: 61–70

[7] Ezri T, Lurie S et al. (2002) Postoperative nausea and vomiting: comparison of the effect of postoperative meperidine or morphine in gynecologic surgery patients. J Clin Anesth 14: 262–266

[8] Guay J (2006) The benefits of adding epidural analgesia to general anesthesia: a metaanalysis. J Anesth 20: 335–340

[9] Guignard B, Bossard AE et al. (2000) Acute opioid tolerance: intraoperative remifentanil increases postoperative pain and morphine requirement. Anesthesiology 93: 409–417

[10] Himmelseher S, Durieux ME (2005) Ketamine for perioperative pain management. Anesthesiology 102: 211–220

[11] Hudcova J, McNicol E et al. (2006) Patient controlled opioid analgesia versus conventional opioid analgesia for postoperative pain. Cochrane Database Syst Rev (4): CD003348

[12] Jage J, Tryba M et al. (2005) Postoperative Schmerztherapie - eine interdisziplinäre Notwendigkeit. Deutsches Aerzteblatt 102: A361–366

[13] Kehlet H, Dahl JB (1993) The value of „multimodal" or „balanced analgesia" in postoperative pain treatment. Anesth Analg 77: 1048–1056

[14] Macintyre P, Power I et al. (2005) Acute pain management: scientific evidence. Melbourne, ANZCA.

[15] Marret E, Flahault A et al. (2003) Effects of postoperative, nonsteroidal, antiinflammatory drugs on bleeding risk after tonsillectomy: meta-analysis of randomized, controlled trials. Anesthesiology 98: 1497–1502

[16] Marret E, Remy C et al. (2007) Meta-analysis of epidural analgesia versus parenteral opioid analgesia after colorectal surgery. Br J Surg 94: 665–673

[17] Oderda GM, Said Q et al. (2007) Opioid-related adverse drug events in surgical hospitalizations: impact on costs and length of stay. Ann Pharmacother 41: 400–406

[18] Ong CK, Lirk P et al. (2005) The efficacy of preemptive analgesia for acute postoperative pain management: a meta-analysis. Anesth Analg 100: 757–773

[19] Philip BK, Reese PR et al. (2002) The economic impact of opioids on postoperative pain management. J Clin Anesth 14: 354–364

[20] Remy C, Marret E et al. (2005) Effects of acetaminophen on morphine side-effects and consumption after major surgery: meta-analysis of randomized controlled trials. Br J Anaesth 94: 505–513

[21] Rigg JR, Jamrozik K et al. (2002) Epidural anaesthesia and analgesia and outcome of major surgery: a randomised trial. Lancet 359: 1276–1282

[22] Schug SA, Torrie JJ (1993) Safety assessment of postoperative pain management by an acute pain service. Pain 55: 387–391

[23] Standl T, Burmeister MA et al. (2003) Patient-controlled epidural analgesia reduces analgesic requirements compared to continuous epidural infusion after major abdominal surgery. Can J Anaesth 50: 258–264

[24] Tarkkila P, Tuominen M et al. (1997) Comparison of respiratory effects of tramadol and oxycodone. J Clin Anesth 9: 582–585

[25] Walker SM, Goudas LC et al. (2002) Combination spinal analgesic chemotherapy: a systematic review. Anesth Analg 95: 674–715

[26] Wilder-Smith CH, Hill L et al. (1999) Effects of morphine and tramadol on somatic and visceral sensory function and gastrointestinal motility after abdominal surgery. Anesthesiology 91: 639–647

[27] Wu CL, Cohen SR et al. (2005) Efficacy of postoperative patient-controlled and continuous infusion epidural analgesia versus intravenous patient-controlled analgesia with opioids: a meta-analysis. Anesthesiology 103: 1079–1088

Kreislauftherapie

Thomas Möllhoff und Elmar Berendes

Der Einsatz vasoaktiver Substanzen in Anästhesie und Intensivmedizin nimmt einen immer höheren Stellenwert ein, da die perioperative Betreuung von Hochrisikopatienten mit multiplen Vorerkrankungen nicht mehr die Ausnahme darstellt. Insbesondere in der Intensivmedizin stellen heute die Therapie von akutem Herzversagen, SIRS und Sepsis mit allen Komplikationen bis hin zum Multiorganversagen eine besondere Herausforderung dar. Damit bekommt die komplexe Diagnostik und Behandlung des Herz-Kreislauf-Versagens eine große Bedeutung in der täglichen Arbeit des Anästhesisten und Intensivmediziners.

Dieses Kapitel ist in 2 Teile aufgeteilt:
- Im ersten Teil erfolgt eine Übersicht über die zur Verfügung stehenden vasoaktiven Substanzen, wobei zunächst die positiv inotropen Substanzen und dann die Vasodilatatoren vorgestellt werden. Für weiterführende Informationen zu den Einzelsubstanzen ▶ Kap. 10 »Vasoaktive Substanzen«.
- Im zweiten Teil werden die allgemeinen Behandlungsstrategien bei Patienten mit akuter Kreislaufdysfunktion sowie und die speziellen Behandlungsstrategien von Sepsis, kardiogenem Schock, Links- und Rechtsherzinsuffizienz sowie hypertensiver Krise anhand eines Algorithmus und Darstellung hämodynamischer Zielkriterien dargestellt. Die Therapievorschläge orientieren sich unter anderem an Empfehlungen der European Society of Cardiology [47] und der S3-Leitlinie der Deutschen Gesellschaft für Anästhesiologie und Intensivmedizin [7].

20.1 Positiv inotrope Substanzen

Kriterien des idealen positiv inotropen Medikaments

1. Erhöhung des Schlagvolumens durch verbesserte systolische Funktion
2. Verbesserung der diastolischen Relaxation (positive Lusitropie)
3. Aufrechterhaltung des myokardialen Sauerstoffgleichgewichts
4. Stabilisierung des mittleren und diastolischen Blutdrucks zur Erhaltung des koronaren Blutflusses
5. positive Beeinflussung des Preload
6. Senkung des Afterload auf beiden Seiten
7. minimaler positiv chronotroper Effekt
8. keine Auslösung von Herzrhythmusstörungen
9. Redistribution des Blutflusses zu den Vitalorganen
10. optimale Beeinflussung der Mikrozirkulation der vitalen Organe
11. keine Tachyphylaxie
12. rascher Beginn und Beendigung der Wirksamkeit (kurze HWZ)
13. keine Vasokonstriktion
14. direkt wirksam und nicht durch Freisetzung biogener Amine
15. Kompatibilität mit anderen vasoaktiven Medikamenten

20.1.1 Katecholamine

Zu den häufig eingesetzten Katecholaminen zählen: Adrenalin, Noradrenalin, Dopamin, Dobutamin und Dopexamin. Die relative Wirkstärke an den Rezeptoren wird in der ◻ Tab. 20.1 wiedergegeben.

Adrenalin

Mit einer Bolusinjektion von 2–10 µg bei Erwachsenen erzielt man eine Erhöhung von Myokardkontraktilität, HZV, Blutdruck und Herzfrequenz für ca. 1–5 min. Um das HZV zu erhöhen, den systolischen Gefäßwiderstand aber gleichzeitig zu senken und die Perfusion der Nieren und anderer Organe sicherzustellen, ist oftmals die gleichzeitige Gabe eines Vasodilatators indiziert. Adrenalin ist das Medikament der ersten Wahl bei der Anaphylaxie und während der kardiopulmonalen Reanimation. Im Vergleich zu anderen ß-mimetisch wirksamen positiv inotropen Substanzen führt es zum stärksten Anstieg von intrazellulärem cAMP und ist damit die stärkste ß-mimetisch wirksame Substanz [43]. Adrenalin kommt bei schwerer therapierefraktärer Herzinsuffizienz zum Einsatz, wenn Dobutamin zur Aufrechterhaltung eines adäquaten Kreislaufs nicht mehr ausreicht. In der Kardioanästhesie zählt es mit zu den bevorzugten positiv inotropen Medikamenten zur Entwöhnung von der Herz-Lungen-Maschine, da es das am stärksten wirksamste inotrope Medikament ist. Äquipotente Dosen von Adrenalin führen nach herzchirurgischen Eingriffen zu einer geringer ausgeprägten Tachykardie als Dobutamin (◻ Abb. 20.1; [5][17][31][33][37][47]).

Adrenalin kann die Splanchnikusdurchblutung bei Patienten im septischen Schock weiter verschlechtern.

In der Kreislauftherapie eines erniedrigten Herzzeitvolumens bei septischem Schock wurde daher in den letzten Jahren die Kombination von Noradrenalin mit Dobutamin der Therapie mit Adrenalin vorgezogen [9]. Eine prospektiv randomisierte Multicenterstudie aus dem Jahre 2007 bei 330 Patienten im septischen Schock fand keinen signifikanten Unterschied in Wirksamkeit und Sicherheit zwischen einer alleinigen Adrenalintherapie und der Kombination von Noradrenalin und Dobutamin. Somit ist unter heutigen Gesichtspunkten die hämodynamische Therapie eines erniedrigten Herzzeitvolumens bei septi-

Tab. 20.1 Effekte der Katecholamine auf die verschiedenen Rezeptortypen

Katecholamin	α_1	α_2	β_1	β_2	DA_1	DA_2
Dobutamin	+	0	+++	+++	0	0
Adrenalin	+++	+++	++	+++	0	0
- 0,02–0,05 µg/kgKG/min	+	+	+++	+++	0	0
- 0,05–0,2 µg/kgKG/min	+++	+++	++++	++++	0	0
- >0,2 µg/kgKG/min	++++	++++	++++	++++	0	0
Noradrenalin	++++	++++	+++	+	0	0
Dopamin						
- 0–3 µg/kgKG/min	0	0	+	0	+++	+++
- 3–5 µg/kgKG/min	+	+	+++	++	++++	++++
- >5 µg/kgKG/min	+++	+	+++	+	++++	++++
Dopexamin	0	0	+	++++	+++	++

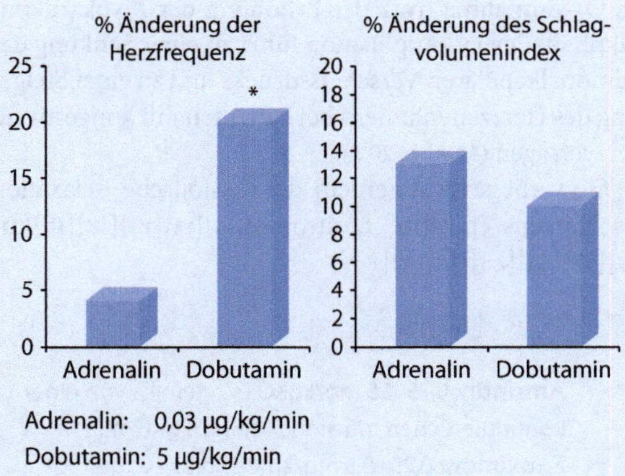

Abb. 20.1 Änderungen von Herzfrequenz und Schlagvolumenindex nach Gabe von Adrenalin oder Dobutamin nach koronarchirurgischen Eingriffen

schem Schock mit Adrenalin zumindest kein Fehler mehr [2][45]. Von den Autoren dieses Kapitels wird die Kombination aus Noradrenalin und Dobutamin bevorzugt.

Praxistipp

Adrenalin ist das stärkste positiv inotrope Katecholamin. Eine Kombination mit Dobutamin zur Steigerung der Kontraktilität sollte nicht erfolgen, da sich die positiv inotrope Wirkung beider Medikamente zum Teil infolge kompetitiver Verdrängung am gleichen Rezeptor abschwächt.

Noradrenalin

Krankheitsbilder, die durch einen stark erniedrigten peripheren Gefäßwiderstand mit erhöhtem HZV gekennzeichnet sind (z. B. Sepsis, SIRS, anaphylaktischer Schock). Hier ist der Einsatz von Noradrenalin gerechtfertigt, wenn andere Therapieverfahren, insbesondere Volumengabe keinen ausreichenden Blutdruck sicherstellen. Noradrenalin wird titriert, um eine ausreichende Perfusion der vitalen Organe zu erreichen [3]. Ein weiteres Anheben des Blutdrucks (Blutdruckkosmetik) verursacht eine erhöhte Herzarbeit und eine Abnahme der Gewebeperfusion. Zur Aufrechterhaltung der gastrointestinalen Perfusion sollte Noradrenalin bei mittlerer und höherer Dosierung mit Dobutamin kombiniert werden [46]. Bei der Therapie der akuten Links- und/oder Rechtsherzinsuffizienz kann die kurzfristige Gabe von Noradrenalin bei der Therapie mit PDE-III-Hemmern nach Volumengabe notwendig sein, um den koronaren Perfusionsdruck aufrechtzuerhalten [21][34][35][39].

Nach adäquater Therapie mit Volumen und ggf. Dobutamin und/oder Phosphodiesterasehemmer, muss bei nicht adäquatem Perfusionsdruck die Anwendung eines Vasopressors erfolgen. Noradrenalin ist der Vasopressor der Wahl.

Dopamin

Dopamin sollte, wenn überhaupt, nur kurzfristig zur Kreislaufstabilisierung eingesetzt werden. Eine Langzeitapplikation von Dopamin sollte möglichst unterbleiben. Die Prophylaxe des akuten Nierenversagens durch Dopamin ist widerlegt. In der Therapie des Schocks war Dopamin in den amerikanischen Leitlinien der Surviving Sepsis Campaign [4] stets als »Therapeutikum der ersten Wahl« zur Therapie des erniedrigten Blutdrucks genannt worden – dies im Gegensatz zu der gängigen Praxis in Europa, wo das Dopamin bei dieser Indikation kaum noch zum Einsatz kommt. Nach einer multizentrischen randomisierten Studie, die bei über 2.000 Patienten Dopamin und Noradrenalin als Therapeutikum der ersten Wahl bei Patienten im Schock untersuchten, war die 28-Tage-Sterblichkeit in den beiden Gruppen nicht unterschiedlich. Während des Intensivaufenthaltes verstarben 50,2% der behandelten Patienten in der Dopamingruppe, verglichen mit 45,9% der Patienten in der Noradrenalingruppe ($p=0{,}07$; [10]). Allerdings war die kardiale Komplikationsrate (Arrhythmien) in der Dopamingruppe signifikant höher. Diese Untersuchung wird zur Folge haben, dass der Stellenwert von Dopamin als Therapeutikum der ersten Wahl bei hypotensivem Schock auch in den Vereinigten Staaten kritisch hinterfragt wird [36].

Dobutamin

Dobutamin wird vorzugsweise bei Patienten mit herabgesetzter Linksherzfunktion, erniedrigtem Herzindex und erhöhten linksventrikulären Füllungsdrücken eingesetzt, bei denen keine Hypotonie besteht. Der systemische und pulmonale Gefäßwiderstand können unter Dobutaminzufuhr abfallen. Dobutamin reduziert Vor- und Nachlast mehr als Dopamin. Die periphere Durchblutung nimmt unter Dobutamin dosisabhängig zu, während sie unter Dopamin dosisabhängig abnimmt. Die Infusion von Dobutamin kann durch Steigerung des Herzzeitvolumens ebenfalls die Diurese erhöhen [5][12][19][38][49].

Dobutamin ist Mittel der ersten Wahl bei Patienten mit akut herabgesetzter Linksherzfunktion, die gegenüber Vasodilatatoren und Diuretika refraktär ist und die mit einem erniedrigten Herzindex und einem erhöhten linksventrikulären Füllungsdruck einhergeht.

> **Dobutamin führt zu einer Erhöhung des Herzzeitvolumens und ist Katecholamin der ersten Wahl bei dieser Indikation. Bei schwerem Links- oder Rechtsherzversagen kann der Ersatz durch das stärker positiv inotrope Adrenalin erforderlich sein. Dobutamin sollte nicht mit Adrenalin kombiniert werden, da sich die positiv inotrope Wirkung nicht potenziert sondern antagonisiert!**

Dopexamin

Die Infusion von Dopexamin bei herzinsuffizienten Patienten führt zu einem ausgeprägten Anstieg von Schlagvolumen, Herzfrequenz und damit Herzzeitvolumen. Hierbei scheint der wesentliche Mechanismus in der ausgeprägten $ß_2$-mimetisch induzierten Nachlastsenkung zu liegen. Die Infusion von Dopexamin führt zu einer Gefäßdilatation und damit auch zu einer Zunahme der Nieren- und Splanchnikusdurchblutung. Allerdings liegen keine ausreichenden klinischen Untersuchungen vor, die die Gabe von Dopexamin zur selektiven Verbesserung der gastrointestinalen Perfusion rechtfertigen. Der Einsatz von Dopexamin kann im Rahmen der Therapie des Rechtsherzversagens erfolgen. Die hierbei empfohlene Dosierung liegt bei 0,5–1 µg/kgKG/min. Die in der Literatur mitgeteilten Erfahrungen zum klinischen Einsatz von Dopexamin sind sehr begrenzt. Dopexamin ist kein Standardtherapeutikum.

20.1.2 Nichtadrenerge Substanzen

Phosphodiesterasehemmer (Amrinon, Enoximon, Milrinon)

Phosphodiesterasehemmer sind besonders bei Patienten mit ß-Rezeptoren-Downregulierung wirksam. Sie reduzieren die myokardiale Wandspannung und erniedrigen die O_2-Aufnahme trotz der Erhöhung der Myokardkontraktilität. Die i.v.-Applikation führt zu einer Senkung des pulmonalkapillären Verschlussdrucks und zu einer Steigerung des Herzzeitvolumens bei Patienten mit kongestivem Herzversagen (◘ Abb. 20.2).

Sie verbessern außerdem die diastolische Relaxation des Herzens (positive Lusitropie; [5][13][14][18][19][21][27][37][43][48][52][53]).

Dosierung

- **Amrinon:** 0,75–1,5 mg/kgKG i.v., gefolgt von einer kontinuierlichen Infusion 5–10 µg/kgKG/min
- **Enoximon:** 0,25–0,5 mg/kgKG Bolus i.v., gefolgt von einer kontinuierlichen Infusion von 2,5–10 µg/kgKG/min
- **Milrinon:** 25–50 µg/kgKG Bolus i.v., gefolgt von einer kontinuierlichen Infusion von 0,375–0,75 µg/kgKG/min

Phosphodiesterasehemmer werden insbesondere bei Katecholamintoleranz (Downregulation) eingesetzt. Die Wirkung zu den Katecholaminen ist additiv. Die Applikation kann zu ausgeprägtem Blutdruckabfall führen, v. a. wenn die Füllungsdrücke der Patienten sehr niedrig sind. Zu Beginn der Therapie muss sich der behandelnde Arzt vergewissern, ob das intravaskuläre Volumen des Patienten ausreichend ist.

Analoge des Vasopressin

Im Gegensatz zu Noradrenalin, das vornehmlich die α-Rezeptoren stimuliert, kommt es nach Gabe von Argipressin

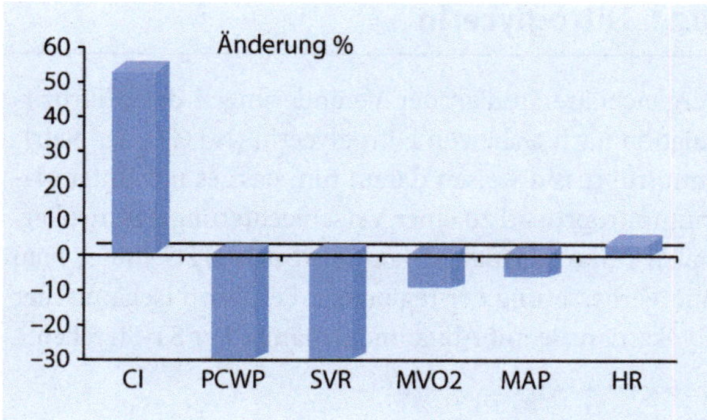

Abb. 20.2 Phosphdiesterasehemmerwirkung. Auf den Herzzeitvolumenindex (CI), pulmonalkapillären Verschlussdruck (PCWP), peripheren Widerstand (SVR), myokardialen O_2-Verbrauch (MVO2), mittleren arteriellen Blutdruck (MAP), und Herzfrequenz (HR); prozentuale Änderung

oder Terlipressin zu einer Stimulation der Vasopressin-1-Rezeptoren und somit zu einer ausgeprägten und langanhaltenden Vasokonstriktion. Bei 778 septischen Patienten, die mehr als 5 µg/min Noradrenalin benötigten, wurde in einer doppelt blind randomisierten Studie entweder 0,1–0,3 U/min Vasopressin oder 5–15 µg/min Noradrenalin zur Stabilisierung des Blutdruckes infundiert. Andere Vasopressoren und Inotropika wurden nach Belieben gegeben. In beiden Gruppen fand sich kein Unterschied in den Blutdrücken und in der Letalität; lediglich die Herzfrequenz lag in der Vasopressingruppe niedriger [55].

Bei ausgeprägter Downregulation der α-Rezeptoren und dadurch bedingter unwirksamer Noradrenalintherapie kann ein Therapieversuch mit Vasopressin gerechtfertigt erscheinen. Eine große multizentrische Untersuchung zur Wirksamkeit von Vasopressin vs. Adrenalin bei kardiopulmonaler Reanimation außerhalb der Krankenhäuser hat gezeigt, dass Vasopressin mit gleicher klinischer Effektivität wie Adrenalin bei Patienten mit Kammerflimmern und elektromechanischer Entkopplung eingesetzt werden kann [62]. Die Deutsche Gesellschaft für Kardiologie sieht Vasopressin (40 U als Bolus) als Alternative zum Adrenalin oder in Kombination mit Adrenalin, ohne dass hierfür eindeutige Überlegenheitsbeweise vorliegen.

Bei Downregulation der α-Rezeptoren und therapeutischer Unwirksamkeit des Vasopressors Noradrenalin kann als ultima ratio Vasopressin zum Einsatz kommen.

Dosierung

Arginin-Vasopressin: Infusionsbeginn mit 1–5 IE/h, manchmal sind höhere Dosierungen notwendig.

Kalziumsensitizer

Klinisch untersucht wurde bislang der Kalziumsensitizer Levosimendan bei Patienten mit dekompensierter Linksherzinsuffizienz. Levosimendan bewirkt im Vergleich zu einem Placebo einen Anstieg des linksventrikulären Schlagvolumens, des Herzminutenvolumen, wobei der arterielle Druck und system- sowie pulmonalvaskulärer Widerstand abnehmen [31].

Der Kalziumsensitizer Levosimendan ist ein potenter Inodilator, der zur Therapie der Linksherzinsuffizienz eingesetzt werden kann. Die Substanz ist momentan aber in der Bundesrepublik nicht zugelassen und nur für Ausnahmesituationen über die internationale Apotheke erhältlich. Levosimendan wird aktuell auch in den europäischen Leitlinien zur Diagnose und Behandlung des akuten Herzversagens empfohlen.

Im Vergleich zu Dobutamin führte die Behandlung eines akuten Linksherzversagens infolge eines Myokardinfarkts mit Levosimendan zu einer signifikant besseren Überlebensrate im Verlauf der ersten 180 Tage (LIDO-Studie [Levosimendan Infusion vs. Dobutamin]; [16]).

Leider konnten diese positiven Ergebnisse in der SURVIVE-Studie (Survival of Patients With Acute Heart Failure in Need of Intravenous Inotropic Support; [40]) nicht bestätigt werden. Trotz einer im Gegensatz zu Dobutamin signifikanten Reduktion der BNP-Spiegel, war die 180-Tage-Letalität in beiden Gruppen gleich (Abb. 20.3). Kritiker werfen ein, dass Levosimendan bei den massiv mit Diuretika vorbehandelten Patienten wahrscheinlich zu hoch und zu wenig individuell abgestimmt eingesetzt wurde. Interessanterweise zeigte sich bei den Patienten, die mit β-Blockern vorbehandelt waren, bei Patienten mit ischämischer Kardiomyopathie und bei Patienten mit bereits vorbestehender Herzinsuffizienz initial eine signifikant verbesserte Überlebensrate. Warum dieser Effekt nicht bis zuletzt anhielt – beide Gruppen hatten eine identische Überlebensrate – könnte auch an unterschiedlichen Therapien nach der Akutphase gelegen haben.

Levosimendan ist in der Bundesrepublik momentan noch nicht zur Behandlung der Linksherzinsuffizienz zugelassen und nur über die internationale Apotheke erhältlich. Angeboten wird Levosimendan von der Firma Orion unter dem Handelsnamen Simdax. Levosimendan wird aktuell in den europäischen Leitlinien zur Diagnose und Behandlung des akuten Herzversagens empfohlen [47].

Dosierung

Die Eliminationshalbwertszeit des Levosimendan beträgt etwa 1 h, die seines aktiven Metaboliten OR-1896 jedoch 70–80 h [57]. Daher wird die Therapie mit einem intravenösen Bolus von 6 µg/kgKG begonnen

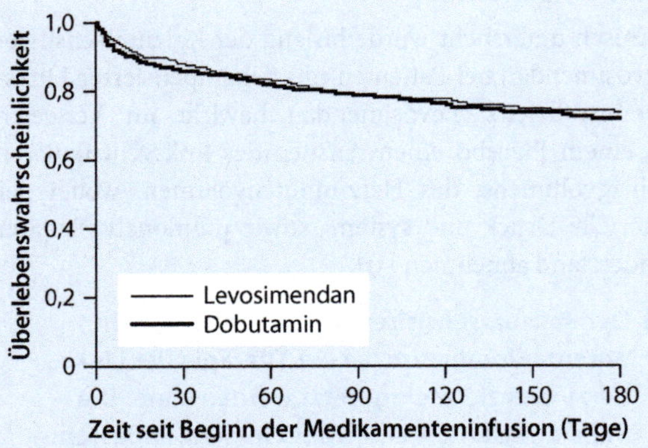

Abb. 20.3 Vergleich zwischen Dobutamin und Levosimendan. Prozentualer Anteil der überlebenden Patienten während der ersten 180 Tage nach einer dekompensierten Linksherzinsuffizienz (p = 0,4)

und zunächst mit einer kontinuierlichen Infusion von 0,1 μg/kgKG/min weitergeführt. Die kontinuierliche Infusion kann dann sukzessive bis zu einer maximalen Dosierung von 0,4 μg/kgKG/min gesteigert werden.

20.2 Vasodilatatoren

Vasodilatatoren können das HZV erhöhen und reduzieren die ventrikulären Füllungsdrücke durch Senkung der Vor- und/oder Nachlast. So hat sich die Kombination von positiv inotropen Medikamenten mit Vasodilatatoren wie z. B. Nitroprussid und Nitroglycerin bewährt, weil diese zusätzlich zu einer Entlastung des rechten und linken Ventrikels führen. Die Möglichkeit, den linken und/oder rechten Ventrikel mit Hilfe von Vasodilatatoren gezielt zu entlasten, hat zu einer wesentlichen Erweiterung der Behandlungsmöglichkeit der Myokardinsuffizienz geführt. Die an einen Vasodilatator zu stellenden Anforderungen sind in nachfolgender Übersicht aufgeführt.

Kriterien des idealen Vasodilatators

- wirksame, gut steuerbare Vor- und/oder Nachlastreduktion
- keine kritische Blutdrucksenkung mit Gefahr der koronaren Minderperfusion
- keine signifikante Steigerung der Herzfrequenz mit Gefahr einer Erhöhung des myokardialen O_2-Verbrauchs
- keine Erhöhung des intrapulmonalen Rechts-Links-Shunt
- keine Entwicklung von Kompensationsmechanismen (z. B.sekundärer Aldosteronismus)

20.2.1 Nitroglycerin

Vergleichbare Studien der Veränderungen der Mikrozirkulation nach Gabe von Nitroglycerin (NTG) oder Natriumnitroprussid weisen darauf hin, dass es nur unter Natriumnitroprussid zu einer Verschlechterung der myokardialen Mikrozirkulation kommt. Nach NTG findet man eine Verbesserung der regionalen Perfusion ischämischer Myokardareale mit Abnahme ischämischer ST-Strecken.

Dosierung

In niedriger bis mittlerer klinischer Dosierung (0,5–2 μg/kgKG/min) führt NTG nur zu einer geringfügigen Abnahme des peripheren und pulmonalen Gefäßwiderstandes sowie des arteriellen Drucks und der systolischen Wandspannung.

NTG wird als kontinuierliche Infusion bei instabiler Angina pectoris, akutem Myokardinfarkt, kongestivem Herzversagen mit akutem pulmonalem Ödem und zur Pre- und Afterloadreduktion eingesetzt. Die systolische und die diastolische Entlastung des Herzens gehen mit einer Abnahme des myokardialen O_2-Verbrauchs einher. Es ist darauf zu achten, dass bei kontinuierlicher Infusion eine Toleranzentwicklung eintreten kann (▶ Kap. 10).

Cave

Bei Tachykardie und Hypotonie mit systolischem Blutdruck <90 mmHg sollte die Anwendung von Nitroglycerin unterbleiben.

20.2.2 Natriumnitroprussid

Die gefäßerweiternden Wirkungen von Natriumnitroprussid (NNP) beruhen auf einer direkten Relaxation der glatten Gefäßmuskulatur, wobei Venen und Arteriolen gleichermaßen dilatiert werden.

Es kommt unter Natriumnitroprussid zu einer Verschlechterung der myokardialen Mikrozirkulation. Ferner kann Natriumnitroprussid die regionale Durchblutung ischämisch geschädigter Myokardbezirke weiter verschlechtern. Bei manchen koronarkranken Patienten lässt sich daher nach Natriumnitroprussid eine verstärkte myokardiale Ischämie im EKG nachweisen.

Dosierung

NNP wird als kontinuierliche Infusion von etwa 0,5-2 μg/kgKG/min appliziert.

NNP wird bei akuter Herzinsuffizienz mit einem erhöhten periphervaskulären Widerstand infundiert. Dabei ist die Verbesserung der Pumpfunktion mit NNP ausschließlich auf eine mechanische Entlastung des Herzens zurückzuführen. Die systolische und die diastolische Entlastung des Herzens gehen mit einer Abnahme des myokardialen O_2-Verbrauchs einher. Das Ausmaß der HZV-Änderung hängt davon ab, wie stark der Füllungsdruck gesenkt wird. Die Auswurfleistung des insuffizienten Herzens lässt sich deshalb am besten damit steigern, dass parallel zur Verminderung der Nachlast die Vorlast des linken Ventrinkels durch Volumenzufuhr im oberen Normbereich gehalten wird.

Praxistipp

Die Applikation von Natriumnitroprussid kann zu ausgeprägtem Blutdruckabfall und Tachykardien führen, v. a. wenn die Füllungsdrücke der Patienten sehr niedrig sind. Zu Beginn der Therapie muss sich der behandelnde Arzt vergewissern, ob das intravaskuläre Volumen des Patienten ausreichend ist.

Andere Nebenwirkungen sind mögliche Intoxikationen durch Thiocyanate und Cyanid.

20.2.3 Urapidil

Urapidil hat zentrale und periphere Angriffspunkte. Die periphere vasodilatatorische Wirkung wird vornehmlich durch periphere, postsynaptische α_1-Adrenorezeptorenblockade hervorgerufen. Außerdem wurde nachgewiesen, dass Urapidil ein Agonist zerebraler 5-Hydroxytryptamin$_{1a}$-Rezeptoren ist. Die Substanz verfügt darüber hinaus über zentrale blutdrucksenkende Wirkungen sowie schwache, subklinische $ß_1$-blockierende Eigenschaften.

Dosierung

Man beginnt mit einer Bolusinjektion von 10–25 mg i.v. Falls erforderlich, können weitere 5–25 mg Urapidil i.v., ggf. mehrfach, injiziert werden. Die kontinuierliche Infusion von ca. 20–90 mg/h Urapidil (Erhaltungsdosis) ist möglich.

Urapidil führt zu einer raschen Blutdrucksenkung ohne Auftreten einer Reflextachykardie und ohne Beeinflussung von Q_s/Q_t [40]. Urapidil kann auch bei Patienten mit erhöhtem intrakraniellem Druck und erniedrigter intrakranieller Compliance verwendet werden, da es im Gegensatz zu NNP und NTG zu keiner Erhöhung des intrakraniellen Druckes führt.

20.2.4 Prostaglandine

Zu den therapeutisch eingesetzten Prostaglandinen gehören

- Prostaglandin E_1 (Minprog) und
- Prostacyclin (Epoprostenol, PGI_2, Flolan).

Neben Stickstoffmonoxid ist PGI_2 der potenteste endogene Vasodilatator, dessen gefäßerweiternde Wirkung dosisabhängig sowohl im arteriellen als auch venösen und kapillären Strombett zum Tragen kommt. Die Vasodilatation zusammen mit der Hemmung der Thrombozytenaggregation und der Leukozytenadhärens an das Endothel müssen als Hauptursachen für die Verbesserung der Mikrozirkulation genannt werden.

Die Prostaglandine verursachen eine pulmonale Vasodilatation mit konsekutiver Senkung der pulmonalarteriellen Drücken und des pulmonalvaskulären Widerstandes. Sie werden teilweise bei Rechtsherzversagen und pulmonaler Hypertension in Kombination mit linksatrial applizierter Noradrenalininfusion eingesetzt, um einem systemischenen Blutdruckabfall entgegenzuwirken. **Inhalativ** werden Prostaglandin E_1 und PGI_2 zur Therapie des pulmonalen Hypertonus und zur Therapie von Ventilations- bzw. Perfusionsstörungen verabreicht. Durch die **topische** Applikation werden Nebenwirkungen, die bei systemischer Gabe auftreten können (ausgeprägte systemische Vasodilatation mit konsekutivem Blutdruckabfall), abgeschwächt. Bei Neonaten verhindert PGE1 den frühzeitigen Verschluss des Ductus arteriosus, und verbessert somit entscheidend die Überlebensbedingungen bei ductusabhängigen Herzfehlern bis zur operativen Korrektur [28][29][30][50][66].

Dosierung

5–40 ng/kgKG/min iv., 10–40 ng/kgKG/min inhalativ.

Die Prostaglandine verursachen eine pulmonale Vasodilatation mit konsekutiver Senkung der pulmonalarteriellen Drücken und des pulmonalvaskulären Widerstandes. Sie werden teilweise bei Rechtsherzversagen und pulmonaler Hypertension in Kombination mit linksatrial applizierter Noradrenalininfusion eingesetzt, um einem systemischen Blutdruckabfall entgegenzuwirken.

20.2.5 Stickstoffmonoxid (NO)

In der Therapie des Rechtsherzversagens und der pulmonalarteriellen Hypertonie nach herzchirurgischen Eingriffen bewirkt inhaliertes NO eine selektive pulmonale Vasodilatation ohne systemvaskuläre Nebenwirkungen.

Die pulmonale Vasodilatation geschieht ohne Beeinträchtigung der hypoxischen pulmonalen Vasokonstriktion, so daß es weder zu einer Erhöhung des intrapulmonalen Shuntes noch zu einer Reduktion der arteriellen Oxygenierung kommt. Derzeit wird NO genauso wie die inhalierten Prostaglandine zur Therapie der pulmonalarteriellen Hypertonie und des Rechtsherzversagen eingesetzt.

Dosierung

5–30 ppm

Die Wirkung von NO kann jedoch variieren [54][58][63].

Praxistipp

Die Inhalation von Stickstoffmonoxid ist heute einer der Grundpfeiler der Therapie bei ausgeprägtem Rechtsherzversagen und pulmonalarterieller Hypertonie. Alternativ kann bei Nichtverfügbarkeit von Stickstoffmonoxid die Inhalation von Prostaglandinen erwogen werden. Bei der intravenösen Verabreichung der Prostaglandine sollte man auf eine Hypotension vorbereitet sein.

20.3 Allgemeine Behandlungsstrategien bei Patienten mit akuter Kreislaufdysfunktion (Schock)

Unter dem Begriff der akuten Kreislaufdysfunktion werden eine Reihe potenziell lebensbedrohlicher Krankheitsbilder zusammengefasst, die durch eine unzureichende Perfusion vitaler Organsysteme durch Störungen der Mikrozirkulation sowie durch ein Missverhältnis zwischen O_2-Angebot und -Verbrauch mit konsekutiver Gewebehypoxie charakterisiert sind. Jede Therapie hat die Beseitigung der Ursache und die Wiederherstellung eines ausreichenden Blutflusses, O_2-Angebotes und Blutdrucks zum Ziel. Eine definitive kausale Therapie ist präklinisch meist nicht möglich, deshalb ist die initiale Therapie oft nur symptomatisch. Diese symptomatische Therapie besteht in erster Linie in der Stabilisierung der akuten Kreislaufdysfunktion durch die Verabreichung von Volumen und/oder der Zufuhr von vasoaktiven Substanzen.

Vor der Ersttherapie der akuten Kreilaufdysfunktion ist es unablässig in einem ersten Schritt die mutmaßliche Ursache (z. B. Medikamentenwirkungen etc.) herauszufiltern. Darüber hinaus müssen die verschiedenen Schockformen mit den entsprechenden pathophysiologisch vorliegenden Kreislaufverhältnissen berücksichtigt und in Betracht gezogen werden, um im zweiten Schritt eine korrekte symptomatische Kreislauftherapie durchzuführen:

- hypovolämischer Schock (**Symptom**: Hypotension mit Vasokonstriktion und Tachykardie):
  - Blutung,
  - Ileus,
  - Verbrennung,
- kardiogener Schock (**Symptom**: Hypotension mit Vasokonstriktion und evt. Rhythmusstörungen):
  - Myokardinfarkt,
  - dekompensierte Herzinsuffizienz,
- distributiver Schock (**Symptom**: Hypotension mit Vasodilatation):
  - Sepsis, SIRS,
  - Anaphylaxie,
  - neurogen.

Im zweiten Schritt erfolgt die symptomatische Therapie. Diese besteht aus drei Säulen:

- Optimierung der Vorlast:
  - Volumen,
  - Diuretika.
- Optimierung der Nachlast und Aufrechterhaltung des arteriellen Mitteldruckes:
  - Vasokonstriktoren,
  - Vasodilatatoren,
  - Diuretika.
- Steigerung der Kontraktilität:
  - Katecholamine,
  - Phosphodiesterasehemmer,
  - Kalziumsensitizer.

Eine zielwertorientierte symptomatische Therapie mit Volumen und vasoaktiven Substanzen sollte sich ausgerichtet am zugrunde liegenden Monitoring (ZVK, TEE, PICCO) dabei nach folgenden Zielwerten richten [7][42][47]:

Hämodynamische Zielkriterien anhand des zur Verfügung stehenden Monitorings

- **Basismonitoring**
  - S_vO_2 >65–70% bei SpO_2 >96%
  - MAP >65–70 mmHg
  - ZVD 8–12 mmHg
  - Diurese >0,5 ml/kgKG/h
  - Laktat <3 mmol/l
- **Erweitertes Monitoring**
  - Herzzeitvolumenindex >2,2 l/min/m²
  - TEE/TTE
    - LVEDAI 6–9 cm²/m²
  - PICCO
    - ITBVI 850–1000 ml/m²
    - GEDVI 640–800 ml/m²
    - ELWI 7 ml/kgKG

(S_vO_2 zentralvenöse Sättigung, SpO_2 pulsoxymetrische Sättigung, *MAP* mittlerer arterielle Druck, *ZVD* zentralvenöser Druck, *TEE* transösophageale Echokardiographie, *TTE* transthorakale Echokardiographie, *LVEDAI* linksventrikulärer Flächenindex, intrathorakaler Blutvolumenindex, *GEDVI* globaler enddiastolischer Volumenindex, *ELWI* extravaskulärer Lungenwasserindex)

Bei der Stabilisierung des Patienten sollte vermieden werden, mit Katecholaminen zwanghaft bestimmte Zielparameter zu erreichen, wenn dafür vom klinischen Aspekt her keine Notwendigkeit besteht!

Unmittelbar nach oder während der Stabilisierung des Patienten erfolgt die unterstützende kausale Therapie (z. B. Thrombolyse etc.).

20.4 Spezielle Behandlungsstrategien

20.4.1 Kreislauftherapie der schweren Sepsis und des septischen Schocks

Die Sepsis ist mit einer hohen Morbiditäts- und Letalitätsrate assoziiert. Auch heute noch stellt der septische Schock mit einer Letalität von 40–60% die häufigste Todesursache auf nichtkardiologischen Intensivstationen dar [64]. Bei der schweren Sepsis mit Kreislaufbeteiligung ist eine schnelle Therapie der Kreislaufinsuffizienz geboten. In den meisten Fällen liegt ein sog. hyperdynames Kreislaufversagen vor (**Symptom**: Hypotension mit Vasodilatation). Die Patienten sind tachykard und hypotensiv, jedoch häufig mit gut durchbluteter, warmer Haut und erhöhtem Herzzeitvolumen.

Die initialen Ziele (innerhalb der ersten 6 h) der hämodynamischen Stabilisierung von Patienten im schweren septischen Schock beinhalten einen:
- zentralvenösen Druck von 8–12 mm Hg,
- mittleren arteriellen Blutdruck >65 mm Hg,
- Urinausscheidung >0,5 ml/kgKG/h,
- zentralvenöse Sättigung von >70%.

Sollten diese Ziele durch Volumengabe allein (Kristalloide/Kolloide/Erythrozytenkonzentrate) nicht erreicht werden, muss die Zufuhr vasoaktiver Substanzen erfolgen. Primärer Vasopressor bleibt Noradrenalin, obwohl neuere Untersuchungen auch bei Verwendung von Adrenalin zumindest keine Nachteile zum Noradrenalin ausmachen konnten. Katecholamin der ersten Wahl zur Steigerung der positiven Inotropie bleibt Dobutamin. Derzeit gültiger Algorithmus zur Kreislaufstabilisierung des Patienten im septischen Schock ▣ Abb. 20.4 [11].

20.4.2 Kreislauftherapie der akuten Herzinsuffizienz und des kardiogenen Schocks

Herzinsuffizienz

Die Herzinsuffizienz ist definiert als Zustand, bei der das Herz nicht mehr in der Lage ist, die Gewebe mit genügend Blut und Sauerstoff zu versorgen. Damit ist der Gewebestoffwechsel in Ruhe oder Belastung nicht mehr sichergestellt. Der Herzinsuffizienz kann ursächlich eine primär myokardiale Funktionsstörung, aber auch eine andere extrakardiale organische oder funktionelle Veränderung zugrunde liegen. Die häufigsten zugrunde liegenden Erkrankungen der Herzinsuffizienz sind:
1. koronare Herzerkrankung (häufigstes Grundleiden der Herzinsuffizienz in bis zu 75%),
2. arterielle Hypertonie,
3. Kardiomyopathien:
   1. dilatative Kardiomyopathie,
   2. hypertrophe Kardiomyopathie,
   3. restriktive Kardiomyopathie,
4. Klappenvitien,
5. Perikarderkrankungen,
6. entzündliche Erkrankungen (z. B. Myokarditis),
7. Stoffwechselstörungen (z. B. Hyperthyreose),
8. toxische Wirkungen (z. B. Chemotherapeutika),
9. bradykarde oder tachykarde Arrhythmien.

Die Prävalenz und Inzidenz der Herzinsuffizienz ist altersabhängig. Im Alter zwischen 45–55 Jahren leiden weniger als 1% der Bevölkerung an einer Herzinsuffizienz, zwischen dem 65. und dem 75. Lebensjahr sind es bereits 2–5% und bei über 80-Jährigen fast 10%. Männer sind häufiger als gleichaltrige Frauen befallen. Die Sterblichkeit bei Herzinsuffizienz im NYHA-Stadium III–IV beträgt 20–40%. Sie resultiert aus ventrikulärer Dysfunktion, akutem Pumpversagen und Rhythmusstörungen.

Unter einer akuten Herzinsuffizienz versteht man die plötzliche Verschlechterung der kardialen Leistung mit oder ohne präexistente kardiale Grunderkrankung. Die Herzfunktion kann sowohl auf eine Störung der systolischen als auch der diastolischen Funktion, einer Herzrhythmusstörung oder auf einem Missverhältnis von Vor- und Nachlast des Herzens beruhen.

Bei der **akuten Linksherzinsuffizienz** stehen die Folgen eines reduzierten Herzzeitvolumens und Rückstaus in die Lungenstrombahn im Vordergrund. Das verminderte Herzzeitvolumen führt zu einer eingeschränkten Perfu-

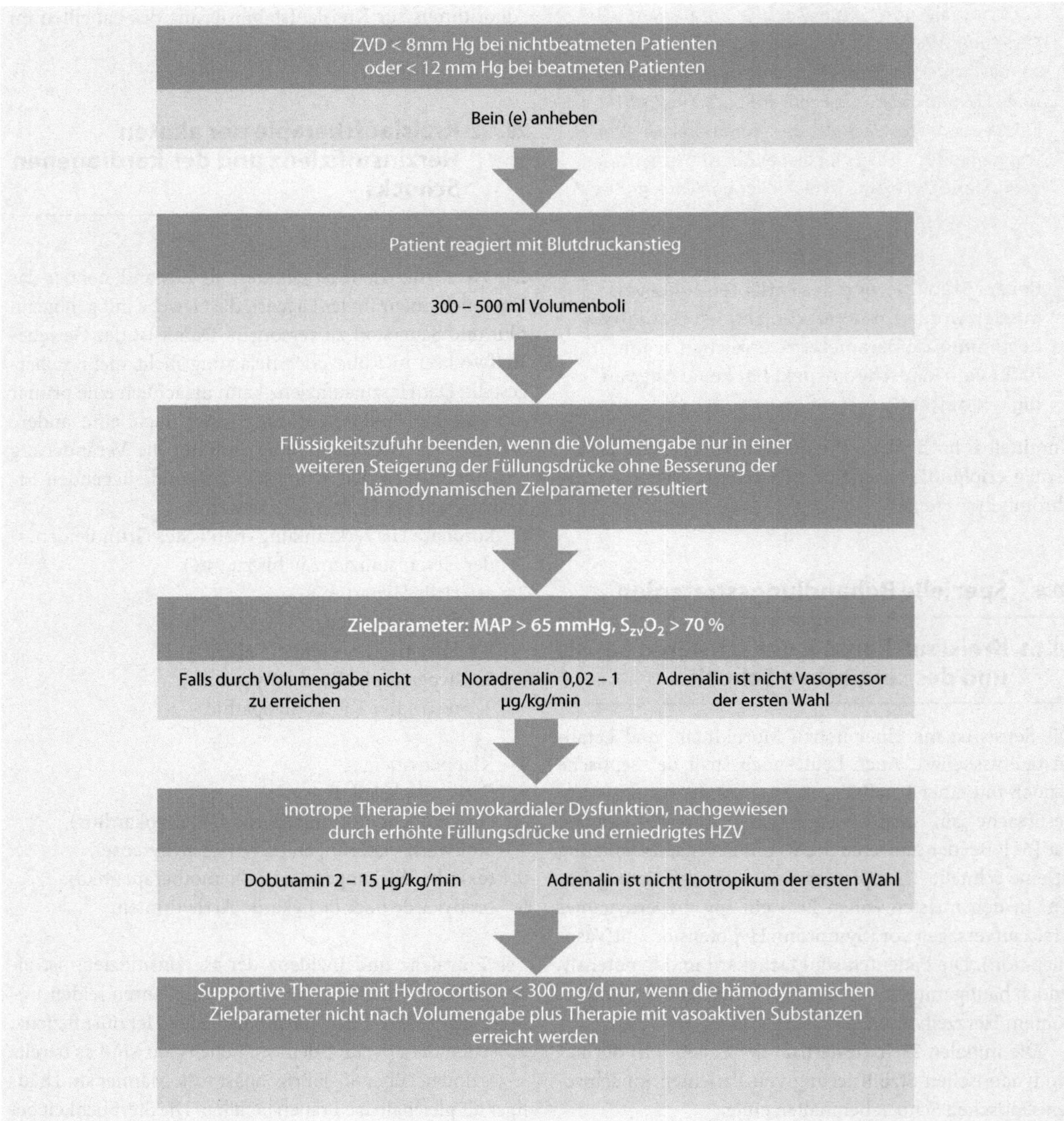

Abb. 20.4 Kreislauftherapie des septischen Schocks mit Volumen und vasoaktiven Substanzen

sion des großen Kreislaufs. Das Blut staut sich vor dem linken Ventrikel und führt über einen Anstieg des pulmonalen Kapillardrucks zur Extravasation von Flüssigkeit. Die Folge ist eine Lungenstauung mit der Ausbildung eines Lungenödems. Die **akute Rechtsherzinsuffizienz** ist v. a. durch den Rückstau des Blutes in den venösen Abschnitt des großen Kreislaufs gekennzeichnet. So kommt es zu einem Anstieg des enddiastolischen Drucks im rechten Vorhof und damit zum Anstieg des zentralvenösen Drucks. In Abhängigkeit von der führenden Symptomatik der Herzinsuffizienz unterscheidet man ein Rückwärtsversagen mit im Vordergrund stehender Stauungssymptomatik, erhaltenem Blutdruck und erhaltener Organperfusion von einem Vorwärtsversagen mit führender Hypotonie und Organminderperfusion bis hin zur Schocksymptomatik (kardiogener Schock).

Kardiogener Schock

Als kardiogener Schock wird eine systemische systolische Hypotension <90 mmHg bezeichnet, die länger als 30 min anhält bzw. nur durch Katecholamine oder eine intraaortale Gegenpulsationspumpe (IABP) >90 mmHg stabilisier-

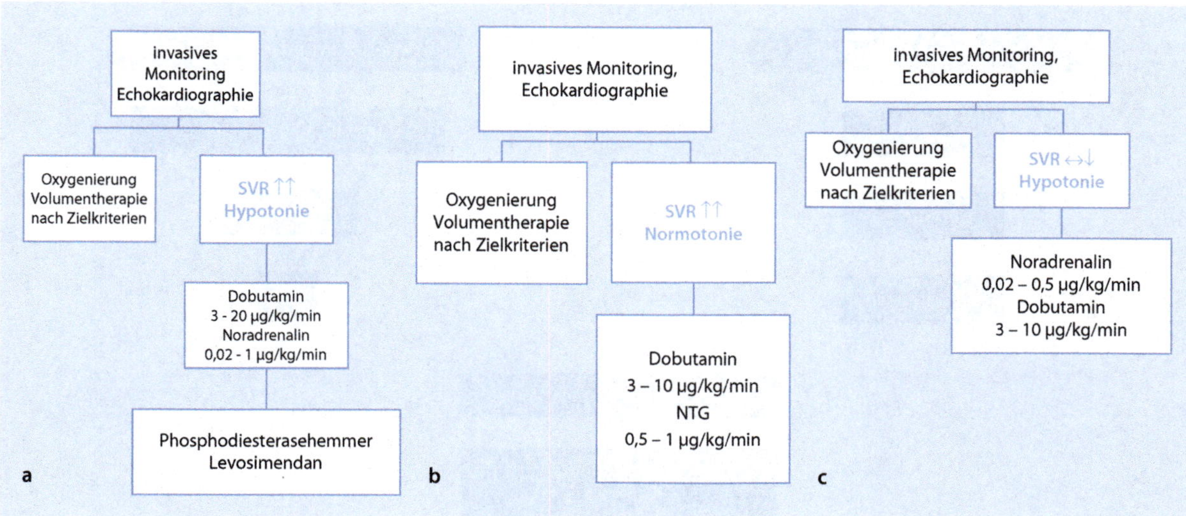

Abb. 20.5 Kreislauftherapie des kardiogenen Schocks. Gabe von Volumen und vasoaktiven Substanzen anhand der initial vorliegenden Basisparameter (SVR peripherer Gefäßwiderstand und Blutdruck): **a** SVR erhöht, Blutdruck erniedrigt; **b** SVR erhöht, Blutdruck normal; **c** SVR normal oder erniedrigt, Blutdruck erniedrigt

bar ist. Sie geht mit Zeichen einer systemischen Minderperfusion einher, die sich klinisch als Oligurie mit einer Ausscheidung <30 ml/h äußert und mit kaltschweißigen, zyanotische Extremitäten einhergeht. Als Zeichen der zerebralen Minderperfusion sind die Patienten häufig in einem somnolenten und/oder agitierten Zustand. Der Herzindex ist mit weniger als 2,2 l/min/m² deutlich erniedrigt, der pulmonalkapilläre Verschlussdruck ist mit >15 (18) mmHg deutlich erhöht.

Der kardiogene Schock ist die Haupttodesursache von Patienten mit einem akuten koronaren Syndrom und geht meist auf ein primäres Pumpversagen zurück. Seine Inzidenz liegt beim akuten Myokardinfarkt und ST-Hebungsinfarkt (STEMI) bei 4–7%, beim Nicht-ST-Hebungsinfarkt (NSTEMI) bei ca. 3%. Er entwickelt sich beim STEMI 5–6 h nach Infarktbeginn, beim NSTEMI jedoch erst nach ca. 80 h. Die Mortalität der Patienten mit kardiogenem Schock lag in den 1980er Jahren bei 70% und ging bis Mitte der 1990er Jahre auf 60% zurück.

In der Diagnostik des kardiogenen Schocks gehören das EKG und die Echokardiographie zur apparativen Standarddiagnostik. Mit der Echokardiographie kann die Mortalität anhand der Schwere der Mitralinsuffizienz und der linksventrikulären Ejektionsfraktion prognostiziert werden.

Durch den kardiogenen Schock kommt es zu einer hochgradigen Einschränkung der myokardialen Kontraktilität. Aufgrund des dadurch verringerten Herzzeitvolumens und Perfusionsdrucks wird die Koronardurchblutung schlechter, was die Kontraktilität weiter sinken lässt und zur kompensatorischen Erhöhung des systemischen Gefäßwiderstands führt. Darüber hinaus geht der kardiogene Schock mit einer ausgeprägten Entzündungsreaktion (SIRS) einher.

Zielwerte der hämodynamisch gesteuerten Pharmakotherapie sind ein mittlerer arterieller Druck von >65–70 mmHg bei einem Herzindex von ca. 2,5 l/min/m².

Auch im kardiogenen Schock sollte der Frank-Starling-Mechanismus mithilfe einer optimalen Vorlast ausgenutzt werden. Die Einstellung der Vorlast ist schwierig, da der pulmonalarterielle Verschlussdruck (PAOP) nur unzureichend mit der Vorlast des linken Ventrikel korreliert. Die Echokardiographie ist hilfreich zur Einschätzung des Füllungszustandes. Auch mithilfe des PICCO-Systems kann die hämodynamische Therapie gesteuert werden.

Praxistipp

Bei der Therapie mit vasoaktiven Substanzen ist darauf zu achten, dass die hämodynamischen Variablen lediglich Richtwerte für die Therapie sind; keinesfalls sollte die Dosis der Katecholamine aufgrund eines zu niedrigen Herzindex gesteigert werden, wenn klinisch keine Schockzeichen bestehen.

In der Kreislauftherapie des kardiogenen Schocks wird in schwersten Fällen zusätzlich zur hämodynamischen Therapie mit vasoaktiven Substanzen der Einsatz der intraaortalen Gegenpulsation notwendig (Abb. 20.5). Bei Patienten mit intraaortaler Gegenpulsation kann aufgrund der beschränkten Pulskonturanalyse manchmal eine mehrmalige Kalibrierung notwendig sein oder aber

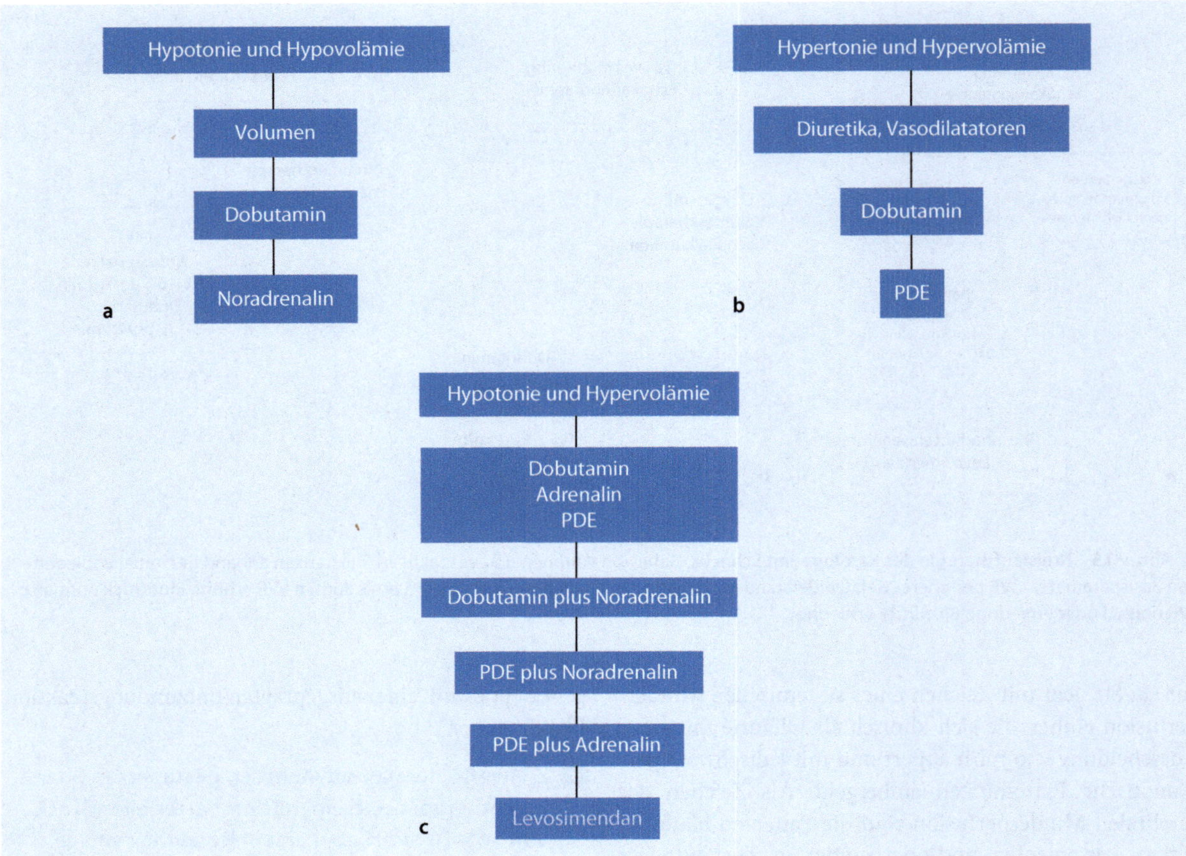

Abb. 20.6 Therapiealgorithmus Linksherzinsuffizienz nach der zugrunde liegenden klinischen Ausgangslage. a Hypotonie bei Hypovolämie. b Hypertonie bei Hypervolämie. c Hypotonie bei Hypervolämie. Gebräuchliche Dosierungen Tab. 20.2

die gewonnenen Werte sind nicht valide. Daher kann das PiCCO-System beim Einsatz der intraaortalen Gegenpulsation nicht empfohlen werden.

Einen Algorithmus zur Behandlung des Linksherzversagens findet sich in Abb. 20.6 ([7][42][47]); ein Algorithmus zur Behandlung des Rechtsherzversagens in Abb. 20.7 ([7][42][47][65]).

Gebräuchliche Dosierungen vasoaktiver Substanzen Tab. 20.2 [7]. Der frühzeitige Einsatz eines mechanischen Unterstützungssystem bei Fehlschlagen der symptomatischen Therapie mit vasoaktiven Substanzen ist rechtzeitig in Betracht zu ziehen.

20.4.3 Hypertensive Krise und hypertensiver Notfall

Unter einer hypertensiven Krise versteht man einen Blutdruckanstieg auf Werte >220/115 mmHg ohne Zeichen eines akuten Organschadens. Von einem hypertensiven Notfall spricht man bei einem kritischen Blutdruckanstieg mit vitaler Gefährdung durch Organschäden wie Hochdruckenzephalopathie, intrakranielle Blutung, akute Linksherzinsuffizienz, Lungenödem, instabile Angina pectoris, Herzinfarkt, Aortendissektion etc.

Bei hypertensiver Krise sollte der Blutdruck nicht massiv und abrupt abgesenkt werden, insbesondere bei Patienten mit zerebrovaskulären Erkrankungen. Bei akutem Schlaganfall ist der Blutdruck in 50% der Fälle reaktiv erhöht und normalisiert sich bei $^2/_3$ der Patienten innerhalb von 24–48 h. Eine Indikation zur vorsichtigen Blutdrucksenkung besteht nur bei wiederholten Blutdruckwerten >200/110 mmHG oder bei hypertensivem Notfall mit vitaler Bedrohung durch eine hypertensive Enzephalopathie, Angina Pectoris oder Lungenödem.

Bei einem hypertensiven Notfall muss die Therapie bereits außerhalb der Klinik sofort beginnen und der Patient muss mit Notarztbegleitung das Krankenhaus erreichen.

Therapie beim hypertensiven Notfall

- Ambulante Therapie

1. Gabe von Nitroglycerin (Glyceroltrinitrat): Zum Beispiel 2–3 Hübe a´0,4 mg oder 1,2 mg als

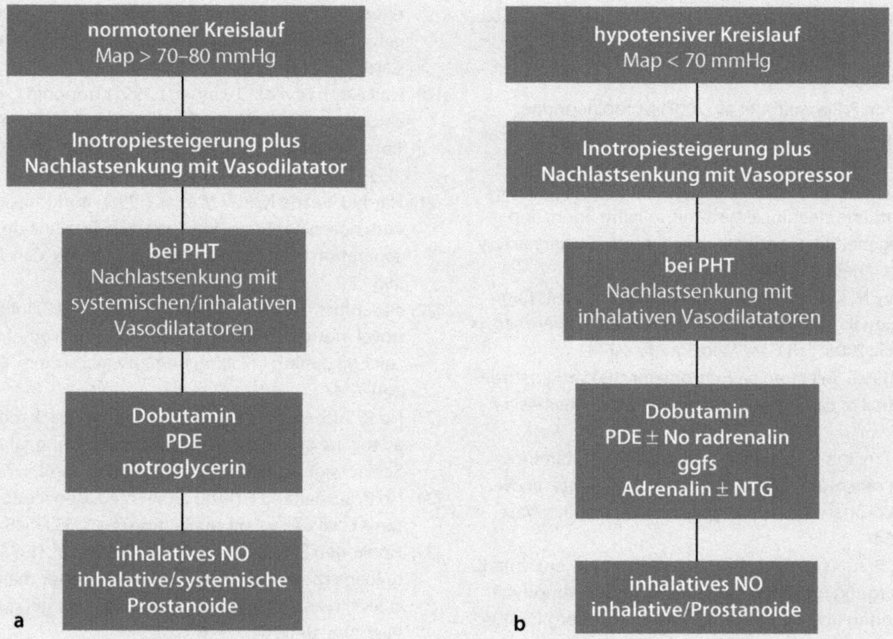

Abb. 20.7 Therapiealgorithmus Rechtsherzinsuffizienz nach der zugrunde liegenden klinischen Ausgangslage. a Normotonie. **b** Hypotonie (Dosierungen Tab. 20.2)

Tab. 20.2 Klinisch gebräuchliche Dosierungen vasoaktiver Substanzen

Substanz	Bolusgabe	Dosierungsraten
Dobutamin	keine	2–20 µg/kgKG/min (β+)
Dopamin	keine	(<3 µg/kgKG/min - renale Wirkung)
		3–5 µg/kgKG/min (β+)
		>5 µg/kgKG/min (β+/α+)
Milrinon	25–75 µg/kgKG über 20 min	0,375–0,75 µg/kgKG/min
Enoximon	0,25–0,75 µg/kgKG	1,25–7,5 µg/kgKG/min
Levosimendan	12–24 µg/kgKG	0,1 µg/kgKG/min (0,05–0,2 µg/kgKG/min)
Adrenalin	Reanimation	0,05–0,5 µg/kgKG/min
Noradrenalin	keine	0,2–1,0 µg/kgKG/min

Zerbeißkapsel s.l. bei zugrunde liegender Angina pectoris, Linksherzinsuffizienz, Lungenödem
2. Nitrendipin in schnell resorbierbarer Form 5 mg Phiole oral (**Cave**: bei akutem Koronarsyndrom und Herzinfarkt kontraindiziert!)
3. Urapidil: 20–50 mg i.v.
4. zusätzlich bei Zeichen der Überwässerung empfiehlt sich die Gabe eines Diuretikums (z. B. Furosemid 20–40 mg i.v.)

- Stationäre Therapie
1. Fortführung der ambulant begonnenen Therapie durch kontinuierliche i.v.-Applikation von Nitroglycerin, Urapidil
2. Zusätzliche Gabe von Furosemid 20–40 mg i.v.
3. Natriumnitroprussidnatrium kommt bei therapierefraktärer hypertensiver Krise zum Einsatz.

Literatur

[1] Ahlquist R (1948) A study of the adrenotropic receptors. Am J Physiol 153: 586–600

[2] Annane D, Vignon P, Renault A et al. (2007) Norepinephrine plus dobutamine versus epinephrine alone for management of septic shock: a randomised trial. Lancet 370: 676–684

[3] Berendes E, Möllhoff T, van Aken H et al. (1997) Effects of dopexamine on creatinine clearance, systemic inflammation, and splanchnic oxygenation in patients undergoing coronary artery bypass grafting. Anesth Anal 84: 950–957

[4] Dellinger R, Levy M, Carlet J et al. (2008) Surviving Sepsis Campaign: International guidelines for management of severe sepsis and septic shock: 2008. Crit Care Med 36: 296–327

[5] Butterworth J (1993) Selecting an inotrope for the cardiac surgery patient. Journal of cardiothoracic and vascular Anesthesia 7: 26–32

[6] Butterworth J, Prielipp R, Royster R et al. (1992) Dobutamine increases heart rate more than epinephrine in patients recovering from aortocoronary bypass surgery. J Cardiothoracic Vasc Anesth 6: 535–541

[7] Carl M, Alms A, Braun J et al. (2006) S3-Leitlinie zur intensivmedizinischen Versorgung herzchirurgischer Patienten. Hämodynamisches Monitoring und Herz-Kreislauf. www.awmf.org 1: 1–194

[8] Cummins Ro, Hazinski Mf (2000) Advanced Cardiovascular Life Support. Section 6: Pharmacology II: Agents to Optimize Cardiac Output and Blood Pressure. Circulation 102: I129–I135

[9] de Backer D, Creteur J, Silva E, Vincent JL (2003) Effects of dopamine, norepinephrine, and epinephrine on the splanchnic circulation in septic shock: Which is best? Crit Care Med 31: 1659–1667

[10] de Backer D, Biston P, Devriendt J et al. (2010) Comparison of Dopamine and Norepinephrine in the Treatment of Shock. NEJM 362: 779–789

[11] Dellinger RP, Levy MM, Carlet Jm (2008) Surviving Sepsis Campaign: International guidelines for management of severe sepsis and septic schock: 2008. Crit Care Med 36: 296–327

[12] Duke G, Briedis J, Weaver R (1994) Renal support in critically ill patients: low-dose dopamine or low-dose dobutamine? [see comments]. Crit Care Med 22: 1919–1925

[13] Feneck R (1992) Intravenous milrinone following cardiac surgery: I. Effects of bolus infusion followed by variable dose maintenance infusion. The European Milrinone Multicentre Trial Group. J Cardiothoracic Vasc Anesth 6: 554–562

[14] Feneck R (1992) Intravenous milrinone following cardiac surgery: II. Influence of baseline hemodynamics and patient factors on therapeutic response. The European Milrinone Multicentre Trial Group. J Cardiothoracic Vasc Anesth 6: 563–567

[15] Flancbaum L, Choban P, Dasta J (1994) Quantitative effects of low-dose dopamine on urine output in oliguric surgical intensive care unit patients [see comments]. Crit Care Med 22: 61–68

[16] Follath F, Cleland J, Just H et al. (2002) Efficacy and safety of intravenous levosimendan compared with dobutamine in severe low-output heart failure (the LIDO study): a randomised double-blind trial. Lancet 360: 196–202

[17] Fullerton D, Cyr J, Albert J et al. (1993) Hemodynamic advantage of left atrial epinephrine administration after cardiac operations. Ann Thoracic Surg 56: 1263–1266

[18] Gunnicker M, Brinkmann M, Donovan T et al. (1995) The efficacy of amrinone or adrenaline on low cardiac output following cardiopulmonary bypass in patients with coronary artery disease undergoing preoperative beta-blockade. Thorac Cardiovasc Surg 43: 153–160

[19] Hachenberg T, MöllhoffX T, Holst D et al. (1997) Cardiopulmonary effects of enoximone or dobutamine and nitroglycerin on mitral valve regurgitation and pulmonary venous hypertension. J Cardiothoracic Vasc Anesth 11: 453–457

[20] Haikala H, Levijoki J, Linden I (1995) Troponin C-mediated calcium sensitization by levosimendan accelerates the proportional development of isometric tension. J Mol Cell Cardiol 27: 2155–2165

[21] Hardy J, Searle N, Roy M et al. (1993) Amrinone, in combination with norepinephrine, is an effective first-line drug for difficult separation from cardiopulmonary bypass. Can J Anaesth 40: 495–501

[22] Hasenfuss G, Pieske B, Castell M et al. (1998) Influence of the novel inotropic agent levosimendan on isometric tension and calcium cycling in failing human myocardium. Circulation 98: 2141–2147

[23] Ho R, Sutherland E (1975) Action of feedback regulator on adenylate cyclase. Proceedings of the National Academy of Sciences of the United States of America 72: 1773–1777

[24] Ho R, Sutherland E (1975) cAMP-mediated feedback regulation in target cells. Adv Cycl Nucleotide Res 5: 533–548

[25] Honkonen E, Kaukinen L, Kaukinen S et al. (1998) Dopexamine unloads the impaired right ventricle better than iloprost, a prostacyclin analog, after coronary artery surgery. J Cardiothoracic Vasc Anesth 12: 647–653

[26] Janssen P, Datz N, Zeitz O et al. (2000) Levosimendan improves diastolic and systolic function in failing human myocardium. Europ J Pharmacol 404: 191–199

[27] Jenkins I, Dolman J, O'connor J et al. (1997) Amrinone versus dobutamine in cardiac surgical patients with severe pulmonary hypertension after cardiopulmonary bypass: a prospective, randomized double-blinded trial. Anaesth Int Care 25: 245–249

[28] Kelleher R, Rose A, Ordway L (1991) Prostaglandins for the control of pulmonary hypertension in the postoperative cardiac surgery patient: nursing implications. Crit Care Nurs Clin North Am 3: 741–748

[29] Kerins D, Murray R, Fitzgerald G (1991) Prostacyclin and prostaglandin E1: molecular mechanisms and therapeutic utility. Prog Hemost Thromb 10: 307–337

[30] Kieler Jensen N, Houltz E, Ricksten S (1995) A comparison of prostacyclin and sodium nitroprusside for the treatment of heart failure after cardiac surgery. J Cardiothoracic Vasc Anesth 9: 641–646

[31] Kivikko M, Lehtonen L, Colucci W (2003) Sustained hemodynamic effects of intravenous levosimendan. Circulation 107: 81–86

[32] Lands A, Arnold A, Mcauliff J et al. (1967) Differentiation of receptor systems activated by sympathomimetic amines. Nature 214: 597–598

[33] Le Tulzo Y, Seguin P, Gacouin A et al. (1997) Effects of epinephrine on right ventricular function in patients with severe septic shock and right ventricular failure: a preliminary descriptive study. Int Care Med 23: 664–670

[34] Lee R, Neya K, Svizzero T et al. (1995) Norepinephrine infusion following cardiopulmonary bypass: effect of infusion site. J Surg Research 58: 143–148

[35] Levy B, Bollaert P, Charpentier C et al. (1997) Comparison of norepinephrine and dobutamine to epinephrine for hemodynamics, lactate metabolism, and gastric tonometric variables in septic shock: a prospective, randomized study. Int Care Med 23: 282–287

[36] Levy J (2010) Treating Shock-Old Drugs-New Ideas. NEJM 362: 841–843

[37] Loick Hm, Möllhoff T, Berendes E et al. (1997) Influence of enoximone on systemic and splanchnic oxygen utilization and endotoxin release following cardiopulmonary bypass. Int Care Med 23: 267–275
[38] Macgregor D, Butterworth J, Zaloga C et al. (1994) Hemodynamic and renal effects of dopexamine and dobutamine in patients with reduced cardiac output following coronary artery bypass grafting. Chest 106: 835–841
[39] Mcghie A, Golstein R (1992) Pathogenesis and management of acute heart failure and cardiogenic shock: role of inotropic therapy. Chest 102: 626s–632s
[40] Mebazaa A, Nieminen M, Packer M et al. (2007) Levosimendan vs dobutamine for patients with acute decompensated heart failure: the SURVIVE Randomized Trial. JAMA 297: 1883–1891
[41] Meier Hellmann A, Bredle DI, Specht M et al. (1997) The effects of low-dose dopamine on splanchnic blood flow and oxygen uptake in patients with septic shock. Int Care Med 23: 31–37
[42] Möllhoff T (2000) Einsatz hämodynamisch aktiver Substanzen bei Erwachsenen in der Kardiochirurgie. Anästhesiol Intensivmed 41: 577–584
[43] Möllhoff T, Loick Hm, van Aken H et al. (1999) Milrinone modulates endotoxemia, systemic inflammation, and subsequent acute phase response after cardiopulmonary bypass (CPB). Anesthesiology 90: 72–80
[44] Möllhoff T, Rosiers P, van Aken H (1990) Urapidil, sodium nitroprusside and nitroglycerin. Effects on haemodynamics, venous admixture and arterial oxygenation after coronary artery bypass grafting. Drugs 40: 73–76
[45] Myburgh J, Higgins A, Jovanovska A, et al. (2008) A comparison of epinephrine and norepinephrine in critically ill patients. Int Care Med 34: 2226–2234
[46] Nacul F, Guia I, Lessa M, Tibrica E (2010): The effects of vasoactive drugs on intestinal functional capillary density in endotoxemic rats: Intravital video-microscopy analysis. Anesth Analg 110: 547–554
[47] Nieminen M, Böhm M, Cowie M et al. (2005) Executive summary of the guidelines on the diagnosis and treatment of acute heart failure. Europ Heart J 26: 384–416
[48] Petry A, Dutschke P, Regensburger D (1996) Effects of enoximone on right-ventricular function in patients with impaired myocardial performance. Thorac Cardiovasc Surg 44: 173–177
[49] Prielipp R, Macgregor D, Royster R et al. (1998) Dobutamine antagonizes epinephrine's biochemical and cardiotonic effects: results of an in vitro model using human lymphocytes and a clinical study in patients recovering from cardiac surgery. Anesthesiology 89: 49–57
[50] Prielipp R, McLear R, Rosenthal M et al. (1991) Hemodynamic profiles of prostaglandin E1, isoproterenol, prostacyclin, and nifedipine in experimental porcine pulmonary hypertension. Crit Care Med 19: 60–67
[51] Puttonen J, Laine T, Ramela M et al. (2007) Pharmacokinetics and excretion balance of OR-1896, a pharmacologically active metabolite of levosimendan, in healthy men. Eur J Pharm Sci 32: 271–277
[52] Rathmell J, Prielipp R, Butterworth J et al. (1998) A multicenter, randomized, blind comparison of amrinone with milrinone after elective cardiac surgery. Anesth Analg 86: 683–690
[53] Royster R, Butterworth J, Prielipp R et al. (1993) Combined inotropic effects of amrinone and epinephrine after cardiopulmonary bypass in humans. Anesth Analg 77: 662–672
[54] Russell I, Zwass M, Fineman J et al. (1998) The effects of inhaled nitric oxide on postoperative pulmonary hypertension in infants and children undergoing surgical repair of congenital heart disease. Anesth Analg 87: 46–51
[55] Russell J, Walley K, Singer J et al. (2008) Vasopressin versus norepinephrine infusion in patients with septic shock. NEJM 358: 877–887
[56] Schilling T, Grundling M, Moritz Ku et al. (2000) A Comparison of Equipotent Doses of Dopamine, Dobutamine or Dopexamine on Prolactin Release in High Risk Surgical Patients. Anesthesiol 93: A227
[57] Slawsky M, Colucci W, Gottlieb S et al. (2000) Acute hemodynamic and clinical effects of levosimendan in patients with severe heart failure. Study Investigators. Circulation 102: 2222–2227
[58] Szabo G, Batkai S, Bahrle S et al. (1998) Effects of nitric oxide synthesis on reperfusion injury and catecholamine responsiveness in a heterotopic rat heart-transplantation model. J Cardiovasc Pharmacol 31: 221–230
[59] van Den Berghe G, De Zegher F, Vlasselaers D et al. (1996) Thyrotropin-releasing hormone in critical illness: from a dopamine-dependent test to a strategy for increasing low serum triiodothyronine, prolactin, and growth hormone concentrations. Crit Care Med 24: 590–595
[60] Vendegna T, Anderson R (1994) Are dopamine and/or dobutamine renoprotective in intensive care unit patients? Crit Care Med 22: 1893–1894
[61] Vincent J (1994) Renal effects of dopamine: can our dream ever come true? Crit Care Med 22: 5–6
[62] Wenzel V, Krismer A, Arntz H et al. (2004) A comparison of vasopressin and epinephrine for out-of-hospital cardiopulmonary resuscitation. NEJM 350: 105–113
[63] Westphal K, Martens S, Strouhal U et al. (1998) Nitric oxide inhalation in acute pulmonary hypertension after cardiac surgery reduces oxygen concentration and improves mechanical ventilation but not mortality. Thorac Cardiovasc Surg 46: 70–73
[64] Westphal M, Van Aken H, Möllhoff T, Sielenkämper A (2005) Rationaler Einsatz vasoaktiver Substanzen bei Sepsis. Anästhesiol Intensivmed 46: 431-445
[65] Zwissler B (2000) Das akute Rechtsherzversagen. Anaesthesist 49: 788–808
[66] Zwissler B, Rank N, Jaenicke U et al. (1995) Selective pulmonary vasodilation by inhaled prostacyclin in a newborn with congenital heart disease and cardiopulmonary bypass. Anesthesiol 82: 1512–1516

Kardiopulmonale Reanimation

Volker Wenzel

21.1 Historischer Überblick: Am Anfang war Adrenalin

Die Pharmakologie bei der kardiopulmonalen Reanimation (CPR) ist mehr als 100 Jahre alt. Im Tierversuch wurde der Saft aus ausgepressten Nebennieren eines Kaninchens einem anderen Kaninchen injiziert, wodurch eine Steigerung des systolischen Blutdrucks erreicht wurde [18]. Über immunologische Nebenwirkungen wurde allerdings nicht berichtet. Damit war der Anfang einer Therapie mit Katecholaminen im Schock gemacht; es ist allerdings ein Weg, der mit vielen Enttäuschungen gepflastert sein sollte. In einem CPR-Modell an 15 kg schweren Hunden wurde 1 mg Adrenalin in den 1950er Jahren intravenös injiziert, was zu einem Anstieg des systolischen Blutdrucks führte. Interessanterweise wird diese 1-mg-Dosis auch heute noch empfohlen und klinisch verwendet, obwohl die Dosis eigentlich bei einem 70 kg schweren Erwachsenen etwa 5-mal zu gering wäre.

Dieser Ansatz wurde in mehreren außerklinischen Untersuchungen weiter verfolgt, in denen höhere Adrenalindosen bei der CPR verwendet wurden [8][10][30]. Allen diesen Studien ist eines gemeinsam: Erfolglosigkeit. Zwar wurde teilweise eine Steigerung des Kurzzeitüberlebens erreicht, was aber zu keiner Steigerung der Krankenhausentlassungsrate führte. Grund für dieses Scheitern einer Adrenalintherapie bei der CPR ist wahrscheinlich, dass v. a. hohe Adrenalindosierungen durch β-mimetische Wirkungen den O_2-Verbrauch mehr als die O_2-Anlieferung steigern [12]. Auf eine prognostisch ungünstige Kombination aus einer schweren Ischämie des Herzens und einer hohen Adrenalindosierung deutet eine Studie hin, bei der kein Patient aus dem Krankenhaus lebend entlassen werden konnte, der initial eine Asystolie oder pulslose elektrische Aktivität (PEA) aufwies und ≥3 mg Adrenalin injiziert bekommen hatte [33].

Somit führt Adrenalin bei der CPR eine sog. »Grandfather«-Rolle – es war immer da und wird schon immer verwendet, sein Einsatz ist aber in keiner Weise evidenzbasiert. In der aktuellen Leitlinie zur Reanimation des European Resuscitation Council [25] nimmt Adrenalin jedoch weiterhin eine zentrale Stellung ein (▣ Abb. 21.1; [11][33]).

21.2 Aktuelle Fragestellungen

21.2.1 Ist Vasopressin besser als Adrenalin?

Anfang der 1990er Jahre wurden Stresshormone bei CPR-Patienten bestimmt; v. a. bei überlebenden Patienten war der Plasmaspiegel von endogenem Vasopressin erhöht [24]. Erste Ergebnisse mit experimentell injiziertem Vasopressin waren sehr viel versprechend; so konnte im Vergleich mit Adrenalin der Blutfluss in Herz und Gehirn während der CPR sehr deutlich gesteigert werden [23]. Anschließende klinische Untersuchungen konnten ebenfalls ein verbessertes Kurzzeitüberleben mit Vasopressin zeigen, allerdings keine Steigerung der Krankenhausentlassungsrate [21][22].

Im Jahr 2004 konnte gezeigt werden, dass die Kombination aus Vasopressin und Adrenalin wahrscheinlich besser ist als Vasopressin oder Adrenalin allein; es konnte aber wiederum keine Verbesserung der Krankenhausentlassungsrate gezeigt werden [33]. Damit kann bis heute nicht klar gesagt werden, ob Adrenalin oder Vasopressin besser bei der CPR ist.

Ein pragmatischer Ansatz ist daher, bei einer CPR alternierend 1 mg Adrenalin und 40 IU Vasopressin alle 3–5 min zu injizieren, um ähnlich zur Strategie einer balancierten Anästhesie positive Wirkungen beider Substanzen zu optimieren und mögliche unerwünschte Wirkungen zu minimieren.

In einer großen multizentrischen Studie in Frankreich wurde die Kombination aus Vasopressin und Adrenalin mit der alleinigen Injektion von Adrenalin bei der CPR bei außerklinischen Patienten untersucht; es wurden in beiden Gruppen vergleichbare Ergebnisse festgestellt [19]. Während auf der einen Seite Enttäuschung über ein erneut »nur« neutrales Ergebnis entstand, ist diese Beobachtung wahrscheinlich sehr gut durch die hohe Rate an Asystoliepatienten (ca. 85%) und die relativ späte Injektion der Vasopressoren (ca. 20 min nach Beginn des Kreislaufstillstands) zu erklären. Dadurch kann man schlussfolgern, dass ab einem bestimmten Zeitpunkt die Ischämie den Ausgang einer kardialen Reanimation weitaus mehr bestimmt als jegliche ärztliche Therapie.

21.2.2 Ist eine medikamentöse Begleittherapie sinnvoll?

Amiodaron

In zwei großen präklinischen Studien hatten mit Amiodaron behandelte Patienten eine höhere Chance, die Klinik lebend zu erreichen, als mit Lidocain oder Placebo behandelte Patienten [13][20]. Deshalb wird nach dem dritten Defibrillationsversuch bei persistierendem Kammerflimmern oder einer Kammertachykardie Amiodaron (300 mg i.v.) empfohlen.

Magnesium

Der Nutzen von Magnesium bei therapierefraktärem Kammerflimmern ist bei durch Hypomagnesämie induzierten Herzrhythmusstörungen erwiesen. Allerdings konnte in keiner CPR-Studie ein Nutzen der Magnesium-

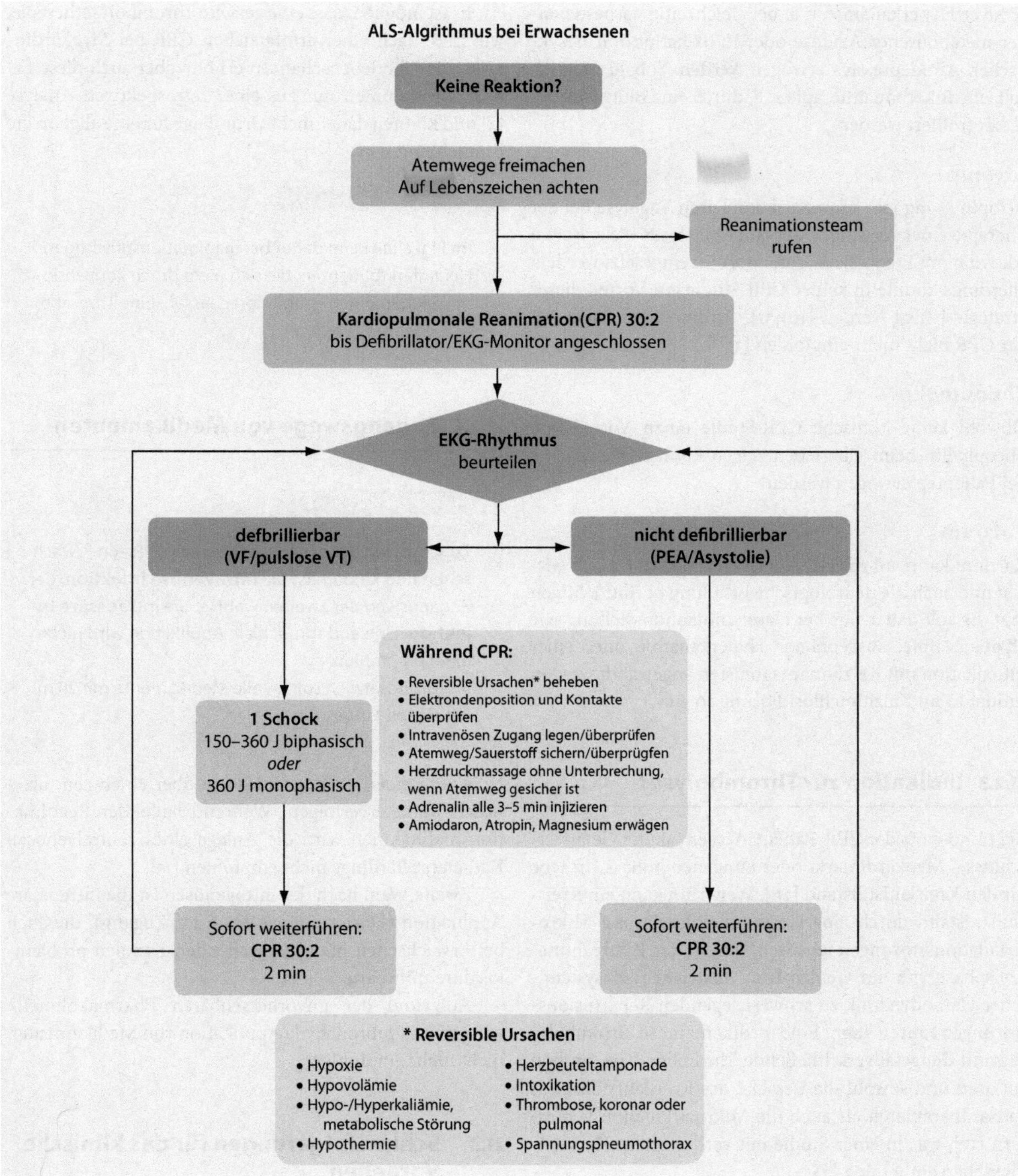

Abb. 21.1 Algorithmus der erweiterten Reanimationsmaßnahmen bei Erwachsenen

gabe nachgewiesen werden [4][32]. Bei Kammerflimmern und Verdacht auf eine Hypomagnesämie können 2 g Magnesiumlösung 50% über 1–2 min appliziert werden; eine Wiederholung nach 10–15 min ist möglich. In der Klinik sollte der Magnesiumspiegel kontrolliert werden.

Natriumbikarbonat

Keine prospektive CPR-Studie konnte bisher einen Vorteil einer Natriumbikarbonatinjektion während einer CPR zeigen [14]. Eine Post-hoc-Analyse deutet auf einen Vorteil von Natriumbikarbonat hin [5], weist aber gravierende methodische Mängel auf [29]. Eine Injektion von Natriumbikarbonat soll während CPR daher nur bei exzessiver Hyperkaliämie, v. a. bei gleichzeitig vorbestehender metabolischer Azidose oder Intoxikation mit trizyklischen Antidepressiva erwogen werden. Sobald möglich soll eine Bikarbonattherapie z. B. durch eine Blutgasanalyse kontrolliert werden.

Atropin

Atropin (3 mg i.v.) kann zur kompletten Vagolyse bei der Therapie einer Asystolie oder einer pulslosen elektrischen Aktivität mit Frequenzen unter 60/min eingesetzt werden; allerdings konnte in keiner CPR-Studie ein Vorteil dieser Strategie belegt werden [16][31]. Atropin wird daher bei der CPR nicht mehr empfohlen [33].

Theophyllin

Obwohl keine klinische CPR-Studie einen Vorteil von Theophyllin beim Überleben zeigen konnte [2], kann es bei Patienten erwogen werden.

Kalzium

Kalzium kann auf ein ischämisches Myokard toxisch wirken und auch die neurologische Erholung beeinträchtigen [27]. Es soll daher nur bei klarer Indikationsstellung wie Hypokalzämie, ausgeprägter Hyperkaliämie oder einer Intoxikation mit Kalziumantagonisten angewandt werden (initial 10 ml Kalziumchloridlösung 10% i.v.).

21.2.3 Indikation zur Thrombolyse?

Bei ca. 50–70% der CPR-Patienten ist ein akuter Gefäßverschluss – Myokardinfarkt oder Lungenembolie – Ursache für den Kreislaufstillstand [26]. Weiterhin kann ein Kreislaufstillstand durch eine Gerinnungsaktivierung Mikrozirkulationsstörungen auslösen, was in der Postreanimationsphase v. a. im Gehirn trotz ausreichender systemischer Hämodynamik zu schwerwiegenden Reperfusionsstörungen führen kann. Eine medikamentöse Thrombolyse kann die gefäßverschließende Thromben bzw. Emboli auflösen und sowohl die Ursache des Kreislaufstillstands kausal therapieren als auch die Mikrozirkulation verbessern [17], was in einer Studie mit verbessertem Kurzzeitüberleben einherging [7].

Dennoch ist gegenwärtig ein Vorteil der Thrombolyse bei Spontankreislauf nur bei Patienten mit ST-Strecken-Hebungsinfarkt sowie bei Kreislaufstillstand durch eine fulminante Lungenembolie nachgewiesen. Ob die Thrombolyse das Überleben bei anderen Ursachen eines primär kardialbedingten Kreislaufstillstands steigern kann, wurde in einer großen präklinischen (TROICA)-Studie in Europa untersucht [28]. Dabei konnte kein Vorteil einer Thrombolyse bei der CPR belegt werden. Es traten aber auch keine wesentlichen Komplikationen auf [6].

Es ist möglich, dass eine gezielte Thrombolysetherapie, wie z. B. nach einer erfolgreichen CPR bei Myokardinfarkt, die Überlebenschancen erhöht; aber auch diese Ergebnisse stammen nur aus einer retrospektiven Analyse [3] und können daher nicht Grundlage für eine allgemeine Empfehlung sein.

Praxistipp

Im Einzelfall kann daher bei reanimationspflichtigen Herzinfarktpatienten, die sich nicht durch konventionelle Maßnahmen stabilisieren lassen, eine Thrombolyse erwogen werden.

21.2.4 Zugangswege von Medikamenten

Praxistipp

Zugangsweg der ersten Wahl bei der CPR von Erwachsenen und Kindern ist die **intravenöse Injektion**, der Zugangsweg der zweiten Wahl ist die **intraossäre Injektion**. Eine endobronchiale Applikation wird nicht mehr empfohlen.

Grundsätzlich sollten alle Medikamente mit 20 ml Flüssigkeit eingespült werden.

Falls vorhanden, soll die Injektion über einen zentralvenösen Katheter erfolgen. Während laufender Reanimationsmaßnahmen wird die Anlage eines zentralvenösen Katheters allerdings nicht empfohlen [15].

Zweite Wahl nach der intravenösen ist die intraossäre Applikation (Dosierung wie beim i.v.-Zugang), die auch bei Erwachsenen mit entsprechenden Kanülen problemlos durchführbar ist.

Aufgrund der unvorhersehbaren Pharmakokinetik wird eine endobronchiale Applikation von Medikamenten nicht mehr empfohlen.

21.3 Schlussfolgerungen für das klinische Vorgehen

Die Effekte von Arzneimitteln bei der CPR fielen in fast allen prospektiven Reanimationsstudien enttäuschend aus, wenn man den Goldstandard der Zielgrößen, die Krankenhausentlassungsrate, heranzieht.

Es gibt bisher keine klinische Studie, die einen Vorteil eines bei der CPR injizierten Medikaments auf die Krankenhausentlassungsrate gezeigt hat.

Die diesem Phänomen zugrunde liegenden Mechanismen sind wahrscheinlich eine Kombination aus einer letztendlich sekundär nicht zu überlebenden Ischämiedauer und eine mangelhafte CPR-Qualität.

In einer Studie hatten Überlebende eines Kreislaufstillstands eine vergleichbare Lebenserwartung wie nichtreanimierte, bezüglich Alter und Morbidität vergleichbare Patienten, was eine prinzipiell gute Prognose nach einer CPR bestätigt [9]. Entscheidend waren aber hier die Details der CPR-Strategie. Nur ca. 25% der überlebenden CPR-Patienten benötigte eine Injektion von Adrenalin; alle anderen Patienten bekamen bereits bei der Durchführung der Basis-CPR-Maßnahmen, wie Thoraxkompressionen und Beatmung, einen Spontankreislauf. Dies deutet darauf hin, dass die CPR-Patienten mit den besseren klinischen Ergebnissen sehr schnell einen Spontankreislauf wiedererlangen. Benötigt ein Patient einen Vasopressor, so ist die Prognose wahrscheinlich sehr schlecht.

Cave

Eine weitere Erklärung für mangelnde medikamentöse Wirkungen bei der CPR ist eine schlechte Durchführung von Thoraxkompressionen.

Da bei inner- und außerklinischen CPR-Versuchen nicht aggressiv genug reanimiert wurde [1][36], ist es möglich, dass Medikamente schlichtweg nicht an ihren Wirkort gelangt sind, und deswegen nur eine suboptimale Wirkung erzeugen konnten. Tatsächlich ist ein detailliertes Monitoring der CPR vor Ort in den meisten klinischen Studien nicht oder kaum erfolgt, da ein solcher Aufwand aufgrund der Vielzahl der beteiligten Rettungsmittel, ihrer geografischen Verteilung und der zeitlichen Unvorhersagbarkeit eines CPR-Versuchs kaum zu leisten ist. Es ist also möglich, dass im Forschungslabor gut nachgewiesene Wirkungen von Medikamenten nicht im Rettungsdienst funktioniert haben, weil die Qualität der CPR zwischen Labor und Rettungsdienst fundamental verschieden war. Daraus lässt sich schlussfolgern, dass ab einem bestimmten Zeitpunkt die Ischämie den Ausgang einer kardialen Reanimation weitaus mehr bestimmt als jegliche ärztliche Therapie.

Literatur

[1] Abella BS, Alvarado JP, Myklebust H et al. (2005) Quality of cardiopulmonary resuscitation during in-hospital cardiac arrest. Jama 293: 305–310

[2] Abu-Laban RB, McIntyre CM, Christenson JM et al. (2006) Aminophylline in bradyasystolic cardiac arrest: a randomised placebo-controlled trial. Lancet 367: 1577–1584

[3] Arntz HR, Wenzel V, Dissmann R et al. (2008) Out-of-hospital thrombolysis during cardiopulmonary resuscitation in patients with high likelihood of ST-elevation myocardial infarction. Resuscitation 76: 180–184

[4] Baraka A, Ayoub C, Kawkabani N et al. (2000) Magnesium therapy for refractory ventricular fibrillation. J Cardiothorac Vasc Anesth 14: 196–199

[5] Bar-Joseph G, Abramson NS, Kelsey SF et al. (2005) Improved resuscitation outcome in emergency medical systems with increased usage of sodium bicarbonate during cardiopulmonary resuscitation. Acta Anaesthesiol Scand 49: 6–15

[6] Boettiger BW, Arntz HR, Chamberlain DA for the TROICA Trial Investigators; European Resuscitation Council Study Group (2008) Thrombolysis during resuscitation for out-of-hospital cardiac arrest. N Engl J Med 359: 2651–2662

[7] Boettiger BW, Bode C, Kern S et al. (2001) Efficacy and safety of thrombolytic therapy after initially unsuccessful cardiopulmonary resuscitation: a prospective clinical trial. Lancet 357: 1583–1585

[8] Brown CG, Martin DR, Pepe PE et al. (1992) A comparison of standard-dose and high-dose epinephrine in cardiac arrest outside the hospital. The Multicenter High-Dose Epinephrine Study Group. N Engl J Med 327: 1051–1055

[9] Bunch TJ, White RD, Gersh BJ et al. (2003) Long-term outcomes of out-of-hospital cardiac arrest after successful early defibrillation. N Engl J Med 348: 2626–2633

[10] Callaham M, Madsen CD, Barton CW, Saunders CE, Pointer J (1992) A randomized clinical trial of high-dose epinephrine and norepinephrine vs standard-dose epinephrine in prehospital cardiac arrest. Jama 268: 2667–2672

[11] Deakin CD, Nolan JP, Soar J et al. (2010) Erweiterte Reanimationsmaßnahmen für Erwachsene. Notfall und Rettungsmed 13: 559–620

[12] Ditchey RV, Lindenfeld J (1988) Failure of epinephrine to improve the balance between myocardial oxygen supply and demand during closed-chest resuscitation in dogs. Circulation 78: 382–389

[13] Dorian P, Cass D, Schwartz B et al. (2002) Amiodarone as compared with lidocaine for shock-resistant ventricular fibrillation. N Engl J Med 346: 884–890

[14] Dybvik T, Strand T, Steen PA (1995) Buffer therapy during out-of-hospital cardiopulmonary resuscitation. Resuscitation 29: 89–90

[15] Emerman CL, Pinchak AC, Hancock D, Hagen JF (1988) Effect of injection site on circulation times during cardiac arrest. Crit Care Med 16: 1138–1141

[16] Engdahl J, Bang A, Lindqvist J, Herlitz J (2000) Can we define patients with no and those with some chance of survival when found in asystole out of hospital? Am J Cardiol 86: 610–614

[17] Fischer M, Bottiger BW, Popov-Cenic S, Hossmann KA (1996) Thrombolysis using plasminogen activator and heparin reduces cerebral no-reflow after resuscitation from cardiac arrest: an experimental study in the cat. Intensive Care Med 22: 1214–1223

[18] Gottlieb R (1897) Über die Wirkung der Nebennierenextrakte auf Herz und Blutdruck. Arch Exp Path Pharm 38: 99–112

[19] Gueugniaud PY, David JS, Chanzy E et al. (2008) Vasopressin and epinephrine vs. epinephrine alone in cardiopulmonary resuscitation. N Engl J Med 359: 21–30

[20] Kudenchuk PJ, Cobb LA, Copass MK et al. (1999) Amiodarone for resuscitation after out-of-hospital cardiac arrest due to ventricular fibrillation. N Engl J Med 341: 871–878

[21] Lindner KH, Dirks B, Strohmenger HU et al. (1997) Randomised comparison of epinephrine and vasopressin in patients with out-of-hospital ventricular fibrillation. Lancet 349: 535–537

[22] Lindner KH, Prengel AW, Brinkmann A et al. (1996) Vasopressin administration in refractory cardiac arrest. Ann Intern Med 124: 1061–1064

[23] Lindner KH, Prengel AW, Pfenninger EG et al. (1995) Vasopressin improves vital organ blood flow during closed-chest cardiopulmonary resuscitation in pigs. Circulation 91: 215–221

[24] Lindner KH, Strohmenger HU, Ensinger H et al. (1992) Stress hormone response during and after cardiopulmonary resuscitation. Anesthesiology 77: 662–668

[25] Nolan JP, Hazinski MF, Billi JE et al. (2010) Part 1: Executive summary: 2010 International Consensus on Cardiopulmonary Resuscitation and Emergency Cardiovascular Care Science With Treatment Recommendations. Resuscitation 81, Suppl 1: e1–e25

[26] Padosch SA, Motsch J, Bottiger BW (2002) [Thrombolysis during cardiopulmonary resuscitation]. Anaesthesist 51: 516–532

[27] Schwartz AC (1985) Neurological recovery after cardiac arrest: clinical feasibility trial of calcium blockers. Am J Emerg Med 3: 1–10

[28] Spohr F, Arntz HR, Bluhmki E et al. (2005) International multicentre trial protocol to assess the efficacy and safety of tenecteplase during cardiopulmonary resuscitation in patients with out-of-hospital cardiac arrest: the Thrombolysis in Cardiac Arrest (TROICA) Study. Eur J Clin Invest 35: 315–323

[29] Steen PA (2005) Post-hoc analysis of sodium bicarbonate use or EMS systems? A caveat in resuscitation research. Acta Anaesthesiol Scand 49: 1–3

[30] Stiell IG, Hebert PC, Weitzman BN et al. (1992) High-dose epinephrine in adult cardiac arrest. N Engl J Med 327: 1045–1050

[31] Stiell IG, Wells GA, Field B et al. (2004) Advanced cardiac life support in out-of-hospital cardiac arrest. N Engl J Med 351: 647–656

[32] Thel MC, Armstrong AL, McNulty SE, Califf RM, O'Connor CM (1997) Randomised trial of magnesium in in-hospital cardiac arrest. Duke Internal Medicine Housestaff. Lancet 350: 1272–1276

[33] Wenzel V et al. (2010) Kommentar zu den Leitlinien 2010 zur kardiopulmonalen Reanimation des European Resuscitation Council. Anaesthesist 59:

[34] Wenzel V, Krismer AC, Arntz HR et al. (2004) A comparison of vasopressin and epinephrine for out-of-hospital cardiopulmonary resuscitation. N Engl J Med 350: 105–113

[35] Wenzel V, Prengel AW, Lindner KH (2000) A strategy to improve endobronchial drug administration. Anesth Analg 91: 255–256

[36] Wik L, Kramer-Johansen J, Myklebust H et al. (2005) Quality of cardiopulmonary resuscitation during out-of-hospital cardiac arrest. Jama 293: 299–304

Perioperative Kardioprotektion

Peter H. Tonner

22

Jedes Jahr müssen sich weltweit ca. 100 Millionen Erwachsene einem nichtkardialen operativen Eingriff unterziehen. Über eine Million Patienten pro Jahr erleiden im Verlauf eines chirurgischen Eingriffs kardiovaskuläre Komplikationen. Durch einen chirurgischen Eingriff kommt es zur Aktivierung von inflammatorischen Prozessen, hyperkoagulabilen Zuständen, zu einem Anstieg von Stresshormonen sowie Minderperfusionen. Das Auftreten perioperativer Myokardischämien verschlechtert das postoperative Outcome und besitzt damit nicht nur medizinische, sondern auch ökonomische Relevanz.

22.1 Erfassung des perioperativen Risikos

Gemäß der aktuellen Leitlinien (2007) des American College of Cardiology und der American Heart Association (ACC/AHA) kann das perioperative Risiko anhand der Schwere des operativen Eingriffs und der vorbestehenden Begleiterkrankungen geschätzt werden [6]. Einer der einfachsten, validierten und mittlerweile vielfach verwendeten Risikoscores (Revised Cardiac Risk Index, RCRI) wurde von Lee et al. entwickelt (◘ Tab. 22.1; [9]). In die Risikobewertung fließen 6 Prädiktoren ein. Obwohl die Daten, auf die sich der RCRI bezieht, bereits mehr als 10 Jahre alt sind, wurde die Leistungsfähigkeit des leicht modifizierten Scores eindrucksvoll bestätigt.

22.2 Pharmakologische Beeinflussung des perioperativen Risikos

22.2.1 Volatile Anästhetika

Erst vor wenigen Jahren wurde demonstriert, dass volatile Anästhetika ein Phänomen ähnlich der ischämischen Präkonditionierung induzieren können. Der kardioprotektive Effekt, gemessen an der Freisetzung von Troponin I, ist nicht nur unter experimentellen, sondern auch unter klinischen Bedingungen bei Anwendung eines volatilen Anästhetikums größer als bei Propofol.

Klinisch wurde ein protektiver Effekt von Inhalationsanästhetika bislang ausschließlich an Patienten gezeigt, bei denen im Rahmen einer extrakorporalen Zirkulation eine lang dauernde Ischämie gefolgt von einer Reperfusionsphase induziert wurde. An herzchirurgischen Patienten, die am schlagenden Herzen ohne Herz-Lungen-Maschine operiert wurden, zeigte sich zwar eine verbesserte Myokardfunktion in der Gruppe der mit einem Inhalationsanästhetikum behandelten Patienten im Vergleich zu einer TIVA-Gruppe, aber kein Unterschied im myokardialen Zellschaden (der in beiden Gruppen gleich gering war). Die Ausprägung des protektiven Effekts von Inhalationsanästhetika hängt von dem Ausmaß der Schädigung sowie der Dauer und Art der Applikation ab [3]. Außerhalb der Herzchirurgie liegen bislang keine klinischen Untersuchungen zu diesem Thema vor.

- **Leitlinienempfehlung**

In den AHA/ACC-Leitlinien wird empfohlen, dass die Gabe von volatilen Anästhetika zur Aufrechterhaltung einer Allgemeinanästhesie bei nichtkardialen Eingriffen bei hämodynamisch stabilen Patienten, die ein Risiko für myokardiale Ischämien aufweisen, günstig sein kann (Klasse IIa-Empfehlung, Evidenzgrad B). Angesicht der aktuellen Datenlage, die sich ausschließlich auf kardiochirurgische Patienten bezieht, ist diese Empfehlung allerdings nicht eindeutig belegt.

22.2.2 Sympatholytika

β-Blocker

Im Rahmen eines nichtkardialen Eingriffes kommt es zu einem Anstieg der Katecholaminkonzentrationen in Blut, die in einem Anstieg der Herzfrequenz, des Blutdrucks, und des Gehalts an freien Fettsäuren im Blut resultieren und damit einen Anstieg des myokardialen O_2-Verbrauchs hervorrufen. β-Blocker können die Effekte von angestiegenen Katecholaminkonzentrationen im Blut dämpfen und damit möglicherweise zu einer Senkung der operativen kardiovaskulären Morbidität beitragen.

- **Studienlage**

Mitte der 1990er Jahre wurde gezeigt, dass die perioperative Verabreichung des β-Blockers Atenolol (Operationstag bis 7 Tage postoperativ) die kardiale Morbidität und Letalität noch 2 Jahre nach einem operativen Eingriff signifikant reduzieren kann [11]. Die Ergebnisse der Studie sind allerdings nicht signifikant, wenn Patienten, die in der Phase der Applikation der Studienmedikation verstarben, mit in die Analyse einbezogen werden. Darüber hinaus wurde bei Patienten, die präoperativ einen β-Blocker erhielten, aber in die Placebogruppe randomisiert wurden, der β-Blocker abgesetzt, so dass von einem Rebound-Effekt auszugehen ist.

In einer weiteren Untersuchung, in der sich Patienten mit einem hohen Risiko für kardiale Komplikationen gefäßchirurgischen Eingriffen unterzogen, wurden ebenfalls günstige Effekte eines perioperativ verabreichten β-Blockers (Bisoprolol 7 Tage prä- bis 30 Tage postoperativ) beschrieben. In der Bisoprololgruppe konnte die Inzidenz von Todesfällen aus kardialer Ursache von 17% auf 3,4% reduziert werden, bei einer Reduktion der Rate an Myokardinfarkten von 17% in der Placebogruppe auf 0% in der

Bisoprololgruppe [13]. Auch diese Studie wurde kritisiert, u. a. da ausschließlich Hochrisikopatienten in die Studie eingeschlossen wurden und die Häufigkeit von Komplikationen in der Kontrollgruppe sehr hoch war. Die Ergebnisse der Studie können daher nicht auf Patienten mit niedrigen oder mittleren Risiko, die sich einem operativen Eingriff unterziehen müssen, verallgemeinert werden.

Im Gegensatz zu diesen beiden Studien, die einen positiven Effekt von β-Blockern demonstrierten, konnte in einer weiteren randomisierten, kontrollierten Studie, der sog. DIPOM-Studie, nicht gezeigt werden, dass es durch die Gabe von Metoprolol zu einer Reduktion des perioperativen Risikos für einen kardial verursachten Tod bzw. kardiale Komplikationen kommt. In die Studie wurden Patienten mit einem vorbestehenden Diabetes mellitus und einem nichtkardialen operativen Eingriff eingeschlossen [8]. In einer Multicenterstudie zur perioperativen β-Blockade (POBBLE; β-Blockergabe vom Tag der Aufnahme bis 7 Tage postoperativ) an 103 Patienten, die sich infrarenalen gefäßchirurgischen Eingriffen unterzogen, zeigte sich ebenfalls keine Veränderung der Häufigkeit von kardialen Komplikationen in den ersten 30 postoperativen Tagen, dagegen wurde aber die Zeit bis zur Entlassung aus dem Krankenhaus verkürzt [1].

Metaanalysen

Zu ähnlich variierenden Ergebnissen kamen einige in den letzten Jahren durchgeführte Metaanalysen zur perioperativen Therapie mit β-Blockern. Eine Metaanalyse von 6 Studien mit insgesamt 632 Patienten kam zu dem Ergebnis, dass β-Blocker zu einer mehr als 80%igen Reduktion des Risikos führen, perioperativ aus kardialer Ursache zu versterben. In dieser Metaanalyse wurde aber die POBBLE-Studie nicht berücksichtigt, ebenso wie eine große, bislang nicht publizierte Studie. Auch in einer Analyse mit insgesamt 11 ausgewerteten Studien wurde ein günstiger Effekt einer β-Blockertherapie in der perioperativen Phase festgestellt. In der Untersuchung wurde eine NNT (number needed to treat; die Anzahl von Patienten, die behandelt werden muss, um ein Ereignis zu verhindern) von 8 für die Prävention einer Myokardischämie, eine NNT von 23 für die Prävention eines Myokardinfarkts, und eine NNT von 32 für die Prävention eines kardialen bedingten Todes festgestellt. Im Wesentlichen sind die Ergebnisse v. a. von der oben bereits erwähnten Studie zum Bisoprolol ([13]) abhängig. Dennoch wurde durch die Metaanalyse klar herausgestellt, dass insbesondere Patienten mit einem hohen kardialen Risiko von einer perioperativen β-Blockade profitieren.

Im Gegensatz zu den Metaanalysen, die den perioperativen Einsatz von Betablockern unterstützen, kam die Gruppe um Devereaux zu dem Schluss, dass eine perioperative Stressprophylaxe mit β-Blockern nur zu einer geringfügigen, klinisch nicht relevanten Reduktion des perioperativen kardialen Risikos beiträgt. In einer weiteren Metaanalyse wurden keine statistisch signifikanten Vorteile für die perioperative β-Blockertherapie in Bezug auf das individuelle Outcome, und nur geringe statistisch signifikante Vorteile für ein kombiniertes Outcome aus kardiovaskulärer Letalität, Myokardinfarkt und nicht tödlichem Herzstillstand gefunden. Aufgrund der unterschiedlichen Einschlusskriterien der bislang veröffentlichten Metaanalysen lässt sich nachvollziehen, dass die Autoren zu unterschiedlichen Einschätzungen kommen müssen.

Tab. 22.1 Revised Cardiac Risk Index (RCRI; Lee-Index)

Klasse	Prädiktoren	Kardiales Risiko
	- Hochrisikooperation - Koronare Herzerkrankung - Linksherzinsuffizienz - Z. n. zerebralem Insult/TIA - Diabetes mellitus - Niereninsuffizienz	
I	0	0,4% (0,05–1,5)%
II	1	0,9% (0,3–2,1%)
III	2	6,6% (3,9–10,3%)
IV	3–4	11,0% (5,8–18,4%)

In einer großen retrospektiven Untersuchung an über 660.000 Patienten, die perioperativ für 2 Tage einen β-Blocker oder ein Placebo bekamen, wurde erstmals gezeigt, dass die Indikation zur perioperativen β-Blockade in Abhängigkeit von der Risikostratifizierung gestellt werden sollte. Alle Patienten wurden anhand des Revised Cardiac Risk Index nach Lee (Tab. 22.1) eingeschätzt. Mit steigendem Risikoindex stieg der Effekt der β-Blocker auf die Krankenhausmortalität (43% Reduktion bei einem Revised Cardiac Risk Index ≥4). Dagegen wiesen Patienten mit einem Index von ≤1, die einen β-Blocker erhielten, sogar ein erhöhtes perioperatives Risiko auf.

POISE-Studie

Um den Effekt der perioperativen β-Blockade abschließend zu beurteilen, wurde ab 2004 mit der so genannten POISE-Studie eine randomisierte kontrollierte Studie mit ca. 10.000 Patienten geplant. Die eingeschlossenen Patienten wurde entweder perioperativ mit Metoprolol behandelt, das sie unmittelbar präoperativ erhielten und das für 30 Tage nach dem chirurgischen Eingriff fortgesetzt wurde oder mit einem Placebo [4]. Die Patienten erhielten placebokontrolliert den β-Blocker Metoprolol in einer Dosierung von 100 mg 2–4 h präoperativ.

Ein kardial bedingter Tod, ein nichttödlicher Myokardinfarkt oder ein Herzstillstand waren in der Metoprololgruppe verglichen mit der Placebogruppe deutlich seltener (5,8% vs. 6,9%). Die Reduktion kardialer Komplikationen war im Wesentlichen eine Folge der Reduktion perioperativer Myokardinfarkte. Der Effekt war allerdings von einer erhöhten Inzidenz der Gesamtmortalität der Patienten sowie einer erhöhten Inzidenz von perioperativen Schlaganfällen begleitet. Schlaganfälle traten v. a. bei Patienten mit einer perioperativen Hypotension, einer perioperativen Blutung, einem Vorhofflimmern und einem vorangegangenem Schlaganfall oder einer vorangegangenen transitorischen ischämischen Attacke auf. In der POISE-Studie zeigte sich, dass Sepsis oder eine Infektion die führende Ursache für die erhöhte Sterblichkeit waren. Hypotension oder die Reduktion der Herzfrequenz haben möglicherweise die Diagnose einer septischen oder infektiösen Komplikation und konsekutiv die Therapie verzögert.

Während in POISE Metoprolol relativ hoch dosiert wurde, wurde in der DECREASE-Studie eine Dosis von Bisoprolol gewählt, die etwa 25% der maximalen therapeutischen Dosis beträgt. In DECREASE wurde nur eine Schlaganfallhäufigkeit von 0,4% gefunden. Dagegen trat in der POISE-Studie bei 1% der Patienten, die Metoprolol erhielten, ein perioperativer Schlaganfall auf.

Welche Schlüsse können aus den Ergebnissen der Studien gezogen werden?

In der perioperativen Phase sollte ein multimodaler Ansatz zur Reduktion der perioperativen kardialen Morbidität gewählt werden. Entscheidender Parameter ist die Reduktion der Herzfrequenz, oder die Herzfrequenzkontrolle. Patienten mit einer Klasse-1-Indikation für β-Blocker zur Prävention einer koronaren Herzerkrankung sollten in jedem Fall ihren β-Blocker weiter erhalten, unabhängig davon, ob ein operativer Eingriff geplant ist oder nicht [4] [14]. Patienten, die in der perioperativen Phase einen β-Blocker neu verordnet bekommen, sollten einschleichend therapiert werden und nicht, wie in der POISE-Studie geschehen, von Beginn an eine hohe Dosierung erhalten.

Praxistipp

Eine β-Blockertherapie sollte möglichst frühzeitig vor dem chirurgischen Eingriff gestartet werden, am besten mindestens 7 Tage vor dem Eingriff.

Wenn die Zeit bis zum chirurgischen Eingriff nicht ausreicht, um den β-Blocker langsam einzuschleichen, sollte ein anderer Ansatz gewählt werden. Ein Anstieg der Herzfrequenz im perioperativen Bereich, der durch perioperative Komplikationen verursacht wird, wie z. B. eine Blutung, eine Hypovolämie, eine unzureichende Schmerztherapie oder eine Infektion sollte nicht symptomatisch mit einem β-Blocker, sondern ursächlich therapiert werden.

Leitlinienempfehlung

Perioperative β-Blockade

In den aktuellen Leitlinien der amerikanischen und der europäischen Fachgesellschaften wird folgendes Vorgehen bei der perioperativen β-Blockade empfohlen [6][12]:

- Patienten, die bereits präoperativ β-Blocker erhalten, sollten diese auch in der perioperativen Phase erhalten.
- Patienten mit einem hohen kardialen Risiko (Lee-Index; ◘ Tab. 22.1), die sich gefäßchirurgischen Eingriffen unterziehen und/oder die in der präoperativen Evaluation Ischämiezeichen zeigen, sowie Patienten, die aufgrund klinischer Zeichen ein hohes kardiales Risiko aufweisen, können möglicherweise von einer perioperativen β-Blockade profitieren.

Insgesamt ist die perioperative β-Blockade immer eine Einzelfallabwägung und sollte den Nutzen, aber auch die Risiken für den individuellen Patienten abwägen.

α_2-Adrenozeptoragonisten

α_2-Adrenozeptoragonisten führen zu einer zentralen Sympathikolyse und bewirken somit ähnlich wie β-Blocker einen antiischämischen Effekt [15]. In Deutschland wird im Wesentlichen der Prototyp der α_2-Adrenozeptoragonisten, Clonidin, eingesetzt, da im Gegensatz zu den USA und einigen europäischen Ländern das deutlich rezeptorspezifischere Dexmedetomidin bislang nicht zugelassen ist. Clonidin führt bei kardialen Risikopatienten vergleichbar zur Therapie mit β-Blockern zu einer reduzierten Häufigkeit perioperativer Myokardischämien und einer geringeren Mortalität. In einer Metaanalyse konnte zwar in 6 Studien mit 614 Patienten ein günstiger Effekt von Clonidin oder Mivazerol auf die Häufigkeit intraoperativer Myokardischämien aber kein Effekt auf die perioperative Myokardinfarktrate gezeigt werden. Dagegen wurde die Inzidenz von perioperativen kardialen Todesfällen durch die α_2-Adrenozeptoragonisten signifikant gesenkt.

Leitlinienempfehlung

In den ACC/AHA-Leitlinien wird die Gabe von α_2-Adrenozeptoragonisten in der perioperativen Phase für hypertensive Patienten mit einer koronaren Herzerkrankung oder einem Risikofaktor empfohlen (Klasse-IIb-Empfehlung, Evidenzgrad B).

22.2.3 Statine

Als weitere Option zur pharmakologisch induzierten Reduktion perioperativer kardiovaskulärer Morbidität und Letalität zeichnet sich die Gruppe der Statine ab. Statine sind Medikamente, die hocheffektiv zur Senkung des Serumcholesterinspiegels beitragen. Diese Wirkung wird durch eine Hemmung der 3-Hydroxy-3-Methylglutaryl-Coenzym-A-Reduktase (HMG-CoA-Reduktase) hervorgerufen.

Schon früh fiel auf, dass Statine in randomisierten kontrollierten Studien einen größeren Effekt auf kardiovaskuläre Erkrankungen ausübten, als durch die Senkung des Cholesterinspiegels zu erwarten gewesen wäre. Neben der lipidsenkenden Wirkung haben Statine weitere, vom Fettstoffwechsel unabhängige, Wirkungen. Dazu gehören eine Inhibition von inflammatorischen Reizantworten, eine Reduktion der Thromboserate, eine gesteigerte Fibrinolyse, eine herabgesetzte Aktivität der Thrombozyten, eine Inhibition des Zellwachstums, eine Reduktion des ischämischen Reperfusionsschadens und schließlich auch eine Wiederherstellung der endothelialen Funktion.

Statine senken das Risiko von kardiovaskulären Erkrankungen und werden daher zur primären und sekundären Prävention eingesetzt. Patienten, die sich einem gefäßchirurgischen Eingriff unterziehen müssen, bekommen schon heute zu circa 50% eine längerfristige Statintherapie. Bei Patienten, die sich einem kardiochirurgischen Eingriff unterziehen, sind dies sogar schon 80%.

▪ Studienlage

In einer Reihe von klinischen Studien wurde ein günstiger Effekt von Statinen im perioperativen Umfeld bei nichtkardialen und kardialen Eingriffen gefunden. Die Letalität war bei gefäßchirurgischen Patienten in der perioperativen Phase 4,5-mal geringer, als bei Patienten ohne Statintherapie. In einer großen retrospektiven Kohortenstudie an über 780.000 Patienten, die sich nichtkardialen Eingriffen unterziehen mussten, reduzierten Statine deutlich das Risiko eines postoperativen Todes [10].

Bislang wurde nur eine einzige prospektiv randomisierte Untersuchung zur perioperativen Therapie mit Statinen publiziert. In dieser Studie wurde gezeigt, dass eine kurzzeitige Statintherapie die Inzidenz von großen kardiovaskulären Nebenwirkungen bei gefäßchirurgischen Patienten deutlich senkt [5]. Die 7 Tage präoperativ begonnene Gabe von Atorvastatin resultierte in einer Reduktion der Letalität um 50% während des weiteren Krankenhausaufenthalts. In den folgenden 6 Monaten blieben 91,4% der Patienten der Atorvastatingruppe ohne kardiale Ereignisse, während in der Placebogruppe nur 73,5% der Patienten kardial beschwerdefrei blieben [5].

In einer Metaanalyse, die insgesamt 22.300 Patienten umfasste, reduzierte eine perioperative Therapie mit Statinen die Letalität bei kardiochirurgischen Eingriffen (1,9% vs. 3,1%), bei gefäßchirurgischen Eingriffen (1,7% vs. 6,1%) und nach nichtkardialen chirurgischen Eingriffen (2,2% vs. 3,2%;[7]). Ob weitere große, randomisierte, kontrollierte Studien zur perioperativen Statintherapie durchgeführt werden können ist aber fraglich, da bereits heute ein großer Teil der Patienten mit kardiovaskulären Risikofaktoren Statine erhält und eine Placebogruppe aufgrund der vielen positiven Daten ethisch nicht mehr vertretbar erscheint.

Unerwünschte Nebenwirkungen der Statintherapie sind relativ selten. Todesfälle als Folge einer Statintherapie wurden von der FDA nur mit einer Häufigkeit von 83 Todesfällen pro Million Personenjahre beschrieben und nur 30 Fälle eines Leberversagens, das durch Statine hervorgerufen wurde, traten auf. Eine weitere schwerwiegende Nebenwirkung, die nach der Behandlung mit Statinen auftreten kann, ist eine Rhabdomyolyse. Diese Nebenwirkung wird v. a. durch Cerivastatin hervorgerufen. Faktoren, die zu erhöhten Serumkonzentrationen von Statinen führen, wie z. B. kleine Körpergröße, erhöhtes Lebensalter, einer renale oder hepatische Dysfunktion, ein Diabetes mellitus, ein Hypothyreoidismus und die gleichzeitige Applikation von Medikamenten, die mit dem Statinmetabolismus interferieren, wie z. B. Cyclosporin, antifungale Medikamente, Kalziumantagonisten und Amiodaron, wirken unterstützend. In einer großen randomisierten kontrollierten Studie zu den Nebenwirkungen von Simvastatin (40 mg) an über 20.000 Patienten mit vaskulären Erkrankungen oder Diabetes mellitus zeigte sich eine Häufigkeit von Myopathien (Muskelschmerz oder Schwäche, bei gleichzeitiger Erhöhung des CK-Werts um mehr als das 10fache der Norm), von weniger als 0,1%. Es gab keinen Unterschied zur Placebogruppe bei hepatobiliären Erkrankungen über eine Beobachtungszeit von 5 Jahren [1].

Ähnlich wie in der Frühphase der β-Blockerstudien wird für kardiale Risikopatienten derzeit die großzügige perioperative Statintherapie empfohlen. So sollen nach Ansicht einiger Autoren Patienten bei entsprechendem Risikoprofil unabhängig von der Art des Eingriffs perioperativ auf Statine eingestellt werden – d. h., wenn Patienten auch unabhängig vom operativen Eingriff von der Statintherapie profitieren würden. Eine unkritische Gabe von Statinen an alle Patienten, die sich einem operativen Eingriff unterziehen müssen, wird allerdings aufgrund der mangelnden Datenlage nicht empfohlen. Andere Autoren sind zurückhaltender und empfehlen eine Statintherapie nur dann, wenn Patienten bereits präoperativ ein Statin erhalten haben und damit ein Reboundeffekt eines Statinentzugs verhindert wird.

22

▪ Leitlinienempfehlung

Ohne eine ausreichende Anzahl von randomisierten kontrollierten Studien zur perioperativen Gabe von Statinen, ist es schwer, allgemeingültige Empfehlungen zur Statintherapie in der perioperativen Phase auszusprechen. In den Leitlinien der AHA/ACC wird eine perioperative Therapie mit Statinen bei Patienten, die sich einem nichtkardialen Eingriffe unterziehen und bereits ein Statin einnehmen, empfohlen (Klasse-I-Empfehlung, Evidenzgrad B). Darüber hinaus ist die Gabe von Statinen bei Patienten mit und ohne kardiale Risikofaktoren vernünftig, die sich einem gefäßchirurgischen Eingriff unterziehen (Klasse-IIa-Empfehlung, Evidenzgrad B).

Perioperative Statine

In den aktuellen Leitlinien der amerikanischen und der europäischen Fachgesellschaften wird folgendes Vorgehen bei der perioperativen Gabe von Statinen empfohlen [6][12]:

- Patienten, die bereits präoperativ Statine erhalten, sollten diese auch in der perioperativen Phase erhalten.
- Bei Patienten, die sich gefäßchirurgischen Eingriffen unterziehen müssen, kann eine perioperative Gabe von Statinen sinnvoll sein.
- Bei Patienten, die sich einem Hochrisikoeingriff unterziehen müssen, ist zu empfehlen, die Gabe von Statinen zwischen 30 Tagen und mindestens 1 Woche präoperativ zu beginnen.

Wie bei den β-Blockern ist die perioperative Therapie mit Statinen immer eine Einzelfallabwägung und sollte den Nutzen, aber auch die Risiken für den individuellen Patienten abwägen.

22.2.4 Thrombozytenaggregationshemmer

Bei einer Reihe von Krankheitsbildern werden Thrombozyteninhibitoren einzeln oder auch in Kombination eingesetzt. Im perioperativen Bereich führt dies nicht selten zu Diskussionen über das Blutungs- bzw. das thrombogene Risiko. In der Häufigkeit weiter steigend sind insbesondere Patienten, die aufgrund der Platzierung eines koronaren Stents eine Plättchenhemmung erhalten haben. Für den perioperativen Bereich muss bei diesen Patienten das Risiko einer vital gefährdenden Stentthrombose gegen eine Blutungskomplikation abgewogen werden. In einer Vielzahl der Fälle sollte zumindest die Gabe von ASS perioperativ erfolgen, eine endgültige Entscheidung kann jedoch nur im Einzelfall gefällt werden. Bei elektiven Eingriffen sollte die Operation bis zum Absetzen des Thienopyridins verschoben werden. Dieses Vorgehen wird von den amerikanischen und europäischen Fachgesellschaften empfohlen (▫ Abb. 22.1; [6][12]).

▪ Studienlage

In einer großen Metaanalyse zum perioperativen Blutungsrisiko bei Patienten, die auf niedrig dosiertes ASS eingestellt waren, zeigte sich ein ca. 1,5fach erhöhtes Risiko. Ein leicht erhöhtes Blutungsrisiko wirkt sich aber nicht in der Morbidität und Letalität, in einem erhöhten Bedarf an Transfusionen oder in schlechteren Operationsergebnissen aus, wenn man von intrakraniellen und evtl. transurethralen Eingriffen absieht.

Zwei große Studien haben den protektiven Effekt von ASS bei nichtkardiochirurgischen Eingriffen untersucht. In der ACE-Studie (2849 Patienten) konnte gezeigt werden, dass die Gabe von niedrig dosierter (<325 mg) Acetylsalicylsäure eine Reduktion von Myokardinfarkten, Schlaganfällen bzw. Todesfällen um 54% im Vergleich zu Placebo bewirkte. Allerdings nahm die Inzidenz der untersuchten Endpunkte bei höheren Dosen von ASS zu. In der anderen großen Untersuchung wurden 162 mg ASS mit Placebo bei Patienten, die sich Hüft- bzw. Knieoperationen unterziehen mussten, verglichen. Die Einnahme von ASS reduzierte die Rate thrombembolischer Ereignisse um 36%.

Bei kardiochirurgischen Patienten senkte die frühe postoperative Gabe von ASS das perioperative Risiko ischämischer Komplikationen, ohne dass es zu vermehrten Blutungskomplikationen kam. Die derzeitige Datenlage erlaubt noch keine endgültige Abschätzung, ob Blutungs- oder Thromboserisiko größer sind, daher muss auf die Ergebnisse weiterer großer Studien gewartet werden.

▪ Leitlinienempfehlung

Die aktuellen Leitlinien der American Heart Association empfehlen, dass bei Patienten, die aufgrund von kardialen Symptomen eine perkutane koronare Intervention benötigen, und bei denen ein nichtkardialer chirurgischer Eingriff vorgenommen werden muss, wahrscheinlich eine Strategie mit einer Ballon-PCI oder eine Platzierung eines Bare Metal Stents (BMS) mit einer dualen Thrombozyteninhibition für 4–6 Wochen indiziert ist (Klasse-IIa-Empfehlung, Evidenzgrad B). Bei Patienten, die einen Drug Eluting Stent (DES) erhalten haben und die sich einem dringenden nichtkardialen Eingriff unterziehen müssen,

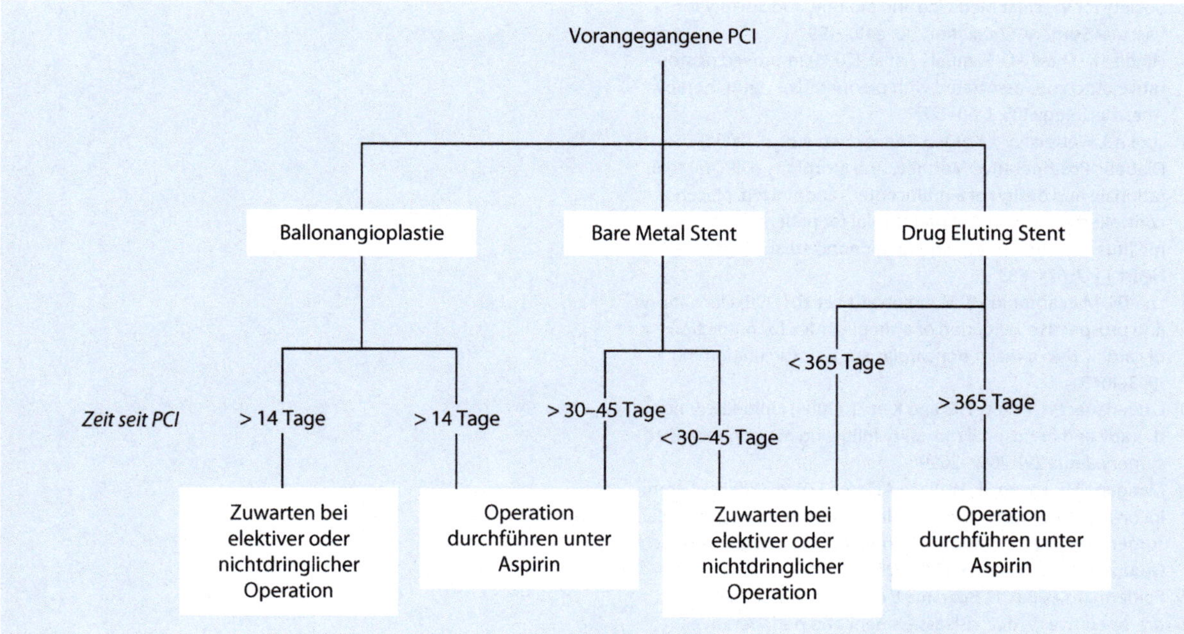

Abb. 22.1 Empfohlenes Vorgehen für die Planung elektiver nichtkardialer operativer Eingriffe bei Patienten, denen ein koronarer Stent implantiert wurde. Während in den Leitlinien der AHA/ACC bei einer Stentimplantation eines Bare Metal Stents von weniger bzw. mehr als 30–45 Tagen unterschieden wird, wird in den ESC-Leitlinien eine Frist von weniger bzw. mehr als 6 Wochen gesetzt – mit dem Hinweis, dass optimal mindestens 3 Monate nach Stentplatzierung abgewartet werden sollte

der eine Absetzung der Thienopyridintherapie notwendig macht, ist es vernünftig, ASS möglichst weiter zu verabreichen und das Thienopyridin schnellstmöglich wieder anzusetzen (Klasse-IIa-Empfehlung, Evidenzgrad C).

Darüber hinaus empfehlen die Leitlinien bei Patienten, die vor weniger als 4–6 Wochen einen BMS oder vor weniger als 12 Monaten einen DES erhalten haben und aus diesem Grund ein Thienopyridin mit oder ohne Aspirin einnehmen müssen, elektive nichtkardiale Eingriffe zu verschieben (Klasse-III-Empfehlung, Evidenzgrad B).

Zu dem Einfluss von Thrombozyteninhibitoren auf die Durchführbarkeit von Regionalanästhesien ▶ Kap. 18.

22.3 Fazit

Neben den klassischen protektiven Maßnahmen während einer Anästhesie (Gewährleistung der hämodynamischen Stabilität und damit der Perfusion der Gewebe, ausreichende Oxygenierung des Bluts) tritt die pharmakologische Kardioprotektion immer mehr in den Vordergrund.

Die anfängliche Euphorie ist inzwischen einer skeptischen Distanz gewichen, da es keine pauschalen Rezepte gibt, sondern eine differenzierte Einzelabwägung von Nutzen und Risiko erfolgen muss. Anhand der Daten aus aktuellen Studien steht zu erwarten, dass die meisten Leitlinien in absehbarer Zeit überarbeitet werden müssen.

Literatur

[1] Armitage J, Bowan L, Collins R, Parish S, Tobert T for the Heart Protection Study Collaborators (2009) Effect of simvastatin 40 mg daily on muscle and liver adverse effects in a 5 year randomized placebo controlled study in 20536 high risk people. BMC Clin Phamacol 9: 6

[2] Brady AR, Gibbs JS, Greenhalgh RM et al. (2005) Perioperative beta-blockade (POBBLE) for patients undergoing infrarenal vascular surgery: results of a randomized double-blind controlled trial. J Vasc Surg 41: 602–609

[3] De Hert SG, Van der Linden PJ, Cromheecke S et al. (2004) Cardioprotective properties of sevoflurane in patients undergoing coronary surgery with cardiopulmonary bypass are related to the modalities of its administration. Anesthesiology 101: 299–310

[4] Devereaux PJ, Yang H, Yusuf S et al. (2008) Effects of extended-release metoprolol succinate in patients undergoing non-cardiac surgery (POISE trial): a randomised controlled trial. Lancet 371: 1839–1847

[5] Durazzo AE, Machado FS, Ikeoka DT et al. (2004) Reduction in cardiovascular events after vascular surgery with atorvastatin: a randomized trial. J Vasc Surg 39: 967–975

[6] Fleisher LA, Beckman JA, Brown KA et al. (2007) ACC/AHA 2007 guidelines on perioperative cardiovascular evaluation and care for noncardiac surgery: a report of the American College of Cardiology/American Heart Association Task Force on Practice Guidelines (Writing Committee to Revise the 2002 Guidelines on Perioperative Cardiovascular Evaluation for Noncardiac Surgery): developed in collaboration with the American Society of Echocardiography, American Society of Nuclear Cardiology, Heart Rhythm Society, Society of Cardiovascular Anesthesiologists, Society for Cardiovascular Angiography and Interventions,

Society for Vascular Medicine and Biology, and Society for Vascular Surgery. Circulation 116: e418–499
[7] Hindler K, Shaw AD, Samuels J et al. (2006) Improved postoperative outcomes associated with preoperative statin therapy. Anesthesiology 105: 1260–1272
[8] Juul AB, Wetterslev J, Kofoed-Enevoldsen A et al. (2004) The Diabetic Postoperative Mortality and Morbidity (DIPOM) trial: rationale and design of a multicenter, randomized, placebo-controlled, clinical trial of metoprolol for patients with diabetes mellitus who are undergoing major noncardiac surgery. Am Heart J 147: 677–683
[9] Lee TH, Marcantonio ER, Mangione CM et al. (1999) Derivation and prospective validation of a simple index for prediction of cardiac risk of major noncardiac surgery. Circulation 100: 1043–1049
[10] Lindenauer PK, Pekow P, Wang K et al. (2004) Lipid-lowering therapy and in-hospital mortality following major noncardiac surgery. Jama 291: 2092–2099
[11] Mangano DT, Layug EL, Wallace A, Tateo I (1996) Effect of atenolol on mortality and cardiovascular morbidity after noncardiac surgery. Multicenter Study of Perioperative Ischemia Research Group. N Engl J Med 335: 1713–1720
[12] Poldermans D, Bax JJ, Boersma E et al. (2009) Guidelines for pre-operative cardiac risk assessment and perioperative cardiac management in non-cardiac surgery: The Task Force for Preoperative Cardiac Risk Assessment and Perioperative Cardiac Management in Non-cardiac Surgery of the European Society of Cardiology (ESC) and endorsed by the European Society of Anaesthesiology (ESA). Eur Heart J (in press)
[13] Poldermans D, Boersma E, Bax JJ et al. (1999) The effect of bisoprolol on perioperative mortality and myocardial infarction in high-risk patients undergoing vascular surgery. Dutch Echocardiographic Cardiac Risk Evaluation Applying Stress Echocardiography Study Group. N Engl J Med 341: 1789–1794
[14] Smith SC, Jr., Allen J, Blair SN et al. (2006) AHA/ACC guidelines for secondary prevention for patients with coronary and other atherosclerotic vascular disease: 2006 update: endorsed by the National Heart, Lung, and Blood Institute. Circulation 113: 2363–2372
[15] Tonner PH, Scholz J (1996) Clinical perspectives of alpha2-adrenoceptor agonists. Current Opinion in Anaesthesiology 9: 471–480

22

Therapie mit Antiinfektiva

Jost Leemhuis, Winfried Kern und Katja de With

In der Akutmedizin, insbesondere bei schweren Erkrankungen, die eine Behandlung auf der Intensivstation notwendig machen, ist in vielen Fällen eine empirische Initialtherapie, d. h. eine Behandlung mit Antiinfektiva vor Erregersicherung notwendig. Die Antiinfektivawahl in dieser Situation richtet sich nach dem erwarteten Erregerspektrum und der erwarteten Erregerempfindlichkeit (»**kalkulierte« Therapie**). Nach Erregersicherung kann und sollte in den meisten Fällen auf eine gezielte Therapie umgestellt werden. Dabei spielen die Aspekte Wirksamkeit, Nebenwirkungen, Resistenzentwicklung und Kosten eine Rolle.

23.1 Grundregeln der antibiotischen Therapie

Die Indikation zur Anwendung eines Antiinfektivums muss auch in der Intensivmedizin so streng wie möglich gestellt werden. Dies gilt insbesondere auch für die Indikation zu Mehrfachkombinationstherapien (Polypragmasie). Es gibt eine Reihe von weiteren allgemeinen Regeln, die für die Therapie mit Antibiotika und anderen antimikrobiellen Arzneimitteln Relevanz haben:

- Vor Therapieeinleitung und vor Therapieumstellung sollte die Abnahme von Proben zur Erregersicherung stehen.
- Antibiotika sind keine Antipyretika! Fieber oder v. a. erhöhte unspezifische Entzündungsmarker (z. B. CRP) allein dürfen nicht Anlass für eine unkritische und überstürzte Antibiotikatherapie sein. Wenn es Kreislaufsituation und Immunitätslage erlauben, kann in vielen Fällen das Ergebnis weiterer klinischer und mikrobiologischer Untersuchungen abgewartet werden.
- Die hier angegebenen Dosierungen entsprechen nicht in allen Fällen den primär empfohlenen Dosierungen der entsprechenden Fachinformationen; sie haben sich jedoch in Studien im Einsatz bei schwerkranken Patienten und in der klinischen Erfahrung als wirksam herausgestellt und entsprechen insofern besonderen Empfehlungen.
- Eine ausbleibende Entfieberung 2–4 Tage nach Therapiebeginn sollte Anlass sein, die eingeleitete Behandlung zu überdenken: Falscher Erreger anvisiert? Erregerwechsel (selten!)? Richtige Dosis/falsches Medikament? Richtiges Medikament/falsche Dosis? Entzündung nicht mikrobiell bedingt? Bei vielen Infektionskrankheiten kommt es allerdings trotz adäquater Therapie erst zu einem späten Zeitpunkt zur Entfieberung (z. B. Typhus abdominalis, Infarktpneumonie).
- Die folgenden Grundsätze einer kostengünstigen und rationalen Therapie beachten:
  - So kurz wie möglich, so lang wie nötig, so schmal wie möglich, so breit wie nötig, und falls möglich orale anstelle parenteraler Therapie!
  - Aus der In-vitro-Empfindlichkeit eines Erregers kann nicht unmittelbar auf die In-vivo-Wirksamkeit des entsprechenden Antibiotikums geschlossen werden. In vielen Fällen sind Therapieerfolge durchaus noch zu erzielen, auch wenn es sich um mehrfach resistente Erreger handelt. Die Antibiogrammkategorien »empfindlich« (S) und »resistent« (R) sowie die Auswahl der Testsubstanzen bedürfen der kritischen Interpretation; detaillierte Nachtestungen auch gegenüber Reservesubstanzen sind ggf. angezeigt.

Neben der richtigen Wahl der antimikrobiellen Therapie kommt auch der richtigen Dosierung und Applikation besonders bei kritisch kranken komorbiden Patienten ein besonderer Stellenwert zu.

23.2 Einzelne Krankheitsbilder

23.2.1 Schwere Sepsis und septischer Schock

Sepsis, schwere Sepsis und septischer Schock sind klinische Definitionen aus einer Kombination von Vitalparametern, Laborwerten, hämodynamischen Daten und Organfunktionen – unabhängig von Erregersicherung und klinischem Fokus (▫ Tab. 23.1).

Die Prävalenz der schweren Sepsis bzw. des septischen Schocks auf deutschen Intensivstationen beträgt nach Untersuchungen des Kompetenznetzwerkes Sepsis ca. 11% bei einer Krankenhaussterblichkeit der Patienten von ca. 55% [5].

Ein Erregernachweis in Blutkulturen findet sich in Abhängigkeit von einer antibiotischen Vorbehandlung nur bei durchschnittlich 30% aller Patienten mit schwerer Sepsis oder septischem Schock. Insgesamt kann in ca. 30% kein mikrobiologisch gesicherter Infektionsnachweis geführt werden, obwohl eine Infektion nach klinischen Kriterien wahrscheinlich ist. Allgemeine Entzündungszeichen (»SIRS«) sind unspezifisch und können nicht nur bei Infektionen, sondern auch bei erregerunabhängigen entzündlichen Erkrankungen, wie z. B. Tumoren, Verbrennungen, Pankreatitis oder schwerem Trauma auftreten.

Meist gehen die schwere Sepsis oder der septische Schock von pulmonalen Infektionen aus (▫ Tab. 23.2). Am zweithäufigsten sind Bakteriämien ohne Fokus bzw. venenkatheterassoziierte Infektionen.

Tab. 23.1 Diagnosekriterien für Sepsis, schwere Sepsis und septischen Schock

Krankheitsbild	Diagnosekriterien
SIRS	Severe inflammatory host response (SIRS) (mind. 2 Kriterien): Temperatur ≥38°C oder ≤36°C (rektal, intravasal, intravesikal) Herzfrequenz ≥90/min Atemfrequenz ≥20/min oder Hypokapnie (p_aCO_2 ≤33 mmHg) Leukozytenzahl ≥12.000/µl oder ≤4.000/µl oder ≥10% unreife Neutrophile im Differenzialblutbild
Sepsis	SIRS, mit Verdacht auf (klinische Kriterien) bzw. gesicherter Infektion (mikrobiologischer Nachweis)
Schwere Sepsis	Sepsis, mit Zeichen einer akuten Organdysfunktion (mind. 1 Kriterium): - akute Enzephalopathie[1] - Thrombozytenzahl ≤100,000/µl oder Thrombozytenzahlabfall um 30% innerhalb von 24 h[2] - arterielle Hypoxämie (p_aO_2 ≤75 mmHg unter Raumluft) oder p_aO_2/F_iO_2-Ratio ≤250 mmHg unter O_2-Applikation[3] - Oligurie (≤0,5 ml/kgKG/h für wenigstens 2 h) trotz ausreichender - Volumensubstitution und/oder ein Anstieg des Serumkreatinins >2-mal des oberen lokal üblichen Referenzwertes - metabolische Azidose (Base-Exzess ≤-5 mmol/l oder eine Laktatkonzentration > 1,5-mal des oberen lokal üblichen Referenzwertes
Septischer Schock	Sepsis mit – trotz adäquater Volumensubstitution – persistierender Hypotonie für wenigstens 1 h: - systolischer Blutdruck <90 mmHg bzw. arterieller Mitteldruck ≤65 mmHg bzw. - Vasopressoreinsatz, um den systolischen Blutdruck ≥90 mmHg oder den arteriellen Mitteldruck ≥65mmHg zu halten

[1] eingeschränkte Vigilanz, Desorientiertheit, Unruhe, Delirium.
[2] Ausschluss einer Thrombozytopenie aufgrund von Blutung oder immunologischer Ursachen.
[3] Ausschluss einer bestehenden manifesten Herz- oder Lungenerkrankung.

Tab. 23.2 Häufigkeit von Sepsisherden (%)

Respirationstrakt	40–50
Primäre Septikämien (Blutkulturen)	10–20
Urogenitaltrakt	5–10
Gastrointestinaltrakt	5–10
Wund- und Weichteilinfektionen	5–10
Sonstige	<5

Erregerspektrum

Die Mehrheit der Sepsisfälle wird durch bakterielle Infektionen hervorgerufen. Das Erregerspektrum hängt vom Infektionsfokus ab und ist bei ambulant erworbenen Infektionen von dem bei nosokomialen Infektionen verschieden. Auch eine vorliegende Grunderkrankung oder ein vorangegangener Krankenhausaufenthalt beeinflussen das Erregerspektrum.

Häufigste bakterielle Erreger bei Sepsis sind Staphylococcus aureus, Escherichia coli und verschiedene Streptokokkenarten, bei nosokomial erworbenen Infektionen sind Enterokokken, Pseudomonas aeruginosa, koagulase-negative Staphylokokken sowie Candida spp. häufig. In einigen Statistiken stehen koagulase-negative Staphylokokken weit vorne, ihre Rolle als Kontaminant wird jedoch oft unterschätzt (Tab. 23.3).

Diagnostik

Es sollten immer 2–3 Blutkultursets nach Möglichkeit vor Therapiebeginn bzw. vor der nächsten Gabe aus einer peripheren Vene entnommen werden, wobei bei Patienten mit schwerer Sepsis bzw. septischem Schock auf ein definiertes zeitliches Intervall zwischen den Abnahmen verzichtet werden kann. Bei liegendem zentralvenösem Katheter sollten zeitgleich aus dem Katheter Blutkulturen entnommen werden. Bei dringendem Verdacht auf katheterassoziierte Sepsis sollte der Katheter gezogen und die Katheterspitze zur mikrobiologischen Diagnostik eingeschickt werden.

Die weitere mikrobiologische Diagnostik richtet sich nach dem vermuteten oder nachgewiesenen Fokus (z. B. bronchioalveoläre Lavage (BAL) bei Pneumonie, Liquorkultur bei Meningitis). Bei Abszessen erfolgt die Materialgewinnung durch Punktion oder chirurgische Inzision bzw. Drainage.

Tab. 23.3 Verteilung der in Blutkulturen nachgewiesenen Sepsiserreger

Gram-positive Bakterien	ca. 50%	Gram-negative Bakterien	ca. 40%
S. aureus	20–30%	E. coli	20–30%
Koagulase-negative Staph.	10%	Klebsiella spp.	5–10%
Hämolysierende Streptokokken	<5%	Proteus mirabilis	<5%
sonstige Streptokokken	<5%	Enterobacter spp.	<5%
S. pneumoniae	<5%	Salmonellen	<5%
Enterococcus spp.	5–10%	Pseudomonas aeruginosa	<5%
		Acinetobacter spp.	<5%
Andere Keime			
Anaerobier	<5%		
Candida spp.	<5%		

Tab. 23.4 Geeignete Initialtherapie bei schwerer Sepsis oder septischem Schock ohne Erregernachweis und ohne Fokus

Klinische Situation	Wirkstoff	Dosierung
Keine bekannte Grunderkrankung, nach Splenektomie oder bei Purpura	Ceftriaxon	2×2 g i.v.
Leukopenie (<2000/µl) bzw. Neutropenie (<1000/µl), sonstige Grunderkrankung/Vorbehandlung bzw. in den letzten Monaten bereits einmal hospitalisiert	Meropenem + Aminoglykosid (einmalig) **oder**	3×1,0 g i.v. + Aminoglykosid[1]
	Piperacillin/Tazobactam + Ciprofloxacin	3×4,5 g i.v. + 3×400 mg i.v.

[1]Netilmicin 1×6–7 mg/kgKG oder Tobramycin 1×5–6 mg/kgKG oder Amikacin 1×15 mg/kgKG; zweite Wahl ist Gentamicin 1×4–5 mg/kgKG; einmalige Gabe (single shot)

Zur Basisdiagnostik der Sepsis gehören neben Fokussuche bzw. Erregersicherung die Bestimmung von Differenzialblutbild, Kreatinin, Transaminasen, Bilirubin, Gerinnungsparametern und Urinstatus (auch Laktat) und eine Blutgasanalyse. Eine Procalcitoninbestimmung kann v. a. im Verlauf hilfreich sein [2]. Dabei ist zu beachten, dass ein operatives Trauma und andere Ursachen zu einer transitorischen Procalcitonin (PCT)-Erhöhung führen können.

Initialtherapie

Die frühzeitige (nach Abnahme entsprechender Kulturen) intravenöse kalkulierte antimikrobielle Therapie (Tab. 23.4) ist mit einer Reduktion der Letalität verbunden. Maßnahmen zur Sanierung des Infektionsherdss sollten ebenfalls rasch und unverzüglich erfolgen.

Eine sorgfältige Anamnese und klinische Untersuchung ergeben in vielen Fällen Hinweise auf die wahrscheinliche Ursache oder zumindest auf spezielle Erregergruppen, die bei der initialen Therapie mitberücksichtigt werden sollten. Folgende Überlegungen sind hilfreich:

- Splenektomie, Neutropenie, Purpura fulminans, »toxic-shock-syndrome«, i.v.-Drogenabusus, Herzgeräusche, Gelenkschwellungen, Tierbisse?
- Intraabdominelle Erkrankung wie GI-Blutung mit Schock, entzündliche Darmerkrankungen, mesenteriale Minderdurchblutung?
- Reiseanamnese (Malaria, Dengue, Leptospirose, viral-hämorrhagische Fieber)?
- Grunderkrankung(en), Vorbehandlung, vorausgegangener Krankenhausaufenthalt, Fremdkörper (Schrittmacher, Gelenkprothese, Gefäßprothese, etc.)?

Ebenso ist nach der Akutversorgung in vielen Fällen ein klinischer Fokus mittels Bildgebung nachweisbar, sodass hier oft eine kalkulierte Therapie je nach Organinfektion angeschlossen werden kann.

Tab. 23.5 Geeignete Initialtherapie einer ambulant erworbenen schweren Pneumonie ohne Hinweis für P.-aeruginosa-Risiken

Medikament	Tagesdosis
Amoxicillin-Clavulansäure +	3×2,2 g i.v.
Clarithromycin	2×500 mg i.v.

23.2.2 Ambulant erworbene schwere Pneumonie

Etwa 200.000 Patienten werden pro Jahr in Deutschland mit ambulant erworbener Pneumonie stationär behandelt. Die Sterblichkeit bei stationären Pneumoniepatienten beträgt 12–15%. Bewährt hat sich die Ermittlung des CRB65-Scores (▶ Übersicht), mit dem eine grobe Prognoseabschätzung möglich ist [1].

CRB65-Score

Prüfung auf das Vorliegen folgender Kriterien:

- Bewusstseinstrübung/Desorientiertheit
- Atemfrequenz ≥30/min
- diastolischer Blutdruck ≤60 mm Hg und systolischer Blutdruck <90 mm Hg
- Alter ≥65 Jahre

Der Score wird durch die Addition eines Punktes für das Vorliegen jeweils eines der aufgelisteten Kriterien berechnet.

Als ambulant erworbene schwere Pneumonie gelten: CRB65-Index ≥2

Der modifizierte ATS-Score, mit dem Vorliegen von mindestens 1 Major- oder mindestens 2 Minorkriterien gelten als weiteres Kriterium für das Vorliegen einer ambulant erworbene schwere Pneumonie (▶ Übersicht).

Modifizierte ATS-Kriterien für eine ambulant erworbene schwere Pneumonie

- Majorkriterien, bestimmt bei Aufnahme oder im weiteren Verlauf (positiv wenn 1 von 2 Variablen vorhanden):
  - Notwendigkeit der Intubation und maschinellen Beatmung
  - Notwendigkeit der Gabe von Vasopressoren >4 h (septischer Schock)
- Minorkriterien, bestimmt bei Aufnahme (positiv wenn 2 von 3 Variablen vorhanden):
  - Schwere akute respiratorische Insuffizienz (p_aO_2/F_IO_2 <250)
  - Multilobäre Infiltrate in der Thoraxröntgenaufnahme
  - Systolischer Blutdruck <90 mm Hg

Erregerspektrum

Es findet sich ein breiteres Erregerspektrum als bei weniger schweren Formen, doch bleibt S. pneumoniae der mit Abstand häufigste Erreger, gefolgt von H. influenzae, S. aureus und Legionella. Enterobacteriaceae, v. a. E. coli und Klebsiella spp., seltener Proteus spp., sind ebenfalls von Bedeutung.

Pneumokokken sind in Deutschland nur ganz vereinzelt resistent gegenüber Penicillinen.

Die Rolle von Infektionen durch P. aeruginosa bei der schweren ambulant erworbenen Pneumonie ist nicht ganz klar; die Inzidenz ist im Vergleich zu anderen Ländern gering. P. aeruginosa wird bei Patienten mit schweren strukturellen Lungenerkrankungen, Bronchiektasen, Mukoviszidose häufiger nachgewiesen.

Initialtherapie

Studien bei schwerer Pneumokokkenpneumonie haben gezeigt, dass die initiale Zugabe eines Makrolids zu einem β-Laktamantibiotikum das Behandlungsergebnis verbessern kann [19], sodass sich dieses Schema vielfach durchgesetzt hat und auch in der deutschen Leitlinie [9] empfohlen wird (Tab. 23.5). Bei stationären Patienten geeignete und empfohlene β-Laktamantibiotika sind Aminopenicillin-Betalaktamaseinhibitor-Kombinationen (Ampicillin/Sulbactam oder Amoxicillin/Clavulansäure), Ceftriaxon oder Cefuroxim sowie Ertapenem. Geeignete Makrolide/Azalide (als Kombinationspartner) sind Azithromycin oder Clarithromycin, die zugleich auch eine sehr gute Aktivität gegenüber Legionella und Mycoplasma besitzen.

Als zweite Wahl gilt die Monotherapie mit einem pneumokokkenwirksamen Fluorchinolon (Levofloxacin in einer Dosierung von 1x750 mg oder 2x500 mg/24 h oder Moxifloxacin).

Bei Patienten mit struktureller Lungenerkankung oder bei sonstigen Grundkrankheiten, die zu einer Hospitalisierung in den letzten Monaten geführt haben, ist die

Gabe eines pseudomonas- und pneumokokkenwirksamen Betalaktams sinnvoll (z. B. Piperacillin/Tazobactam, Cefepim, Imipenem oder Meropenem).

Cave

Die notwendige **Therapiedauer** ist nicht bekannt.

Daten aus Studien bei leichter ambulant erworbener Pneumonie zeigen, dass eine 8-tägige Behandlungsdauer einer 3-tägigen bei initialer Besserung nicht überlegen war. Daten aus Studien bei nosokomialer Pneumonie zeigen, dass eine 15-tägige Behandlungsdauer einer 8-tägigen Behandlung nicht überlegen war. Eine Therapiedauer bei schwerer Pneumonie <8 Tage wird nicht empfohlen. Die Therapiedauer kann möglicherweise über eine serielle Bestimmung von Procalcitonin (z. B. alle 2–3 Tage) definiert werden.

Praxistipp

Ein Procalcitonin-Spiegel von <0,1 µg/mL spricht bei klinischer Besserung für eine ausreichend sichere Beendigung der Antibiotikatherapie.

23.2.3 Schwere Exazerbation einer chronischen Bronchitis

Annähernd die Hälfte aller Fälle mit einer akuten Exazerbation einer chronischen Bronchitis bzw. chronisch-obstruktiven Lungenerkrankung (AECB) werden durch infektiöse Ursachen ausgelöst, wobei nach neueren Untersuchungen Viren führend sind. Der Nachweis von potenziell pathogenen Bakterien ist keineswegs immer als ursächlich für die Exazerbation zu betrachten.

Erregerspektrum

Das Erregerspektrum ist ähnlich demjenigen bei der ambulant erworbenen schweren Pneumonie. Haemophilus spp. ist häufiger. Eine ganze Reihe von Patienten ist mit P. aeruginosa kolonisiert, was in einigen Fällen auch pathophysiologisch und für die Therapieentscheidung bedeutsam ist.

Diagnostik

Als schwere AECB gilt die bei denen folgende klinische Merkmale vorhanden sind:
- schwere Atemnot mit fehlendem Ansprechen auf die Notfalltherapie,
- komatöser Zustand,
- persistierende Hypoxämie (p_aO_2 <50 mm Hg trotz O_2-Gabe) bzw. schwere progrediente Hyperkapnie (p_aCO_2 >70 mm Hg),
- respiratorische Azidose (pH <7,35) oder
- Kreislaufinsuffizienz.

Initialtherapie

Grundsätzlich geeignet für die Initialtherapie bei Patienten mit schwerer AECB sind die Substanzen, die auch bei der ambulant erworbenen Pneumonie empfohlen werden [9]. Eine Kombinationstherapie mit Makroliden ist bei fehlenden Lungeninfiltraten nicht notwendig und daher nicht empfohlen. Bei Patienten auf der Intensivstation sollte bis zum kulturellen Ausschluss von P. aeruginosa in respiratorischen Sekreten ein pseudomonaswirksames Betalaktam verordnet werden; dieses Regime kann dann ggf. verschmälert werden.

Eine inhalative Therapie mit Antibiotika (z. B. mit 2- bis 3×1 Mio. E Colistin oder 2x80 bis 2x300 mg Tobramycin/24 h) ist nur dann zu erwägen, wenn Bronchiektasen nachgewiesen werden.

Als **Therapiedauer** werden meist 7 Tage angegeben.

23.2.4 Nosokomiale Pneumonie

Die nosokomiale Pneumonie ist nach der postoperativen Wundinfektion und Harnweginfektion die häufigste nosokomiale Infektion. Auf Intensivpflegestationen steht sie in der Prävalenz an erster Stelle. Bei maschinell Beatmeten steigt das Risiko für eine Pneumonie in Abhängigkeit von der Beatmungsdauer an: in den ersten 5 Beatmungstagen täglich um 3%, in den folgenden 5 Tagen um täglich 2% und danach um etwa täglich 1% an. Wichtiger pathogenetischer Faktor ist hier der Endotrachealtubus; die Flachlagerung des Patienten (Regurgitation aus dem Magen) und eine Stressulkusprophylaxe erhöhen das Risiko.

Erregerspektrum

Die häufigsten Erreger sind gramnegative Enterobakterien (Klebsiella spp. > E. coli > Enterobacter spp.; ca. 33%), P. aeruginosa und andere Nonfermenter; ca. 15%) und Staphylococcus aureus (ca. 15%). Legionellen sind selten.

Bei der frühen nosokomialen Pneumonie (innerhalb von 5 Tagen) und in Abwesenheit chronischer Grunderkrankungen sind oft auch Pneumokokken und Haemophilus die Erreger – ein Spektrum ähnlich der ambulant erworbenen Pneumonie.

Diagnostik

Die Diagnose der nosokomialen Pneumonie über die Kriterien (neues oder progredientes) Infiltrat im Thoraxröntgenbild, Leukozytose, Fieber, eitriges Bronchialsekret ist bei beatmeten Patienten nicht sehr spezifisch. Hilfreich bei der Diagnosestellung ist die quantitative mikrobiologische Diagnostik. Bei Überschreitung einer kritischen Erregerdichte ist eine Pneumonie wahrscheinlicher. Die

Tab. 23.6 Resistenzraten von P. aeruginosa aus verschiedenen Materialien in Deutschland, Schweiz und Österreich in % (Daten aus dem Jahr 2007)

Antiinfektikum	Resistenzrate in [%]
Colistin	1
Amikacin	2
Meropenem	3
Tobramycin	5
Imipenem	7
Gentamicin	10
Ceftazidim	12
Piperacillin	14
Ciprofloxacin	18
Levofloxacin	21

Grenzwerte (Kolonien pro ml Material) sind für die Materialgewinnungsverfahren unterschiedlich: geschützte Bürste 10^3, BAL 10^4, Trachealsekret 10^5.

Eine zügige Gewinnung und Verarbeitung der Proben ist dabei wichtig.

Sind die mikrobiologischen Untersuchungen bei Patienten ohne Vorbehandlung negativ, kann eine empirisch gestartete antimikrobielle Therapie ohne Nachteile für den Patienten wieder gestoppt werden.

Initialtherapie

Schweregrad der Pneumonie, Art und Schwere einer Grunderkrankung, bekannte vorbestehende Kolonisierung mit P. aeruginosa, MRSA oder anderen multiresistenten Erregern (z. B. ESBL-Produzenten), antimikrobielle Vorbehandlung, Ort des Auftretens (Normalstation, Intensivstation mit oder ohne Beatmung) und lokale epidemiologische Besonderheiten sind relevant für die Auswahl der Substanzen zur Pneumoniebehandlung. MRSA spielen in der Regel nur bei spät auftretenden Pneumonien eine Rolle. Bei einer lokalen MRSA-Rate <25% ist bei der nosokomialen Pneumonie die zusätzliche empirische Gabe eines MRSA-wirksamen Antibiotikums wahrscheinlich nicht nötig (► Kap. 23.4.1).

Die empfohlene Initialtherapie bei Patienten auf Intensivstationen beinhaltet pseudomonaswirksame β-Laktamantibiotika (Tab. 23.6); bei Patienten mit schwerer Sepsis/septischer Schock kann initial ein Aminoglykosid dazugegeben werden (► Kap. 23.2.1). Zweite Wahl ist die Gabe eines pseudomonaswirksamen Fluorchinolons in hoher Dosierung, wie 3 × 400 mg Ciprofloxacin oder 2 × 500 mg Levofloxacin (bei normaler Nierenfunktion). Die Auswahl des empirischen pseudomonaswirksamen Antibiotikums sollte in Kenntnis der lokalen Resistenzstatistik erfolgen, die entsprechend aktuell sein muss. Die Therapiedauer kann auf 7–10 Tage begrenzt werden. Ausnahmen sind komplizierte Pneumonien (Abszess, Empyem).

Die Indikation zum Fortführen bzw. Stoppen einer empirisch begonnenen Therapie kann mit rein klinischen Kriterien in vielen Fällen geprüft werden. Erhebt man einen so genannten CPI-Score (Tab. 23.7), der über drei Tage Therapie niedrig bleibt (≤6), kann man die empirische Therapie ohne erhöhtes Risiko stoppen.

Eine klinische Besserung ist innerhalb von 2–3 Tagen nach Beginn einer angemessenen Antibiotikatherapie zu erwarten. In dieser Zeit sollte die Initialtherapie nicht geändert werden, es sei denn der Patient verschlechtert sich rasch, oder es wird ein Erreger identifiziert, der gegen die eingesetzten Antibiotika resistent ist. Als Indikator für Therapieansprechen können die Befunde des CPI-Scores verwendet werden.

23.2.5 Endokarditis

Die Endokarditis ist eine vergleichsweise seltene Erkrankung, die unbehandelt immer tödlich verläuft. Man unterscheidet die akute von subakuter Endokarditis, Linksherzendokarditis von Rechtsherzendokarditis. Nativklappen- von Prothesenklappenendokarditis. Das klinische Bild ist variabel mit Symptomen wie Fieber, subfebrilen Temperaturen, Kopfschmerzen, Abgeschlagenheit, Gewichtsverlust, Appetitlosigkeit, Nachtschweiß, Myalgien und Arthralgien. Die akuten Verlaufsformen sind meist durch S. aureus bedingt. Ein hohes Risiko haben iv-Drogenabhängige.

Erregerspektrum

Die häufigsten Endokarditiserreger sind grampositive Mikroorganismen wie S. aureus, Streptokokken und Enterokokken. Infektionen mit gramnegativen Mikroorganismen, Pilzen und anderen Erregern wie Coxiella spp. (»Q-Fieber«), Brucella spp., Bartonella spp. oder Tropheryma whipplei sind in Deutschland vergleichsweise selten.

Bei Infektion einer Klappenprothese <1 Jahr nach Operation sind koagulasenegative Staphylokokken die häufigsten Erreger. Das Erregerspektrum bei einer späteren Prothesenklappeninfektion entspricht weitgehend dem bei Infektion nativer Klappen.

Diagnostik

Grundlage der Diagnose bleiben Erregersicherung mittels Blutkulturen und der echokardiographische Nachweis von Vegetationen. Die transösophageale Untersuchung ist der transthorakalen Untersuchung in nahezu allen Frage-

23

Tab. 23.7 »Clinical pulmonary infection score« (CPI-Score) zur Verlaufsbeurteilung einer nosokomialen Pneumonie

	0 Punkte	1 Punkt	2 Punkte
Temperatur (°C)	36 bis <38,5	38,5 bis <39	<36; ≥39
Leukozyten (pro µL)	≥4.000; ≤11.000	<4.000; >11.000	+ ≥500 Stabkernige
p_aO_2/F_iO_2	>240 oder ARDS	–	≤240; kein ARDS
Röntgenbefund des Thorax	kein Infiltrat	diffuse, fleckige Infiltrate	lokalisierte Infiltrate
Trachealsekret	nicht vorhanden	wenig; weiß/hellgelb	gelb, grün, braun
Semiquantitative Kultur Trachealsekret	negativ oder (+)	+ bis ++	+++

Bei einem Punktewert ≥6 ist eine Pneumonie wahrscheinlich.
Bei einem Punktewert < 6 ist eine Pneumonie wenig wahrscheinlich.

stellungen, außer bei der Frage einer Trikuspidalklappenbeteiligung, überlegen. Die Spezifität der Echokardiographie bezüglich einer floriden Endokarditis ist mäßig, die Ergebnisse der Untersuchung müssen daher im klinischen Gesamtkontext beurteilt werden.

Blutkulturen müssen vor Einleitung einer antibiotischen Therapie entnommen werden. Wegen der für eine Endokarditis charakteristischen kontinuierlichen Bakteriämie braucht ein optimaler Zeitpunkt, z. B. eine Fieberspitze, zur Abnahme der Blutkulturen nicht abgewartet werden. Insgesamt werden 3–5 Blutkultursets (aerob/anaerob) innerhalb von einigen Stunden unabhängig vom Verlauf der Körpertemperatur durch Venenpunktion entnommen.

Kontrollblutkulturen werden bei nachgewiesener Endokarditis in den ersten Tagen nach Therapiebeginn zur Überprüfung der Effektivität der antibiotischen Therapie entnommen. Persistierende positive Blutkulturen müssen Anlass für ein infektiologisches und chirurgisches Konsil sein.

Initialtherapie

Bei einer akuten Endokarditis sollte nach Abnahme von Blutkulturen mit einer staphylokokkenwirksamen Therapie begonnen werden (Tab. 23.8; [18]). Im Fall von Drogenabhängigen sollte initial auch ein pseudomonaswirksames Antibiotikum bis zum sicheren Erregernachweis dazugegeben werden.

Cave

Bei der subakuten Endokarditis ist eine empirische Therapie nicht empfohlen.

Eine frühzeitige Information des Herzchirurgen ist sinnvoll, um bei akuter Verschlechterung des Patienten die Basis für eine rasche Entscheidung bezüglich einer operativen Revision verbessert zu haben.

Tab. 23.8 Geeignete Therapie einer akuten Nativklappenendokarditis vor Erregersicherung (nach Abnahme von Blutkulturen)

Antibiotikum	Tagesdosis
Flucloxacillin +	6×2 g i.v.[a]
Gentamicin	3×1 mg/kgKG
bei i.v.-Drogenabhängigen zusätzlich:	
Ciprofloxacin **oder**	3×400 mg i.v.
Ceftazidim	3×2 g i.v.

[a] auch als 4-g-Infusion langsam infundiert (über 2–4 h) alle 8 h möglich

Bei der gezielten Therapie der Staphylokokkenendokarditis wird nach wie vor bei komplizierten Fällen (Prothesenklappe, sonstige Fremdkörper in situ, verzögerte Entfieberung, persistierende Bakteriämie, Abszesse) die Zugabe von Rifampicin von vielen Experten unter Beachtung von Nebenwirkungen und Arzneimittelinteraktionen empfohlen (Tab. 23.9).

23.2.6 Nekrotisierende Fasziitis und streptokokkenassoziiertes toxisches Schocksyndrom (STSS)

Die nekrotisierende Fasziitis ist eine lebensbedrohliche Weichteilinfektion, die durch sich foudroyant ausbreitende Nekrosen der betroffenen Faszien gekennzeichnet ist. Es handelt sich um eine bakterielle Infektion, die grundsätzlich alle Faszienstrukturen des Körpers betreffen kann.

■ **Tab. 23.9** Gezielte Therapie der Staphylokokkenendokarditis (nicht MRSA)

	Tagesdosis
Flucloxacillin +	6×2 g i.v.[a]
Gentamicin +	3×1 mg/kgKG in den ersten 3–5 Tagen
Rifampicin [b]	2×450 mg

[a] auch als 4-g-Infusion langsam infundiert (über 2–4 h) alle 8 h möglich; als Alternative bei Penicillinallergie auch Cefuroxim 4×1,5 g oder Cefazolin 3×2 g pro Tag geeignet.
[b] bei Prothesenklappe, sonstige Fremdkörper in situ, verzögerte Entfieberung, persistierende Bakteriämie, Abszessen.

Nach dem vermehrten Auftreten von invasiven Streptokokkeninfektionen wurden wiederholt Krankheitsbilder beschrieben, die Anfang der 1990er Jahre als »streptokokkenassoziiertes toxisches Schock-Syndrom« (STSS) definiert wurden [12].

Erregerspektrum

Es werden eine polymikrobiell (meist anaerobe-aerobe Mischflora) bedingte Variante (Typ I) und eine durch hämolysierende Streptokokken der Gruppe A (Streptococcus pyogenes) induzierte Form (Typ II) unterschieden. Differenzialdiagnose ist die durch Clostridium ssp. bedingte Myonekrose (Gasgangrän). Durch Streptokokken induzierte Fälle von nekrotisierender Fasziitis treten etwa 3- bis 4-mal seltener auf als polymikrobielle Infektionen. Die **Fournier-Gangrän** stellt eine Sonderform der nekrotisierenden Fasziitis dar, die im Gebiet von Skrotum und Perineum lokalisiert ist.

Diagnostik

Das klinische Bild der **nektrotisierenden Fasziitis** wird geprägt durch sehr starke lokale Schmerzen, Fieber, progredientes unscharf begrenztes Hauterythem mit späterer Ausbildung livider landkartenartiger Verfärbungen, Bläschen- und Blasenbildung mit Austritt putrider Flüssigkeit sowie ein ausgeprägtes Ödem, das über die Hautverfärbung hinausreicht.

Das **streptokokkenassoziiertes toxisches Schocksyndrom** ist durch ein schweres septisches Zustandsbild mit Hypotonie, Nierenversagen und multiplen Organdysfunktionen bei Nachweis von toxinbildenden Gruppe-A-Streptokokken gekennzeichnet.

Initialtherapie

An erster Stelle steht die rasche und radikale chirurgische Therapie mit großzügigem Débridement. Bis zur Erregersicherung (Blutkulturen, Biopsien, Punktate, Abstriche) muss eine frühzeitige intravenöse Behandlung mit einem Breitspektrumpenicillin in Kombination mit einem ß-Laktamaseinhibitor und Clindamycin eingeleitet werden (■ Tab. 23.10).

■ **Tab. 23.10** Beispiel für eine geeignete empirische Therapie bei nekrotisierender Fasziitis

	Tagesdosis
Piperacillin/Tazobactam +	3×4,5 g i.v.
Clindamycin	4×600 mg

Clindamycin hemmt die Toxinproduktion von S. pyogenes und ist daher als Kombinationspartner wichtig. Polyvalente Immunglobulingabe hat nach einigen Studien eine günstige Wirkung.

23.2.7 Eitrige Meningitis

Leitsymptome sind Kopfschmerz, hohes Fieber, Bewusstseinstrübung und Meningismus.

Erregerspektrum

Die häufigsten Erreger einer Meningitis im Erwachsenenalter sind Streptococcus pneumoniae (50%), Neisseria meningitidis (40%), gefolgt von Listeria monozytogenes (<5%) und Haemophilus influenzae (1–3%). Bei schweren Grundleiden oder nach neurochirurgischen Eingriffen können auch Staphylokokken (1–9%), P. aeruginosa und Enterobakterien (<10%) als Erreger auftreten.

Die Pneumokokkenmeningitis tritt gehäuft bei Älteren, Alkoholikern und Splenektomierten auf. ZNS-Infektionen durch Listerien verlaufen in 90% der Fälle als Meningitis, in ca. 10% als Hirnstammenzephalitis und sehr viel seltener als Hirnabszess. Von der Meningokokkenmeningitis und -sepsis sind häufig junge Menschen und Personen mit (seltenen) Defekten des Komplementsystems betroffen.

Diagnostik

Bei erwachsenen Patienten ohne Bewusstseinsstörung und ohne fokalneurologisches Defizit sollten 2–3 Blutkulturen (Ausbeute ca. 50%) angelegt und anschließend eine Liquorpunktion durchgeführt werden. Bei Risikopatienten (z. B. Pat. mit schwerem Immundefekt, Anamnese einer ZNS-Erkrankung, etc.), soporösen oder komatösen Patienten und Patienten mit fokalneurologischem Defizit sollte nach Ausschluss eines Hirnödems mittels Schädelcomputertomogramm die Liquorpunktion durchgeführt werden.

Tab. 23.11 Empirische Antibiotikatherapie bei eitriger Meningitis bis zur Erregersicherung

		Tagesdosis
Kein Immundefekt, ambulant erworben, prädiktive klinische und/oder LP-Befunde	Ceftriaxon[a]	2×2 g i.v.
Ältere (>50 Jahre), Immunsuppression bzw. Immundefekt, Herdbefund im CT	Ceftriaxon[a] + Ampicillin	2×2 g i.v. 3×5 g i.v.
postneurochirurgisch oder (V. a.) Shuntinfektion (gilt auch bei Entwicklung eines Hirnabszesses, ► Kap. 23.2.8)	Ceftazidim + Vancomycin	3×2 g i.v. 3×1 g i.v.[b]

[a] adjuvante Therapie mit Dexamethason 10 mg alle 6 h über 4 Tage ab erster Antibiotikagabe, bei fehlendem Pneumokokkennachweis kann die adjuvante Therapie beendet werden.
[b] in Abhängigkeit der Nierenfunktion; keine Kurzinfusion, sondern mindestens 2-h-Infusion, besser kontinuierliche Infusion.

Als **Prädiktoren** für eine bakterielle Meningitis mit einer Wahrscheinlichkeit von >95% sind eine Liquorglukose von <34 mg/dL (1,9 mmol/L) oder eine Liquorglukose-Blutglukose-Ratio von <0,23, ein Liquoreiweiß von >220 mg/dL sowie eine Pleozytose von >2000/µL oder neutrophile Pleozytose >1180/µl zu werten. Liquorzellzahlen <1000 Zellen/µl können bei einer bakteriellen Meningitis sehr früh im Krankheitsverlauf, bei antibiotisch anbehandelten Patienten, bei fulminanten Krankheitsverläufen und bei abwehrgeschwächten (z. B. leukopenischen) Patienten beobachtet werden.

Initialtherapie

Die Antibiotikatherapie (Tab. 23.11) muss bei Patienten mit dringendem Verdacht auf eitrige Meningitis umgehend begonnen werden, notfalls vor der Liquorpunktion, aber stets nach Abnahme von Blutkulturen. Empfohlen ist die adjuvante Therapie mit Dexamethason. Hierdurch wird die Letalität, insbesondere der Pneumokokkenmeningitis gesenkt.

23.2.8 Pyogener Hirnabszess

Das häufigste klinische Symptom ist der Kopfschmerz (ca. 80%), nicht selten vergesellschaftet mit Übelkeit und Erbrechen und dem Auftreten fokaler oder generalisierter epileptischer Anfälle (ca. 25–35%). Intrakranielle Abszesse und Empyeme entstehen per continuitatem aus Gesichts- und Kopfbereich oder als Folge einer hämatogenen Fortleitung, meist ausgehend von der Lunge, im Rahmen einer Endokarditis, aber auch bei Patienten mit Herzfehler und Rechts-Links-Shunt oder mit arteriovenösen Missbildungen der Lunge. Bei einem offenen Schädel-Hirn-Trauma oder nach neurochirurgischen Eingriffen können Erreger auch direkt nach intrakraniell gelangen. Die Letalität liegt bei 5–10%.

Tab. 23.12 Geeignete empirische Therapie bei pyogenem, nichtpostoperativem Hirnabszess

	Tagesdosis
Ceftriaxon +	2×2 g i.v.[a]
Metronidazol	3×500 mg[a]

[a] Nach 2 Wochen und klinischen sowie radiologischen Zeichen des Ansprechens und gegebner Erregerempfindlichkeit kann die Therapie mit Ceftriaxon 1×4 g + Metronidazol 1×1 mg/24 h über weitere 4 Wochen fortgeführt werden (Infusion alle 24 h).

Erregerspektrum

Sofern es sich nicht um eine metastatisch-embolische Herdenzephalitis mit Abszessentwicklung handelt (z. B. im Rahmen einer Endokarditis), sind die meisten pyogenen Hirnabszesse polymikrobiell mit Beteiligung von Anaerobiern verursacht. Dabei werden am häufigsten Streptokokken (ca. 50%) und Bacteroides spp. (20–40%) gefunden.

Diagnostik

Diagnostik der Wahl sind Bildgebung (kraniales CT oder MRT), 2–3 Blutkultursets sowie die rasche Gewinnung von Abszessinhalt durch (stereotaktische) Punktion, Drainage oder Abszessexzision.

Initialtherapie

Die empirische Therapie bei pyogenem, nichtpostoperativem Hirnabszess besteht in der Gabe von Penicillin G oder Ceftriaxon, jeweils mit Metronidazol (Tab. 23.12).

Bei postoperativen Hirnabszessen muss an andere Erreger gedacht werden; die Therapie erfolgt hier zunächst wie bei der postoperativen Meningitis (Tab. 23.11).

Tab. 23.13 Geeignete empirische Therapie bei Pyelonephritis

		Tagesdosis
Unkomplizierte Pyelonephritis	Amoxicillin/Clavulansäure **oder** Cefuroxim	3×2,2 g i.v. 3×1,5 g i.v.
Komplizierte Pyelonephritis/Urosepsis	Piperacillin/Tazobactam + Gentamicin[a]	3×4,5 g i.v. 1×4- bis 5 mg/kgKG

[a] alternativ können auch Netilmicin 1×6- bis 7 mg/kgKG, Tobramycin 1×5- bis 6 mg/kgKG oder Amikacin 1×15 mg/kgKG verordnet werden; Aminoglykosidgabe für 5–7 Tage ist in aller Regel ausreichend

23.2.9 Akute Enzephalitis

Symptome sind Vigilanzstörungen, neurologische Herdsymptome, Krampfanfälle, Fieber und psychotische Episoden.

Meist handelt es sich um virale Infektionen, wobei bei 50% aller Virusenzephalitiden der Erreger nicht identifiziert wird. Klinisch bedeutungsvoll sind Enzephalitiden durch Viren der Herpesgruppe sowie die FSME.

Die HSV-Enzephalitis nimmt meist einen schweren Verlauf und tritt ohne Herpesbläschen an der Haut auf. Sie verläuft unbehandelt meist tödlich. Die VZV-Enzephalitis ähnelt klinisch der HSV-Enzephalitis, ist jedoch wesentlich seltener. Das Liquorsyndrom entspricht dem der viralen Meningitis (Pleozytose <1.000/μl, Laktat <3,5 mmol/l, Gesamteiweiß bis 1 g/l).

Die **Therapie** bei Enzephalitis besteht bis zur Erregersicherung in der Gabe von Aciclovir i.v. in einer Tagesdosis von 3×10 mg/kgKG (bei normaler Nierenfunktion).

23.2.10 Pyelonephritis/Urosepsis

Bei der Pyelonephritis handelt es sich um eine sog. obere Harnweginfektion. Sie kann unkompliziert sein (erstmalige Erkrankung, ohne anatomische oder funktionelle Uropathie), gilt ansonsten als komplizierte Infektion. Diese kann sich weiter zu einer emphysematösen Pyelonephritis, einem perinephritischen oder kortikomedullären Abszess, zu einer Papillennekrose und zur schweren Sepsis entwickeln.

Erregerspektrum

Der häufigste Erreger einer Pyelonephritis im Erwachsenenalter ist E. coli (60–80%), gefolgt von Proteus spp. und anderen Enterobacteriaceae (z. B. Klebsiella spp., Enterobacter spp.). Bei nosokomialen Harnweginfektionen finden sich deutlich häufiger Enterokokken und P. aeruginosa.

Diagnostik

Neben der Basisdiagnostik zu Urinstatus (Leukozyten) und Urinkultur (aus Mittelstrahlurin) sollten 2–3 Blutkultursets abgenommen werden. Mittels bildgebender Verfahren muss eine Harnabflussstörung ausgeschlossen werden. Erregerzahlen $>10^5$/ml im Mittelstrahlurin gelten als signifikant.

Initialtherapie

Verschiedene Substanzen sind geeignet (Tab. 23.13). In vielen Fällen kann bei guter Erregerempfindlichkeit und klinischer Besserung nach initialer parenteraler Therapie rasch auf ein orales Antibiotika umgestellt werden.

23.2.11 Peritonitis

Es ist zwischen primärer und sekundärer sowie zwischen diffuser und lokalisierter Peritonitis zu unterscheiden. Die diffuse Form der Peritonitis hat meist eine schwere Sepsis zur Folge. Besondere Bedeutung hat die spontane bakterielle Peritonitis (SBP) bei Patienten mit Leberzirrhose und Aszites.

Erregerspektrum

Bei primärer Peritonitis liegt meist eine Monoinfektion vor. Am häufigsten findet sich E. coli (40–60%). Bei der SBP finden sich auch Klebsiella spp., S. aureus, E. faecalis oder Pneumokokken.

Die häufigen sekundären Peritonitiden gehen meist von benachbarten Hohlorganen (Perforation, Durchwanderung), von Infektionen in benachbarten Organen (z. B. Leberabszess) sowie von Operationen oder Peritonealdialysekathetern aus und betreffen alle Lebensalter. In der Regel sind Drainagen bzw. die Beseitigung von Abflusshindernissen oder operative Revisionen mit Spülung notwendig. Fast immer besteht eine Mischinfektion mit Enterobacteriaceae (E. coli und Klebsiella spp.) sowie Anaerobiern und Enterokokken, letztere mit fraglicher pathogenetischer Bedeutung.

Tab. 23.14 Geeignete empirische Therapien bei verschiedenen Bauchrauminfektionen

		Tagesdosis	Therapiedauer
Appendizitis	Cefuroxim + Metronidazol	3 x 1,5 g i.v. 3 x 0,5 g i.v.	5 d[a]
Akute Cholecystitis/Cholangitis	Ampicillin/Sulbactam **oder** Ceftriaxon	3 x 3 g i.v. 1 x 2 g i.v.	7 d[a]
Komplizierte Cholezystitis/Cholangitis (postoperativ, gangränös, Rezidiv, Chlestase nicht rasch zu beseitigen)	Ceftriaxon + Metronidazol **oder** Piperacillin/Tazobactam	1 x 2 g i.v. + 3 x 0,5 g i.v.[b] 3 x 4,5 g i.v.	7 d[a]
Spontane bakterielle Peritonitis (SBP) bei Patienten mit Leberzirrhose	Ceftriaxon **oder** Ciprofloxacin	1 ×2 g i.v. 2 ×0,75 g p.o.	7 d
Sekundäre Peritonitis, diffus schwer	Ceftriaxon + Metronidazol **oder** Piperacillin/Tazobactam **oder** Imipenem	1 ×2 g i.v. + 3 ×0,5 g i.v.[b] 3 × 4,5 g i.v. 4 × 0,5 g i.v.	10 d
Nekrotisierende Pankreatitis	Antibiotika nur bei infizierten Nekrosen		
Pyogener Leberabszess	Ceftriaxon + Metronidazol **oder** Ampicillin + Metronidazol + Levofloxacin	1 × 2 g i.v. + 3 × 0,5 g i.v.[b] 4 × 2 g i.v.[c] + 3 × 0,5 g i.v.[c] + 1 × 0,75 g i.v.[c]	>14 d

[a] Orale Therapiefortführung möglich bei klinischem und mikrobiologischem Ansprechen und/oder Beseitigung des Abflusshindernisses, z. B. mit Levofloxacin 1×750 mg oder Ciprofloxacin 2×750 mg
[b] Nach 3–5 Tagen auch Einmalgabe 1×1 g möglich
[c] Orale Therapieweiterführung möglich; für Ampicillin i.v. Amoxicillin p.o. in einer Dosierung von 3×1 g.

Diagnostik

Die operative oder endoskopische Exploration mit Anlegen von Kulturen aus Punktaten und Biopsaten ist notwendig. Blut und Urinkulturen (bei primärer Peritonitis) sowie Kulturen aus Aszitesflüssigkeit sind empfohlen. In der Urinkultur lässt sich in 74% der Fälle einer primären Peritonitis der Erreger nachweisen.

Initialtherapie

Auskunft über geeignete empirische Therapieschemata bei Peritonitiden unterschiedlicher Genese gibt Tab. 23.14.

23.3 Fremdkörperassoziierte Infektionen

23.3.1 Katheterassoziierte Harnweginfektion

Harnweginfektionen machen 40% aller im Krankenhaus erworbenen Infektionen aus. Sie sind zu 80% katheterassoziiert. Ursache ist die extrem hohe Prävalenz einer asymptomatischen Bakteriurie bei Vorhandensein eines Blasenkatheters (>50%), aus der sich die Infektion entwickeln kann. Bis zu 20% der Patienten sind bereits direkt nach Katheterisierung besiedelt [10].

Eine antibiotische Therapie einer asymptomatischen Bakteriurie ist nicht indiziert, stattdessen sollte die Indikation für einen Blasenkatheter überdacht werden.

Erregerspektrum

Das Erregerspektrum ist breit und umfasst E. coli, P. aeruginosa, K. pneumoniae, P. mirabilis, S. epidermidis, Enterococcus spp. und Candida spp.

Diagnostik

Besteht Verdacht auf eine Infektion (Fieber, Flankenschmerz, Leukozyturie) sollte die Urinkultur aus einem neu gelegten Blasenkatheter oder durch suprapubische Aspiration gewonnen werden.

Initialtherapie

Die Therapie der asymptomatischen katheterassoziierten Bakteriurie (inkl. Candidurie) besteht in der Entfernung des Katheters, ggf. kann durch eine Kurzzeittherapie (über 2–3 Tage) bei dringlicher Katheterneuanlage das Risiko für eine sofortige Katheterkolonisierung verringert werden.

Die Therapie der symptomatischen katheterassoziierten Harnweginfektion umfasst die gezielte Gabe eines im Urin ausreichend konzentrierten Antibiotikums für 7–10 Tage plus Katheterentfernung.

23.3.2 Venenkatheterassoziierte Bakteriämie

Etwa ein Drittel der nosokomialen Sepsisfälle sind auf intravaskuläre Katheter, v. a. auf zentrale Venenkatheter zurückzuführen.

Periphere Venenkatheter sind mit dem geringsten Risiko verbunden; hier liegt die Infektionsrate bei 0,2 Fällen pro 100 Katheter. Die Infektionsrate für arterielle Katheter liegt bei 1 pro 100, für zentralvenöse Katheter bei 3 pro 100 und für Hämodialysekatheter bei 5 Fällen pro 100 Katheter.

Unter den Langzeitkathetern haben subkutan implantierbare Portsysteme die geringste Infektionsrate. Bei Kurzzeitkathetern ist in der Pathogenese einer Katheterinfektion die Migration von Mikroorganismen von der Einstichstelle entlang der Katheteraußenfläche bis zur Katheterspitze mit Vermehrung auf der Katheteroberfläche entscheidend, bei Langzeitkathetern ist es dagegen die Kontamination des Katheteransatzstücks (»Katheter-Hub«) mit nachfolgender intraluminaler Besiedlung [15].

Erregerspektrum

Die häufigsten Erreger von Katheterinfektionen sind in ◘ Tab. 23.15 aufgeführt, generell können jedoch alle zur Adhäsion an feste Oberflächen befähigten Mikroorganismen Katheterinfektionen verursachen. Der Nachweis solch seltener Erreger in der Blutkultur, wie z. B. Acinetobacter spp., Agrobacterium radiobacter, Comamonas acidovorans, Flavimonas oryzihabitans, Ochrobactrum anthropi oder Stenotrophomonas maltophilia, sollte daher stets an eine katheterassoziierte Infektion denken lassen.

◘ Tab. 23.15 Häufigste Erreger venenkatheterassoziierte Infektionen

Erreger	Häufigkeit (ca.)
Koagulasenegative Staphylokokken (KNS)	40%
S. aureus	15%
Enterokokken	10%
Sprosspilze	5%
Enterobacter, P. aeruginosa, Acinetobacter, K. pneumonia, E. coli, andere	jeweils <5%

Diagnostik

Zur Diagnose einer Kathetersepsis bei noch liegendem Katheter sollten möglichst zeitgleich 2 Blutkultursets, eine über den zentralen Katheter und eine über eine periphere Vene, entnommen und hinsichtlich der Zeit bis zur Detektion von Mikroorganismen (»differential time to positivity«) beurteilt werden.

Praxistipp

Bei Vorliegen einer katheterassoziierten Infektion wird die über den zentralen Katheter gewonnene Blutkultur aufgrund der hier größeren Bakteriendichte früher (mindestens 2 h) positiv als die aus der peripheren Vene entnommene.

Eine weitere diagnostische Möglichkeit besteht in der Anwendung quantitativer Blutkulturtechniken (ISOLATOR-Röhrchen), falls verfügbar. Hierbei weist eine 5- bis 10fach höhere Koloniezahl pro ml im Blut, das über den Katheter gewonnen wurde, gegenüber dem Blut, das über die periphere Vene entnommen wurde, auf eine katheterassoziierte Infektion hin.

Initialtherapie

Cave

Die therapeutisch wichtigste Maßnahme ist die rasche Katheterentfernung.

Bei einem unkompliziertem Verlauf einer katheterassoziierten Bakteriämie mit koagulasenegativen Staphylokokken (z. B. S. epidermidis) kann in besonderen Fällen ein kathetererhaltende Therapie diskutiert werden – nach initialer systemischer Therapie werden hierzu hohe intraluminale Antibiotikakonzentrationen mit pro Tag mehrstündigem (am besten >12 h) Verbleib im Lumen verwendet (**ALT = »antibiotic lock therapy«**). Die meiste Erfahrung gibt es bei dieser Indikation mit Vancomycin sowie Ceftazidim (Konzentration 1 mg/ml plus 50 IU Heparin/ml). Die ALT-Behandlung sollte über mindestens 14 Tage fortgeführt werden.

Eine kathetererhaltende Therapie wird explizit **nicht** bei S.-aureus-Bakteriämie und Candidämie empfohlen, ebenso nicht bei Hinweisen auf eine septische Thrombophlebitis und andere Komplikationen.

23.3.3 Gelenkprotheseninfektion

Ähnlich wie bei venenkatheterassoziierten Infektionen ist die wichtigste Maßnahme die Fremdkörperentfernung mit Antibiotikatherapie über mehrere Wochen, wobei auch hier Situationen beschrieben sind, die eine konservative Therapie mit Prothesenerhalt bzw. einen einzeitigen Prothesenwechsel erlauben. Bei Erregerempfindlichkeit hat sich im Falle von Staphylokokkeninfektionen hier die orale Kombinationstherapie Fluorchinolon + Rifampicin (z. B. Levofloxacin 1 × 750 mg + Rifampicin 1 × 600 mg) bewährt.

23.4 Multiresistente Erreger und spezielle nosokomiale Infektionen

23.4.1 MRSA

Staphylococcus aureus, einer der häufigsten humanpathogenen, pyogenen Infektionserreger, besiedelt die Nasenvorhöfe und die Haut (Kolonisation, »Normalflora«, »Commensale«) bei etwa 10–30% der erwachsenen, gesunden Bevölkerung. Eine höhertitrige Kolonisation, bedingt durch verschiedene Faktoren, und bestimmte Pathogenitätsfaktoren machen diesen Mikroorganismus bei invasiven Maßnahmen und Störung der Barrierefunktionen von Haut und Schleimhäuten zu einem vergleichsweise virulenten Pathogen [7][11].

Etwa 80% der S.-aureus-Stämme in Deutschland bilden Penicillinase. Penicillinasefeste Penicilline (Methicillin, Oxacillin, Flucloxacillin, Dicloxacillin), Cephalosporine und Carbapeneme wirken dann noch, Penicillin G und andere nicht betalactamasegeschützte Penicillinderivate (Ampicillin, Amoxicillin, Piperacillin) wirken nicht mehr. Können auch die penicillinasefesten bzw. -geschützten Betalactame nicht mehr ausreichend fest an ihr (mutiertes bzw. sonst nicht vorhandenes oder hoch exprimiertes) Zielmolekül in der Zellwand binden und ihre Hemmwirkung dort entfalten, spricht man von »Oxacillinresistenz« oder (im angloamerikanischen Sprachraum) von »Methicillinresistenz«, kurz MRSA.

Praxistipp

Als Mittel der Wahl bei schweren MRSA-Infektionen gilt Vancomycin; geeignet zur Therapie und zugelassen sind auch Linezolid und Daptomycin.

Daptomycin ist auf Grund geringer Gewebespiegel in der Lunge nicht bei MRSA-Pneumonie indiziert. Hier können Linezolid oder Vancomycin + Rifampicin als überlegen gelten.

Verwendet werden können bei mittelschweren und leichteren oder chronischen Infektionen bzw. in der postakuten Phase von schweren Infektionen auch Tetrazykline bzw. Tetrazyklinderivate (Minocyclin, Doxycyclin oder Tigecyclin) oder nach Austestung auch Clindamycin oder Fusidinsäure.

Cave

Fluorchinolone und Makrolide sind fast immer inaktiv.

Zur klinischen Wirksamkeit von Aminoglykosiden gibt es sehr wenige Daten. Die Rolle von Cotrimoxazol, in vitro oft MRSA-aktiv, insbesondere in der Monotherapie der MRSA-Infektion ist dagegen unklar, wenngleich die Substanz in der systemischen Dekolonisierungstherapie erfolgreich eingesetzt werden kann (Tab. 23.16).

Vancomycin, in vitro in den meisten Fällen wirksam, ist klinisch oft nur mäßig erfolgreich. Eine Erhöhung der Vancomycindosis bis zu stabilen Talspiegeln von ca. 15–20 µg/ml – ggf. durch kontinuierliche Infusion (Anfangsdosis bei normaler Nierenfunktion, 2.500 mg/24 h) ist klinisch nicht sicher besser, jedoch toxischer und aufwändig. Die oben genannten neu zugelassenen Substanzen mit MRSA-Wirksamkeit (Linezolid, Daptomycin, Tigecyclin) sind andererseits nicht sicher gegenüber dem Vancomycin überlegen. Sie bieten mitunter jedoch Vorteile bezüglich Toxizität, Verabreichung (Linezolid kann oral gegeben werden, Daptomycin braucht nur einmal alle 24 h verabreicht werden), fehlender Notwendigkeit von Spiegelmessung [12].

Die sog. **Dekolonisierung**, auch Sanierung genannt, dient der Eliminierung des MRSA von Schleimhäuten und Haut. Bei gesunden Menschen ohne Risikofaktoren lässt sich MRSA aus seinem Hauptreservoir, dem Nasenvorhof, mittels antibiotisch oder antiseptisch wirksamer Nasensalben oft leicht entfernen. Meist erfolgt die Dekolonisierungsbehandlung mittels der antibiotischen Nasensalbe Mupirocin sowie einer gleichzeitigen Keimzahlreduktion auf der Haut mittels desinfizierender Flüssigseife und Shampoos/Haarspülungen (z. B. auf Basis von Octenidin oder Polyhexanid). Die Dauer der Behandlungsphase liegt in der Regel zwischen 5 und 7 Tagen. Die Dekolonisierung muss nicht selten wiederholt werden, um nachhaltig zu wirken [7]. Sie ist deutlich schlechter wirksam bei Patienten mit chronischen Hautkrankheiten.

23.4.2 CDAD

Wird oder ist der Patient mit Clostridium difficile besiedelt, kann es im Rahmen der Mikrofloraverschiebungen zur Vermehrung dieses grampositiven Anaerobiers kommen und schließlich über dessen Toxinproduktion zur sekretorischen Diarrhö und Darmwandentzündung, die C.-difficile-assoziierte Diarrhö (CDAD). In der gesunden Allgemeinbevölkerung findet man ca. 3% C.-difficile-Träger. Die Keimzahl der asymptomatischen Träger ist deutlich geringer als die der symptomatisch Infizierten.

Tab. 23.16 MRSA-wirksame systemische Antibiotika

	Empfohlene Tagesdosis bei normaler Nieren- und Leberfunktion	Bemerkung/Kommentar
Vancomycin	4×7,5 mg/kgKG	Auch als kontinuierliche Infusion zu verabreichen
Daptomycin	1×5–7 mg/kgKG	Geringe Wirksamkeit im Lungengewebe, zugelassen für Stapyhlokokkensepsis
Linezolid	2×600 mg	Vermehrt neurologische und hämatologische Nebenwirkungen bei verlängerter Behandlung
Tigecyclin	2×50 mg	Nur parenteral verfügbar, höhere Initialdosis empfohlen
Minocyclin	2×100 mg	Nur oral verfügbar; **Cave**: vestibuläre Störungen
Doxycyclin	2×100 mg	
Clindamycin	3×600 mg	Gute orale Bioverfügbarkeit
Rifampicin	2×450 mg	In Kombination mit Vancomycin, **Cave:** Arzneimittelinteraktionen
Fosfomycin	3×5000 mg	In Kombination mit Vancomycin, **Cave**: Natriumbelastung, optimale Dosierung nicht klar
Fusidinsäure	3×500 mg	Nur oral verfügbar
Pristinamycin	3×500 mg	Nur oral verfügbar (Frankreich)
Cotrimoxazol	2- bis 3-mal 960 mg	Nur zur Dekolonisierung empfohlen

Neben krankenhaushygienischen Bedingungen und altersbedingter nachlassender Antitoxinimmunität spielt v. a. der Antibiotikagebrauch im Krankenhaus wie auch ambulant eine wichtige Rolle für die Krankheitshäufigkeit. Besondere Bedeutung haben dabei Fluorchinolone und Breitspektrumcephalosporine, aber auch Clindamycin und Makrolide sowie weitere Betalactame, die einen starken Einfluss auf die intestinale Mikroflora haben (Amoxicillin/Clavulansäure, Ampicillin/Sulbactam, Piperacillin/Tazobactam, Carbapeneme; [8][11]).

Viele CDAD-Fälle verlaufen mild, die klinischen Manifestationen der CDAD reichen aber bis zur schweren pseudomembranösen Kolitis mit der Gefahr eines toxischen Megakolons. Als Mittel der Wahl gilt in leichten bis mittelschweren Fällen, in denen ein Absetzen der mit verursachenden Antibiotika nicht möglich oder nicht ausreichend wirksam ist, Metronidazol oral in der Dosierung (bei normalgewichtigen Erwachsenen) von 4×250 mg oder 3×400–500 mg/24 h. In Abhängigkeit des klinischen Schweregrades der CDAD lässt sich damit ein Erfolg in 70–90% der Fälle erzielen [3][8].

Therapiealternative ist orales Vancomycin in einer Dosierung von 4×125 mg bis 4×500 mg. Vancomycin muss oral (bzw. lokal per Darmrohr oder Darmspülsystem) verabreicht werden, da es keine ausreichenden Spiegel in der Kolonmukosa bei parenteraler Anwendung produziert. Weitere Alternativen, die bei Therapieversagen oder Unverträglichkeiten eingesetzt werden können, sind Fusidinsäure, Bacitracin, Nitazoxanid, Rifaximin oder Tigecyclin (Tab. 23.17). Auch andere (als Vancomycin) orale Glykopeptide und Rifampicin wirken. Zu all diesen Substanzen

Tab. 23.17 Dosierung der in der primären und Reservetherapie der CDAD verwendbaren antimikrobiellen Substanzen (normalgewichtige, leber- und nierengesunde Erwachsene)

Wirkstoff/Substanz	Tagesdosis
Primärtherapie	
Metronidazol	3×400 mg bis 4×500 mg
Vancomycin [a]	4×125 mg bis 4×500 mg
Reservetherapie	
TeicoplaninN [a]	2×100 mg bis 3×200 mg
Rifaximin [a,b]	3×200 mg bis 2×400 mg
Rifampicin [b]	2×450 mg bis 2×600 mg
Fusidinsäure [a,b]	3×250 mg bis 3×500 mg
Bacitracin [a,b]	4×25.000 IU
Tigecyclin [b,c]	2×50 mg
Nitazoxanid [a,d]	2×500 mg bis 3×500 mg

[a] wirkt nur bei oraler Verabreichung bzw. ist nur oral verfügbar
[b] in Deutschland für diese Indikation nicht zugelassen
[c] nur parenteral verfügbar
[d] in Deutschland nicht zugelassen.

Tab. 23.18 Mögliche Therapieoptionen und Dosierungen (normale Nierenfunktion) bei nur colistinempfindlichen Nonfermentern nach Erregeraustestung

Erreger/Erregeraustestung	Substanz/Tagesdosis	Bemerkung
Piperacillin-MHK ≤64 µg/ml[a]	Piperacillin 4 g über 2–4 h alle 6 h	Bei P. aeruginosa Kombination mit in vitro aktivstem Aminoglykosid sinnvoll
Ceftazidim-MHK ≤64 µg/ml[b]	Ceftazidim 4 g über 2–4 h alle 8 h	Bei P. aeruginosa Kombination mit in vitro aktivstem Aminoglykosid sinnvoll
Meropenem-MHK ≤16 µg/mg[c]	Meropenem 2 g über 3–4 h alle 8 h	Bei P. aeruginosa Kombination mit in vitro aktivstem Aminoglykosid sinnvoll; bei Acinetobacter evtl. Kombinationstherapie mit Colisitin, Tigecyclin oder Rifampicin
Colistin-empfindlich[d]	Colistin 3–5 Mio E über 2 h alle 12 h[e]	Bei Acinetobacter evtl. Kombinationstherapie mit Tigecyclin oder Meropenem

[a] Eine MHK von 16 µg/ml gilt in Europa als Grenze für Empfindlichkeit (bei einer Dosierung von 4×4 g Piperacillin/24 h), eine MHK von 64 µg/ml ist die amerikanische Grenze für Erregerempfindlichkeit (P. aeruginosa); mit einer Dauerinfusion (4 g über 6 h alle 6 h erreicht man Serumspiegel im Bereich von 50–70 µg/ml); die Dosierung von Piperacillin/Tazobactam gilt entsprechend des Piperacillinanteils
[b] Eine MHK von 8 µg/ml gilt in Europa als Grenze für Empfindlichkeit (bei einer Dosierung von 3×2 g Ceftazidim/24 h); mit einer Dauerinfusion (2 g über 8 h alle 8 h erreicht man Serumspiegel im Bereich von 40 µg/ml)
[c] Eine MHK von 4 µg/ml gilt in Europa als Grenze für Empfindlichkeit (bei einer Dosierung von 3×1 g Meropenem pro Tag); mit einer Dauerinfusion (1 g über 8 h alle 8 h erreicht man Serumspiegel im Bereich von 5–10 µg/ml)
[d] Eine MHK von 2 µg/ml gilt in Europa als Grenze für Empfindlichkeit
[e] entsprechend 37.500–75.000 E/kgKG alle 12 h i.v. (maximal 10 Mio E/24 h) in 0,9% NaCl oder 5% Glukose; 1 Flasche = 79 mg Colistimethat-Natrium = 33,3 mg Colistin-Base = 1 Mio E. Spitzenkonzentrationen im Serum liegen bei der angegebenen Dosierung bei >10 µg/ml; sie nehmen mit einer Halbwertzeit von 2–3 h ab und erreichen Werte von etwa 1 µg/ml nach 6 h.

gibt es allerdings nur sehr begrenzte Erfahrung und/oder lediglich Ergebnisse aus kleineren Studien bei Patienten mit überwiegend nichtschwerem Verlauf.

23.4.3 ESBL-Produzenten

ESBL ist die Abkürzung für »extended-spectrum beta-lactamase«. Dies steht für eine Resistenz gegenüber Drittgenerationscephalosporinen wie Cefotaxim, Cefpodoxim, Ceftriaxon und Ceftazidim sowie gegenüber Aztreonam. Diese Resistenzen entstehen durch Mutationen bekannter plasmidischer ß-Laktamasen. Sie kommen in erster Linie bei E. coli, Klebsiella spp., aber auch Enterobacter spp., Proteus spp. und Salmonella spp. vor. Die für ESBL kodierenden Gene sind nicht selten zusammen mit weiteren Resistenzgenen auf Plasmiden lokalisiert. ESBL sind durch Inhibitoren wie Clavulansäure oder Tazobactam hemmbar. Typisch ist die häufig erhaltene In-vitro-Wirksamkeit von Cephamycinen wie z. B. Cefoxitin [15].

Von ESBL unterscheiden lässt sich die durch induzierbare oder konstitutive Expression von chromosomalen ampC-ß-Laktamasen vermittelte Resistenz gegenüber Drittgenerationscephalosporinen und Cefepim, die nicht durch Clavulansäure hemmbar ist und deutlich gehäuft bei Enterobacter und C. freundii auftritt, gelegentlich aber auch zusammen mit ESBL-Enzymen, gelegentlich sogar auch auf Plasmiden zu finden ist.

Bei ESBL-produzierenden E. coli oder Klebsiella spp. gelten alle nicht β-Lactamaseinhibitor-geschützten Penicilline und Cephalosporine als resistent, wohingegen Carbapeneme (Imipenem, Meropenem, mit Einschränkung Ertapenem) aktiv sind und als Mittel der Wahl gelten, aber auch Drittgenerationscephalosporine mit Inhibitor (z. B. Ceftriaxon + Sulbactam oder Ceftriaxon + Amoxicillin/Clavulansäure) zur Therapie geeignet sein können. Fluorchinolone sind meist inaktiv.

Therapieoptionen neben Carbapenemen und der Kombination aus Cephalosporin und ß-Lactamaseinhibitor sind Tigecyclin, Fosfomycin, Aminoglykoside, Nitrofurantoin und Chloramphenicol.

Eine Dekolonisierung gelingt mit Colistin und/oder oralen Aminoglykosiden (z. B. Paromomycin), ist jedoch derzeit nicht als Standard etabliert.

23.4.4 Nur colistinempfindliche Nonfermenter (P. aeruginosa, Acinetobacter spp.)

Vereinzelt treten auch in deutschen Intensivstationen multiresistente Erreger aus der Gruppe der Nonfermenter (P. aeruginosa, Acinetobacter spp., gelegentlich auch

■ Tab. 23.19 Antibiotikaprophylaxe in der Chirurgie [4][17][20]

Operationsgebiet, Infektionen mit hohem Wundinfektionsrisiko	Substanz	Bemerkung
Allg. Abdominalchirurgie: Leber, Pankreas, Ösophagus	Cefazolin oder Cefuroxim ± Metronidazol (Ib, A)	bei Risikopatienten: Ceftriaxon oder Cefotaxim + Metronidazol oder Acylaminopenicillin/Betalaktamaseinhibitor
Gallenwege: bei Vorliegen von Risikofaktoren (Ia, A)	Cefazolin oder Cefuroxim ± Metronidazol	bei offener Chirurgie: Ceftriaxon oder Cefotaxim + Metronidazol oder Acylaminopenicillin/Betalaktamaseinhibitor
Appendektomie: nur bei Vorliegen von Risikofaktoren (Ia, A)	Cefazolin oder Cefuroxim + Metronidazol	
Kolon- bzw. Rektumchirurgie	Cefazolin oder Cefuroxim + Metronidazol (Ia, A)	
Gynäkologische Chiurgie	Cefazolin oder Cefuroxim ± Metronidazol (Ib, A)	
Urologische Chirurgie mit Darmeröffnung	Cefazolin oder Cefuroxim + Metronidazol (Ia, A)	
Neurochirurgie	Cefazolin oder Cefuroxim	
Transplantationschirurgie	Cefazolin oder Cefuroxim	
Leisten oder Hernienchiurgie	Cefazolin oder Cefuroxim	
Herz- und Gefäßchirurgie	Cefazolin oder Cefuroxim	
Plastische Chirurgie	Cefazolin oder Cefuroxim	

andere) als Infektionserreger auf, die in vitro nur noch gegenüber Colistin empfindlich scheinen [16].

In einigen Fällen ist dabei mit erhöhten Dosen bzw. veränderter Applikation (prolongierte Infusionsdauer) noch eine In-vivo-Wirksamkeit zu erzielen. Oft ist dabei eine prolongierte Infusion der Dauerinfusion überlegen. Nach detaillierter Erregeraustestung (Bestimmung der minimalen Hemmkonzentration von Carbapenemen, anderen ß-Lactamen und diversen Aminoglykosiden, Prüfung der In-vitro-Colistin-Empfindlichkeit) ergeben sich folgende Therapieoptionen (■ Tab. 23.18).

23.5 Perioperative Antibiotikaprophylaxe

Ziel einer perioperativen Antibiotikaprophylaxe (■ Tab. 23.19) unabhängig von der Art des operativen Eingriffs ist die Senkung der Rate postoperativer Infektionen. Ein erhöhtes Infektionsrisiko besteht bei:

1. Abwehrschwäche
2. Endokarditis, Implantaten
3. hohem intraoperativem Keimeintrag

Die Verabreichung des Antibiotikums erfolgt i. Allg. intravenös, damit ein ausreichender Wirkspiegel im Operationsgebiet und zum für die Operation relevanten Zeitraum vorhanden ist. Das »Prophylaxefenster« umfasst den Zeitraum vom Hautschnitt bis zum Operationsende. Eine über die Einmaldosis hinausgehende Antibiotikaverabreichung hat keine belegte höhere Effizienz. Die einzige Ausnahme von dieser Eindosisregel stellt eine für die Operationsdauer zu kurze Halbwertzeit des verabreichten Antibiotikums dar, so dass bei einer längeren Operationsdauer nach ca. 3–5 Stunden eine zweite Dosis notwendig ist. Die perioperative Antibiotikaprophylaxe hat üblicherweise mit Beginn der Narkose einzusetzen, auf jeden Fall aber 30–60 min. bevor operative Handlungen begonnen werden, um eine rechtzeitige Verteilung des Antibiotikums im Gewebe bzw. zum Ort einer potenziellen Infektion zu gewährleisten. Die Antibiotikagabe erst nach Wundverschluss ist wirkungslos.

23.6 Candidämie

Krankheitsbilder der invasiven Candidiasis sind die

- katheterassoziierte oder i.v.-Drogenkonsum-assoziierte Candidämie, die
- akute disseminierte Candidiasis mit schwerer Sepsis (meist vom Magen-Darm-Trakt ausgehend, auch mit sekundärer pulmonaler Beteiligung, Blutkulturen in etwa 50% positiv) und die

23

Tab. 23.20 Therapieoptionen bei Candidämie

Erreger/klinische Diagnose	Substanz	Tagesdosis
Akute disseminierte Candidiasis, empirische Therapie	Anidulafungin oder Caspofungin	1×100 mg [a] 1×50 mg [a]
Unkompolizierte Candidämie durch fluconazolempfindliche Erreger	Fluconazol	1×400 mg [a,b]

[a] Bei den angegebenen Substanzen wird initial (erster Behandlungstag) eine höhere Dosis (»loading dose«) empfohlen: Anidulfungin 200 mg, Caspofungin 70–100 mg, Fluconazol 800 mg.
[b] auch als orale Therapie (z. B. in der Sequenztherapie) geeignet.

- chronisch disseminierte Candidiasis (z. B. hepatolienale Candidiasis, meist nur bei hämatologischen Patienten nach Regeneration der Leukozyten), die in der Regel nur histopathologisch sicher diagnostizierbar ist.

C. albicans, glabrata und tropicalis, im Falle von katheterassoziierten Infektionen auch C. parapsilosis sind die häufigsten Erreger. C. krusei ist dabei grundsätzlich als fluconazolresistent anzusehen. C. glabrata ist oft minderempfindlich gegenüber Fluconazol, C. parapsilosis ist oft minderempfindlich gegenüber Echonocandinen [13].

Probleme in der Diagnostik bestehen bei der Candidaendophthalmitis, die mehrere Tage nach Candidämie (z. B. bei i.v.-Drogenabhängigen) auftritt und fundoskopisch relativ typische Befunde ergibt; der Nachweis des Erregers durch Blutkulturen oder Antigentests gelingt jedoch in diesem Stadium nicht mehr regelhaft. Obwohl Candida häufig – auch in hohen Keimzahlen – in Material aus dem Respirationstrakt (Tracheal- oder Bronchialsekret) nachweisbar ist, ist das kein Beweis für eine Candidapneumonie; eine Candidapneumonie ist extrem selten und entspricht dann in aller Regel einer hämatogenen Streuung.

Als Mittel der Wahl gelten Fluconazol (unkomplizierte Erkrankung, oder im Rahmen Sequenztherapie, nach Ausschluss von C. krusei) oder eines der neuen Echinocandine (schwere Erkrankung, vor Speziesdifferenzierung; Tab. 23.20).

Konventionelles Amphotericin B spielt keine Rolle mehr.

Nur ausnahmsweise gibt es eine Indikation für Voriconazol (Echinocandinunverträglichkeit oder orale Nachbehandlung bei Fluconazolresistenz).

Bei katheterassoziierten Infektionen muss der zentralvenöse Katheter entfernt werden. Die Therapiedauer beträgt mindestens 10 Tage nach der letzten positiven Blutkultur, ggf. länger in Abhängigkeit von verschiedenen Verlaufsparametern (nicht: serologische Verlaufsparameter).

Literatur

[1] Bauer TT, Ewig S, Marre R et al for the CAPNETZ Study Group (2006) CRB-65 predicts death from community-acquired pneumonia. J Intern Med 260: 93–101

[2] Bouadma L, Luyt CE, Tubach F et al for PRORATA trial group (2010) Use of procalcitonin to reduce patients' exposure to antibiotics in intensive care units (PRORATA trial): a multicentre randomised controlled trial. Lancet 375: 463–474

[3] Cohen SH, Gerding DN, Johnson S et al. (2010) Clinical practice guidelines for Clostridium difficile infection in adults: 2010 update by the society for healthcare epidemiology of America (SHEA) and the infectious diseases society of America (IDSA). Infect Control Hosp Epidemiol 31: 431–455

[4] Department of Surgical Education Orlando Regional Medical Center (2006) Antibiotic Prophylaxis in surgery Orlando, USA

[5] Engel C, Brunkhorst FM, Bone HG et al. (2007) Epidemiology of sepsis in Germany: results from a national prospective multicenter study. Intensive Care Med 33: 606–618

[6] Falagas ME, Bliziotis IA (2007) Pandrug-resistant Gram-negative bacteria: the dawn of the post-antibiotic era? Int J Antimicrob Agents 29: 630–636

[7] Gould FK, Brindle R, Chadwick PR et al. for the MRSA Working Party of the British Society for Antimicrobial Chemotherapy (2009). Guidelines (2008) for the prophylaxis and treatment of methicillin-resistant Staphylococcus aureus (MRSA) infections in the United Kingdom. J Antimicrob Chemother 63: 849–861

[8] Grünewald T, Kist M, Mutters R, Ruf BR, Kern WV (2010) Infektion mit Clostridium difficile. Dtsch Med Wochenschr 135: 699–703

[9] Höffken G, Lorenz J, Kern WV et al. for the Paul-Ehrlich-Gesellschaft für Chemotherapie; Deutschen Gesellschaft für Pneumologie und Beatmungsmedizin; Deutschen Gesellschaft für Infektiologie und vom Kompetenznetzwerk CAPNETZ (2009) [Epidemiology, diagnosis, antimicrobial therapy and management of community-acquired pneumonia and lower respiratory tract infections in adults. Guidelines of the Paul-Ehrlich-Society for Chemotherapy, the German Respiratory Society, the German Society for Infectiology and the Competence Network CAPNETZ Germany]. Pneumologie 63: e1–68

[10] Hooton TM, Bradley SF, Cardenas DD et al for the Infectious Diseases Society of America (2010) Diagnosis, prevention, and treatment of catheter-associated urinary tract infection in adults: 2009 International Clinical Practice Guidelines from the Infectious Diseases Society of America. Clin Infect Dis 50: 625–663

[11] Kern WV, Dettenkofer M (2009) [Nosocomial infections: MRSA und CDAD as a challenge]. Internist 50: 691–703

[12] Lappin E, Ferguson AJ (2009) Gram-positive toxic shock syndromes. Lancet Infect Dis 9: 281–290
[13] Pappas PG, Kauffman CA, Andes D et al for the Infectious Diseases Society of America (2009) Clinical practice guidelines for the management of candidiasis: 2009 update by the Infectious Diseases Society of America. Clin Infect Dis 48: 503–535
[14] Paterson DL, Bonomo RA (2005) Extended-spectrum beta-lactamases: a clinical update. Clin Microbiol Rev 18: 657–686
[15] Raad I, Hanna H, Maki D (2007) Intravascular catheter-related infections: advances in diagnosis, prevention, and management. Lancet Infect Dis 7: 645–657
[16] Sakoulas G, Moellering RC (2008) Increasing antibiotic resistance among methicillin-resistant Staphylococcus aureus strains. Clin Infect Dis 46: S360–367
[17] SIGN—Scottish Intercollegiate Guidelines Network (2007) Antibiotic prophylaxis in surgery: a national clinical guidelines. SIGN, Edinburgh, UK
[18] Task Force on the Prevention, Diagnosis, and Treatment of Infective Endocarditis of the European Society of Cardiology; European Society of Clinical Microbiology and Infectious Diseases; International Society of Chemotherapy for Infection and Cancer (2009) Guidelines on the prevention, diagnosis, and treatment of infective endocarditis (new version 2009): the Task Force on the Prevention, Diagnosis, and Treatment of Infective Endocarditis of the European Society of Cardiology (ESC). Eur Heart J 30: 2369–2413
[19] Tessmer A, Welte T, Martus P et al. (2009) Impact of intravenous β-lactam/macrolide versus β-lactam monotherapy on mortality in hospitalized patients with community-acquired pneumonia. J Antimicrob Chemother 63: 1025–1033
[20] Weber WP, Marti WR, Zwahlen M et al. (2008) The timing of surgical antimicrobial prophylaxis. Ann Surg 247: 918–926

Postoperative Übelkeit und Erbrechen

Leopold Eberhart

Übelkeit und Erbrechen in der postoperativen Phase (»postoperative nausea and vomitting«, PONV) sind häufige und sehr unangenehme Nebenwirkungen von Operation und Narkose. Diese störende Komplikation wirkt sich ungünstig auf die postoperative Erholung der Patienten aus und sollte daher konsequent, am Besten mit einem multimodalen Therapie- und Prophylaxekonzept angegangen werden.

24.1 Therapiekonzepte in der Antiemese

Übelkeit und Erbrechen in der postoperativen Phase (PONV) sind mit einer durchschnittlichen Inzidenz in einem gemischten Patientenkollektiv von 20–30% die häufigsten unerwünschten Nachwirkungen einer Narkose. PONV wird daher auch treffend als das **»big little problem«** der Anästhesie bezeichnet.

»Little« ist das Problem, da PONV fast immer selbstlimitierend ist. Ernsthafte medizinische Komplikationen durch Aspiration, Nahtdehiszenzen, Glaskörpereinblutungen sowie Flüssigkeits- und Elektrolytimbalanzen bei Kindern bis hin zu Todesfällen durch ein Boerhaave-Syndrom sind zwar kasuistisch beschrieben worden, stellen aber eine absolute Rarität dar.

»Big« ist das Problem dagegen aus der Sicht betroffener Patienten. Für sie stellt PONV ein ausgesprochen unangenehmes und belastendes Ereignis dar, das unmittelbare negative Auswirkungen auf die Patientenzufriedenheit hat. Tatsächlich gilt im Vorfeld einer Anästhesie mit die größte Sorge der Patienten dem möglichen Auftreten von Übelkeit und Erbrechen. Fragt man Patienten nach ihren Präferenzen für die unmittelbare postoperative Phase, hat der Wunsch, keine Übelkeit zu haben und nicht erbrechen zu müssen, größte Wichtigkeit. Dieser Wunsch nach Freiheit von PONV steht auf der Prioritätenliste sogar noch vor dem Wunsch nach Schmerzfreiheit oder dem Vermeiden anderer postoperativer Probleme. Es verwundert daher nicht, dass Patienten über Ländergrenzen und Kulturen hinweg einen durchaus nennenswerten eigenen finanziellen Beitrag leisten würden, wenn man ihnen eine Anästhesie ohne PONV garantieren könnte.

Darüber hinaus hat das Auftreten von PONV auch ökonomische Aspekte. So können gerade bei ambulanten Eingriffen erhebliche zusätzliche Kosten entstehen, wenn Patienten aufgrund protrahierten Erbrechens erst verzögert nach Hause entlassen werden können.

> **PONV ist der häufigste Grund für ungeplante stationäre Aufnahmen nach ambulant geplanten Operationen.**

Schlussendlich gewinnt die Vermeidung von PONV auch als integraler Bestandteil moderner »Fast-Track«-Rehabilitationskonzepte zusätzliche Bedeutung. Denn nur ein Patient ohne PONV-Beschwerden kann zügig nach einer Operation essen, trinken oder früh mobilisiert werden. Umgekehrt beeinträchtigt ein starkes mit Übelkeit und Erbrechen verbundenes Krankheitsgefühl die postoperative Genesung.

Freiheit von Übelkeit und Erbrechen in der postoperativen Phase

- Ermöglicht frühe orale Nahrungsaufnahme
- Schnelle Oralisierung und damit erhebliche Vereinfachung der postoperativen Schmerzmedikation
- Erleichtert die postoperative Mobilisation
- Verbessert das Patientenwohlbefinden und damit die Rekonvaleszenz

> **Kein PONV ist die Grundvoraussetzung für schnelle postoperative Erholung (»fast-tracking«)!**

24.1.1 Antiemetische Strategien – welche Patienten sollen behandelt werden?

Mit Vorhersagemodellen können mit gewissen Einschränkungen Patienten mit einem erhöhten Risiko für PONV identifiziert werden. Dies eröffnet die Möglichkeit für eine individualisierte PONV-Prophylaxe. Diese kann effizienter sein als eine generelle Schrotschusstaktik, muss aber durch ein Behandlungskonzept für die postoperative Phase ergänzt werden für den Fall, dass die Prognose falsch oder eine gewählte Prophylaxe unzureichend war.

Überlegungen, dass grundsätzlich alle Pharmaka – so auch alle Antiemetika – ein gewisses Nebenwirkungspotenzial aufweisen sowie eine primär an den vermeintlich hohen Beschaffungskosten dieser Substanzen orientierte und damit zu kurz zielende ökonomische Betrachtungsweise, waren die Ursache für eine überbordende Suche nach Prädiktionsmodellen für PONV. Dahinter standen Berechnungen, wonach eine effiziente antiemetische Prophylaxe nur bei Hochrisikopatienten sinnvoll wäre. So ist in der Tat bei einer relativ konstanten relativen Risikoreduktion aller gebräuchlichen Antiemetika (ca. 30%) nur bei einem hohen Ausgangsrisiko die NNT (▶ Kap. 3) klein, also günstig.

Beispiele

Bei einem Kollektiv mit einer 60%igen Wahrscheinlichkeit für PONV bewirkt eine relative Reduktion um $^1/_3$ eine Senkung des Risikos um 20% auf nunmehr 40%. Die NNT, als Maß der Effizienz eines Verfahrens, die sich als Kehrwert der absoluten Risikoreduktion berechnet, beträgt damit 5% ($^1/_{20}$).

Bei einem Kollektiv mit »nur« 20%iger Wahrscheinlichkeit und identischer relativer Reduktion resultiert folglich ein Risiko von 13,3%, was einer NNT von 15 entspricht.

Somit wurde früher gefordert, eine antiemetische Prophylaxe nur bei Hochrisikopatienten, also für Patienten des ersten Beispiels, einzusetzen. Dementsprechend wurde intensiv nach Modellen gesucht, um diese (Hoch)risikopatienten zu identifizieren. Diese sehr vereinfachende Betrachtungsweise ließ gänzlich außer Acht, dass ein resultierendes Risiko von 40% im ersten Beispiel nach wie vor viel zu hoch und klinisch inakzeptabel ist.

Kombiniert man mehrere Antiemetika, so »verschlechtert« sich für jede weitere Substanz, die im Rahmen einer Kombinationstherapie gegeben wird, die NNT, da das Ausgangsrisiko durch die Partnersubstanzen bereits deutlich abgesenkt wird.

Auf diese Zusammenhänge wurde jüngst aufmerksam gemacht und durch Modellrechnungen gezeigt, dass die bisher eingesetzten Risikomodelle keinen nennenswerten Beitrag zur Effizienzsteigerung einer antiemetischen Prophylaxe leisten [6]. Dennoch haben die beiden bisher am meisten verwendeten vereinfachten Risikomodelle viel zum besseren Verständnis des Problems beigetragen und einer soll daher an dieser Stelle aufgeführt werden (▶ Übersicht; [2]).

Vereinfachter PONV-Score nach Apfel

Dabei wird das Vorhandensein folgender Risikofaktoren bestimmt und diese gezählt:

- weibliches Geschlecht,
- früheres PONV oder Kinetosen,
- **Nichtraucher**status,
- Postoperative Gabe von Opioiden.

Aus der Anzahl der Risikofaktoren ergibt sich das PONV-Risiko bei einer Narkose mit volatilen Anästhetika und Lachgas, ohne Antiemetika:

- 0 Risikofaktoren: 10%iges PONV-Risiko
- 1 Risikofaktor: 20%iges PONV-Risiko
- 2 Risikofaktoren: 40%iges PONV-Risiko
- 3 Risikofaktoren: 60%iges PONV-Risiko
- 4 Risikofaktoren: 80%iges PONV-Risiko

Apfel-Score ist bei Patienten ohne bisherige Allgemeinanästhesie oder bei zuvor durchgeführten antiemetischen Maßnahmen problematisch. Auch die postoperative Gabe von Opioiden kann nicht immer mit letzter Sicherheit abgeschätzt werden. Unklar ist ferner, ob z. B. auch schon intraoperativ applizierte länger wirkende Opioide hier mit eingerechnet werden müssen [4].

24.1.2 Wer benötigt eine antiemetische Prophylaxe – selektiv oder Schrotschusstaktik?

Grundsätzlich bestehen drei Möglichkeiten der antiemetischen Prophylaxe.

- Jeder Patient wird prophylaktisch abgedeckt.
  - Pro:
    - Keine komplizierten Entscheidungsverfahren, hohe Effektivität.
  - Kontra:
    - Viele Patienten werden »umsonst« behandelt, schlechte Effizienz, Nebenwirkungen von Antiemetika treten häufiger auf.
- Nur Risikopatienten werden prophylaktisch behandelt.
  - Pro:
    - Relativ effiziente, zielgerichtete Prophylaxe, die bei ausgewählten Patienten »intensiver = multimodal« sein kann.
  - Kontra:
    - Komplizierte Entscheidungsfindung trotz »vereinfachter« Risikoscores,
    - relativ ungenaue Prognose für einen individuellen Patienten,
    - Behandlungsalgorithmen für die Therapie von PONV müssen vorhanden sein,
  - komplexe Behandlungspläne gaukeln hohe Effizienz vor, die aber je nach Ausgangslage keineswegs zwingend erreicht wird [6].

Praxistipp

Generelle PONV-Prophylaxe ist in der täglichen Praxis einfacher, ein risikoadaptiertes Vorgehen ist eher etwas effizienter.

- Keine antiemetische Prophylaxe (»Wait and see«-Strategie)
  - Pro:
    - Keine komplizierten Entscheidungsverfahren; hohe Effizienz, da postoperativ wirk-

lich nur die Patienten behandelt werden, die Symptome aufweisen.
- Kontra:
  - Gefahr der Unterversorgung von Patienten mit PONV, wenn nicht sichergestellt ist, dass zu jedem Zeitpunkt eine konsequente (multimodale) PONV-Therapie erfolgen kann [3].

Bewährt in der klinischen Praxis hat sich folgender Kompromiss zwischen routinemäßiger und risikoadaptiertem Vorgehen.

Praxistipp

Grundsätzlich erhalten alle Patienten eine antiemetische Prophylaxe, deren Ausgestaltung und Intensität sich nach den lokalen Gegebenheiten und dem »Baseline-Risiko« der Patientenpopulation richtet (z. B. Gynäkologie höher als in der »männerlastigen« Urologie). Wird mit einem Risikoscore ein Patient identifiziert, bei dem höchst wahrscheinlich keine Prophylaxe angezeigt ist, kann individuell auf die Prophylaxe verzichtet werden.

24.2 Antiemetische Konzepte

Grundsätzlich lassen sich zwei antiemetische Strategien unterscheiden:
- die eine zielt auf eine Minimierung des emetogenen Triggers im Rahmen der Anästhesie ab,
- die andere setzt auf die Applikation eines definierten Antiemetikums (▶ Übersicht bei [7][8]).

Zur ersteren Strategie zählt der Einsatz von Regionalanästhesieverfahren, die im Vergleich zu Allgemeinanästhesien durch die Vermeidung von Opioiden und Inhalationsanästhetika mit einer deutlich niedrigeren Inzidenz von Übelkeit und Erbrechen einhergehen. Während PONV nach peripheren Leitungsblockaden praktisch nur im Rahmen von akzidentiellen Überdosierungen durch Lokalanästhetika auftritt, liegt die Inzidenz **intraoperativer Übelkeit** unter rückenmarksnaher Leitungsanästhesie bei etwa 5–15%, bei bestimmten Operationen mit Peritonealbeteiligung (z. B. Kaiserschnittentbindungen) sogar noch deutlich höher. In der Regel sind diese Symptome aber durch eine arterielle Hypotension und Bradykardie im Rahmen der einsetzenden Sympathikolyse verursacht und müssen symptomatisch angegangen werden. Antiemetika – hier sind aus theoretischen Überlegungen Vertreter der 5-HT_3-Antagonisten besonders indiziert) – sollten nur bei Kreislaufstabilität appliziert werden.

Ferner kann durch die Verwendung von Propofol zur Narkoseaufrechterhaltung und die Vermeidung von Lachgas das PONV-Risiko eines Patienten gesenkt werden [9].

Eine weitere Möglichkeit besteht im Einsatz von klassischen Antiemetika. Diese wirken allesamt als Antagonisten an einem der folgenden Rezeptorsysteme: Dopamin- (D_2), Serotonin$_3$- (5-HT_3), Histamin- (H_1), muskarinergen Acetylcholinrezeptoren (ACh_m) oder den Neurokininrezeptoren (NK_1). Diese Gruppe der rezeptorspezifischen Antiemetika ergänzen die Kortikosteroide, von denen das Dexamethason sowohl bei der Prophylaxe von Übelkeit und Erbrechen im Rahmen von antineoplastischen Chemotherapien als auch zur PONV-Prophylaxe zugelassen und klinisch gut evaluiert ist.

Die Forschung der vergangenen Jahre hat dabei ganz klar gezeigt, dass keine der genannten Maßnahmen oder Substanzen alleine in der Lage ist, das Problem »PONV« ausreichend zu reduzieren. Gerade bei Risikopatienten ist es daher erforderlich, u. U. mehrere antiemetische Bausteine zu einem multimodalen Gesamtkonzept zusammenzusetzen.

24.2.1 Effektive Antiemese als multimodales Konzept

Eine wesentliche Lektion aus zahllosen antiemetischen Prophylaxestudien ist, dass mit nur einer der aufgeführten antiemetischen Maßnahmen allein kein durchgreifender Effekt zu erwarten ist.

Praxistipp

Man kann davon ausgehen, dass jede Einzelmaßnahme das relative Risiko eines Patienten an PONV zu leiden, nur um etwa 30% senkt. Das bedeutet, dass Risikopatienten, deren individuelles Risiko bis über 80% liegen kann, nur mit einem multimodalen (balancierten) antiemetischen Konzept suffizient behandelt werden können.

Kombiniert man verschiedene Antiemetika, kann man einen additiven Effekt erwarten. Besonders günstige Substanzkombinationen, die z. B. einen synergistischen Effekt aufweisen, gibt es nicht [1].

Risikopatienten können anhand des Vorliegens typischer Risikofaktoren identifiziert werden: weibliches Geschlecht, eine positive PONV- oder Kinetosenanamnese, Nichtraucher, eine längere Operationsdauer sowie der postoperative Bedarf an Opioiden können hier herangezogen werden. Die Bedeutung dieser Risikomodelle darf aber nicht überschätzt werden und insbesondere nicht zum Versuch führen, komplizierte und praxisferne Algorithmen aufzustellen, deren Umsetzung in der Praxis zudem sehr fragwürdige Ergebnisse liefern [6]. Bislang gibt es keine verbindlichen Empfehlungen, ab wann welche antiemetischen Maßnahmen veranlasst werden sollten [10]. Allerdings spricht viel für einen großzügigen prophylaktischen Einsatz, sofern nicht sichergestellt ist, dass postoperativ im Falle von auftretenden Beschwerden sofort und ebenfalls mit einem multimodalen Konzept reagiert werden kann.

24.3 Therapie von Übelkeit und Erbrechen

Die Therapie von Übelkeit und Erbrechen ist bislang ein Stiefkind der klinischen Forschung. Angesichts extrem hoher Raten von wiederkehrenden emetischen Problemen nach einer ersten Episode von PONV (mindestens 80%; [3]) muss gerade hier sehr konsequent und v. a. multimodal therapiert werden. Es besteht aber weitgehend Konsens, dass alle Substanzen, die sich bei der Prophylaxe bewährt haben, auch für die Therapie von PONV eingesetzt werden können [5]. Dexamethason und transdermales Scopolamin weisen jeweils eine längere Latenz bis zum maximalen Wirkeintritt auf.

Praxistipp

Bei der Therapie empfiehlt es sich, primär Substanzen aus den Klassen zu applizieren, die der Patient noch nicht erhalten hat und erst in zweiter Linie die Gabe eines schon applizierten Antiemetikums zu wiederholen [5].

Literatur

[1] Apfel CC, Korttila K, Abdalla M et al. (2004) A factorial trial of six interventions for the prevention of postoperative nausea and vomiting. New Engl J Med 350: 2441–2451
[2] Apfel CC, Läärä E, Koivuranta M, Greim CA, Roewer N (1999) A simplified risk score for predicting postoperative nausea and vomiting. Anesthesiology 91: 693–700
[3] Eberhart LHJ, Frank S, Lange H et al. (2006) Systematic review on the recurrence of postoperative nausea and vomiting after a first episode in the recovery room - implications for the treatment of PONV and related clinical trials. BMC Anesthesiol 6: 14
[4] Eberhart LHJ, Högel J, Seeling W et al. (2000) Evaluation of three risk scores to predict postoperative nausea and vomiting. Acta Anaesthesiol Scand 44: 480–488
[5] Gan TJ, Meyer T, Apfel CC et al. (2003) Consensus guidelines for managing postoperative nausea and vomiting. Anesth Analg 97: 62–71
[6] Kranke P, Eberhart LH, Gan TJ, Roewer N, Tramèr MR (2007) Algorithms for the prevention of postoperative nausea and vomiting: an efficacy and efficiency simulation. Eur J Anaesthesiol 24: 856–867
[7] Tramèr MR (2001) A rational approach to the control of postoperative nausea and vomiting: evidence from systematic reviews. Part I. Efficacy and harm of antiemetic interventions, and methodological issues. Acta Anaesthesiol Scand 45: 4–13
[8] Tramèr MR (2001) A rational approach to the control of postoperative nausea and vomiting: evidence from systematic reviews. Part II. Recommendations for prevention and treatment, and a research agenda. Acta Anaesthesiol Scand 45: 14–19
[9] Tramèr MR, Moore RA, McQuay HJ (1997) Meta-analytic comparison of prophylactic antiemetic efficacy for postoperative nausea and vomiting: propofol anaesthesia vs. omitting nitrous oxide vs. total i.v. anaesthesia with propofol. Br J Anaesth 78: 256–259
[10] WHO guideline document (2000) Evaluation and use of epidemiological evidence for environmental health risk assessment. Environ Health Perspect 108: 997–1002

Spezielle Aspekte der anästhesiologischen Pharmakotherapie

Peter H. Tonner und Gerald Bandemer

25.1 Neurologische Aspekte

25.1.1 Zerebrale Protektion

Der derzeitige Kenntnisstand zur Prophylaxe und Therapie ischämischer Schäden des Gehirns beruht im Wesentlichen auf Ergebnissen aus Tierversuchen. Ischämien im Gehirn verursachen eine Reihe von Prozessen, die zum Zelluntergang führen. Dazu gehören neben vielen anderen die Freisetzung exzitatorischer Transmitter, die verzögerte neuronale Nekrose, die selektive Vulnerabilität, Apoptose, die ischämische Penumbra, die Schädigung durch freie Radikale, die verzögerte Hypoperfusion, pharmakologische Effekte von Anästhetika auf den zerebralen Blutfluss sowie den Zellmetabolismus. Aus klinischen Untersuchungen ist bekannt, dass Patienten, die sich einem chirurgischen Eingriff unterziehen müssen gegenüber nichthospitalisierten Patienten eine leicht erhöhte Schlaganfallshäufigkeit aufweisen. Allerdings stellt die perioperative Phase eine hochkomplexe Situation dar, in der sich kausale Effekte von Schädigung, Prävention und Therapie nicht immer leicht herausarbeiten lassen. Dies liegt nicht zuletzt daran, dass die Patienten anästhesiert sind, also auf der einen Seite potenziell geschützt sind vor ischämischen Schäden, auf der anderen Seite aber keine frühzeitige neurologische Diagnostik erlauben, die am wachen Patienten möglich ist. Dementsprechend können nur wenige klare und gut belegte Aussagen zur zerebralen Protektion getroffen werden.

Grundlage zur Vermeidung und Therapie hypoxischer Hirnschäden ist eine adäquate Beatmung der Patienten.

Eine ausreichende Versorgung des Gehirns mit oxygeniertem Blut sollte zumindest über eine Pulsoxymetrie sichergestellt werden. Da die Hirngefäße und damit der zerebrale Blutfluss sehr sensibel auf eine Hypo- bzw. Hyperkapnie reagieren, ist es wichtig, den endtidalen CO_2-Wert zu messen und nach Bedarf zu regulieren. Da eine **Hypokapnie** zu einer Reduktion des zerebralen Blutflusses und damit zu einer Senkung des intrakraniellen Drucks führt, wird die Hypokapnie häufig zur Therapie des pathologisch erhöhten intrakraniellen Drucks bei ischämisch oder aber traumatisch bedingten Hirnödemen eingesetzt. Durch einen reduzierten zerebralen Blutfluss wird aber auch die Perfusion von schlecht versorgten Gewebsbezirken eingeschränkt und damit die Größe der ischämischen Bezirke vergrößert [11]. Klinisch führte eine längerfristige Hypoventilation nicht zu einer Verbesserung, sondern im Gegenteil zu einer deutlichen Verschlechterung des neurologischen Outcome der behandelten Patienten [49].

Erhöhte **Blutzuckerspiegel** führen über bislang noch nicht vollständig geklärte Mechanismen zu einer Aggravierung von ischämischen Hirnschäden. Unter anderem werden Laktatazidose, die Aktivierung inflammatorischer Kaskaden, die Bildung freier Radikale sowie die endotheliale Dysfunktion verantwortlich gemacht. Klinisch gibt es Anzeichen, dass eine Normoglykämie zu einer Verbesserung des Outcomes nach ischämischer Hirnschädigung beiträgt [22]. Allerdings besteht noch kein Konsens über die Grenzwerte, die eine Behandlung mit Insulin triggern.

Für **Inhalationsanästhetika** ist gezeigt worden, dass sie eine Reihe günstiger Effekte, wie z. B. eine Potenzierung inhibitorischer Neurotransmission sowie eine Reduktion des Hirnmetabolismus bei ischämischen Schädigungen des Gehirns bewirken. Klinische Ergebnisse zur Beeinflussung des neurologischen Outcome durch volatile Anästhetika liegen bislang noch nicht vor. Eine Empfehlung für die Verwendung eines volatilen Anästhetikums als Schutz vor ischämischen Schäden kann daher nicht gegeben werden. Ist aber eine Anästhesie notwendig, so können volatile Anästhetika in moderaten Dosisbereichen erwogen werden.

Obwohl **Stickoxydul** den Hirnmetabolismus steigert, gibt es bislang keine klinischen Daten, die belegen, dass das neurologische Outcome einer ischämischen Schädigung durch Stickoxydul verschlechtert wird [78].

Auch für die **intravenösen Anästhetika** ist die Datenlage leider nicht wesentlich besser als für die Inhalationsanästhetika. Von Barbituraten ist schon lange bekannt, dass sie potent zu einer Reduktion des intrakraniellen Drucks eingesetzt werden können, allerdings verbessern sie nicht das klinische Outcome. Entsprechendes gilt für die intraoperative Gabe von Barbituraten, dennoch werden sie vielfach in diesem Bereich eingesetzt.

Die Effekte von exzitatorischen Aminosäuren, die während einer Hirnischämie freigesetzt werden, können im Tierversuch durch Antagonisten am NMDA-Rezeptor geblockt werden. Aus diesem Grund sind **Ketamin** und **Magnesiumionen** auch klinisch getestet worden, allerdings bislang ohne nachgewiesene Wirksamkeit für die zerebrale Protektion.

Kortikoide führen zu einer Reduktion der einen Hirntumor umgebenden Ödemzone. Bei Patienten mit einer traumatischen Rückenmarkschädigung konnten bislang keine eindeutigen Ergebnisse für eine Verbesserung des neurologischen Outcome durch Kortikoide nachgewiesen werden [5]. Für den Einsatz von Steroiden im Rahmen ischämischer Hirnschädigungen gibt es derzeit noch keine Evidenz, die einen Benefit belegt.

25.1.2 Neurotoxizität von Anästhetika

Können empfindliche Nervensysteme von Kindern oder von Älteren durch die Einwirkungen von Anästhetika geschädigt werden? Noch vor wenigen Jahren wäre diese Frage klar mit »Nein« beantwortet worden. Untersuchungen aus jüngerer Zeit weisen aber darauf hin, dass die Antwort auf diese Frage bei weitem nicht so klar ist, wie ursprünglich vermutet. Es wurde gezeigt, dass nach Exposition mit klinischen Konzentrationen von Isofluran in Zellkulturen eine apoptotische Neurodegeneration hervorgerufen wird [77]. Auch im Hirngewebe neugeborener Tiere wurden entsprechende Veränderungen gefunden [50]. Apoptose ist prinzipiell ein normaler Vorgang im fetalen Hirn, bis zu zwei Dritteln der Neurone werden bis zur Geburt apoptotisch abgebaut [14]. Im Wesentlichen werden jene Neurone der Apoptose zugeführt, die über keinen synaptischen In- und Output verfügen. Eine Hypothese zur Schädigung durch Anästhesie in dieser Phase ist die Unterbrechung der Signaltransmission und damit der Start einer Welle von apoptotischen Vorgängen [17][29][44][50].

Bei alten Ratten kam es nach einer Anästhesie mit Stickoxydul und Ketamin zu einer Vakuolenbildung in kortikalen Neuronen [32]. Von Isofluran ist bekannt, dass es die Anhäufung von Amyloid-β-Protein (Aβ) ankurbelt und dessen neurotoxische Wirkung verstärkt.

Die amerikanische Food and Drug Administration (FDA) hat im Jahr 2007 eine Anhörung zu toxischen Wirkungen von Anästhetika auf das sich entwickelnde Gehirn einberufen. Trotz eingehender Diskussionen bleibt die klinische Relevanz der präsentierten Daten noch unklar.

25.1.3 Postoperative kognitive Dysfunktion (POCD)

Der mentale Zustand vieler älterer Patienten ist nach einem operativen Eingriff mit einer Anästhesie reduziert. In einer großen Studie an über 1200 Patienten zeigte sich, dass bei älteren Patienten noch nach 3 Monaten postoperativ in 10% kognitive Störungen beobachtet werden konnten [48]. In einer altersentsprechenden Kontrollgruppe waren es nur 3%. Bei über 74-jährigen Patienten trat in 14% ein länger persistierendes kognitives Defizit nach Operation und Anästhesie auf. Anhand der Daten einer kleineren Untergruppe zeigte sich aber, dass die Patienten sich nach 1–2 Jahren vollständig wieder erholen.

Ätiologie

Derzeit ist noch unklar, wodurch die statt das POCD hervorgerufen wird. Frühe Hypothesen nahmen an, dass intraoperative Hypotension oder Hypoxie zur Entwicklung von POCD beitrugen. Dies ist heute weitgehend widerlegt [48]. Daneben werden die Schwere und Komplexität des Eingriffs, die Menge intraoperativ entstehender Emboli oder eine genetische Prädisposition als weitere Erklärungsmöglichkeiten herangezogen.

Neuere Theorien besagen, dass durch den operativen Eingriff eine inflammatorische Antwort hervorgerufen wird, die sich auch im zentralen Nervensystem bemerkbar macht. Es wurde demonstriert, dass inflammatorische Zytokine Lernen und Erinnerung beeinflussen und in hohen Konzentrationen neurodegenerativ und neurotoxisch wirken können.

Ob Anästhetika direkt einen Einfluss haben, ist derzeit noch Gegenstand der Diskussion. Im Tierversuch wurden Einschränkungen in der Lernfähigkeit von Ratten gefunden, die noch Wochen nach einer Exposition zu Isofluran oder Stickoxydul und der Kombination auftraten [12][13]. Da ein direkter Effekt der Anästhetika nach so langer Zeit nicht wahrscheinlich ist, ist von einem durch eine Schädigung von Neuronen hervorgerufenen Langzeiteffekt auszugehen.

Therapie

Da die Mechanismen für die perioperative kognitive Morbidität bislang noch unklar sind, lässt sich derzeit noch keine Empfehlung für das perioperative Vorgehen hinsichtlich einer Prophylaxe oder Therapie geben. Insbesondere sind noch keine hinreichenden Daten vorhanden, eine spezifische anästhesiologische Therapie bei Älteren zu bevorzugen oder zu vermeiden.

25.1.4 Anästhesie bei Patienten mit epileptischen Anfällen

Patienten mit bekannten epileptischen Anfällen stehen häufig unter einer Langzeitmedikation mit antikonvulsiven Medikamenten. Diese Patienten weisen häufig einen erhöhten Bedarf für nichtdepolarisierende Muskelrelaxanzien, Opioide, Sedativa und Anästhetika auf, wie z. B. Thiopental Propofol und Midazolam. Es konnte gezeigt werden, dass die Wirksamkeit von Fentanyl abhängig ist von der Anzahl der antikonvulsiven Medikamente, die bei der präoperativen Medikation verabreicht wurden. Gründe für diese Interaktion sind bislang unbekannt.

Zahlreiche Antikonvulsiva haben gastrointestinale Irritationen als Nebenwirkungen. Dennoch wurde keine erhöhte Häufigkeit von postoperativer Übelkeit und Erbrechen (PONV) bei diesen Patienten beschrieben. Bei Substanzen, die zu einer gingivalen Hyperplasie führen, kann es vermehrt zu Blutungen im Rahmen von endotrachealen Intubationen kommen. Eine Reihe von Antikonvulsiva hat dermatologische Nebenwirkungen, die sich aber im perioperativen Umfeld nur selten als Komplikation erweisen.

Etwa 65% aller Anfallsleiden sind idiopathisch. Ursächlich werden Krampfanfallsleiden definiert aufgrund einer zerebrovaskulären Erkrankung (11%), einer angeborenen Erkrankung (8%), eines Traumas (6%), eines Tumorleidens (4%), von degenerativen neurologischen Erkrankungen (4%) und Infektionen des ZNS (3%) genannt [30]. Anfallsleiden liegen komplexe Ätiologien zu Grunde, daher kann kein einzelner Mechanismus als Ursache eines Krampfanfallsleidens beschrieben werden. Entsprechend groß ist die Variabilität der klinischen Manifestation. Generell wird postuliert, dass eine Imbalanz zwischen Exzitation und Inhibition im zerebralen Kortex vorliegt. Ein Krampfanfallsleiden kann z. B. durch einen Anstieg exzitatorischen Faktoren oder durch eine Reduktion von inhibierenden Effekten bedingt werden. Prinzipiell können Veränderungen auf 3 Ebenen auftreten, innerhalb eines Neurons, zwischen 2 Neuronen und zwischen Gruppen von Neuronen.

γ-Aminobuttersäure (GABA) ist der wesentliche inhibitorische Transmitter im Gehirn. GABA bindet im Wesentlichen an $GABA_A$-Rezeptoren, die ein inhibitorisches postsynaptisches Potenzial kreieren. Eine Epilepsie kann z. B. durch eine Inhibition von GABA-Rezeptoren hervorgerufen werden. Es konnte gezeigt werden, dass eine 20%ige Reduktion der GABA-Aktivität ausreicht, um die Aktivität von Neuronen deutlich zu steigern und in einer synchronisierten kortikalen Aktivität zu resultieren.

Fokale Krampfanfälle treten mit einer typischen Serie von Symptomen auf. Durch eine Steigerung der exzitatorischen Aktivität oder aber eine Reduktion der inhibitorischen Aktivität kommt es zu einer Depolarisation von Tausenden von Neuronen innerhalb eines Fokus, die schließlich sich auf einen begrenzten Bereich des Gehirns ausbreiten. Die Aktivität generalisiert jedoch nicht, da räumliche inhibitorische Faktoren eine Rolle spielen.

Die Mechanismen, die einen generalisierten Krampfanfall hervorrufen, sind bisher weniger gut verstanden als die Mechanismen, die zu einem fokalen Krampfanfall beitragen. Dies liegt v. a. daran, dass sich die Neuronen, die bei fokalen Krampfanfällen beteiligt sind, in ihrer Aktivität besser untersuchen und beschreiben lassen. Für die Therapie von Krampfanfällen gilt allgemein, dass zunächst versucht werden sollte, die Ursache so genau wie möglich zu beschreiben.

25.2 Perioperatives Management von Patienten mit Abhängigkeiten

Grundsätzlich sind 3 Varianten von abhängigen Patienten zu unterscheiden:

- Patienten mit einem Abhängigkeitssyndrom,
- Patienten, die ehemals abhängig waren,
- Patienten mit chronischen Schmerzen (Tumorschmerzen, Nichttumorschmerzen).

In der perioperativen Phase gilt es, allen Abhängigkeitsvarianten gerecht zu werden. Aufgrund der Häufigkeit von abhängigen Patienten sollten Konzepte für die perioperative Behandlung bereitstehen. In Deutschland sind 1,6 Millionen Menschen alkoholkrank, 4,9 Millionen Menschen haben ein riskantes Missbrauchsmuster [31]. Nicht selten besteht auch ein multipler Substanzmissbrauch. Außer für die Alkoholerkrankung liegen nur Erfahrungsberichte vor, randomisierte, kontrollierte Studien mit hohem Evidenzgrad zur perioperativen Versorgung Abhängiger fehlen.

Abhängige Patienten zeichnen sich durch eine chronische Erkrankung mit erheblichen durch den Substanzmissbrauch hervorgerufenen körperlichen Störungen mit einer hohen Tendenz zum Rückfall aus. Durch eine Toleranzentwicklung muss die Dosis der zugeführten Substanz in der Regel gesteigert werden.

Bei Opioiden kommt es z. B. zu einer Reduktion der analgetischen Wirkung, die von Abhängigen mit einer Erhöhung der Dosis beantwortet wird. Die Schmerzschwelle sinkt, bzw. Schmerzen werden emotional als belastender empfunden, die Nebenwirkungen von Opioiden treten häufiger auf. Aufgrund der Toleranz muss perioperativ bei Opioidabhängigen mit einem gegenüber opioidnaiven Patienten gesteigerten Bedarf von ca. 30–100% gerechnet werden [47]. Postoperativ ist der Bedarf an das erhöhte Schmerzniveau anzupassen. Einer Verstärkung der Abhängigkeit kann begegnet werden, wenn die Opioiddosen eng nach dem individuellen Schmerzniveau titriert werden.

Physische und psychische Entzugssymptome sollen vermieden werden. Im Entzug (z. B. bei Opioiden, Alkohol) kommt es zu einer Aktivierung des Sympathikus mit erheblichen endokrinen, metabolischen und kardiovaskulären Belastungen, die lebensbedrohlich sein können.

Vor einer Operation sollte abgeklärt werden, wann die jeweilige Substanz das letzte Mal eingenommen wurde, die Dosis, der Weg der Verabreichung und die evtl. Einnahme eines Antagonisten. Auch sollte nach einem Entzug gefragt werden, bzw. aktuelle Entzugssymptome eingeschätzt werden. Körperliche Entzugssymptome können auch unter Anästhesie auftreten. Opioidabhängige Patienten benötigen perioperativ eine Substitution ihrer regelmäßig eingenommenen Dosis.

In Deutschland wird zur Substitution v. a. Methadon, L-Methadon und Buprenorphin verwendet, es kann aber perioperativ auch auf intravenös verabreichtes Morphin umgestellt werden. Substituierte Patienten erhalten mittlere Dosierungen von 10–12 ml Levomethadon 0,5% oder

10–12 ml Methadonrazemat 1% einmal täglich, selten 2-mal täglich. **Methadon** wird nur in Apotheken hergestellt, je nach Konzentration wird ein Farbstoff zugesetzt (0,5% blau; 1% gelb). **Buprenorphin** wird in Tagesdosen von 2–8 mg verabreicht.

Naltrexon führt zu einer Reduktion der euphorisierenden und analgetischen Wirkung von Opioiden. Beim Alkoholkranken wird durch Naltrexon das »craving« verhindert. Vor einer Operation sollte Naltrexon für mindestens 24–48 h abgesetzt werden, da Opioide sonst keine analgetische Wirkung entfalten.

> **Bei Alkoholkranken muss präoperativ v. a. auf den Hämoglobinwert, die Leberenzyme und die Gerinnungsparameter geachtet werden.**

Benzodiazepine sind zur Prämedikation geeignet.

25.2.1 Anästhesiemanagement

Prinzipiell gilt, dass ein elektiver Eingriff bei akuter Wirkung von Substanzen wie Alkohol, Kokain, Cannabis, Opioiden u. ä. kontraindiziert ist.

Insbesondere bei ehemals oder aktuell opioidabhängigen Patienten scheinen Regionalanästhesien aufgrund der sicheren Analgesie günstig zu sein.

Remifentanil scheint anders als andere Opioide eine schnelle Toleranzentwicklung zu bewirken, die sich postoperativ in einer Hyperalgesie äußert.

Aus diesem Grund sind die synthetischen Opioide Fentanyl, Sufentanil und Alfentanil beim Opioidabhängigen besser geeignet. Auch methadonsubstituierte Patienten benötigen zusätzlich eine ausreichende Analgesie. Die abhängigkeitserzeugenden psychotropen Wirkungen und Aktivierungen von Gedächtniseffekten werden während einer Anästhesie nicht bewusst wahrgenommen. Daher können stark Abhängigkeit erzeugende Substanzen wie Opioide gefahrlos unter Anästhesie appliziert werden.

Bereits mit der Prämedikation verabreichtes **Clonidin** kann den Bedarf an Analgetika deutlich senken (bis zu 40%). **Ketamin** (75–100 µg/kgKG) reduziert eine Hyperalgesie. Auf die Gabe von **Antagonisten** (z. B. Naloxon, Flumazenil) ist zu verzichten, da sonst ein akuter Entzug hervorgerufen werden kann.

Bei Alkoholkranken kann eine perioperative **Delirprophylaxe** mit Benzodiazepinen, Clonidin oder Haldol erwogen werden. Auf eine perioperative Verabreichung von intravenösem Ethanol ist zu verzichten.

Kokain kann perioperativ zu hypertensiven Krisen führen, β-Blocker können durch Kokain hervorgerufene koronare Beschwerden verstärken. Benzodiazepine sowie Nitrate haben dagegen gute Therapieerfolge gezeigt.

Chronische Schmerzpatienten, die mittels eines Pflasters mit **transdermalem Fentanyl** oder Buprenorphin behandelt werden, können das Pflaster bei kleineren und mittleren Eingriffen behalten, solange eine Normothermie besteht. Bei großen Eingriffen, Eingriffen mit großen Volumenverlusten oder Eingriffen, die mit einer Hypothermie einhergehen, sollte das Pflaster perioperativ entfernt werden, da bei ungleichmäßiger Perfusion der Haut eine gleichmäßige Abgabe des Opioids nicht gewährleistet ist. Stattdessen wird mittels Spritzenpumpe ein Opioid kontinuierlich zugeführt (Tab. 25.1; [37]).

25.2.2 Postoperatives Management

Wie auch sonst in der Akutschmerztherapie sollte ein multimodales Schmerzkonzept eingesetzt werden, das auf dem Einsatz regionaler Analgesietechniken (z. B. Schmerzkatheter, lokale Wundinfiltration), von nichtsteroidalen Antirheumatika, Cyclooxygenase (COX)-II-Hemmern, Metamizol und Paracetamol sowie auch Opioiden beruht. Auch eine patientenkontrollierte Analgesie (PCA, mit Piritramid oder Morphin) mit verkürzten Lock-out-Intervallen kann eingesetzt werden. Nalbuphin, Pentazocin und Buprenorphin sind für die postoperative Analgesie ungeeignet.

Bei ehemals Opioidabhängigen ist besonderer Wert auf die Nichtopioide in der akuten Schmerztherapie zu legen, Opioide sollten möglichst vermieden werden. Eine unzureichende Schmerztherapie scheint aber eher suchtauslösend zu wirken als eine Schmerztherapie mit Opioiden.

25.3 Epidurale und intrathekale Gabe von Opioiden

Um am Rückenmark eine direkte Wirkung zu erzeugen, muss ein epidural verabreichtes Opioid zunächst vom Epiduralraum in den intrathekalen Raum vordringen. Dafür sind u. a. folgende Prozesse verantwortlich: die Diffusion durch die Meningen, eine bevorzugte Diffusion durch die Endigungen der Spinalnervenwurzeln, eine Aufnahme in das Blut, das durch die, die Meningen durchdringenden, Gefäße fließt.

> **Die Abhängigkeit der Wirksamkeit eines Opioids von der Lipidlöslichkeit spricht für die Diffusion über Meningen als Hauptmechanismus der spinalen Aufnahme von Opioiden.**

Von Morphin ist gezeigt worden, dass es nach intrathekaler oder epiduraler Gabe einen direkten analgetischen Effekt am Rückenmark hervorruft. Im Gegensatz dazu

Tab. 25.1 Orientierende äquianalgetische Dosisrelation hochpotenter Opioide nach dem sog. i.m.-Morphinäquivalent

	Morphin	Piritramid[a]	Oxycodon[b]	Hydromorphon	Fentanyl	Buprenorphin	Levomethadon[c]	Methadonrazemat
i.v./s.c.	10 mg	15 mg	5 mg	2 mg	0,3 mg	0,3 mg	5 mg	
p.o.	30 mg		10–20 mg	4 mg		0,4 mg sublingual	10 mg	20 mg
transdermal					12,5 µg/h	17,5 µg/h		

[a]Beim Wechsel von Piritramid auf Hydromorphon mit 50% der Umrechnungsdosis beginnen. [b]Beim Wechsel von Morphin auf Oxycodon mit 50% der Umrechnungsdosis beginnen, beim Wechsel von Oxycodon auf orales Morphin Umrechnung 1:1. [c]Beim Wechsel auf Levomethadon mit 10%, bei höherer Ausgangsdosierung mit maximal 5% der Morphinäquivalenzdosis beginnen. Die aufgeführten Äquivalenzdosierungen sind Richtwerte und ersetzen in keinem Fall eine sorgfältige Abschätzung des individuellen Opioidbedarfs des einzelnen Patienten. In der Regel wird mit 50% der errechneten 24-h-Dosierung begonnen. Die aktuelle Dosisanpassung an die volle 24-h-Dosis bzw. darüber hinaus an den individuellen Bedarf sollte jedoch bei Opioidgewöhnten zügig erfolgen. Ein Morphinäquivalent ist die fiktive analgetisch wirksame Dosis eines Opioids, die derjenigen von 1 mg Morphin entspricht. Beide Opioide sind nur über die i.m.-Applikation vergleichbar. Die Basis des i.m.-Morphinäquivalents ist die äquianalgetische Dosis der Opioide. Damit verbindet sich die Aussage, dass durch bestimmte Dosierungen unterschiedlich potenter Opioide eine gleiche Analgesie erzeugbar ist. Es ist zu berücksichtigen, dass sich hinsichtlich der verschiedenen Wirkungen zwischen den Opioiden eine inkomplette Kreuztoleranz entwickelt, die in die Dosiskalkulation einbezogen werden muss. Um Überdosierungen des neuen Opioids zu vermeiden, sollte dessen Anfangsdosis nur 50% des errechneten Werts betragen. Die angewandten initialen Dosierungen können unkompliziert anhand der bedarfsweisen Zwischendosierungen komplettiert werden. Alle 24 h sollte eine neue Anpassung der Basisdosierung bilanziert werden. Das Morphinäquivalent bietet ausschließlich eine initiale Orientierungshilfe zur Dosisfindung an. Dies ergibt sich zwangsläufig aus der stets nichtvorhersehbaren individuellen Ansprechbarkeit auf ein neues Opioid, bzw. eine neue Applikationsform sowie aus der evtl. veränderten Wirkdauer. Außerdem ist stets zu beachten, dass die vorhandenen Dosisrelationen anhand von Vergleichswerten aus akuten Wirkungsstudien an einer großen Zahl von Einzelpatienten erstellt wurden.

konnte ein entsprechender Nachweis für Fentanyl nicht erbracht werden. So werden für die kontinuierliche epidurale Gabe von Fentanyl die gleichen Dosierungen wie bei einer intravenösen Gabe benötigt und es werden die gleichen Nebenwirkungen, die gleichen Plasmakonzentrationen und nicht zuletzt auch eine vergleichbare Analgesiequalität hervorgerufen [18][23][25][40]. Unabhängig von der Art der Medikamentengabe wird also für Fentanyl die Wirkung über die systemische Aufnahme hervorgerufen.

Auch beim Sufentanil wird die analgetische Wirkung nach epiduraler Gabe über die systemische Aufnahme und Verteilung in das zentrale Nervensystem hervorgerufen [45]. Für die epidurale Verabreichung von Sufentanil gibt es daher keine pharmakologische Rationale. Bei der intrathekalen Gabe von Sufentanil scheint es dagegen synergistische Effekte zwischen der spinalen und der systemischen Wirkung zu geben.

Cave

Der analgetische Effekt von Sufentanil am Rückenmark unterliegt einem Ceiling-Effekt: Dosierungen >5–10 µg führen zu einer Steigerung der Nebenwirkungen ohne eine Verbesserung der Analgesiequalität.

25.4 Adipositas permagna

Der Anteil adipöser Patienten in perioperativen Bereich nimmt stetig zu. Immer häufiger werden auch Patienten aufgenommen, die der Kategorie der Adipositas per magna zuzurechnen sind. Eine Einteilung der Adipositas erfolgt nach Body Mass Index (BMI). Nach den Kriterien der World Health Organisation (WHO) wird der BMI eingeteilt in 3 Kategorien:

- Kategorie I entspricht einem BMI von 30–34,9,
- Kategorie II von 35–39,9 und
- Kategorie III mit einem BMI >40.

Definition

Die krankhafte Adipositas per magna entspricht einem BMI >40 oder einem BMI >35 mit Komorbidität.

Die Adipositas per magna stellt nicht nur im perioperativen Bereich ein wesentliches Risiko für das Outcome dar, für einen 25-jährigen Patienten mit einem BMI von mehr als 40 ist von einem Verlust an Lebenserwartung von ca. 12 Jahren auszugehen. Die extreme Adipositas ist durch eine erhöhte Prävalenz für eine Reihe von Erkrankungen gekennzeichnet, darunter Hypertonus, koronare Herzerkrankung, Herzinsuffizienz, Schlaganfall, Diabetes mellitus, Insulinresistenz und Glukoseintoleranz, Hypercholesterinämie, Gallensteine und Gallenblasenentzündung sowie ein obstruktives Schlaf-Apnoe-Syndrom.

Die Planung einer Anästhesie bei Patienten mit einer Adipositas per magna sollte die speziellen Bedingungen dieser Patienten sowie die relevanten Komorbiditäten berücksichtigen. Schon die Etablierung eines i.v.-Zugangs kann eine Herausforderung für den Anästhesisten darstellen. Aufgrund des erhöhten intraabdominellen Drucks wird eine »rapid sequence induction« (RSI) bei sehr adipösen Patienten vorgeschlagen. Es gibt aber Untersuchungen, die zeigen, dass adipöse Patienten, denen 300 ml Flüssigkeit vor der Operation gegeben wurden, vergleichbare intragastrale Volumina und pH-Werte aufwiesen, wie Patienten, die 6 h nüchtern blieben. Auch unterschied sich die Geschwindigkeit der Magenentleerung nicht bei adipösen und nichtadipösen Patienten. Der Tonus des gastroösophagealen Sphinkters ist ebenfalls bei adipösen und nichtadipösen Patienten gleich.

Cave

Eines der wesentlichen pharmakologischen Probleme beim adipösen Patienten ist die Kumulation v. a. von gut lipidlöslichen Medikamenten im Fettgewebe. Dies kann zu deutlich verlängerten, klinischen Wirkdauern insbesondere von Anästhetika führen (▶ Kap. 1 »Pharmakokinetik«).

Aufgrund ihrer im Vergleich zu den intravenösen Anästhetika sehr niedrigen kontextsensitiven Halbwertszeiten, eignen sich volatile Anästhetika besonders gut für den Einsatz bei adipösen Patienten. Desfluran hat mit einem Blut-Gas-Partitionskoeffizienten von 0,42 theoretisch einen Vorteil gegenüber den anderen volatilen Anästhetika (▶ Kap. 4 »Inhalationsanästhetika«). Darüber hinaus verfügt Desfluran über einen vergleichsweise niedrigen Fett-Blut-Partitionskoeffizienten, so dass sich die Substanz weniger im Fettgewebe anreichert. In einer Metaanalyse konnte demonstriert werden, dass die Aufwachzeiten nach Desfluran ca. 90 s kürzer sind, als nach Sevofluran [41]. Dies gilt allerdings nur für das Aufwachen aus tiefer Anästhesie. Wird die Konzentration von Sevofluran gegen Ende einer Operation zurückgenommen oder wird ein Verfahren zur EEG-gestützten intraoperativen Anästhesietiefenmessung eingesetzt, sind die Zeitdifferenzen für die verschiedenen Anästhetika vernachlässigbar gering [15][67].

Auch die neuromuskuläre Blockade muss bei adipösen Patienten angepasst werden. Dabei ist es wichtig, nicht nach tatsächlichem Körpergewicht zu dosieren, da sowohl von Rocuronium wie von Cisatracurium gezeigt wurde, dass die Wirkdauer etwa verdoppelt wird, gegenüber einer Dosierung nach idealem Körpergewicht.

Praxistipp

Als grobe Regel kann das Muskelrelaxans bei sehr adipösen Patienten nach idealem Körpergewicht +25% dosiert werden, um eine Wirkung zu erreichen, die schlanken Patienten entspricht.

Insbesondere bei den älteren Muskelrelaxanzien, wie Pancuronium und Vecuronium, kann die Wirkdauer nur sehr schlecht vorhergesagt werden, es muss mit teilweise extremen Wirkdauern gerechnet werden [71].

Aufgrund der atemdepressorischen Wirkung von Opioiden sollte bei adipösen Patienten postoperativ ein Analgesieregime gewählt werden, dass im Wesentlichen auf Nicht-Opioid-Analgetika beruht. Darüber hinaus kann es zu deutlichen Überhängen der intraoperativ gegebenen Opioide kommen, wenn eine Dosierung nach tatsächlichem Körpergewicht vorgenommen wird. Wie bei den Muskelrelaxanzien ist die Dosierung anzupassen.

25.5 Ältere Patienten

In der westlichen Welt sind die über 65-Jährigen die am schnellsten wachsende Bevölkerungsgruppe. Bei Älteren werden auch mehr operative Eingriffe durchgeführt. So wird bei 12% der 45- bis 60-Jährigen pro Jahr ein operativer Eingriff unternommen. Bei den über 65-Jährigen steigt dieser Anteil auf über 21% [19]. Bei älteren Menschen sind pharmakokinetische und pharmakodynamische Variablen verändert, die auch das anästhesiologische Management wesentlich beeinflussen (◘ Abb. 25.1; [57]). Bei Älteren nehmen die Leistungsreserven ab und damit die Fähigkeit, Stress zu tolerieren. Die funktionelle Leistungsfähigkeit der Organe nimmt ab, chronische und akute Erkrankungen tragen dazu bei (◘ Abb. 25.2; [57]).

Das zentrale Nervensystem ist Zielorgan praktisch aller Anästhetika. Im Alter kommt es zu einer Reduktion der Gesamtmasse des zentralen Nervensystems, der neuronalen Dichte und der Konzentration an Neurotransmittern sowie Rezeptoren.

Das alte Gehirn ist umfangreichen morphologischen und funktionellen Veränderungen unterworfen. Die Anzahl an Neuronen ist reduziert, die Menge an Neurotransmitter ebenfalls und auch die Neurogenese findet wesentlich spärlicher statt. Zum einen ist leicht nachzuvollziehen, dass derart veränderte Gehirne ganz anders auf Anästhetika und zentral wirksame Substanzen reagieren, als die die Gehirne jüngerer Menschen (▶ Abschn. 25.5.2). Zum anderen ist es nicht verwunderlich, dass subtile kognitive

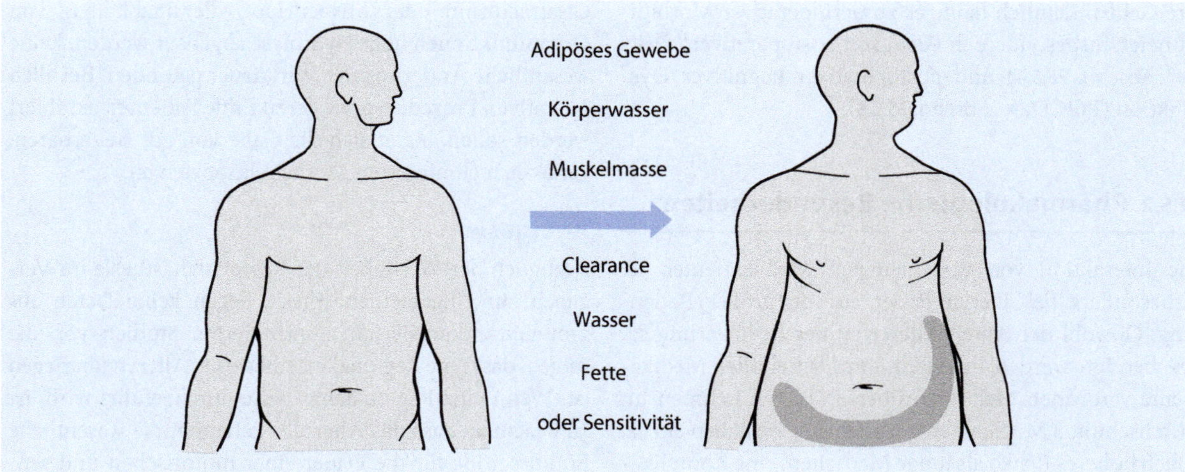

Abb. 25.1 Verglichen mit jungen Menschen haben Ältere mehr Fettgewebe, weniger Körperwasser und weniger Muskelmasse. Dadurch haben wasserlösliche Medikamente ein geringeres Verteilungsvolumen und fettlösliche Medikament ein vergrößertes Verteilungsvolumen. Die Clearance fast aller Medikamente fällt mit zunehmendem Alter ab. Die Sensibilität für Anästhetika nimmt im Alter zu, kann aber bei einigen Medikamenten wie zum Beispiel bei ß-Blockern auch reduziert sein

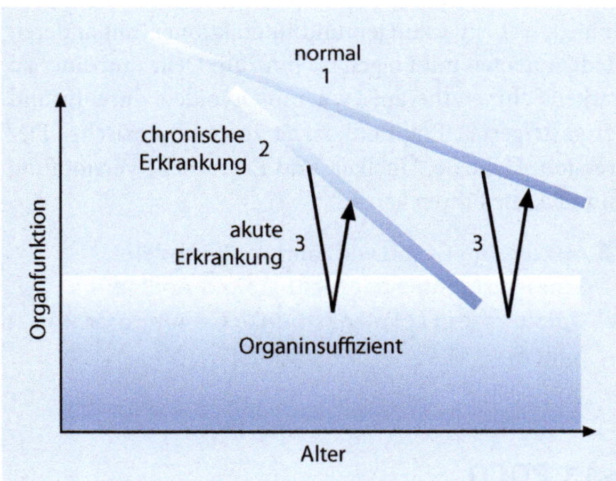

Abb. 25.2 Die Organfunktion in Abhängigkeit von Begleitfaktoren. Die normale Funktion von Organen nimmt mit steigendem Alter ab (*Linie 1*). Durch chronische Erkrankungen wird dieser Prozess beschleunigt (*Linie 2*). Akute Erkrankungen führen unabhängig von dem Vorhandensein chronischer Erkrankungen zu akutem Verlust an Organfunktion, der aber potenziell reversibel ist (*Linie 3*). Alle 3 Prozesse können aber in den Bereich der nicht mehr suffizienten Organfunktion hineinführen, also in die Dekompensation

Veränderungen bei ca. zwei Drittel aller normalen älteren Menschen auftreten und das Auftreten von Demenz nicht ungewöhnlich ist [8]. Neuere Befunde zeigen, dass intellektuelle Beschäftigung und moderate körperliche Tätigkeiten den mentalen Status erhalten und auch fördern können [52][74].

25.5.1 Demenz

Demenz ist ein chronischer, fortschreitender Verfall der geistigen Fähigkeiten. Die häufigste Form der Demenz ist der M. Alzheimer [55]. Bei über 65-jährigen liegt die Inzidenz bei 10–15%, bei den über 85-Jährigen bei 30–50%. Die Erkrankung ist durch eine Unterfunktion der cholinergen Transmission insbesondere im Bereich Kognition und Erinnerung gekennzeichnet. Ursächlich liegt der Demenz eine Imbalanz zwischen Produktion und Abbau von β-Amyloid (Aβ) zugrunde. Aβ entsteht bei der proteolytischen Spaltung von »amyloid precursor protein« (APP). Daneben kommt es zu einer Anhäufung von hyperphosphoryliertem Tauprotein. Neurofibrillen und Aβ sind die neuropathologischen Hauptkennzeichen der Alzheimer-Erkrankung. Es kommt aber bereits zu Verlust und Dysfunktion von Synapsen, noch bevor Plaques verbreitet im Hirngewebe vorliegen.

Eine ursächliche Therapie des M. Alzheimer ist derzeit noch nicht verfügbar. Wesentliche pharmakologische Komponenten der Therapie sind die Anticholinergika Tacrin und Donezepil, daneben wird Vitamin E und auch Östrogenen eine Wirkung zugeschrieben. Neuere Ansätze der Therapie fokussieren auf die Reduktion oder Inhibition der Amyloidbildung. So konnte gezeigt werden, dass NSAID wie Ibuprofen nicht aber Aspirin zu einer Reduktion der Amyloidbildung führt [75].

Bereits in den 1960ger Jahren des letzten Jahrhunderts wurde spekuliert, dass ältere Patienten nach einem operativen Eingriff und einer Anästhesie eine Demenz entwickeln [3]. Auch wenn diese Spekulation nicht mehr aufrechterhalten werden kann, ist doch klar, dass das ältere Gehirn deutlich häufiger zu perioperativer Morbidität neigt, insbesondere in Form von postoperativem Delir (▶ Abschn. 25.5.4) und postoperativer kognitiver Dysfunktion (POCD; ▶ Abschn. 25.5.3).

25.5.2 Pharmakologische Besonderheiten

Die Interaktion von verschiedenen Medikamenten ist insbesondere bei älteren Patienten von großer Bedeutung. Obwohl der Anteil Älterer an der Bevölkerung ca. 13% beträgt, werden ihnen ca. ein Drittel aller Medikamente verordnet. Menschen über 65 Jahren nehmen im Durchschnitt 8 Medikamente täglich ein. Sie haben ein ca. 7-fach höheres Risiko als junge Menschen, eine Komplikation aufgrund einer Medikamenteninteraktion zu erleiden [60].

Die mittlere effektive Dosis aller Medikamente mit einer zentralnervösen Wirkkomponente ist bei Älteren reduziert – unabhängig von der Art der Verabreichung, sei sie oral, parenteral oder per inhalationem.

Anästhetika

Bei volatilen Anästhetika fällt der MAC-Wert mit steigendem Alter, so dass ein 80-jähriger Patient nur noch ca. zwei Drittel der Dosis benötigt, die bei einem jungen Erwachsenen eine entsprechende Wirkung erzeugt. Die Reduktion der effektiven Dosis ist unabhängig von der jeweiligen Substanz und scheint ein grundlegendes neurophysiologisches Prinzip zu demonstrieren. Auch die Einleitungsdosis von intravenösen Anästhetika wie Propofol oder Etomidat ist bei Älteren reduziert. Darüber hinaus sind kardiovaskuläre Effekte, wie eine Hypotension nach der Anästhesieeinleitung häufiger, auch wenn eine adäquate Dosisreduktion vorgenommen wurde.

Aufgrund der kurzen kontextsensitiven Halbwertszeiten bietet sich die Verwendung von volatilen Anästhetika gegenüber intravenösen Anästhetika an, wenn eine schnelle und kontrollierte Aufwachphase erwünscht ist. Es konnte gezeigt werden, dass die Dosis von Desfluran und Sevofluran bei Älteren reduziert werden konnten, wenn zusätzlich ein Monitoring der Anästhesietiefe mittels bispektralen Index durchgeführt wurde. Darüber hinaus ließ sich in der Gruppe der Patienten, die mit dem BIS-Monitor überwacht wurden, auch eine weitere Reduktion der Aufwachzeiten erreichen [21].

Relaxanzien

Insbesondere bei Muskelrelaxanzien, die organspezifisch eliminiert werden, kommt es bei Älteren zu teilweise deutlich verlängerten Wirkdauern. Dagegen wurde für Cisatracurium oder Mivacurium, die unabhängig von Organfunktionen über Hydrolyse abgebaut werden, keine wesentliche Änderung der Wirkdauer gefunden. Bei allen operativen Prozeduren, an deren Ende Patienten extubiert werden sollen, bietet sich die Gabe von gut steuerbaren, verlässlich eliminierten Muskelrelaxanzien an.

Analgesie

Bezüglich der Wertigkeit der Regionalanästhesie im Vergleich zur Allgemeinanästhesie liegen keine Daten aus großen randomisierten, kontrollierten Studien vor, die zeigen, dass eine Regionalanästhesie bei Älteren überlegen ist. Wenn eine Regionalanästhesie durchgeführt wird, ist zu beachten, dass das Alter der Patienten die wesentliche Einflussgröße für die Dauer einer motorischen und sensorischen Blockade bei peripheren Nervenblockaden ist. Diese Befunde spiegeln die erhöhte Sensibilität gegenüber Lokalanästhetika bei älteren Menschen wider [51].

Postoperativ ist die Herausforderung bei älteren Menschen, den schmalen Grat zwischen einer unzureichenden Schmerztherapie aufgrund von Ängsten vor Überdosierungen, Nebenwirkungen und Interaktionen mit anderen Medikamenten mit Folgen bis hin zum Delir und einer zu starken Schmerztherapie, v. a. mit Opioiden, die aufgrund der gesteigerten Empfindlichkeit zu respiratorischer Depression, Hypoxie, Übelkeit und Erbrechen, Verstopfung und Juckreiz führen kann.

Aus diesem Grund wird eine multimodale Schmerztherapie mit Nicht-Opioid-Analgetika, Opioiden und Lokalanästhetika bei Älteren empfohlen.

25.5.3 POCD

POCD (postoperative neurokognitive Dysfunktion) ist definiert als eine postoperative Verschlechterung der intellektuellen Fähigkeiten, die sich als verminderte Gedächtnisleistung oder Konzentrationsfähigkeit äußern. In einer großen Studie wurde gezeigt, dass bei Patienten die 60 Jahre oder älter waren eine kognitive Dysfunktion noch bei einem Viertel der Patienten nach einer Woche festgestellt werden konnte während nach 3 Monaten noch bei 10% intellektuelle Minderleistungen auftraten.

Das Alter der Patienten war ein Risikofaktor für das Auftreten einer POCD. In einer Untersuchung an kardiochirurgischen Patienten wurde eine POCD 3 Monate nach dem Eingriff bei 16% der Patienten, die 60 Jahre und älter waren gefunden, dagegen nur in 3–5% der jüngeren Erwachsenen [48].

Die Therapie älterer Patienten im perioperativen Umfeld ist aufwändiger als bei jüngeren Patienten. Eingeschränkte Organfunktionen und physiologische Reserven machen eine adäquate Anpassung von perioperative verwendeten Medikamenten notwendig. Generell erscheinen kurzwirksame, gut steuerbare Medikament sowie eine multimodale Therapie postoperativer Schmerzen den Verlauf günstig zu beeinflussen.

25.5.4 Postoperatives Delir

Das postoperative Delir ist eine akute und fluktuierende Störung des Bewusstseins. Es tritt in 10–15% bei älteren allgemeinchirurgischen und in 30–50% bei älteren kardiochirurgischen oder orthopädischen Patienten auf. Die Ätiologie ist multifaktoriell und im Einzelnen noch nicht geklärt. Unter anderem wird ein Missverhältnis in der cholinergen Transmission angeschuldigt. Von Melatonin konnte gezeigt werden, dass es, vermutlich über eine Resynchronisation des Schlaf-Wach-Zyklus zu einer Reduktion von deliranten Zuständen bei älteren Patienten beitragen kann [27].

Das postoperative Delir ist nicht nur unangenehm und pflegeaufwändig, sondern ist auch relevant für das Outcome. Patienten, die während ihres Krankenhausaufenthalts ein Delir durchmachten, haben in den folgenden 2 Jahren eine deutlich erhöhte Wahrscheinlichkeit zu versterben.

Zahlreiche prädisponierende Faktoren für die Entstehung eines postoperativen Delirs sind beschrieben worden. Der Einfluss der Anästhesie auf die Entstehung eines Delirs ist dagegen komplex. Zahlreiche in der Anästhesie verwendete Medikamente können die Entwicklung eines Delirs unterstützen, daher ist es nicht immer leicht, ein adäquates anästhesiologisches Regime zu finden. Delir begünstigend wirken z. B. Benzodiazepinen, Ketamin, Propofol und Substanzen mit anticholinerger Wirkung wie z. B. Atropin. Von Isofluran ist berichtet worden, dass es die Bildung von Aβ begünstigt [76]. Dagegen zeigen aber verschiedene Studien, dass das Auftreten von Delir nach Spinalanästhesie, Epiduralanästhesie und Allgemeinanästhesie gleich häufig ist. Die Stärke von postoperativen Schmerzen ist ein weiterer Prädiktor für ein postoperatives Delir bei älteren chirurgischen Patienten [70].

Mit einem mehrschichtigen Ansatz (u. a. Reduktion oder Elimination von Benzodiazepinen, Anticholinergika, Antihistaminika und Pethidin) konnte eine Verminderung des Auftretens von postoperativem Delir um ein Drittel bzw. die Hälfte bei schwerem Delir erreicht werden [42]. Auch nichtpharmakologische Therapiestrategien sind in der Prävention des Delirs erfolgreich. Von einem perioperativen Reorientierungsprogramm wurde berichtet, dass es die Inzidenz von postoperativem Delir deutlich senkte.

Von Haloperidol ist gezeigt worden, dass es sich sowohl in der Prophylaxe, als auch in der Therapie des Delirs bewährt. Derzeit ist Haloperidol das einzige in den S3-Leitlinien zur Therapie des Delirs empfohlene Medikament [43].

25.6 Geburtshilfliche Anästhesie

Die S2-Leitlinien der DGAI aus dem Jahr 2009 empfehlen die intrathekale Gabe von einer Kombination eines Lokalanästhetikums mit einem Opioid, insbesondere unter dem Aspekt der postoperativen Schmerztherapie, da die Kombination beider Substanzgruppen wechselseitig zu einer Wirkungsverlängerung beiträgt. Allerdings wird nicht darauf eingegangen, welches Opioid zur intrathekalen Gabe empfohlen wird [9][16]. Außer dem Opioid Morphin sind derzeit keine weiteren Opioide für die intrathekale Verabreichung zugelassen, so dass nach dem derzeitigen Stand der Dinge von einer Beimischung von Fentanyl oder Sufentanil abzuraten ist. Morphin kann dagegen von einer Reihe von Nebenwirkungen begleitet sein, dazu gehören der Pruritus, Übelkeit und Erbrechen, Hypotonie, Harnverhalt, uterine Hyperstimulation, mütterliche Atemdepression. Aus diesem Grund wird auch von der Zugabe von Morphin bei der Spinalanästhesie abgeraten.

Weitere Substanzen, deren intrathekale Anwendung für eine Sectio caesarea getestet werden, die aber noch nicht zugelassen sind, sind Clonidin (NW: Hypotonie), Neostigmin (keine analgetische Wirkung, NW: starke Übelkeit) und Midazolam (verstärkt die Wirkung von Fentanyl).

Cave

Midazolam enthält in handelsüblichen Formulierungen Konservierungsstoffe, die neurotoxische Schäden hervorrufen können.

25.6.1 Perioperative Anwendung von Uterotonika

Während in Drittweltländern die mütterliche Hämorrhagie als Todesursache im Vordergrund steht, stehen in den Ländern der westlichen Welt nach den psychiatrischen Ursachen kardiale Ursachen wie die peripartale Kardiomyopathie, der Myokardinfarkt, die Aortendissektion und die sekundäre pulmonale Hypertonie an zweiter Stelle der häufigsten peripartalen Todesursachen [7].

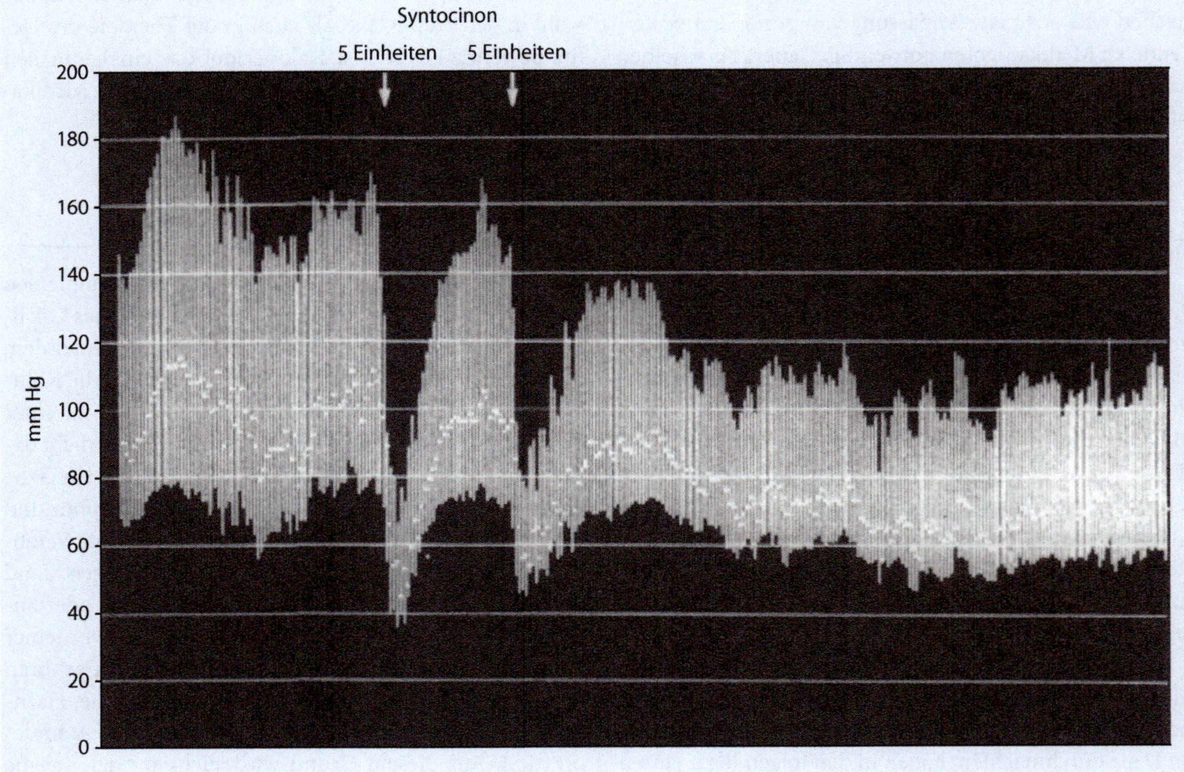

Abb. 25.3 Arterieller Blutdruck einer Schwangeren während einer Sectio caesarea unter Spinalanästhesie. Auffällig sind die Einbrüche des Blutdrucks nach Applikation von jeweils 5 IE Syntocinon. (Aus [66])

Oxytocin

> **Oxytocin ist das Medikament der Wahl für die Stimulierung der Uteruskontraktion nach der Geburt, sei sie spontan oder operativ.**

Eine prophylaktische Gabe von Oxytocin wird nach Geburt des Kindes durchgeführt und dadurch wird die Inzidenz einer fatalen Hämorrhagie um bis zu 40% reduziert. Applikationsschemata für Oxytocin variieren von Land zu Land. Im Allgemeinen wird unabhängig davon, welche Indikation zum Kaiserschnitt führte, eine feste Dosis von Oxytocin empfohlen. Es wurde aber gezeigt, dass bei Frauen, die sich einer elektiven Sectio caesarea unterziehen, deutlich geringere Dosen von Oxytocin notwendig sind, als bei anderen Indikationen. Eine ausreichende Uteruskontraktion ließ sich schon bei Oxytocinbolusdosen von 1 IE erreichen, mit einer ED_{90} von 0,35 IE [10].

In einer Gruppe von Frauen, die Oxytocin bereits für die Induktion oder Unterstützung der Wehen erhielten, wurde dagegen eine ED_{90} von 2,9 IE bestimmt [2] [10]. Wahrscheinlich führt die kontinuierliche Anwesenheit von Oxytocin zu einer Desensibilisierung von Oxytocinrezeptoren der Myometriumzellen. Eine Erhöhung der Oxytocindosierung auf über 5 IE bei Kaiserschnitten zeigte keinen weiteren Effekt auf die Uteruskontraktion, bei steigender Nebenwirkungsrate [61]. Bei diesen Patientinnen war in bis zu 40% der Fälle eine Gabe zusätzlicher Uterotonika erforderlich.

Praxistipp

Bei Frauen, die sich nach einer problemlosen Schwangerschaft einem elektiven Kaiserschnitt unterziehen, erscheint die Verabreichung von nicht mehr als 1 IE Oxytocin ausreichend, um eine adäquate Uteruskontraktion zu erzielen [10].

Diese Dosis liegt aber niedriger als zurzeit in vielen Leitlinien europäischer Fachgesellschaften empfohlen [64].

Die wichtigste potenzielle **Komplikation** einer schnellen intravenösen Gabe von Oxytocin ist die Hypotension (Abb. 25.3). Aus Sicherheitsgründen ist daher die Gabe von Oxytocin möglichst als Infusion durchzuführen.

Zu den **Nebenwirkungen** von Oxytocin gehören daneben Übelkeit, Erbrechen, Brustschmerzen, Kopfschmerzen, Flush und myokardiale Ischämien. Bei höherer Dosis können Arrhythmien, ST-T-Segmentveränderungen im EKG, Lungenödem sowie eine schwere Wasserintoxikation mit Konvulsionen auftreten. Insbesondere bei hypovolämen Patienten können diese Nebenwirkungen lebensbedrohlich werden. In Fallberichten wurden refraktäre Hypotonien nach Oxytocin beschrieben, die zum mütterlichen Tod führten.

Methylergometrin

Methylergometrin wird vielfach als ein stärkeres Uterotonikum als Oxytocin angesehen. Es zeigt wie Oxytocin eine Reihe von **Nebenwirkungen**, z. B. Übelkeit und Erbrechen aber auch einen pulmonalen Hypertonus aufgrund der Vasokonstriktion. Aus diesem Grund ist Methylergometrin bei Patienten mit einem pulmonalen Hypertonus strikt kontraindiziert. Mutterkornalkaloide können Vasospasmen hervorrufen, die sich als Koronarspasmen (EKG-Monitoring, möglichst mit ST-Trend), aber auch als periphere Arteriospasmen äußern können. Zur Reduktion von Nebenwirkungen wurde auch eine Kombination mit Oxytocin diskutiert [1]. Hohe Dosierungen der Kombination können aber hypertensive Krisen mit Hirnödem und Krampfanfällen auslösen.

Sulproston

Sulproston ist ein weiteres Uterotonikum, das aber im Wesentlichen zur Aborteinleitung bzw. zur Einleitung von Uteruskontraktionen bei intrauterinem Fruchttod verwendet wird. Zur Auslösung von Uteruskontraktionen postpartal wird es nur im Rahmen von atonen Blutungen eingesetzt. Aufgrund der zahlreichen **Kontraindikationen** (u. a. Asthma, Herzinsuffizienz, Gefäßerkrankungen, Hypertonie, Leber- und Nierenfunktionsstörungen) ist auf eine strenge Indikationsstellung und ausreichende Überwachung der Patientinnen zu achten. Nach einer Gabe von Oxytocin ist ein zeitlicher Abstand von mindestens 6 h vor einer Prostaglandinapplikation einzuhalten.

25.6.2 Pharmakotherapie des Hypertonus bei Schwangeren

Hypertensive Erkrankungen haben bei Schwangeren eine Häufigkeit von 6–8%. Die Schwangerschaftshypertonie oder Präemklampsie tritt ab der 20. Schwangerschaftswoche als Symptomkomplex aus Hypertonus und Proteinurie auf. Es gibt leichte und schwere Verlaufsformen (systolischer Blutdruck >160 mmHg oder diastolischer Blutdruck >110 mm Hg, Proteinurie >5 g/24 h, Krampfneigung, Gerinnungsaktivierung).

Treten zusätzlich Krampfanfälle oder Bewusstseinsstörungen bis zum Koma auf, wird von **Eklampsie** gesprochen (die Eklampsie kann aber auch ohne Hypertonus und Proteinurie einhergehen). Bei ausreichendem Gestationsalter und Lungenreife wird die Schwangerschaft beendet (ab 37. Schwangerschaftswoche).

Für eine Sectio caesarea wird bevorzugt die Spinalanästhesie angewendet, sofern die Thrombozytenzahl ausreichend ist. Von Seiten der Geburtshelfer wird häufig mit Magnesium therapiert.

> **Es ist zu beachten, dass die Wirkdauer von Muskelrelaxanzien durch Magnesium verlängert werden kann.**

Nach einer Gabe von 4–6 g Magnesium über 15–20 min wird 1 g/h als Erhaltungsdosis verabreicht. Zur Einhaltung eines therapeutischen Spiegels von 4–8 mg/dl sollte alle 6 h eine Plasmakonzentration bestimmt werden. Bei hohen Magnesiumkonzentrationen kann es zu einer Atemdepression und kardiovaskulären Komplikationen bis hin zu einer Asystolie kommen (**Antidot:** 1 g Kalziumglukonat i.v.) Klinisch sind der Reflexstatus, die Atemfrequenz und die Nierenfunktion zu überwachen.

Darüber hinaus sollten Blutdruckspitzen vermieden und kein krampfförderndes Medikament verabreicht werden. Der Hypertonus kann entsprechend der Leitlinien der Deutschen Gesellschaft für Gynäkologie und Geburtshilfe intravenös mit **Urapidil** und **Dihydralazin** eingestellt werden, Nifedipin und β_1-selektive β-Blocker sind eingeschränkt geeignet.

> **ACE-Hemmer dürfen bei Schwangeren nicht angewendet werden.**

Dihydralazin kann bei sog. Langsamacetylierern deutlich verlängerte Wirkdauern aufweisen (normale Halbwertszeit ca. 2,5 h). Von großer Bedeutung ist der Erhalt der uteroplazentaren Perfusion, daher darf keine rasche Normalisierung hypertensiver Blutdruckwerte angestrebt werden (initiale Kontrolle der Therapie mit Kardiotokogramm, CTG). Bislang liegen keine Daten vor, die zeigen, dass durch die Therapie das kindliche Outcome verbessert wird, die Prävention von Komplikationen der Mutter steht daher im Vordergrund.

25.6.3 Chirurgischer Eingriff bei einer Schwangeren

Ca. 2% aller Schwangeren benötigen einen nichtgeburtshilflichen operativen Eingriff während ihrer Schwangerschaft. Wichtige anästhesiologische Ziele bei einem solchen Eingriff ist die Aufrechterhaltung der uterinen Perfusion sowie die Prävention oder Therapie vorzeitiger Wehen. Ob vorzeitige Wehen durch die Anästhesie verursacht werden, ist derzeit noch unklar. Wahrscheinlicher ist aber, dass die zugrundeliegende Erkrankung oder der operative Eingriff zu vorzeitigen uterinen Kontraktionen führen können.

Es gibt Hinweise, dass die Kinder von Müttern, die sich während ihrer Schwangerschaft einem operativen Eingriff unterziehen mussten, früher geboren werden und kleiner sind [54]. Immer wieder gibt es auch Ängste vor möglichen teratogenen Effekten von Anästhetika. Bislang gibt es keine belegbaren Daten über eine teratogene Wirkung von Anästhetika beim Menschen. Allerdings ist anzumerken, dass neue Medikamente nur sehr selten auf ihre Wirkungen auf schwangere Patientinnen überprüft werden. Anhand von Daten aus Tierversuchen wird vermutet, dass Benzodiazepine und Stickoxydul zu vorzeitigen Geburten bzw. zu teratogenen Veränderungen führen können, doch auch diese Wirkungen konnten trotz großer Zahlen behandelter Patientinnen nicht mit Daten belegt werden.

Das teratogene Risiko von Opioiden, intravenösen Anästhetika und Lokalanästhetika ist als sehr gering einzuschätzen.

Bei Frauen, die während ihrer Schwangerschaft Spurendosen von Inhalationsanästhetika ausgesetzt waren, kommt es einer Metaanalyse zur Folge zu einer geringen Erhöhung der Häufigkeit von Fehlgeburten [4]. Im Verhältnis bedeutet aber das Rauchen während der Schwangerschaft ein deutlich höheres Risiko.

Wenn möglich sollten operative Eingriffe und Anästhesien bei Schwangeren in das zweite Drittel der Schwangerschaft aufgeschoben werden. Derzeit gibt es keine Hinweise aus großen randomisierten kontrollierten Studien, dass die Art des Eingriffs, die Art der Anästhesie, die Länge des Eingriffs oder der Anästhesie einen Einfluss auf das Outcome der Schwangerschaft haben. Sofern anwendbar, können mit einer Regionalanästhesie die Exposition des Ungeborenen zu Medikamenten minimiert werden. Es ist allerdings darauf zu achten, dass im Rahmen einer Spinalanästhesie auftretende Hypotonien frühzeitig mit Vasopressoren therapiert werden, um eine kindliche Minderperfusion zu vermeiden.

Die Wirkung von Anästhetika auf das sich entwickelnde Gehirn gerät zunehmend in den Fokus der aktuellen Untersuchungen. Von der US-amerikanischen Arzneimittelbehörde (Federal Drug Administration, FDA) wurde im Jahr 2007 ein Expertentreffen zu diesem Thema einberufen, dass jedoch keine klaren Handlungsanweisungen geben konnte.

Vermieden werden sollten auf jeden Fall die Medikamente, für die ein teratogene Wirkung bekannt ist (▶ Übersicht).

Medikamente mit teratogener Potenz

- ACE-Inhibitoren, AT_1-Angiotensin-Rezeptor-Antagonisten
- Carbamazepin
- Phenprocoumon, Warfarin (Vitamin-K-Antagonisten)
- Lithium
- Phenytoin
- Streptomycin
- Kanamycin
- Tetracyclin
- Valproat
- Vitamin-A-Derivate

25.7 Anwendung der Antikoagulanzien

Thromboembolische Komplikationen gefährden den perioperativ immobilisierten Patienten. Durch bloße Immobilisation steigt das Risiko für eine Thromboembolie deutlich an. So war früher die tödliche Lungenembolie das definitive und unvermeidbare Ende für alte bettlägerige Patienten. Es existieren aber auch effektive Therapiekonzepte mit Antikoagulanzien, die das Risiko für das Auftreten einer Thrombose deutlich reduzieren können. Dennoch gibt es viele Patienten, die an einer Thrombose unter laufender Therapie mit Antikoagulanzien erkranken. Insbesondere bei Patienten mit erhöhtem Thromboembolierisiko, sei es durch das Tragen einer künstlichen Herzklappe, durch bloßes Herzvorhofflimmern, eine große Operation oder einen durch Sepsis getriggerten Thrombosestimulus, muss strikt antikoaguliert werden.

25.7.1 Prädisponierende Faktoren

Neben Immobilisation erhöhen alle implantierten und dem Blutstrom ausgesetzten Fremdkörper das Thromboembolierisiko. Frisch implantierte Fremdkörper bergen ein besonders hohes Risiko. Patienten mit künstlichen mechanischen Herzklappenprothesen, insbesondere in Mitralposition, mit Herzvorhofflimmern und mit Thrombosen in der Anamnese müssen streng therapeutisch antikoaguliert werden. In der Regel sind diese Patienten bereits vor Aufnahme in ein Krankenhaus antikoaguliert gewesen.

Eine weitere Indikation zur Antikoagulation ergibt sich dadurch, dass eigentlich jeder Intensivstationspatient je nach Schwere seiner Erkrankung mit zentralem Venenkatheter zur sicheren Medikamentenapplikation und auch arteriellem Katheter zur invasiven Blutdruckmessung versehen ist. Ebenso sind passagere und permanente Herzschrittmachersonden Thrombosetrigger.

Neben angeborenen und erworbenen Blutgerinnungsstörungen per se, gibt es eine Vielzahl von Erkrankungen, die eine erhöhte Blutgerinnungsneigung (Hyperkoagulabilität) bedingen. Es sind dies v. a. maligne Grunderkrankungen und schwere Entzündungszustände bis hin zur Sepsis. Im fortgeschrittenen Schockstadium droht stets eine disseminierte intravasale Gerinnung.

Im operativen Bereich gibt es ein besonders großes thromboembolisches Risiko nach Implantation von Gelenkersatzteilen. Allem voran ist das Thromboserisiko nach operativem Hüftgelenksersatz sehr hoch. Aber auch nach Gefäßprothesenimplantation oder Stentimplantationen in Gefäßen besteht die große Gefahr eines thrombotischen Verschlusses dieser Implantate.

25.7.2 Heparin

Der Standard in der Antikoagulationsbehandlung ist die Heparintherapie. Heparine sind Disaccharidketten. Die unfraktionierten Heparine mit einem Molekulargewicht von etwa 20.000 Dalton wirken im Komplex mit Antithrombin III. Die hemmende Wirkung des Antithrombin III auf Thrombin wird durch Heparin verstärkt. Ein Mangel von Antithrombin III bewirkt eine erhebliche Wirkungsabschwächung von Heparin. Eine Antithrombin-III-Gabe unter laufender Heparintherapie kann die Thrombininhibierung so stark erhöhen, dass es zu Blutungskomplikationen kommt. Unter einer Heparintherapie kommt es immer zu einem Verbrauch von Antithrombin III und damit zu einer Abnahme des Antithrombin-III-Spiegels im Blut. Die alleinige Gabe von Antithrombin III zur Antikoagulation ist keine etablierte Therapie. Sie wäre nur unnötig teuer. Die Antithrombin-III-Aktivität sollte 50% der Norm nicht unterschreiten. Therapeutisch herbeigeführte Antithrombin-III-Aktivitäten von über 100% haben keinen therapeutischen Wert.

Die Hemmung der Thrombinwirkung durch Heparin ist sehr effektiv, weil Thrombin den Schlüsselschritt in der Blutgerinnung, nämlich die Umwandlung von Fibrinogen in Fibrin katalysiert. Darüber hinaus inhibiert unfraktioniertes Heparin auch den Faktor X. Die Effektivität der Heparintherapie ist hinreichend belegt und Heparin ist als Antikoagulans praktisch universell einsetzbar.

Bestimmung der Heparinwirkung im Blut bei extrakorporalen Kreisläufen

Heparin wird als Standardantikoagulans bei der Verwendung von extrakorporalen Kreisläufen eingesetzt. Gängige extrakorporale Kreisläufe sind die Herz-Lungen-Maschine in der Herzchirurgie, die extrakorporale Membranoxygenierung (ECMO) oder die Nierenersatzverfahren auf der Intensivstation. Bei Verwendung solcher Systeme muss außer bei den Nierenersatzverfahren das Blut praktisch ungerinnbar sein, damit der Patient nicht im Rahmen einer Thrombosierung des extrakorporalen Kreislaufs schweren Schaden nimmt oder verstirbt. Um einen solchen Heparineffekt zu erreichen, werden üblicherweise 300 IE/kgKG als Bolus intravenös verabreicht. Der dann durch Heparin einsetzende Antikoagulationseffekt wird durch eine modifizierte Blutungszeit verifiziert:

Nativ entnommenes Patientenblut wird in ein rotierendes, auf 37°C vorinkubiertes Röhrchen gegeben, in dem ein Oberflächenaktivator das Blut zur Gerinnung bringen soll. Die so ermittelte Blutgerinnungszeit heißt **»activated clotting time«** (ACT) und ist sehr gut empfindlich für Heparin. Gerinnt das Blut in diesem Testansatz innerhalb von 2 min (je nach Testverfahren auch 100 s), so liegt kein relevanter Antikoagulationseffekt vor. Ist die Blutungszeit größer als 400 s, so gilt das Blut als praktisch ungerinnbar und der extrakorporale Kreislauf kann gefahrlos betrieben werden. Bei der Verwendung von Nierenersatzverfahren muss die ACT nicht unbedingt verlängert sein, weil bei einer Thrombosierung des Geräts der Patient weder Schaden nehmen oder versterben würde.

Wird der extrakorporale Kreislauf beendet, so kann man entweder auf den körpereigenen Abbau des Heparins innerhalb von etwa 2–3 h warten (Halbwertszeit etwa 90 min) oder das **Antidot Protamin** dazugeben, dass in einem stöchiometrischen Verhältnis von 1:1 die Heparinwirkung aufhebt. Die ACT fällt in einem solchen Falle sofort auf einen Wert von unter 2 min. Tut sie dies nicht, so liegt die Ursache für eine verlängerte ACT nicht am Heparin, sondern an einer anderen Ursache. Hier kann eine Differenzierung der Ursache durch Zugabe des heparinneutralisierenden Enzyms Heparinase in den ACT-Ansatz hilfreich sein. Überdosierungen von Protamin andererseits können zu Fibrinpolymerisationsstörungen führen und so zu Blutungen führen.

Messung des Heparineffekts im Blutplasma

Die ACT (▶ Abschn. 25.7.2.1) ist eine aussagekräftige Bestimmungsmethode für die Betrachtung eines Heparineffekts im Vollblut. Sie ist als sog. bedside-Gerinnungszeit stets schnell für die Behandelnden verfügbar. Allerdings werden ACT-Messungen nicht auf jeder Intensivstation durchgeführt. Viel geläufiger ist es, die **aktivierte partielle Thromboplastinzeit** (aPTT) zu messen. Ursprünglich war die aPTT für die Bestimmung des Heparineffekts gar nicht konzipiert worden und man betrachtete vornehmlich die Thrombinzeit zur Erfassung des Heparineffekts. Durch Modifikationen des aPTT-Reagenz wurde erreicht, dass die aPTT nun so gut auf Heparin anspricht, dass sie zum Standardgerinnungstest für eine Heparinbehandlung geworden ist und die Thrombinzeit an Bedeutung verloren hat. Die aPTT ist aber auch empfindlich gegenüber anderen Hämostasedefekten geblieben. Die aPTT wird bestimmt in durch Citratlösung entkalzifiziertem Plasma und Zugabe eines speziellen Faktorenmangelkonzentrats mit Zusatz eines Oberflächenaktivators und Kalzium. Normale PTT-Werte liegen bei etwa 30 s.

Low-dose-Heparinisierung und therapeutische Heparinisierung

Kommt es unter einer Heparingabe nicht zu einer Verlängerung der aPTT, so bedeutet dies nicht, dass der Patient ungenügend antikoaguliert wäre.

> **Wird Heparin in einer Dosierung gegeben, die zu keiner aPTT-Verlängerung führt, so sprechen wir von einer Low-dose-Heparinisierung.**

Es spielt hierbei keine Rolle, ob das Heparin intravenös oder subkutan verabreicht wurde.

> **Von therapeutischer Heparinisierung sprechen wir, wenn die aPTT auf das mindestens 2-fache ihres Normwertes verlängert ist, also von etwa 30 s auf 60 s und mehr.**

Alle Patienten mit einem typischen Immobilisationsrisiko werden »low dose« heparinisiert und alle Patienten mit sehr hohem Thromboembolierisiko werden »therapeutisch« heparinisiert.

Für eine **Low-dose-Heparinisierung** reichen etwa 100 IE/kgKG/Tag intravenös aus. Subkutan werden üblicherweise 2-mal täglich 5.000–7.500 IE für einen normal gewichtigen Erwachsenen gegeben.

Gründe für eine **therapeutische Heparinisierung** sind Herzvorhofflimmern, die meisten implantierten künstlichen mechanischen Herzklappen oder auch die Anschlussbehandlung nach Fibrinolysetherapie bei Herzinfarkt. Eine therapeutische Heparinisierung beginnt man mit einem intravenösen Bolus von 5000 IE und schließt dann eine Dauergabe von 200 IE/kgKG an. Der Erfolg dieser therapeutischen Heparinisierung wird über aPTT-Kontrollen erfasst.

Therapie mit niedermolekularen Heparinen

Niedermolekulare Heparine sind Disaccharidketten, die ein viel geringeres Molekulargewicht aufweisen, als unfraktioniertes Heparin. Das Molekulargewicht von niedermolekularem Heparin liegt bei etwa 3.000–5.000 Dalton.

> **Niedermolekulares Heparin wirkt durch Inhibierung von Faktor X und wirkt somit nicht im Komplex mit Antithrombin III.**

Die Halbwertzeit ist länger als bei unfraktioniertem Heparin. Eine Bestimmung des Effekts von niedermolekularem Heparin über eine Bestimmung der aPTT ist nicht möglich. Stattdessen muss der Effekt einer solchen Therapie mit niedermolekularem Heparin durch direkte Bestimmung der Inhibierung des Faktors X gemessen werden: Es werden die Antifaktor-Xa-Einheiten bestimmt. Dieser Test gehört nicht zum Routineprogramm eines jeden Krankenhauslabors. Deshalb beschränkt man sich im klinischen Gebrauch der niedermolekularen Heparine auf eine reine Low-dose-Heparinisierung und verzichtet auf ein Labormonitoring der Antifaktor-Xa-Einheiten. Niedermolekulare Heparine sind sehr effektiv und länger wirksam als unfraktionierte Heparine. Oftmals reicht dann eine subkutane Gabe pro Tag aus um eine effektive Thromboseprophylaxe zu betreiben. Bei hohem Thromboembolierisiko müssen aber auch die niedermolekularen Heparine 2-mal täglich gegeben werden.

Ausstieg aus einer oralen Antikoagulationsbehandlung

Sind Patienten dauerhaft oral mit Cumarinen (Phenprocoumon, Warfarin) antikoaguliert, weil sie ein dauerhaftes Thromboembolierisiko in sich tragen, so wird zumeist auf einer Intensivstation oder im perioperativen Bereich auf eine Heparintherapie umgestellt. Heparin ist besser steuerbar als eine orale Antikoagulanzientherapie. Eine Möglichkeit zur Quickwertanhebung aus dem therapeutischen Bereich von 15–25% heraus in einen unkritischen Bereich von 40–50% besteht in einer Vitamin-K-Gabe. Vitamin K kann oral als Tropfen oder intravenös als Kurzzeitinfusion gegeben werden. Bis es dadurch zu einer Quickwertanhebung auf Werte zwischen 40–50% gekommen ist, dauert es viele Stunden. Deshalb muss in einem absoluten Notfall der Quickwert mittels Faktorenkonzentraten angehoben werden. Es handelt sich hier um die Vitamin-K-abhängig in der Leber synthetisierten Faktoren II, VII, IX und X, die intravenös als sog. PPSB verabreicht werden müssen.

> **Praxistipp**
>
> Diese Faktorenkonzentrate (PPSB) sind extrem thrombophil. Bei der i.v.-Gabe darf nicht aspiriert werden, weil sonst das aspirierte Blut in der Spritze sofort gerinnen würde.

Liegt keine Blutungssituation unter oraler Antikoagulanzientherapie vor und geht es lediglich um eine Umstellung der schlecht steuerbaren Cumarintherapie auf die besser steuerbare Heparintherapie, so sollte ab einem Quickwert von über 30% einschleichend mit einer Heparingabe begonnen werden. Hierbei ist stets die individuelle Situation des Patienten zu berücksichtigen. Häufig wird der Quickwert auch als sog. »international normalized ratio«, INR, angegeben. Ein INR-Wert von 1,0 entspricht einer unbeeinflussten Gerinnung. Ein INR-Wert von 2,5–5,0 entspricht dem therapeutischen Bereich.

25.7.3 Heparininduzierte Thrombozytopenie

Heparin führt zu einer gewissen Thrombozytenschädigung und setzt so Thrombozyteninhaltsstoffe frei. Die Thrombozytenzahl geht durch diesen Effekt nur gering zurück. Die Existenz einer solchen heparininduzierten Thrombozytopenie (Typ I) ist der Grund dafür, dass man bei Heparintherapie regelmäßig die Zahl der Thrombozyten bestimmen sollte.

In seltenen Fällen kann der Patient eine **echte Allergie auf den Plättchenfaktor-4-Heparinkomplex** ausbilden. Der Plättchenfaktor 4 ist in den Thrombozyten enthalten und ist extrem thrombogen. Gehen im Rahmen einer Heparintherapie Thrombozyten zugrunde, so wird automatisch Plättchenfaktor 4 freigesetzt. Dieser wird stets durch Heparin durch Bildung von Plättchenfaktor-4-Heparinkomplex neutralisiert. Kommt es aber nun zu einer Antikörperbildung gegen Plättchenfaktor-Heparinkomplex, so setzen sich die entstehenden Antikörper-Plättchenfaktor-4-Heparinkomplexe auf die Thrombozytenoberflächen und zerstören sie in dramatischem Ausmaß. Dadurch kommt es zum dramatischen Abfall der Thrombozytenzahl. Durch den Untergang von Thrombozyten werden nun größte Mengen von Plättchenfaktor 4 freigesetzt. Dieser Plättchenfaktor 4 triggert Thrombosen. Diese starke Reaktion auf Heparin heißt **heparininduzierte Thrombozytopenie Typ II**. Sie setzt frühestens eine Woche nach der ersten Heparingabe ein, es sei denn, dass der Intensivpatient bereits früher Kontakt zu Heparin hatte.

> **Bewiesen gilt die heparininduzierte Thrombozytopenie (HIT II), wenn Thrombozytopenie, Thrombose und Nachweis des Antikörpers vorliegen.**

Bei Verdacht auf eine solche schwere Komplikation, sollte das Heparin sofort abgesetzt werden und mit anderen Antikoagulanzien weiterbehandelt werden.

25.7.4 Hirudin und weiter Antikoagulanzien

Hirudin

Natürlicherweise kommen Hirudine in Blutegelköpfen vor. Klinisch eingesetzt wird aber gentechnisch gewonnenes Hirudin. Hirudine wirken durch direkte Hemmung von Thrombin. Dabei benötigen die Hirudine kein Antithrombin III. Hirudine wirken recht lange und kumulieren bei Niereninsuffizienz. Die aPTT ist sensibel auf Hirudine. Deshalb ist die Hirudintherapie eine vergleichsweise sichere Alternativtherapie zur konventionellen Therapie mit Heparin bei HIT II.

Verlässliche Erfahrungen liegen mit dem Hirudin **Lepirudin** vor, welches bereits seit 1997 eingesetzt wird. Lepirudin wird renal eliminiert und kumuliert bei Niereninsuffizienz, sodass hier die empfohlenen Dosen stark reduziert werden müssen.

Weitere Antikoagulanzien

Argatroban ist niedermolekularer, direkter Thrombininhibitor und wird hepatisch eliminiert.

Danaparoid ist ein Heparinoid und alternativ zu Heparin einsetzbar, hat aber eine gewisse Kreuzallergiepotenz. Danaparoid wirkt durch Hemmung von Faktor X und ist nicht durch die aPTT steuerbar.

Rivaroxaban ist ein direkter Inhibitor von Faktor X und wird oral verabreicht. Diese Substanz kann bei Patienten eingesetzt werden, bei denen keine Beeinträchtigung der gastrointestinalen Resorption vorliegt, also in der Regel nicht bei Schwerstkranken auf der Intensivstation.

Fondiparinux ist ein synthetisch hergestelltes »Heparin«, das aus 5 Saccharideinheiten besteht und wie niedermolekulare Heparine den Faktor Xa hemmt. Aufgrund seiner Molekülstruktur ist eine Antikörperbildung und Thrombozytopenie wie bei den Heparinen in der Regel nicht zu erwarten. Nur in extrem seltenen Einzelfällen wurde über fondaparinuxinduzierte Thrombopenien berichtet. Fondaparinux kann im Labortest mit den Heparinantikörpern kreuzreagieren.

25.7.5 Antikoagulationsbehandlungen auf der Intensivstation

Durch die zunehmende Zahl von implantierten Koronarstents hat die Dauertherapie mit Acetylsalicylsäure (ASS) und den ADP-Rezeptorantagonisten, wie Clopidogrel, Prasugrel, Tirofiban, an Bedeutung gewonnen. Bei allen Patienten, die einen Koronarstent implantiert bekommen haben, wird üblicherweise eine Kombinationstherapie mit ASS und Clopidogrel möglichst frühzeitig, am besten noch vor Stentimplantation durchgeführt. Diese Therapie verhindert zumeist den Verschluss des Stents.

- **ASS** wirkt thrombozytenaggregationshemmend durch Hemmung der Prostaglandinsynthese, insbesondere wird die für die Thrombozytenaggregation bedeutsame Thromboxansynthese durch irreversible Hemmung der Cyclooxygenase 1 (COX-1) gestoppt.
- Das Thienopyridinderivat **Clopidogrel** bindet nach metabolischer Aktivierung in der Leber irreversibel an den Adenosindiphosphat ADP-Rezeptor (P2Y12) auf den Thrombozyten und verhindert dadurch die Fibrinogenbindung an den Glycoproteinrezeptor-GP-IIb/IIIa und damit die Thrombozytenaggregation. Nur durch Gabe einer »loading dose« von mindestens 300 mg wird innerhalb von wenigen Stunden ein Wirkspiegel aufgebaut, der einen Stentverschluss ver-

hindern kann. Ohne »loading dose« dauert es einige Tage, bis ein wirksamer Spiegel aufgebaut ist.

Hat der Patient Clopidogrel erhalten, so drohen bei einer (Not)operation schwerste Blutungskomplikationen. Erst durch Thrombozytenneubildung wird der Clopidogreleffekt aufgehoben. Kann darauf nicht gewartet werden, müssen Thrombozytenkonzentrate bereitgestellt werden.

25.8 Klinische Aspekte der Behandlung mit Antiarrhythmika

Beim Auftreten perioperativer Arrhythmien sollte zunächst nach einer Ursache gesucht werden. in einigen Fällen kann die Behandlung von bestehenden Imbalancen ausreichend sein, um eine Arrhythmie zu terminieren. Zu diesen Situationen kann die myokardiale Ischämie gehören, die Hypoxämie, die Hyperkarbie, Azidose, Anämie, Elektrolytabnormalitäten (Hypokaliämie, Hypomagnesiämie etc.), thyreotoxische Veränderungen, Hypothermie, ein Schock, eine Verursachung durch medizinische Geräte oder Monitore, z. B. bei einer direkten mechanischen Manipulation am Herzen (zentraler Venenkatheter, pulmonalarterieller Katheter, mediastenale Drainagen etc.). Eine Abklärung dieser Ursachen sollte im perioperativen Feld immer erfolgen, bevor mit einer Behandlung mit Antiarrhythmika begonnen wird.

Wenn ein Patient hämodynamisch instabil ist oder aber eine Arrhythmie im Rahmen einer myokardialen Ischämie bzw. einer Herzinsuffizienz auftritt, sollte elektrisch kardiovertiert oder defibrilliert werden. Anhand der aktuellen Leitlinien der Notfallmedizin sollte eine hämodynamisch instabile ventrikuläre Tachykardie oder ventrikuläres Flimmern mit einem Antiarrhythmikum behandelt werden, sofern elektrisch kein Erfolg erzielt werden konnte. Die Evidenz dafür ist derzeit nicht eindeutig, aber es gibt eine klare Empfehlung zur Behandlung mit Amiodaron bzw. Lidocain. Es ist zu berücksichtigen, dass es für keines der Antiarrhythmika derzeit einen Hinweis gibt, dass die Behandlung mit einer verbesserten Überlebensrate bzw. einer verbesserten Krankenhausentlassungsrate verbunden ist. Auch das Langzeitoutcome der Patienten ist noch unklar. Im Falle einer hämodynamisch stabilen ventrikulären Tachykardie können die Antiarrhythmika Procainamid, Amiodaron, β-Blocker und Sotalol verwendet werden.

Ist eine ventrikuläre Tachykardie nicht monomorph sondern polymorph, so kann bei einem normalen QT-Intervall und stabiler Hämodynamik entweder eine Kardioversion durchgeführt werden oder aber eine Behandlung wie bei einer einfachen monotopen ventrikulären Tachykardie.

Ist die ventrikuläre Tachykardie dagegen polymorph oder multitop mit einer QT-Intervallverlängerung (»Torsade de pointes«) sollte zunächst ausführlich nach den Ursachen einer solchen Arrhythmie gesucht werden, wie z. B. Elektrolytveränderungen, Medikationen oder eine Myokardischämie. Wenn der Patient hämodynamisch stabil ist und eine Kardioversion nicht durchgeführt werden sollte, können »Torsade de pointes« mit einer Überstimulierung des Vorhofs oder aber des Ventrikels behandelt werden. Dazu können begleitend β-Blocker oder Magnesium verabreicht werden.

Ein hämodynamisch stabiles Vorhofflimmern bzw. Vorhofflattern sollte mit Herzfrequenzkontrolle oder eine Konversion in den Sinusrhythmus und einer begleitenden Antikoagulation behandelt werden. Dazu können Verapamil, Diltiazem oder β-Blocker eingesetzt werden, um die Frequenz über eine Verringerung der ventrikulären Antwort herabzusetzen, sofern keine ventrikuläre Dysfunktion vorliegt. Wenn dagegen eine ventrikuläre Dysfunktion vorliegt, kann auch Digoxin eingesetzt werden, aber insbesondere im perioperativen Umfeld mit einer erhöhten sympathischen Aktivität ist es häufig nicht effektiv.

Im Falle eines vorliegenden schnellen Herzrhythmus können Medikamente die die AV-Überleitung verlangsamen, günstige Effekte ausüben (WPW-Syndrom), z. B. Procainamid oder Propafenon. Beim Auftreten von Vorhofflimmern oder -flattern sollte das individuelle Risiko der Medikation weitere Rhythmusstörungen hervorzurufen bzw. eine linksventrikuläre Dysfunktion hervorzurufen, abgeschätzt werden.

Ein linksatrialer Thrombus ist bei Vorhofflimmern nicht selten und tritt in bis zu einem Drittel der Fälle auf. Wenn ein Vorhofflimmern über mehr als 48 h bestanden hat, sollte daher eine Antikoagulation für mindestens 3 Wochen durchgeführt werden, bevor der Versuch einer pharmakologischen oder elektrischen Kardioversion durchgeführt wird. Alternativ sollte bei diesen Patienten eine transösophageale Echokardiographie durchgeführt werden, um einen linksatrialen Thrombus auszuschließen.

Paroxysmale supraventrikuläre Tachykardien können aus einem akzessorischen Leitungsbündel resultieren. Oder durch eine Vorhoftachykardie ausgelöst werden. Sofern der Patient eine stabile Hämodynamik aufweist, kann Adenosin gegeben werden. Typischerweise resultiert Adenosin bei einer erfolgreichen Behandlung in einer kurzen Periode einer Asystolie, die dann von einem Sinusrhythmus gefolgt wird. Alternativ können andere Antiarrhythmika wie Procainamid, Amiodaron, Sotalol und Flecainid gegeben werden, sofern Adenosin oder aber eine Kardioversion nicht erfolgreich war.

25.9 Anästhesie bei Patienten mit pulmonalem Hypertonus

Definition

Ein pumonaler Hypertonus wird als ein mittlerer pulmonalarterieller Druck von mehr als 25 mmHg oder ein pulmonaler Gefäßwiderstand von mehr als 300 $dyn*s*cm^{-5}$ definiert. Eine schwere pulmonale Hypertonie liegt vor, wenn die Werte auf mehr als 50 mmHg bzw. 600 $dyn*s*cm^{-5}$ ansteigen.

Die Bedeutung des pulmonalen Gefäßwiderstands liegt v. a. in der Determinierung des rechtsventrikulären Afterloads. Damit nimmt der pulmonale Gefäßwiderstand direkten Einfluss auf die Funktion des rechten Ventrikels und damit auch auf das Herzzeitvolumen.

Wesentliche Einflussgröße für den pulmonalen Gefäßwiderstand ist die alveoläre Oxygenierung. Eine Hypoxie ist ein potenter Vasokonstriktor im kleinen Kreislauf. Die hypoxische pulmonale Vasokonstriktion ist ein wichtiger Mechanismus zur Anpassung von ventilierten und perfundierten Lungenbezirken. Ein weiterer vasokonstriktorisch wirkender Reiz ist eine Azidose. Hyperkapnie und Hypokapnie regeln den pulmonalen Gefäßwiderstand im Wesentlichen über den pH-Wert. Weitere Faktoren, die zu einer Steigerung des Widerstands führen sind eine sympathische Stimulation, Kälte und Katecholamine.

Die vasokonstriktorischen Effekte von Katecholaminen werden in der pulmonalen Gefäßwand über α_1-Adrenozeptoren vermittelt. Bei einem vorliegenden pulmonalen Hypertonus bewirken β_2-Adrenozeptoren eine Senkung des pulmonalarteriellen Drucks.

Der größte Teil der pulmonalen Hypertension im perioperativen Umfeld ist auf kardiale oder pulmonale Ursachen zurückzuführen. Im Allgemeinen ist ein pulmonaler Hypertonus erst in fortgeschrittenen Stadien einer Erkrankung zu beobachten. Die Effektivität der Therapie hängt vom Stadium ab:

- In einem frühen Stadium kommt es zunächst zu einer Vasokonstriktion, die mit Vasodilatatoren behandelt werden kann.
- Im weiteren Verlauf kommt es dann zu einer Hypertrophie der glatten Gefäßmuskulatur mit einer Reduktion des Gefäßquerschnitts. Dieses Stadium ist mittels wochenlanger Vasodilatatorentherapie zu beeinflussen.
- Schließlich kommt es aber bei persistierendem Hypertonus zu einer Fibrose und zu einer Fixierung der Erkrankung. In diesem Stadium ist eine Therapie sehr schwierig bzw. aussichtslos.

Die Therapie der pulmonalen Hypertonie richtet sich danach, ob begleitend ein rechtsventrikuläres Versagen vorliegt oder nicht. Eine isolierte pulmonale Hypertonie wird mit Vasodilatatoren behandelt. Liegt begleitend ein Rechtsherzversagen vor, wird mit Inotropika kombiniert.

Perioperativ sollte die Behandlung eines pulmonalen Hypertonus aktive und passive Faktoren berücksichtigen. Patienten können bereits vorbehandelt mit α-Adrenozeptorantagonisten, Kalziumkanalblockerrn, Endothelinrezeptorinhibitoren, PDE-III- oder -V-Inhibitoren oder Prostacyclin aufgenommen werden. Diese Medikamente sollten perioperativ auf jeden Fall weitergegeben werden. Es ist allerdings zu beachten, dass die Medikation die Wirkung von möglicherweise benötigten Vasodilatatoren oder inotrop wirkender Substanzen stark verändern kann.

Anästhetika können einen pulmonalen Hypertonus ebenfalls beeinflussen. Durch Stickoxydul und Ketamin kommt es zu einer Steigerung eines präexistierenden pulmonalen Hypertonus. Inhalationsanästhetika ändern den pulmonalen Gefäßwiderstand nur wenig, können aber durch eine Reduktion der Kontraktilität zu einer Verschlechterung der Symptomatik führen. Bei Patienten mit einem isolierten pulmonalen Hypertonus oder einer kombinierten Erkrankung mit einer rechtsventrikulären Funktionseinschränkung können Nitroglycerin oder Natriumnitroprussid eingesetzt werden. Andere potente Vasodilatatoren sind die Prostaglandine E1 und Prostacyclin (PGI_2). Alle diese Substanzen sind jedoch nicht spezifisch für die pulmonale Strombahn und führen daher auch zu einer Reduktion des Blutdrucks im großen Kreislauf.

Phosphodiesterase-III-Inhibitoren können bei Patienten eingesetzt werden, die einen erhöhten pulmonalarteriellen Widerstand bei gleichzeitig reduzierter Kontraktilität des rechten Ventrikels aufweisen, da sie neben der Vasodilatation zu einer Steigerung der myokardialen Kontraktilität führen. Aus diesem Grund werden sie auch als Inodilatatoren bezeichnet. Eine langdauernde Vasodilatation im pulmonalen Gefäßbett kann auch mit dem Phosphodiesterase-V-Inhibitor Sildenafil erreicht werden [26].

25.9.1 Inhalierte pulmonale Vasodilatatoren

Klinisch werden auf inhalativem Weg Stickoxid (NO) oder Prostacyclin (PGI_2) zur Therapie eines pulmonalen Hypertonus eingesetzt. Der große Vorteil besteht darin, dass eine selektive Reduktion des Gefäßwiderstands im kleinen Kreislauf erreicht werden kann, ohne dass der systemische Blutdruck beeinflusst wird.

- NO diffundiert aus den Alveolen in die glatten Gefäßmuskelzellen der Lunge und stimuliert dort die Bildung von vasodilatatorischem cGMP. Die Wir-

kung von NO wird noch in der Lunge durch eine schnelle Bindung an Hämoglobin beendet.
- Das inhalierte PGI_2 steigert die cAMP Produktion in der Gefäßmuskelzelle und bewirkt dadurch eine Vasodilatation. Durch eine schnelle Esterhydrolyse wird die Wirkung von PGI_2 unmittelbar beendet, bevor es zu einer systemischen Wirkung kommen kann.

Da es bei beiden Wirkprinzipien zu einer Vasodilatation in den alveolarnahen Gefäßen kommt, wird die Übereinstimmung von Ventilation und Perfusion verbessert und Shuntvolumina reduziert. Inhaliertes NO und PGI_2 können sowohl bei pädiatrischen als auch bei erwachsenen kardiochirurgischen Patienten eine Senkung des pulmonalen Hypertonus bewirken. Auch bei Patienten mit ARDS oder bei einer pulmonalen Hypertonie bei Neugeborenen wurden Behandlungserfolge berichtet [65][73]. Derzeit werden beide Therapien im Wesentlichen als gleich effektiv angesehen [28][73]. Wesentlicher Unterschied der beiden Therapieprinzipien ist die Art der Verabreichung. Während NO mittels aufwändiger Respiratoren als Gas beigemischt wird, kann PGI_2 mit einem Vernebler an jedem Standardbeatmungsgerät eingesetzt werden. Ein weiterer Unterschied ist der hohe Preis für eine Therapie mit NO.

25.10 Klinische Indikationen von Antihistaminika und Protonenpumpeninhibitoren

Der gastroösophageale Reflux ist eine Erkrankung, die mit wenigen Symptomen und keinen Befunden bei einer Endoskopie auftreten kann bis hin zu schweren Geschwürserkrankungen. Es konnte gezeigt werden, dass Antihistaminika die Ösophagitis heilen können und zu einer wesentlichen Verbesserung der Symptome führen. Dafür sind aber relativ hohe Dosierungen notwendig, und es kann bei einer längerfristigen Gabe eine Toleranzentwicklung auftreten. Im Vergleich sind die Protonenpumpeninhibitoren erheblich effektiver in der Behandlung von einer Ösophagitis und auch in der Prävention eines erneuten Auftretens eines Ulkus. Sofern Patienten nur wenige Beschwerden haben und kein endoskopisch gravierender Befund vorliegt, scheint zurzeit das kosteneffektivste Medikament ein H_2-Antagonist zu sein. Bei Patienten mit stärkeren Symptomen oder hartnäckigerem Erkrankungsverlauf sind Protonenpumpeninhibitoren indiziert.

Geschwüre des Zwölffingerdarms können durch H_2-Rezeptorantagonisten gut behandelt werden. Dagegen kommt es zu einer deutlich langsameren Heilung bei einem Magengeschwür. Es gibt keine wesentlichen Unterschiede zwischen den Pharmaka der Gruppe der Antihistaminika. Weder die H_2-Antagonisten noch die Protonenpumpeninhibitoren haben einen Stellenwert in der dauerhaften Behandlung. Bei diesen Patienten steht klar die Eradikation von H. pylori im Vordergrund. Sie ist effektiver, aber auch kostengünstiger als eine dauerhafte Behandlung H_2-Rezeptorantagonisten oder Protonenpumpeninhibitoren.

Eradikation von Helicobacter pylori

Die Behandlung der Patienten sollte über 7 Tage mit folgenden Medikamenten erfolgen:
- Amoxycillin: 1 g 2-mal täglich,
- Clarithromycin: 500 mg 2-mal täglich,
- Omeprazol 20 mg 3-mal täglich oder Ranitidin 150 mg 2-mal täglich oder aber mit Protonenpumpeninhibitoren.

Nichtsteroidale Antiphlogistika können bis zu 30% aller gastroduodenalen Geschwüre hervorrufen. Patienten, die ein besonders hohes Risiko aufweisen, sind Patienten in hohem Alter und Patienten, die schon vorher eine Geschwürerkrankung gehabt haben. Mit Omeprazol können sowohl Magengeschwüre als auch Geschwüre des Zwölffingerdarms trotz paralleler Gabe von NSAID behandelt werden.

> **Die effektivste Strategie zur Behandlung von Geschwüren, die durch NSAID hervorgerufen werden, ist aber immer noch das Absetzen der Medikamente, sofern möglich.**

Insbesondere bei Patienten auf einer Intensivstation, die unter schweren allgemeinen Erkrankungen leiden, können Stressulzerationen als Erosionen, die durch einen reduzierten Blutfluss der Mukosa hervorgerufen werden, auftreten. Es konnte gezeigt werden, dass Patienten, die eine Gerinnungsstörung haben oder aber mechanisch beatmet werden müssen, das höchste Risiko für eine Stressulzeration aufweisen. Es sind eine große Anzahl von Studien durchgeführt worden, die den Effekt von H_2-Rezeptorantagonisten auf die Häufigkeit von Stressulzerationen bei Intensivpatienten untersuchen. Viele dieser Studien fanden einen positiven Effekt. In einer Metaanalyse konnte aber gezeigt werden, dass zwar gastrointestinale Blutungskomplikationen durch eine Behandlung mit H_2-Rezeptorantagonisten reduziert werden konnten, aber dass gleichzeitig ein erhöhtes Risiko für eine Pneumonie auftrat. Darüber hinaus wurde gezeigt, dass H_2-Rezeptorantagonisten die Letalität nicht senken. Entsprechende Studien für Protonenpumpeninhibitoren liegen noch nicht vor.

Eine **Aspirationspneumonie** kann sowohl durch das Volumen als auch den pH-Wert des Aspirats verschieden ernsthafte Ausprägung annehmen. Die Gabe von H_2-Rezeptorantagonisten führt zu einer Reduktion des Volumens der Magenflüssigkeiten sowie des Säuregehalts. Aus diesem Grunde wird die Gabe von H_2-Rezeptorantagonisten empfohlen, wenn Patienten kurzfristig endotracheale Intubation benötigen, bei der es aufgrund eines hohen Risikos zu einer Aspiration kommen kann. Dabei ist zu bedenken, dass Omeprazol bis zu 5 Tagen benötigen kann, um eine ausreichende Säureproduktionshemmung zu erzielen. Perioperativ wurde aber demonstriert, dass Omeprazol (40 mg), wenn es in hoher Dosierung am Vorabend der Operation gegeben wird und nochmals 2–6 h vor dem chirurgischen Eingriff, zu einer deutlichen Reduktion von Volumen und Säuregehalt des Mageninhalts führt. Es ist zu bedenken, dass im Notfall weder die Gabe von H_2-Rezeptorantagonisten oder Protonenpumpeninhibitoren den Mageninhalt, der bereits vorhanden ist, verändert.

25.11 Niereninsuffizienz

Die meisten intravenös verabreichten Substanzen sind lipophile Substanzen, die erst nach intrahepatischer Biotransformation wasserlöslich werden und über die Niere ausgeschieden werden. Die Wirkdauer der intravenösen Anästhetika ist nach einer Bolusdosis nicht von der Elimination, sondern der Umverteilung der Substanzen abhängig (▶ Kap. 1 »Pharmakokinetik«). Nur bei längerer Gabe, wie z. B. einer kontinuierlichen total intravenösen Anästhesie (TIVA), kann es zu einer Kumulation im Fettgewebe kommen. Daher müssen die Dosen entsprechend reduziert werden. Die Pharmakodynamik kann, auch wenn die Pharmakokinetik unverändert ist, verändert sein, z. B. wenn es im Rahmen der Niereninsuffizienz zu einer Enzephalopathie gekommen ist.

Bei dementen Patienten oder sehr schlanken Patienten tritt z. B. nach Opioiden oder volatilen Anästhetika schneller eine respiratorische Depression auf. Aus diesen Gründen sollte die Dosis von Anästhetika und anderen sedierenden Substanzen bei niereninsuffizienten Patienten um 25–50% reduziert werden. Medikamente, die unabhängig von der renalen Funktion eliminiert werden, oder aber die einem enzymatischen oder spontanen Abbau unterliegen, brauchen in der Dosis nicht angepasst zu werden (Succinylcholin, Esmolol, Cisatracurium, Remifentanil). Bei Medikamenten, von denen bei Hypalbuminämie höhere freie Konzentrationen im Plasma vorliegen (Thiopental, Methohexital, Diazepam), sollte die Dosis um 25–50% reduziert werden.

Dagegen sollten Medikamente, die im Wesentlichen renal eliminiert werden, nach einer Standarddosis bei weiteren Applikationen in der Dosis stark reduziert werden (Digoxin, Penicillin, Cephalosporine, Aminoglykoside, Vancomycin, Cyclosporin A, Tacrolimus). Wenn ein Medikament nur teilweise über die Niere ausgeschieden wird, so ist die Dosis um 25–50% zu reduzieren oder die Dosis nach Wirkung zu titrieren (Anticholinergika, Cholinergika, Pancuronium, Vecuronium, Rocuronium, Milrinon, Aminokapronsäure, Tranexamsäure).

Praxistipp

Aktive Metabolite, die beim Abbau einiger Substanzen entstehen, können bei Niereninsuffizienz einen deutlich verlängerten Effekt haben. Diese Substanzen (Midazolam, Diazepam, Morphin, Pethidin, Pancuronium, Vecuronium, Natriumnitroprussid) sollten daher, wenn möglich, nicht verwendet werden.

Von dem nicht mehr verfügbaren Methoxyfluran ist bekannt, dass es ein polyurisches Nierenversagen hervorruft. Die Schädigung des Nierengewebes wurde auf erhöhte Fluoridspiegel zurückgeführt. Auch unter Sevofluran wurden erhöhte Serumfluoridspiegel berichtet, ohne dass jedoch eine klinisch apparente Nierenschädigung auftritt. Auch durch die Produktion einer potenziell nephrotoxischen Substanz durch Reaktion mit Atemkalk, die sog. Compound A, die zu einer Glukosurie oder einer Proteinurie führen kann, wurde bislang nicht über klinisch bedeutsame Nierenschäden berichtet. Da es unter Verwendung von Kalziumkalk im Gegensatz zu Natrium- oder Bariumkalk nur zu einer minimalen Metabolisierung von Sevofluran kommt, sollte bei Verwendung von Sevofluran bevorzugt ein Kalziumkalk zur Anwendung kommen (▶ Kap. 4 »Inhalationsanästhetika«).

Die Gabe von Succinylcholin kann zu einem Anstieg des Serumkaliumwertes führen. Bei niereninsuffizienten Patienten ist daher präoperativ der Kaliumwert zu bestimmen. Unterhalb eines Kaliumwerts von 5 mEq/l erscheint die Anwendung von Succinylcholin sicher.

25.12 Diabetes mellitus

Eine perioperative Hyperglykämie ist ein Risikofaktor für die Morbidität und Letalität. In einer großen Studie an über 1500 Patienten, die einer engmaschigen Behandlung erhöhter Blutzuckerspiegel mit einem Zielwert zwischen 80 und 110 mg/dl unterzogen wurden, kam es zu einer signifikanten Reduktion der Krankenhausletalität und Morbidität verglichen mit einer Patientengruppe, deren Blutzuckerspiegel auf Werte von 180–200 mg/dl eingestellt wurden [69]. Eine intensive Insulintherapie birgt jedoch auch Risiken. So wurde in einer weiteren Untersuchung der gleichen Gruppe an über 1200 Patienten demonstriert, das internistische Patienten nicht in gleicher Weise von einer intensiven Insulintherapie profitieren und gehäuft Hypoglykämien <40 mg/dl auftraten [68]. Die Frage, ob durch eine erhöhte Inzidenz von Hypoglykämien die Letalität beeinflusst wird, ist derzeit noch nicht geklärt.

Für die perioperative antidiabetische Therapie sollte zunächst zwischen Patienten mit Diabetes mellitus Typ 1 und Typ 2 unterschieden werden.

Patienten mit einem Typ-1-Diabetes mellitus haben ein erhöhtes Risiko perioperativ eine Ketonämie zu erleiden. Darüber hinaus gibt das glykosylierte Hämoglobin (Hb A_{1C}) Auskunft über die langfristige (2–3 Monate) Einstellung des Blutzuckerspiegels und damit auf evtl. Komorbiditäten infolge der diabetischen Stoffwechsellage. Für das intraoperative Vorgehen ist weiterhin wichtig, welche Art Insulin in welcher Dosierung ein Patient erhält sowie ob es sich um einen großen operativen Eingriff handelt. In der Literatur finden sich eine Reihe von Algorithmen zum perioperativen Management von diabetischen Patienten, aber nur sehr wenige randomisierte prospektive Studien, die verschiedene Strategien vergleichen. Eine evidenzbasierte Empfehlung zum perioperativen Vorgehen bei Patienten mit Diabetes mellitus kann daher nicht gegeben werden.

Für eine optimale Einstellung der Blutzuckerkonzentration im perioperativen Bereich ist die häufige Messung entscheidend. Bei kleineren operativen Eingriffen erscheint es ausreichend zu sein, den einen diätetisch eingestellten Patienten am Tag der Operation nüchtern zu lassen und unmittelbar perioperativ den Blutzuckerspiegel zu bestimmen. Postoperativ erfolgen Kontrollen alle 3 h, bis eine normale Nahrungsaufnahme wieder möglich ist. Bei den oralen Antidiabetika sind die Sulfonylharnstoffe und die Biguanide die beiden am meisten verwendeten Substanzklassen. Glibenclamid ist der meistverwendete Sulfonylharnstoff mit einer Halbwertszeit von 8–12 h. Aufgrund der relativ langen Halbwertszeit muss auch nach mehr als 48 h nach der letzten Verabreichung noch mit Hypoglykämien gerechnet werden. Glibenclamid sollte mindestens am Morgen vor einer geplanten Operation abgesetzt werden.

Metformin ist derzeit das einzige auf dem Markt verfügbare Biguanid, das im Gegensatz zu den lipophilen Phenformin und Buformin nur eine geringe Bindung an Mitochondrien aufweist und den Laktatmetabolismus nicht beeinflusst [62]. Die Inzidenz von Laktazidosen unter Metformin beträgt 3 auf 100.000 Behandlungsjahre und ist damit sehr gering. Das Auftreten einer Laktazidose bei nicht mit Metformin behandelten Diabetikern vom Typ 2 beträgt 10–17 auf 100.000 Behandlungsjahre und ist damit nicht sehr unterschiedlich von der Rate an Laktazidosen bei metforminbehandelten Patienten. Darüber hinaus wurde gezeigt, dass das Ausmaß einer Laktazidose nicht von dem Metforminplasmaspiegel abhängt [35]. Anhand der Datenlage wird der Zeitpunkt des perioperativen Absetzens von Metformin kontrovers diskutiert. Aufgrund der relativ kurzen Halbwertszeit von 3–5 h erscheint ein Absetzen am Vortag einer elektiven Operation mit geringem Risiko einer Gewebeischämie akzeptabel. Bei größeren Eingriffen mit dem Risiko einer Gewebsischämie sollte Metformin weniger aus medizinischen als vielmehr aus forensischen Gründen 48 h vor dem Eingriff abgesetzt werden [72].

> **Es ist zu beachten, dass in den Fachinformationen ein Warnhinweis aufgenommen wurde, dass Metformin 48 h vor einer Anästhesie abzusetzen ist.**

Wichtig ist die Beachtung der Kontraindikationen von Metformin, zu denen eine Niereninsuffizienz und eine Leberinsuffizienz zählen.

Alle anderen oralen Antidiabetika sollten am Vortag vor der Operation abgesetzt werden.

Insulinpflichtige Diabetiker sollten für elektive Eingriffe entsprechend den Leitlinien der DGAI zur präoperativen Nahrungskarenz nüchtern bleiben. Bei Typ-2-Diabetikern fällt unter der Nahrungskarenz der Blutzuckerspiegel ab, während er bei Typ-1-Diabetikern aufgrund des vollständigen Fehlens von Insulin ansteigt. Glukoseinfusionen werden nicht routinemäßig, sondern nur nach Bedarf verabreicht. Eine Substitution von Insulin erfolgt nach Blutzuckerwert mit Altinsulin. Über den angestrebten Blutzuckerwert herrscht noch keine Einigkeit, während vielfach ein Blutzuckerwert von <200 mg/dl empfohlen wird, kann eine engere Einstellung auf Werte zwischen 80–120 mg/dl möglicherweise Vorteile bieten, sofern Hypoglykämien vermieden werden. Elektive Eingriffe werden nur durchgeführt, wenn der Diabetes gut eingestellt ist. Im Notfall werden auch schlecht eingestellte Patienten operiert werden müssen, hier gilt als allgemeine Regel:

- BZ <200 mg/dl: kein Insulin,
- BZ 200–300 mg/dl: 8–14 E Insulin i.v.,
- BZ 300–500 mg/dl: 14–20 E Insulin i.v.

Bei Blutzuckerspiegeln über 300 mg/dl kann zusätzlich noch eine kontinuierliche Gabe über Spritzenpumpe von 4–6 E Insulin i.v. erfolgen. Es ist zu beachten, dass die Senkung des Blutzuckerspiegels nicht zu schnell erfolgen darf, um osmotische Störungen zu vermeiden.

25.13 Perioperative Substitution von Glukokortikoiden bei Nebennierenrindeninsuffizienz (Hydrokortisonstressdosis)

In den USA wurden im Jahr 2001 mehr als 34 Millionen Rezepte für orale Kortikosteroide ausgestellt [63]. Es wurde allgemein angenommen, dass die Einnahme von Kortikoiden in einer Dosis von mehr als der sog. Cushing-Dosis (mehr als 7,5 mg Prednisolon/Tag) zu einer Suppression der Hypothalamus-Nebennierenrinden-Achse mit einer konsekutiven Nebennierenrindenatrophie führt, so dass im Rahmen einer perioperativen Stresssituation nicht mehr ausreichend Kortison produziert werden kann.

Klinisch wurden erstmals Anfang der 1950er Jahre 2 Fälle berichtet, bei denen es perioperativ bei Patienten, die regelmäßig Kortison erhielten, zu irreversiblen Blutdruckabfällen kam [20][39]. Aufgrund unzureichenden Monitorings ist letztlich nicht zu klären, ob diese Todesfälle wirklich durch eine Nebennierenrindeninsuffizienz hervorgerufen wurden. Von den Autoren wurde damals gefordert, dass bei Patienten, die regelmäßig Kortikoide erhalten, für eine adäquate endokrine Antwort auf den chirurgischen Stress mindestens die 4-fache Dosis der durchschnittlichen körpereigenen Kortisontagesproduktion verabreicht werden sollte. Diese klinische Regel hat sich mit wenigen Modifikationen bis heute erhalten, obwohl bereits 1973 und 1994 in Literaturübersichten lediglich 3 Todesfälle beschrieben wurden, die auf eine perioperative Addison-Krise zurückzuführen war [33][59]. Als Stressdosis wird eine Dosis bezeichnet, die einer 10- bis 20-fachen Kortisolproduktion unter Ruhebedingungen entspricht, also etwa 200–300 mg/Tag [6]. Es ist zu betonen, dass die derzeit noch immer empfohlenen Schemata zur Gabe hoher (Stress)dosierungen von Kortikoiden auf empirischer Basis entworfen wurden [46].

Aktuelle Übersichten weisen darauf hin, dass die Evidenz für eine perioperative Stressdosierung von Kortikoiden bei Patienten, die regelhaft Kortikoide einnehmen, nicht vorhanden ist. Es ist aber darauf zu achten, dass die bereits präoperativ eingenommene Dosis auch in der perioperativen Phase weiter verabreicht wird. Es ist davon auszugehen, dass eine zusätzliche Menge von Kortison für den perioperativen Bedarf von den Nebennierenrinden produziert werden kann.

Cave

Eine überschießende Dosierung von Kortikosteroiden ist nicht ohne Risiken: es kann zu Störungen des Glukosemetabolismus, der Elektrolytbalance, der Wundheilung, der Immunantwort und zu gastrointestinalen Blutungen kommen.

Nehmen Patienten allerdings Kortikoide aufgrund eines vollständigen Ausfalls der Hypothalamus-Nebennierenrinden-Achse ein, kann kein zusätzliches Kortison von der Nebennierenrinde bereitgestellt werden. Diese Patienten benötigen eine höhere Dosis von Kortison perioperativ. Es ist davon auszugehen, dass bei größeren Operationen 75–150 mg Hydrokortison am Operationstag zu geben sind (z. B. alle 8 h 50 mg Hydrokortison), bei kleineren Operationen 50 mg Hydrokortison. Bei größeren Operationen sollte dieses Regime für 48–72 h durchgeführt werden (Tab. 25.2.)

Wird Etomidat zur Einleitung der Anästhesie gegeben, wird die Funktion der 11β-Hydroxylase für bis zu 48 h unterbunden und daher kein Kortison aus 11β-Deoxycortisol gebildet. Es existieren keine Studien, inwieweit dies bei Patienten, die regelmäßig Kortison einnehmen, zu berücksichtigen ist.

Praxistipp

Es ist zu empfehlen, bei Patienten unter Kortisontherapie auf die Gabe von Etomidat zu verzichten.

25.14 Porphyrie

Porphyrien sind potenziell bedrohliche Erkrankungen, die durch einen Defekt der Enzyme, die an der Hämsynthese beteiligt sind, hervorgerufen wird. Sie werden autosomal dominant vererbt. Nicht alle Träger einer Mutation erkranken, vielfach liegt eine reduzierte Funktion vor. Die Inzidenz liegt in Europa zwischen 1:10.000 und 1:20.000 [34].

Häm ist ein zyklisches Molekül, das im Körper für die Synthese einer Reihe von Metalloproteinen benötigt wird. Kommt es zu einem Defekt eines der Enzyme der Synthesekette, entfällt die negative Feedbackregulation des Häms auf die Amino-Lävulinsäure-Synthetase. Dadurch sammeln sich, je nach Defekt, verschiedene Hämpräkursoren in großen Mengen an.

Nur bei den hepatischen Porphyrien kann es zu akuten Krisen kommen, die häufig durch Medikamente hervorgerufen werden. Dagegen kommt es bei den kutanen Formen, wie z. B. bei der Porphyria cutanea tarda, nicht zu akuten Krisen.

Klinisch sind typischerweise junge Frauen durch akute Porphyrieattacken betroffen. Die Attacken äußern sich durch abdominelle Schmerzen, bis hin zum akuten Abdomen, häufig begleitet von neuro-vegetativen Störungen. Ein sicheres Zeichen für das Vorliegen einer Attacke ist ein Urin, der sich nach Lichtexposition in ca. 30–60 min Portweinfarben anfärbt.

Tab. 25.2 Hydrokortisongabe bei steroidtherapierten Patienten

	Hydrokortisongabe
Steroiddosis unter Cushing-Schwelle	keine Substitution
Steroiddosis über Cushing-Schwelle	
– kleiner Eingriff	normale Steroidmedikation am OP-Morgen + 25 mg Hydrokortison zur Anästhesieeinleitung
– mittlerer Eingriff	normale Steroidmedikation am OP-Morgen + 25 mg Hydrokortison zur Anästhesieeinleitung + 100 mg Hydrokortison/Tag über 24 h
– großer Eingriff	normale Steroidmedikation am OP-Morgen + 25 mg Hydrokortison zur Anästhesieeinleitung + 100 mg Hydrokortison/Tag über 48–72 h
Vorangegangene Steroidtherapie	
Steroidtherapie oberhalb Cushing-Schwelle vor weniger als 3 Monaten	Therapie wie unter derzeitiger Steroidmedikation
Steroidtherapie oberhalb Cushing-Schwelle vor mehr als 3 Monaten	keine Substitution

Zahlreiche Medikamente können eine Porphyrie triggern. Eine Klassifikation der Medikamente erfolgt in 5 Kategorien:

1. sichere Medikamente,
2. Medikamente, die mit Vorsicht verwendet werden sollten (das Risiko ist gering, aber es gibt keine Sicherheit),
3. Medikamente, die nicht verwendet werden sollten, deren Nutzung aber Vorteile bietet, die gegen das Risiko abgewogen werden können,
4. kontraindizierte Medikamente,
5. Medikamente, für die keine oder keine ausreichenden Daten vorliegen. Sie sollten aus Vorsichtsgründen nicht verwendet werden.

Prinzipiell beruhen die Empfehlungen zu Medikamenten, die bei einer Porphyrie verwendet werden können, auf empirischen Daten, Fallberichten oder tierexperimentellen Studien, die mehr oder weniger geeignete Modelle für Porphyrien anwenden. Randomisierte, kontrollierte Studien am Menschen liegen nicht vor. Der Evidenzgrad ist daher gering, im Einzelfall muss mit großer Vorsicht vorgegangen werden. Die Dosierung und die Dauer der Applikation spielen für die Auslösung von Porphyriekrisen sicher eine große Rolle. Generell erscheinen die meisten modernen Anästhetika im Verhältnis zu den älteren Substanzen als deutlich sicherer, häufig ist die Datenlage gerade für neuere Substanzen aber mangelhaft.

25.14.1 Anästhesiemanagement

Unter den Sedativa und Hypnotika sind die Barbiturate als klassische porphyrieauslösende Substanzen kontraindiziert. Auch von Etomidat ist berichtet worden, dass es im Tiermodell zu einer Porphyrie führen kann, daher sollte es nur in begründeten Fällen mit Vorsicht eingesetzt werden. Von Ketamin ist bislang nicht berichtet worden, dass es Porphyrieattacken auslöst, es gilt aber als Reservemedikament. Für Propofol gibt es experimentell divergierende Daten, in einem Tiermodell erscheint es sicher, im anderen Modell ist es dagegen stark porphyrinogen [56]. Die Anwendung wird daher bei akuten Porphyriekrisen nicht empfohlen.

Opioide stellen prinzipiell kein Problem im Zusammenhang mit Porphyrien dar. Fentanyl, Alfentanil, Sufentanil und Morphin sind klinisch verwendet worden, für Remifentanil gibt es bislang keine ausreichenden Daten.

Bei Anwendung der volatilen Anästhetika sind keine Porphyrien berichtet worden, auch Stickoxydul ist sicher. Für Sevofluran und Desfluran ist die Datenlage zu schlecht, als dass eine Aussage gemacht werden könnte. Xenon könnte aufgrund seiner mangelnden Metabolisierung das ideale Anästhetikum für Porphyriepatienten sein. Leider liegen noch keine Daten zur Behandlung von Patienten mit Porphyrie mit Xenon vor.

Ähnlich wie bei den volatilen Anästhetika sieht es bei den Muskelrelaxanzien aus. Die älteren Substanzen (Pancuronium, Vecuronium, Atracurium) sind relativ sicher, für die neueren Substanzen Rocuronium und Mivacurium liegen keine Daten vor. Succinylcholin kann bei Porphyriepatienten eingesetzt werden.

Sollte bei Patienten mit Porphyrie eine Regionalanästhesie durchgeführt werden? Da Porphyrien immer mit einer Neuropathie einhergehen, muss vorab der neurologische Status detailliert erfasst werden. Die Gefahr einer kardiovaskulären Instabilität erscheint größer, als bei sonst gesunden Patienten. Sowohl Lidocain, als auch Bupivacain haben porphyrinogene Eigenschaften, dennoch sind sie häufig klinisch ohne Probleme eingesetzt worden.

25.14.2 Therapie der Porphyrieattacke

Die Therapie der Porphyrieattacke erfolgt mit Hämarginat (3–4 mg/kg/Tag für 4 Tage; [53]). Dadurch wird die Feedback-Kopplung der Amino-Lävulinsäure-Synthetase wiederhergestellt. Die weitere Therapie ist symptomatisch, mit Volumen-, ausreichender Kohlenhydratzufuhr und evtl. Analgetika.

Praxistipp

Hämarginat ist über die Firma Orphan-Europe GmbH (www.orphan-europe.com) zu beziehen.

25.15 Anaphylaxie

Eine anaphylaktische Reaktion kann durch jegliche Substanz, zur der Patienten perioperativ Kontakt haben, hervorgerufen werden. Patienten können unterschiedlich stark reagieren, die Symptome reichen von Jucken und Hautrötungen bis zu einem schweren anaphylaktischen Schock. Generell sind anaphylaktische Reaktionen von allgemeinen medikamentenbedingten Komplikationen abzugrenzen. Nur 6–10% aller Komplikationen durch Medikamente sind immunologisch verursacht [24].

Zu den mechanistisch vorhersagbaren Komplikationen gehören die Überdosierung, eine falsche Applikationsart (z. B. intravenös statt subkutan) oder eine regelhaft durch das Medikament verursachte Nebenwirkung (z. B. respiratorische Depression nach Opioiden). Dazu gehören auch direkte Wirkungen auf Zellen (z. B. die durch Morphin, Atracurium oder Vancomycin verursachte Freisetzung von Histamin aus Mastzellen), die zum Teil anaphylaktischen Reaktionen ähneln können (sog. anaphylaktoide Reaktion). Neuere Untersuchungen deuten darauf hin, dass anaphylaktische Reaktionen unter Anästhesie zunehmen, häufig wird jedoch nicht scharf zwischen echten anaphylaktischen und anaphylaktoiden Reaktionen unterschieden.

Anaphylaktische Reaktionen werden durch eine Exposition zu einem Allergen hervorgerufen. Es muss bereits eine Exposition stattgefunden haben, die zu einer Sensibilisierung geführt hat. Es kommt zu einer Antigenbindung an IgE-Antikörper, die an Mastzellen binden und eine Freisetzung einer Reihe von inflammatorischen und vasoaktiven Substanzen bewirkt. Dadurch kommt es zu den typischen Symptomen: Hautrötung, Ödembildung, Bronchospasmus, Vasodilatation und kapilläres Leck. Innerhalb von wenigen Minuten kann es zu einem vollausgebildeten Schockbild kommen.

> **Perioperativ sind Antibiotika, Blutprodukte, Latex, Muskelrelaxanzien und Polypeptide wie Aprotinin oder Protamin die am häufigsten eine anaphylaktische Reaktion auslösenden Substanzen.**

Insbesondere bei Patienten mit Berufen aus dem medizinischen Umfeld, aber auch bei Kindern mit Spina bifida oder angeborenen urogenitalen Veränderungen besteht ein erhöhtes Risiko für eine Latexallergie. Muskelrelaxanzien führen über ihre divalente Struktur zu einer Bindung von IgE und können so zu einer Freisetzung von Histamin und anderen inflammatorischen Substanzen führen. Bei Diabetikern ist häufiger eine Reaktion auf Protamin beobachtet worden, da einige Insulinformulierungen Protamin erhalten.

Die Behandlung eines schweren anaphylaktischen Schocks besteht in einer kardiopulmonalen Reanimation (▶ Kap. 21 »Kardiopulmonale Reanimation«). Die pharmakologische Therapie erfolgt zunächst symptomatisch mit Stabilisierung der kardiozirkulatorischen Funktion (insbesondere Adrenalin), daneben werden spezifische Pharmaka zur Unterdrückung der immunologischen Kaskaden angewendet. Dazu gehört die Gabe von H_1- und H_2-Blockern, Bronchodilatatoren und Steroiden. Medikamente, die eine Allergie hervorrufen können, sollten unmittelbar gestoppt werden (dies lässt sich intraoperativ nicht immer umsetzen, da eine Anästhesie häufig nicht unmittelbar abgebrochen werden kann).

Patienten, die anamnestisch durch Allergien, Atopien oder allergisches Asthma beeinträchtigt sind, haben eine erhöhte Wahrscheinlichkeit, perioperativ eine anaphylaktische Reaktion zu erleiden. Vielfach werden bei diesen Patienten Antihistaminika oder Kortikosteroide schon prophylaktisch verabreicht, um einer perioperativen Reaktion vorzubeugen. Dieses Vorgehen ist jedoch bislang nicht durch Daten belegt und kann Patienten und Ärzte in einer falschen Sicherheit wiegen. Darüber hinaus wurde beschrieben, dass es sogar nach Gabe von hohen Dosen an Kortikoiden zu anaphylaktischen Reaktionen kommen kann.

Viele Patienten berichten anamnestisch über eine anaphylaktische Reaktion auf Medikamente oder Substanzen, auch wenn keine echte Anaphylaxie vorlag. Insbesondere wenn Medikamente oder Klassen von Medikamenten be-

Tab. 25.3 Anästhesierelevante Nutrazeutikawirkungen

Substanz	Wirkung
Mariendistel	Glukosereduktion, Interaktion mit P_{450}-System
Knoblauch	Blutungen bei Patienten mit Antikoagulanzien
Sabalfrucht	Kardiovaskuläre Instabilität, Blutungen, Senkung des PSA Werts
Ginkgo	Blutungen, Schwankungen des Blutzuckerspiegels
Echinacin	Hepatische Toxizität
Ginseng	Kardiovaskuläre Instabilität, QTc Verlängerung, Blutungsverstärkung, Reduktion von Schilddrüsenhormon
Traubensilberkerze	Kardiovaskuläre Instabilität, Leberschäden
Johanniskraut	Reduktion von Digitalis, Midazolam, Cyclosporin (Induktion von Cytochromen und p-Glykoprotein)
Kalzium	Nierensteine, Steigerung von Digitalistox., reduziert Wirksamkeit von kalziumkanalblockern
Omega-3-Fettsäuren	selten Blutungen
Vitamin C	reduziert ASS-Wirksamkeit
Vitamin E	Blutungen in hohen Dosen, Hypertonus
Koenzym Q10	Niedriger Blutdruck, reduziert Cholesterin und Triglyceride, Änderungen des Blutzucker, Schilddrüsenhormone, Blutungen

troffen sind, die perioperativ verabreicht werden, sollten diese Medikamente vollständig vermieden werden. Um auch Kreuzreaktionen vermeiden zu können, sollte vor einer Operation eine Hauttestung vorgenommen werden. Kommt es intra- oder postoperativ zu einer anaphylaktoiden Reaktion, ist die Situation genau zu analysieren. Eine Blutprobe zur Bestimmung von Tryptase, die aus Mastzellen freigesetzt wird, sollte abgenommen werden. Verdächtige Substanzen sind im Hauttest zu testen.

25.16 Interaktionen von Diäten bzw. Heilkräutern mit der Anästhesie

Kräuterheilmittel und andere diätetische Adjuvanzien werden heute auch mit dem Begriff Nutrazeutika umschrieben. Diese Substanzen werden im Gegensatz zu Pharmazeutika nicht scharf reguliert und unterliegen daher deutlich geringeren gesetzlichen Anforderrungen. Leider liegen nur wenige Studien zur Interaktion von Nutrazeutika mit Anästhetika vor. In Obversationsstudien zeigte sich, dass 20–40% aller Patienten, die sich einem operativen Eingriff unterziehen, solche Substanzen verwenden. Allerdings berichten weniger als 50% dieser Patienten im Prämedikationsgespräch darüber [36]. Wesentliche verwendete Substanzen sind Knoblauch, Echinacin, Ginger, Ginkgo, Johanniskraut und Hochdosisvitaminpräparate. Dabei ist zu beachten, dass nicht nur eine Anwendung in Tablettenform stattfindet, sondern auch in Form von Absud, ganzen Kräutern (z. B. in Tee), Tinkturen (in Alkohol), Essigextrakten, Sirup, Glycerinextrakten, Honigextrakten, Gefriertrocknungen oder Puder, z. B. als Tablette, Pastille, Paste, Kapsel, Suppositorium, Creme, Öl oder Kompresse (Tab. 25.3).

Die in der Tabelle aufgeführten Nebenwirkungen sollten berücksichtigt werden, wenn ein Patient Nutrazeutika anwendet. Es besteht die Möglichkeit, dass es zu kardiovaskulären Nebenwirkungen kommt, eine erhöhte Blutungsneigung besteht, dass es zu Wirkungsverlängerungen oder -veränderungen der zur Anästhesie verwendeten Substanzen kommt, Leber- oder Nierenschäden bestehen, Glukoseintoleranz auftreten kann, die Schilddrüsenfunktion beeinträchtigt wird und andere Probleme auftreten.

25.17 »Lipid rescue« zur Therapie von systemischer Toxizität von Lokalanästhetika

Nachdem erstmals 1998 in einer experimentellen Studie über eine Minderung der kardiotoxischen Wirkungen von Bupivacain um 50% in Gegenwart von einer Fettemulsion bei Ratten berichtet wurde, sind seit 2006 eine Reihe von Fallberichten erschienen, in denen über eine günstige Wirkung am Menschen berichtet wird. So konnte bei einem 58-jährigen Mann, nach einer Injektion von 20 ml 0,5% Bupivacain und 20 ml 1,5% Mepivacain, der nicht auf die übliche kardiopulmonale Reanimation reagierte, der Anschluss an einen extrakorporalen Bypass mittels einer Infusion von 100 ml 20% Intralipid (gefolgt von 0,5 ml/

kg/min) vermieden werden. Der Patient erholte sich vollständig [58]. Ähnliche Fallberichte wurden über weitere Vorkommnisse, fast alle nach üblichen, leitlinienkonformen Lokalanästhetikadosen publiziert. Auch andere Intoxikationen mit Verapamil, Clomipramin, Propranolol konnten im Tierversuch günstig beeinflusst werden; Intoxikationen am Menschen mit Sertalin und Quietapin, Verapamil und auch Haldol konnten erfolgreich behandelt werden [38].

Obwohl abgesehen von tierexperimentellen Studien keine großen, prospektiven, randomisierten Studien existieren, wurde die sog. »Lipid-rescue«-Therapie mittlerweile in die Leitlinien von englischen und US-amerikanischen Fachgesellschaften übernommen. Unterschiedliche **Dosierungen** werden empfohlen, unter anderem die Bolusgabe von 1,5 ml/kg 20% Intralipid gefolgt von einer Dosis von 0,25 ml/kg/min für 20 min (bzw. 30–60 min; [38]).

Die **Nebenwirkungen** scheinen insbesondere zur bedrohlichen Situation der systemischen Lokalanästhetikatoxizität gering ausgeprägt zu sein, die schwerste berichtete Nebenwirkung einer Lipidinfusion zur Ernährung ist eine pulmonale Insuffizienz.

Der genaue Wirkmechanismus der »Lipid-rescue«-Therapie ist zurzeit noch nicht geklärt. Wesentlich scheint eine Bindung der toxischen Substanzen an die Fettemulsion zu sein. Ob die Fettemulsion über eine metabolische Wirkung am Herzen einen günstigen Effekt ausübt, wird derzeit noch untersucht.

Literatur

[1] Balki M, Dhumne S, Kasodekar S et al. Oxytocin-ergometrine co-administration does not reduce blood loss at caesarean delivery for labour arrest. Bjog 2008;115:579-84

[2] Balki M, Ronayne M, Davies S et al. Minimum oxytocin dose requirement after cesarean delivery for labor arrest. Obstet Gynecol 2006;107:45-50

[3] Bedford PD. Adverse cerebral effects of anaesthesia on old people. Lancet 1955;269:259-63

[4] Boivin JF. Risk of spontaneous abortion in women occupationally exposed to anaesthetic gases: a meta-analysis. Occup Environ Med 1997;54:541-8

[5] Bracken MB, Shepard MJ, Holford TR et al. Administration of methylprednisolone for 24 or 48 hours or tirilazad mesylate for 48 hours in the treatment of acute spinal cord injury. Results of the Third National Acute Spinal Cord Injury Randomized Controlled Trial. National Acute Spinal Cord Injury Study. JAMA 1997;277:1597-604

[6] Briegel J. [Cortisone substitution in sepsis. Is less more?]. Anaesthesist 2003;52 Suppl 1:S24-31

[7] Bucklin BA. Gerard W. Ostheimer „what's new in obstetric anesthesia" lecture. Anesthesiology 2006;104:865-71

[8] Buckner RL. Memory and executive function in aging and AD: multiple factors that cause decline and reserve factors that compensate. Neuron 2004;44:195-208

[9] Campbell DC, Camann WR, Datta S. The addition of bupivacaine to intrathecal sufentanil for labor analgesia. Anesth Analg 1995;81:305-9

[10] Carvalho JC, Balki M, Kingdom J, Windrim R. Oxytocin requirements at elective cesarean delivery: a dose-finding study. Obstet Gynecol 2004;104:1005-10

[11] Coles JP, Minhas PS, Fryer TD et al. Effect of hyperventilation on cerebral blood flow in traumatic head injury: clinical relevance and monitoring correlates. Crit Care Med 2002;30:1950-9

[12] Culley DJ, Baxter M, Yukhananov R, Crosby G. The memory effects of general anesthesia persist for weeks in young and aged rats. Anesth Analg 2003;96:1004-9, table of contents

[13] Culley DJ, Baxter MG, Yukhananov R, Crosby G. Long-term impairment of acquisition of a spatial memory task following isoflurane-nitrous oxide anesthesia in rats. Anesthesiology 2004;100:309-14

[14] Davies AM. Regulation of neuronal survival and death by extracellular signals during development. EMBO J 2003;22:2537-45

[15] De Baerdemaeker LE, Jacobs S, Den Blauwen NM et al. Postoperative results after desflurane or sevoflurane combined with remifentanil in morbidly obese patients. Obes Surg 2006;16:728-33

[16] Deutsche Gesellschaft für Anästhesiologie und Intensivmedizin, Berufsverband Deutscher Anästhesisten, in Zusammenarbeit mit der Deutschen Gesellschaft für Gynäkologie und Geburtshilfe. Durchführung von Analgesie- und Anästhesieverfahren in der Geburtshilfe, 2. überarb. Empfehlungen. Anaesthesiol Intensivmed 2009;50:S490-5

[17] Eckenhoff JE. Relationship of anesthesia to postoperative personality changes in children. AMA Am J Dis Child 1953;86:587-91

[18] Ellis DJ, Millar WL, Reisner LS. A randomized double-blind comparison of epidural versus intravenous fentanyl infusion for analgesia after cesarean section. Anesthesiology 1990;72:981-6

[19] Ergina PL, Gold SL, Meakins JL. Perioperative care of the elderly patient. World J Surg 1993;17:192-8

[20] Fraser CG, Preuss FS, Bigford WD. Adrenal atrophy and irreversible shock associated with cortisone therapy. J Am Med Assoc 1952;149:1542-3

[21] Fredman B, Sheffer O, Zohar E et al. Fast-track eligibility of geriatric patients undergoing short urologic surgery procedures. Anesth Analg 2002;94:560-4; table of contents

[22] Gentile NT, Seftchick MW, Huynh T et al. Decreased mortality by normalizing blood glucose after acute ischemic stroke. Acad Emerg Med 2006;13:174-80

[23] Glass PS, Estok P, Ginsberg B et al. Use of patient-controlled analgesia to compare the efficacy of epidural to intravenous fentanyl administration. Anesth Analg 1992;74:345-51

[24] Gruchalla RS. Drug allergy. Curr Opin Allergy Clin Immunol 2002;2:295-6

[25] Guinard JP, Mavrocordatos P, Chiolero R, Carpenter RL. A randomized comparison of intravenous versus lumbar and thoracic epidural fentanyl for analgesia after thoracotomy. Anesthesiology 1992;77:1108-15

[26] Haj RM, Cinco JE, Mazer CD. Treatment of pulmonary hypertension with selective pulmonary vasodilators. Curr Opin Anaesthesiol 2006;19:88-95

[27] Hanania M, Kitain E. Melatonin for treatment and prevention of postoperative delirium. Anesth Analg 2002;94:338-9, table of contents

[28] Haraldsson A, Kieler-Jensen N, Nathorst-Westfelt U et al. Comparison of inhaled nitric oxide and inhaled aerosolized prostacyclin in the evaluation of heart transplant candidates with elevated pulmonary vascular resistance. Chest 1998;114:780-6

[29] Hartung J. Of mice and men and type II errors. Anesthesiology 2006;104:206; author reply

[30] Hauser WA, Annegers JF, Kurland LT. Incidence of epilepsy and unprovoked seizures in Rochester, Minnesota: 1935-1984. Epilepsia 1993;34:453-68

[31] Jage J, Heid F. [Anesthesia and analgesia in addicts: basis for establishing a standard operating procedure]. Anaesthesist 2006;55:611-28

[32] Jevtovic-Todorovic V, Carter LB. The anesthetics nitrous oxide and ketamine are more neurotoxic to old than to young rat brain. Neurobiol Aging 2005;26:947-56

[33] Kehlet H, Binder C. Adrenocortical function and clinical course during and after surgery in unsupplemented glucocorticoid-treated patients. Br J Anaesth 1973;45:1043-8

[34] Kunitz O, Frank J. [Anesthesiologic management of patients with acute porphyria]. Anaesthesist 2001;50:957-66; quiz 67-9

[35] Lalau JD, Race JM. Lactic acidosis in metformin therapy: searching for a link with metformin in reports of 'metformin-associated lactic acidosis'. Diabetes Obes Metab 2001;3:195-201

[36] Lennox PH, Henderson CL. Herbal medicine use in ambulatory surgery patients in Canada. Can J Anaesth 2002;49:A93

[37] Lerchl-Wanie G, Angster R (2010) „[Perioperative analgesia for opioid tolerant patients]." Anaesthesist 59: 657–670

[38] Leskiw U, Weinberg GL. Lipid resuscitation for local anesthetic toxicity: is it really lifesaving? Curr Opin Anaesthesiol 2009;22:667-71

[39] Lewis L, Robinson RF, Yee J et al. Fatal adrenal cortical insufficiency precipitated by surgery during prolonged continuous cortisone treatment. Ann Intern Med 1953;39:116-26

[40] Loper KA, Ready LB, Downey M et al. Epidural and intravenous fentanyl infusions are clinically equivalent after knee surgery. Anesth Analg 1990;70:72-5

[41] Macario A, Dexter F, Lubarsky D. Meta-analysis of trials comparing postoperative recovery after anesthesia with sevoflurane or desflurane. Am J Health Syst Pharm 2005;62:63-8

[42] Marcantonio ER, Flacker JM, Wright RJ, Resnick NM. Reducing delirium after hip fracture: a randomized trial. J Am Geriatr Soc 2001;49:516-22

[43] Martin J, Heymann A, Basell K et al. Evidence and consensus-based German guidelines for the management of analgesia, sedation and delirium in intensive care--short version. Ger Med Sci 2010;8:Doc02

[44] Mellon RD, Simone AF, Rappaport BA. Use of anesthetic agents in neonates and young children. Anesth Analg 2007;104:509-20

[45] Miguel R, Barlow I, Morrell M et al. A prospective, randomized, double-blind comparison of epidural and intravenous sufentanil infusions. Anesthesiology 1994;81:346-52; discussion 25A-26A

[46] Milde AS, Bottiger BW, Morcos M. [Adrenal cortex and steroids. Supplementary therapy in the perioperative phase]. Anaesthesist 2005;54:639-54

[47] Mitra S, Sinatra RS. Perioperative management of acute pain in the opioid-dependent patient. Anesthesiology 2004;101:212-27

[48] Moller JT, Cluitmans P, Rasmussen LS et al. Long-term post-operative cognitive dysfunction in the elderly ISPOCD1 study. ISPOCD investigators. International Study of Post-Operative Cognitive Dysfunction. Lancet 1998;351:857-61

[49] Muizelaar JP, Marmarou A, Ward JD et al. Adverse effects of prolonged hyperventilation in patients with severe head injury: a randomized clinical trial. J Neurosurg 1991;75:731-9

[50] Olney JW, Young C, Wozniak DF et al. Anesthesia-induced developmental neuroapoptosis. Does it happen in humans? Anesthesiology 2004;101:273-5

[51] Paqueron X, Boccara G, Bendahou M et al. Brachial plexus nerve block exhibits prolonged duration in the elderly. Anesthesiology 2002;97:1245-9

[52] Peters R. Ageing and the brain. Postgrad Med J 2006;82:84-8

[53] Poblete Gutierrez P, Kunitz O, Wolff C, Frank J. Diagnosis and treatment of the acute porphyrias: an interdisciplinary challenge. Skin Pharmacol Appl Skin Physiol 2001;14:393-400

[54] Reedy MB, Kallen B, Kuehl TJ. Laparoscopy during pregnancy: a study of five fetal outcome parameters with use of the Swedish Health Registry. Am J Obstet Gynecol 1997;177:673-9

[55] Richards SS, Hendrie HC. Diagnosis, management, and treatment of Alzheimer disease: a guide for the internist. Arch Intern Med 1999;159:789-98

[56] Rigal JC, Blanloeil Y. Anaesthesia and porphyria. Minerva Anestesiol 2002;68:326-31

[57] Rivera R, Antognini JF (2009) Perioperative drug therapy in elderly patientsAnesthesiology 110: 1176-1181

[58] Rosenblatt MA, Abel M, Fischer GW et al. Successful use of a 20% lipid emulsion to resuscitate a patient after a presumed bupivacaine-related cardiac arrest. Anesthesiology 2006;105:217-8

[59] Salem M, Tainsh RE, Jr., Bromberg J et al. Perioperative glucocorticoid coverage. A reassessment 42 years after emergence of a problem. Ann Surg 1994;219:416-25

[60] Salzman C. Medication compliance in the elderly. J Clin Psychiatry 1995;56 Suppl 1:18-22; discussion 3

[61] Sarna MC, Soni AK, Gomez M, Oriol NE. Intravenous oxytocin in patients undergoing elective cesarean section. Anesth Analg 1997;84:753-6

[62] Scherbaum WA. [Metformin and anesthesia--how great is the risk of lactic acidosis]. Dtsch Med Wochenschr 2001;126:607-8

[63] Scott-Levin SP. Top 200 brand-name drugs by units in 2001. Drug Topics 2002;5:38-45

[64] Sheehan SR, Wedisinghe L, Macleod M, Murphy DJ. Implementation of guidelines on oxytocin use at caesarean section: a survey of practice in Great Britain and Ireland. Eur J Obstet Gynecol Reprod Biol;148:121-124

[65] Steudel W, Hurford WE, Zapol WM. Inhaled nitric oxide: basic biology and clinical applications. Anesthesiology 1999;91:1090-121

[66] Thomas TA, CooperGM (2002) Maternal deaths from anaesthesia. An extract from „Why mothers die 1997-1999", the Confidential Enquiries into Maternal Deaths in the United Kingdom. Br J Anasth 89: 499–508

[67] Vallejo MC, Sah N, Phelps AL et al. Desflurane versus sevoflurane for laparoscopic gastroplasty in morbidly obese patients. J Clin Anesth 2007;19:3-8

[68] Van den Berghe G, Wilmer A, Hermans G et al. Intensive insulin therapy in the medical ICU. N Engl J Med 2006;354:449-61

[69] van den Berghe G, Wouters P, Weekers F et al. Intensive insulin therapy in the critically ill patients. N Engl J Med 2001;345:1359-67

[70] Vaurio LE, Sands LP, Wang Y et al. Postoperative delirium: the importance of pain and pain management. Anesth Analg 2006;102:1267-73

[71] Viby-Mogensen J, Ostergaard D, Donati F et al. Pharmacokinetic studies of neuromuscular blocking agents: good clinical research practice (GCRP). Acta Anaesthesiol Scand 2000;44:1169-90

[72] von Keinbaum P, Peters J. [Perioperative metformin and lactacidosis]. Anaesthesist 2002;51:866-7

[73] Walmrath D, Schneider T, Schermuly R et al. Direct comparison of inhaled nitric oxide and aerosolized prostacyclin in acute respiratory distress syndrome. Am J Respir Crit Care Med 1996;153:991-6

[74] Weuve J, Kang JH, Manson JE et al. Physical activity, including walking, and cognitive function in older women. JAMA 2004;292:1454-61

[75] Wilson CJ, Finch CE, Cohen HJ. Cytokines and cognition--the case for a head-to-toe inflammatory paradigm. J Am Geriatr Soc 2002;50:2041-56

[76] Xie Z, Dong Y, Maeda U et al. Isoflurane-induced apoptosis: a potential pathogenic link between delirium and dementia. J Gerontol A Biol Sci Med Sci 2006;61:1300-6

[77] Xie Z, Dong Y, Maeda U et al. The common inhalation anesthetic isoflurane induces apoptosis and increases amyloid beta protein levels. Anesthesiology 2006;104:988-94

[78] Yokoo N, Sheng H, Mixco J et al. Intraischemic nitrous oxide alters neither neurologic nor histologic outcome: a comparison with dizocilpine. Anesth Analg 2004;99:896-903, table of contents

Stichwortverzeichnis

A

B

C

D

J

K

L

O

P

Q

U

V

W

X

Y

Z

Printed by Printforce, the Netherlands